国家卫生健康委员会"十四五"规划教材

全国高等学校教材

供医学影像技术专业用

本套理论教材均配有电子教材

新形态教材

医学影像设备学

Equipments of Medical Imaging

第2版

主　　编　韩丰谈　赵雁鸣

副 主 编　王红光　胡鹏志　姚旭峰

数 字 主 编　赵雁鸣　韩丰谈

数字副主编　王红光　胡鹏志　姚旭峰

U0292541

人民卫生出版社

·北 京·

图书在版编目（CIP）数据

医学影像设备学 / 韩丰谈，赵雁鸣主编 . — 2 版
. —北京：人民卫生出版社，2024.6（2025.1 重印）
全国高等学校医学影像技术专业第二轮规划教材
ISBN 978-7-117-36259-7

Ⅰ. ①医⋯ Ⅱ. ①韩⋯ ②赵⋯ Ⅲ. ①影像诊断 – 医
疗器械学 – 高等学校 – 教材 Ⅳ. ①R445

中国国家版本馆 CIP 数据核字（2024）第 085570 号

| 人卫智网 | www.ipmph.com | 医学教育、学术、考试、健康，购书智慧智能综合服务平台 |
| 人卫官网 | www.pmph.com | 人卫官方资讯发布平台 |

医学影像设备学
Yixue Yingxiang Shebeixue
第 2 版

主　　编：韩丰谈　赵雁鸣
出版发行：人民卫生出版社（中继线 010-59780011）
地　　址：北京市朝阳区潘家园南里 19 号
邮　　编：100021
E - mail：pmph @ pmph.com
购书热线：010-59787592　010-59787584　010-65264830
印　　刷：北京汇林印务有限公司
经　　销：新华书店
开　　本：850 × 1168　1/16　印张：31
字　　数：874 千字
版　　次：2016 年 8 月第 1 版　2024 年 6 月第 2 版
印　　次：2025 年 1 月第 2 次印刷
标准书号：ISBN 978-7-117-36259-7
定　　价：98.00 元

编 委

数字编委名单

全国高等学校医学影像技术专业
第二轮规划教材修订说明

2012年，教育部更新《普通高等学校本科专业目录》，医学影像技术成为医学技术类下的二级学科。为了推动我国医学影像技术专业的发展和学科建设，规范医学影像技术专业的教学模式，适应新时期医学影像技术专业人才的培养和医学影像技术专业高等教育的需要，2015年，人民卫生出版社联合中华医学会影像技术分会、中国高等教育学会医学教育专业委员会医学影像学教育学组共同组织编写全国高等学校医学影像技术专业第一轮规划教材。第一轮规划教材于2016年秋季顺利出版，是一套共有19个品种的立体化教材，包括专业核心课程理论教材8种、配套学习指导与习题集8种，以及实验课程教材3种。本套教材出版以后，在全国院校中广泛使用，深受好评。

2018年至2020年，人民卫生出版社对全国开设了四年制本科医学影像技术专业的高等医学院校进行了调研。2021年成立了全国高等学校医学影像技术专业规划教材第二届评审委员会。在广泛听取本专业课程设置和教材编写意见的基础上，对医学影像技术专业第二轮规划教材编写原则与特色、拟新增品种等进行了科学规划和论证，启动第二轮规划教材的修订工作。通过全国范围的编者遴选，最终有来自全国80多所院校的近300名专家、教授及优秀的中青年教师参与到本轮教材的编写中，他们以严谨治学的科学态度和无私奉献的敬业精神，积极参与本套教材的编写工作，并紧密结合专业培养目标、高等医学教育教学改革的需要，借鉴国内外医学教育的经验和成果，努力实现将每一部教材打造成精品的追求，以达到为专业人才的培养贡献力量的目的。

本轮教材的编写特点如下：

（1）**体现党和国家意志，落实立德树人根本任务。**根据国家教材委员会印发的《习近平新时代中国特色社会主义思想进课程教材指南》要求，本轮教材将结合本学科专业特点，阐释人民至上、生命至上思想；培养学生爱国、创新、求实、奉献精神；建立学生科技自立自强信念；引导学生全面认识医学影像技术在保障人类健康方面的社会责任，提升学生的社会责任感与职业道德。

（2）**坚持编写原则，建设高质量教材。**坚持教材编写三基（基本理论、基本知识、基本技能）、五性（思想性、科学性、先进性、启发性、适用性）、三特定（特定对象、特定目标、特定限制）的原则。党的二十大报告强调要加快建设高质量教育体系，而建设高质量教材体系，对于建设高质量教育体系而言，既是应有之义，也是重要基础和保障。本轮教材加强对教材编写的质量要求，严把政治关、学术关、质量关。

（3）**明确培养目标，完善教材体系。**以本专业的培养目标为基础，实现本套教材的顶层设计，科学整合课程，实现整体优化。本轮修订新增了5种理论教材：新增《医学影像技术学导论》，使医学影像技术专业学生能够更加全面了解本专业发展概况，落实立德树人的育人要求；新增《核医学影像技术学》，满足核医学相关影像技术的教学；新增《医学影像图像处理学》，提升学生对医学影像技术人员必须具备的医学影像图像处理专业技能的学习；新增《口腔影像技术学》，满足了口腔相关特殊影像技术的教学；新增《医学影像人工智能》，推动"医学+X"多学科交叉融合，体现人工智能在医学影像技术领域中的应用。

（4）**精练教材文字，内容汰旧更新。**内容的深度和广度严格控制在教学大纲要求的范畴，精练文字，压缩字数，力求更适合广大学校的教学要求，减轻学生的负担。根据医学影像技术的最新发展趋势进行内容删减、更新，涵盖了传统医学影像技术（如X线、CT、MRI等）以及新兴技术（如超声、核医学、人工智能等）的基本原理、临床应用和技术进展。做到厚通识，宽视野。

（5）**实现医工融合，注重理论与实践相结合。**编写过程中注重将医学影像技术与医学工程学科有机结合，深入探讨医学影像仪器设计与制造、影像质量评价与优化、图像处理与分析等方面的内容，培养学生的综合素质和跨学科能力。教材编写注重理论与实践相结合，增加临床实例和案例分析，帮助学生将理论知识应用于实际问题解决，培养他们的实践能力和创新思维。

（6）**推进教育数字化，做好纸数融合的新形态教材。**为响应党的二十大提出的"加强教材建设和管理""推进教育数字化"，本轮教材是利用现代信息技术及二维码，将纸书内容与数字资源进行深度融合的新形态教材。特色数字资源包括虚拟仿真、AR 模型、PPT 课件、动画、图片、微课以及电子教材。本套教材首次同步推出电子教材，其内容及排版与纸质教材保持一致，支持手机、平板及电脑等多终端浏览，具有目录导航、全文检索等功能，方便与纸质教材配合使用，进行随时随地阅读。

第二轮规划教材将于 2024 年陆续出版发行。希望全国广大院校在使用过程中，多提宝贵意见，反馈使用信息，为下一轮教材的修订工作建言献策。

主编简介

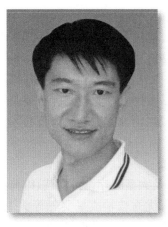

韩丰谈

韩丰谈,男,1965 年 7 月生于山东省青岛市。教授。全国专业标准化技术委员会委员,全国医用电器标准化技术委员会第七届、第八届医用 X 射线设备及用具分技术委员会委员,山东第一医科大学放射学院医学影像设备学教研室主任。

从事高校教学工作 37 年,历任"十一五""十二五""十三五""十四五"国家级规划教材《医学影像设备学》主编(本科用),《医学影像设备安装与维修学》主编。主编人民卫生出版社教材 16 部,副主编 1 部,参编 2 部。山东省省级精品课程、优质课程群"医学影像设备学"负责人、主讲教师,山东省省级实验示范中心主讲教师,山东省省级成人教育特色课程"医学影像设备学"负责人。先后为本科生讲授医学影像物理学、电工学、模拟电子技术、数字电子技术、医学影像设备学、医学影像设备安装与维修学等多门课程。在国家级核心期刊上公开发表论文 20 余篇;荣获省级一流教材 1 项,省级高等教育教学成果奖二等奖 4 项、三等奖 1 项;山东省高等学校优秀科研成果奖三等奖 1 项;校级一等奖 3 项;荣获泰山医学院优秀教师称号。

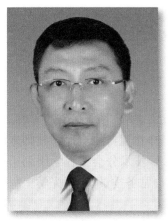

赵雁鸣

赵雁鸣,男,1961 年 2 月生于黑龙江省哈尔滨市。哈尔滨医科大学附属第二医院心血管影像中心主任技师。现任中华医学会影像技术分会第九届委员会副主任委员,全国高等学校医学影像技术专业教材评审委员会委员,中国医师协会医学技师分会常委,中国医学装备协会放射影像装备分会第一届副理事,中华医学影像技术学会全国规范化培训基地主任,黑龙江省医师协会医学技师专业委员会第一届主任委员。

从事本专业教学工作 30 余年。主要从事心血管影像学(CT/MRI)检查技术、图像后处理技术及设备管理工作。获得中华医学会影像技术分会最高荣誉"伦琴学者"称号;获得黑龙江省自然科学基金 1 项;获得黑龙江省医疗卫生新技术应用奖一等奖 2 项、二等奖 3 项;发表 SCI 论文 6 篇、国家级核心期刊论文 20 余篇。参编人民卫生出版社本科和研究生规划教材共 12 部,编写和翻译专著 8 部。

副主编简介

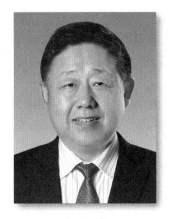

王红光

王红光,男,1966 年 1 月生于河北省保定市。主任技师,硕士研究生导师。河北医科大学第四医院放射科技师长、教研室主任。国家医学影像技术临床实践技能培训基地特聘教授。获 2022 年度人民好医师(影像技术)特别贡献奖。中国医学装备协会放射影像装备分会副会长,中华医学会影像技术分会常委,全国高等学校医学影像技术专业教材评审委员会委员,中国医师协会医学技师专业委员会委员,河北省医学会影像技术学分会第三届主委,河北省临床医学工程学会常务理事兼医学影像技术与管理专委会主委,《中国医疗设备》杂志编委。

从事教学工作 37 年。从事医学影像技术及大型医疗设备安装、维修等工作。获省科学技术进步奖三等奖 2 项、省优秀教学成果奖三等奖 1 项。发表核心期刊论文 30 余篇。主编、副主编、参编专著及教材 20 余部。

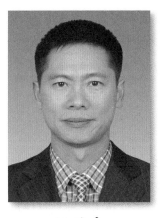

胡鹏志

胡鹏志,男,1975 年 5 月生于湖南省浏阳市。医学博士,主任技师,硕士研究生导师。放射科副主任。中华医学会影像技术分会第九届常委,第一届、第二届中国医师协会医学技师专业委员会常委,中国医学装备协会放射影像装备分会委员。

从事教学工作 20 年。主要研究方向为甲状腺影像诊断、心血管成像技术。参与多项国家自然科学基金和湖南省重大科技专项研究,主持湖南省科技厅重点科研计划 2 项、湖南省自然科学基金课题 1 项,发表专业论文 30 余篇;参编影像技术专业本科"十三五"规划教材和研究生系列教材、卫生系列职称考试用书、大型设备上岗考试用书等,主编、副主编多部专著。

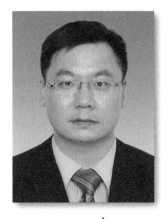

姚旭峰

姚旭峰,男,1976 年 6 月生于山西省大同市。教授,博士研究生导师。上海健康医学院医学影像学院副院长。目前任中国医师协会医学技师专业委员会教育学组副组长、中华医学会医学影像技术分会工程学组副组长、中国电子学会生命电子学分会第八届委员会常务委员、中国光学工程学会高级会员等。

从事教学工作 21 年,主要承担医学影像技术、生物医学工程等专业的本科、研究生课程教学,培养博士、硕士研究生 20 余名。研究方向为智能影像技术在医学中的应用。近年承担国家自然科学基金、上海市自然科学基金等各类项目 10 余项,发表学术论文 20 余篇。

前　言

　　《医学影像设备学》(第2版)是在总结第1版教材使用情况的基础上,由国内部分医学院校和附属医院的医学影像设备专家共同编写而成。

　　在分析总结前一版教材使用情况的基础上,继续贯彻"三基"(基本理论、基本知识和基本技能)、"五性"(思想性、科学性、先进性、启发性和适用性)和"三特定"(特定的对象、特定的要求和特定的时限)的指导思想和原则,根据专业培养目标的要求,结合教学和临床实践,编写中力求简明扼要、条理清楚、层次分明,以介绍医学影像设备的基本结构、基本工作原理、性能参数、质量控制为重点,尽可能结合医学影像设备的发展现状,对第1版教材进行修订,并根据社会需求,增加了超声成像设备和放疗设备的基本结构、基本工作原理、性能参数、质量控制和常见故障维修等内容。

　　全书共分十章,第一章绪论简要介绍了医学影像设备学的研究对象、重要性、发展历程和分类,使学生了解该领域的历史和现状;第二章至第九章分别介绍了X线机、CT、MRI、超声和核医学等成像设备和放疗设备的基本结构、基本工作原理、性能参数、质量控制等;第十章介绍了辅助成像设备。为充分发挥线上教学的优势,本书配套出版了数字教材,为便于学习巩固本教材的重点、难点内容,本书配套编写了《医学影像设备学学习指导与习题集》(第2版);为提高学生的基本技能,本书配套编写了《医学影像设备学实验教程》(第2版),供各校师生选用。

　　本书编写过程中,山东第一医科大学的何乐民教授作为编写秘书对本教材提出了许多建议,在此表示衷心的感谢!

　　由于作者水平有限,书中不足之处在所难免,恳请读者给予批评指正,以便再版时改进和提高。

韩丰谈
2023年8月

目　录

第一章　绪论 ………………………………………………………………………………… 1
第一节　概述 ………………………………………………………………………………… 1
　　一、研究对象 …………………………………………………………………………… 1
　　二、重要性 ……………………………………………………………………………… 1
　　三、主要内容 …………………………………………………………………………… 2
　　四、学习要求 …………………………………………………………………………… 2
第二节　发展历程 …………………………………………………………………………… 2
　　一、X 线机的发展 ……………………………………………………………………… 3
　　二、CT 设备的发展 …………………………………………………………………… 4
　　三、MRI 设备的发展 …………………………………………………………………… 6
　　四、超声成像设备的发展 ……………………………………………………………… 8
　　五、核医学成像设备的发展 …………………………………………………………… 8
　　六、放疗设备的发展 …………………………………………………………………… 9
　　七、现代医学影像设备体系的建立 …………………………………………………… 11
第三节　各种医学影像设备的应用特点 ………………………………………………… 11
　　一、诊断设备 …………………………………………………………………………… 11
　　二、医学影像治疗设备 ………………………………………………………………… 15

第二章　X 线发生装置 …………………………………………………………………… 18
第一节　概述 ……………………………………………………………………………… 18
　　一、X 线机的基本结构 ………………………………………………………………… 18
　　二、X 线机的分类 ……………………………………………………………………… 18
第二节　X 线管 …………………………………………………………………………… 19
　　一、固定阳极 X 线管 …………………………………………………………………… 20
　　二、旋转阳极 X 线管 …………………………………………………………………… 23
　　三、特殊 X 线管 ………………………………………………………………………… 24
　　四、管套 ………………………………………………………………………………… 26
　　五、参数与特性 ………………………………………………………………………… 27
　　六、X 线管的冷却 ……………………………………………………………………… 30
第三节　高压发生装置 …………………………………………………………………… 31
　　一、高压变压器 ………………………………………………………………………… 31
　　二、灯丝变压器 ………………………………………………………………………… 34
　　三、高压整流器 ………………………………………………………………………… 35
　　四、高压电缆、高压插头与插座 ……………………………………………………… 35
　　五、高压交换闸 ………………………………………………………………………… 37

　　　　六、变压器油 ··· 37
　第四节　控制装置 ·· 38
　　　　一、概述 ··· 38
　　　　二、电源电路 ·· 39
　　　　三、灯丝加热电路 ·· 40
　　　　四、高压初级电路 ·· 42
　　　　五、高压次级电路 ·· 46
　　　　六、X线管安全保护电路 ··· 48
　　　　七、限时电路 ··· 51
　　　　八、自动曝光控制电路 ·· 53
　　　　九、控制电路 ··· 54
　第五节　高频X线机控制装置 ·· 55
　　　　一、概述 ··· 55
　　　　二、直流逆变电源 ·· 58
　　　　三、HF-50R型高频X线机简介 ··· 59
　　　　四、HF-50R高频X线机电路分析 ·· 61

第三章　X线机 ··· 72
　第一节　X线机主要附属装置 ·· 72
　　　　一、遮线器 ··· 72
　　　　二、滤线器 ··· 73
　　　　三、X线管支撑装置 ··· 76
　第二节　医用X线电视系统 ··· 77
　　　　一、概述 ··· 77
　　　　二、电视基础 ··· 78
　　　　三、影像增强器 ·· 80
　　　　四、CCD摄像机 ·· 81
　　　　五、自动亮度控制 ·· 83
　　　　六、医用显示器 ·· 84
　第三节　计算机摄影X线机 ··· 88
　　　　一、分类与基本结构 ··· 89
　　　　二、影像板 ··· 89
　　　　三、读取装置 ··· 91
　　　　四、使用注意事项及日常保养 ·· 92
　第四节　数字摄影X线机 ·· 93
　　　　一、构成 ··· 93
　　　　二、分类 ··· 94
　　　　三、工作原理 ··· 95
　　　　四、DR主要性能参数 ·· 101
　　　　五、不同成像介质DR的图像质量比较 ·· 102
　　　　六、DR特殊成像技术 ·· 103
　　　　七、使用注意事项及日常保养 ··· 104
　第五节　数字减影血管造影X线机 ··· 105

一、DSA 工作原理与基本组成 105
二、影响图像质量的因素 107
三、对 X 线机的要求 109
四、X 线管及探测器支撑装置 109
五、导管床 111
六、图像采集、后处理与显示系统 112
七、DSA 的主要功能 113
八、设备主要性能指标及检测方法 115
九、日常维护与保养 116
第六节　其他专用 X 线机 117
一、牙科 X 线机 117
二、口腔全景摄影 X 线机 117
三、乳腺摄影 X 线机 118
四、床边 X 线机 119
五、手术用 X 线机 119

第四章　X 线机安装与维修 120
第一节　机房 120
一、机房要求 120
二、防护措施 121
三、环境措施 122
四、放射科总体布局 123
第二节　供电 124
一、电源电压与频率 124
二、电源容量 125
三、电源内阻与电源线 127
四、接地装置 130
第三节　安装 132
一、安装工具及物品 132
二、检验 133
三、X 线机布局 135
四、X 线管支撑装置的安装 137
五、电动诊视床的安装 139
六、滤线器平床和立位滤线器的安装 139
第四节　通电试验 140
一、注意事项 140
二、电源电路通电试验 141
三、控制电路通电试验 141
四、容量限制电路通电试验 142
五、灯丝加热电路通电试验 143
六、电动诊视床控制电路通电试验 143
七、高压电路通电试验 144
第五节　主要参量的测试与调整 146

一、传统检测与调整方式 ·· 146
二、X 线机多功能质量检测系统检测法 ·· 150

第六节 维护 ··· 152
一、正确使用和日常维护 ·· 152
二、主要部件维护 ··· 154
三、定期检查 ··· 155

第七节 检修方法 ··· 156
一、故障分类 ··· 156
二、故障产生的原因及故障的特征 ·· 157
三、检修时的注意事项 ··· 158
四、故障检查方法 ··· 159

第八节 X 线机重要部件常见故障及检修 ··· 160
一、X 线管及其组件的常见故障及检修 ·· 160
二、高压发生器及其组件的常见故障及检修 ·· 164
三、活动滤线器的故障及检修 ·· 169
四、电动诊视床的故障及检修 ·· 169

第九节 电路故障的判断及检查程序 ··· 170
一、电源电路的故障现象及检查 ··· 170
二、灯丝电路的故障现象及检查 ··· 172
三、摄影控制电路的故障现象及检查 ·· 173
四、高压电路的故障现象及分析检查 ·· 174

第五章 X 线计算机体层成像设备 ·· 176

第一节 概述 ··· 176
一、发展简史 ··· 176
二、发展趋势 ··· 180

第二节 成像系统 ··· 182
一、基本构成 ··· 182
二、数据采集装置 ··· 183
三、计算机和图像重建系统 ··· 191
四、软件系统 ··· 194
五、CT 特殊结构及其特点 ··· 195

第三节 螺旋 CT ·· 197
一、特点 ··· 197
二、螺旋扫描装置 ··· 199
三、多层螺旋 CT ·· 205

第四节 X 线 CT 的设备质量控制 ·· 211
一、参数及临床意义 ·· 211
二、影响图像质量的因素 ·· 220
三、伪影 ··· 220

第五节 CT 设备安装调试及常见故障检修 ·· 222
一、安装 ··· 222
二、调试 ··· 226

三、常见故障检修 ·· 227

第六章　磁共振成像设备 ··· 237
第一节　概述 ··· 237
　　一、发展简史 ·· 237
　　二、主要特点及临床应用 ·· 239
　　三、成像参数及临床意义 ·· 240
第二节　MRI 设备的基本结构 ·· 241
　　一、磁体系统 ·· 241
　　二、梯度系统 ·· 249
　　三、射频系统 ·· 253
　　四、信号采集和图像重建系统 ······································ 261
　　五、主控计算机和图像显示系统 ···································· 263
第三节　MRI 设备的保障体系 ·· 265
　　一、MRI 设备对人体的影响 ·· 265
　　二、磁场与环境的相互影响 ·· 268
　　三、磁屏蔽 ·· 270
　　四、射频屏蔽 ·· 272
　　五、配套保障系统 ·· 274
第四节　MRI 设备的技术参数与选购 ·································· 276
　　一、MRI 设备技术参数与临床意义 ·································· 276
　　二、MRI 设备技术参数确定的基本原则与要求 ······················ 278
第五节　MRI 设备的安装调试 ·· 282
　　一、MRI 设备的机房设计 ·· 283
　　二、MRI 设备的安装 ·· 286
第六节　MRI 设备的主要性能参数检测和质量控制 ······················ 288
　　一、MRI 设备的主要性能参数及检测 ································ 289
　　二、MRI 设备的质量控制 ·· 295
第七节　MRI 设备常见故障及检修方法 ································ 297
　　一、产生故障的原因 ·· 297
　　二、故障检修原则与方法 ·· 298
　　三、常见典型故障分析与排除 ······································ 298

第七章　超声成像设备 ··· 301
第一节　概述 ··· 301
　　一、超声成像基础 ·· 301
　　二、超声设备发展史与分类 ·· 305
　　三、医用超声成像技术发展 ·· 307
　　四、超声设备重要参数 ·· 309
第二节　医用超声探头 ·· 311
　　一、换能原理 ·· 311
　　二、基本结构及特点 ·· 311
　　三、超声场与声束的聚焦 ·· 314

　　　　四、组合扫描···318
第三节　B 超基本结构与工作原理···319
　　　　一、B 超基本组成···319
　　　　二、单元电路分析···322
　　　　三、全数字 B 超关键技术···325
第四节　超声多普勒成像技术及彩超···329
　　　　一、多普勒效应及其在超声成像中的应用··329
　　　　二、超声多普勒血流成像技术···331
　　　　三、超声多普勒成像系统···333
第五节　超声成像新技术···335
　　　　一、三维超声成像技术···335
　　　　二、超声谐波成像及造影成像技术···337
　　　　三、介入性超声成像技术···339
　　　　四、超声弹性成像技术···341
第六节　超声设备的基本设置及日常维护··342
　　　　一、超声设备的参数设置···342
　　　　二、超声设备的日常保养与维护··349

第八章　核医学成像设备···353
第一节　核医学设备发展简史··353
　　　　一、放射性的发现···353
　　　　二、示踪技术···353
　　　　三、放射线探测技术的发展···353
第二节　γ 相机··354
　　　　一、结构与工作原理···354
　　　　二、放射性探测器···354
　　　　三、电子学线路···359
　　　　四、显示记录装置···360
　　　　五、主要性能参数···361
　　　　六、γ 相机图像特点··362
第三节　单光子发射型计算机体层成像设备··362
　　　　一、结构与工作原理···362
　　　　二、图像采集···363
　　　　三、图像重建···364
　　　　四、校正技术···365
　　　　五、性能参数···365
第四节　正电子发射型计算机体层成像设备··366
　　　　一、结构与工作原理···366
　　　　二、图像采集···368
　　　　三、图像重建···369
　　　　四、校正技术···370
　　　　五、性能参数···370
第五节　双模态分子影像设备及日常质控保养···373

一、SPECT/CT ·· 373
二、PET/CT ··· 374
三、PET/MRI ··· 374
四、质量控制 ··· 375
五、安装调试日常保养 ··· 376
六、常见故障检修 ·· 376

第九章　放射治疗设备 ··· 378
第一节　放射治疗辅助设备 ·· 378
一、模拟定位机 ··· 378
二、放射治疗计划系统 ··· 384
三、体位固定装置 ·· 385
四、放疗验证与剂量检测设备 ··· 386
第二节　医用电子直线加速器 ··· 390
一、基本结构及其工作原理 ·· 390
二、技术参数及其性能指标 ·· 400
三、临床应用 ·· 402
四、设备安装与检测 ·· 403
五、常见故障与检修 ·· 405
第三节　螺旋体层放射治疗系统 ·· 407
一、基本结构及其工作原理 ·· 407
二、技术参数及性能指标 ··· 409
三、临床应用 ·· 412
四、设备安装与检测 ·· 413
五、常见故障与检修 ·· 414
第四节　立体定向放射治疗系统 ·· 415
一、基本构造及其工作原理 ·· 416
二、X(γ)刀技术参数及其性能指标 ····································· 417
三、临床应用与新技术发展 ·· 417
四、设备安装与检测 ·· 423
第五节　质子与重离子放射治疗设备 ······································· 424
一、基本构造及其技术参数 ·· 425
二、质量保证与检测 ·· 429
三、临床应用 ·· 431
第六节　后装放疗设备 ··· 433
一、后装治疗机的基本结构及性能指标 ································ 434
二、后装治疗机的技术参数与临床应用 ································ 437
三、后装治疗机的安装与检测 ··· 438
四、常见故障与检修 ·· 439
第七节　术中放疗设备 ··· 441
一、术中放疗介绍 ·· 441
二、设备分类、基本构造及其性能 ······································ 444
三、术中 kV-X 线放射治疗设备 ·· 447

第十章　辅助成像设备 449
第一节　医学影像信息系统 449
一、概述 449
二、基本组成和功能模块 449
三、相关硬件及性能要求 451
第二节　医学图像打印设备 458
一、概述 458
二、激光成像打印设备的构造及性能 459
三、热敏成像打印设备的构造及性能 460
四、自助打印设备的构造及性能 462
五、3D 打印设备的构造及其性能 462
第三节　心电门控装置 465
一、概述 465
二、CT 心电门控 465
三、MRI 心电门控 467
四、SPECT 心电门控 468
第四节　医用高压注射器 469
一、概述 469
二、工作原理及结构 470
三、主要技术参数 472
四、日常保养及检修 473

推荐阅读 474

中英文名词对照索引 475

第一章 绪 论

现代化的医院,必须通过医学影像设备才能充分发挥其社会效益和经济效益。培养具有一定理论基础和实际技能的医学影像技术人才,是医学教育的重要任务之一,医学影像设备学就是为完成这一任务而开设的专业课程。医学影像设备学立足于高等数学、医学影像成像理论、电子学、英语、计算机等课程,服务于医学影像检查技术学、医学影像诊断学、核医学影像技术学、放射治疗技术学、口腔影像技术学等课程。

本章要求掌握医学影像设备学的研究对象及分类、主要内容、学习要求;熟悉 X 线机、CT、MRI、超声成像、核医学成像等设备的发展历程及应用特点,了解医院图像存储与传输系统的作用和构成以及医学影像治疗设备的发展历程。

第一节 概述

一、研究对象

医学影像设备学的研究对象是医学影像设备。医学影像设备是指利用专门的成像机制,以非介入方式获取受检者体内组织、器官的解剖图像和/或功能图像的设备。广义地讲,凡是能够为医师提供受检者(活体)组织、器官图像的仪器、机器和设备以及与之配套的机械装置和辅助装置都属于医学影像设备。

医学影像设备主要包括:①X 线设备,如 X 线机、X 线计算机体层摄影(X-ray computed tomography,X-CT)设备,简称 CT;②磁共振成像(magnetic resonance imaging,MRI)设备,简称 MRI;③超声成像设备;④核医学成像设备,如单光子发射计算机体层成像(single photon emission computed tomography,SPECT)设备、正电子发射体层成像(positron emission tomography,PET)设备,以及 SPECT/CT、PET/CT、PET/MRI 等融合设备。

另外,计算机 X 线摄影、数字 X 线摄影、数字减影血管造影等设备的主要构成部件,如各种探测器、用于图像重建和显示的计算机及显示器(监视器)、胶片打印的激光相机;在图像的引导下实施诊断或治疗的介入放射学设备和三维立体定向设备、热成像仪、医用内镜等也都属于医学影像设备。

二、重要性

通过医学影像设备可获得受检者体内组织、器官等相应的图像,使医师了解受检者体内病变的部位、范围、形状以及与周围器官、组织的关系等信息;有的设备还能观察到脏器功能的改变,对诊断疾病起到至关重要的作用。利用各种成像机制所获取的图像相互印证和补充,提高了诊断正确率。影像诊断已成为临床诊断的重要依据,医学影像设备的装备条件在一定程度上可体现医院的诊疗水平。

医学影像设备的发展极大地促进了当代医学的快速发展,改变了临床医师传统的工作方式。特别是图像后处理技术的发展,可使临床医师在术前便可预见体内病变的三维结构、状态,据此可事先制订合理的手术方案,提高了手术的成功率,缩短了手术时间。医学影像设备已成为临床医师不可或缺的"眼睛",是实施精准医疗的前提,是医用手术机器人得以实施的基础。

三、主要内容

重点研究和介绍各种医学影像设备的作用、结构、工作原理、主要参数、质量保证、日常维护与保养等内容,具有理论性、实践性均较强的特点。

四、学习要求

1. 要有坚实的基础知识 医学影像设备学的主要基础课程是英语、计算机、医学影像数学、医学影像物理学和医学影像电子学等。在该课程的学习中,应及时复习相关的基础理论知识,以便提高对各种影像设备的了解和理解,进而提高医学影像检查技术水平和诊断水平。

2. 要有勤学苦练、大国工匠精神 学习医学影像设备学,除掌握基本理论外,还应着重于方法、技能和技巧的培养和训练。技能的培养和训练大部分要在示教、实验、实习中完成。学在于勤,巧在于练,只有勤学苦练,才能熟能生巧。在学习过程中,要重视基本功的训练,熟练掌握各种工具、仪表、机械的使用和操作,认真完成各项实验和技能训练,发扬专注、精益求精、严谨、一丝不苟、爱岗敬业的大国工匠精神。

3. 要养成善于思索的习惯 医学影像设备千差万别,作用、结构和工作原理也是多种多样,想用统一的模式解决医学影像设备中的各种事项和问题是不可能的。本课程主要讲授医学影像设备的基本作用、基本原理和主要参数。在本课程的学习中,必须养成善于思索的习惯,根据医学影像设备的具体结构、工作原理、故障现象,灵活运用所学的知识和方法,进行具体分析,从而提高解决实际问题的能力。

4. 要提高安全意识,养成严谨细致的工作作风 在医学影像设备学的学习、实践中,稍有疏忽,就可能造成重大损失乃至危及人身安全。马马虎虎、粗枝大叶是工作中的大敌,必须戒除;在学习过程中必须养成严谨细致的作风。做实验时,不仅要注意安全用电,而且要爱护设备,态度严肃认真、一丝不苟。

5. 要善于积累技术资料 从某种意义上讲,资料就是经验。因为资料是在学习和实践中积累起来的,资料积累得越多,经验就越丰富,分析问题的思路就越开阔,解决问题的办法就越多;所以,每一个从事医学影像技术的工作者,从开始工作,就应该注意资料的搜集和积累,不仅要积累自己在实践中得到的资料,而且要学习别人在实践中提供的资料,丰富自己的理论知识、提高自己的业务水平。

6. 要发扬勇攀高峰、敢为人先的创新精神 创新是一个民族、一个国家的灵魂,各种医学影像设备只有不断地创新,才能更好地服务于临床、服务于病人。不忘初心、牢记使命,在科技创新的大道路上奋勇前进、敢为人先、勇攀高峰。

(韩丰谈 赵雁鸣)

第二节 发展历程

医学影像设备的发展史,是一部不断完善和创新的发展史。1895 年 11 月 8 日,伦琴在做阴极射线管高压放电实验时,发现了一种肉眼看不见的、但具有很强穿透能力的、能使某些物质发出荧光和使胶片感光的未知射线,称为 X 射线,简称 X 线。他利用 X 线为其夫人的手掌拍摄了一张 X 线照片,这便是世界上第一张 X 线照片。X 线的发现震撼了全世界,为世界科技史增添了光辉的一页。1901 年 12 月 10 日,伦琴荣获首届诺贝尔物理学奖。世人为纪念其不朽功绩,又将 X 线称为伦琴射线或伦琴线。X 线广泛应用于多个领域,特别是在临床诊断上发挥了极其重要的作用,形成了放射诊断学(diagnostic radiology)。此后的 120 多年,随着科学技术的进步,特别是现代计算机技术的发展,医学影像设备也随之快速发展,影像检查已从以往的解剖学快速向功能学方面发展;影像诊断的准确性、敏感性、特异性也不断提高。并已从单一的 X 线常规诊断发展到包括 CT、MRI、超声成像(US)、SPECT、PET、SPECT/CT、PET/CT、PET/MRI 等多种成像技术组成的影像诊断学(diagnostic imageology),并开拓了在影像动态监视下诊断和治疗的介入放射学(interventional radiology)。

一、X 线机的发展

X 线发现伊始,即用于医学临床。X 线成像是基于 X 线的物理特性,即直线传播、穿透性强、荧光效应和感光效应等特点而实现的。由于受检者不同器官、组织间的密度、厚度存在差别,当 X 线透过受检部位时,被吸收(衰减)的程度不同,到达成像装置的 X 线辐射强度便有差别,因此可形成黑白对比不同的图像。最初,X 线检查仅适用于密度差别明显的骨折和体内异物的诊断,随着技术的不断发展,各种 X 线设备相继出现,逐步适用于其他病变的检查。

迄今,作为 X 线机首要部件的 X 线管(X-ray tube)经历了四次重大发展:①从早期的含气管发展到真空管,提高了 X 线辐射强度的可控性(1913 年),使 X 线机由初始阶段发展到实用阶段;②从固定阳极发展到旋转阳极,提高了 X 线管的输出功率和图像质量(1929 年),使 X 线机进入提高完善阶段;③高速旋转阳极和复合材料阳极靶面的开发应用,进一步提高了 X 线管的输出功率和连续使用能力(20 世纪 60 年代);④整管旋转、阳极直接冷却、电子束定位方式使 X 线管连续使用能力提高到一个更高的水平(2003 年)。

作为 X 线机核心部件的高压发生装置,早期使用感应线圈供电,裸高压线、裸 X 线管方式,不能防电击、防辐射。1910 年发展为工频升压、高压真空管整流方式。1928 年制成高压电缆,X 线机发展到可以防电击、防辐射的方式。到 20 世纪 60—70 年代,自动控制、程序控制技术应用到 X 线机,大型 X 线机变得十分复杂、庞大,但总体上仍属于分离元器件产品。1982 年,采用逆变方式的中频高压发生装置达到实用化。此后,高压发生装置的工作频率不断提高,目前,高频高压发生装置已大量应用于临床,加之计算机技术的应用,高压发生装置已进入集成化时代,高压发生装置得到了由繁到简、脱胎换骨的进化。

早期利用 X 线的荧光效应,使用荧光屏作为 X 线机的成像装置,进行 X 线透视。由于荧光屏式透视得到的图像亮度低,因此医师必须在暗室中才能看清图像,工作极其不便。1951 年研发出了影像增强器(image intensifier,I.I),I.I 的诞生,将工业电视技术引入 X 线领域,出现了 X 线电视(X-ray television,X-TV)。由于 X-TV 式透视得到的图像亮度高,因此医师可在明室中进行诊断,将医师从暗室中解脱出来,使 X 线机发生了一次划时代的革命,X-TV 透视于是成为基本的诊断手段。1961 年,隔室操作多功能遥控床出现,并逐步得到广泛应用,胃肠检查进入遥控时代,使医师从辐射现场解脱出来。20 世纪 60—90 年代,电影技术和录像技术也曾被引入 X 线领域,作为心血管专用机动态器官检查影像的主要记录方式。随着动态平板探测器(flat panel detector,FPD)的广泛应用,X-TV 式透视也将逐渐成为历史。

随着计算机技术应用于 X 线机,20 世纪 80 年代先后出现了 CR、DR 和 DSA,使 X 线机进入数字化阶段。CR 利用成像板(image plate,IP)采集 X 线摄影信息(1982 年),经计算机处理后获得图像。DR 利用平板探测器采集信息(1997 年),经计算机处理后获得图像。它们均使用数字存储、网络传输、专用监视器显像,计算机技术得到了充分应用,数字影像设备将影像设备推向高科技的前沿。DSA 诞生于 1980 年,可使医师实时观察、记录心血管造影结果,不必等待快速换片机冲洗照片,更不必等待复杂的电影胶片冲洗过程。这对心血管造影检查是十分可贵的。DSA 诞生后很快受到医师欢迎,并得到了大力发展。此前,心血管专用 X 线机是最复杂、庞大的机组。DSA 的软件功能代替了笨重的快速换片器和控制、使用都十分复杂的电影摄影机。心血管专用 X

线机从此得以简化。动态平板探测器的应用使心血管专用 X 线机得到了进一步简化和提升。

目前,CR、DR 和 DSA 已广泛应用于临床检查。CR、DR 和 DSA 强大的数字图像后处理功能提高了 X 线诊断的准确性,且具有曝光剂量小和宽容度大等优点。CR、DR 和 DSA 所获得的数字图像均可直接纳入影像存储与传输系统(picture archiving and communication system,PACS)。DSA 具有微创、实时成像、对比度分辨力(分辨力俗称分辨率)高、安全、简便等特点,从而扩大了血管造影的应用范围。20 世纪 90 年代中期,随着 X 线实时高分辨力平板探测器的发明,DR 逐步兴起,并逐步取代了 CR,广泛应用于临床诊断。目前,DR 不仅具有静态摄影检查功能,而且已经发展到动态摄影技术,可实现实时、快速、连续地 X 线数字化图像采集、显示等,实现 X 线平板探测器的透视摄影功能,目前这种动态平板探测器已用于心血管造影检查和胃肠道造影检查。

放射诊断作为医学影像学的基本检查,通过 X 线机的透视和摄影两种选择性检查及综合应用,为临床检查提供了重要的、确切的诊断信息。大量的临床实践表明,X 线机可应用于受检者全身各系统(包括呼吸、循环、泌尿、生殖、运动、神经系统等)疾病的检查,已成为临床医学不可缺少的重要组成部分。X 线机,这一技术密集型产品,作为医学影像设备大家庭的一名老成员,至今仍是基本的和有效的临床检查设备之一;X 线诊断,特别是对肺、骨骼、胃肠道和心血管(尤其是冠状动脉)的诊断,仍占有重要的或主导的地位。

综上所述,X 线机的发展经历了五个阶段:①初始阶段;②实用阶段;③提高完善阶段;④影像增强器阶段;⑤数字化阶段。

二、CT 设备的发展

1972 年,英国工程师豪斯菲尔德(G. N. Hounsfield)在英国放射学会学术会议上宣布世界上第一台用于颅脑影像检查的 CT 设备研制成功。并于 1979 年与科马柯共同荣获诺贝尔生理学或医学奖。这是电子、计算机和 X 线技术相结合的产物。CT 图像的低对比度分辨力(亦称为密度分辨力)和高对比度分辨力(亦称为空间分辨力)高,这种临床诊断价值高而又无创伤的医学影像技术一经神经放射学家安布罗斯(Ambrose)应用于临床,即引起医学界的极大关注和广泛应用,极大地促进了医学影像学的发展,被誉为自伦琴发现 X 线以来医学影像学的又一里程碑,为现代医学影像学奠定了基础。

CT 以横断面体层成像为主,不受成像体层外组织的干扰;CT 的低对比分辨力高,能分辨出 0.1%~0.5% X 线衰减系数的差异([低对比分辨力常用百分单位毫米数(%/mm)表示,或以毫米百分单位(mm/%)表示],比普通的 X 线检查的低对比分辨力高 10~20 倍;并且能用 CT 值做定性定量分析。1972 年之后的 50 多年来,CT 设备更新了多代,扫描时间由最初的 3~5min 缩短至 0.25s,高对比分辨力也提高到 0.1mm 量级。CT 在医学影像诊断中占据重要地位,特别是对颅脑以及腹部的肝、胆、胰和后腹膜腔、肾、肾上腺等病变的影像诊断占据主导地位(急诊、心脏及大血管成像中)。20 世纪 80 年代先后研制开发的超高速 CT(ultra-fast CT,UFCT)、螺旋 CT(spiral CT,SCT),以及目前已广泛投入临床使用的多层螺旋 CT(multi-slice spiral CT,MSCT)(2~640 层)和双源 CT,使其临床应用范围和诊断效果进一步扩大和提高,CT 透视机、移动式 CT 机等特殊 CT 也逐步应用于临床。

目前 CT 设备的发展方向主要体现在以下几个方面:①提高扫描速度;②改善图像质量;③拓展应用范围;④减少辐射剂量。出现了全新的迭代技术、宽体探测器技术、多源成像系统技术、大范围成像和功能学成像技术。

1. 提高扫描速度 这是 CT 诞生以来,一个一直持续的话题,它主要包括提高扫描速度以及提高图像重建和图像处理速度两方面。CT 扫描速度越快越能清晰地定格人体运动器官,这一点对心脏扫描、急症和小儿的检查尤为关键。早期 CT 主要在提高轴向扫描速度方面做研究,随着多层螺旋 CT 的发展,如何提高容积扫描速度越来越为人们所关注。而图像重建和图像处理速度的提高则为提高工作效率提供了前提条件。

图像重建和图像处理速度的提高得益于计算机技术的飞速发展,目前,普遍采用的是并行处理、多工作站流水作业,利用多处理器的工作站,采用SCSI硬盘阵列存储数据。在传输方面普遍采用光缆传输、千兆网络传输。为了适应3D功能和特殊诊断的需要,研发了专用的图像处理软件,从而大大提高了大数据量下的处理速度,提高了医师的工作效率,减小了医师的劳动强度。随着智能化诊断处理软件的广泛应用,医学影像诊断效率亦将得到大幅度的提升,漏诊、误诊率亦将大幅度下降。

2. 提高图像质量

(1)空间分辨力(spatial resolution):是指在高对比度条件下(对比度差异大于10%),鉴别出细微差别的能力,是图像中可辨认的临界物体空间几何长度的最小极限,即对细微结构的分辨能力。对于容积扫描,垂直于z轴的(x,y)平面内的轴向空间分辨力,与扫描视野成反比,与重建矩阵成正比。采用(x,y)平面飞焦点技术可获得加倍的原始数据,从而使分辨力大大提高,最高可达0.17mm(30lp/cm)[5÷空间分辨力(lp/cm)=空间分辨力(mm)]。

(2)z轴图像空间分辨力:在单排探测器阶段,z轴图像空间分辨力很低,其高低与轴向扫描的厚度成反比,厚度越小,重建出来的z轴图像空间分辨力越高。在多层螺旋CT诞生后,由于探测器的排间隔与各排探测器的单元间隔相同,并且扫描可以采用无间隙的容积扫描,因此z轴图像在特定的扫描视野时,可以和轴向图像空间分辨力相同,这就是所谓的各向同性。同时,z轴方向飞焦点技术可以使z轴方向的数据加倍,相当于CT探测器的排数加倍,从而使z轴图像空间分辨力也达到了0.17mm(30lp/cm)。

(3)时间分辨力:是指CT扫描图像分辨运动器官部位的能力。多层螺旋CT进行容积扫描时,时间分辨力可分为轴向时间分辨力和z轴时间分辨力。轴向时间分辨力:垂直于z轴的平面内的时间分辨力,也可以理解为轴向扫描时间的倒数,但通常是直接用扫描时间来表示时间分辨力,当然扫描时间越短越好。为了获得快速的扫描,有的采用气动驱动技术使旋转一周的时间缩短到0.25s,有的采用双源技术将两套数据叠加,从而使重建图像所需要的扫描时间缩短到66ms。z轴时间分辨力:传统CT的z轴方向扫描数据是通过一层一层的轴向数据叠加获得的,在z轴方向没有时间上的一致性,对于普通多层螺旋CT可在较短的时间内完成这种数据的叠加,这就是时间分辨力。实际上对于普通多层螺旋CT来讲,所谓z轴时间分辨力也就是容积扫描时间分辨力,即完成整个扫描所需要的时间,但是对于320排以上的CT则不同,由于探测器宽度足以覆盖整个器官,它在z轴方向的数据是同时获得的,因此z轴方向上没有时间差异。

3. 拓展应用范围

(1)心脏扫描:是随着多层螺旋CT扫描速度加快,特别是64排多层螺旋CT出现以后迅速发展起来的。心脏是运动器官,为了显示心脏尤其是冠状动脉图像,CT的扫描速度必须非常快,一般来说只有每周小于0.5s的CT机,才能较好地完成心脏扫描。

心脏成像通常使用半重建算法(cardiac half recon,CHR),即心脏单扇区重建技术,来提高时间分辨力,在一个心动周期中,以设定相位为中心,提取240°的数据(180°加上X线的扇角)来进行重建。心脏多扇区重建利用心电门控技术从不同的心动周期并利用不同排列的探测器,收集同一相位但不同角度的原始数据,从原有的单扇区中划分出多个同一相位的小扇区,从而达到提高有效时间分辨力的目的。

双源CT轴向时间分辨力可达66ms,可在一个心动周期完成扫描而无须采用多扇区重建,从而获得更逼真的图像。

(2)CT灌注成像(CT perfusion imaging):灌注(perfusion)是血流通过毛细血管网时,将携带的氧和营养物质输送给组织细胞的重要功能。利用影像学技术进行灌注成像可测量局部组织血液灌注,了解其血流动力学及功能变化,对临床诊断及治疗均有重要参考价值。CT灌注成像在显示形态学变化的同时，反映生理功能的改变，是一种功能成像。目前经常使用的有脑、心肌、肝、肺、胰腺、肾脏等灌注成像。

（3）双能量成像：双能量CT成像的基本原理是X线与物质相互作用时的衰减定律。单能谱射线与单一物质相互作用时，其衰减值是不变的；而用两种有差值的能谱线对同一种物质进行照射后，可利用该物质在两种不同辐射能的衰减值来计算衰减差，最终由计算机图像处理系统完成双能图像的重建。简单地说就是利用不同穿透力的两种射线扫描同一部位，得出不同的图像，相减以后，可以看到用一种射线扫描看不到的东西，特别是密度差别不大的软组织（如肌腱韧带等）。

双能量技术的关键是如何实现能量的分离。目前在CT临床应用中的双能成像方法主要有两种：一种是双源CT扫描机，它采用两个X线管产生两种不同的辐射能量，对受检者的同一部位进行扫描检查；另一种采用单个X线管，由专门设计的高频高压发生器为其提供快速切换的高、低管电压，使其瞬间产生高、低不同的辐射能，达到双能CT检查的目的。

（4）CT仿真内镜（virtual endoscope）技术：CT仿真内镜技术是以容积扫描为基础，对图像信息进行特殊的三维后处理，重建出的图像效果类似于电子内镜所得图像，故称为CT仿真内镜。

4. 减少辐射剂量

（1）硬件方面：提高CT探测器的灵敏度和宽度，目前探测器已发展到第四代。第一代为气体探测器；第二代为晶体探测器；第三代为固态陶瓷探测器；第四代为光子探测器。灵敏度、信噪比一代比一代高，而且出现了能覆盖单个器官的宽体探测器。

普遍采用高频X线发生装置，配合适当的准直器和滤过器，减少射线的辐射危害。

（2）软件方面：管电流调制技术、四维实时剂量调节技术、前瞻性心电门控等技术的采用，可减少受检者一半以上的辐射剂量。

经过全球多个研究中心证实，使用迭代技术仅使用相当于原来40%~50%的剂量，即可获得较原来更好的图像质量。该技术可以应用于包括血管、心脏在内的各种CT检查。虽然迭代技术需要大量的数据运算，但由于现代计算机技术的发展，迭代重建速度很快，因此广泛应用于临床。

三、MRI设备的发展

20世纪80年代初开始应用于临床的MRI设备，是一种崭新的非电离辐射式医学影像设备。它通过测量人体组织中氢质子的MR信号，实现人体任意层面成像。MRI设备的组织分辨力高，能显示体内器官及组织的形态、成分和功能，MR信号含有较丰富的组织生理、生化特征信息，可提供器官、组织或细胞新陈代谢方面的信息。

1946年，美国科学家布洛克（Block）和普赛尔（Purcell）分别发现，含奇数质子或中子的原子核可产生自旋运动，其进动产生磁矩（magnetic moment），并在其周围形成一个小磁场，在一定的条件下，可以产生共振，即磁共振（magnetic resonance，MR）。为此，他们荣获了1952年的诺贝尔物理学奖。1972年，美国科学家劳特伯（Lauterbur）成功地获得了MRI图像，使MRI在近年得到了长足的发展，为此他和英国科学家曼斯菲尔德（Mansfield）共同荣获2003年的诺贝尔生理学或医学奖。MRI是利用含奇数质子的原子核在磁场内共振所产生的信号经计算机重建成像的一种影像学技术。MRI图像的软组织分辨力高，调整梯度磁场的方向和方式，可直接获取横断面、冠状面、矢状面和任意角度的体层图像。迄今，MRI已广泛用于全身影像检查，其中以中枢神经系统、心血管系统和盆腔实质脏器、四肢关节和软组织等效果最好；近年来，MRI腹部诊断效果已达到或优于CT的水平，颅脑影像的分辨力在常规扫描时间下提高了数千倍，显微成像的分辨力达到50~100μm，现已成为医学影像诊断设备重要的组成部分之一。生物体MR波谱（magnetic resonance spectroscopy，MRS）分析具有无创伤性地检查机体物质代谢的功能和潜力。功能MRI（functional MRI，FMRI）主要用于研究脑组织的生理解剖，并为脑部手术设计提供各部分脑组织的功能区分布情况，也用于诊断超早期脑梗死。

1. 磁体 磁体是 MRI 设备的核心部件之一,近年来,磁体一方面向着高场强、短腔磁体、开放式及专用机发展。2000 年美国食品药品监督管理局(FDA)已批准全身 3.0T 系统用于临床。现在 7.0T 系统已投入临床应用研究,9.2T、11.7T 系统已应用于实验研究。目前 1.5T 的磁共振系统最短磁体长度仅为 1.2m,超导开放式磁体的场强已达到 1.0T,高场系统近年来在世界市场占据的份额正在逐步提高。另一方面,低场开放式设备的市场状况一直较好,随着高、中场设备技术不断地移植到低场开放型设备,低场设备的功能与图像质量也得到了不断改善。低场开放式 MRI 设备因具有较好的性价比,已广泛应用于临床检查。用于关节、心脏、血管(特别是肢体血管)等部位的专用 MRI 设备已陆续上市,其中不少是由各较小公司独立研发的小型专用 MRI 设备。

2. 梯度系统 其作用是空间定位,是 MRI 设备的主要构成部分,它在很大程度上决定了 MRI 设备的性能,是提高 MRI 速度的关键。近年来梯度技术有了明显的进步。采用级联脉宽调制(pulse width modulation,PWM)功率级构成的增强梯度放大器已可提供峰值为 2 000V 的输出电压,500A 的输出电流,能支持任意形状的梯度脉冲波形,支持各种高速、实时成像。利用目标梯度磁场设计方法,对梯度线圈电感进行优化,使其实现高速通断,输出幅度更高。对全身应用,梯度场强度达到 45mT/m,爬升时间短至 200ms,切换率达到 200mT/(m·ms)。随着对梯度线圈更高的性能要求,对梯度线圈的长度、功率损耗、缓解神经末梢刺激及声学噪声等方面提出了更高的要求,在梯度线圈设计方面已采用一些新方法。

3. 射频系统 其线圈技术经历了线性极化线圈、圆形极化线圈或正交线圈、相控阵线圈及全景一体化线圈、全景成像矩阵(total imaging matrix,TIM)技术几个阶段,加上多通道采集技术的发展,使 MRI 的图像分辨力、扫描速度和对比度都有了前所未有的质的飞跃。对于超高场 MRI 设备,射频线圈的发展基本与高场强磁体结构的发展同步。多元阵列式全景线圈的发展十分迅速,支持并行扫描的线圈技术的发展也很迅速;目前已能支持最优化的 4、8、16、32、64、128 接收通道的配置;支持 3~4 倍的图像采集加速,3MHz 带宽/通道的射频系统,模数转换器(ADC)速度极大提高,可进行全数字化采集(混频-滤波-模拟处理环节)。高性能的射频系统可获得更高的信噪比和图像质量,更好地支持功能成像和磁共振特殊成像的应用。

4. 采集技术和重建系统 MRI 系统技术的改进,系统实时能力的提高,使现在 MRI 扫描采集和图像重建的数据量大幅度增加。现代脉冲序列和扫描技术设计,集中在更高的采集效率。非线性 K 空间轨迹技术、K 空间数据共享技术、不完整数据的采集、与并行成像技术有关的重建方法都是当前热门的研究领域。随着计算机技术的迅猛发展,目前重建速度可达到 1 700 幅/s,实现在线处理。

5. 软件技术的发展 临床应用和科研是 MRI 的发展灵魂,随着 MRI 系统硬件的发展,各种新软件层出不穷,充分展示了 MRI 在提前预知疾病、及早发现疾病、全面评估疾病、进行疾病治疗等全方位应用上的新技术进展。

消除 MRI 最难克服的运动伪影、金属伪影和磁敏感伪影的螺旋桨(propeller)技术,也称为刀锋(blade)技术。实现高分辨力实时磁共振血管成像(MRA),可以使全身任何部位的血管都能获得分辨力高于 DSA 的血管增强信息(空间分辨力可达 250μm,可多达 50 个时相)。实现双侧乳腺的矢状位、轴向高时间分辨力、高空间分辨力同时成像,可应用一次对比剂完成双侧乳腺上百层采集,得到双侧乳腺造影增强的信息,从而实现超早期乳腺微小病变的诊断和鉴别诊断;不但如此,还可以对任何不同时相的影像进行减影,从而更加清楚地了解病变的增强情况,相信此先进技术很快会受到临床科室的广泛欢迎。熔岩(lava)技术也称为感应(vibe)技术、繁荣(thrive)技术,可以实现腹部三维容积超快速多期动态增强检查,从而敏感地发现早期微小病灶。MRS 的主要发展有:多体素 3D MRS,3.0T MRI 系统已开拓了多种频谱功能,目前已可使用的有 ^{31}P、^{13}C、^{19}F、^{23}Na 频谱等。前几年已实现的多体素 MRS 等已经在高场 MRI 设备上普及。扩散张量成像是增加采集方向(55~256 个方向),克服成像结构内水的各向异性扩散特征的成像方法,目前主要用于脑白质束成像。由于采集方向增加和分辨力提高,现已可获得三维的脑白质束图像。FMRI 已经在高场设备上普及,如多层显示的脑功能性成像、实时显示的 FMRI、3D 重建的 FMRI 等。MRI 心肌灌注成像(含应力性灌注成像)已经普及,且部分厂家已将其推广到 1.0T MRI 设备上;采用 K-空间螺旋采集的 MRA 可获得极好的冠状动脉图像,且可进行 3D 重建等。

MRI 设备和成像技术的发展非常迅猛,尤其是在 MRI 心脏成像方面,MRI 具有多模态多参数的优势,MR 心脏成像已经成为心脏结构学检查的"金标准"。而且 MRI 还具有无对比剂血管成像的功能,其前景不可限量。

四、超声成像设备的发展

超声成像设备是利用超声波的透射和反射现象,对人体组织器官形态结构进行观察的检查设备。它具有实时、无创、简单易行、可移动等优点,临床应用十分广泛。也可与其他医学影像设备形成互补。

超声成像设备于 20 世纪 50 年代初期应用于临床。70 年代实时超声成像设备得到应用。其间,超声成像设备由早期的幅度调制型(A 型)超声诊断仪发展为辉度调制型(M 型)超声诊断仪,又发展为二维显示的 B 型超声诊断仪。80 年代声学多普勒效应用于超声诊断仪(D 型)。90 年代三维超声诊断仪和介入超声诊断仪得以实现。现在已经有多种多样的超声诊断仪供临床应用。近年来超声造影技术发展迅速,对于鉴别病变性质、评估肿瘤的治疗效果具有重大意义。

与 X 线等其他医学成像方法相比,超声脉冲回声法使医学检测的灵敏度、信息量获得很大的提高,避免了辐射危害,提高了安全性,医学超声成像从 A 型超声发展到显示解剖结构的黑白 B 型超声成像技术,又发展到显示动态血流的频谱和彩色多普勒技术,70 年代初推出了世界上第一台适用于临床的彩色血流二维成像装置,引起了超声界的震动,被称为超声诊断乃至医学影像技术的一次革命。近二十年来多普勒超声诊断技术发展极为迅速,现已成为心血管系统疾病诊断和其他系统脏器血液循环情况观察必不可少的工具。超声医学不仅在影像诊断学获得了长足的发展,还不断演化催生出超声治疗学和超声介入诊断治疗学,把超声无创、实时诊断融入治疗中,如超声引导下穿刺活检或治疗、术中监测或高能聚集超声治疗肿瘤等。

随着微电子技术和超高速计算机技术的发展,超声在医学领域的涉及面越来越广泛,超声医学仪器的种类也复杂繁多。20 世纪 90 年代以来,彩色超声血流成像仪已进入实时、多功能、高性能阶段,基本能满足临床诊断需求,尤其近 20 年来综合技术的发展,出现了数字化"彩超",使超声诊断技术可以为医师更加方便地观察人体内部组织状态提供实时、全面的信息。宽频、高频和密集振元等高精尖材料技术也使超声换能器的发射和采集完成性能跳跃。近年来,超声矩阵换能器技术突破了瓶颈,可以实时获得空间声束的信息,从而实现了心脏实时三维成像的一次重大革命,动态三维超声成像及实时三维(四维)超声成像为广大的医学工作者和受检者带来了全新的超声图像模式。

目前,各种新型成像技术不断涌现,并在临床上得到较好的应用,如组织多普勒成像、组织应变和应变率成像、超声造影成像、组织谐波成像及三维实时成像等,为超声诊断组织病理状态、血流灌注和运动力学等方面提供了更精确、更敏感的信息,为临床提供了非常有意义的指导。超声诊断和超声介入治疗随着科学技术的进步,将得到更好的发展和应用。

五、核医学成像设备的发展

核医学成像设备是通过测量人体某一脏器或组织对标记有放射性核素药物的选择性吸收、聚集和排泄等情况,观察其代谢功能,实现人体功能成像的装置。它是一种以脏器内外正常组织与病变组织之间的放射性浓度差别为基础的脏器或病变的成像方法。放射性核素成像过程是将标记好的放射性药物引入体内(口服、静脉注射、皮内注射或鞘内注射),在体外用成像设备对体内放射性药物的分布进行探测,可以从不同角度反映人体脏器内细胞的功能、脏器的血流供应及分布、脏器的代谢过程、抗原或受体的分布特性等,即所谓功能和代谢成像。一般情况下,由于疾病引起的功能性改变早于形态学改变,因此核医学成像有利于疾病的早期诊断和基础医学研究。

放射性成像的基本条件是具有能够选择性聚集在特定脏器或病变的放射性核素或放射性核素标记的化合物,使该脏器或病变与邻近组织之间的放射性浓度差达到一定程度;核医学成像仪器可探测这种放射性浓度差,并根据需要以一定的方式显示成像。

核医学成像设备最早出现在 1951 年,由美国加利福尼亚大学的卡森(Cassen)研制成第一台线性扫描机。扫描机由闪烁探头、电子测量电路、同步记录装置和机械扫描装置构成。闪烁探头在人体表面作弓字形匀速运动,连续进行计数率的定点测量、移位和同步记录,再通过打印机将体内的放射性分布图打印出来,进行分析诊断。虽然扫描机只能进行静态成像,并且空间分辨力和扫描速度都很低,但在此后的二十多年中一直作为核医学成像设备使用。

1957 年由郝·欧·安格(Hal O. Anger)研制成功的 γ 照相机是第一次用一次成像技术代替逐点扫描方式的照相机,是核医学成像设备突破性的进步。与扫描机相同的是,γ 照相机也是探测发射单光子 γ 射线的放射性核素。Anger 型的 γ 照相机由直径达 40cm 的大视野探头、机架、检查床和采集处理计算机构成。大视野的探头可以进行静态、动态和全身照相,使核医学成像检查的应用领域得到极大扩展。直到目前 γ 照相机仍然在核医学科的影像检查中占有一席之地。

1974 年基于 Anger 型 γ 照相机的 SPECT 设备面世。SPECT 设备在 γ 照相机的机架上安装了旋转装置,使探头可以围绕受检者身体旋转,进行体层图像采集所必需的 360° 扫描。SPECT 设备消除了不同体层放射性的重叠干扰,可以单独观察某一体层内的放射性分布,不仅有利于发现深部和较小的病变,还能更准确地进行放射性分布的定量分析,又一次大幅提高了核医学成像的地位。

与 SPECT 设备几乎同时出现的另一类核医学成像设备是 PET 设备。与 SPECT 设备的不同处在于,PET 设备探测的是发射正电子的放射性核素。PET 设备是利用围绕受检者对向分布的多对探头采集来自正电子湮没辐射的一对 γ 光子进行的符合成像。由于发射正电子的同位素如碳、氮、氧和氟所合成的示踪化合物与人体内自然存在的物质接近,可实际参与人体的生理生化和代谢过程,可更早期地从分子水平发现病变,因此在肿瘤、神经和心血管领域获得了深入广泛的应用。值得指出的是,在双探头 SPECT 系统上安装符合探测电路及相应的处理软件,就可以用 SPECT 设备实现部分 PET 设备的扫描功能,从而降低检查费用。

SPECT 设备和 PET 设备目前已经成为核医学乃至分子影像检查主要的成像设备。但核医学成像检查仍未解决的问题是图像的空间分辨力较低,并且是功能成像,对病灶的解剖分布和空间位置关系显示不清晰。此外,γ 光子在受检者体内存在的衰减校正问题仅依靠 SPECT 设备或 PET 设备自身的图像也无法解决。基于这两个原因,自 2000 年以来,已经将这两类设备与 CT 或 MRI 设备相结合,构成了 SPECT/CT、PET/CT 和 PET/MRI 这样的融合影像设备。CT 的引入不仅解决了上述空间定位和衰减校正问题,还提供了 CT 自身的诊断优势,从而把两类影像检查的优点相互结合,生成融合图像,优势互补,使受检者一次检查即可得到丰富的诊断信息,有效提高了医学影像检查的准确度和效率,也能减少受检者的检查和治疗费用支出。

SPECT 设备和 PET 设备目前研究和发展的方向包括:进一步改进系统灵敏度和空间分辨力、提高图像重建速度和精度、增强与 CT 或 MRI 的融合能力、采用呼吸门控或心电门控等手段获得"运动"时相的图像、扩展临床应用功能等等。通过这些研究可以逐渐克服核医学成像设备的固有缺点,使其更有效地发挥功能代谢成像的优势,为临床提供更清晰、更准确的检查结果。

六、放疗设备的发展

放射治疗是利用放射线的电离辐射作用对恶性肿瘤以及部分良性病和低度恶性肿瘤进

行治疗。1895 年伦琴发现了 X 线,不久后科学家就发现了电离辐射的生物学效应。1898 年居里夫妇发现了放射性镭,1899 年在瑞典应用 X 线成功治愈了皮肤癌病人,1913 年柯立芝(Coolidge)研制成功了 X 线管,1922 年出现了深部治疗 X 线机,同年报告了放射治疗治愈喉癌的病例。同期放射生物学和放射物理学也得到了快速发展,1934 年库塔德(Coutard)发明了常规分割技术,一直沿用至今。20 世纪 30 年代定义了物理剂量单位伦琴,可以量化射线剂量。50 年代发明了 ^{60}Co 远距离治疗机。20 世纪中叶,磁控管和速调管等大功率射频功率源的出现,结合盘荷波导结构技术,可以将带电粒子加速到较高能量,称为直线加速技术,60 年代医用电子直线加速器应运而生,开始应用于临床,并成为目前放疗的主流设备。随着放射物理、放疗技术的发展,以及加速器的数字化小型化进程,出现了一些以医用电子直线加速器为基础的新型放疗设备,例如螺旋体层调强放疗系统、射波刀、X 刀和可移动术中放疗系统等。由于不同种类射线的物理特性和生物效应不同,近年来质子、重离子加速器发展很快,在我国陆续安装投入临床使用。

1949 年莱克塞尔(Leksell)首先提出放射外科学理论,即通过立体定向的方式将细束的放射线聚焦照射到颅内某一靶点,形成局部大剂量的照射,对恶性或良性病灶造成不可逆的损毁效果,从而避免了开颅手术的风险与副作用。1951 年 Leksell 首次提出了立体定向放射外科(stereotactic radiosurgery,SRS)的术语。此后人们将这种技术称为"射线刀",根据射线种类的不同,又分别称之为"X 刀""γ 刀""质子刀"等。第一台商用 γ 刀交付于 1987 年,安装有 201 个 ^{60}Co 源。基于医用电子直线加速器的立体定向放疗设备多数在加速器机头安装有高原子序数材料制作而成的限光筒,通过非共面旋转拉弧照射的方式来实现。后来又出现了可变孔径限光筒和微型多叶光栅,甚至将 X 波段的小型加速器安装在工业机器人手臂上,可以在空间球面的任一点的多个方向上对靶区进行聚焦照射,进一步提高了临床工作效率和 X 刀的使用范围。在 SRS 的基础上发展了立体定向放射治疗(stereotactic radiotherapy,SRT),采用低分次、大剂量的立体定向照射,在增加肿瘤杀灭效率的同时,可提高正常组织的耐受量。1994 年亨里克(Henrik)等将 SRS 从颅内推广到身体其他部位肿瘤的治疗,被称为立体定向体部放疗(stereotactic body radiotherapy,SBRT),是目前放疗技术发展的重要方向之一。

近 30 年来,医学影像设备与放疗设备的结合得到了突飞猛进的发展,几乎所有类型的影像设备在放疗设备上均获得了应用。模拟定位机包括常规模拟定位机、CT 模拟定位机、MRI 模拟定位机、PET/CT 模拟定位机、PET/MRI 模拟定位机、超声模拟定位机,以及以 CT 和 MRI 为基础的四维模拟定位机等。直接安装在加速器上的机载影像系统包括电子射野影像验证系统(EPID)、正交 X 线拍片系统、锥形束 CT(CBCT)、扇形束 CT(FBCT)、MRI、超声等,既可以单独应用也可以进行多模态融合。临床应用也不仅限于图像引导,少数机型已经可以实现一台加速器完成放疗全流程的工作,病人来院一次即可完成模拟定位,放疗计划设计并进行首次治疗。基于机载影像系统的自适应放疗已经开始应用于临床,可以在十几分钟内完成在线图像采集、计划设计、计划验证并实施治疗,消除分次间的误差,实现精准放疗。

人工智能和医学影像技术的发展,将推动放疗技术发生巨大的飞跃,二维常规照射技术已经被淘汰,取而代之的是三维适形放疗技术、调强放疗技术、立体定向放疗技术。在部分医院调强放疗技术的开展率已经占到 95% 以上。除了加速器本身的发展,也得益于影像设备在放疗过程中的应用,图像引导可以精准地纠正位置误差。MRI、PET/CT、PET/MRI 以及能谱 CT 等功能影像在放疗中的应用,可以准确显示活性肿瘤细胞的分布区域,进行生物引导,实现真正意义上的精准放疗。近年来科研工作者发现超高剂量率具有独特的放射生物效应,对应的放疗技术被称为闪光(flash)技术,成为当下研究的热点,有望推进放疗技术更上一个台阶,由于其比常规放疗剂量率高出 2~3 个数量级,对放疗设备的未来发展方向也提出了新要求。

七、现代医学影像设备体系的建立

随着 X 线机、CT、MRI、超声成像和核医学成像设备的不断发展,介入放射学自 20 世纪 60 年代兴起,于 70 年代中期逐步应用于临床。近年来尤以介入治疗发展迅速,因其具有微创、安全、经济等特点,深受医师和受检者的重视和欢迎,现正处于不断发展和完善的过程中。20 世纪 90 年代备受人们瞩目的立体定向放射外科设备,用于放射治疗设备治疗时的定位。常用的放射治疗设备有医用直线加速器(medical linear accelerator)、赛博刀(cyberknife)、螺旋体层放射治疗系统(TOMO)和 γ 刀(γ-knife)等,它们可用于治疗一些脑部肿瘤和其他病变而不做开颅手术,深受临床欢迎。介入放射学设备和立体定向放射外科设备都是由医学影像设备给予引导或定位来实施治疗的设备,两者均属于医学影像设备的范畴。

综上所述,现代医学影像设备可分为两大类,即医学影像诊断设备和医学影像治疗设备。多种类型的医学影像诊断设备与医学影像治疗设备相结合,共同构成了现代医学影像设备体系。

(韩丰谈　赵雁鸣)

第三节　各种医学影像设备的应用特点

一、诊断设备

按影像信息载体的不同,现代医学影像诊断设备可分为:①X 线设备,包括 X 线机和 CT 设备;②MRI 设备;③超声成像设备;④核医学成像设备;⑤热成像设备;⑥医用内镜。

(一)X 线设备

X 线设备通过测量透过人体的 X 线来实现人体内部成像。X 线成像反映的是人体组织的厚度、密度变化,显示的是脏器的形态,亦可对脏器功能和动态方面进行检测。通过对比剂的使用,可提高受检组织与周围组织的密度差别,进而扩大 X 线设备的诊断应用范围。此类设备主要有 X 线机和 CT 设备等。

用 X 线作为医学影像信息的载体,应考虑两个制约因素,即分辨力和衰减系数。从分辨力来看,为获得有价值的影像,X 线波长应小于 1.0cm。另一方面,X 线透过受检者时,将会衰减。若衰减过大,在测量透过受检者的 X 线时,由于噪声的存在,将导致测量结果失去意义;反之,若 X 线透过受检者时几乎无衰减,则因无法区分受检者对 X 线的衰减而使测量结果失去意义。只有波长为 $1 \times 10^{-12} \sim 5 \times 10^{-11}$m 的 X 线才能应用于 X 线诊断,其波长比所要求的图像分辨力短得多,并沿直线传播,且透过受检者时对大部分组织呈现出明显的衰减差别。

在 X 线设备中,X 线机图像分辨力较高,且使用方便、价格较低,早已广泛应用于各级医院;但它得到的是受检者各层组织影像重叠在一起的二维平面图像,不能区分病变的深度,且对软组织病变的分辨力低。数字 X 线设备可方便地进行图像的处理、存储、传输,便于接入 PACS,扩大了诊断范围,便于进行胃肠和心脏等部位的诊断。CT 图像的清晰度很高,空间分辨力可达到 0.17mm,可分辨的组织密度差别为 0.5%,并可确定受检脏器的位置、大小和形态变化,也可通过灌注成像等方法,获得功能代谢图像。

(二)MRI 设备

MRI 设备通过测量受检部位氢核发出的 MR 信号,实现对受检者任意体层成像。其空间分辨力一般为 0.5~1.7mm,不如 CT 设备高;但其组织分辨力远优于 CT 设备。它可清楚显示骨骼、软骨、肌肉、肌腱、脂肪、韧带、神经、血管等各种组织结构。此外它还有一些特殊的优点:①MRI 剖面的定位完全是通过调节梯度磁场,用电子方式确定,无需机械扫描,可方便地在任意方向上按照要求选择体层面进行体层成像;②对软组织的分辨力优于X线机、CT设备,能非常清楚地显示脑灰质与白质;③MR信号携带着丰富的反映受检部位生理、生化特性的信息,可获得受检部位的功能图像,而X线机、CT设备一般只能获得受检部位的形态图像;④可在活体组织中探测到体内化学物质的成分和含量,可提供受检者内部器官或细胞新陈代谢方面的信息;⑤无电离辐射,不存在辐射危害,目前尚未发现MRI对受检者存在危害的报道;⑥无须对比剂可进行血管成像。

MRI设备的缺点:①近年来成像速度虽有很大提高,但与CT设备相比,成像时间仍较长;②植入金属假体的受检者,特别是植入心脏起搏器(抗磁起搏器除外)或神经刺激器的受检者,禁止进入MRI检查室,不能进行MRI检查;③设备价格昂贵。

总之,MRI设备可作任意层面的体层检查,可反映受检者分子水平的生理、生化等方面的功能特性,对某些疾病(如肿瘤)可作早期或超早期诊断,是一种很有发展前途和潜力的高技术医学影像设备。

(三) 超声成像设备

超声成像设备分为利用超声回波的超声诊断仪和利用超声透射的超声CT设备两大类。超声诊断仪根据其显示方式不同,可以分为A型(幅度显示)、B型(辉度显示)、D型(多普勒成像)、M型(运动显示)等。目前医院中使用最多的是B型超声诊断仪,俗称B超,其横向分辨力可达到2mm以内,所得到的软组织图像清晰而富有层次。超声多普勒系统可实现各种血流参量的测量,是20世纪90年代以来广泛应用的超声技术。随着超声对比剂的发展,超声造影也成为近年来越来越受重视的新技术。临床上,超声设备在检查甲状腺、乳房、心血管、肝脏、胆囊、泌尿系统脏器和女性生殖系统脏器等方面有其独到之处。至于超声CT设备,因其扫描时间较长、分辨力低,尚需进一步改进与提高;但因它非侵入式、无损伤的诊断特点,很有可能成为重要的影像设备。

利用超声作为医学影像信息的载体,从分辨力考虑,其波长应小于1.0cm,才有可能适应于受检者检查。诊断用超声频率应高于0.15MHz,但因频率越高衰减越强,故对较深部位的诊断,常选用的频率为1~3MHz;而对较浅部位如眼球,可选用20MHz。与X线不同,超声成像通常是利用回波(反射波)成像,由已知的声速来计算传播深度。在适用于软组织成像的波段内,空气对声波呈现明显的衰减特性;而X线则不存在这一问题,空气对X线的衰减作用可忽略不计。因此,受检者的某些部位不宜用超声检查,特别是肺部。但整个胸部并非全被肺部所覆盖,左胸的前面有一个名为心脏"窗口"的非覆盖区,通过这个"窗口"仍可用超声(如超声扇扫诊断仪)检查疾病,这种检查正在日益受到重视。应当指出,利用空气对声波呈现明显衰减的特性,亦可用超声对肺部某些疾病做一些定性诊断。

X线成像与超声成像之间的一个重要区别是对受检者有无危害。就X线来说,尽管现在已经显著降低了诊断用剂量,但其危害仍值得重视。实践表明,长期大剂量的电离辐射将增加癌症、白内障等疾病的发病率。而目前诊断用超声剂量还没有使受检者发生不良反应的报道。

此外,X线在体内沿直线传播,不受组织差异的影响,是其有利的一面;但其不利的一面是难以有选择地对所指定的平面成像。而超声检查可自由、实时地对受检部位进行多切面扫查。对超声波来说,不同物质的折射率变化范围相当大,这将造成影像失真;但它在绝大部分组织中的传播速度是相近的,骨骼和含有空气的组织(如肺)除外。超声和X线的不同特性,决定了其各自适宜的临床应用范围。例如:骨关节与软组织有良好的密度对比,X线检查至今仍是运动系统影像诊断的基本检查;超声脉冲回波法适用于腹部实质性结构或心脏的成像,而利用X线对腹部检查只能观察部分器官的形态,采用X线造影方法则可显示空腔脏器的形态和功能方面的改变。

20世纪80年代初,超声内镜问世。它是将超声探头和内镜连在一起,在内镜的引导下,将超声探头送入体内进行扫描,所得到的信息要比在体表上扫描获得的信息准确、详细。目前这类设备主要用线形和扇形两种扫描方式;采用凸式扫描做彩色多普勒和B型图像显示较为少见。

(四) 核医学成像设备

核医学成像设备是通过有选择地测量摄入体内的放射性核素所发出的 γ 射线来实现病人成像的设备。此类设备主要有 γ 照相机、SPECT 设备和 PET 设备，以及融合设备 SPECT/CT、PET/CT、PET/MRI 等。

γ 照相机既是形态成像仪器，又是功能成像仪器。临床上可用它对脏器进行静态或动态照相检查；动态照相主要用于心血管疾病的检查。因为 SPECT 设备具有 γ 照相机的全部功能，又增加了体层成像功能，所以明显提高了诊断病变的定位能力，另外加上各种新开发出来的放射性药物，使其在临床上得到了日益广泛的应用。SPECT 设备在动态功能检查或早期诊断方面有其独到之处，其缺点是图像分辨力不如 X 线机和 CT 设备，且操作中要使用放射性药物，比较麻烦。PET 设备可用病人物质组成元素（如 ^{15}O、^{11}C、^{13}N 等）来制造放射性药物，特别适合用于病人生理和功能方面的研究，尤其是对代谢功能的研究；其缺点是需要在其附近有生产半衰期较短的放射性核素的加速器并建立放射化学实验室，而且费用较昂贵。

之所以核医学成像的横向分辨力很难达到 1.0cm 且图像比较模糊，是因为核医学成像所用的放射性物质浓度较低，穿出体外的光子数有限。相比之下，X 线成像具有较高的分辨力和较低的量子噪声。但 X 线成像只显示解剖学结构，不能对疾病的功能改变进行诊断。

PET 设备作为核医学成像设备发展的新动向，日益受到临床工作的重视。它是目前唯一用解剖形态方式进行功能、代谢和受体成像的设备。将发射正电子的放射性同位素标记在示踪化合物上，再注射到研究对象体内，这些示踪剂就可对活体进行生理、生化过程的示踪，显示生物物质相应的生物活动的空间分布、数量及时间变化，以达到研究病人病理和生理过程的目的。由于 PET 设备所需的放射性药物与病人体内自然存在的物质相似，因此 PET 设备也被称为"病人生化代谢成像"设备。双探头 SPECT 设备结合探测正电子成像技术的应用，大大地增加了正电子成像技术在临床中的应用。

20 世纪 90 年代后期，随着图像技术的发展，使医学影像学又产生了新的飞跃，核医学成像图像和 CT 图像或 MRI 图像相融合是整个核医学成像设备发展的方向，功能图像与解剖图像的相互完善与优势互补，形成了一种全新的影像学，即解剖-功能影像学。而这种新颖的成像设备已成为 21 世纪最重要的医学影像设备，PET/CT、PET/MRI 就是其代表。它们能将 PET 设备在细胞和分子水平反映的生理和病理特点，与 CT 设备或 MRI 设备在组织水平反映的结构变化有机地结合在一起。二者融合在一起并不是 PET 设备功能和 CT 设备或 MRI 设备功能的简单相加。例如 PET/CT 所具备的同机图像融合功能，可利用 X 线对核医学图像进行衰减校正，从而获得原本各自不具备的功能。同机 CT 图像与 PET 图像进行图像融合时，因为 PET 设备和 CT 设备共用一个机架、同一检查床和同一图像处理工作站，所以能进行 PET 图像和 CT 图像的精确定位，可方便地实现准确的同机图像融合。PET/CT 从根本上解决了核医学图像解剖结构不清晰的缺点，同时又通过 CT 图像对核医学图像进行全能量的校正，使核医学图像真正达到定量的目的，可以更早期、灵敏、准确、客观地诊断和指导治疗多种疾病，对肿瘤的早期诊断、神经系统的功能检查和冠心病的诊断等起着越来越重要的作用。在 SEPCT 设备和 PET 设备基础上配置 CT 设备实现衰减校正（attenuation correction，AC）与同机图像融合，可同时获得病变部位的功能代谢状况和精确解剖结构的定位信息，使核医学成像发展到功能解剖概念的时代。

(五) 热成像设备

热成像设备是通过测量体表的红外信号和体内的微波信号，实现受检者成像的设备。红外辐射能量与温度有关，热成像就是利用温度信息成像。

研究受检者的温度分布，对了解受检者生理状况、诊断疾病具有重要意义。影响体表温度的因素很多，其中最主要的是皮下毛细血管网的血流情况；此外，皮肤温度还受其他因素的影响，如疼痛感受器、化学受体、下丘脑等。由于出汗而形成的局部热蒸发损失,也需予以考虑。由于血流受控于刺状血管舒缩中心,其四肢的交感神经系统主要控制着血管舒缩的节律,因此热成像设备有以下用途:①评价血流分布是否正常;②评价交感神经系统的活动;③研究皮下组织所增加的代谢热或动脉血流通过热传导使体温升高的情况。

医用热成像设备一般包括红外成像、红外照相、红外摄像和光机扫描成像等。光机扫描热成像仪将受检者的热图像转变为连续变化的图像电信号,经放大处理即可在显示器上显示可见的热像。其温度分辨力可达 0.1~0.01K,且具有灵敏度高、空间分辨力高等优点,目前已成功地用于乳腺癌的普查和诊断、血管闭塞情况的检查和诊断以及妊娠的早期诊断等。还有一种热释电摄像机,将输入的热辐射由红外透镜聚焦,在摄像管靶面上产生空间和强度变化与热体温度分布相同的电荷图形,最后把反映温度情况的电信号转变为视频信号输出。热释电摄像机在整个红外光谱区响应相当平稳,又无须制冷,具有电子扫描、与电视兼容等优点,是一种很有发展前途的热成像系统。但目前它存在着灵敏度低、工作距离近、性能指标比光机扫描热成像仪差的缺陷,有待于进一步完善与提高。

体内以电磁波方式向外传播的热辐射中含有微波成分,微波成像系统借助体外的微波天线接收体内传出的微波,并通过高灵敏度的热辐射计测量体内温度。如测量某一特定频率的信号,即可得到从体表到某一深度的平均温度;若采用多波段辐射计,并对测量数据做适当处理,就能推断出不同深度组织的温度。如以温度为参变量,则可获得不同深度的体层图像。

由于引起受检者组织温度的异常分布有多种原因,热成像设备得不到准确的诊断结果,它所提供的信息仅供参考。

(六) 医用内镜

前述各种医学影像设备虽然在某种程度上能显示出人体的内部组织形态,但这种显示是间接的、非直观的。真正能做到直观的仪器,目前只有内镜。利用内镜,能使人眼直接看到人体内脏器官的组织形态,从而提高诊断的准确性。内镜的诊疗优势,已成为医学界的共识。

医用内镜的种类很多,目前临床上用得最多的是电子内镜。

电子内镜应用了微电子和计算机等高新技术,其功能比光导纤维内镜更强大,是内镜的一大进步。它主要由内镜、光源、视频处理中心、视频显示系统、图像与受检者数据记录系统及附属装置组成。其最大的特点是采用电荷耦合器件(charge coupled device,CCD)摄像机将观察到的物像由光信号转换成电信号,并传输到视频中心进行处理,达到最终显示的目的。传输到监视器上的图像还可记录下来,用视频打印机打印;也可传输到另一场所进行同时观察,并可放大 80~100 倍以观察微小病变。

20 世纪 80 年代初,超声内镜问世。胶囊内镜是 20 世纪末新发展起来的一种无损伤性的消化道疾病影像诊断设备,由胶囊内镜、阵列传感器、数据记录仪和图像分析工作站等组成。M2A^{TM} 式胶囊大小为 26mm(L)× 11mm(D),重量为(4.45±0.35)g,其光学视野范围为 140°,放大 8 倍,最小分辨力为 0.1mm,可运行 6~8h。传感器为 8 片 40mm 直径柔性传感器,固定于腹部,用于接受胶囊通过消化道时所获得的图像和数据。然后,将数据信息传送到数据记录仪中记录保存,记录时间 >10h。图像分析工作站可使医师观看并分析受检者的检查结果,保存特定的图像,并可在会诊记录和报告中加上注解,视频显示频率为 5~40 帧/s。

胶囊内镜最终将把普通内镜技术所能观察的区域扩展到全消化道,真正实现了无创伤、无须镇静、无交叉感染和不影响日常工作,且周转快、效率高。

激光内镜是将诊断与治疗功能结合在一起的新一代内镜;三维内镜和仿真内镜可提供立体图像,能使许多高难度的手术得以顺利实施,且大大提高了手术的安全系数,是内镜发展史上又一新进展。

几种典型医学影像设备的比较如表 1-1 所示。

表 1-1 几种医学影像设备的比较

比较内容	X 线设备	MRI 设备	US 设备	PET 设备
信息载体	X 线	电磁波	US 波	γ 射线
检测信号	透过的 X 线	磁共振信号	反射回波	511keV 湮没光子
获得信息	密度、厚度	氢质子密度、T_1、T_2、血流速	密度、传导率	辐射指数（radiation index）分布
结构变化	组织的形状、密度不同	组织的生理、生化变化	组织弹性和密度改变	标志物的不同浓度
影像显示	组织的大小与形状（二维、三维）	组织的形态、生理状态变化、生化状态变化（二维、三维）	组织的大小与形状（二维、三维、四维）	示踪物的流动与代谢吸收物（三维）
成像平面	横向	任何平面	任何平面	横向
成像范围	断面（方向）、全身	全身	断面（方向）、自由	全身
空间分辨力	<1mm	<1mm	2mm	10mm、3mm
影像特点	形态学、功能	形态学、功能	线性动态	生理学
信号源	X 线管	质子	压电换能器	摄取标志物
探测器	X 线探测器	射频接收线圈	压电换能器	闪烁计数器
典型用途	检测肿瘤、心脏病	脑肿瘤成像	观察胎儿生长，检测肿瘤、心脏病	监测脑中葡萄糖代谢
侵袭	有对比剂侵袭	无对比剂侵袭	无对比剂侵袭	有药物侵袭
安全性	辐射危险	无辐射危险、有强磁场吸引力	安全	辐射危险
价格	高	高	低	高

二、医学影像治疗设备

近几年来,随着精准医疗的推广,医学影像诊断设备与医学影像治疗设备必将进一步融合;随着机器人技术的进步,各种医用机器人必将逐渐步入各级医院。

(一) 介入放射学设备

介入放射学是在 20 世纪 70 年代初期以经皮穿刺技术(又叫 Seldinger 技术)为基础而发展起来的一个微创医学的分支,是以影像诊断学为基础,并在影像设备的导向下,利用经皮穿刺和导管技术等,对一些疾病进行非手术治疗,或者用以取得组织学、细菌学、生理和生化材料,以明确病变性质。

所谓介入放射学(interventional radiology)设备,就是借助高精度计算机控制的影像设备,通过导管深入体内,对疾病直接进行诊断与治疗的一种新型设备。它的问世,使某些疾病由不可治变为可治,使治疗的难度由大变小,使有创伤变成微创伤甚至无创伤,使病人免受或减轻手术之苦,操作比较安全,治疗效果也较好。利用介入放射学设备开展诊疗工作,对提高某些心血管病、脑血管病、肿瘤等重大疾病的诊疗水平,提高治愈率与存活率,改善生活质量,发挥了重要作用。

医学影像设备的导向是完成介入治疗的关键。导向用医学影像设备主要有 DSA 设备、超声成像设备、CT 设备和 MRI 设备等。特别是 20 世纪 80 年代初发展起来的 DSA 设备问世后,它能实时、清楚、准确地向术者提供穿刺针和导管的位置、局部血管或生理管道系统的结构、介入治疗后栓塞或扩张的效果等有关介入诊疗的信息,因而具有很大的优越性,目前已基本取代了常规心血管造影设备。而计算机的发展,使 DSA 设备向智能化、网络化、综合快速数据处理能力、无胶片处理方式、尽可能低的 X 线剂量和操作方便的界面、灵活的图像后处理技术发展,从而为介入放射学提供了有力的保证,未来智能诊断系统也可减少医师大量的阅片工作量。

介入性导管应具备以下条件:①适合的几何造型及硬度;②较好的弹性和柔韧性;③扭力顺应性(为减小扭力顺应性,管壁置入金属网);④形状具有记忆性;⑤血液与组织相容性;⑥可进行高温高压消毒或化学消毒;⑦可进行放射性跟踪;⑧管壁光滑、管腔满足流量压力的要求,摩擦系数适宜。根据用途不同,介入性导管可分诊断用导管和治疗用导管两类。前者包括心血管、脑血管造影导管,肝、肾、胰、脾等内脏器官用导管十余种,这种导管要有一定耐压性和满足大流量(15~25ml/s)的能力;后者如消化道治疗导管、肿瘤化疗用导管、射频消融导管、溶栓导管、二尖瓣球囊扩张导管等。

导管附件有用于血管或腔管的内支架(stent);有用于永久性栓塞的弹簧圈(coil);以及用于引导导管的导丝(guild wire)等。其中内支架又可分为自扩式、球囊扩张式和热记忆式三种。

在 21 世纪,应用微电子、分子生物学和基因工程的新成果,集多功能如内镜、超声、血流压力测量等于一体的新一代治疗导管及传输装置将进一步发展;生物适应性良好的材料、内支架、留置用导管的研制和临床应用将有助于进一步提高介入治疗水平。开放式 MRI 设备及其配套器具的开发以及超声的配合使用,将使介入治疗向低辐射或无辐射方向发展。医学影像设备的不断开发与进步,如实时和立体成像引导下的介入性操作,以及新的抗肿瘤药物、栓塞剂和基因疗法的应用,将进一步提高介入治疗的精度与疗效。

(二)立体定向放射外科设备

立体定向放射外科(stereotactic radiosurgery,SRS)或称立体定向放射治疗(stereotactic radiotherapy,SRT),是一门新的医疗技术。它是利用 X 线机、CT 设备、MRI 设备或超声成像设备等模拟定位设备,加上立体定向支架装置对体内病变区做高精度定位;经过专用放疗计划系统(具有三维显示和计算功能的计算机)做出最优放疗计划;运用边缘尖锐的小截面光子束(MeV级)以等中心照射方式聚焦于病变区(位于等中心处),按放疗计划作单平面或多个非共面的单次或多次剂量照射。照射时,由于照射野边缘剂量下降很陡,就像用刀切一样,因此,用 γ 射线时称为 γ 刀,用 X 线时称为 X 刀(X-knife);但它并不是将病变切除,而是用放射线杀死肿瘤细胞。

γ 刀的主体结构是一个半球形金属屏蔽系统,其中排列着 201 个 ^{60}Co 源,每个 ^{60}Co 源均有双重不锈钢屏蔽,它所发出的 γ 射线经准直校正后,形成一个笔形束,聚焦于半球的中心。准直分为内外两层,外层与 ^{60}Co 源一起固定于主机内;内准直为半球形头盔,根据孔洞直径分为 4mm、8mm、14mm、18mm 四种,以适应不同大小的病变。也可以通过堵塞部分准直孔来适应不同形状的肿瘤。病人需戴上立体定向头架进行 CT 设备、MRI 设备或模拟定位 X 线机定位。治疗时,病人平卧在治疗床上,剂量计算由专用计算机完成。

X 刀与 γ 刀相似,只不过其主机是常用的电子直线加速器,用它作为产生 X 线的放射源,进行数个弧形照射,以达到治疗的目的。但其等中心的精度应作精细的调整,使其误差尽可能小于通常放疗要求值 ±1mm。病变的立体定位仍由 CT 设备、MRI 设备或模拟定位 X 线机来完成,其坐标参考系是固定病人的专用支架或负压垫。专用支架或负压垫一端固定在治疗床的床面上,另一端固定病人,并可随治疗床做六个维度的运动(上下、前后、左右、床体绕垂直轴旋转、床体绕横轴旋转、床面绕纵轴旋转),根据病变图像坐标进行调节,以使病变定位在治疗机架的等中心。病人通常仰卧于治疗床上,调节治疗床使病变对准机架的等中心。根据治疗计划确定的输出剂量率(剂量值/度)、旋转角度、初始角、停止角以及适当口径的附加准直器,直线加速器机架边旋转边照射。如将治疗机架与治疗床均旋转某一角度,可在此新的平面内重复上述旋转照射。根据治疗计划,可采用多个这样的非共面旋转照射平面作照射,但每次照射均需将病变聚焦于等中心(病变区);而正常组织剂量则被分散于一个较大的立体角区域内。

γ刀与X刀相比,各有其优缺点。前者机械精度高,易操作;但非常昂贵,需现场装源且5~10年更换 ^{60}Co 源,照射体积及形状改变范围小,只能治疗颅内病变。后者相对便宜,既可作X刀又可作放疗,按病变需要,治疗时其体积和形状变化范围大,剂量准确;但机械精度差一些,须用计算机控制照射,操作较复杂。

总之,立体定向放射外科设备具有以下优点:①以立体影像定位;②形成立体剂量分布;③易选择合适的剂量进行照射;④肿瘤受到最大剂量照射但周围正常组织的照射量较小;⑤适于治疗小的、边界清楚的肿瘤。它完全符合现代放射治疗发展的高剂量、高精度、高疗效及低损伤的主流方向。

(三)医学图像处理与医用机器人导航

医师需要利用医学图像配准与融合技术,把解剖图像与功能图像有机结合,使人体内部的结构信息、功能信息、三维表面扫描模型等多元数据反映在同一幅图像中,从而更加准确直观地提供人体生理、解剖和病理等信息,为手术的规划提供全面、准确、量化的人体信息模型。图像处理子系统将标定结果实时显示在计算机屏幕上,并将标定参数传输给机器人,机器人自动根据外科手术操作的具体情况和实时标定参数精确地完成定位,同时实时显示机器人末端在术前三维模型场景中的位置及详细位姿信息,使术者全面掌握机器人末端所处位置的详细解剖信息,从而实现机器人手术的导航定位。

(四)医学影像设备与人和环境的关系

医学影像设备、工作人员和环境之间的关系如图1-1所示。

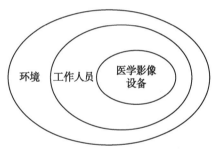

医学影像设备需专业技术人员细心操作,定期保养、检修,才能充分发挥设备的潜能并降低故障率。人为因素造成设备损坏或医疗事故时有发生。医学影像设备必须在合适的环境中才能正常地工作,如环境条件达不到设备要求,设备工作将不稳定、图像质量将受影响、无关人员可能受到辐射危害、设备故障率将大幅提高、设备的使用寿命或将严重缩短。

图1-1 医学影像设备、工作人员和环境之间的关系

(赵雁鸣 韩丰谈)

思考题

1. 医学影像设备学的研究对象是什么?
2. 简述医学影像设备的定义。
3. 医学影像设备主要包括哪些设备?

第二章 X线发生装置

本章简要介绍了X线机的结构与分类,重点介绍X线管、高压发生装置、控制装置的作用与构成,并以F78-ⅢA型300mA X线机和HF-50R型500mA X线机为例,详细分析了X线机电路,为今后的工作打下坚实的基础。

第一节 概述

一、X线机的基本结构

临床应用的X线机除普通X线透视、点片摄影设备(胃肠机)和普通摄影X线设备等综合型X线机外,还有各种提供特殊检查的专用X线机,如心血管造影X线机、消化道造影X线机、乳腺X线机、床边X线机、牙科X线机、口腔X线机、手术X线机、模拟定位X线机等。X线机因使用目的不同,其结构有很大差别,但基本结构都由X线发生装置和外围设备两部分组成。

X线发生装置由X线管、高压发生装置、控制装置组成,其主要作用是产生X线并控制X线的穿透能力和曝光量。X线管的作用是产生X线。高压发生装置的作用是为X线管提供产生X线的必要条件:①为X线管阴极灯丝提供灯丝加热电压,使灯丝能发射出热电子;②为X线管阳极和阴极之间提供直流高压,即管电压(管电压的数值为加在阳极和阴极之间的电压最大值),以获得高速运动的电子束轰击阳极靶面而产生X线。控制装置的作用是控制X线的穿透能力和曝光量(曝光量为管电流与曝光

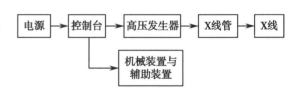

图2-1 X线机构成方框图

X线机的组成

时间的乘积,管电流为流过X线管阳极和阴极直流电流的平均值),以得到符合诊断要求的图像。X线的穿透能力通过调节管电压来实现,曝光量通过调节管电流和曝光时间来实现。外围设备是根据临床检查需要而装配的各种机械装置和辅助装置。X线机基本结构如图2-1和数字图2-1所示。

二、X线机的分类

X线机按最大输出功率、高压变压器的工作频率、应用范围等分为多种类型。

(一) 按最大输出功率分类

按最大输出功率分类是指按X线管的标称功率分类,如10kW、20kW、30kW、50kW、80kW等。在我国,常以X线管允许通过的最大管电流来分类,如10mA、30mA、50mA、100mA、200mA、300mA、500mA、800mA等。

1. 小型X线机 小型X线机的管电流≤100mA,最高管电压为50~100kV。

2. 中型X线机 中型X线机的管电流为200mA、300mA、400mA,最高管电压为100~125kV。

3. 大型X线机 大型X线机的管电流≥500mA,最高管电压为125~150kV。这类X线机多配有两只或两只以上的旋转阳极X线管;在外围装置方面,多数配有X-TV、摄影床和诊视床;整机结构复杂,输出功率较大,使用范围广,可一机多用。

(二)按高压变压器工作频率分类

根据高压变压器工作频率的高低,X线机可分为工频X线机、中频X线机和高频X线机。通常把高压变压器的工作频率为50Hz或60Hz的X线机称为工频X线机;高压变压器的工作频率在0.4~20kHz范围内的X线机称为中频X线机;高压变压器的工作频率≥20kHz的X线机称为高频X线机。中频X线机和高频X线机均采用了直流逆变技术,也称为逆变式X线机。

(三)按应用范围分类

X线机按应用范围可分为综合型X线机和专用型X线机两类。

1. 综合型X线机 此类X线机具有透视、摄影和特殊检查等多种功能,适合对受检者各部位做多种疾病的X线检查,是小、中型医院普遍使用的X线机。

2. 专用型X线机 专用型X线机是为满足临床诊断工作的特殊需要或适应某些专科疾病的检查而设计的,配有各种专用的外围装置。如乳腺摄影X线机、牙科X线机、口腔全景X线机、手术X线机、模拟定位X线机等。

X线机的分类除上述外还有很多,如按结构形式可分为便携式X线机、移动式X线机和固定式X线机;按使用目的可分为透视X线机、摄影X线机、胃肠X线机、心血管造影X线机等;按高压整流形式可分为单相全波整流X线机、三相全波整流X线机等。

(刘燕茹)

第二节 X线管

X线管也称球管或管球,是X线发生装置的核心部件,其作用是产生X线。1895年,德国物理学家伦琴发现X线时,X线管是含两个电极(阳极和阴极)和少量气体的密封玻璃管,即克鲁克斯(Crookes)管。克鲁克斯管接通高压后,管内气体被电离,电子经加速后轰击靶面产生X线,这种X线管的管电流和管电压不能分别调节,且功率小、寿命短、X线质量不稳定。

1913年,柯立芝(Coolidge)发明了高真空热阴极固定阳极X线管,又被称为Coolidge管。这种X线管管内真空度高,电子由热阴极发射,并由加在阳极和阴极两端的高管电压所形成的强电场加速,轰击阳极靶面产生X线,改变阴极灯丝工作温度就能调节管电流的大小,管电流和管电压可分别调节。1923年,双焦点固定阳极X线管研制成功,使一只X线管同时具有两种不同的焦点尺寸和功率特性。因固定阳极X线管的阳极靶面固定不动,高速电子束轰击阳极靶面固定位置,所以,存在功率小、焦点大的缺点。目前,固定阳极X线管主要用于低功率移动式X线机、牙科X线机等设备。

1927年成功研制出旋转阳极X线管,由于旋转阳极X线管具有功率大、焦点小的优点,问世后便得到了迅速发展。20世纪60年代旋转阳极实际转速达到了9 000r/min以上,70年代出现了金属外壳旋转阳极X线管。近年来,随着CT技术的日新月异,CT设备用X线管也得到了迅猛发展。目前广泛应用的是旋转阳极X线管。

自伦琴发现X线以来,医用X线管逐步向大功率、小焦点和专用化方向发展:①功率大,在管电压和曝光量不变的情况下,可增大管电流,从而缩短曝光时间,这样可减少运动模糊,得到清晰的图像。②焦点小,半影小,可减小几何模糊,得到清晰的图像。③专用化,如CT设备用X线管热容量大,适合CT设备大范围连续扫描的特点。

一、固定阳极 X 线管

（一）结构

如图 2-2 所示,固定阳极 X 线管主要由阴极(cathode)、阳极(anode)和玻璃壳三部分组成,其结构特点是阳极固定不动。

1. 阴极 由灯丝(filament)、聚焦罩、阴极套、玻璃芯柱等组成,如图 2-3 所示。其主要作用是发射热电子并使电子聚焦,使轰击阳极靶面的电子束具有一定的形状和大小。

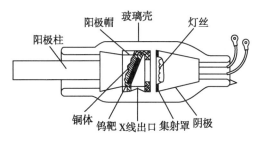

图 2-2 固定阳极 X 线管

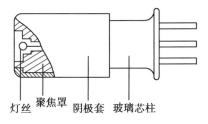

图 2-3 固定阳极 X 线管的阴极结构

（1）灯丝:其作用是发射热电子。它用具有较好的电子发射能力、熔点高、升华率低的钨材料制成,一般绕制成螺旋管状。

灯丝加热电压一般为交流 5~10V(50Hz)。灯丝通电后,温度逐渐升高,达到一定温度(约 2 100K)后开始发射热电子。灯丝发射的电子数量与灯丝温度有关,灯丝发射特性曲线如图 2-4 所示。从图 2-4 可以看出:①调节灯丝温度的高低即可改变灯丝发射热电子的能力;②灯丝发射热电子的能力与灯丝温度呈指数关系。对于给定的灯丝,在一定范围内,灯丝电压越高,灯丝电流越大,灯丝温度越高。由此可见,调节灯丝加热电压的高低即可改变灯丝发射热电子的能力,进而改变管电流的大小。

一般情况下,灯丝的工作温度越高、点燃时间越长,钨的升华就越快,灯丝寿命就越短。缩短灯丝的点燃时间可适当延长灯丝的寿命。

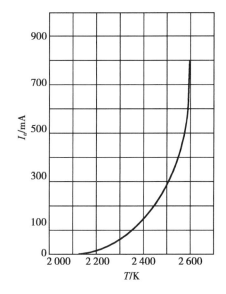

图 2-4 灯丝发射特性曲线

X 线管阴极常装有两根长短、粗细不同的灯丝,长、粗的灯丝可发射较多的热电子,形成大焦点;短、细的灯丝可发射较少的热电子,形成小焦点。这种具有两个焦点的 X 线管称为双焦点 X 线管,如图 2-5 所示。阴极一般有 3 根引线:1 根为公用线,其余 2 根分别为大、小焦点灯丝加热的引线。

（2）聚焦罩:又名聚焦槽、集射罩或阴极头,由镍或铁镍合金制成。其主要作用是使灯丝发射的热电子聚焦。灯丝加热产生大量电子,由于电子之间存在排斥力,致使外围电子向四周扩散呈发散状。为使电子聚焦成束状飞向阳极,常将灯丝装入被加工成圆弧直槽或阶梯直槽的聚焦罩内,迫使电子束呈一定形状和尺寸飞向阳极,达到聚焦的目的。

2. 阳极 由阳极头、阳极帽、可伐圈和阳极柄等组成,如图 2-6 所示。其主要作用是阻挡高速运动的电子束而产生 X 线,并将产生的热量传导出去;其次是吸收二次电子和散乱 X 线。

（1）阳极头:由靶面和阳极体组成。靶面的作用是承受高速运动电子束的轰击,产生 X 线,此过程被称为曝光。曝光时,只有 1% 左右的电子束动能转换为 X 线能,其余均转化为热能,从而使靶面温度很高。靶面材料常采用产生 X 线效率高、熔点高、升华率低的金属钨(熔点为

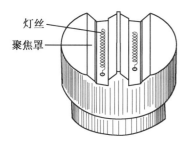

图 2-5 双焦点阴极结构

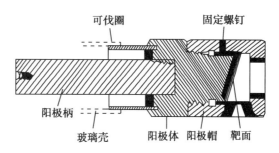

图 2-6 固定阳极 X 线管的阳极结构

3 370℃)制成,称为钨靶。但钨的导热性能差,为将曝光时产生的热量快速散发出去,常将厚度为 1.5~3.0mm 的钨用真空熔焊的方法焊接到导热率较大的无氧铜制成的阳极体上,构成阳极头。这样制成的阳极头,不但产生 X 线效率高,而且具有良好的散热能力。

固定阳极 X 线管的靶面静止不动,高速运动的电子束总是轰击在靶面固定的同一位置上。由于单位面积上所承受的最大功率是一定的(200W/mm²),因此固定阳极 X 线管的功率较小。

高速运动的电子束轰击靶面时,部分电子将从靶面反射和释放出来,这部分电子被称为二次电子。二次电子的危害有:①轰击到玻璃壳内壁上,使玻璃壳温度升高而释放气体,降低管内真空度或击穿玻璃壳。②二次电子经玻璃壳反射并经阳极吸引再次轰击靶面时,因未经过聚焦,将产生焦点外散乱 X 线,降低 X 线图像清晰度。

(2)阳极帽:又名阳极罩或反跳罩,固定在阳极头上,罩在靶面的四周。因它与阳极同电位,故可吸收 50%~60% 的二次电子,并可吸收一部分散乱 X 线,从而保护 X 线管玻璃壳并提高图像清晰度。阳极帽的头部圆口面对阴极,是高速运动电子束轰击靶面的通道。下部圆口是 X 线的辐射通道,有的 X 线管在此圆口处加了一层金属铍片,用于吸收软 X 线,降低受检者皮肤剂量。

(3)可伐圈:是阳极和玻璃壳的过渡连接部分,通常由铁镍钴合金制成的膨胀圈与玻璃喇叭两部分封接而成。

(4)阳极柄:其作用是固定 X 线管并将曝光时产生的热量传导出去。它与阳极体相连,其管外部分浸在管套内的变压器油中,通过与油之间的热传导,将靶面的热量传导出去。

3. 玻璃壳 简称管壳,用来固定和支撑阴、阳两极,并保持管内真空(1.33 × 10⁻⁵Pa)。常用耐高温、绝缘强度高、膨胀系数小的钼玻璃制成。玻璃壳内如含有少量气体,就会引起 X 线图像质量下降,并会使灯丝氧化,缩短灯丝寿命。

固定阳极 X 线管的主要优点是结构简单、价格低。其缺点是焦点尺寸大、瞬时负载功率小,仅适用于小型 X 线发生装置。

(二)X 线管的焦点

在 X 线成像过程中,X 线管的焦点(focus)对成像质量影响很大。X 线管的焦点包括实际焦点和有效焦点。

1. 实际焦点 是指靶面瞬间承受高速运动电子束轰击的面积。呈细长方形,也称为线焦点。

实际焦点的大小(一般指宽度)主要取决于聚焦罩的形状、宽度和深度。实际焦点面上的电子密度分布是不同的。在高电压的作用下,灯丝前端发射的电子先发散后聚焦飞向阳极靶面形成主焦点,灯丝侧面的电子先发散再聚焦后轰击阳极靶面形成副焦点,其电位分布如图 2-7 所示。随着副焦点和主焦点分布

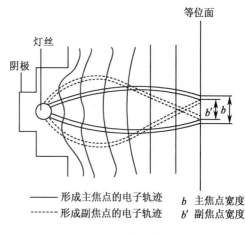

—— 形成主焦点的电子轨迹　　b 主焦点宽度
------ 形成副焦点的电子轨迹　　b′ 副焦点宽度

图 2-7 电子轨迹

21

位置的不同,会改变 X 线管焦点上的电子密度分布,使 X 线强度分布形成双峰型、三峰型、四峰型等。诊断用 X 线管的焦点一般都为双峰分布。

2. 有效焦点 是指实际焦点在 X 线投照方向上的投影。实际焦点在垂直于 X 线管长轴方向的投影,称为标称焦点。标称焦点是有效焦点的特殊情况。X 线管特性参数表中标注的焦点为标称焦点。标称焦点为一无量纲的数值,如 2.0、1.2、1.0、0.8、0.6 或 0.3 等。有效焦点与实际焦点之间的关系,如图 2-8 所示。

设实际焦点宽度为 a,长度为 b,当投照方向与 X 线管长轴垂直时,则投影后的长度为 $b\sin\theta$,宽度不变,即

$$有效焦点 = 实际焦点 \times \sin\theta \tag{2-1}$$

式 2-1 中,θ 表示阳极靶面与 X 线投照方向的夹角,当投照方向与 X 线管长轴垂直时,θ 角称为靶角或阳极倾角。其数值一般为 7°~20°。X 线成像时,为减小几何模糊而获得清晰的图像,要求有效焦点越小越好。减小有效焦点面积可通过减小靶角来实现,但靶角太小时,由于 X 线辐射强度分布的变化,投照方向的 X 线辐射强度将大幅减少,因此靶角要合适,一般固定阳极 X 线管的靶角为 15°~20°。也可以通过减小实际焦点面积来减小有效焦点面积,但实际焦点面积减小后,受 200W/mm² 的限制,X 线管的容量也将随之减小。

3. 有效焦点与成像质量 由于 X 线管的焦点有一定的面积,并不是理想的点光源,因此产生的 X 线图像有一定的半影,如图 2-9 所示,从而导致照片锐利度降低。有效焦点越小,半影越小,图像的锐利度越高,图像越清晰;反之,有效焦点面积越大,半影越大,图像越模糊,这种模糊称为几何模糊。

半影的大小也被称为模糊度,用 P 表示,如图 2-10 所示,图中 F 为有效焦点的大小,a 为焦点-受检体距离,b 为受检体-探测器距离,则:

$$P = F \cdot \frac{b}{a} \tag{2-2}$$

在 X 线检查中,为了减小半影,增加清晰度,应尽量选择小焦点,增加焦点-受检体距离,减小受检体-探测器距离。

阳极 X 线管的靶角一定时,为减小有效焦点,势必减小实际焦点,X 线管的功率随之减小,曝光时间需增加,将引起运动模糊。可见,减小有效焦点面积以提高图像清晰度与增大 X 线管的功率以减小运动模糊不可兼得。

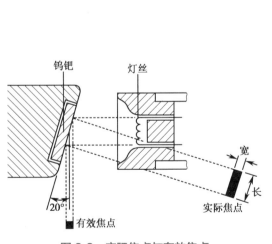

图 2-8 实际焦点与有效焦点

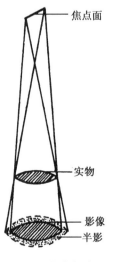

图 2-9 焦点与半影

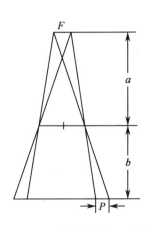

图 2-10 半影的大小示意图

4. 焦点的方位性　X线呈锥体辐射,照射野内不同方向上的有效焦点大小、形状是不同的。投照方向越靠近阳极,有效焦点尺寸越小;越靠近阴极,有效焦点尺寸越大。使用时应注意保持实际焦点中心、X线输出窗中心与投影中心三点一线,即X线中心线应对准影像中心。

5. 焦点增胀　管电压一定时,增大管电流,高速运动的电子束电子数量增多,因电子之间库仑斥力的作用,使焦点尺寸出现增大的现象,称为焦点增胀。管电压的变化对焦点增胀的影响远较管电流的变化影响小,一般情况下,对小焦点增胀影响较大。

二、旋转阳极 X 线管

旋转阳极 X 线管因产生 X 线时阳极旋转而得名,也是由阴极(含灯丝)、阳极(含转子)和玻璃壳三部分组成,其结构如图 2-11 所示。

高速运动的电子束由偏离 X 线管中心轴线的阴极射出,按一定方向轰击到转动的靶面上,如图 2-12 所示。由于高速运动的电子束轰击靶面所产生的热量,被均匀地分布在转动的圆环面上,承受电子束轰击的面积因阳极旋转而大大增加(实际焦点的尺寸和空间位置不变),使热量分布面积大大增加,因此可有效地提高 X 线管功率,并通过适当减小实际焦点和靶角,使有效焦点减小。

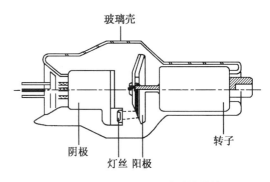

图 2-11　旋转阳极 X 线管的结构

旋转阳极 X 线管的最大优点是瞬时负载功率大、焦点小。目前,旋转阳极 X 线管的功率多为 20~50kW,高者可达 150kW,而有效焦点多为 2.0、1.2、0.8、0.6,微焦点可达 0.3、0.1,甚至 0.05,从而大大地提高了图像的清晰度。

与固定阳极 X 线管相比,旋转阳极 X 线管除了阳极结构有明显不同外,其余相差不大。旋转阳极主要由靶面、转子、转轴和轴承等组成,如图 2-13 所示。

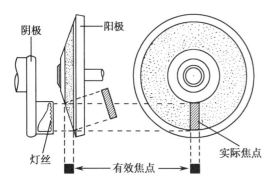

图 2-12　旋转阳极 X 线管的焦点

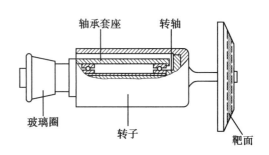

图 2-13　旋转阳极 X 线管的阳极结构

(一) 靶盘与靶面

靶盘为直径 70~150mm 的单凸状圆盘,其中心固定在钼杆上,钼杆的另一端与转子相连,要求具有良好的运动平衡性。靶角为 6°~17.5°。用纯钨制成的靶盘与靶面,使用不久就会出现表面龟裂、粗糙现象,致使 X 线管辐射 X 线的能力下降。用铼钨合金作靶面,钼或石墨作靶基,制成的钼基铼钨合金复合靶或石墨基铼钨合金复合靶如图 2-14 所示。铼钨合金复合靶靶面晶粒细致,龟裂、粗糙情况减轻,且靶体质量轻、热容量大,可有效提高 X 线管连续负荷能力。有些厂家还在靶盘上开几条径向的防膨胀缝以消除机械应力,进一步减轻龟裂现象,如图 2-15 所示。

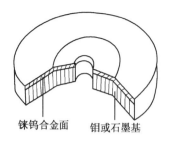

图 2-14　合金复合靶结构

铼钨合金面　钼或石墨基

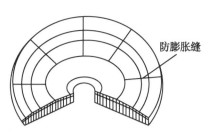

防膨胀缝

图 2-15　消除机械应力的阳极靶面

（二）转子

转子由无氧铜制成，通过钼杆与靶盘连为一体，转子转动时，靶盘和靶面随之转动。为了增加转子的热辐射能力，一般将其表面做黑化处理，使从阳极靶传导过来的热量大部分从转子表面辐射出去。旋转阳极X线管的启动电机为小型单相异步电机，其转子装在X线管管壳内与阳极通过钼杆连为一体，定子线圈固定在X线管管壳外面。

因为旋转阳极X线管的功率是基于阳极转速达到额定值时的功率，如果在阳极转速尚未达到额定值时曝光，将会造成X线管的靶面熔化而损坏。所以，使用旋转阳极X线管的X线机需设置旋转阳极启动、延时保护电路。曝光结束、旋转阳极启动电机断电后，转子因惯性将有较长的静转时间（从切断电源到转子停止转动所用的时间），普通转速旋转阳极X线管的静转时间一般为数分钟至几十分钟，高速旋转阳极X线管的静转时间一般为数小时。静转是无用的空转，制造噪声且磨损轴承。曝光结束后，一般需对旋转阳极进行制动，这样可减少噪声，延长轴承的寿命，进而延长X线管的寿命。对高速旋转阳极X线管来讲，制动可使旋转阳极迅速越过临界转速（引起共振的临界转速为5 000~7 000r/min），避免X线管震碎。对于低速旋转阳极X线管，如果转子的静转时间低于30s，就说明轴承已明显磨损。

（三）轴承与轴承的润滑

轴承由耐热合金钢制成，可以承受较高的工作温度（约400℃）。为避免过多的热量传导至轴承，把阳极端的转轴外径做得较细或用管状钼杆，可减少热传导，少量由阳极靶面传导过来的热量则大部分通过转子表面辐射出去。轴承的润滑剂采用固体润滑材料，如二硫化钼、银、铅等。新型CT球管轴承选用液态镓合金作为润滑剂，使轴承磨损大大减轻，延长了X线管的使用寿命。

旋转阳极X线管与固定阳极X线管的散热方式不同，靶面受高速运动电子束轰击所产生的巨大热量主要依靠热辐射进行散热，散热效率低，连续负荷后阳极热量急剧增加，靶盘温度不断上升。为防止由此造成的X线管损坏，有些X线管装置内设有温度限制保护装置，可对X线管给予相应的保护。

三、特殊X线管

（一）金属陶瓷大功率X线管

大负载曝光需使用大功率X线管。用玻璃壳制成的普通X线管，在进行连续大负载摄影时，随着X线管使用时间的增长，灯丝和阳极靶面龟裂边缘处钨的升华，会使玻璃壳内壁形成黑色的钨沉积层，钨沉积层可与阳极相连形成第二阳极，致使部分高速运动的电子轰击玻璃壳，使其击穿而损坏。

金属陶瓷大功率X线管消除了玻璃壳因钨沉积层所致X线管损坏的危险，解决了普通X线管大功率使用时会因玻璃壳击穿而损坏的问题。故可将灯丝加热到较高温度，以提高X线管的负荷。亦可在低管电压条件下使用较大的管电流进行摄影。该管的灯丝和阳极靶盘与普通旋转阳极X线管相似，如图2-16A所示，只是玻璃壳改为由金属和陶瓷组合而成。金属部分位于X

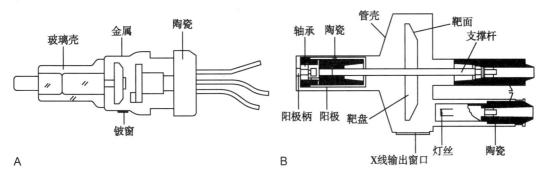

图 2-16　金属陶瓷 X 线管
A. 金属陶瓷大功率 X 线管结构;B. 大功率金属陶瓷绝缘 X 线管结构。

线管中间部位并接地,以吸收二次电子,对准焦点处开有铍窗以使 X 线通过。金属靠近阴极一端嵌入陶瓷内,采用铌(Nb)过渡,用铜焊接。金属靠近阳极一端嵌入玻璃壳中。玻璃与陶瓷部分起绝缘作用。

大功率金属陶瓷绝缘 X 线管,具有大直径(120mm)铼钨合金复合靶盘、小靶角(9°~13°),如图 2-16B 所示。阳极在两端有轴承支撑的轴上旋转,用陶瓷绝缘,装在接地的金属管壳内,管壳装在钢制管套中。工作时还需使用一个外接的油循环热交换器。油循环热交换器的导管插入注满油的 X 线管管套内,通过油泵、导管和热交换器,将管套内的油冷却。

（二）三极 X 线管

1. 结构　三极 X 线管是在普通 X 线管的阴极与阳极之间,靠近阴极处加了一个控制栅极,故又称为栅控 X 线管。三极 X 线管的结构如图 2-17A 所示。

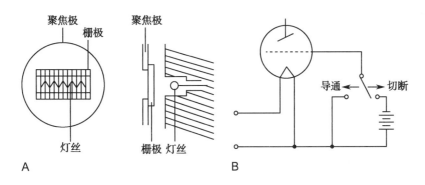

图 2-17　三极 X 线管
A. 三极 X 线管的结构;B. 三极 X 线管的控制原理。

2. 控制原理　如图 2-17B 所示,当栅极对阴极加一个负电压(-5~-2kV)或负脉冲电压时,可使阴极发射的热电子完全飞不到阳极上,不会产生 X 线。当负电压或负脉冲电压消失时,阴极发射的热电子在阳极与阴极之间的强电场作用下飞向阳极,产生 X 线。由于脉冲电压信号无机械惯性延时,控制灵敏,因此可实现快速连续 X 线摄影,摄影频率可达 200 帧/s。

三极 X 线管有时还可制成一个没有实体栅极而有特殊形状的聚焦杯,如图 2-18 所示,灯丝与聚焦杯相互绝缘,负偏压加到聚焦杯和灯丝之间,它也具有三极 X 线管的栅控特性。通过负偏压可以控制电子束横截面积的大小,当负偏压较低时,将有一部分电子飞向阳极,并能聚焦起来形成直径很小的电子束,以获得很小的焦点,即微焦点。例如,给聚焦罩加一个低于 X 线管截止电压的负偏压,如-400V,那么该负偏压将使阴极发射的电子聚焦,从而获得 0.1 的微焦点。若负偏压值再低,可获得更小的焦点,这就是微焦点 X 线管的工作原理。微焦点 X 线管常用于 X 线放大摄影。

目前,已经能制造最大管电流可达数百毫安的三极 X 线管,X 线脉冲持续时间可短到 1~10ms。三极 X 线管主要应用于 X 线电影摄影、X 线电视、电容充放电 X 线机上。

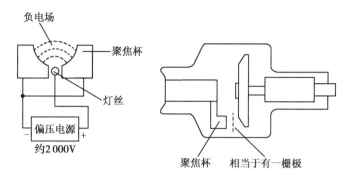

图 2-18　无栅三极 X 线管

(三)软 X 线管

1. 特点　当对乳房等富含软组织的器官进行 X 线摄影时,用普通 X 线管得不到满意的摄影效果。为提高 X 线图像的对比度,需使用大剂量的软 X 线,为此一般使用软 X 线管来产生软 X 线。软 X 线管的特点:①X 线输出窗的固有滤过小;②在低管电压时能产生较大的管电流;③焦点小。

2. 结构　与一般 X 线管相比,软 X 线管的结构特点:①铍窗;②钼靶;③极间距离短。

(1)铍窗:软 X 线管的输出窗口一般用金属铍制成,铍对 X 线的吸收性能低于玻璃,固有滤过很小,软 X 线极易通过铍窗,可获得大剂量的软 X 线。

(2)钼靶:软 X 线管的靶面一般由钼或铑制成。临床试验证明,软组织摄影时最适宜的 X 线波长是 0.06~0.09nm。而软 X 线管在管电压高于 20kV 时,除辐射连续 X 线外,还能辐射出波长为 0.07nm 和 0.063nm 的特征 X 线。摄影时主要利用钼靶辐射的特征 X 线。一般要加上 0.03mm 厚的钼片对波长小于 0.063nm 的稍硬 X 线进行选择性吸收而使其滤除,同时波长大于 0.07nm 的较软 X 线被钼靶本身吸收,余下的软 X 线正好适合于软组织摄影。

(3)极间距离短:普通 X 线管的极间距离为 17mm 左右,而软 X 线管的极间距离一般只有 10~13mm。由于极间距离缩短,阳极和阴极之间的电场强度增大,在相同灯丝加热电流情况下,软 X 线管的管电流比一般 X 线管的管电流要大。另外,软 X 线管的最高管电压不超过 60kV。

四、管套

X 线管的管套是放置 X 线管的特殊容器,现代 X 线管的管套均为防电击、防散射、油浸式管套,其结构常随用途不同而有所差别。

(一)固定阳极 X 线管管套

此类管套的基本结构如图 2-19 所示。整个管套是由薄铜板或铝等金属制成。这种管套体积小,管套内高压部件对地的距离很短,靠变压器油绝缘。管套的一端或两端装有耐油橡胶或金属制成的膨胀器,以适应油的胀缩,防止管套内油压增加。管套内壁衬有薄铅层,以防与成像无关的 X 线射出。管套中央有一圆口,称为窗口,由透明塑料或有机玻璃制成凹形,向内凹以接近 X 线管,使油层厚度减小,从而增加 X 线输出剂量。通过窗口可以观察 X 线管灯丝的亮度及靶面状况。管套一侧的两边,各装有一只高压插座,以便连接高压电缆。另外,为了减少对人体有害的软 X 线,通常在窗口前放置一定厚度的铝或铜滤过片。有些管套为了避免焦点外 X 线的射出,在窗口处还装有杯状的铅窗。

整个管套内充满变压器油,用于绝缘和冷

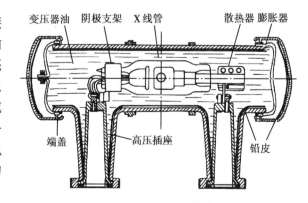

图 2-19　固定阳极 X 线管管套

却。灌油孔多在窗口附近或管套两端。有的管套无专用灌油口，可用窗口兼之。

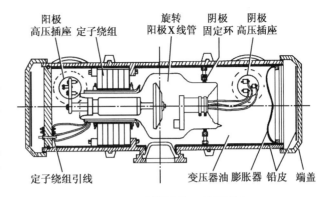

图2-20　旋转阳极X线管管套

（二）旋转阳极X线管管套

旋转阳极X线管管套与固定阳极X线管管套相似，只是管套的阳极端内侧设有旋转阳极启动电机的定子线圈。定子线圈的引线接线柱固定在阳极端内层封盖上，且与高压绝缘，以便和控制台内的旋转启动电路连接，如图2-20所示。

有些大功率X线管的管套，在玻璃壳外壁（靠近阳极侧）或管套外壁设置一个温控开关，当油温达到70℃时，温控开关动作，切断曝光控制电路，使X线管不能曝光，以防X线管损坏。

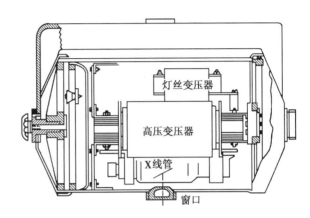

图2-21　组合机头结构图

（三）组合机头

为了使小型X线机轻便，将X线管、灯丝变压器及高压变压器等共同组装在一个充满变压器油的密封容器中，称为组合机头。管套多为圆筒形，无需高压电缆和高压插座，其结构简单，如图2-21所示。

20世纪80年代出现的中、高频X线机，高压变压器、灯丝变压器及高压整流器等部件的体积大大减小，使X线管、高压变压器、灯丝变压器装在一起成为可能，形成了新一代的大功率组合机头。

五、参数与特性

X线管的参数与特性因X线管型号的不同而不同。只有熟悉、掌握各种X线管的特性曲线、电参数及构造参数后，才能正确地使用X线管，并在参数允许的范围内，充分发挥X线管的最大效能。

（一）构造参数

凡由X线管的结构所决定的非电性能的参数或数据都属于构造参数，例如，阳极靶面靶角、有效焦点尺寸、外形尺寸、质量、管壁滤过当量、冷却和绝缘方式、旋转阳极X线管阳极转速及最大允许工作温度等。这些参数一般都标注在X线管的技术手册中，更换X线管时需仔细阅读、查验。

（二）电参数

X线管常见的电参数有灯丝加热电压、灯丝加热电流、最高管电压、最大管电流、最长曝光时间、容量、标称功率、热容量等。

1. 最高管电压　是指X线管阳极与阴极间可加的最高电压峰值，其单位为kV。管电压高低决定X线的穿透能力。组织密度越大，厚度越厚，所需的管电压越高。最高管电压由X线管的长度、形状、绝缘介质的种类及管套的形状决定。X线管工作时，管电压不得高于最高管电压，否则，将导致管壁放电甚至击穿，而使X线管损坏。

2. 最大管电流　是指在一定管电压和曝光时间下，X线管的最大额定电流。它与灯丝加热电压和灯丝加热电流有关，X线管的灯丝加热电压和灯丝加热电流一般为：小焦点时，3~7.5V、3.5A；大焦点时，1~12V、3~5.5A。

在曝光量一定时,增大管电流,可缩短曝光时间,减少运动伪影,提高图像清晰度。实际工作中,选择管电流时,不可高于最大管电流,否则会导致焦点面过热而损坏或缩短灯丝寿命。

3. 最长曝光时间 是指在一定管电压和管电流条件下,X线管所允许的最长曝光时间。选择曝光时间时,不可超过最长曝光时间,若超过此值,由于热量的积累,将使焦点面过热而损坏。实际工作中,一般通过分别调节管电流和曝光时间,以实现曝光量的控制。

4. 容量 是指X线管在安全使用条件下,单次曝光或连续曝光而无任何损坏时所能承受的最大负荷量。

(1)影响容量大小的因素:增大容量的途径通常有5个:①增大焦点面积;②减小靶面倾角;③增加阳极转速;④增大焦点轨道半径;⑤减小管电压波形的纹波系数。

容量还与曝光时间有关,曝光时间增长,容量将相应减小。单次曝光时间越长,阳极所产生的热量就越多,X线管的容量就越小;多次连续摄影因阳极热量的积累,X线管的容量就更小;由于透视时间一般较长,且必要时还需点片,因此透视、点片用X线管的容量最小。

(2)标称功率:同一只X线管的容量是一个不确定量,为了便于比较,通常将一定整流方式和一定曝光时间下X线管的最大负荷称为X线管的标称功率,也称额定容量或代表容量。

固定阳极X线管的标称功率是指在单相全波整流电路中,曝光时间为1s时的容量。例如,XD$_4$-2·9/100型X线管的标称功率为小焦点(1.8)2kW,大焦点(4.3)9kW,最高管电压为100kV。

旋转阳极X线管的标称功率是指在三相全波整流电路中,曝光时间为0.1s时的容量。例如,XD$_{51}$-20·40/125型旋转阳极X线管的标称功率为小焦点(1.0)20kW,大焦点(2.0)40kW,最高管电压为125kV。

(3)表示方法:可分为瞬时负荷与连续负荷两种。

1)瞬时负荷的容量表示方法:曝光时间为数毫秒到数秒的单次摄影称为瞬时负荷。瞬时负荷的容量常用瞬时负荷特性曲线表示,图2-22是XD$_{51}$型X线管大焦点瞬时负荷特性曲线。图中横轴表示曝光时间,纵轴表示管电流,管电压为参变量,曲线下方为可使用范围,曲线上方为过荷范围。它可以直接指明在一定的整流方式、管电压和管电流条件下,所允许的最长曝光时间。这对安装和调试X线机很有帮助。X线管型号不同,其瞬时负荷特性曲线也不同;同一只X线管大、小焦点的瞬时负荷特性曲线也不相同;整流方式变化时,X线管的瞬时负荷特性曲线亦将发生变化。

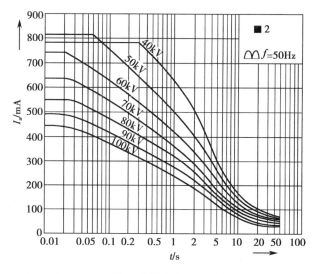

图2-22 XD$_{51}$型X线管大焦点瞬时负荷特性曲线
注:大焦点为2,单相全波整流,50Hz交流电。

由于电源电压有波动、各测量仪表均存在误差及X线机本身的因素,实际使用X线管时,允许使用的最大负荷只能按容量的85%~90%设计。在使用中要注意合理选定曝光参数,大、中型X线机一般均设有容量保护(限制)装置,当单次摄影选择的曝光条件过高,超过X线管的最大允许使用的容量时,摄影将不能进行,且过载指示灯持续亮或闪烁,同时蜂鸣器发出蜂鸣声以提醒操作者降低曝光条件,以防X线管因过荷工作而损坏。

2)连续负荷的容量表示方法:曝光时间为10s以上的透视称为连续负荷。在X线机说明书中X线管连续负荷的容量一般有如下两种标注方法:①连续使用时的容量,例如某型号X线管的容量为200W连续使用。②限定管电压、管电流和透视时间,例如某型号X线管的容量为

100kV、3.5mA连续使用。

5. 热容量 连续多次摄影或透视与点片摄影交替进行的曝光称为混合负荷。瞬时负荷特性曲线只能说明单次摄影的安全容量,而不能说明混合负荷温升和散热的关系。对于混合负荷,用X线管的热容量来替代容量则更为合理。

(1)定义:曝光时,阳极靶面将产生大量的热。生热的同时伴随着冷却,如果生热快,散热(又称冷却)慢,则阳极将积累热量。其他条件一定时,阳极积累的热量越多,冷却速率越大。单位时间内传导给介质的热量称为散热率(又称冷却率)。X线管处于最大散热率时,允许承受的最大热量称为热容量。

热容量的单位是焦耳(J),即

$$1J=1kV(有效值)\times 1mA(有效值)\times 1s \tag{2-3}$$

热容量的单位目前还用热单位(heat unit,HU)来表示,即

$$1HU=1kV(峰值)\times 1mA(平均值)\times 1s \tag{2-4}$$

单相全波整流情况下,两者的换算关系:1HU=1.27J。

(2)生热与冷却特性曲线:生热特性曲线表示在生热率一定时,热量积累和曝光时间的关系。根据此曲线可确定X线管在不同的生热率下,可连续与断续工作的时间。如果X线管的累积热量达到了热容量,应停止使用,休息一段时间后方可再次使用;否则,靶面上被高速运动电子束轰击的部分将熔化而使X线管损坏。

冷却特性曲线表示曝光结束后,阳极上的热量散发与冷却时间的关系,即热量与冷却时间的关系。根据此曲线可确定X线管的最短休息时间。

生热和冷却两种特性曲线通常画在一起。图2-23为XD$_{51}$-20·40/125型旋转阳极X线管的生热和冷却曲线,其中上升曲线为生热曲线,下降曲线为冷却曲线。各条生热曲线表示在不同的生热率(曝光条件)下,阳极上累积的热量与曝光时间的关系。使用X线管时,阳极上的热量累积不得超过它的热容量。如图中500HU/s生热曲线表示在该曝光条件下,经7.5min的连续曝光,阳极累积的热量达到最高值,但生热的同时,伴随着冷却,冷却曲线显示,冷却率也为500HU/s,即当阳极累积的热量达到最高值时,其冷却率亦达到最高值,生热和冷却保持相对平衡。在此条件下,理论上讲,X线管可以连续工作,但实际使用时应留有余地。由冷却曲线可知,要将约11万HU的热量全部散去(即冷却到室温),所需时间为7.5min。另外,从曲线上还可以看出,透视时只要曝光条件不大于500HU/s(425HU/s、340HU/s)的生热率,即使长时间连续透视,也不会超出X线管的热容量。

图2-24为X线管装入管套后的生

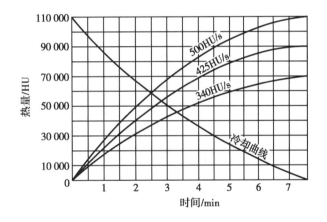

图2-23 XD$_{51}$-20·40/125型旋转阳极X线管生热和冷却特性曲线

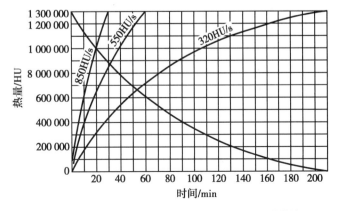

图2-24 X线管装入管套后的生热和冷却特性曲线

热与冷却特性曲线(无风扇辅助冷却),从图中可知 X 线管装入管套后的热容量约为 130 万 HU,是原来的 12 倍,但冷却速率却下降了。无风扇吹冷时,最大冷却速率是 320HU/s,需经过 210min 才能将 130 万 HU 的热量全部散发出去。

(三) 特性

1. 阳极特性曲线 是在一定的灯丝加热电流(I_f)下,管电流(I_a)与管电压(U_a)之间的关系。

阴极灯丝发射的电子大致可以分为三个区域:①灯丝前端发射出来的电子,在静电场作用下飞往阳极,这部分电子的运动不受阻力;②灯丝侧面发射出来的电子,在空间发生交叉后飞向阳极,它们的运动要受到一定的阻力;③灯丝后端发射出来的电子,由于前方电子的排斥和灯丝的阻挡作用,部分电子滞留在灯丝后方,形成"空间电荷"。

当管电压为直流时,阳极特性曲线如图 2-25 所示。图中 I_f 表示灯丝加热电流,当灯丝加热电流为 I_{f1} 时,曲线可分为两段:①OA_1 段,此时由于管电压较小,灯丝后方存在大量的空间电荷,随着管电压的升高,空间电荷逐渐减少,飞往阳极的电子数目随之增加,即管电流随管电压升高而增大,这段曲线反映了空间电荷起主导作用,可近似看为直线,管电流与管电压成正比,故该段曲线所在区域称为比例区;②A_1B_1 段,此时管电流不再随管电压增加而明显上升,趋向饱和,该段曲线所在区域称为饱和区。在饱和区,管电流与管电压基本无关,管电流的大小主要由灯丝加热电流决定。当灯丝加热电流从 I_{f1} 增大到 I_{f2} 时,阳极特性由曲线 OA_2B_2 表示,由于灯丝发射的电子数目增多,相同管电压下,管电流变大;同时由于空间电荷增多,管电流达到饱和时的管电压随之升高。

2. 灯丝发射特性曲线 是在一定的管电压下,管电流(I_a)与灯丝加热电流(I_f)之间的关系。图 2-26 为 XD$_{51}$ 型 X 线管在单相全波整流电路中的大焦点灯丝发射特性曲线。由图 2-26 可见,由于空间电荷的作用,在同一灯丝加热电流时,100kV 获得的管电流较 60kV 的大,而要得到同一管电流,100kV 时要比 60kV 时所需的灯丝加热电流小。由此可知,欲使管电流不随管电压的变化而变化,就必须对空间电荷进行补偿。补偿的原则:当管电压变高时,适当减小灯丝加热电流。反之,当管电压变低时,则适当增加灯丝加热电流,以使管电流不随管电压的变化而变化。

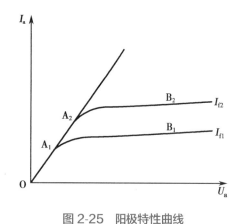

图 2-25 阳极特性曲线

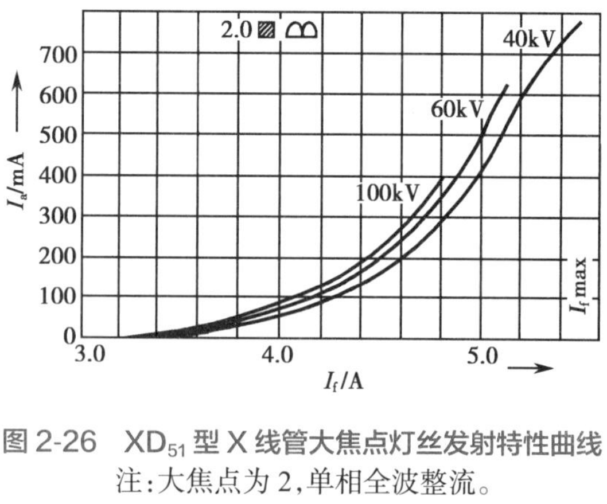

图 2-26 XD$_{51}$ 型 X 线管大焦点灯丝发射特性曲线
注:大焦点为 2,单相全波整流。

六、X 线管的冷却

高速运动的电子束轰击阳极靶面时产生 X 线的效率很低,如采用钨靶,管电压为 40~150kV 时,只有 0.4%~1.3% 的动能转变为 X 线,其余转变为热能,这些热能如果不能迅速消散,就会使 X 线管温度过高而不能正常工作。由此可见,X 线管的散热、冷却非常必要。

固定阳极X线管的功率较小,阳极靶面产生的热量通过阳极体传导给阳极柄,再由绝缘油进行冷却。普通旋转阳极X线管阳极靶面产生的热量主要通过热辐射进行冷却。

热交换器法在大功率X线管中被广泛使用,热交换器由油泵、散热器、风扇、弹性软管等组成,并配有温度传感器。油泵、散热器、风扇等用软管和X线管连接,一进一出,当X线管温度高于设定值时,热交换器开始工作,循环泵将X线管管套中热的绝缘油抽出冷却,再将冷却后的绝缘油送回管套内,如此反复循环,以保证X线管的正常工作。

近年来,随着CT、DSA及其他大功率X线管的应用,对X线管的冷却提出了更高的要求。水冷机冷却法在高端CT设备、DSA设备中已经广泛使用。水冷机主要由制冷系统、水路系统和控制系统组成。制冷系统由压缩机制冷系统组成,包括压缩机、冷凝器、冷凝风机、热力膨胀阀、板式换热器和制冷剂管路等。水冷机采用强制冷方式,内有独立的循环水泵,可将水冷机外水箱中的液体吸出送至水冷机中的制冷系统中的板式换热器进行冷却,然后再送回水箱不断循环。

(刘燕茹)

第三节　高压发生装置

高压发生装置又称为高压发生器(high voltage generator)或油箱,是X线发生装置的重要组成部分。

高压发生装置的作用:①为X线管灯丝提供加热电压;②为X线管提供直流高压;③如配有两只或两只以上X线管,还需切换X线管。

高压发生装置由高压变压器、灯丝变压器、高压整流器、高压交换闸(配两只或两只以上X线管时用)、高压插座等高压元器件组成,如图2-27所示,按要求组装后置于方形或圆形钢板制成的箱体内。箱体内灌注变压器油,以加强各部件之间的绝缘和散热,箱体必须牢靠接地,以防高压电击造成的危害。

高压发生装置的发展主要经历了两个阶段。

(1)工频阶段:早期高压变压器的工作频率为50Hz或60Hz,设备体积大、质量较重、输出电压波形脉动率高、单色性差、软射线多。曝光参数的控制精度、重复性和稳定性都很差,导致图像质量不高。

(2)中、高频阶段:自20世纪70年代开始,随着电子技术的发展,利用直流逆变技术,高压变压器的工作频率被提高到中、高频。高频逆变高压发生器的体积显著变小、质量明显变轻,管电压和管电流输出更加稳定,曝光时间控制更加精确。现代X线设备一般都采用高频高压发生器。

目前,高频高压发生器的发展趋势主要集中在高频化、小型化、模块化、高性能化和智能化等方面。

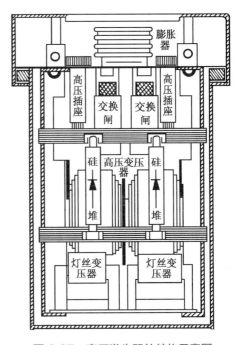

图2-27　高压发生器的结构示意图

一、高压变压器

高压变压器的工作原理与普通变压器相同,是将低压交流电变压为高压交流电的器件。其输出的高压交流电经整流后为X线管提供所需要的直流高压。其特点如下。

（1）次级输出电压高：诊断用 X 线机的管电压为 30~150kV，治疗用 X 线机的管电压可达 200~300kV 或更高。可见，高压变压器应具有很高的绝缘要求。

（2）瞬间负载大、连续负载小：摄影时，负载是瞬间的，瞬间负载大，管电流可达数百毫安甚至上千毫安，但曝光时间很短，从几毫秒至数秒；透视时，虽然工作时间较长，但是管电流很小；一般不超过 5mA，X-TV 透视式 X 线机的透视管电流一般为 1mA 左右。

（3）设计容量小于最高输出容量：由于诊断用高压发生器瞬间负载大、连续负载小，因此高压变压器的容量就可以按最高输出容量的 1/5~1/3 设计。

（4）次级中心点接地：高压变压器采用两个次级线圈同相串联、次级中心点接地的方式。

（5）浸在绝缘油中：高压变压器需浸在绝缘油中使用，绝缘油具有很好的绝缘能力和流动性，既满足绝缘要求，又起到散热作用，可提高各部件间的绝缘性能和散热效率。

（一）构造

高压变压器由铁芯、初级线圈、次级线圈、绝缘材料和固定件等组成，如数字图 2-2 所示。

1. 铁芯 主要是给磁通提供回路，多采用表面涂漆的硅钢片叠制成闭合"口"字形或"日"字形；现代诊断用 X 线机广泛采用"C"形卷绕铁芯，它是用带状冷轧硅钢片经过卷绕、成形、退火、浸渍等多种工序加工而成。"C"形铁芯具有质量轻、体积小等特点。

2. 初级线圈 其匝数较少，一般为数百匝，线径较粗；所加电压不高，一般不超过 500V，但瞬间通过的电流很大，中型以上诊断用 X 线机摄影时可达几百安。初级线圈多采用高强度的漆包线、玻璃丝包线或扁铜线，将线圈分若干层绕在绝缘纸筒上。有的高压变压器将初级线圈绕成两个，视电源电压情况，同相串联或并联后使用，在接线时需注意线圈的同名端或异名端。

高压变压器初级线圈导线的线径较粗，直流电阻很小，一般在 1Ω 以下，但通过的电流较大，电压降不容忽视。

3. 次级线圈 其总匝数多（数万到数十万匝），线径较细，输出的交流电压很高（30~150kV），通过的电流很小，一般在 1 000mA 以下，多绕成匝数相同的两个线圈同相串联在一起，套在初级线圈外面。

为了增强线圈的抗电强度和机械强度，防止突波电压冲击时出现断线现象，次级线圈的开始和最后两三层都用绝缘强度高、线径较粗的漆包线绕制。

有的高压变压器为了防止次级高压袭击初级回路，保证人员和设备的安全，在初级、次级之间加一层不闭合的薄铜片，并将其接地以作为屏蔽层。

诊断用 X 线机的高压变压器都采用两个次级线圈同相串联，次级中心点接地的方式，这样可使高压变压器的绝缘要求降低一半。

因高压次级中心点接地后可获得与大地相同的零电位，故次级两根输出线的任何一根对中心点的电压，仅为两根输出线之间电压的一半，如图 2-28 所示。例如，高压变压器次级输出的电压为 100kV，中心点接地后，每根次级输出线对中心点（地）的电位差都是 50kV，这就将高压元器件的耐压要求从 100kV 降到 50kV。另外，由于次级中心点电位为零，可以把电流表串接在次级中心点处，安装在控制台上，使控制台免受高压威胁，从而保证操作人员的安全。

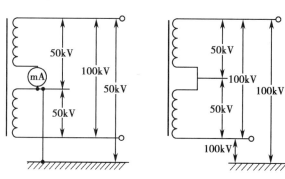

图 2-28 高压变压器次级中心点接地原理图

为了防止电流测量回路断路而使中心点电位升高，造成电击危险，电路设有保护装置。多数 X 线机是在两个中心点接线柱上并联一对放电针或一个纸介电容器，当中心点对地电位升高时，放电针放电或电容器击穿,将次级中心点对地短路,起到保护作用。有的X线机在次级中心点的两个接线柱上,并联一只放电管,当次级中心点电位升高时,放电管启辉导通,同样能起到保护作用,并可提醒操作者,电流测量回路存在断路故障。

(二) 工作原理

高压变压器与普通变压器的工作原理一样,遵循下述基本工作原理。

1. 变压比 在理想状态下,初级电压、次级电压和线圈匝数之间的关系为

$$\frac{U_1}{U_2} = \frac{N_1}{N_2} = K \tag{2-5}$$

式 2-5 中,U_1 为初级电压;U_2 为次级电压;N_1 为初级线圈匝数;N_2 为次级线圈匝数;K 为变压器的变压比。K 是变压器的重要技术参数之一。

对于一个变压比一定的变压器,输出电压随输入电压的增减而增减。也就是说,调节高压变压器的初级输入电压,可以获得不同数值的次级电压。因此,可通过调节自耦变压器输出电压来调节加到高压变压器初级线圈上的电压,进而调节 X 线管的管电压。

高压变压器是升压变压器,次级电压 U_2 极高,次级线圈匝数 N_2 也很大。在确定高压变压器的变压比 K 时,应力求在最大负载时,使高压变压器的初级电压尽量接近电源电压,以使自耦变压器引起的损耗最小。

2. 能量守恒 当高压变压器本身的能量损耗忽略不计时,根据能量守恒定律,初级输入功率等于次级输出功率。即

$$P_1 = U_1 I_1 \quad P_2 = U_2 I_2 \quad U_1 I_1 = U_2 I_2 \tag{2-6}$$

式 2-6 中,P_1 为初级输入功率;P_2 为次级输出功率;U_1 为初级电压;U_2 为次级电压;I_1 为初级电流;I_2 为次级电流。当变压器的功率一定时,电流与电压成反比,即输出电压越高,输出电流越小。这就是设计高压变压器时次级线圈线径细、初级线圈线径粗的原因。

对于大功率高压变压器,工作时初级回路中电流很大,这就要求电源内阻必须很小,才能保证电源电压降不超过某一允许值,进而保证 X 线发生装置正常运行;对于小功率高压变压器,工作时初级回路中电流较小,对电源内阻的要求也可适当放宽。

3. 变压器铁芯面积与匝数的计算 根据变压器工作原理,高压变压器铁芯截面积 S、初级电压 E、初级线圈匝数 N、磁通密度 B、输入电压频率 f 之间的关系为:

$$NS = E/4.44fB \tag{2-7}$$

由式 2-7 可见,当 N、E、B 不变时,高压变压器的工作频率 f 越大,高压变压器铁芯截面积 S 越小。因高频高压发生器比工频高压发生器的工作频率高很多,故高频高压发生器比工频高压发生器的体积和质量均小很多。

4. 空载电流 当高压变压器空载时,有一很小的电流 I_0 流过初级线圈,该电流称为空载电流。空载电流是衡量高压变压器质量的标准之一。对于给定的高压变压器而言,I_0 越小越好,该电流由下式决定:

$$I_0 = \frac{BL}{1.78\mu N_1} \tag{2-8}$$

式 2-8 中 B 为磁通密度(Gs/cm^2);L 为闭合铁芯的平均长度(cm);N_1 为初级线圈匝数;μ 为铁磁材料导磁率。空载电流的大小,为高压变压器质量的鉴别和故障的检修提供了依据。

(三) 过渡过程

当高压变压器接入电网时,励磁电流不是立即达到稳定状态,而是经历一个不稳定的过程,即过渡过程,亦称为暂态过程。

1. 暂态电流 在过渡过程中,励磁电流瞬间峰值有时可达到负载电流的 10 倍以上。过渡过程中的励磁电流通常称为暂态电流(也称过渡电流)。暂态电流大小与接通时磁通的相位和铁

芯中的剩磁有密切关系。当高压变压器在电源电压零相位时接通,若铁芯中有剩磁,且剩磁的方向与接入时磁通的方向相同,那么这个总磁通将远远超过铁芯的饱和磁通,结果就会产生很大的暂态电流。

X线发生装置的曝光动作频繁且高压变压器通电时间短,若不采取措施防止暂态电流,在每次曝光的开始,将由于暂态电流过大而使管电压降低,进而影响X线的输出。另外,过大的暂态电流将使高压器件的绝缘强度下降而容易被击穿、损坏。通常采用三种方式减小暂态电流:①偶数脉冲曝光;②高压变压器接通时与前一次曝光最后一个脉冲反相;③曝光前将高压变压器直流预磁,曝光时高压变压器反相接通。

2. 突波电压 如果高压变压器在电源电压最大(即相位角为90°)时接通,由于磁通的变化从零开始,因此没有暂态电流。但在高压变压器的次级线圈将产生1.5倍正常值大小的脉冲电压,此脉冲电压称为突波电压,简称突波。

X线机的曝光动作频繁且高压变压器通电持续时间短,突波电压对X线机的危害非常大,主要表现在以下两方面:①当高压变压器次级线圈的感应电压瞬间升高时,容易使X线管等高压部件被击穿;②由于触点间有较强电弧,会造成触点熔蚀,甚至粘连不断,即使曝光结束,也不能切断高压初级电路,使机器过载而损坏X线管。X线机一般设有防突波电路或使高压变压器在交流电源过零时接通,以防产生突波电压,保护高压部件免遭击穿、损坏。

目前X线机多为偶数脉冲曝光,并且在电源电压零相位时将高压变压器接通,就是为了防止高压变压器的暂态电流和突波电压对X线机的影响。

二、灯丝变压器

灯丝变压器是为X线管提供灯丝加热电压的降压变压器。双焦点X线管需配备两个结构相同、规格不同的灯丝变压器。

(一)结构

灯丝变压器由铁芯、初级线圈和次级线圈组成,如图2-29所示。

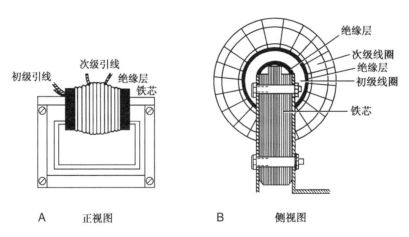

图2-29 灯丝变压器的结构

1. 铁芯 一般用涂漆硅钢片以交错叠片的方法制成"口"字形或"C"字形,有的铁芯还将有线圈的一臂叠成阶梯形。

2. 初级线圈 因流过灯丝变压器初级线圈的电流很小,故采用导线直径小于1mm的漆包线,分数层绕在用黄蜡绸或绝缘纸包好的阶梯形臂上,层间用绝缘纸绝缘,总匝数为1 000匝左右。初级线圈可直接绕在经绝缘后的铁芯上,或绕在绝缘筒上再套在铁芯外面。

3. 次级线圈 因次级线圈流过的电流较大,多用直径为2mm左右的纱包或玻璃丝包圆铜线,分几层绕制,总匝数多为数十匝。初级、次级之间用绝缘强度较高的绝缘筒作绝缘材料。

（二）特点

1. 次级线圈电位很高　灯丝变压器的次级线圈为X线管灯丝提供加热电源,曝光时,由于灯丝变压器次级线圈电位很高,与阴极负高压等电位,因此要求灯丝变压器初级与次级之间、次级对地之间具有良好的绝缘,绝缘强度不能低于高压变压器最高输出电压的一半。

2. 变压比大　灯丝变压器初级电压在100~220V之间,次级电压在5~12V之间,变压比大,功率在100W左右。

三、高压整流器

高压整流器的作用是将高压变压器次级输出的交流高压整流为脉动直流高压。

高压变压器次级输出的交流高压,如果直接加到X线管两端,正半周时,灯丝发射的电子能飞向阳极,产生X线;负半周时,阳极电位比阴极电位低,灯丝发射的电子飞不到阳极,X线管不产生X线。这种利用X线管本身整流作用整流的X线机称为自整流X线机。自整流X线机不能充分发挥X线管的效能,同时因负半周无X线产生,逆电压很高,容易导致高压元器件的击穿、损坏。除小型X线机采用自整流方式外,现代大、中型X线机,都设有高压整流电路,利用高压整流器,将高压变压器输出的交流高压整流为脉动直流高压。将脉动直流高压的正极加到X线管的阳极,而将脉动直流高压的负极加到X线管的阴极。这样,无论正半周还是负半周,X线管都能产生X线,克服了自整流X线机仅在正半周产生X线的缺点。

现代X线机的高压整流器都采用高压硅整流器,也称为高压硅堆,具有寿命长、体积小、机械强度高、绝缘性能好、性能稳定、正向压降小等优点。在使用高压硅堆时,要求将其浸入变压器油内,油温不得超过70℃,且反向峰值电压不得超过额定值,以防击穿、损坏。

高压硅堆的结构如图2-30所示,它是由许多单晶硅做成的二极管以银丝同向串联而成,从绝缘性、耐热性和经济因素考虑,外壳一般采用环氧树脂。由于硅和环氧树脂的热膨胀系数差别很大,同时考虑到耐压,每个硅二极管首先用硅胶加以密封,然后填充环氧树脂。两端有与管内相接的多种结构的引出线端,以便根据需要装上不同形式的插脚。

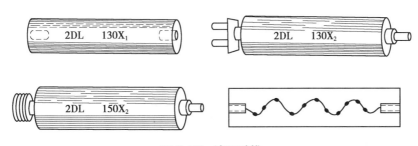

图2-30　高压硅堆

四、高压电缆、高压插头与插座

大、中型X线机的高压发生器和X线管是分开组装的,两者之间通过两根绝缘要求很高的电缆线连接在一起,即高压电缆。高压电缆的作用是将高压发生器产生的直流高压输送到X线管的两端,同时把灯丝加热电压输送到X线管的阴极灯丝。高压插头、插座是高压电缆与X线管和高压发生器的连接器件。为拆装方便,并保证高压绝缘,高压电缆的两端各安装一个高压插头,而X线管管套上和高压发生器上都设有高压插座,连接时只要将高压插头插入相应的高压插座内即可。连接高压电缆时,特别要注意高压发生器与X线管插座之间"+"连接"+","-"连接"-"。否则,X线管不会曝光,甚至会因其所加反向电压过高而被击穿、损坏。

（一）高压电缆

高压电缆既要有一定的截面积,以达到一定的耐压强度,传输高压;又要尽可能减小截面积,使其柔软,以适应X线管头经常移动和高压电缆弯曲的需要。考虑到加工和制造的方便,目前X线机所用的高压电缆,一般多用非同轴高压电缆,如图2-31所示。

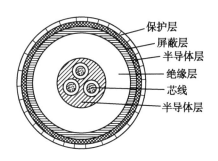

图2-31　非同轴高压电缆的结构

1. **导电芯线**　其作用除传送高压外,阴极侧电缆还传送X线管灯丝加热电压。它位于高压电缆的最内层,每根芯线都由多股铜丝制成,外包厚度约1mm的绝缘橡胶皮,其绝缘要求为能承受50Hz、1 000V交流电实验5min而不被击穿。电缆芯线数目不一,有二芯、三芯、四芯等几种。二芯线供单焦点X线管使用,三芯线供双焦点X线管使用,四芯线供三极X线管使用。

2. **高压绝缘层**　其作用是使导电芯线与地之间绝缘。它位于导电芯线外侧,主要由天然橡胶制成,厚度为4.5~20mm,呈灰白色。目前,也采用高绝缘性能的塑料作高压绝缘层,直径可做得较细,机械强度和韧性都较好。高压绝缘层的耐压要求一般为50~200kV的峰值电压。

3. **半导体层**　其作用是:①能够均匀高压绝缘层的表面电场;②能够防止空气电离产生臭氧,因此也称为防臭氧层。它由具有半导体性能的橡胶制成,紧包在高压绝缘层外,呈灰黑色,厚度为1.0~1.5mm。

当高压电缆的高压绝缘层与金属屏蔽层接触良好时,两者之间无静电场产生;但是当高压绝缘层与金属屏蔽层某处接触不良时,会形成高压静电场,使两者之间的空气电离。空气电离产生的臭氧会加速绝缘橡胶的老化,破坏其绝缘性能。

在高压绝缘层与金属屏蔽层之间加上一层半导体材料,可以使高压绝缘层表面电荷流动,使电荷汇集到金属屏蔽层接地,以此消除静电现象。

非同轴电缆的导电芯线外围还有一层半导体层,称为内半导体层,它的作用是使芯线与高压绝缘层间的静电场分布均匀。因非同轴高压电缆的电场分布不均匀,在凸起的地方,单位面积电荷密度增大,容易引起电缆击穿,借助内半导体层,可使电场分布均匀,从而避免凸起部分发生高压击穿的危险。同轴结构的高压电缆由于电场分布均匀,无须加内半导体层。

4. **金属屏蔽层**　其主要作用是:一旦高压电缆击穿,导电芯线的高压便与金属屏蔽层短路,而金属屏蔽层通过固定环接地,从而保护操作者和受检者的安全。它由直径不大于0.3mm的镀锡铜丝编织而成,编织密度不小于50%。也可用镀锡铜丝网带重叠包绕,但接合部必须接触良好。金属屏蔽层必须紧包在半导体层上,并在高压电缆的两端与高压插头的金属喇叭口焊接在一起,借固定环接地,使之与大地同电位。

5. **保护层**　其作用是加强对高压电缆的机械保护,减少外部损伤,并防止有害气体、油污和紫外线对高压电缆的危害。它位于高压电缆的最外层,老式电缆多用棉纱、涤纶线编织而成,裹在电缆外部,现多用塑料代替。

高压电缆的主要参数是耐压值,高压电缆的最大允许耐压值与管电压的波形有关;纹波系数越大,最大容许耐压值就越小。在高压次级中心点接地时,每根高压电缆只承受高压变压器输出电压的一半,因此,高压电缆的耐压值可降低一半。

（二）高压插头与插座

高压插头和插座是大中型X线发生装置不可缺少的高压部件,它们在高压下工作,对耐压的要求很高,多由机械强度大、绝缘性能好的压塑性材料或橡胶制成。目前,各厂家生产的高压插头与插座都采用国际电工委员会(International Electrotechnical Commission,IEC)标准,可通用、互换,如图 2-32 所示。

　　高压插座的底部有三个压铸的铜制接线柱,接线柱上端钻有约 1cm 深的圆孔,供高压插头上的插脚插入。高压插头的头端压铸有三个铜制插脚,每个插脚的根部钻有一个小的引线孔,导电芯线由此孔伸出,并焊接在插脚根部的槽沟内。高压电缆与高压插头间的空隙部分,要用松香和变压器油等配好的绝缘填充物灌满,以提高绝缘强度。高压插头底端镶有铜制喇叭口,以便与高压电缆金属屏蔽层相焊接,并通过高压电缆固定环和高压发生器或 X 线管头的金属外壳相连接。金属喇叭口可以改善接地处的电场分布,避免电力线过于密集。

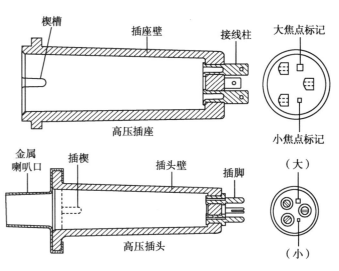

图 2-32　高压插头与插座的结构

　　高压插头三个插脚呈等腰三角形排列,插入时要注意插脚的方位。插紧时,插脚就会紧密地与插座的接线柱接触。此时不可强力扭转,以免损坏插脚。为了正确插入和防止高压插头转动,目前多在插座口处铸有一楔槽,高压插头尾侧铸有一相应的插楔,插入时插楔对准楔槽,插入后需用固定环固定。另外,为了保持良好的绝缘,避免高压放电,需在高压插头外表面均匀涂上一层脱水凡士林或硅脂,再将高压插头完全插入高压插座中。

五、高压交换闸

　　部分诊断用 X 线机,为适应用户的需要,有时配备两只 X 线管,一只用于透视和点片摄影,另一只用于摄影或特殊检查。由于两只 X 线管共用同一控制台和同一高压发生器,同一时间内又只能允许一只 X 线管工作,因此必须通过交换装置把高压发生器产生的灯丝加热电压和管电压送到不同的 X 线管上,这种交换装置称为高压交换闸(high voltage switching brake)。

　　由于高压交换闸动作十分频繁,因此在结构上要求牢固,需具有很高的绝缘强度和机械强度。为了保证触点接触良好,减小接触电阻,要求触点面积大,并具有足够的接触压力。

六、变压器油

　　变压器油(transformer oil)又称为绝缘油(insulating oil),它盛放在高压发生器油箱和 X 线管管套内,起绝缘和散热作用。其主要特点是:①绝缘强度高。高压发生器内变压器油的绝缘强度一般应达到 30kV,X 线管管套内变压器油的绝缘强度要求更高,应达到 40kV。②燃烧点高,要求为 150~160℃。③闪燃点高,要求为 135~150℃。④导热系数高,能起到良好的散热作用。⑤化学性能稳定。⑥黏度低,易于对流和散热。⑦凝固点低,一般要求为-45~-15℃,变压器油凝固点温度即为油的标号,如 45 号油其凝固点为-45℃。⑧颜色一般为浅黄、暗红或水白,透明无悬浮物。

　　绝缘强度是变压器油最主要的技术参数,它与变压器油的含水量相关,含水量增加会降低变压器油的绝缘强度。由于变压器油易吸收空气中的水蒸气,因此不能使变压器油长期暴露在空气中。变压器油受电场、光线、高温、氧气、水分、杂质(如铜屑、铁屑、铅屑)等的影响,其绝缘性能会下降,这种现象称为变压器油老化。对于老化的变压器油,一般经过滤再生后可继续使用。

(刘燕茹)

第四节　控制装置

控制装置的作用是控制各单元电路协调工作,在保证 X 线管安全工作的前提下,使 X 线管辐射出具有一定穿透能力和曝光量的 X 线,以获得能满足临床诊断要求的 X 线图像。

一、概述

早期控制装置主要采用多位多层选择开关、通用继电器和接触器以实现管电压、管电流和曝光时间曝光三参量的控制,即三钮制控制系统,其自动化程度和控制精度都比较低。随着图像转换元件、电视技术及电子图像转换技术的发展,陆续出现了二钮制控制系统以及单钮制控制系统,使 X 线曝光参量的调节和操作程序大为简化。单钮制控制台出现不久,因计算机技术在 X 线发生装置的应用,又出现了按人体脏器分类设置部位按钮的零钮制控制台,使操作程序进一步简化。另外,为满足摄影条件灵活搭配的需要,三钮制控制台仍被普遍使用。

随着电工技术、电子管技术、晶体管技术、大规模集成电路技术、模拟电子技术、数字电子技术、高频逆变技术、单板计算机及单片机控制技术的发展,X 线成像的控制装置一直在不断改进和发展。

(一) 对电路的基本要求

在保证 X 线发生装置安全工作的前提下,对电路的基本要求是可调曝光三参量。

1. 可调管电流　能给 X 线管灯丝提供一个在规定范围内可以调节的加热电压,以调节管电流,达到控制 X 线辐射强度的目的。

2. 可调管电压　能给 X 线管提供一个可以调节的直流高压,使 X 线管灯丝发射的热电子加速、聚焦以轰击阳极靶面产生 X 线,达到控制 X 线穿透能力的目的。

3. 可调曝光时间　能精确控制 X 线管辐射 X 线的时机和辐射时间长短。

(二) 基本电路

控制装置基本电路由下列四个单元电路构成。

1. 电源电路　其作用是为其他单元电路提供各种不同电压的交流和直流电源。

2. 灯丝加热电路　又称管电流调节电路,其作用是为 X 线管灯丝提供可调的加热电压,以调节管电流。

3. 高压发生电路　其作用是为 X 线管提供所需的直流高压。高压发生电路分为高压初级电路和高压次级电路。

4. 控制电路　其作用是控制各单元电路协调工作,这是基本电路中所用元器件最多、结构最复杂的一部分,除有脚闸、手开关、各种继电器、接触器和限时器等基本元件与电路外,还根据 X 线机的功能不同而设有透视、点片摄影、普通摄影、滤线器摄影、体层摄影等操作控制电路。

上述各单元电路有机地组合在一起,便构成了 X 线发生装置电路。它们之间互相配合、协调工作,既有各自的独立性,又有相互的制约性,任一单元电路发生故障,都将影响 X 线发生装置的正常工作。各单元电路的相互关系如图 2-33 所示。

另外,X 线发生装置需与配套使用的各种辅助装置配合,才能完成各种影像检查任务。由于辅助装置有多有少,

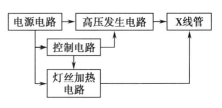

图 2-33　基本电路构成方框图

结构也不相同,因此其电路也不一致。辅助装置电路包括 X 线管支持装置电路、电动诊视床电路及 X-TV、高压注射器等装置的电路。

二、电源电路

电源电路是 X 线机各基本电路供电的总枢纽,是设备的总电源。该电路要求电压不但在一定范围内可调,而且能够适应电源电压的波动,通常包括熔断器、电源接触器、自耦变压器、电源电压补偿调节装置和指示仪表等。

(一)可变输入电压的电源电路

可变输入电压系指供 X 线机的电源电压,既可采用 220V,又可采用 380V。图 2-34 就是这种电路。图中 JC_0 为电源接触器,AN_1、AN_2 分别为电源的"通""断"按钮。输入电压可采用 380V,也可采用 220V,但机器出厂时一般都接在 380V 上,如果要使用 220V,必须在电路上作如下改接:①将输出接线板"DZ_{1-2}"与"DZ_{1-1}"间的短路线改接在"DZ_{1-2}"与"DZ_{1-3}"上;②将原标号为"DZ_{1-5}"的电源线改接在"DZ_{1-3}"上。

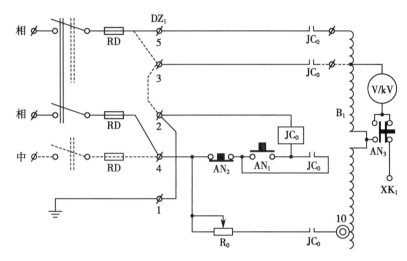

图 2-34　可变输入电压的电源电路

当使用 220V 电源时,电源接触器 JC_0 的线圈连接在输入线的相线与中线之间,但在使用 380V 电源时,JC_0 线圈的一端则与地相通,此时仍然得到 220V 电压。图中碳轮 B_{1-10} 为电源电压补偿调节碳轮。输出电路中的 V/kV 表通常是指示摄影管电压值,当需要指示电源电压值时,需将 AN_3 按钮按下。输入电路中的 R_0 为电源内阻补偿电阻,调节它可使机器设计电源内阻与实际电源内阻相匹配。

1. 电源接触器 JC_0 线圈得电回路　按下开机按钮 AN_1,电源接触器 JC_0 线圈得电,JC_0 线圈得电回路为:

相线→RD→DZ_4→AN_2→AN_1//(JC_0 自锁触点)→JC_0(线圈)→DZ_2→DZ_1→地线。

2. 自耦变压器 B_1 得电回路　电源接触器 JC_0 工作后,其与自耦变压器串联的两个常开触点闭合,自耦变压器 B_1 得电。自耦变压器 B_1 得电回路为:

相线→RD→DZ_5→JC_0 常开→B_1→JC_0 常开→R_0→DZ_4→RD→相线。

3. 电源电压的调节　在实际工作中,电源电压要随供电线路负荷的变化而发生相应的波动,为此在自耦变压器的输入端都设有电源电压调节器(图 2-34 中碳轮 B_{1-10}),当外界电源电压波动时随时进行调整。

(二)可选择台次的电源电路

图 2-35 为 F78-ⅢA 型 300mA X 线机电源电路(输入电压为 380V),该机开机的同时即进行了台次切换。图中 B_1 为自耦变压器,B_{1-10} 为电源电压调节碳轮,JCⅠA、JCⅠB 为Ⅰ台(诊视床)工作接触器,JCⅡA、JCⅡB 为Ⅱ台(摄影床)工作接触器,JC_0 为电源接触器,AN_1、AN_2 为Ⅱ台开机、关

机按钮,设在控制台上,AN₅、AN₆为Ⅰ台开机、关机按钮,设在诊视床点片架上。因JCⅠA和JCⅡA各自有一对常闭触点串接在对方的电路中,所以当Ⅰ台工作时,Ⅱ台就不能工作;同理,当Ⅱ台工作时,Ⅰ台就不能工作。若Ⅰ、Ⅱ台需切换工作,可通过通信电路联络,待对方关机后方能进行。

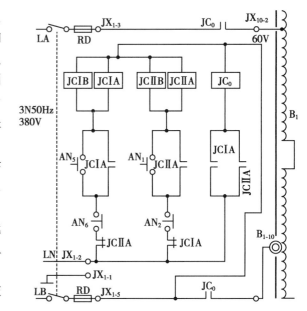

图2-35 F78-ⅢA型X线机电源电路

1. 选择Ⅰ台 需Ⅰ台工作时,应按下诊视床点片架上的开机按钮AN₅,则JCⅠA、JCⅠB得电工作并自锁,其得电电路为:

LB→RD→JX₁₋₅→JCⅠA(线圈)//JCⅠB(线圈)→AN₅//JCⅠA(自锁触点)→AN₆→JCⅡA(常闭)→JX₁₋₂→LN。

2. 选择Ⅱ台 需Ⅱ台工作时,应按下控制台上的开机按钮AN₁,则JCⅡA、JCⅡB得电工作并自锁,其得电电路为:

LB→RD→JX₁₋₅→JCⅡA(线圈)//JCⅡB(线圈)→AN₁//JCⅡA(自锁)→AN₂→JCⅠA(常闭)→JX₁₋₂→LN。

3. 电源接触器JC₀工作电路 JCⅠA或JCⅡA工作后常开触点闭合,接通JC₀电路,JC₀得电工作,其得电电路为:

LB→RD→JX₁₋₅→JC₀(线圈)→JCⅠA(常开)或JCⅡA(常开)→JX₁₋₂→LN。

4. 自耦变压器B₁工作电路 JC₀工作后其常开触点闭合,自耦变压器B₁得电工作,电源电压表有指数,其得电电路为:

LA→RD→JX₁₋₃→JC₀(常开)→JX₁₀₋₂→B₁→B₁₋₁₀→JC₀(常开)→JX₁₋₅→RD→LB。

5. 关机 当Ⅱ台工作时,按下关机按钮AN₂或当Ⅰ台工作时,按下关机按钮AN₆,JCⅡA、JCⅡB或JCⅠA、JCⅠB以及JC₀相继断电,切断B₁电源,机器失电,停止工作。

三、灯丝加热电路

灯丝加热电路是为X线管灯丝提供加热电源的电路。该电路包括灯丝加热初级电路和灯丝加热次级电路。由于灯丝加热次级电路与X线管阴极相连,常在高压次级电路中画出,此处只讨论灯丝加热初级电路。

(一)灯丝加热电路的构成

灯丝加热电路的结构如图2-36所示,主要包括交流稳压器、管电流调节电位器及空间电荷补偿装置等。

1. 管电流调节电位器 固定管电压时,灯丝加热电流I_f越大,灯丝温度越高,灯丝辐射热电子的能力越强,管电流越大。因为灯丝加热电流由灯

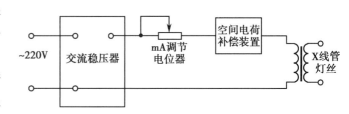

图2-36 灯丝加热电路方框图

丝加热电压决定,所以管电流的调节可通过改变灯丝变压器初级电压来实现。在实际电路中,多采用在初级电路中串联可变电阻来调节管电流。可变电阻阻值增大,其上电压降增大,灯丝变压器初级电压减小,灯丝加热电流减小,灯丝温度降低,灯丝辐射热电子的能力减弱,管电流减少;反之,管电流增大。

（1）透视管电流调节：透视管电流很小，一般为几毫安，且在透视曝光期间可以连续可调。通常在X线管灯丝加热初级电路中串入一个半可调电阻和一个线绕电位器，半可调电阻用来限制最大管电流不超过最大允许值，线绕电位器的作用是实现透视管电流在几毫安内任意可调。

（2）摄影管电流调节：摄影管电流数值远大于透视管电流，且摄影管电流在曝光期间不可调节。摄影管电流调节器一般由若干个抽头的可调电阻构成，调节该电阻，即可实现摄影管电流的选择。

2. 交流稳压器 因灯丝加热电压的波动对管电流、灯丝寿命有很大影响，故在X线管灯丝加热初级电路中设置了相应的稳压器，以保证灯丝加热电压不随外界电源电压的波动而变化。

3. 空间电荷补偿装置 由X线管阳极特性曲线可知，因为空间电荷的影响，管电流将随管电压的变化而变化。为此，在灯丝加热初级电路中接入了空间电荷补偿装置，以补偿管电压变化对管电流的影响。空间电荷补偿有线性补偿（包括电阻补偿法或变压器补偿法）和非线性补偿，这里以变压器线性补偿为例对其进行简要介绍。

图 2-37 为变压器式线性空间电荷补偿电路，T_3 为补偿变压器。T_3 的初级线圈并联在高压初级电路中，用于管电压采样。T_3 的次级线圈串接在灯丝加热电路中，与稳压器的输出电压同相或反相串联，以补偿因管电压的变化引起的管电流的变化。如果 T_3 初级电压随着管电压的增大而增大，则采用反相串联的方式；如果 T_3 初级电压随着管电压的增大而减小，则采用同相串联的方式。

由于空间电荷对管电流的影响程度还与管电流本身有关，管电流越大，空间电荷对管电流的影响越大。因此，空间电荷补偿变压器次级设计了多个与管电流选择器联动的抽头。当管电流越大时，串接的补偿变压器次级匝数越多，空间电荷补偿的量就越大。

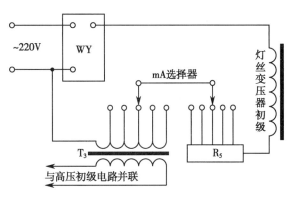

图 2-37 变压器式空间电荷补偿电路

（二）灯丝加热电路举例

图 2-38 为 F78-ⅢA 型 300mA X线机灯丝加热初级电路。该电路由谐振式磁饱和稳压器 B_9、小焦点灯丝变压器 B_3 初级、大焦点灯丝变压器 B_4 初级、空间电荷补偿变压器 B_{10} 次级、透视管电流调节电阻 R_4、摄影管电流调节电阻 R_6、灯丝电流互感器 B_7 初级和管电流选择器 XK_1 等组成。

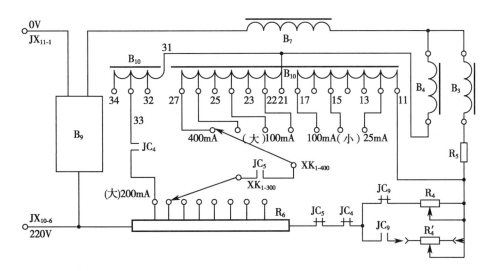

图 2-38 F78-ⅢA 型 X线机灯丝加热电路

空间电荷补偿变压器 B_{10} 的初级并联在高压初级电路中,其初级电压随管电压的升高而降低,其次级与稳压器初级同相串联。灯丝电流互感器 B_7 是保护性元件,其次级接在旋转阳极启动保护电路的输入端,只有灯丝加热正常时,曝光才能进行。JC_9 为电视透视接触器,在电视透视时 JC_9 得电工作。

1. 透视 开机后,小焦点灯丝变压器 B_3 初级得电,小焦点灯丝加热,透视即可进行。B_3 的得电电路为:

$0V→B_9→B_7→B_3→R_5→R_4→JC_9(常闭)→JC_4(常闭)→JC_5(常闭)→R_6→B_9→220V$。

R_4 可使透视管电流在 0.5~5mA 范围内任意可调。电视透视时,JC_9 得电工作,断开 R_4 接入 R'_4。透视管电流由外接电阻 R'_4 调节。

2. 点片摄影 点片摄影时,接触器 JC_4 得电工作,将灯丝加热电路切换至大焦点灯丝变压器 B_4 初级和 200mA(固定)挡。B_4 的得电电路为:

$0V→B_9→B_7→B_4→31→B_{10}→33→JC_4(常开)→R_6→B_9→220V$。

3. 其他摄影 其他摄影时,接触器 JC_5 得电工作。将大、小焦点灯丝加热电路切换至摄影状态。

(1)小焦点灯丝加热电路:管电流选择器 XK_1 置小焦点摄影 25~100mA 挡,B_3 得电。其得电电路为:

$0V→B_9→B_7→B_3→R_5→11→B_{10}→25mA$ 挡(或 50mA、100mA 挡)$→XK_{1-400}→JC_5(常开)→XK_{1-300}→R_6(25mA$ 或 50mA 或 100mA 挡)$→B_9→220V$。

(2)大焦点灯丝加热电路:管电流选择器 XK_1 置大焦点 100~400mA 挡,B_4 得电。其得电电路为:

$0V→B_9→B_7→B_4→B_{10}(100~400mA$ 任一挡)$→XK_{1-400}→JC_5(常开)→XK_{1-300}→R_6(100~400mA$ 任一挡)$→B_9→220V$。

四、高压初级电路

高压初级电路是将自耦变压器输出的可调电压送至高压变压器初级线圈的电路。当高压变压器初级线圈得电时,次级线圈即可产生交流高压,经高压整流后获得直流高压加到 X 线管两端,曝光开始。高压初级电路的作用是实现管电压的调节、控制、预示和补偿。

(一)管电压的调节

若高压变压器初级线圈匝数为 N_1、初级电压为 U_1,次级线圈匝数为 N_2、次级电压为 U_2,依据式 2-5,则管电压的调节方法有:①固定 N_1、N_2,调节 U_1;②固定 N_2、U_1,调节 N_1;③固定 N_1、U_1,调节 N_2。这里主要介绍方法①,调节 U_1 在电路上通常采用抽头分挡式和滑轮连续式两种方式。

1. 抽头分挡式 一般采用粗调和细调相结合的方式。如图 2-39A 所示,摄影时管电压由 $KVRC_1$ 和 $KVRC_2$ 两端输出,$KVRC_1$ 为管电压"细"调节器,每挡 4V,相当于高压变压器次级变化 2kV;$KVRC_2$ 为"粗"调节器,每挡 20V,相当于高压变压器次级变化 10kV。透视时管电压由 $KVFC_1$ 和 $KVFC_2$ 两端输出,$KVFC_2$ 为透视管电压调节器,每挡 10V,高压变压器次级变化 5kV。该调节方式获得的管电压值是断续的,不能完全满足工作中对管电压细微变化的需求。

2. 滑轮连续式 用手动或电动的方式让碳轮在自耦变压器上滑动,以实现管电压高低的调节。相比较于抽头分挡式,滑轮连续的管电压调节方式能获得连续可调的管电压,提高了管电压的调节精度,图 2-39B 中,B-F、B-R 分别为透视、摄影管电压调节碳轮。

(二)管电压的控制

管电压的控制即通过控制高压初级电路的接通或断开,继而控制 X 线的发生和停止。

1. 接触器控制 通过在高压初级电路中串接一组以上的高压接触器常开触点,用开关或限时器来控制接触器线圈的得电与失电,使接触器的触点闭合与断开,从而达到控制高压初级电路的接通与断开。当接触器线圈得电时,其常开触点闭合,接通高压初级电路;反之,切断高压初级电路。

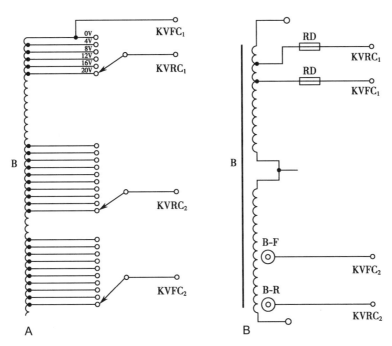

图 2-39　管电压调节方式
A. 抽头分挡式；B 滑轮连续式。

在实际电路中,透视时管电流小,可使用体积小、耐冲强度高的接触器;摄影时管电流大,需采用触点容量较大的接触器。另外,为抑制突波电压,常在摄影高压初级电路中,高压初级电路接通的瞬间,暂时串联一防突波电阻(阻值较小),如图 2-40 所示。接触器控制的缺点是触点无法快速接通或断开,且触点闭合具有随机性。

2. 可控硅控制　对运动器官进行快速连续摄影的需要,要求能快速通断高压初级电路,可控硅能很好地满足这方面的需要。图 2-41 中,可控硅 SCR_1、SCR_2 组成反向并联电路,SC 是高压接触器。为有效地抑制突波电压,高压接触器 SC 接通后,触发电路和与之协调的移相电路在正弦交流电的零相位附近,触发 SCR_1、SCR_2 分别于交流电的正半周和负半周内轮流导通,接通高压初级电路。高压接触器 SC 可避免因可控硅击穿导通而导致高压失控的现象出现。

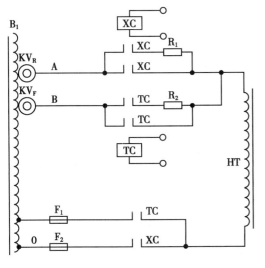

图 2-40　接触器控制的高压初级电路

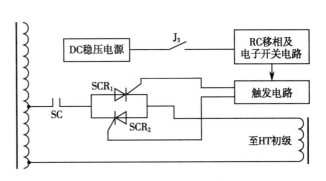

图 2-41　晶闸管控制的高压初级电路方框图

（三）管电压的预示与补偿

管电压、管电流、曝光时间均需准确测量和明确指示。由于管电压很高，曝光时间很短，且管电流的大小对实际管电压的高低有不同的影响，曝光时直接测量和精确指示管电压数值有很大困难。因此管电压的测量一般采取用高压变压器初级电压间接预示并加以补偿的方法获得。

1. 管电压预示 又称管电压预示电路，是指在高压变压器空载时，测出高压变压器初级电压数值，根据高压变压器的变压比，计算出对应的次级输出电压值，从而达到在无高压产生的情况下，用高压变压器初级的电压值间接指示管电压的目的。常用的管电压预示方法有刻度盘预示法和电压表预示法。

（1）刻度盘预示法：将高压初级电压根据高压变压器变压比计算得到的高压次级电压，换算成最大值标刻到控制台面板管电压调节器的刻度盘上，调节管电压调节器的旋钮即可预示不同的管电压值。该方法精度较低，多用于透视管电压预示和小型 X 线机的管电压预示。

（2）电压表预示法：在控制台面板上安装一低压交流电压表，测量高压变压器初级电压，根据变压比，计算出与高压初级电压相对应的高压次级电压值，并换算成峰值标在交流电压表的表盘上，即可预示管电压数值。

2. 管电压补偿 上述的管电压预示，只在高压变压器空载时准确。当 X 线产生时，由于电源电阻、自耦变压器阻抗、高压变压器阻抗及其他器件内阻的存在，电路中将产生电压降。当上述各种阻抗之和为某一定值时，管电流越大，产生的电压降也越大，导致实际管电压要小于预示值，且随管电流的变化而变化，会严重影响摄影效果。为解决这一问题，在中型以上 X 线机的高压初级电路中，设置了各种形式的补偿电路，使得在不同管电流负载时，千伏表上预示的管电压值与曝光时实际加到 X 线管两端的管电压值相等或相近，把这种补偿电路称为管电压补偿装置。

管电压补偿的基本原理是：利用管电压补偿装置按不同管电流预先增加高压变压器初级电压，以补偿负载时管电压降低的数值。实验表明，不同负载时，管电压与高压变压器初级空载预置电压 U_1 的关系如图 2-42 所示。由图 2-42 可知，管电流为零时，曲线是经过原点的直线，即空载曲线；随着管电流的增加，曲线的变化是向右平移且斜率下降。为此，管电压的补偿分为平移补偿和斜率补偿两部分。补偿电路通常有电阻式管电压补偿和变压器式管电压补偿两种形式。

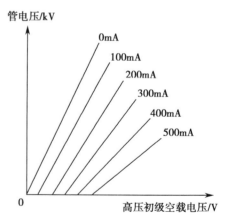

图 2-42　管电压与高压初级空载电压的关系

（1）电阻式管电压补偿电路：这种补偿电路的基本结构如图 2-43 所示，图中的电阻排 R_1 用作平移补偿，称为平移补偿电阻；电阻 R_2、R_3 用作斜率补偿，称为斜率补偿电阻。管电压表所示的电压是高压初级电压在 R_1、R_2、R_3 电阻分压器上的一部分电压，它既随初级电压的改变而改变，又随管电流选择器选择的管电流的变化而变化。初级电压越高，管电压表读数越大；管电流选择器选择的管电流越大，管电压表串入的电阻就越大，管电压表指示的数值就越低。为使因管电流升高（或降低）而引起管电压表读数下降（或升高）的量恢复到预选值，需调节管电压调节器，以使高压初级电压增大（或减小），进而使管电压预示值升高（或降低）到预选值。最终使管电压的预示值与曝光时加到 X 线管两端的实际管电压相符。

（2）变压器式管电压补偿电路：即利用变压器进行千伏补偿，该方法既可作平移补偿，又可作斜率补偿。

（四）高压初级电路举例

数字图 2-3 为 F78-ⅢA 型 300mA X 线机高压初级电路。图中透视、摄影和点片摄影的

数字图2-3

F78-ⅢA 型 X
线机高压初
级电路

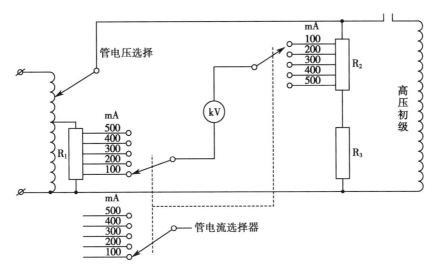

图 2-43　电阻式管电压补偿电路

管电压分别由自耦变压器上的碳轮 B_{1-11}、B_{1-12} 和 B_{1-13} 调节。透视和点片摄影高压初级电路的接通与关断,分别由透视高压接触器 JC_1 和点片摄影高压接触器 JC_2 控制;摄影高压初级电路的接通和关断,由两个可控硅 BG_{17}、BG_{18} 反相并联组成的无触点开关来控制。C_2、R_7 组成过电压吸收电路,以保护可控硅。B_{13}、BG_{19}、BG_{20}、C_8、C_9、R_{19}~R_{22} 组成整流滤波电路,将所产生的直流负偏压加到晶闸管 BG_{17} 和 BG_{18} 的控制极上,以提高可控硅的抗干扰能力,防止误触发。

C_3、C_4 是旁路电容器,为防止外界干扰脉冲而设。晶闸管的触发信号来自主可控硅触发电路,触发电流约为 300mA。摄影预上闸接触器 JC_3A 的常开触点,在曝光前闭合,曝光后断开。J_5 是可控硅短路保护继电器,当可控硅短路时,开机后即有一电压经电阻群 R_9 加到 BG_{10} 输入端,使 J_5 得电工作,其常闭触点切断 JC_3A 线圈得电电路,使 JC_3A 不能工作,则曝光不能进行。电阻 R_8 为空载时测量曝光时间而设,摄影时接入电路,透视时断开,它对可控硅也有保护作用。JC_9 是电视切换接触器,当配用电视时透视管电压的调节是借助外接调压器来完成的,因此,当 JC_9 得电工作后,便把机组内的透视高压初级电路断开,接通外加电源。

管电压由 kV_1、kV_2 预示,kV_1 是预示点片摄影管电压的千伏表,设在诊视床的荧光屏一侧,kV_2 是预示摄影管电压的千伏表,设在控制台上。R_{601}~R_{607} 为一组分压电阻,两端接在自耦变压器固定抽头 JX_{10-3}(120V)和 JX_{10-4}(180V)之间,与 R_{608}~R_{613} 共同组成管电压补偿电路,通过管电流选择器 XK_{1-100} 与 kV_2 表串联。R_{614} 是点片摄影管电压补偿电阻,因点片摄影时的管电流固定为 200mA,故 kV_1 与 R_{614} 串联后接于 200mA 挡处。

B_{10} 是空间电荷补偿变压器初级,B_{11} 是 X 线管安全保护(容量控制)电路管电压采样变压器初级。

1. 透视高压初级电路　透视时高压接触器 JC_1 工作,其常开触点闭合,接通高压变压器 B_2 初级电路,B_2 得电工作。其得电电路为:

B_1(180V)→RD_2→JC_9(常闭)→R_2→JC_1(常开)→JX_{2-7}→V_1→B_2→V_2→JX_{2-8}→JC_1(常开)→JC_9(常闭)→透视千伏调节碳轮 B_{1-11}。

电视透视时 JC_9 工作,其触点切断机内电源,将外加电源接入,其得电电路为:

$CTTV_{-1}$→JC_9(常开)→R_2→JC_1(常开)→JX_{2-7}→V_1→B_2→V_2→JX_{2-8}→JC_1(常开)→JC_9(常开)→$CTTV_{-2}$。

2. 点片摄影高压初级电路　点片摄影时高压接触器 JC_2 工作,其常开触点闭合接通高压变压器 B_2 初级电路,B_2 得电工作。其得电电路为:

B_1（120V）→RD_1→$\left\{\begin{array}{l}\text{瞬间经 } R_1\text{→}JC_2\text{（常 开）}\\\text{后经 } JC_2\text{（缓闭常开）}\end{array}\right\}$→$JX_{2\text{-}7}$→$V_1$→$B_2$→$V_2$→$JX_{2\text{-}8}$→$JC_2$（常 开）→点片摄影千伏调节碳轮 $B_{1\text{-}13}$。

3. 摄影高压初级电路 进行普通摄影、滤线器摄影和体层摄影时，摄影预上闸接触器 JC_3A 工作，其常开触点闭合，待交流电过零、主可控硅触发信号到达后，BG_{17}、BG_{18} 交替轮流导通，高压变压器 B_2 初级电路被接通，B_2 得电工作。其得电电路为：

B_1（120V）→RD_1→BG_{17} 或 BG_{18}→JC_3A（常 开）→$JX_{2\text{-}7}$→V_1→B_2→V_2→$JX_{2\text{-}8}$→JC_3A（常 开）→摄影千伏调节碳轮 $B_{1\text{-}12}$。

4. 保护继电器 J_5 工作电路 当可控硅出现短路故障时，开机后 J_5 得电工作。其得电电路为：

B_1（120V）→RD_1→BG_{17} 或 BG_{18}→JC_3A（常 闭）→R_9→BG_{10}→J_5（线圈）→$JX_{10\text{-}8}$（240V）。

5. 空间电荷补偿变压器 B_{10} 初级电路 当点片摄影预备接触器 JC_4 或摄影预备接触器 JC_5 工作后，B_{10} 得电工作，其得电电路为：

$B_{1\text{-}13}$（或 $B_{1\text{-}12}$）→JC_4（或 JC_5）→B_{10}→$B_{1\text{-}9}$。

由数字图 2-3 电路可见，B_{10} 的初级电压随管电压的升高而下降。

6. X 线管安全保护管电压采样变压器 B_{11} 初级电路 开机后 B_{11} 初级得电，其得电电路为：

B_1（120V）→RD_9→B_{11}→$B_{1\text{-}12}$。

由电路可见，B_{11} 的初级电压随管电压升高而增加，随管电压下降而减小。

7. kV_1 表工作电路 $JX_{10\text{-}3}$（120V）→R_{601}→R_{602}→R_{603}→R_{604}→R_{614}→kV_1→$B_{1\text{-}13}$。

8. kV_2 表工作电路 $JX_{10\text{-}3}$（120V）→R_{601}（或 R_{602}~R_{606}）→R_{608}（或 R_{609}~R_{613}）→101（或 102~107）→$XK_{1\text{-}100}$→kV_2→$B_{1\text{-}12}$。

五、高压次级电路

高压次级电路是指高压变压器次级线圈至 X 线管两极所构成的电路，其主要作用是将高压交流电变为高压直流电，送到 X 线管阳极与阴极两端，并能够测量管电流的大小。根据整流电路结构形式的不同，高压次级电路被分为单相全波整流高压次级电路、倍压整流高压次级电路以及三相全波整流高压次级电路等，在此主要介绍常见的单相全波整流高压次级电路和倍压整流高压次级电路。

（一）单相全波整流高压次级电路

单相全波整流高压次级电路主要由高压整流电路和管电流测量电路组成。

1. 高压整流电路 图 2-44 是单相全波整流高压次级电路及波形图，电路由四个高压硅整流器 D_1~D_4 组成单相全波整流桥，整流桥的两个交流输入端接到高压变压器 B 次级线圈输出端，交流高压经高压整流电路整流后，为 X 线管提供一脉动的直流高压。

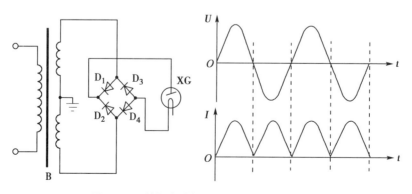

图 2-44 单相全波桥式高压整流电路及波形

单相全波整流电路的缺点是脉动直流电的脉动率较大,在交流电零相位附近,管电压很低,产生的是无用的软X线,这种整流形式的X线机不适合快速摄影,曝光时间不能短于正弦交流电的半个周期(10ms)。

2. 管电流测量电路　在单相全波整流电路中,两个高压次级线圈同相串联,中心的接地。流过X线管的电流是脉动的高压直流电,直接用直流电流表测量管电流有高压,非常危险。流过高压变压器次级中心的电流是低压交流电,应当使用交流毫安表测量管电流,因交流毫安表在低量程范围内是非线性的,读数指示在两个刻度之间时,读数将不准确,故实际电路中常将高压变压器次级中心点的交流电流,经全波整流后,再用直流毫安表来测量管电流,如图2-45所示。

由于高压变压器次级线圈匝数均在10万匝以上,因此匝与匝之间、层与层之间、线圈与地之间和高压电缆芯线与屏蔽层间都存在分布电容,高压产生时会形成电容电流。电容电流的大小随管电压的增高而增大,一般为交流1~3mA。

摄影时,几个毫安的电容电流对几十毫安甚至几百毫安的摄影管电流示数影响不大,无须抵偿。透视时,因透视管电流为5mA以下,透视管电流与电容电流为同一数量级,电容电流对透视管电流的示数影响较大,必须采取措施加以抵偿。常见的电容电流补偿方式有变压器补偿法和电阻分流补偿法两种,图2-46是分流电阻抵偿电容电流电路。该电路中电阻R并联在管电流表整流电路输入的两端。切断小焦点灯丝加热初级回路,使管电流为0mA,在管电压为70kV透视时,调整R的阻值,使管电流表的读数为零,电容电流恰好被R分流。

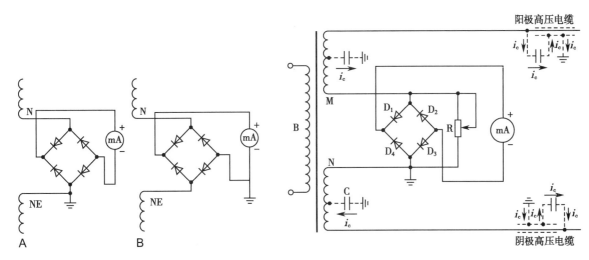

图2-45　单相全波桥式高压整流管电流测量电路　　　图2-46　电阻分流式电容电流补偿电路
　A.线圈一侧接地;B.管电流表一侧接地。

(二) 倍压整流高压次级电路

倍压整流高压次级电路广泛应用于X线发生装置中,配合三极X线管使用,如图2-47所示。高压电容器充电的同时,X线管两端就加上了电容器的充电电压,但不发生X线,这是因为三极X线管的栅极上加有约1kV的负电位。要控制X线的发生仅控制栅极负电位的有无即可。其工作原理分析如下:

A端为正、B端为负时,充电回路为:A→D_1→R_1→C_1→D_3→E→B。

A端为负、B端为正时,充电回路为:B→E→D_4→R_2→C_2→D_2→A。

由以上可知,整个交流电周期中,电容C_1、C_2的充电电压都是上端为正,下端为负。对X线管放电时,C_1、C_2是同相串联的,C、D两端电压即管电压等于变压器次级电压最大值的二倍,倍压整流由此而得名。管电流表直接串接于电容器C_1、C_2经R_1、XG、R_2的放电回路中。

F78-ⅢA 型 X
线机高压次
级电路

（三）高压次级电路举例

数字图 2-4 为 F78-ⅢA 型 300mA X 线机高压次级电路。$BG_1 \sim BG_4$ 四个高压硅柱构成单相全波整流电路。BG_5 为管电流表整流器，R_3 为电容电流分流电阻。B_4 和 B_3 分别是 X 线管大、小焦点灯丝变压器次级。FG 为放电保护管，GQ1K 和 GQ1A、GQ2K 和 GQ2A 分别为 X 线管 XG_1（Ⅰ台）和 XG_2（Ⅱ台）高压交换闸触点。管电流表为双量程直流管电流表。

1. 透视 透视时Ⅰ台工作，GQ1A 和 GQ1K 得电，将 X 线管 XG_1 的小焦点灯丝加热电路接通，小焦点灯丝燃亮。透视高压接触器 JC_1 工作后，其常开触点将高压初级电路接通；它的常闭触点将管电流测量电路中的 400mA 量程断开，X 线发生。若 B_2（Ⅰ）为正端，其得电电路为：

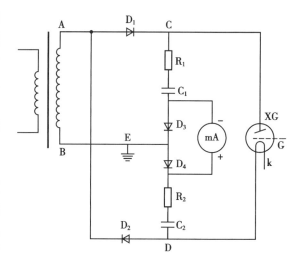

图 2-47　倍压整流高压次级电路

B_2（Ⅰ）$\rightarrow BG_2 \rightarrow$ GQ1A（常 开）$\rightarrow XG_1$（阳 极）$\rightarrow$ 公 $\rightarrow$ GQ1K（常 开）$\rightarrow BG_4 \rightarrow B_2$（Ⅱ）$\rightarrow M_2 \rightarrow BG_5$（$R_3$ 分流）$\rightarrow JC_2$（常闭）$\rightarrow JC_3A$（常闭）$\rightarrow$ mA（8）$\rightarrow$ mA（−）$\rightarrow BG_5 \rightarrow M_1 \rightarrow B_2$（Ⅰ）。

若 B_2（Ⅰ）为负端，则 BG_1 和 BG_3 工作，其电路不再重述。

2. 点片摄影 点片摄影时，点片摄影预备接触器 JC_4 得电工作，将 X 线管 XG_1 的大焦点灯丝加热电路和旋转阳极启动电路接通。待高压接触器 JC_2 工作后，其常开触点接通高压初级电路；其常闭触点切断管电流测量电路中的 8mA 量程，X 线发生。若 B_2（Ⅰ）为正端，其得电电路为：

B_2（Ⅰ）$\rightarrow BG_2 \rightarrow$ GQ1A（常开）$\rightarrow XG_1$（阳极）$\rightarrow$ 公 $\rightarrow$ GQ1K（常开）$\rightarrow BG_4 \rightarrow B_2$（Ⅱ）$\rightarrow M_2 \rightarrow BG_5 \rightarrow$ JC_1（常闭）$\rightarrow$ mA（400）$\rightarrow$ mA（−）$\rightarrow BG_5 \rightarrow M_1 \rightarrow B_2$（Ⅰ）。

若 B_2（Ⅰ）为负端，则 BG_1 和 BG_3 工作，其电路不再重述。

3. 摄影 摄影时，Ⅱ台工作，GQ2K 和 GQ2A 得电工作，接通Ⅱ台 X 线管 XG_2 的大焦点灯丝加热电路和旋转阳极启动电路。待摄影高压预上闸接触器 JC_3A 工作后，它的常开触点为摄影高压初级电路接通做好准备，另一常闭触点切断管电流测量电路中 8mA 量程，当交流电过零、主可控硅 BG_{17}、BG_{18} 交替轮流导通时、摄影高压初级电路接通，X 线发生。若 B_2（Ⅰ）为正端，高压变压器 B_2 得电电路为：

B_2（Ⅰ）$\rightarrow BG_2 \rightarrow$ GQ2A（常开）$\rightarrow XG_2$（阳极）$\rightarrow$ 公 $\rightarrow$ GQ2K（常开）$\rightarrow BG_4 \rightarrow B_2$（Ⅱ）$\rightarrow M_2 \rightarrow BG_5 \rightarrow$ JC_1（常闭）$\rightarrow$ mA（400）$\rightarrow$ mA（−）$\rightarrow BG_5 \rightarrow M_1 \rightarrow B_2$（Ⅰ）。

六、X 线管安全保护电路

X 线管安全保护电路是从电路结构上防止误操作或 X 线机出现异常曝光导致 X 线管损坏所采用的措施。X 线机中有多种 X 线管安全保护电路，如参数连锁式容量保护电路、旋转阳极启动与延时保护电路、降落负载式瞬时负载保护电路等。

F78-ⅢA 型 X
线机容量保
护电路

（一）参数连锁式容量保护电路

1. 基本功能 在三钮制 X 线机中，管电压、管电流、曝光时间是分别调节的，为防止 X 线管因一次性负荷过大而损坏，这类 X 线机多设有参数连锁式容量保护电路。该电路的设置与调整以 X 线管瞬时负荷特性曲线或 X 线管容量规格表为依据。

2. 容量保护电路举例 数字图 2-5 为 F78-ⅢA 型 300mA X 线机容量保护电路，该电路由信号输入电路和开关电路两部分组成。

信号输入电路由控制信号（千伏信号）变压器 B_{11} 次级、管电流选择器 XK_1、降压电阻 $R_{307} \sim$

R_{316} 和时间选择器 XK_2 组成。由于 B_{11} 的初级与摄影高压初级并联,且随摄影管电压改变而改变,其次级输出电压的大小,就反映了摄影管电压的高低。此电压又通过 XK_1、$R_{307} \sim R_{316}$ 和 XK_2 加到 BG_{311} 整流桥进行整流后,变为直流信号电压,因而该直流信号电压必然受管电压、管电流和曝光时间三参量的联合控制,也反映了三参量的制约关系。由于开关电路设计的导通电压为一定值(V_A=9V),因此只要三参量中任何一个参量超出预定的额定值,都将使信号电压大于临界导通电压,使开关电路导通,推动过载保护继电器 J_3 工作,将其在控制电路中的常闭触点打开,使曝光不能进行,起到一次性容量保护的作用。

开关电路由三极管 BG_{305} 和 BG_{304} 组成,其工作电源由 B_{92}、BG_{601}、C_{601}、R_{301} 和 BG_{301} 组成的整流稳压电路供给。该电压又经 R_{302}、BG_{306} 二次稳压,作为三极管 BG_{305} 发射极和基极间的基准电压(V_B=7.9V)。由于 BG_{306} 的稳压值为 6.5V,且具有正的温度系数,在温度升高时,会使 BG_{305} 基准电压升高,故串联具有负温度系数的二极管 BG_{307}、BG_{308} 作温度补偿以保证基准电压的稳定。BG_{309} 是为防止 J_3 的反电动势对 BG_{304} 的冲击。R_{305} 是限流电阻,防止瞬时较大的干扰电压输入开关电路。

开机后,开关电路电源接通,信号输入电路有信号电压输入。当所选择的摄影条件(电压、电流、时间)在容量保护的范围内时,输入信号电压经 BG_{311} 整流、C_{301} 滤波后由 R_{306} 输出的直流信号电压较低,三极管 BG_{305} 基极电位低于发射极电位,BG_{305} 因发射结反向偏置而截止,导致 BG_{304} 也截止,继电器 J_3 线圈因电路不通而不工作,其设在控制电路中的常闭触点闭合,保证了摄影预备接触器 JC_5 能够工作,曝光可以进行。

当所选择的摄影条件超过允许的容量范围时,输入信号电压提高,使 R_{306} 上输出的直流信号电压增大,BG_{305} 基极电位高于发射极电位,BG_{305} 因发射结正向偏置而导通,使 BG_{304} 基极电位下降,发射结由反偏置变为正偏置而导通,从而接通继电器 J_3 电路,J_3 工作,其设在控制电路的常闭触点断开,将摄影预备接触器 JC_5 的工作电路切断,JC_5 不能工作,曝光也不能进行。同时过载指示灯点亮,以指示所选条件已过载。继电器 J_3 的得电电路为:

$BG_{601}(+) \rightarrow R_{301} \rightarrow BG_{302} \rightarrow BG_{303} \rightarrow BG_{304} \rightarrow J_3$(线圈)$\rightarrow BG_{601}(-)$。

上述容量保护电路,只对Ⅱ台摄影床 X 线管有效,对Ⅰ台诊视床 X 线管无限制作用。因为Ⅰ台 X 线管只进行透视和点片摄影,而点片摄影时管电流固定 200mA,最长时间为 0.8s,最高管电压为 100kV,不会超过 X 线管最高允许使用容量。

(二)降落负载式瞬时负载保护电路

对于采用单钮制控制主机系统,配合自动曝光控制组件的 X 线机,在摄影过程中,仅需选定所需的 kV 值,曝光即在 X 线管允许的最大功率下开始,然后依据 X 线管的散热能力,逐渐减小 X 线管的负载。因使用自动曝光系统无法预知准确的曝光时间,且管电压也是恒定的,因此通过自动连续降落或递减管电流来使 X 线管功率下降,在充分发挥 X 线管效能的前提下,获得最短曝光时间,保证 X 线管安全工作。

在自动降落负载时,因管电流随曝光时间的增长而减小,将导致管电压相对增高,故控制系统内必须有相应的管电压补偿电路。

(三)旋转阳极启动与延时保护电路

目前大、中型诊断用 X 线机均采用旋转阳极 X 线管,摄影时必须使阳极旋转并达到额定转速后才能曝光。如阳极不转即曝光,则来自阴极的高速电子将集中轰击阳极靶面上的某一点,使该点过热熔化而损坏 X 线管。因此,为了保护 X 线管,专门设置了旋转阳极启动与延时保护电路。

1. 基本功能　旋转阳极启动与延时保护电路应具有以下几个功能。

(1)快速启动:目前,中型 X 线机一般采用中速旋转阳极 X 线管,当电源频率为 50Hz 或 60Hz 时,其阳极转速为 2 850r/min。在大型 X 线机中一般采用 4 倍频以提高阳极转速,其转速高达 9 000r/min 以上。要求电路提供较大的启动电流和电压,以形成较大的转矩。为实现上述目的,大、中型 X 线机在电路设计上除采用较大容量的剖相电容外,还采用启动瞬间加上较高电压,启动后自动降低电压的供电方式。

(2)延时保护:为确保曝光之前旋转阳极达到额定转速,特设置了旋转阳极延时保护电路。该电路的基本功能是防止阳极未启动,或虽启动而未达到额定转速时曝光,以免损坏 X 线管。

(3)制动装置:曝光结束后,因惯性作用阳极将继续运转一段时间,不但产生噪声且增加了阳极轴承的磨损,缩短了 X 线管使用寿命。特别是高速旋转阳极 X 线管,其转子的临界转速为 5 000~7 000r/min,当处于临界转速范围内时,转子系统将产生共振,易引起 X 线管破损。装备高速旋转阳极 X 线管的 X 线机中,必须设转子制动装置。高速旋转阳极 X 线管的刹车通常采用先用低频交流电减速,再采用直流刹车的方式。普通转速旋转阳极 X 线管的刹车,通常是在曝光结束、定子线圈的工作电压断开后,立即给工作线圈加一脉动直流电,以使转子迅速停转。

2. 旋转阳极启动与延时保护电路举例 数字图 2-6 为 F78-ⅢA 型 300mA X 线机旋转阳极启动、延时保护电路,该电路包括启动、延时与保护两部分。

(1)启动电路结构:数字图 2-6A 中,D_1、D_2 分别为 Ⅰ、Ⅱ 台 X 线管的启动电机,JC_6 为启动延时继电器,其触点 23、24 为缓放触点,B_6 为电流互感器初级,B_8 为电压互感器初级,它们的次级接在延时与保护电路中,其感应的电流、电压作为保护电路"与门"输入信号。若启动电路发生故障,启动电流、电压低于额定值时,保护电路将使曝光不能进行。C_1B、C_1A 为剖相电容器。

开机后,台次切换接触器 JCⅠA 或 JCⅡA 即工作,常开触点闭合,为 X 线管旋转阳极启动作好准备。

1)点片摄影:点片摄影时 Ⅰ 台工作,JCⅠA 触点闭合,待点片摄影预备接触器 JC_4 工作后,使启动延时继电器 JC_6 经 0V→RD_4→JC_6(线圈)→JC_4(常开)→120V 得电工作,其常开触点闭合,交流电压加于 D_1 定子线圈,D_1 启动运转。其得电电路为:

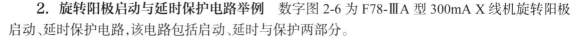

$$0V→RD_4 \begin{cases} QQ_1→JCⅠA(常开)→C_1A//C_1B→JC_4(常开) \\ YQ_1→JCⅠA(常开)→B_6→JC_6(常开快速触点) \end{cases} →120V$$

2)摄影:普通摄影、滤线器摄影和体层摄影时 Ⅱ 台工作,JCⅡA 触点闭合,待摄影预备接触器 JC_5 工作后,JC_6 经 0V→RD_4→JC_6(线圈)→JC_5(常开)→120V 得电工作,其常开触点闭合,交流电压加于 D_2 定子线圈,D_2 启动运转。其得电电路为:

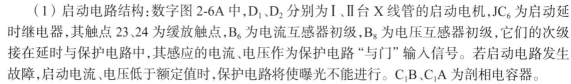

$$0V→RD_4 \begin{cases} QQ_2→JCⅡA→C_1A//C_1B→JC_5(常开) \\ YQ_2→JCⅡA→B_6→JC_6(常开快速触点) \end{cases} →120V$$

3)电机快速制动电路:摄影或点片摄影结束时,JC_6 失电,其快速触点 11、12 断开,22、21 闭合,电源经 JC_6 的缓放触点 23、24(延时 6s 可调)和整流二极管 BG_7 产生一脉动直流,使其流过电机的工作线圈产生制动力矩,电机迅速制动,X 线管阳极停转。其得电电路为:

120V→JC_6(23、24)→BG_7→JC_6(22、21)→B_6→JCⅠA(或 JCⅡA)→YQ_1(或 YQ_2)→RD_4→0V。

(2)保护电路结构:如数字图 2-6B 所示,由信号输入电路和开关电路组成。信号输入电路是三输入端的"与门",三个输入端分别由启动电压互感器 B_8 次级、启动电流互感器 B_6 次级、X 线管灯丝电流互感器 B_7 次级、二极管(BG_{214}、BG_{215}、BG_{216})、电阻(R_{208}、R_{209}、R_{210})和电容器(C_{202}、C_{203}、C_{204})等组成。

开关电路由三极管 BG_{204} 和 BG_{205} 组成。其电源电压为直流 22V。它是由变压器 B_{92} 次级输出的 70V 交流电压,经 BG_{601} 和 C_{601} 整流滤波,R_{201} 限流,BG_{201} 稳压后获得的。该电压又经 R_{202} 和稳压管 BG_{206} 二次稳压后,作三极管 BG_{205} 发射极和基极间的基准电压(7.5V)。二极管 BG_{207}、BG_{208} 作温度补偿用,以保证基准电压不受温度变化的影响。二极管 BG_{209} 的作用是避免三极管 BG_{204} 由导通转为截止状态的瞬间,J_4 线圈产生的反电动势对三极管的冲击。

开机后,延时与保护电路得到电源。B_8、B_6 次级暂无电压输出,使 BG_{211}、BG_{212} 处于正偏置而导通,C_{201} 被旁路三极管 BG_{205} 截止。摄影时,当按下手闸后,旋转阳极启动,X线管灯丝升温,B_8、B_6、B_7 的次级各产生一感应电压,分别经 BG_{214}、BG_{215}、BG_{216} 整流,C_{202}、C_{203}、C_{204} 滤波,在 R_{208}、R_{209}、R_{210} 两端得到约 10V 的直流电压,使二极管 BG_{211}、BG_{212}、BG_{213} 反偏置而截止。稳压电源经 R_{207}、R_{206} 给电容器 C_{201} 充电,其充电电路为:

$BG_{601}(+)\rightarrow R_{201}\rightarrow R_{207}\rightarrow R_{206}\rightarrow C_{201}\rightarrow BG_{601}(-)$。

当电压充至 9V 时,BG_{205} 导通,BG_{204} 导通,继电器 J_4 工作,其得电电路为:

$BG_{601}(+)\rightarrow R_{201}\rightarrow BG_{202}\rightarrow BG_{203}\rightarrow BG_{204}\rightarrow J_4(线圈)\rightarrow BG_{601}(-)$。

J_4 串联在点片摄影高压接触器 JC_2、摄影预上闸接触器 JC_3A 回路中的常开触点闭合,为 JC_2、JC_3A 工作提供了条件。C_{201} 充电时间为 0.8~1.2s,可通过改变电位器 R_{206} 的阻值进行调节。

如果旋转阳极启动绕组、工作绕组、X线管灯丝加热电路三者之一得电不正常,或未达到预定的延迟时间,都将使 A 点电位低于 8.9V,从而使 BG_{205}、BG_{204} 均处于截止状态,J_4 不工作,曝光不能进行,进而起到保护作用。若旋转阳极启动电路发生短路故障,使电流过大,则熔断器 RD_4 将烧断,切断启动电路电源,起到保护作用。

曝光结束后,B_8、B_6 失电,B_7 因灯丝低温预热而电流减小,BG_{211}、BG_{212}、BG_{213} 导通,C_{201} 经 R_{208}、R_{209}、R_{210} 放电。其放电电路为:

$C_{201}(+)\rightarrow R_{206}\rightarrow BG_{211}(或\ BG_{212})\rightarrow R_{208}(或\ R_{209})\rightarrow C_{201}(-)$。

七、限时电路

限时电路的作用是控制曝光时间的长短,以准确地控制 X 线的曝光量(管电流一定时)。目前,大中型 X 线机一般采用电子限时电路。控制 X 线曝光时间的方法主要有:①触点法:将限时电路的控制继电器触点串联在高压接触器线圈的得电电路中,通过控制高压接触器的工作时间来控制 X 线机的曝光时间;②无触点法:对于利用可控硅控制高压初级电路通断的 X 线机,限时电路通过控制触发信号产生的时间来控制可控硅的导通时间,从而控制高压初级电路的接通时间,继而控制 X 线机的曝光时间。

(一)电子限时工作原理

电子限时电路多种多样,但其限时的基本原理都是利用电容器和电阻组成的 RC 充(放)电特性。如图 2-48A 所示,当 K_1 闭合,K_2 断开时,直流电源 E 通过电阻 R_1 对电容器 C 充电,电容

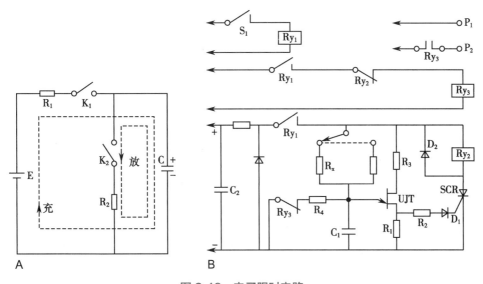

图 2-48　电子限时电路
A. 电容充放电电路;B. 单结晶体管限时电路。

两端电压 U_c 开始增加,充电的快慢由充电时间常数 R_1C 决定;当 K_1 断开,K_2 闭合时,电容 C 通过电阻 R_2 放电,放电快慢由放电时间常数 R_2C 决定。

(二)单结晶体管限时电路

如图 2-48B 所示,当 S_1 闭合时,Ry_1 得电,此时单结晶体管 UJT 和可控硅 SCR 尚未导通,Ry_2 不工作,所以 Ry_3 得电,X 线曝光开始。同时,电容 C_1 通过限时电阻 R_x 开始充电,当 C_1 两端的电压达到 UJT 的峰点电压时,UJT 导通,并在 R_1 上产生脉冲电压,经 R_2、D_1 触发可控硅 SCR 导通,Ry_2 得电,切断了 Ry_3 的得电回路,曝光停止。曝光时间由 R_x 与 C_1 的乘积决定,适当选择 R_x 的值,便可选取所需的曝光时间。曝光结束后,Ry_3 失电,电容 C_1 通过 R_4 放电,以便为下次曝光做好准备。

(三)限时电路举例

F78-ⅢA 型 X 线机摄影限时电路

1. 电路构成 数字图 2-7 为 F78-ⅢA 型 300mA X 线机的摄影限时电路,该电路包括直流稳压电路、零序电子开关电路、主可控硅触发电路、限时电路和限时保护电路五部分构成。

(1)直流稳压电路:B_{12} 次级输出的 30V 交流电压,经 BG_{14} 和 C_{15} 整流滤波,又经 BG_{83}、BG_{84}、BG_{71} 和 R_{34}~R_{36} 稳压调压后,在 CH_{9-10}、CH_{9-22} 两端输出稳定的 25V 直流电压,作为限时电路的电源。调节 R_{35} 电位器可校准输出电压的大小。

(2)零序电子开关电路:该电路主要由三极管 BG_{85} 和晶闸管 BG_{96} 组成。开机后,B_{12} 次级提供的 22V 交流电压与电源电压同相,此电压经 BG_{16} 整流后变为脉动直流电压加在 c、a 两端。当此电压在零点附近时,BG_{85} 因基极电位低于 0.7V 而截止,BG_{96} 控制极与阴极之间可加上触发信号,触发 BG_{96} 在交流电过零时导通,将 25V 直流电压加到限时电路。

(3)主可控硅触发电路:该电路是利用三极管 BG_{81}、BG_{82} 的开关特性,控制电路的通断。在 J_6A、J_6B 常开触点闭合前,BG_{81}、BG_{82} 因基极开路而处于截止状态,电路无触发信号输出。当 J_6A、J_6B 常开触点闭合时,BG_{81}、BG_{82} 导通,在各自的输出端有一直流触发信号输出,分别加于主可控硅 BG_{17}、BG_{18} 的控制极。

(4)限时电路:主要由限时电阻 RX_1~RX_{22}、电容 C_{22}、单结晶体管 BG_{92}、晶闸管 BG_{97} 和下闸继电器 J_7 等组成,J_6A、J_6B 为触发继电器,XK_2 为时间选择器。

(5)限时保护电路:主要由限时电阻 RY_1~RY_5、电容器 C_{21}、单结晶体管 BG_{93}、晶闸管 BG_{98} 和下闸继电器 J_8 等组成。

2. 工作原理 摄影时,按下控制台上的开机按钮 AN_1,JCⅡA、JCⅡB 工作,选择Ⅱ台工作。若摄影条件选择得当,技术选择开关 AJ 选择正确,按下曝光手闸 AN_{10},司令接触器 JC_8、摄影预备接触器 JC_5 相继工作,灯丝加热,旋转阳极启动运转,1.2s 后 J_4 工作,完成摄影准备。松开曝光手闸 AN_{10},JC_8 断电,其常闭触点 JC_8(23、24)闭合,JC_3A、JC_3B 工作,使延时继电器 J_{11}、上闸继电器 J_9、隔离继电器 J_{13} 相继工作。J_{13} 的得电电路为:

BG_{14}(+)→J_9(常开)→R_{31}→J_{13}(线圈)→BG_{14}(-)。

J_{13} 得电后,J_{13}(8、2)常开触点闭合,BG_{96} 阳极得电。稍后,待电源电压过零点时,零序电子开关电路中的 BG_{85} 截止,使 BG_{96} 导通,将 25V 直流电压加到限时电路,触发继电器 J_6A、J_6B 得电工作。其得电电路为:

CH_{9-12}→J_6B→J_6A→J_8(2、4)→J_7(4、2)→CH_{9-22}。

J_6A、J_6B 得电后,J_6A、J_6B 常开触点闭合,主可控硅触发电路中的 BG_{81}、BG_{82} 导通,同时输出两路触发信号,分别加于两只反向并联的主可控硅 BG_{17}、BG_{18} 的控制极和阴极之间,使主可控硅 BG_{17}、BG_{18} 交替轮流导通,高压初级电路得电,曝光开始。

在曝光开始的同时,25V 直流电压经 BG_{22} 和 RX_1~RX_{22} 电阻群中的一个选定电阻给 C_{22} 充电,C_{22} 的充电电路为:

CH_{9-12}→BG_{22}→RX_1~RX_{22}→XK_{2-500}→R_{51}→R_{53}→C_{22}→J_7(2)→CH_{9-22}。

C_{22} 充电的同时,限时保护电路经 BG_{21} 和 RY_1~RY_5 电阻群中的一个选定电阻给 C_{21} 充电,

C_{21} 的充电电路为：

$CH_{9-12}{\rightarrow}BG_{21}{\rightarrow}R_{67}{\rightarrow}RY_1{\sim}RY_5{\rightarrow}XK_{2-400}{\rightarrow}R_{68}{\rightarrow}C_{21}{\rightarrow}J_7（2）{\rightarrow}CH_{9-22}。$

至预选曝光时间后，C_{22} 两端电压达到 BG_{92} 的峰点电压，BG_{92} 导通，继而使 BG_{97} 导通，下闸继电器 J_7 得电工作，其得电电路为：

$CH_{9-12}{\rightarrow}BG_{22}{\rightarrow}R_{59}{\rightarrow}J_7（线圈）{\rightarrow}BG_{97}{\rightarrow}J_7（2）{\rightarrow}CH_{9-22}。$

J_7 工作后，常闭触点 J_7（2、4）断开，切断 J_6A、J_6B 得电通路使其失电，其常开触点打开，触发信号关断，主可控硅 BG_{17} 和 BG_{18} 在交流电源电压过零点时截止，曝光结束。J_7 的常开触点 J_7（1、7）闭合，为 C_{21} 提供了快速充电回路，约 10ms 后，C_{21} 两端电压达到 BG_{93} 的峰点电压，BG_{93} 导通，继而 BG_{98} 导通，下闸继电器 J_8 工作。其得电电路为：

$CH_{9-10}{\rightarrow}R_{65}{\rightarrow}J_8（线圈）{\rightarrow}BG_{98}{\rightarrow}JC_3B（常开）{\rightarrow}J_7（2）{\rightarrow}CH_{9-22}。$

J_8 工作后，其常闭触电（2、4）断开，亦可切断 J_6A、J_6B 得电回路。另外，J_8 工作后，还会使控制电路中的下闸继电器 J_{10} 工作，使刚才参与曝光控制的未失电的继电器依次失电，电路恢复到起始状态，为下一次曝光做准备。由此可见，继电器 J_8 不仅具有限时保护作用（即当 J_7 不能正常工作时，J_8 能在比预定时间稍晚一点后，切断电路，起到保护作用），而且具有使电路恢复到起始状态的作用。

曝光结束后，限时电路中的 C_{22} 经电阻 R_{52} 和继电器 J_7（2、8）触点将残存电荷泄放。限时保护电路中的 C_{21} 经电阻 R_{68} 和 JC_3B 常闭触点将残存电荷泄放，为下次曝光作好准备。

八、自动曝光控制电路

自动曝光控制（automatic exposure control，AEC）电路在 X 线通过受检部位后，以达到胶片上所需的感光剂量（即胶片密度）来决定曝光时间，即胶片感光剂量满足后，自动终止曝光。为此，自动曝光控制电路也称为曝光量限时电路。

自动曝光控制电路分为光电管自动曝光控制电路和电离室自动曝光控制电路。

1. 光电管自动曝光控制电路　利用多级光电倍增管的光电效应来达到控制曝光时间的目的，目前已很少采用。

2. 电离室自动曝光控制电路　利用电离室（ionization chamber）内气体电离的物理效应，使 X 线胶片在达到理想密度时切断曝光。它比光电管自动曝光系统的应用范围广泛，在各种诊断 X 线机的摄影中几乎都可采用。

电离室的结构为两个金属平行电极，中间密封惰性气体。两极板间加上直流高压，气体作为绝缘介质并不导电。当 X 线摄影时，X 线光子能量被两极间的气体分子吸收，使气体分子电离产生自由电子和正离子，电子和正离子在强电场作用下，相向移动而形成电离电流，电离电流的大小与 X 线辐射强度成正比。利用这一物理特性，将电离室置于受检者与胶片暗盒之间，X 线摄影时，穿透受检者之后的 X 线，使电离室产生电离电流。此电离电流作为输入控制信号，待 X 线胶片达到一定密度时，令执行元件切断曝光。由上所述，当 X 线辐射强度大时，电离电流大，曝光时间短；反之，X 线曝光时间长。

电离室的外形尺寸为 $400mm \times 400mm \times 15mm$。根据人体各种生理部位摄影的需要，在电离室某些有利区域安置"测量野"。一般每个电离室表面装有两个或三个面积约为 $50cm^2$ 的测量野，多采用"三野结构"。三个测量野多安置于电离室表面中心位置，以使胶片中心的受检部位影像密度适当。但也因一些器官对称于人体某部位（如肺），摄影时可使用对准于两肺中心的测量野。三个测量野可根据不同部位摄影的要求，用开关选择单独使用或任意组合。

具有"三野"的电离室剖视图如图 2-49 所示。三个测量野是用喷雾法将导电物质喷涂在塑料薄片上，然后夹在一些密度低的泡沫

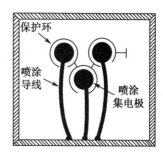

图 2-49　"三野"电离室基本结构

塑料之中,周围的保护环与连接线也都是喷涂的导电物质,这样,就保证在 X 线胶片上不留下任何部分的影子。整个电离室除测量野外都用泡沫塑料填充,然后用两块很薄的铜板夹住,以保证电离室表面的机械强度。

对于目前广泛应用的 DR 设备,其自身就是由无数个探测单元组成,利用自身探测单元进行自动曝光控制。工程上,往往对平板探测器代表位置上的探测单元进行加权平均,从而自动控制曝光时间。

九、控制电路

控制电路控制各单元电路协调工作,完成 X 线的发生和停止。X 线机一般具有透视和摄影两大功能,而摄影又有点片摄影(亦称胃肠摄影)、普通摄影、滤线器摄影以及体层摄影之分。故应依据 X 线机的操作来分析控制电路。

(一) 透视控制电路

透视控制电路较为简单,一般使用交流接触器的触点来控制高压初级电路的接通和断开。交流接触器称为透视高压接触器,受控于脚闸或者手开关(手闸)。脚闸和手开关并联之后与透视高压接触器线圈串联,透视高压接触器的常开触点串联在高压初级电路中。控制透视高压接触器的得电与失电,便可控制高压初级电路的接通和断开,从而实现控制透视 X 线的产生与停止的目的。

其控制程序是:踩下脚闸或按下透视手闸→透视高压接触器线圈得电→高压初级电路接通→X 线发生;松开脚闸或手闸→透视高压接触器失电→高压初级电路断开→X 线停止。

(二) 摄影控制电路

1. 点片摄影控制电路 点片摄影也称为胃肠摄影。在透视或胃肠钡餐透视过程中,如发现有诊断价值的病灶,即利用点片摄影适时对重点部位(病灶及其周围组织)拍片。

点片摄影基本的控制程序是:从最右端拉动送片手柄送片→有关控制电路由透视状态转换为摄影状态→小焦点切换到大焦点,若使用旋转阳极 X 线管则阳极开始旋转,同时将胃肠摄影有关机械装置锁止→按下胃肠摄影曝光按钮→高压初级电路和限时电路接通→曝光开始,限时电路开始计时→到预定时间→曝光结束→松开曝光按钮,胃肠摄影结束→退回送片手柄,电路恢复至原来状态。

2. 普通摄影控制电路 普通摄影是诊断用 X 线机均具有的一种功能,目前中型以上 X 线机都采用旋转阳极 X 线管,旋转阳极能否正常启动以及容量保护电路是否处于保护状态,都会影响 X 线机正常曝光。

普通摄影的基本控制程序是:在技术选择和预选摄影条件恰当时,按下摄影手闸→摄影预备接触器工作→旋转阳极开始启动,X 线管灯丝增温→延时电路开始延时→0.8~1.2s 后,高压初级电路和限时电路接通→曝光开始,限时电路开始计时→到达预定的曝光时间→由限时器间接地切断高压初级电路的得电回路→曝光结束→各电路恢复到起始状态。

(三) 普通摄影控制电路举例

图 2-50 为 F78-ⅢA 型 300mA 普通摄影控制电路,该电路主要由技术选择开关 AJ,摄影预备接触器 JC_5,上闸继电器 J_9,延时继电器 J_{11},下闸继电器 J_{10},司令接触器 JC_8,摄影预上闸接触器 JC_3A、JC_3B 和摄影手闸 AN_{10} 组成。

普通摄影在Ⅱ台进行。按下控制台上的开机按钮 AN_1,JCⅡA、JCⅡB 工作,将电路自动切换至Ⅱ台。按下技术选择开关 AJ 第一位按键(普通摄影),其接点 210、211 接通,若摄影条件预置恰当,则 X 线管过载保护继电器 J_3 不工作,其常闭触点闭合,然后将摄影床锁止,摄影预备就绪。

当按下手闸 AN_{10} 后,JC_8 得电工作,其得电电路为:

JX_{11-1}(0V)→RD_3→JC_8(线圈)→AN_{10}→JCⅡB(常开)→JX_{10-2}(240V)。

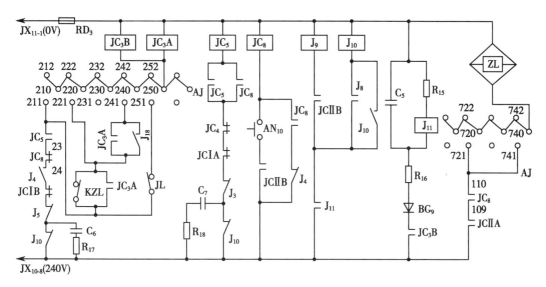

图 2-50　F78-ⅢA 型 X 线机普通摄影控制电路

JC$_8$ 得电后,其常开触点(17、18)闭合,使 JC$_5$ 得电工作并自锁,X 线管灯丝增温,JC$_5$ 的得电电路为:

JX$_{11-1}$(0V)→RD$_3$→JC$_5$(线圈)→JC$_8$(常开)//JC$_5$(自锁)→JC$_4$(常闭)→JCⅠA(常闭)→J$_3$(常闭)→J$_{10}$(常闭)→JX$_{10-8}$(240V)。

JC$_5$ 得电后,JC$_6$ 得电,X 线管阳极启动运转,经 1.2s 后,J$_4$ 工作,触点闭合,电路完成摄影预备工作。

松开手闸 AN$_{10}$,JC$_8$ 失电,其常闭触点(23、24)闭合,JC$_3$A、JC$_3$B 得电工作,在高压初级电路中的常开触点闭合,为曝光提供必要条件。JC$_3$A、JC$_3$B 的得电电路为:

JX$_{11-1}$(0V)→RD$_3$→JC$_3$A(线圈)//JC$_3$B(线圈)→AJ(210~211)→JC$_5$(常开)→JC$_8$(常闭)→J$_4$(常开)→JCⅠB(常闭)→J$_5$(常闭)→J$_{10}$(常闭)→JX$_{10-8}$(240V)。

JC$_3$B 得电后,其常开触点闭合,延时继电器 J$_{11}$ 得电工作,其得电电路为:

JX$_{11-1}$(0V)→RD$_3$→R$_{15}$→J$_{11}$(线圈)→R$_{16}$→BG$_9$→JC$_3$B(常开)→JX$_{10-8}$(240V)。

J$_{11}$ 得电后,其常开触点闭合导致 J$_9$、J$_{13}$ 相继工作,当电源电压过零点时,J$_6$A、J$_6$B 工作,产生触发信号,主晶闸管 BG$_{17}$、BG$_{18}$ 导通,曝光开始。J$_9$ 的得电电路为:

JX$_{11-1}$(0V)→RD$_3$→J$_9$(线圈)→JCⅡB(常开)→J$_{11}$(常开)→JX$_{10-8}$(240V)。

与此同时,限时器工作,至预定时间,下闸继电器 J$_7$ 工作,使 J$_6$A、J$_6$B 失电,触发信号终止,主晶闸管 BG$_{17}$、BG$_{18}$ 在阳极电压过零点时截止,曝光结束。稍后,J$_8$ 工作,导致 J$_{10}$ 工作,其常闭触点打开,切断 JC$_3$A、JC$_3$B 和 JC$_5$ 电路,X 线管阳极停转,一切恢复到起始状态。J$_{10}$ 的得电电路为:

JX$_{11-1}$(0V)→RD$_3$→J$_{10}$(线圈)→J$_8$(常开)//J$_{10}$(自锁)→J$_{11}$(常开)→JX$_{10-8}$(240V)。

(刘燕茹)

第五节　高频 X 线机控制装置

一、概述

工频 X 线机在应用中存在着较多难以避免的问题,例如:高压发生器体积与质量庞大、管电压脉动率高、X 线剂量不稳定、软射线成分较多、曝光参量准确性和重复性较差等。为克服上述问题,通过高频逆变技术将高压发生器的工作频率由工频(50Hz 或 60Hz)提高到高频(20~100kHz),并将采用这种技术的 X 线机称为高频 X 线机(简称高频机)。与工频机相比,高频机具有绝对的优越性,下面对其进行简单介绍。

(一)优点

1. 受检者皮肤剂量低 工频 X 线机,特别是单相全波整流 X 线机,其高压发生器输出脉动率为 100% 的直流高压,软射线成分较多。而高频高压发生器输出高压的脉动率 <±5%,近似于恒定直流,大大提高了 X 线的单色性和高能性,从而有效降低受检者皮肤剂量。

2. 成像质量高 从 X 线成像原理可知,连续能谱的 X 线,物质对其吸收不遵守指数规律,射线通过物质以后,不仅有光子数量的减少,而且还有光子能量的变化,成像质量较差。而单能窄束 X 线,物质对其吸收遵守指数规律,射线透过物质以后,只有光子数量的减少,没有光子能量的变化,这对提高成像质量十分有利。

3. 输出剂量大 高频机属于恒定直流高压曝光,胶片在获得同样黑化度的情况下,其所需曝光量仅为工频机的 40%。例如:单相全波整流 X 线机一个高压脉冲的持续时间为 10ms,大于 0.707 倍峰值的持续时间约为 5ms,而高频机属于恒定高压直流曝光,10ms 的曝光量相当于工频机 20ms 的曝光量。

4. 曝光参数的稳定性和重复性高 高频 X 线机的管电压和管电流采用实时闭环控制方式。其管电压和管电流的调节通常通过调整直流逆变器输出脉冲的频率或宽度实现,逆变器输出脉冲的频率或宽度不仅受管电压设定值影响,同时还受管电压和管电流采样信号的控制。在曝光过程中,计算机控制系统根据管电压和管电流采样信号与各自设定值的比较结果,对输出脉冲的频率或宽度进行实时调整,以确保两者的实际值等于设定值。

工频 X 线机的管电压和管电流采用开环控制方式。管电压调节一般通过改变自耦变压器输出电压实现。为防止碳轮移动产生电弧,同时由于曝光时间短,碳轮驱动系统的机械惯性跟不上电信号的变化,曝光过程中碳轮将处于静止状态。因此,工频机无法对由于电源电压波动或其他因素造成的管电压变化进行调节,造成管电压实际值与预示值存在较大偏差。管电流调节通过改变灯丝回路中可变电阻的大小实现,并对空间电荷进行补偿,尽管采取很多措施,管电流实际值与设定值仍然存在较大偏差。

实时闭环控制可以使 X 线机曝光参量的重复性大大提高。不论影响管电压和管电流的因素有多少,实时控制可使管电压和管电流变化幅度稳定在某一允许范围内,每次曝光输出量都可以保持基本一致,而工频 X 线机很难做到这一点。

5. 高压发生器的体积小、重量轻 由公式 2-7 可知,f 越大,NS 越小,因此高频高压发生器比工频高压发生器的体积和质量要小得多,这对生产便携式 X 线机和移动式 X 线机非常有利。与工频 X 线机相比,采用直流逆变技术的便携式 X 线机和移动式 X 线机在 X 线输出剂量和线质上、在操作的轻便灵活度上、在电源适应能力上、在安全与美观上都具有无可比拟的优越性。

6. 可实现超短时曝光 X 线机能否超短时曝光取决于高压波形的上升沿,高频机高压波形上升沿很陡,一般是十几至几十微秒,最短曝光时间可达 1ms。而工频机高压波形按正弦波变化,上升沿变化缓慢,例如使用 50Hz 交流电源供电的单相全波整流 X 线机,其高压波形的一个脉冲周期是 10ms,而有效高压只有 5ms,工频 X 线机的最短曝光时间应大于 20ms(两个脉冲时间)。

7. 便于智能化 高频 X 线机使用计算机对整机进行控制和管理,计算机的应用将高频 X 线机的各种性能提高到一个崭新的水平。比如降落负载、空间电荷补偿、曝光限时、故障报警、实时闭环控制、数据存储等,这些均为 X 线机的数字化和智能化创造了必要条件。

高频 X 线机和工频 X 线机性能对比如表 2-1 所示。

表 2-1 高频 X 线机与工频 X 线机的性能比较

项目	高频机	工频机	项目	高频机	工频机
能谱	窄	宽	波形	近似直流	1~12 脉冲
稳定性	随调稳定	预调不稳定	可控性	实时	预置
有效成分	高	低中	皮肤剂量	中	大
重复性	≤2%	≤5%	体积重量	小	大
管电压	<±5%	<±10%	设计要求	高	中
曝光量	<±10%	<±20%	材料要求	高	一般
短时曝光	1ms	3ms	适用范围	全型号	大、中型

（二）构成

高频 X 线机主机电路构成如图 2-51 所示，主要由主电路（工频电源→整流电路→主逆变和灯丝逆变→高压发生器）、功率控制电路（主逆变触发控制、灯丝逆变触发控制）、计算机控制电路、阳极启动电路、键盘及显示电路、接口电路等构成。

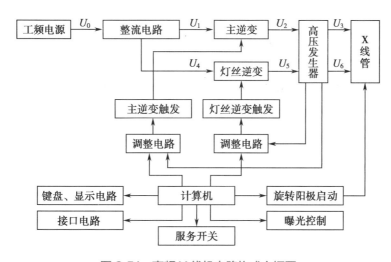

图 2-51 高频 X 线机电路构成方框图

（三）工作原理

工频电源 U_0 经整流、滤波后变为 540V 左右的直流电压 U_1，此电压经主逆变电路变成频率为 20kHz 以上的高频交流电压 U_2，经高压变压器后所获得的高频高压通过整流变成直流高压 U_3，给 X 线管提供管电压。管电压的控制一般采用脉冲宽度调制（pulse width modulation，PWM）方式。灯丝加热也采用类似的方法，工频电源 U_0 经过整流、滤波、调整后输出直流电压 U_4，逆变后成为中、高频电压 U_5，该电压送灯丝变压器降压后作为 X 线管的灯丝加热电压 U_6。管电流的控制一般也采用 PWM 方式。

计算机控制电路是整个高频 X 线机的控制核心，其主要作用是通过读、写数据并发出指令协调整机电路有条不紊地工作。它一般由单片机和外围电路组成。曝光过程中，将管电压和管电流采样信号与各自的设定值进行实时比较，根据比较结果对主逆变触发脉冲和灯丝逆变触发脉冲的宽度进行调整，从而实现管电压和管电流的闭环控制。键盘操作、液晶显示、曝光操作、X 线管阳极启动等都由计算机系统控制和管理。若配以相应的设备，高频 X 线机还可实现自动亮度控制（automatic brightness control，ABC）和自动曝光控制（automatic exposure control，AEC）。通过服务开关可以设置 X 线管、主机及外围设备的一些参数，同时还可以调用服务程序完成如模拟曝光、显示实际管电压和管电流值等多种功能。

二、直流逆变电源

直流逆变电源或称高频电源,是高频机的重要组成部分,是高频机区别于工频机的标识性电路,它主要由直流电源、直流逆变和逆变控制等三部分构成。

(一) 直流电源

直流电源是直流逆变的工作电源。小型高频 X 线机可直接用蓄电池供电,或由 220V 单相交流电源经整流后转换为直流电源。15kW 以下的高频 X 线机一般使用 220V 单相交流电源,经桥式整流或倍压整流后转换成直流电源;15kW 以上的高频 X 线机多采用由三相 380V 交流电源整流后提供的直流电源。如图 2-52 所示,380V

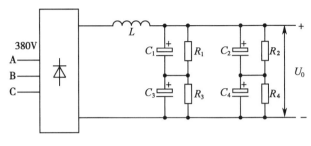

图 2-52　直流电源

电源经整流及大容量电容 C_1、C_2、C_3、C_4 滤波后提供,电容两端输出电压 U_0 约为 540V。由于大容量电容的耐压值一般都在 500V 以下,为提高电容耐压值,一般两个电容串联使用。

(二) 桥式逆变

将直流电变换为交流电的过程称为直流逆变。根据工作原理的不同,直流逆变可分为桥式逆变、半桥式逆变和单端逆变三种,其中桥式逆变应用最为普遍,其逆变原理如图 2-53 所示。

图中 $K_1 \sim K_4$ 为电子开关,Z 为负载阻抗。通过适当控制四只电子开关的通断实现直流到交流的变换。若四只电子开关按以下顺序通断,负载 Z 上可得到如图 2-54 所示的交流电。

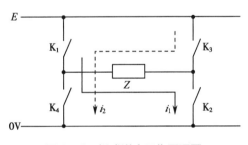

图 2-53　桥式逆变工作原理图

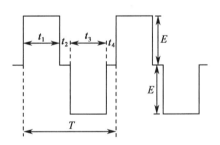

图 2-54　负载电压波形图

时间 t_1:K_1、K_2 闭合,K_3、K_4 断开,电流为 i_1,Z 上电压为 E;
时间 t_2:K_1、K_2 断开,K_3、K_4 断开,电流为 0,Z 上电压为 0;
时间 t_3:K_3、K_4 闭合,K_1、K_2 断开,电流为 i_2,Z 上电压为 $-E$;
时间 t_4:K_3、K_4 断开,K_1、K_2 断开,电流为 0,Z 上电压为 0;

$t_1 \sim t_4$ 为一个周期 T,然后周而复始,如果周期 T 适当,就可输出正负交替的矩形波。

实际逆变电路中的电子开关可选用晶体管、晶闸管、场效应管、IGBT 等器件,但以晶闸管和场效应管最为常见。一般地,输出功率较大的逆变器选用晶闸管或 IGBT 元件,比如国产高频机的主逆变电路;输出功率较小的逆变器选用场效应管,比如国产高频机的灯丝逆变电路。下面以国产 HF-50R 型高频机为例,简单介绍两种桥式逆变电路在高频机中的应用。

1. IGBT 逆变电路　HF-50R 型 X 线机的主逆变电路如图 2-55 所示,选用 IGBT 元件 $Q_1 \sim Q_4$ 作为电子开关,主逆变频率为 25kHz。补偿电容 C、电感 L 及高压变压器初级线圈形成串联式振荡电路;两个智能功率模块(intelligent power modules,IPM)构成逆变桥的两个桥臂。IPM 模块具有高频化、智能化、高可靠性等优点,它将两个 IGBT、续流二极管、控制与驱动电路、短路保护电路、过流保护电路和过热保护电路等自诊断电路封装在一起,并且具有报警输出功能。当出现上述动作时 IPM 模块可向单片机输出报警信号。

2. 场效应管逆变电路 HF-50R 型 X 线机灯丝逆变电路如图 2-56 所示,由 4 只 N 沟道绝缘栅场效管 $Q_1 \sim Q_4$ 构成,逆变频率为 10kHz。

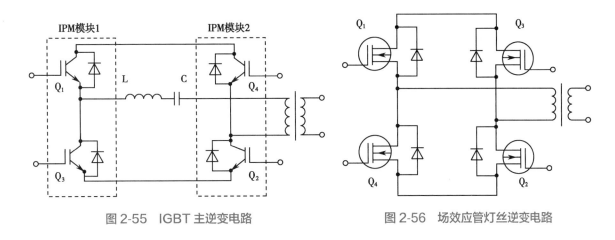

图 2-55　IGBT 主逆变电路　　　　图 2-56　场效应管灯丝逆变电路

三、HF-50R 型高频 X 线机简介

HF-50R 型 X 线机是我国自行研制生产的高频 X 线机,本机与 X 线管组件、摄影床、胸片架等装置配套,适用于医疗单位对受检者进行 X 线检查。

(一) 组成与优点

本机主要由控制台(上位计算机)、高压发生器(下位计算机)和 X 线管装置组成,控制台外形如图 2-57 所示,高压发生器外形如图 2-58 所示。整套系统由单片机控制,不但曝光参数准确性高、重复性好,而且具有自诊断、报警、报错和自保护等功能,减少了故障排除时间,使设备维修快捷方便。

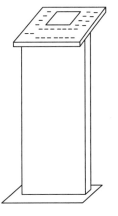 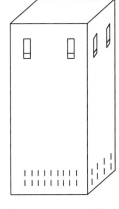

图 2-57　控制台外　图 2-58　高压发生器
形图　　　　　　　柜外形图

(二) 主要技术参数

(1) 三相电源:(380±38)V。

(2) 电源频率:(50±1)Hz。

(3) 电源容量:55kVA。

(4) 电源内阻:小于 0.3Ω。

(5) 保护接地电阻:小于 4Ω。

(6) 最高输出电压:150kV。

(7) 输出最高管电压时的最大管电流:320mA。

(8) 最大输出功率:100kV、50mAs(500mA,100ms)时大焦点最大输出功率为 50kW。

(9) 标称功率:100kV、50mAs(500mA,100ms)时大焦点最大输出功率为 50kW。150kV、50mAs(500mA,100ms)时小焦点标称功率为 15kW。

(10) 最大管电流:500mA。

(11) X 线管焦点尺寸:小焦点 0.6;大焦点 1.2。

(12) 摄影管电压调节范围:40~150kV,最小可调节间隔应不大于 1kV。

(13) 摄影管电流调节范围:大焦点,125~500mA,共分 7 挡;小焦点,25~100mA,共分 7 挡。

(14) 曝光时间调节范围:5~5 000ms,共分 31 挡。

(15) 曝光量调节范围:0.5~500mAs,共分 31 挡。

（三）操作面板按键功能介绍

控制台操作面板如图 2-59 所示。面板中央为液晶屏,用于 X 线机工作状态及曝光参数的显示。液晶屏左下方设有开、关机按键;摄影方式选择按键、探测野选择按键、屏速选择按键、密度选择按键、复位按键位于液晶屏左边。曝光参数设置键位于液晶屏右边,从上到下依次为 kV+、kV-;mA+、mA-;mAs+、mAs-;ms+、ms-等按键。器官程序摄影相关按键位于液晶屏下方,包括体型选择、摄影部位和体位选择按键等。体型分胖、中、瘦三种;摄影部位有腰椎、胸腔、颈部、头颅、盆腔、上肢、膝盖、脚踝等;体位有正位和侧位两种。下面对主要按键的功能进行介绍:

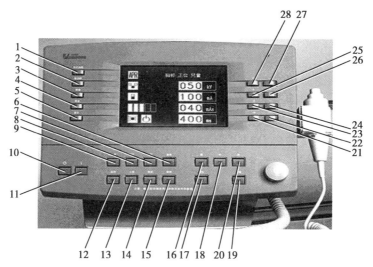

1. 方式选择 2. 探测野 3. 屏速 4. 密度 5. 复位 6. 腰椎 7. 胸腔 8. 颈部 9. 头颅 10. 关机键
11. 开机键 12. 盆腔 13. 上肢 14. 膝盖 15. 脚踝 16. 瘦 17. 侧位 18. 中 19. 存储 20. 胖
21. ms+   22. ms-   23. mAs+ 24. mAs- 25. mA+ 26. mA- 27. kV+ 28. kV-

图 2-59　控制台操作面板

（1）工作方式选择键:主要包括普通摄影方式、摄影床自动曝光摄影方式（AEC1）或立式摄影架自动曝光摄影方式（AEC2）、器官程序摄影（APR）方式等。

（2）探测野选择键:AEC1 或 AEC2 方式时,探测野分中间野、左右野、全野三种组合。

（3）屏速选择键:AEC1 或 AEC2 方式时,屏速有高、中、低三挡。

（4）密度选择键:AEC1 或 AEC2 方式时,胶片密度的调整有-2、-1、0、+1、+2 五挡。

（5）曝光参数设定键:按下 kV+、kV-;mA+、mA-;mAs+、mAs-;ms+、ms-键,可增大或减小 kV、mA、mAs、ms 的设定值。

（6）存储键:在器官程序摄影工作方式下,当程序设定参数不能满足摄影要求时,可通过操作 kV+、kV-;mA+、mA-;mAs+、mAs-;ms+、ms-等按键修改相应设定值,按存储键,可保存新设定的曝光参数。

其他按键的功能简单易懂,不再详述。

（四）操作方法

接通电源,按下控制台上的开机按键,控制台屏幕依次显示"系统自检,请稍候"字样,如上位机和下位机通信正常,此画面等待大约 5s;如果通信异常,程序自检过程中会显示错误代码。系统自检完毕后,进入操作界面。

1. 普通摄影

（1）选择普通摄影方式。

（2）操作 21~28 号按键,对应的 kV、mA、mAs、ms 设定值增加或减少。

（3）按手闸 I 挡,约 1.8s 后听到准备完毕后的蜂鸣器"嘀嘀嘀"的信号后,按下手闸 II 挡进行曝光。

（4）曝光结束后松开手闸。

2. 器官程序摄影

（1）选择器官程序摄影方式。

（2）作投照方向选择、体形选择、摄影部位选择。

（3）核实部位曝光参数。如曝光参数不能满足要求,可进行修改和存储。

（4）按普通摄影方式要求曝光。

3. 自动曝光摄影

（1）选择自动曝光摄影方式。

（2）操作视野选择键确定电离室的工作探头。

（3）根据使用的片盒,操作胶片/增感屏选择键。

（4）操作胶片密度选择键选择胶片的黑化度。

（5）根据摄影部位设定曝光参数。

（6）按普通摄影方式要求曝光。

四、HF-50R 高频 X 线机电路分析

（一）电源电路

本机使用~380V 供电,电源电路包括如数字图 2-8 所示的电源系统联络板及数字图 2-9 所示的电源板两部分。

1. 构成 数字图 2-8 中,T1 为变压器,用于产生系统所需要的各种交流电源;BR1 为整流桥;NF1、NF2 为交流噪声滤波器;SW1、SW2 为直流开关电源,SW1 为下位机 CPU 电路及调节电路提供工作电源,SW2 为上位机 CPU 电路提供工作电源;KL1 为缓冲接触器;KL2 为主接触器,其触点控制整个系统电源的通断。

数字图 2-9 中,BG1~BG4 为整流器;W1~W3 为三端稳压器;K1 为开、关机继电器;K2 为~24V 电源及灯丝驱动电路~220V 电源控制继电器;K3 为~12V 电源控制继电器;K4 为缓冲接触器 KL1 的控制继电器;K5 为主接触器 KL2 的控制继电器;K6、KL3 为管位切换继电器,本机未用;K7 为灯丝驱动电路~40V 电源及阳极启动电路~220V 电源控制继电器。

2. 工作原理 电源系统联络板 T1 变压器初级输入 380V 交流电时,其次级分别输出~220V、~24DV、~12VE、~12VF、~40VG、~110VB1、~110VB2 等电压,电源板 PP2、PP3、PP6 等端子有电源输入。电源板 220V 交流电经 T1 降压、BG1 整流后输出直流电压,如 LD1 指示灯亮,表明电源板工作正常。

（1）电源板工作原理:开机前,Q1 截止,K1 继电器不工作。按下开机按键,PP1-1、PP1-2 接通,K1（9,13）被短路,Q1 导通,K1 继电器工作。其常开触点 K1（9,13）使 K1 自锁,K1（4,8）使继电器 K2、K3 工作。其常开触点 K2（5,3）闭合,PP2-3,PP2-4 输出~220V 电源送灯丝驱动板（FILAMENT DRIVER1、FILAMENT DRIVER2）,并经 TB3-13、TB3-14 送 IPM 驱动板（IPM DRIVER1、IPM DRIVER2）,同时为 SW1、SW2 供电使其输出 +5V、±12V;K2（4,6）闭合后,~24V 经 BG2 整流、C3、C4 滤波、W1 稳压后,输出 +24V 直流电源。K3 常开触点 K3（3,5）、K3（4,6）闭合,使~12V 经整流、滤波和稳压后输出 ±12V 直流电压。如果电源电路正常,LD2、LD3、LD4 电源指示灯均亮。

关机时,按下关机按键,数字图 2-9 中 PP1-3、PP1-4 短路,Q1 因基极电位变低而截止,K1 继电器失电,K2、K3 继电器相继失电,相应触点断开,后续电路失电。

（2）直流逆变电源工作原理:上位机 CPU 得电后,系统开始自检。自检内容包括上位计算机、下位计算机通信是否正常,大小焦点灯丝预热是否正常等。自检过程中,下位机 CPU 发出

控制信号(/KL1ON)使 Q4 导通,继电器 K4、K7 工作。其常开触点 K7(3,5)、K7(4,6)闭合,使灯丝驱动电路和低速启动电路分别得到~40V 和~220V 电压。K4 工作后,常开触点 K4(3,5)、K4(4,6)闭合,使缓冲接触器 KL1 工作,其缓冲触点 KL1(1,2)、KL1(3,4)、KL1(5,6)闭合。L1、L2 两端的~380V 经 KL1(1,2)、KL1(3,4)、缓冲电阻 RL1、RL2 送 BG1 整流桥整流。大容量电容 C1、C2、C3、C4 充电过程中,放电电路中的电容充电检测信号 MPSFLT1 和 MPSFLT2 送 Q2 基极形成相"与"的关系,由 Q2 的集电极输出 MPSFLT 信号送 CPU 电路。通过检测 MPSFLT 信号的电平状态,CPU 可判断充电回路是否正常。如果不正常,CPU 发出报警信号并在液晶屏上显示相应错误代码。如果充电正常,CPU 则发控制信号(KL2ON)使 Q5 导通,继电器 K5 工作,使 K5(3,5)、K5(4,6)触点闭合,主接触器 KL2 工作。KL2(1,2)、KL2(3,4)、KL2(5,6)触点闭合,缓冲电阻 RL1、RL2 被短路,380V 电源通过 KL1、KL2 触点直接给整流桥 BR1 供电,C1、C2、C3、C4 的充电电流增加,充电速度加快,最终在 BUS+、BUS−之间输出 540V 左右的直流电,为高频逆变提供直流电源。

(二)计算机控制电路

HF-50R 型 X 线机的计算机控制电路包括上位计算机控制电路(控制台)和下位计算机控制电路(高压发生器)两部分。上位计算机主要负责系统自检、键盘扫描、液晶显示等。下位计算机负责高频逆变、管电压采样与调整、管电流采样与调整、旋转阳极启动与检测、故障检测等。

1. 下位计算机 CPU 电路的构成与工作原理　下位计算机 CPU 电路由数字图 2-10 所示下位计算机 CPU 电路 1 和数字图 2-11 所示下位计算机 CPU 电路 2 两部分组成。

（1）下位计算机 CPU 电路 1 的构成及工作原理:U1 是 CPU 电路的控制核心,采用单片机 AT89C51。U1 主要引脚功能为:

INT0 为外部中断源,用于接收故障中断。

X1、X2 接 12M 晶振电路,为 CPU 提供时钟信号。

RXD、TXD 分别为串行通信接收脚和发送脚。

ALE 为地址锁存信号。

RD、WR 为单片机读、写信号,低电平有效。

P0.0~P0.7 分时作为数据线和低八位地址线,P2.0~P2.7 为高八位地址线。

P1.0 为手闸Ⅰ挡(/PREP)信号,按下手闸Ⅰ挡时,来自接口板的/PREP 信号经过光电隔离 E1 后送 P1.0,通知 CPU 进入曝光准备状态。

P1.1 为手闸Ⅱ挡(/EXP)信号,按下手闸Ⅱ挡时,来自接口板的/EXP 信号,一路通知 CPU 进入曝光程序,另一路送 U14C/₉,与透视曝光信号(/FL-EXP)相或取反后送 U12A,然后与 P1.5 输出的管电压控制 kVON 及故障中断请求信号相或,作为管电压脉宽调制器控制信号 kVON。

P1.2 为电离室下闸信号(/AECE),电离室自动曝光时间到,通知 CPU 进行摄影下闸。

P1.3 为缓冲接触器控制信号(/KL1ON);KL1ON=0 时,缓冲接触器 KL1 工作。

P1.4 为主接触器控制信号(/KL2ON);KL2ON=0 时,主接触器 KL2 工作。

P1.5 为管电压脉宽调制器启动信号(/kV1ON),kV1ON=0,管电压脉宽调制器开始工作。

P1.6 为灯丝 1 脉宽调制器启动信号(/FILA1ON),在没有故障发生时,P1.6=0,FILA1ON=0,灯丝 1 脉宽调制器开始工作。

P1.7 为灯丝 2 脉宽调制器启动信号(/FILA2ON),在没有故障发生时,P1.7=0,FILA2ON=0,灯丝 2 脉宽调制器开始工作。

U2(74LS373)为地址锁存器,D0~D7 为地址输入端,Q0~Q7 为地址输出端。

U3(27512)为程序存储器。

U4(EEPROM2864)为数据存储器,用来存储灯丝值、ACE 曝光曲线等参数。

U5(74LS154)为 4~16 译码器,提供接口芯片的选通信号。

数字图2-10

下位计算机 CPU 电路 1

数字图2-11

下位计算机 CPU 电路 2

U6（74LS245）为双向总线收发器，/E 为使能信号，DIR 读写方向控制信号，DIR=1 时，数据由 A0~A7 到 B0~B7，DIR=0，数据由 B0~B7 到 A0~A7。

U7（74LS244）为数据缓冲器，数据由 1A1~1A4 到 1Y1~1Y4,2A1~2A4 到 2Y1~2Y4,/1G,/2G 为两组数据的使能信号。

U8（8255A）为 I/O 可编程接口芯片。PA0~PA7 为输入口，用于接收故障信号，其中：

PA0:管电压过高（kVOVER）。

PA1:IPMFLT（IPM 逆变错）。

PA2:灯丝 1 报错（FILA1FAL）。

PA3:灯丝 2 报错（FILA2FAL）。

PA4:管电流过高（MAOVER）。

PA5:主逆变电源故障（MPSFLT）。

PB 口为输出口，其中：

PB0:透视启动（/FLUOST），本系统不用。

PB1:管位 2 选择信号（/TUBE2），本系统默认管位 2。

PB2:旋转阳极启动信号（/RADST），按下手闸 I 挡时有效。

PC 口接拨码开关 SW1，用于机器相关工作状态或功能的切换。

U9（8255B）为 I/O 可编程接口芯片，PA0~PA7 为输入口，其中：

PA0:球管 1 温控信号，当温度过高时有效。

PA1:球管 2 温控信号，当温度过高时有效。

PA3:旋转阳极启动检测信号，PA3=0 时表明旋转阳极启动正常。

PA4~PA7:本系统未使用。

PB0~PB7 为输出口，其中：

PB0:体层选择信号，本系统未使用。

PB1~PB3:AEC 工作方式时，左、中、右视野的选择信号。

PB4:电离室复位信号。

PB5~PB7 及 PC 口:本系统未使用。

（2）下位计算机 CPU 电路 2 的构成及工作原理:该电路主要完成 A\D 转换、D\A 转换、下位计算机与上位计算机通信等功能。

U15（MAX232）为串行通信电平转换芯片，用于下位计算机与上位计算机的通信。其脚功能为:

TX:电平转换前串行数据发送线。

RX:电平转换后串行数据接收线。

T1out:电平转换后的串行数据发送线。

R1in:电平转换前的串行数据接收线。

U16（AD7828）为模数转换器，AIN0~AIN7 为模拟信号输入通道，其中:

AIN0:管电流反馈值 A/D 转换。

AIN1:管电压反馈值 A/D 转换。

AIN2:小焦点灯丝加热电流采样值 A/D 转换。

AIN3:大焦点灯丝加热电流采样值 A/D 转换。

AIN4:kV+ 反馈值 A/D 转换。

AIN5:kV- 反馈值 A/D 转换。

U17（A/D7824）为模数转换器，功能扩展备用。

U18（AD7524）为数模转换器，用于 kV 设定值的数模转换，转换后的信号（kV-SET）送脉宽调制器。

U19（AD7537）为具有两个模拟输出通道的数模转换器，用于大、小焦点灯丝加热电流设定值的数模转换。

2. 上位计算机 CPU 电路的构成与工作原理 上位计算机 CPU 电路如数字图 2-12 所示。

上位计算机
CPU 电路

（1）构成：U1 为微处理器，亦采用单片机 AT89C51。其中：P1.0 为蜂鸣器控制信号线，当开机、曝光、出现故障等情况下，P1.0 变低，蜂鸣器响；P1.1 为指示灯（DS$_1$）驱动信号；INT0 为外部中断 0，用于接收键盘中断请求。

U2（74HC573）为地址锁存器，D0~D7 地址输入端，Q0~Q7 地址输出端。

U3（27512）为程序存储器，CPU 使用 AT89C51 时，此芯片不用。

U4（EEPROM2864）为数据存储器，存储灯丝值、AEC 曝光曲线等参数。

U5（8279）为专用可编程键盘、显示接口芯片。

U6（ULN2803）为 8 位驱动器。

U7（74LS154）为 4-16 译码器，译码信号作为键盘的列扫描线。

U8（MAX232）为电平转换芯片，用于上位计算机与下位计算机的通信。

（2）工作原理：开机时上位计算机开始系统自检，向下位机发送相关控制命令和数据，以检测与下位计算机的通信情况等。

上位机向下位机传送数据或命令时，数据发送过程如下：

上位机 U1/11（TXD）→U8/10→U8/7→LC1/3→DB9/3→下位机 U15/13→U15/12→U1/10（RXD）。

下位机向上位机传送数据或命令时，数据发送过程如下：

下位机→U1/11→U15/11→U15/14→DB9/2→LC1/2→U8/8→U8/9→U1/10。

当操作面板上有键按下时，8279 向 CPU 申请中断，进入键盘处理程序，同时在液晶显示屏进行相关内容的显示。

开机过程中，P1.0 输出低电平，Q1 导通蜂鸣器响；LCD 显示"系统自检，请稍候"等字样。DCPOWER 板把 +5V 直流电压升压至 36V，为 LCDCONTROL 板供电，ACPOWER 把 +5V 直流电压逆变成交流电压给液晶显示屏。

（三）键盘及显示电路

键盘及显示
电路

键盘及显示电路如数字图 2-13 所示。SWON 为开机按键，SWOFF 为关机按键。RL0~RL7 按键行线信号，SCAN0~SCAN3 为列线信号，列线由 LCD CPU 板的 4~16 译码器 U$_7$ 译码得到。当 8279 检测到有键按下时，键值进入 8279 的 FIFO 单元并向 CPU 发出 IRQ 中断请求，CPU 响应中断后进入键盘中断服务程序。

LCD 液晶屏用于工作方式、曝光条件、屏速、密度、管位切换、曝光准备、曝光、投照方向、投照部位的显示。LCD CONTROL 是 LCD 液晶屏控制板。当按下摄影方式选择键时，显示屏上的工作方式在普通摄影、APR 摄影、AEC 摄影三种工作方式之间切换。屏速、密度、视野的选择及显示与摄影方式选择及显示相似。当按下 kV+ 按键时，管电压参数加 1；当按下 kV-按键时，管电压参数减 1。mA+、mA-、mAs+、mAs-等参数的设置及显示与 kV+、kV-相似。

HAND1 接手闸 I 挡，HAND2 接手闸 II 挡。手闸信号经 DB15/7、DB15/8、DB15/9 送接口板。开关机信号经 DB15/1、DB15/2、DB15/3、DB15/4 连接到电源板。

（四）管电压调整电路

管电压调整
电路

1. 构成 管电压调整电路如数字图 2-14 所示，实现管电压调整、管电压保护、管电流采样信号的处理等功能。主要由脉宽调制芯片 TL594、电压跟随器 LM348 等集成芯片组成。

2. 工作原理 TL594 是管电压调整电路的关键芯片。其引脚 1 和引脚 2 为内部误差电压放大器的同相和反相输入端，分别接设定值和采样值；引脚 15 和引脚 16 为控制比较放大器的反相输入端和同相输入端；引脚 4 为死区控制端，改变引脚 4 的电压，可改变输出脉冲的脉宽；引脚

5 和引脚 6 与地之间分别外接电阻 R 和电容 C,RC 值决定输出脉冲的频率 f, f=1.1/RC。引脚 9 和引脚 10 为输出频率固定、宽度可调的两组脉冲,脉冲波形如图 2-60 所示。两组脉冲的频率、波形相同,

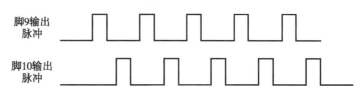

脚9输出脉冲

脚10输出脉冲

图 2-60　TL594 输出脉冲波形

但相位相差 180°。此脉冲信号经整形放大后作为逆变桥的触发脉冲,图 2-55 及图 2-56 中 Q1、Q2、Q3、Q4 的导通与截止。Q1、Q2 或 Q3、Q4 导通时间由两组脉冲的占空比决定,而占空比则取决于设定值与采样值的差值大小。

（1）管电压调整:管电压闭环调整原理如数字图 2-15 所示。键盘设定值与来自高压变压器的管电压采样值实时进行比较,通过 TL594 脉宽调制,完成管电压的调节。

管电压调节原理

按下手闸 I 挡,机器进入曝光准备过程;按下手闸 II 挡,曝光开始。kV-SET（A）为管电压设定值的 D/A 转换信号,TP1 点电压与实际管电压的比例为 1V:33.3kV。kV-SET（A）经 R44、R45 分压后送电压跟随器 N1A,经过由 N1B、R3、R6、D4 组成的限幅电路后送脉宽调制芯片 TL594。CPU 输出启动信号 kVON 使 TL594 开始工作,开始管电压的闭环调节。管电压采样由高压变压器组件电路中的电阻 R1、R3、R2、R4 实现。其中 R1、R3 得到 X 线管阳极电压采样信号 +kV,R2、R4 得到 X 线管阴极电压采样信号 −kV。+kV、−kV 信号经稳压、滤波、限幅处理后分别送电压跟随器 N4A、N4B,然后送减法器 N4C,TP2 点即为管电压实际采样值,其与实际电压的比例为 1V:33.3kV,此点电压经分压后送 TL594。设定值与采样值经比较形成误差电压,在 U4/9、U4/10 输出占空比与误差电压成比例的两组脉冲信号。TP8、TP9 两组信号分别经电阻 R14、R15 转换为桥式逆变的触发信号 kVDR1、kVDR2。误差电压的大小控制 kVDR1、kVDR2 脉冲信号的占空比,当实际管电压小于设定值时,kVDR1、kVDR2 脉冲占空比增大,IPM 模块的导通时间变长,高压变压器的初级电压增高,实际管电压增高;反之,则 kVDR1、kVDR2 脉占空比减小,实际管电压降低。

曝光时间到,CPU 停发控制信号 kVON,关闭脉宽调制器 U4,逆变桥停止工作,同时 kV-SET 值变为 0V,曝光结束。

以上过程实现了管电压的闭环调节,大大提高了管电压参数的精度,同时改善了其曝光重复性。

（2）管电流采样:+mA、−mA 信号为实际管电流采样信号,经稳压、滤波、限幅处理后分别送电压跟随器 N5A、N5B,然后送减法器 N5C,TP12 点即为实际管电流采样信号。此电压经电压跟随器 N5D 后送 CPU 板的 PC4/1 进行 A/D 转换,但此值并不用于管电流的闭环控制,仅用于曝光量积分、与管电流设定值进行比较等。

HIMA 为管电流量程切换信号,CPU 根据管电流设定值决定 HIMA 信号电平的高低,进而实现管电流量程切换。

（3）管电压保护

1）管电压设定值保护:电压跟随器 N1B、二极管 D4、电阻 R3、R6 组成硬件限幅电路。+12V 电源经 R3、R6 分压使 TP5 点的电压固定在（3.5±0.1）V。当 D4 的正极电位高于 D4 的导通电压时,D4 正向导通,D4 正极钳位在（4.2±0.1）V,保证了管电压设定值 A/D 转换后不超过最大允许值。

2）管电压采样值保护:TP2 点的管电压采样值经电阻 R22 后分为两路,一路送电压跟随器 N4D/12,另一路送电压比较器 N1C。电压跟随器的输出 N4D/14 以 kV（A）信号送 CPU 板进行 A/D 转换,作为判定管电压采样值是否超过设定值 ±20% 的依据,如果超过则 CPU 报错。电压比较器 N1C 的反相输入端电阻 R19、R20 对 +12VA 分压产生的（4.8±0.1）V 电平,此电平代表实际管电压 160kV。当 N1C 同相输入端电位高于（4.8±0.1）V 时,说明实际管电压大于 160kV。N1C/8 经 D3、R2、D2、R11 关闭脉宽调制芯片 U2,IPM 逆变桥停止工作。同时 N1C/8 输出的高电平经反相器 U1 以 kVOVER 信号向 CPU 申请中断,进入报警中断处理子程序。

3）kV+、kV-管电压保护：从高压油箱输出的 +kV、-kV 采样信号分别经 N4A、R32 和 N4B、R33 以 kV+（A）、kV-（A）信号送 CPU 板 A/D 转换，作为是否超过设定值 ±20% 的判断依据。如果超过，CPU 发出命令使 X 线管停止工作，同时蜂鸣器响，并显示故障代码。

（五）管电流调整电路

1. 构成 管电流调整电路如数字图 2-16 所示，其主要功能是完成灯丝加热电流的调整及保护。U2、U3 为脉宽调制芯片 TL594；U5、U7 为有效值转换芯片（AD536），对交流或直流脉冲信号进行处理，将其转换成对应于有效值的直流输出信号。

2. 工作原理

（1）管电流的调整：为满足双焦点 X 线管灯丝加热的需要，需要设置两个结构相同的灯丝逆变和调整电路。下面以小焦点为例进行分析。

管电流闭环调整原理如数字图 2-17 所示。管电流键盘设定值与来自灯丝变压器的灯丝电流采样值实时进行比较，通过 TL594 脉宽调制，完成管电流的调节。

开机，小焦点灯丝开始预热。FILA1SET（A）为管电流设定值的 D/A 转换值，经电压跟随器 N2B、硬件限幅电路后送脉宽调制器 TL594。CPU 发出低电平信号（FILMENT1ON）启动 TL594 开始工作。电流互感器从灯丝变压器初级取出的灯丝加热电流采样信号 FILA1 为交流信号，需经 U5 进行有效值变换。TP19 为变换处理后的采样有效值，此值送 U2/1 与灯丝加热电流设定值 U2/16 进行比较得到误差电压，由 TL594 输出占空比与误差电压成比例的两路脉冲信号 FILADR1、FILA1DR2。此两路信号经反相驱动器 U6 驱动、整形后送灯丝驱动电路板的光电耦合器作为灯丝逆变桥的触发脉冲。实际值与设定值误差越大，触发脉冲的占空比越大，管电流逆变桥的导通时间越长，灯丝变压器初级的平均电压就越高，管电流随之增加。反之，触发脉冲占空比变小，灯丝变压器初级的平均电压变小。

按下手闸Ⅰ挡，CPU 检测到手闸Ⅰ挡信号（/PREP）有效时，将设定的管电流值经 D/A 转换后作为灯丝升温设定值（FILA1-SET），采样值与设定值按上文分析过程进行调节。按下手闸Ⅱ挡，曝光开始。曝光过程中，实际加热电流实时跟踪灯丝设定值，实现了管电流的实时闭环调节，大大提高了管电流参数的精度，同时改善了其曝光重复性。

曝光结束后，FILA1-SET 值恢复到预热状态大小，灯丝恢复预热状态，为下次曝光作准备。

（2）管电流的保护：主要包括灯丝加热电流设定值和采样值两方面的保护。

1）灯丝加热电流设定值保护：电压跟随器 N2C、二极管 D20、电阻 R85、R62 组成硬件限幅电路。+12V 电源经电阻 R85、R62 使 N2C/10 端的电压固定在（1.6±0.1）V。当 D20 的正极电位高于二极管的导通电压时，D20 正向导通，D20 正极被钳位在（2.3±0.1）V，确保管电压设定值 A/D 转换后不超过最大允许值。

2）灯丝加热电流采样值保护：TP19 点的灯丝加热电流采样值经电阻 R56 送电压跟随器 N2D。电压跟随器输出信号 N2D/14 一路经电阻 R55 以 FILA1（A）信号送 CPU 板进行 A/D 转换，判定其是否低于或高于设定值；另一路送电压比较器 NA2，NA2 的反相输入端电位被固定在（2.0±0.1）V，此电位由电阻 R4、R54 对 +12VA 分压得到。当 NA2 同相输入端电位高于（2.0±0.1）V 时，NA2/1 为高电平。NA2/1 经 D18、D67 封锁 U2 停发灯丝逆变触发信号，同时经 D19、U6 后以 FILA1FAL 信号向 CPU 申请报警中断。

（六）逆变与驱动电路

逆变与驱动电路包括 IPM 主逆变、灯丝逆变以及与之对应的驱动电路。

1. IPM 主逆变 IPM 主逆变电路如数字图 2-18 所示。

（1）构成：主要由 IPM1 模块、IPM2 模块、振荡电容 CM1、电感 LM1、高压变压器初级组成。IPMDRIVE1、IPMDRIVE2 为主逆变驱动电路；CM2、CM3 为逆变桥保护电容。

（2）工作原理：BUS+、BUS- 之间为 540V 左右的直流电，为主逆变提供直流逆变电源。

管电流调整电路

管电流调节原理

IPM 主逆变电路

IPM1、IPM2模块组成高频逆变桥,其负载为高压变压器。逆变桥产生的高频电压经V1、V2端子送高压变压器初级。每个IPM模块与触发脉冲驱动电路板的连接信号为VP1、SPR、CP1、VPC、FPO和VN1、SNR、CN1、VNC、FNO,其中:

CP1、CN1为IPM桥臂上、下两个IGBT的触发脉冲;VP1、VN1为IPM模块电源输入端,一般外接+15V电源;SPR、SNR为IPM模块输出的+5V电源;VPC、VNC为接地端;FPO、FNO为IPM桥臂上、下两个IGBT的故障信号输出端,当出现短路、过流和过热等故障时FPO或FNO报警信号有效。

当CP1有效时,Q1、Q2被触发导通;当CN1有效时,Q3、Q4被触发导通。曝光时,触发脉冲CP1、CN1成对交替出现,Q1、Q2与Q3、Q4轮流导通,从而产生与触发脉冲频率相同的交流输出。触发脉冲占空比变大或变小,高压初级电压也随之升高或降低。

2. IPM主逆变驱动电路

数字图2-19

IPM逆变驱动电路

(1)构成:每个IPM模块需要一个驱动电路,其原理如数字图2-19所示。T1为变压器;BR1、BR2为整流桥;W1、W2为+15V三端稳压器;E1、E2为触发脉冲光电耦合器;E2、E4为IPM报警信号光电耦合器。

(2)工作原理:~220V经T1变压、BR1~BR2整流、W1~W2稳压、C3~C6滤波后输出逆变桥需要的VP1及VN1两路+15V直流电源。kVDR1、kVDR2是由脉宽调制器TL594输出的频率和波形相同而相位相差180°的两路脉冲信号,经光电耦合器E1、E3隔离后得到CP1、CN1两路触发脉冲。

kVDR1=0时,IPMDRIVE1板的触发脉冲的回路为:

kVDR1→E3/3→E3/2→二极管D1→电阻R3→+5VA。

光电耦合器E3导通,E3/6端输出低电平,IPM1模块的逆变脉冲输入端CN1为低电平,使IPM1下桥臂的IGBT截止。光电耦合器E1截止,E1/6端输出高电平,IPM1模块的逆变脉冲输入端CP1为高电平,使IPM1上桥臂的IGBT导通。

IPMDRIVE2板的kVDR1触发脉冲同时有效,其输出信号VP2、VN2使IPM2下桥臂IGBT导通、上桥臂的IGBT截止。

由以上分析可知,当kVDR1有效时,Q1、Q2导通,Q3、Q4截止。

kVDR2=0时,IPMDRIVE1板触发脉冲的回路为:

kVDR2→E1/3→E1/2→二极管D2→电阻R4→+5VA。

光电耦合器E1导通后,E1/6端输出为低电平,IPM1模块的逆变脉冲输入端CP1为低电平信号,使IPM1上桥臂的IGBT截止。光电耦合器E3截止,E3/6端输出高电平,IPM1模块的逆变脉冲输入端CN1为高电平信号,使IPM1下桥臂IGBT导通。

IPMDRIVE2板的kVDR2触发脉冲也同时有效,其输出信号VP2、VN2使IPM2下桥臂IGBT截止、上桥臂IGBT导通。

由以上分析可知,当kVDR2有效时,Q3、Q4导通,Q1、Q2截止。

kVDR1、kVDR2轮流有效,周而复始,V1、V2两端便得到与触发脉冲同频率的高频电压。

IPM1桥臂上下两个IGBT的报警输出信号FPO1和FNO1分别送光电耦合器E2、E4。当FPO1=0时,E2导通,E2/6输出低电平使IPMFLT1=0;当FNO1=0时,E4导通,E4/6输出低电平也使IPMFLT1=0。由于E2/6输出与E4/6输出形成相"与"的关系,桥臂上任一个IGBT出现故障都会引起故障报警。

同理,IPM2模块的报警输出信号FPO2和FNO2经光电耦合器隔离后相"与"形成IPMFLT2。IPMFLT1、IPMFLT2两信号经电源板的Q2形成相"与"关系,Q2集极输出的IPMFLT信号作为逆变电路向CPU申请中断的请求信号。当IPMFLT为低电平时,CPU进入逆变中断处理服务子程序,逆变桥停发触发脉冲,X线机停止工作。

3. 灯丝逆变与驱动电路 灯丝逆变与驱动电路如数字图 2-20 所示。

（1）构成：T1、T2 为两个降压变压器；T3 为灯丝加热电流采样互感器；BR1~BR5 为整流桥；W1~W5 为稳压器，E1~E4 为触发脉冲光电耦合器。

（2）工作原理：220V 电压经 T1~T2 降压、BR1~BR4 整流、滤波、W1~W4 稳压后得到逆变驱动电路所需的 $+12V_E$、$+12V_B$、$+12V_C$、$+12V_D$ 直流电源。如果电源正常则 LD1、LD2、LD3、LD4 指示灯亮。来自电源板的~40V 电源经 BR5 整流、W5 稳压后，作为灯丝逆变的直流电源，调整 VR1 可使 TP1 点电压保持在 40V 左右。T3 次级输出电压经 N1 放大后送灯丝调整电路作为灯丝加热电流采样值，用于管电流的闭环调整。/FILADR1、/FILADR2 为脉宽调制器 TL594 输出的频率和波形相同而相位相差 180° 的两路脉冲信号，经 E1~E4 隔离、U1~U4 整形后作为 Q1、Q2 和 Q3、Q4 的逆变触发脉冲。

当 /FILADR2=0 时，逆变触发脉冲回路为：

/FILADR2→光电耦合器 E2/3→光电耦合器 E2/2→光电耦合器 E1/3→光电耦合器 E1/2→二极管 D6→电阻 R22→+5VA。

光电耦合器 E1 导通使 U1/5=1，U1/5 经电阻 R9 送 Q1 的栅极 G；光电耦合器 E2 导通使 U2/5=1，U2/5 经电阻 R10 送 Q2 的栅极 G。灯丝逆变桥对角线上的场效应管 Q1、Q2 被触发，逆变桥有输出，灯丝变压器初级得电。

当 /FILADR1=0 时，逆变触发脉冲回路为：

/FILADR1→光电耦合器 E4/3→光电耦合器 E4/2→光电耦合器 E3/3→光电耦合器 E3/2→二极管 D5→电阻 R21→+5VA。

光电耦合器 E4 导通使 U4/5=1，控制 Q4 的栅极 G；光电耦合器 E3 导通使 U3/5=1，控制 Q3 的栅极 G。逆变桥对角线上的场效应管 Q3、Q4 被触发，灯丝逆变桥有输出，灯丝变压器初级得电。

由于 /FILADR1、/FILDR2 的波形、频率一致，相位相差 180°，因此触发脉冲成对交替出现使 Q1、Q2 和 Q3、Q4 轮流导通，从而在灯丝变压器初级产生与触发脉冲频率相同的高频电压。灯丝逆变触发脉冲的频率固定为 10kHz，脉宽则由管电流实际值与设定值误差电压的大小决定。

（七）放电电路

开机后，~380V 电源整流后经大容量滤波电容 C1、C2、C3、C4 向主逆变桥提供 540V 左右的直流高压，因此 C1、C2、C3、C4 存储了大量电能，放电电路的作用就是关机后为其提供电能释放回路。

1. 构成 放电电路如数字图 2-21 所示，COM 为 BUS+、BUS- 的公共端，它与 BUS+、BUS- 之间的电位是 270V 左右；R1~R8、R10~R12 为放电电阻；K1 为放电继电器；E1 为光电耦合器，用于向 CPU 传送电容充电电路工作状态。

2. 工作原理 开机后，24V 电源接通，K1 继电器工作，BUS+ 与 COM 端的电压通过电阻 R1~R8、DS1 使光电耦合器 E1 导通，E1/8 输出低电平使充电电路报警信号 MPSFALT1=0，数字图 2-9 电源板的 Q2 截止，MPSFALT=1，表明电容充电电路正常。如果 E1 不导通，则主逆变故障信号 MPSFALT1=1，Q2 导通，MPSFALT=0，说明电容充电电路出现断路等故障。

K1 继电器得电后触点处于 1 位置，Q1 因栅极和源极短路而处于截止状态，R10~R12 电阻不参与放电。关机后，24V 直流电源断开，K1 继电器失电后触点处于 2 位置，Q1 在栅源电压作用下处于导通状态，BUS+ 通过 R10~R12 电阻进行快速放电，放电时间大约持续 2 分钟，放电结束后指示灯 DS1 熄灭。

DISCHARGE BOARD1 和 DISCHARGE BOARD2 为两个完全一样的放电电路。

（八）旋转阳极启动电路

1. 构成 旋转阳极启动电路如数字图 2-22 所示。K1 为旋转阳极启动检测继电器；K2 为旋转阳极启动直流电源控制继电器；K3 为旋转阳极启动交流电源控制继电器；K4 为阳极管位切换继电器,本系统默认Ⅱ管位;U3A、U3B(CD4538)为双单稳态多谐振荡器;JP2为跳线,JP2(1,6)短接时,阳极启动电压为~220V;JP2(1,9)与JP2(4,6)都短接时,阳极启动电压为~110V。

2. 工作原理　按下手闸Ⅰ挡,接口电路继电器J1工作,触点J1(10,6)闭合使K3继电器工作,LD4指示灯亮。触点K3(9,1)闭合,~220V电源接通。约20ms后,CPU通过8225A的PB2使阳极启动信号(/RADST)变成低电平,三极管Q7导通,K2继电器工作,其得电回路为:

+24V→K2→R40→K2→D9→Q7→GND。

K2常开触点K2(5,1)闭合,~220V或~110V经BR整流后得到+12VA,+12VB,+12VC三路直流电源。

旋转阳极启动电路各点波形

如数字图2-23A所示的+12VA直流电压信号经R6、U2F、U2E整形后为变为频率为100Hz的矩形波信号。当12VA大于U2F、U2E的门限电压时,U2F/12=0,U2E/10=1;当12VA低于U2F、U2E的门限电压时,U2F/12=1,U2E/10=0;U2E/10的波形如数字图2-23B所示。当U2E/10=1时,D3截止,+12Vc对C5充电;当U2E/10=0时,D3导通,C3经D3放电。TP3点的波形如数字图2-23C实线所示。

+12Vc通过R5、VR2对C4充电,TP1点电压为C4充电电压经U2D、U2C整形后的输出,TP1点电压经电阻R13、电位器VR1、电阻R14分压后送电压比较器U5。C4充电前后,TP2点的波形如图2-72E所示。C4充电电压低于U2D、U2C翻转电平时,TP2为低电平;当C4充电电压达到U2D、U2E翻转电平时,TP2为高电平。

U5输出电平的高低决定于TP2、TP3两点电压的高低。当TP2点电压低于TP3时,U5/1输出为高→Q1导通→E2光电耦合器有输出→Q5导通→双向可控硅D0的触发信号有效→D0导通→旋转阳极的工作绕组S1~S22及启动绕组S22~S23得到~110V或~220V电源。当TP2点电压高于TP3时,U5/1输出为低→Q1截止→E2光电耦合器无输出→Q5截止→双向可控硅D0无触发信号→D0截止→旋转阳极的工作绕组S1~S22及启动绕组S22~S23失电。Q1基极电位波形如数字图2-23D所示。

开始充电瞬间TP2<TP3,U5/1输出维持在高电平,D0导通,阳极启动绕组和工作绕组一直由~220V或~110V电源供电,此段时间为阳极启动时间。随着充电的进行,TP2点电压翻转到高电平,启动过程结束,旋转阳极达到额定转速。此后U5比较器工作在脉宽切割状态,Q1工作在导通与截止的交替状态,因此双向可控硅D0也处于导通和截止交替状态,使加在旋转阳极工作绕组和启动绕组的电压有效值降低,旋转阳极工作于低压维持状态,直到曝光结束。

由以上分析可知,调节VR2可改变C4的充电时间,进而改变阳极启动时间,出厂前启动时间调在1.6s。调节VR1可调节TP2点的电位,从而改变U5/1输出脉冲的宽度,即改变D0的导通角,最终改变阳极维持电压,出厂前维持电压一般为~50V左右。

另外,TP1点电位除了用于脉宽切割外,还用于旋转阳极启动检测。检测原理如下:T2、T3为电流互感器,分别对工作绕组和启动绕组进行检测。阳极启动正常,T2、T3经R22、R29将电流信号变为电压信号,经滤波处理后分别送U6A、U6B。由于R22、R29两端为交流信号,正常情况下运算放大器U6A、U6B输出为方波,此方波信号使三极管Q3,Q4处于导通与截止交替的状态,所以Q3,Q4的集电极输出为方波,经U3B、U3A整形后送U1D。C4充电开始时,U1A/1=0,随着充电的进行,TP1点电平翻转。在U1D/11=0,U1C/10=1时,U1A/1=1→U1A/3=0→U1B/4=1→三极管Q2导通→K1继电器工作、LD2亮,K1(2,6)闭合,/STLOW=1,CPU检测到此信号说明阳极启动正常;反之,如果阳极启动绕组或工作绕组出现断路等情况,T2、T3电流互感器的采样信号经逻辑组合后不能使K1继电器得电,CPU检测到/STLOW=0后进行报警,曝光无法正常进行。

曝光时间到,CPU使/RADST信号变成高电平,K2继电器失电,D0被关断,旋转阳极电路电源被切断。

（九）高压变压器组件电路

1. 构成 高压变压器组件电路如数字图2-24所示。T1、T2为高压变压器，其初级与主逆变电路输出信号V1、V2相接；TS、TL分别为小焦点和大焦点灯丝变压器，其初级分别与小焦点和大焦点灯丝逆变电路输出端F1、F2、F3、F4相连；D1~D8为高压硅整流管；C1~C8为高压滤波电容；R1、R3、R2、R4为管电压采样电阻。

2. 工作原理

（1）8倍压整流：T1、T2各有两个同相串联的次级绕组，T1次级分别经D1、D2、C1、C2和D3、D4、C3、C4构成4倍压整流电路，T2次级分别经D5、D6、C5、C6和D7、D8、C7、C8构成4倍压整流电路。在X线管的阳极和阴极之间可得到8倍压整流电压。

当高压变压器次级处于正半周时，设T1、T2为上正下负，则电流分别通过D2、D4和D5、D7对C2、C4和C5、C7充电，C2、C4、C5、C7电容两端的充电电压均为U；当高压变压器次级处于负半周时，电流分别通过D1、D3和D6、D8对C1、C3和C6、C8充电，C1、C3、C6、C8电容两端的充电电压也均为U。因为C1~C4同相串联且C1-与地相连，所以C4+相对于地为4U；又因C5~C8同相串联且C5+与地相连，所以C8+相对于地为-4U。因此，在X线管的阳极和阴极之间得到8倍压整流电压。

（2）管电流采样：曝光时，管电流通过mA+、mA-信号在管电流采样电路中的R35、R38上产生压降，此电压信号经过运算放大电路后送CPU电路，CPU对实际管电流反馈值进行A/D转换和曝光量积分。

（3）管电压采样：当有高压产生时，阳极电压经R1（100MΩ）、R3（3K）分压后输出kV+信号，经处理后作为kV+的监测信号；阴极电压经R2（100MΩ）、R4（3K）分压后输出kV-信号，经处理后作为kV-的监测信号。kV+和kV-经运算处理后作为实际管电压的采样值。

（十）接口电路

接口电路的主要作用是：①下位机与外围设备的接口；②AEC曝光控制。其原理图如数字图2-25所示。

1. 构成 U2（2803）为继电器驱动器；U3（AD7224）为D/A转换器，在AEC曝光方式时完成AEC基准值的D/A转换；U2A（LM348）为电压比较器，其同相、反相输入端分别接电离室积分输出信号和比较基准值；U2B（LM348）为反相运算放大器，将电离室输出信号反相放大；PT2接摄影床电离室；PT6接立式摄影加电离室。接口电路中各主要继电器的功能如表2-2所示。

表2-2 继电器功能表

继电器名称	继电器功能	继电器名称	继电器功能
J1	手闸Ⅰ挡继电器	J6	中探测野继电器
J2	手闸Ⅱ挡继电器	J7	右探测野继电器
J3	体层曝光返回继电器	J8	电离室复位继电器
J4	体层选择继电器	J9	平床滤线器返回触点继电器
J5	左探测野继电器		

2. 工作原理

（1）下位机与外围设备的接口：按下手闸Ⅰ挡，LCD显示板的HND1信号与COM端的地短接，H-Ⅰ信号为低电平，J1继电器工作，手闸Ⅰ挡指示灯LD1亮。J1常开触点J1（9,5）闭合，PT5A-1输出低电平，使曝光准备信号PREXP为低电平，使机器进入曝光准备子程序。灯丝开始增温，同时CPU给出阳极启动信号（/RADST），阳极开始启动。手闸Ⅰ挡按下约1.8s可听到准备完毕后蜂鸣器发出的"嘀嘀"声。按下手闸Ⅱ挡，LCD显示板的HND2信号与COM端的地短接使H-Ⅱ信号为低电平，J2继电器工作，手闸Ⅱ挡指示灯LD1亮。在本机中，体层选择及返回继电器未用,所以 J3 继电器、J4 继电器不得电,J4 常闭触点 J4(9,1)一直处于闭合状态,J2 常开触点 J2(9,5)闭合后使 PT5F-6 信号为低电平,曝光信号(EXP=0)有效。CPU 通过 P1.1 检测到 EXP=0 后进入曝光子程序,给出 kV-SET 值,启动脉宽调制器开始工作,高压变压器初级得电,曝光开始。

曝光时间到,CPU 使脉宽调制器停止工作,高压变压器初级失电,X 线机恢复到曝光前的预热状态。

（2）AEC 曝光控制:本机 AEC 曝光采用电离室自动曝光控时方式,可分为摄影床电离室自动曝光控时(AEC1)和立式摄影架电离室自动曝光控时(AEC2)两种,系统默认 AEC1。

AEC 曝光前,首先进行探测野、屏速、密度的选择。当选择左探测野时,CPU 板 8255B 的 PB1 输出为低,使信号 LEFT=0,J5 继电器工作,J5 常开触点 J5(10,6)闭合,PT2-2=0。当选择中探测野时,CPU 板 8255B 的 PB2 输出为低,使信号 CENTER=0,J6 继电器工作,J6 常开触点 J6(10,6)闭合,PT2-3=0。当选择右探测野时,CPU 板 8255B 的 PB3 输出低电平,使信号 RIGHT=0,J7 继电器工作,J7 常开触点 J7(10,6)闭合,PT2-6=0。

由于电离室的输出信号 PT2-5 可以是正电平信号也可以是负电平信号,为满足两种电离室输出信号电平的需要,使用跳线 P 进行转换。如果电离室输出为正电平信号,通过 P(0,2)直接送 U2A 比较器;如果为负电平信号,首先经 U2B 反相放大后,再通过 P(0,1)送 U2A 比较器。

在 CPU 板的数据存储器内保存了 11 条 kV 补偿曲线,曝光时,经 U3D/A 转换后送 U2A 反相输入端,其同相输入端接电离室的输出信号,此信号是电离室对曝光量的积分信号。当 D/A 转换值大于电离室输出信号时,U2A/1 输出低电平信号(/AECE=0),CPU 检测到 AECE=0,说明曝光量不足,曝光继续进行。当电离室输出信号大于 D/A 转换值时,U2A/1 输出高电平信号(AECE=1),CPU 检测到 AEC=1,说明曝光时间到,CPU 使 X 线机停止工作;同时通过 8255B 的 PB4 输出电离室复位信号(RESET),J8 继电器工作,触点 J8(10,6)闭合,PT2-4=0,使电离室复位,输出信号为零,曝光结束。

整机系统联络图如数字图 2-26 所示。

（齐现英）　系统联络图

思考题

1. 简述 X 线管的作用与结构。
2. 简述固定阳极 X 线管阳极的构造与各部分的作用。
3. 与固定阳极 X 线管相比,说明旋转阳极 X 线管的优点。
4. 简述高压发生器的作用与结构。
5. 简述高压整流器的作用。
6. 简述高压电缆的结构和功能。
7. X 线机对电路的基本要求是什么?
8. 简述控制台的功能。
9. 试分析灯丝加热电路的工作原理。
10. 试分析旋转阳极启动与延时保护电路的工作原理。
11. 试分析摄影限时电路的工作原理。
12. 试分析普通摄影控制电路的工作原理。
13. 试分析透视、点片控制电路的工作原理。
14. 请分析逆变与整流的区别。
15. 请分析高频机有哪些优点。
16. 请分析桥式逆变的工作原理。
17. 简述 HF-50R 高频机管电压及管电流调节原理。

第三章 X线机

医用诊断X线机是利用透射人体的X线辐射强度产生差异而形成图像的设备,一般具有透视、点片摄影、普通摄影、滤线器摄影、立位摄影和体层摄影等功能。主要包括传统X线机、数字X线设备以及其他专用X线机,是医学影像设备重要的组成部分,在临床上发挥着重要的作用。在胸部、骨关节等部位摄影具有一定的优势,此外还可以进行消化道造影、肾盂造影等X线检查。

第一节 X线机主要附属装置

一、遮线器

遮线器又称限束器、缩光器,安装在X线管管套窗口正下方,其主要作用是遮挡不必要的原发射线(自X线管发出的X线)和部分焦点外散射线,控制X线照射野的大小和形状,减少受检者受照剂量和提高图像清晰度。摄影用遮线器内部设有强光源和反光镜,模拟X线管焦点的位置,以便指示照射野大小、形状和中心十字线。遮线器维修或更换时,需要校准中心位置与焦点的对应关系,以免位置误差导致照射野的偏移。

(一)工作原理

利用间隙可调的铅板,遮挡由窗口射出的不必要的原发射线和部分焦点外散射线,从而控制X线照射野大小和形状。

X线管焦点(源)、铅板的位置和间隙与照射野之间的关系如图3-1所示。其间的尺寸比例关系是$A/B=a/b$。其中A是焦点到铅板的距离,B是焦点到胶片的距离(源-像距)。a是铅板间隙尺寸,b是照射野尺寸。X线机使用时,应先调节好源-像距B,再调节照射野尺寸b,即通过调a的尺寸满足b的尺寸要求。b的尺寸应略大于受检部位的尺寸。

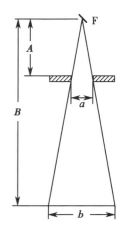

图3-1 遮线器开口与照射野的关系

(二)基本结构

遮线器根据其结构形式不同可分为遮线板、遮线筒、活动遮线器、多层遮线器以及可变圆形照射野遮线器等。遮线器类型不同,其遮线效果和应用也不同。

1. 遮线板 在X线管管套窗口附加的一块铅板,铅板中开有一个适当大小的方形或圆形口,铅板开口以X线中心线为中心。根据开孔的大小,就可以在不同距离上得到不同范围的照射野。实际应用中一般备有多块开有不同孔径的遮线板,在各板上标明特定距离的照射野大小,以便选用。这种遮线板在小型X线机和手术X线机中仍有使用。

2. 遮线筒 由铁板制成圆柱形、圆锥形或方锥形,内壁附有铅板。遮线筒的口径各异。口径不同,控制的照射野大小也不一样,摄影时可依据实际所需合理选用。

3. 活动遮线器 由两对间距可调、正交排列且能开合的铅板组成,如图3-2所示。每对铅板的开合决定一个方向的照射野大小,调节两对铅板的开合程度,即可改变照射野的形状和大小,同一层相对的两铅板总是以X线中心线为对称轴同时开合。这种遮线器效果更理想,操作较方便、灵活,可以在任意距离上满足任意尺寸和长宽比例的照射野需要。

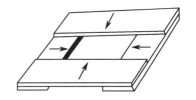

图3-2　活动遮线器

4. 多层遮线器　由几组遮线板组成的遮线器,同一方向的多对遮线板工作时同步活动,只是它们到焦点的距离不同,活动幅度也不同,上组遮线板活动幅度较小,下组遮线板活动幅度较大,上下两组遮线板具有共同的照射野。为吸收遮线铅板产生的散射线,在两组铅板之间设有吸收散射线的铅质方筒,可减少散射线向周围散射。另外,遮线器的外壳也具有一定吸收散射线的能力。

多层遮线器还设有软射线滤过板更换轨道,结构上有插槽式和转盘式。插槽式有上口插入式和下口插入式。插入一块薄的铜或铝滤过板,即可吸收软射线。转盘更换式将几种常用的滤过板都镶嵌在一个圆盘上,安装在遮线器上口,使用哪一种滤过板,就将它转至窗口的下方。

5. 可变圆形照射野遮线器　为了适应I.I的使用,出现了可变圆形照射野遮线器。该类型遮线器具有类似照相机光圈的虹膜结构,但都是铅质叶片,能有效吸收不必要的原发射线和部分焦点外散射线。在使用中可电动控制改变照射野直径,使照射野与I.I的圆形输入屏形状对应。结构有单片遮线板式和叶瓣式,后者可以电动控制,连续调节照射野的直径,多在X线透视或心血管造影设备中使用。

(三)活动遮线器

根据驱动方式不同,活动遮线器可分为手动式和电动式,两种遮线器的结构及工作原理基本相同,只是调整的动力驱动不同,手动式多用于X线摄影,电动式多用于X线透视。

1. 手动式遮线器　直接用手通过机械传动开合遮线器的遮线板,控制照射野的大小和形状。摄影摆体位时,检查技术人员可直接操作,其操作方式有旋钮式和拨杆式两种。遮线器内部多设有照射野的指示灯,有的还装有中心线指示器。

2. 电动式遮线器　其结构与手动式遮线器基本相同,只是遮线板的移动动力由两个微型电机提供。控制电机的正、反转即可调整照射野的大小和形状。纵横两个方向的多叶遮线板的开合,由两个微型电机通过两套减速器和传动机构控制。电机的转动由手控开关和限位开关控制,有的电动式遮线器可随透视距离的改变自动调节,以保持照射野大小不变。在点片摄影时,自动转换成与所选胶片规格和分割方式相对应的照射野大小。心血管造影设备中的遮线器光栅还可以以X线中心线为轴顺时针或逆时针旋转,以达到更好控制照射野的目的。

3. 照射野的指示　如图3-3所示,摄影用遮线器用灯泡模拟焦点位置,灯光经镜面反射进入X线通道,经下组遮线板遮挡,模拟出照射野范围。光源大多采用自动关闭装置,开启后到达预定时间自动闭灯。这样可以减少操作步骤,避免遗忘闭灯而缩短灯泡寿命。光源多采用低压供电的卤素灯泡,功率在100W左右。更换灯泡时应注意安装位置准确,不然会引起照射野指示误差。

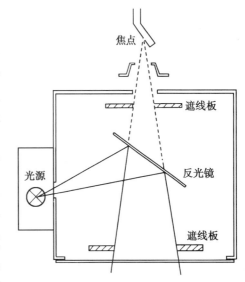

图3-3　照射野指示灯原理图

焦点

遮线板

光源

反光镜

遮线板

二、滤线器

原发射线透射人体时,一部分因与人体组织发生康普顿效应,使其传播方向发生了改变而形成方向随机的散射线,受检部位越厚,散射线越多。散射线作用于胶片时,会使胶片产生灰雾,形成模糊效应,从而降低图像质量。滤线器的作用是滤除部分散射线,提高照片的对比度和清晰度,其主要组件是滤线栅。

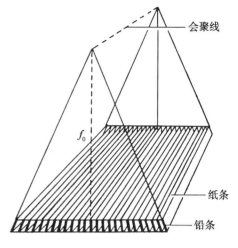

图 3-4 滤线栅结构示意图

(一)滤线栅

也称滤线栅板或滤线板,按结构特点分为聚焦栅、平行栅和交叉栅。平行栅又称线形栅,铅条纵轴排列且相互平行。交叉栅由两个栅焦距相等的平行栅交叉而成。目前,应用最多的是聚焦栅,下面介绍聚焦栅的结构。

1. 结构 如图 3-4 所示,聚焦滤线栅外观为一厚 4~8mm 的平板,其内部结构为许多薄铅条向焦排列。相邻两铅条间用易被 X 线穿透的物质(木、纸或铝片)填充定位,并黏合到一起。上下表面再用薄铝板封装而成,形成滤线栅。滤线栅中心两侧的铅条向中心倾斜一定的角度,将所有铅条平面沿倾斜方向延长会聚成一条线,称为会聚线。滤线栅平面中心垂直线与会聚线的相交点,称为滤线栅的焦点(F)。滤线栅聚焦的一面为正面,称为聚焦面,另一面称为背焦面。聚焦面印有文字或图形标记,如"—⊙—",圆点或圆圈表示中心,横线标记铅条的方向,也有的用 X 线管标记。

使用时,将滤线栅板置于受检者与成像介质之间,使 X 线管焦点位于会聚线上,以便原发射线的辐射方向与铅条方向平行,可直接透过铅条间隙。因散射线方向随机,大部分与铅条方向不平行,则被铅条吸收,起到滤除大部分散射线的作用。

2. 规格 滤线栅的规格主要有焦距(f_0)、栅比(R)和栅密度(N)。

(1)焦距:也称半径,即焦点到滤线栅中心的垂直距离。常用滤线栅的焦距有 80cm、90cm、100cm、120cm 和 150cm 等。该指标表明栅板的使用距离,应选用 f_0 与所使用源-像距相符的滤线栅板。

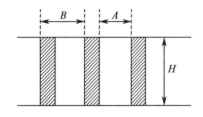

图 3-5 栅板规格结构示意图

(2)栅比:即铅条高度与相邻铅条间隙之比。栅板规格结构示意图,如图 3-5 所示,即 $R=H/A$,H 为铅条高度,A 为相邻铅条间隙大小。栅比越大,滤除散射线的效果越好,但对原发射线的吸收量也随之增加,故应根据管电压的高低选择合适的栅比。一般摄影(100kV 以下)选用栅比为(5~8):1 的滤线栅,高千伏摄影(100kV 以上)多选用栅比为(12~14):1 的滤线栅。

(3)栅密度:是单位距离内的铅条数,即每厘米宽度范围内所排列的铅条数。栅密度的大小为 $1/B$,如图 3-5 所示,B 为相邻两根铅条之间的距离。栅密度的单位是条/厘米(L/cm)。同样栅比的栅板,栅密度越大,铅条越薄,吸收散射线效果越好,制作工艺也越精密。当栅密度超过 60L/cm 时,人眼即看不出照片上铅条的图像。一般摄影用活动滤线栅的密度为 20~30L/cm,固定滤线栅的密度为 40L/cm 以上。

(二)滤线栅的切割效应

即滤线栅铅条对原发射线的吸收作用。其产生原因有滤线栅反向放置、横向倾斜或偏离栅焦距、源-像距超出允许范围等。

(三)滤线器的种类和构造

1. 固定式滤线器 可以直接用于 X 线摄影,使用时,将其放置于受检者和片盒之间,达到滤除散射线的目的。滤线栅稍经特殊加工,可制成滤线栅板,即固定式滤线器。它使用方便,但栅密度较小时,易产生铅条图像,即暗条效应。

2. 活动式滤线器 活动滤线栅在曝光之前的瞬间,开始运动,曝光结束后才停止运动。运动方向与铅条排列方向垂直,这样,既能滤除散射线,又不易形成铅条图像。在数字摄影时,即使固定式滤线器的栅密度超过 60L/cm,经过边缘增强处理,铅条图像还是可以看到,可见,活动式滤线器不可取代。

活动式滤线器由滤线栅、驱动机构、暗盒托盘和框架组成。滤线栅的面积较大,以满足最大尺寸的片盒横放或竖放使用。托盘用于夹持片盒,使之定位于滤线器中心。驱动机构可驱动滤线栅按一定方式运动,并与曝光时间协调,运动时间要长于曝光时间。目前常用的活动式滤线器有电机式和减幅振荡式,如图 3-6 所示。

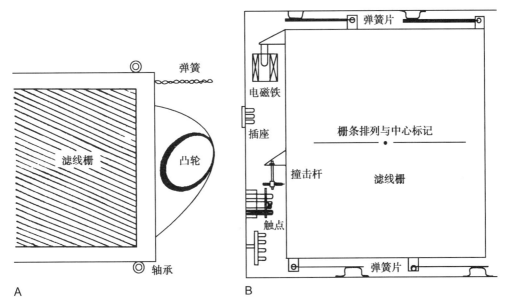

图 3-6 活动滤线器结构示意图
A. 电机式活动滤线器;B. 减幅振荡式活动滤线器。

(1)电机式:常见的为凸轮电机式,栅板由弹簧牵引,由小型电机带动凸轮驱动。摄影时,电机在曝光前得电,带动凸轮旋转,凸轮触碰滤线栅使之往复性周期运动,其速度均匀稳定。

(2)减幅振荡式:滤线栅由四个弹簧片支撑悬浮。在曝光手闸 I 道闸按下后,曝光准备时,电磁线圈得电,吸动连接栅板的衔铁,将栅板拉向一侧并使弹簧储能。按下曝光手闸 II 道闸,下达曝光指令时,切断电磁线圈得电回路,线圈失电,栅板在支撑弹簧的作用下做减幅振荡,同时接通曝光控制电路,曝光开始。栅板减幅振荡运动应保持到曝光结束后方可停止。

(四)滤线栅的使用注意事项

(1)滤线栅应置于人体与片盒之间,聚焦面朝向 X 线入射方向。

(2)X 线焦点应置于滤线栅铅条的会聚线上,X 线的中心线可沿铅条方向倾斜,不能横向倾斜,并尽量不要横向偏离滤线栅的中心线。

(3)摄影时,应根据滤线栅的焦距来确定源-像距,其改变不应大于焦距的 25%。对于活动式滤线器,其滤线栅的运动时间应至少长于曝光时间的 1/5。

(4)由于滤线栅会吸收部分原发射线,故滤线器摄影时要适当增加曝光条件。

(五)虚拟滤线栅

虚拟滤线栅成像算法,是利用先进的医学图像数字处理技术,去除因散射线造成的图像"灰雾效应",从而获得类似采用实体滤线栅而采集到的图像质量,降低对实体滤线栅的使用依赖。无实体的结构使 X 线机整机系统构成更为简单,对不同尺寸、形状以及工作模式的探测器有更加灵活的匹配性,提高 X 线利用率;同时,最大可降低 X 线辐射剂量约 40%。

(六)附加滤过板

X 线束中存在软射线,由于其穿透力弱,不能穿过人体到达胶片形成图像,只会增加受检者的辐射吸收剂量,因此需要将其滤除。通常使用铝或铝铜合金作为附加滤过板滤除软射线,增加图像对比度。使用特殊形状的附加滤过还可以产生特定光谱的射线,在某种程度上可以与受检物体的吸收光谱相匹配。可以选择性地增加对比强度。

三、X 线管支撑装置

X 线管支撑装置主要用于在 X 线摄影时把 X 线管组件夹持固定在一定位置,使 X 线管以一定距离和角度对摄影成像介质(胶片、影像板、平板探测器等)进行曝光,并保证摄影时 X 线管处于稳定状态。

X 线摄影时,根据摄影部位和位置的不同,要求 X 线中心线能从不同的方向投照受检者,并要求源-像距可调。为尽量减少移动受检者,要求 X 线管能做上下、左右和前后六个方向的移动,能绕 X 线管长轴和水平短轴转动。以上各种运动,都是在其支撑装置夹持下实现的。为实现上述要求,最简单的支撑装置由立柱、滑架、横臂和组件卡环组成。立柱是支撑装置的主体,由轨道支持以保持直立状态。横臂近端由滑架支撑并与立柱联系在一起,其末端设有 X 线管组件卡环。

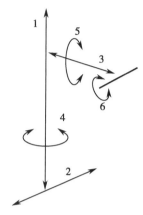

图 3-7　X 线管头支架活动示意图

X 线管组件支撑装置应具有携带 X 线管组件完成移动和转动的功能,如图 3-7 所示。各向运动要求轻便、灵活,都有锁止装置,组件位置确定后由锁止装置锁止,保证曝光过程中 X 线管组件的稳固。

普通摄影用 X 线管组件支撑装置分落地式、悬吊式和 C 形臂等几种形式。

(一) 落地式

落地式 X 线管组件支撑装置具有结构简单,安装方便,成本低等特点。落地式 X 线管组件支撑装置从结构上可分为双地轨式、天地轨式及床侧轨式三种。

1. 双地轨式　如数字图 3-1 所示,立柱固定在底座上,底座由两条地轨支撑,并能在地轨上滑动,以带动立柱和 X 线管组件在双地轨上纵向水平移动。这种立柱支撑方式对机房高度无特殊要求,但地面上有两条地轨,显得不整洁,占用空间比较大。

2. 天地轨式　如数字图 3-2 所示,立柱由一条天轨和一条地轨支撑,其主体由立柱和接杆组成。接杆可上下伸缩,以在一定范围内适应不同高度的房间。天轨不承重,只起支撑作用。这种结构形式地面上只有一条轨道,较为整洁,占用空间比较小。

3. 床侧轨式　如数字图 3-3 所示,一体化设计,立柱的纵向运动轨道固定在摄影床的一侧,结构紧凑,占用空间小,结构简单,安装方便。但立柱纵向运动轨道较短,导致其移动范围小。例如,配备立式胸部摄影架,在胸部摄影架上进行摄影受到一定的限制;另外如果暗盒托盘或探测器与立柱固定在一起,则会给有角度 X 线摄影带来不便。

(二) 悬吊式

X 线管组件支撑装置由固定纵向天轨、移动横轨(滑车架)、滑车、伸缩吊架、横臂、控制盒和 X 线管组件等组成,其外形如数字图 3-4 所示。

悬吊式 X 线管组件支撑装置与落地式 X 线管组件支撑装置相比,结构复杂、安装难度较大、成本相对较高。但因为悬吊式 X 线管组件支撑装置能充分利用机房顶部空间,具有运动灵活、操作方便、运用范围广的特点,所以特别适用于多功能 X 线摄影。

固定纵向天轨被牢牢地固定在天花板上或专用过梁上,它承担着天轨以下悬吊部分的全部重量。移动横轨带着伸缩吊架,可在固定天轨上做纵向和横向水平运动,纵向运动范围为 2~3m,横向运动范围为 1~2m。上述两种运动完成 X 线管组件在水平面的二维运动,而伸缩吊架本身的竖向伸缩,则完成第三维的上下运动,范围为 1.5m 左右。

双地轨式 X 线管组件支撑装置

天地轨式 X 线管组件支撑装置

摄影床侧轨式 X 线管组件支撑装置

悬吊式 X 线管组件支撑装置

伸缩吊架一般由5节伸缩节构成,第1节固定,下面4节均能做上下伸缩活动,且每一节都套在上一节里,其内由轨道和轴承导向,稳定性好。横臂装在伸缩吊架最后一节的下端。横臂的一端装配X线管组件的固定卡环,另一端装配控制盒和把手。X线管组件可绕横臂及自身长轴转动,横臂可绕吊架纵轴转动(360°)。为保证X线管组件位置角度确定后的稳定性,上述各向运动均由锁止机构固定。目前,锁止机构大多采用电磁锁止与释放方式。

控制盒上设有运动锁止与释放开关(触摸或按键),由电子电路控制锁止机构,进而控制X线管组件的锁止与释放。X线管组件沿横臂纵轴旋转角度可用指针指示,也可用数字显示,或数字显示与圆盘刻度滚珠指示并用。

(三)C形臂

C形臂是为了适应各种不同的X线特殊检查而设计的,名称因其形状而来。C形臂的一端安装X线管和遮线器,另一端安装成像装置,如I.I、电视摄像机、平板探测器等。C形臂可以和悬吊式X线管支撑装置相结合,组成悬吊式C形臂支撑装置;也可以与专用底座结合,组成落地式C形臂支撑装置,如数字图3-5所示。

由于C形臂结构紧凑,占据空间少,并能沿槽移动和绕水平轴转动,活动范围大且灵活,因而特别适用于心血管系统的X线检查。小型移动式X线机装配C形臂后,特别适合做床边X线检查和在手术室使用。其最大优点是检查时无须移动受检者。

(于广浩)

数字图3-5
移动C形臂
X线机

第二节 医用X线电视系统

一、概述

20世纪50年代初I.I问世,随后出现医用X线电视系统(X-TV),使X线透视发生了由暗室透视变为明室透视的根本性转变,医师可脱离辐射环境,得到更好的保护。随着数字医学图像设备的发展,X-TV已不再依赖I.I,而是伴随着动态平板探测器的出现不断发展。

X-TV具有下列优点:①图像亮度高,可实现明室透视,将医师和受检者从暗室中解放出来,使一些需在透视监视下的手术得以实施;②医师和受检者的受照剂量小;③图像清晰,有利于病变的早期发现;④通过X-TV获得的视频图像信号经过A/D转换、计算机图像处理后,可获得数字图像;⑤图像可方便地保存、远距离传输。

20世纪80年代以来,我国医疗器械行业发展迅速,X-TV快速普及,为医学诊断技术的进步作出了重要贡献。下面以含有I.I的医用X线电视系统为例,介绍X-TV的构成和基本工作原理。

(一)构成

X-TV由I.I和X线闭路电视两部分构成。X-TV只是X线机的一个成像部件,其工作受X线机的控制。X-TV透视式X线机的构成如图3-8所示。

1. I.I 是将X线图像转换

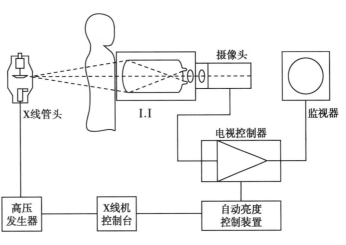

图3-8 X-TV透视式X线机的构成方框图

为高亮度荧光图像的真空玻璃器件。

2. 摄像头 是将荧光图像转换为视频电信号的装置。

3. 电视控制器 是电视图像信号控制、处理器件。

4. 监视器 是图像显示器件,其主要作用是进行电光变换,其实质是电视信号接收机。

5. 自动亮度控制装置 是使监视器图像亮度稳定的自动控制装置。通过它可自动调整管电压的高低和/或管电流的大小,或光阑孔径的大小,以保证对受检者不同部位透视时,监视器图像亮度的稳定、最佳。

(二)基本工作原理

X-TV 的基本工作原理为:透射受检者的 X 线照射到 I.I 的输入屏上,获得亮度较弱的荧光图像,经 I.I 增强后,在输出屏上获得一个尺寸缩小、亮度提高几千至上万倍的荧光图像。输出屏上的荧光图像经光学系统或光纤传输到摄像机靶面或光敏区,从摄像机输出的视频电信号经预放器放大,控制器控制、处理和放大后获得全电视信号,输送到监视器,在监视器屏幕上获得亮度较高的 X 线透视图像。X-TV 的基本工作原理示意图如图 3-9 所示。

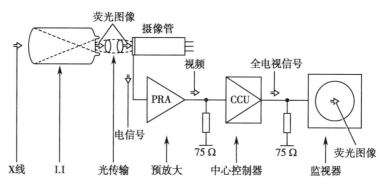

图 3-9 X-TV 的基本工作原理示意图

X-TV 工作中,存在下列几个转换过程和传输过程:①用 I.I 实现 X 线图像与荧光图像的转换;②光学系统将 I.I 输出屏上的荧光图像经光路传输到靶面或光敏区;③摄像机进行光电转换,将传输到摄像机上的荧光图像转换成全电视信号 Is;④用电缆线将全电视信号传输到监视器;⑤监视器进行电光转换,将电信号转换为光学图像。

二、电视基础

(一)摄像与显像基础

1. 人眼的视觉特性 光是一种电磁波,光谱范围很广。人眼能看到的光称为可见光。在可见光范围内,不同波长的光所呈现不同的颜色,随着波长的缩短,呈现的颜色依次为红、橙、黄、绿、青、蓝、紫。只含单一波长的光称为单色光;含有两种或两种以上波长的光称为复合光;含有全部波长的光称为全色光。两种光合二为一成为了白光,它们就是互补光,太阳光就是白光的常见形式。

(1)视觉惰性:人眼对光有视觉惰性,当光的亮度发生变化时,人眼对变化有一个"逗留时间",称为惰性时间,这种生理现象也称为视觉暂留性。当亮度变化很快,其周期小于人眼惰性时间时,人眼就感觉不到亮度的变化。实验证明,当变化频率高于 45.8Hz 时,人眼就感觉不到亮度的变化。活动图像的帧率至少为 15f/s 时,人眼才有图像连续的感觉;活动图像的帧率在 25f/s 时,人眼才感受不到闪烁。

(2)相对视敏函数:光对人眼的刺激,通过视觉系统使人产生光感。实验表明,在正常光照下,人眼对波长 555nm 的光具有最大的视敏度。人眼不能直接看见波长超过 700nm 的红外线和波长短于 380nm 的紫外线,人眼对不同波长的光视敏度是不同的。相对视敏度与波长的函数称为相对视敏函数。如图 3-10 所示。此曲线表明,如果光的照度相同而波长不同,则人眼的亮度感觉将按曲线规律变化。黑暗环境与正常光照下的相对视敏函数曲线是有区别的。

（3）视觉范围:指人眼所能感觉的亮度范围,这个范围很宽,约为百分之几 cd/m^2 到几百万 cd/m^2。人眼并不能同时感觉如此宽的范围,只有当人眼适应了某一环境的平均亮度后,视觉范围才有这样的限度。环境的平均亮度不同,人眼的视觉范围不同。例如,在晴朗的白天,环境亮度约为 10 000cd/m^2,可分辨的亮度范围为 200~20 000cd/m^2,低于 200cd/m^2 的亮度,人眼的感觉是黑色;但是在漆黑的夜晚,环境亮度下降到 30cd/m^2 时,可分辨的亮度范围为 1~200cd/m^2,高于 100cd/m^2 的亮度,人眼的感觉已相当亮;低于 1cd/m^2 的亮度人眼的感觉才是黑色。所以,人眼的明暗感觉是相对的。

（4）对比度:客观景物或监视器图像最亮处亮度 B_{max} 与最暗处亮度 B_{min} 之比称为对比度。

（5）人眼的分辨力:指人眼能分辨的相邻两点的视角 θ（分辨角）的倒数。如图 3-11 所示。

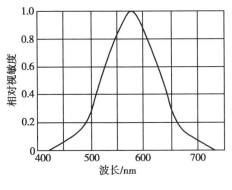

图 3-10　相对视敏函数曲线

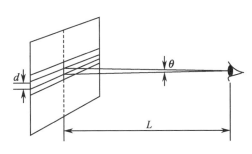

图 3-11　分辨角 θ 与分辨力示意图

2. 图像的摄取与显像

（1）图像的构成:一幅图像由很多灰度不同的点构成。这种构成图像的点称为像素。一幅图像质量的好坏,与像素的大小和多少有关。如果单位面积内图像的像素大而少,图像就很粗糙;如果单位面积内图像的像素小且多,图像就细腻。

（2）摄像与显像原理:电视以扩大人的视觉距离界限为目的。在电视中,摄像机由光电转换器和放大器构成。对于闭路电视,由摄像机摄像,经电缆传送到监视器上显像,从而达到图像传送的目的。摄像机摄像是光电转换过程,监视器显像是电光转换过程。

（二）扫描原理

扫描就是按一定规则使电子束移动并轰击扫描面。这种使电子束移动的作用称为偏转。电视有两个扫描面:①摄像管的光敏靶面;②显像管的荧光面。要求扫描这两个扫描面的电子束,在时间上和位置上,完全保持同步。

1. 扫描　是光电信号或电光信号的转换,即把一幅图像分解和组合的过程。它在摄像机上把一幅图像分解成按像素横向排列的一条条扫描线,并在监视器(终端)上再将按像素横向排列的一条条扫描线组合成图像。

图像分解的扫描是光电转换过程。在这个过程中,将图像不同亮度的像素(按一定规律排列)转换成大小不同的电子束电流,即图像信号。与此相反,通过扫描,将各个像素重新组合成图像的过程是电光转换过程。在这个过程中,不同大小的电子束电流转换成亮度不同的像素,并按一定规律排列成光图像。

2. 扫描方式　在电视系统中,摄像管与显像管外面都有两组偏转线圈,分别流过行、场锯齿波扫描电流,同时产生水平方向与垂直方向的偏转磁场。在这两个偏转磁场的作用下,电子束在扫描面上作匀速直线扫描。

扫描方式分为逐行扫描和隔行扫描。逐行扫描是一行紧跟一行(1、2、3、4……)的扫描方式。隔行扫描是将一帧图像分成两场扫描,第一场仅扫描光栅的奇数行(1、3、5……),第二场仅扫描光栅的偶数行(2、4、6……)。

3. 扫描的同步 同步扫描是指摄像端与显像端的扫描点几何位置应一一对应。扫描的同步在电视中具有重要的意义,若扫描不同步,图像就无法正确重显。

全电视信号由图像信号,行、场同步信号和行、场消隐信号等组合而成。将以上信号合在一起的目的是便于传送,到了显像装置之后,再将行、场同步信号分离出来。

三、影像增强器

(一)结构与工作原理

I.I 是 X-TV 的重要构成部分,其质量好坏对 X-TV 的性能至关重要。I.I 质量低劣,闭路电视质量再好,也很难获得临床诊断满意的图像。I.I 由增强管、壳体和电源三部分构成。如图 3-12 所示。为防止电磁场对增强管工作的干扰和 X 线泄漏,需采用金属管壳进行电磁屏蔽并吸收 X 线,壳体材料一般由铝材或铁皮加工而成。增强管用的电源常称为小高压。

1. 结构 由于被检部位各组织的密度、厚度不同,X 线穿过后被吸收的程度也不一样,因此形成了一个强度受密度、厚度调制的 X 线图像。增强管的输入屏将 X 线图像转换成荧光图像,经增强管对图像亮度增强后,在增强管的输出屏上获得亮度大大增强的荧光图像,故增强管亦称为 X 线图像增强管。其结构如图 3-13 所示。它主要由输入窗、闪烁体、光电阴极、电极、输出荧光屏、输出窗、管壳等构成。

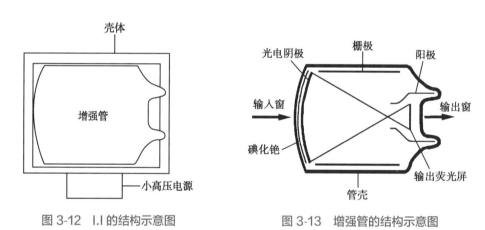

图 3-12 I.I 的结构示意图 　　　　图 3-13 增强管的结构示意图

(1)输入窗:它是 X 线的入射窗口,由球面(或双曲面)状玻璃或对 X 线吸收较小的薄金属板等构成。

(2)闪烁体:它是 X 线换能器,可将 X 线图像转换成荧光图像。近代都采用碘化铯(CsI)作为闪烁体,它能将 X 线转换成蓝光,蓝光强度与入射的 X 线强度成正比。

(3)光电阴极:是一层极薄的光电发射膜。光电阴极受光照射时逸出光电子。光电子密度与入射的蓝光强度成正比。

(4)电极:管内一些特制的金属零件称为电极,最接近输出端的为阳极,中间的电极为栅极,最接近输入端为光电阴极。在阳极和光电阴极之间加直流正高压,对光电阴极逸出的光电子起定向加速作用。在栅极上加一定的直流电位,对阴极发射的电子束起聚焦作用。

(5)输出荧光屏:是在玻璃基板上涂敷一层荧光粉,其上敷有一层铝膜,高速电子可以通过铝膜到达荧光粉层。此时电子能量将转换成可见荧光,铝膜的作用是防止光的反向传播以及给电子提供电气通路。

（6）输出窗：由玻璃或光纤面板制成，是输出荧光屏上的荧光图像输出窗口，摄像头可摄取此窗口荧光图像。

（7）管壳：由输入窗、管身（金属或玻璃），输出窗等构成。它是一个大型的真空器件。只有高真空下，由光电阴极发射的光电子在到达输出屏时才不会与任何气体分子发生碰撞，管子才能正常工作。

2. 工作原理 如图 3-14 所示，输入屏将 X 线图像转换成亮度很弱的荧光图像，该荧光图像使光电阴极激发出光电子，获得光电子数目多少不同的光电子图像。光电子在阳极和阴极之间直流高压的加速以及栅极聚焦电位的聚焦下，高速轰击到输出屏上，在输出屏上可获得缩小到几十分之一的、亮度比普通荧光屏强数千至上万倍的荧光图像。

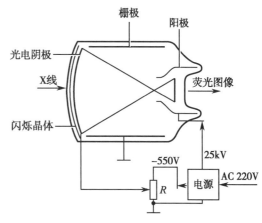

图 3-14 I.I 的工作原理示意图

增强管的有效视野一般为 6″~14″（1″=2.54cm，″ 表示英寸），最常用的视野是 9″。有些增强管的视野是可变的，如 11″/7″、10″/6″、9″/5″ 的可变视野增强管。

（二）增强管的主要技术参数

增强管是 I.I 的核心部件，衡量增强管质量优劣的主要参数如下。

1. 转换系数 是衡量 X 线增强管转变效率高低的物理量。它的定义为输出屏亮度和输入屏接受的 X 线剂量率之比。转换系数高的增强管对 X 线的灵敏度高，反之灵敏度低。

2. 分辨力 是衡量增强管分解图像细节能力的物理量。以每厘米能区分的线对数来表示分辨力的大小，单位为 lp/cm。分辨力的测量可用专门的线对卡。每厘米可分辨的线对数越多，分辨力就越高，输出的图像就越清楚。

3. 对比度 是体现增强管输出图像反差强弱的物理量。通常情况下，对比度越高，增强管输出图像所包含的层次就越多。

增强管价格昂贵，使用时必须注意以下几点：①不透视时，工作状态的增强管应避免接受较强的 X 线辐射，否则会缩短其使用寿命；②不允许强 X 线或强光线从光学系统进入增强管的输入屏，否则会影响输出屏的寿命；③增强管对磁场很敏感，应置于外界磁场很小的环境中使用，它的周围不能放置磁性物体。

四、CCD 摄像机

CCD 摄像机是用 CCD 摄像器件取代摄像管制成的摄像机，是目前最常用的摄像机。CCD 是一种半导体器件，根据它的光敏特性，即在光照下能产生与光强度成正比的电子电荷量，可形成电信号，被广泛应用于成像系统。

CCD 摄像器件由很多个光敏单元组成，用于成像的 CCD 摄像器件有两种：一种是线阵式，它的光敏单元有序地排成一行或一列，用于传真机、扫描仪等；另一种是面阵式，它的光敏单元以行列方式排列成矩阵，用于摄像机、数码相机等。

CCD 摄像机与摄像管式摄像机相比，具有如下特点：①CCD 摄像机体积小、功耗低；CCD 固体摄像器件不需要偏转线圈，另外，CCD 摄像机的配套电路都已集成化。②CCD 摄像机图像清晰度高、质量好。在清晰度方面，CCD 摄像机比摄像管式摄像机的像素高，而且 CCD 摄像器件不存在几何畸变。③CCD 摄像器件灵敏度高。高灵敏度摄像管的最低照度为 0.5lx、而 CCD 摄像器件灵敏度可达 0.01lx 以下，CCD 摄像器件的应用范围较摄像管更广阔。④CCD 摄像器件寿命长,可靠性高。CCD摄像器件抗震、抗电磁干扰、不怕强光灼伤。⑤CCD摄像器件的成本低。生产CCD的工艺非常成熟,可大批量生产,成本大大降低,从而使CCD摄像机的价格低于同档次摄像管式摄像机。

(一)结构

CCD摄像器件由光电转换、电荷存储、电荷转移以及信号输出等部分构成。

(二)工作原理

1. 光电转换和储存 常见的光电转换器件有MOS电容器型和光敏二极管型两大类。

(1) MOS电容器型:在P型半导体Si衬底的表面上用氧化的方法生成一层厚度约100~150nm的SiO_2,再在SiO_2表面蒸镀一层金属以形成多晶硅,在金属层和衬底间加一个正电压,形成了一个MOS电容器,如图3-15A所示。当光线照射时,光子穿过透明金属层及氧化层,进入P型(或N型)Si衬底,部分Si原子的价电子将因吸收光子能量而脱离原子核的束缚,变成自由电子,同时形成空穴,这些电子和空穴因光照而产生,故称为光生电荷,亦称为信号电荷。信号电荷在外加电场的作用下,分别向两极移动。当金属层和衬底间所加电压达到开启电压时,硅衬底与SiO_2界面处的电势(称为界面势或表面势)就会发生变化。此时,衬底中的多数载流子被排斥而形成耗尽层(即势阱)。势阱的深度决定于金属电极与衬底间所加电压的高低。由于势阱的势能较低,信号电荷将存储在势阱中,形成电荷包,势阱界面势将随聚集的电子数目增多而降低。如图3-16所示,有电荷存储的势阱原理图。

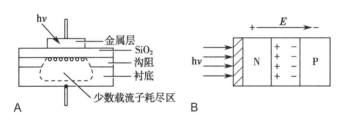

图3-15 光敏元件
A. MOS电容的结构示意图;B. 光敏二极管。
注:h为普朗克常数,ν为频率。

图3-16 有电荷存储的势阱原理图

光生电荷的多少决定于入射光子的能量和数量。每个电荷包的电荷量与对应像素的亮度成正比。这样,一幅光学图像就转变为相应的电荷图像。但MOS电容的储存容量有限,当光生电荷超过MOS电容的储存容量时,将发生溢出。

(2) 光敏二极管型:在P型Si衬底上扩散一个N型区域而形成的二极管,如图3-15B所示。多晶硅二极管加反向偏置,形成一个定向电荷区,即耗尽区。光子穿过多晶硅二极管时,将产生光生电子-空穴对。在耗尽区内,光生电子-空穴分离,光生电子被收集到耗尽区形成电荷包,称为信号电荷。耗尽区对电子而言是一个势能很低的区域,称为势阱。此势阱能够存储的最大电荷量叫做势阱容量,它与所加偏置电压近似成正比。

光敏二极管与MOS电容相比,具有灵敏度高、光谱响应宽、蓝光响应好、暗电流小等优点,在CCD摄像器件中,光敏二极管型已逐渐取代了MOS电容器型。

2. 电荷转移 由于CCD是由一系列MOS电容或光敏二极管经紧密排列而构成的器件,而且都做在同一衬底上,衬底材料为P型或N型硅。在驱动信号的作用下,信号电荷可从一个位置移动到下一个位置。

3. 信号输出 CCD摄像器件以电荷耦合方式工作,而所需要的视频信号是电压(或电流)。输出部分的任务就是在保证输出信号信噪比及带宽的情况下,将信号电荷依次转换为信号电压(或电流)。

（三）性能参数

1. 光谱响应　CCD摄像器件的光谱响应范围为400~1100nm,范围很宽,含红外线区域。利用此特性,在夜间也可通过红外光源辅助照明,使CCD摄像器件清晰地成像。

2. 分辨力　是衡量CCD摄像器件性能的重要参数,它与CCD的图像空间频率有关,由CCD摄像器件本身的构造尺寸决定。CCD摄像器件的水平和垂直方向上的分辨力分别是其水平和垂直像素数的一半。

3. 暗电流　在无光照环境下,产生输出的电流称为暗电流。所有摄像器件都存在暗电流,这是CCD摄像器件本身的缺陷。暗电流产生的原因是Si衬底价电子受热激发而产生电子-空穴对。暗电流限制了器件的灵敏度和动态范围,其大小与温度的关系很密切。温度上升时,CCD摄像器件的半导体材料产生的电子-空穴对将大量增加。温度每上升1℃,暗电流将增加约一倍。

4. 灵敏度　一般用输出清晰图像所需的最低照度来衡量。如果甲CCD摄像器件输出清晰图像所需的照度比乙CCD摄像器件输出清晰图像所需的照度低。那么,甲的灵敏度就比乙的灵敏度高。

5. 动态范围　是指电荷成比例地收集到势阱内的能力。动态范围取决于势阱能收集的最大电荷量与噪声确定的最小电荷量之差。

（四）高清晰度CCD摄像机的发展

高清晰度CCD摄像机正逐步取代摄像管型摄像机。CCD型高清晰度摄像机从读取像素开始,就以数字信号的方式传送数据,更有利于与计算机系统联接,这对于数字化图像处理是十分有利的。

另外,由于CCD摄像机图像的采集方式改变了以前的连续扫描采集方式,使一帧图像信号的采集与传递比扫描一帧图像所用的时间短很多。因此,X线透视无须连续曝光,可采用脉冲曝光方式,使CCD摄像机在X线机脉冲曝光时同步采集图像,以减少X线的透视剂量。

五、自动亮度控制

（一）必要性

在X-TV中,透过受检者被检部位的X线图像经I.I转换为荧光图像并进行亮度增强。摄像机摄取的图像是I.I输出屏上的荧光图像,受检者被检部位厚度、密度的变化,使I.I输出屏上的荧光图像亮度差异很大,最终导致监视器显示的图像亮度不稳定,不利于图像观察,影响诊断效果。

（二）种类

自动亮度控制(automatic brightness control,ABC)根据取样方式和控制方式的不同,可分为以下两种。

1. 视频信号取样　利用视频信号电平进行ABC是一种最常用的取样控制方式。在视窗内,图像各部分的亮度不同。视频信号取样一般有两种方法:①取整个视窗的亮度平均值;②取视窗中心一定范围的亮度平均值。

两种不同范围的亮度视频取样方框图如数字图3-6所示。全视窗取样反映的是图像的平均电平,它与感兴趣区的平均电平有时相差较大,使显示图像的层次变少。而中心取样是把感兴趣区放在荧光屏中心,使中心部分的图像平均电平就是感兴趣区的平均电平,这样显示的图像层次很丰富。图中的电位器W用于调节取样亮度的基准电平。数字图3-6A的取样范围为整个视窗,视频信号经滤波后取出,把每场的视频信号电平与基准电平比较,比较后输出到控制调整装置,经闭环控制使图像亮度稳定在基准的亮度范围。数字图3-6B的取样范围为设定范围。该取样的关键是建立一个取样范围。图中设定一个矩形作为取样范围。这个矩形范围的大小可调,水平尺寸是调节水平的脉冲宽度,垂直尺寸是调节垂直的脉冲宽度。由门脉冲形成电路,控制取样门电路取样,取样信号经滤波后形成直流电平,与基准电平比较后控制调整装置,通过闭环控制

数字图3-6

两种不同范围的亮度视频取样

使图像稳定在基准的亮度范围。

2. 光电倍增管取样 利用光电倍增管的输出量进行 ABC 也是常见的取样控制方式。

(三) 方法

1. 自动管电压控制 用 ABC 取样信号去控制 X 线机的管电压。比较电路的输出信号大小由取样信号与设定信号相比较决定,此输出信号驱动伺服电机工作,改变自耦变压器的输出,从而调整高压变压器的初级电压,获得不同的管电压,最终达到控制管电压的目的。

自动管电压控制的特点是:X-TV 透视时,随着受检者被检部位的厚度和密度的变化,自动调整管电压的高低,使监视器图像亮度保持稳定。厚度和密度变化引起的管电压变化,将使受检者被检部位对 X 线剂量的吸收发生变化,这对图像的清晰度和信噪比有一定影响。但由于该控制电路简单,效果明显,因此得到了广泛应用。

2. 自动管电流控制 用 ABC 取样信号去控制 X 线管的灯丝加热电压,以改变 X 线管的管电流。用改变可控硅的导通角的方法来控制灯丝加热变压器的初级电压,从而改变灯丝加热变压器的次级电压值,达到自动调整管电流的目的。

3. 自动管电压、自动管电流双重控制 吸收了自动管电压控制与自动管电流控制二者的优点。其特点是:当受检者被检部位的厚度、密度增加时,管电压自动升高,同时,管电流也自动增大。X 线透射率提高的同时,剂量也增加了。这种双重控制既不减少图像的层次,又可降低噪声的影响,但其控制电路复杂,成本高,应用并不广泛。其电路为自动管电压控制电路和自动管电流控制电路的组合。

4. 自动光阑控制 通过控制进入摄像管的光通量来达到使监视器图像亮度稳定的目的。用伺服电机来控制光阑的大小。由于光圈负载较小,因此可采用直流伺服小电机驱动光阑。

六、医用显示器

医用显示器是医学图像设备以及 PACS 工作站图像显示和信息输出的设备,医师通过医用显示器阅读图像就可达到对受检者病情进行观察和诊断的目的,这种"软阅读"方式已成为主流形式,逐渐取代"硬拷贝"(照片/观片灯)阅读方式。由于读片、报告、会诊等解读、交流工作正逐渐"抛弃"照片,在放射信息系统(radiology information system,RIS)的管理和调配下,图像可直接传送到医师诊断工作站,供医师随时查询、检索、调用、阅读、诊断以及书写报告,为满足软阅读的需要,显示器得到了极大的发展。

软阅读的优势:①能随时进行各种测量、处理,如灰阶处理、频率处理等,改善显示效果;②能观察三维乃至四维的动态图像,CT、MRI、DSA 等成像设备均能提供此类图像,这些动态和立体显示的信息只有软阅读可观察;③能适应网络时代工作模式,提高工作效率,加速诊疗工作流程;④能适应图像数量的大幅度增加。

(一) 分类

医用显示器经历了从普通黑白阴极射线管(cathode ray tube,CRT)显示器到彩色 CRT 显示器,再到专业灰阶 CRT 显示器的发展;从普通彩色液晶显示器(liquid crystal display,LCD)到专业灰阶 LCD 的发展,目前正在向专业彩色 LCD 发展。

1. 按结构分类 可分为 CRT 显示器、LCD 和医用图像投影仪三种。目前,台式显示器多使用 LCD 或 CRT 显示器。

CRT 显示器具有亮度高、图像清晰、成本低等优点;主要缺点是体积大、笨重。LCD 具有体积小、轻便、占用面积小、无射线辐射危害等优点;主要缺点是成本高、视角较小。医用图像投影仪主要用于教学、会诊和学术交流,具有超大荧光屏,可获得高分辨力、高对比度、高亮度、无几何失真的医学图像,且能满足医学数字成像和通讯(digital imaging and communications in medicine,DICOM)标准遵从性显示的特殊要求。

2. 按外观分类　可分为直画面的"竖屏"显示器,横画面 4:3 的"横屏"显示器和横画面 16:9 的"宽屏"显示器三种。"竖屏"显示器是为了适应传统 14″×17″ 照片竖直画面阅读图像的习惯和规则而设计的。

3. 按扫描线数分类　可分为 1K(一幅图像的扫描线数为 1 000 行)、1.5K、2K、5K 等四种显示器。

4. 按像素数分类　医用显示器的分辨力与价格成正比。

1MP:称为 100 万像素。有 1 024×1 280 竖屏、1 280×1 024 横屏两种,常用横屏显示,多适用于 CT、MRI、数字胃肠机。

2MP:称为 200 万像素。有 1 200×1 600 竖屏、1 600×1 200 横屏两种,常用竖屏显示,多适用于 CR、DSA、数字胃肠机、PACS 阅片工作站。

3MP:称为 300 万像素。有 1 536×2 048 竖屏、2 048×1 536 横屏两种,常用竖屏显示,多适用于 DR、PACS 诊断工作站。

5MP:称为 500 万像素。有 2 048×2 560 竖屏、2 560×2 048 横屏两种,常用竖屏显示,多适用于 DR、乳腺机、PACS 诊断工作站。

6MP:称为 600 万像素。常用 3 280×2 038 横屏显示,多适用于 CT、MRI、DR、乳腺机、PACS 诊断工作站。

8MP:称为 800 万像素。常用 3 840×2 160 横屏显示,多适用于 CT、MRI、DR、乳腺机、PACS 诊断工作站。

10MP:称为 1 000 万像素。常用 4 096×2560 横屏显示,多适用于 CT、MRI、DR、乳腺机、PACS 诊断工作站。

5. 按输出接口及显示器数量分类　可分为单头单屏,双头双屏,四头四屏,八头八屏(用于会诊读片)。"头"表示显卡的视频接头。

6. 按用途分类　可分为诊断级、浏览级、教学级等三类显示器。

(二) 主要技术参数

1. 亮度　人眼进行图像分辨的主要参数为:物体与背景的亮度差以及人眼辨别细节的能力 (即视觉灵敏度)。一般读片灯箱的亮度为 500cd/m²,要求医用显示器的亮度也能达到同等亮度。

医用显示器的最高亮度应达到 700~1 000cd/m²(LCD 的亮度标称值为背光管所产生的最大亮度)。医用显示器需要高灰阶来表达医学图像,高亮度可增加最黑到最白之间的灰阶,为医师准确诊断提供保障。

2. 清晰度　可用有效电视线数来衡量。用摄像机对电视清晰度测试卡摄像时,监视器上就会显示电视清晰度测试卡图像。测试卡的中心和四角均有可衡量清晰度的黑白相间的线组,并标有线数。中心部分的线数,表示电视中心部位的清晰度,四角部分的线数,表示四角部分的清晰度。用肉眼直接观看显示器荧光屏上的测试卡图像,可分辨出中心和四角部分的线数,即中心和四角部分的清晰度。

电视清晰度也可用专用线对测试卡来测量。用 lp/cm 表示清晰度的大小。一般分为 8lp/cm、10lp/cm、12lp/cm、14lp/cm、16lp/cm。一般新的电视系统可达到 12lp/cm 以上。

3. 分辨力　包括密度分辨力及空间分辨力。

密度分辨力用离散灰阶级的总数来度量,例如 CT 的密度分辨力可达 2^{14}(16 384 级灰阶)。目前医用 LCD 中的 10 位薄膜晶体管(thin-film transistor,TFT)可以显示真正的 1 024 级灰阶,与 8 位 TFT 显示器相比,可以提供比 8 位分辨力显示器多 4 倍的数据,从而能够显示更加精确的诊断图像。

空间分辨力常以描述物体的像素总量来度量。与此相关的是可寻址像素的数目与可分辨像素的数目。高分辨力 CRT 显示器的可寻址像素矩阵高达 2 048×2 560,但其可分辨矩阵远小于此值。CRT 显示器的分辨像素数由电子束点尺寸（spot size），显示信号的带宽（bandwidth）和每一刷新周期内的光栅数确定。

4. 灰阶　又称为灰度等级，电视图像中，从最亮到最暗，可以分辨的亮暗层次的多少称为灰阶。灰阶可用灰阶测试卡测量。用电视摄像机对灰阶测试卡摄像时，显示器荧光屏上人眼能观察并区分的灰度级数就是显示器的灰阶。灰阶数越大，则图像的层次越丰富，真实感越强。

一般电视系统的灰阶为 7~8 级，好的可达 10~12 级。对 X-TV 来讲，可用铝阶梯作为灰阶测试卡。当 X 线透视铝阶梯时，I.I 输出的荧光灰阶图像被电视摄像机摄取，在显示器上产生灰阶图像，人眼能区分的灰阶数就是该系统的灰阶。对医用 TV 来讲，灰阶越多，图像上可区分的组织厚度越薄。这对增加临床诊断的准确性很重要。

5. 响应时间　由于医用显示器多数是对放射数字化图像的显示，CR、DR、CT、MRI 图像均为静态，响应时间不是重要指标。因此，医用显示器的响应时间有 50ms、35ms、25ms，浏览图像时没有太大的差异。当应用于 DSA 或数字胃肠机时，应当首选 25ms（1MP、2MP）的显示器。

6. 扫描非线性失真　在扫描正程期间，扫描点的位移与时间成正比，扫描就是线性的；如果扫描点的位移与时间不成正比，那么扫描就是非线性的，可能产生非线性失真，表现为图像失真。非线性失真分为水平方向失真和垂直方向失真。

7. 几何失真　也由扫描非线性引起，主要与偏转线圈绕制不对称有关系。一般电视系统的几何失真要求控制在 5%~9%，几何失真可以通过调节偏转线圈上的调整磁片或者在偏转线圈上增加磁性贴片的方法加以校正。

8. 信噪比　在显示器整个屏幕上，除目标图像外，往往还有密密麻麻的小亮点，这就是噪声。X-TV 属低照度下摄像，噪声尤为明显，为了得到高质量的图像，就要控制噪声的大小，使噪声尽可能小。

噪声的大小可用信噪比表示。信噪比（S/N）的定义为信号的电压峰值 V_S 与噪声电压 V_N 之比的分贝数（dB）。即：$S/N=20\lg(V_S/V_N)$。S/N 越大，图像的噪声越小，对于一般工业电视而言 $S/N>40\text{dB}$ 即可，但对医用 X-TV 的要求为 $S/N>53\text{dB}$。噪声的大小，还影响图像的清晰度。如果电视噪声很大，就不能很清楚地看清图像的细节。

9. 坏点　对 LCD 来讲，像素在 1MP、2MP、3MP、5MP 时，行业标准要求每屏不允许出现分散的 5 个坏点或集中的 3 个坏点，以保证图像质量。

（三）阴极射线管显示器

医用 CRT 显示器技术非常成熟，很长一段时间都是显示器市场的主流，现已淡出市场，部分厂家甚至已停止生产，但医院里仍有一定量的 CRT 显示器正在服役。

1. CRT 显示器的构造　CRT 显示器是由外壳、显像管、高压嘴、电子枪、偏转线圈、显像管电路、视频电路等部分构成，如图 3-17 所示。电子枪由细圆柱形管颈内的各电极构成，它发射出的高速运动的电子束轰击到荧光屏上。由于荧光屏的内表面涂有荧光粉薄膜，当电子高速（$6 \times 10^4 \text{km/s}$）轰击荧光屏时，荧光屏上的荧光膜就会发出荧光，在屏幕上显示光点。

2. CRT 显示器的工作原理　CRT 灯丝得电发热，热量辐射到阴极使其发射电子，在偏转线圈产生的偏转磁场作用下，电子束发生偏转，轰击在

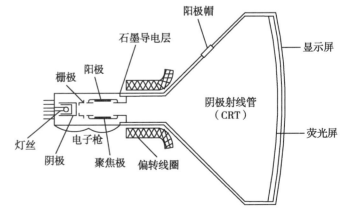

图 3-17　CRT 显示器结构示意图

CRT 玻璃屏内壁上的荧光粉使其发光形成图像。

3. CRT 显示器的性能参数

（1）荧光屏尺寸：是指荧光屏的对角线尺寸，常见的有 9″、12″、14″、16″、19″ 等。

（2）偏转角：9″、12″、14″ 显像管的偏转角均为 90°，16″ 以上偏转角大一些。

（3）阳极高压：不同显像管需要的阳极高压不同，显像管越大，需要的阳极高压就越高。阳极高压一般为 9~16kV。

4. 彩色 CRT 显像管　在彩色显像管的荧光屏内侧由红、绿、蓝三种荧光粉组成一个个很小的像素单元，电子枪发射电子束的强弱受显像管电路控制。彩色显像管通过分别控制三束电子束的强弱激发荧光粉单元分别发出强弱不同的红、绿、蓝三种光，合成各种各样的颜色显示。

（四）医用液晶显示器

近年来，CRT 显示器已逐渐淡出市场，而高分辨力灰阶竖屏医用 LCD 无论从其价格还是其性能来考虑，都越来越为医师所接受。LCD 没有 CRT 显示器所产生的电子辐射对人体健康的危害，是绿色、环保、节能、安全的选择。

1. LCD 的结构　LCD 的核心部件为液晶面板，其成本占到 LCD 总体成本的三分之二。目前，使用广泛的是 AM TFT-LCD。液晶面板的主要构成包括背光膜组（荧光管）、导光板、偏光板、滤光片、玻璃基板、配向膜、薄膜晶体管、液晶材料等，如数字图 3-7 所示。

数字图3-7
液晶面板结构图

2. LCD 的工作原理　LCD 和传统的 CRT 显示器工作原理相比有所不同，传统的 CRT 显示器主要是依靠显像管内的电子枪发射的电子束轰击荧光屏内侧的荧光粉来发光，在偏转磁场的控制下，电子束会发生一定角度的偏转，扫描目标单元格的荧光粉而显示不同的色彩。而 TFT-LCD 却是采用背光（backlight）原理，使用灯管作为背光光源，通过辅助光学模组和液晶层对光线的控制来达到理想的显示效果，如数字图 3-8 所示。

数字图3-8
液晶显示器工作原理示意图

液晶是一种规则性排列的有机化合物，它是一种介于固体和液体之间的物质，目前用于制造 LCD 的是细柱型液晶（nematic）。液晶本身并不能发光，它主要是通过电压的更改产生电场而使液晶分子排列产生变化来显示图像。

液晶面板主要是由两块无钠玻璃夹着一个由偏光板、液晶层和彩色/单色滤光片构成的夹层组成，如数字图 3-9 所示。偏光板、彩色/单色滤光片决定了有多少光可以通过，以及生成何种颜色或灰阶的光线，从而显示出彩色或灰阶图像。扭曲向列（twisted nematic）液晶被灌在两个制作精良的平面之间构成液晶层，这两个平面上列有许多沟槽，单独平面上的沟槽都是平行的，但是这两个平行的平面上的沟槽却是互相垂直的。位于两个平面间液晶分子的排列会形成一个 z 轴向 90° 的逐渐扭曲的状态。背光光源即灯管发出的光线通过液晶显示屏背面的背光板和反光膜，产生均匀的背光光线，这些光线通过后层会被液晶进行 z 轴向的扭曲，从而能够通过前层平面，作为显示器的亮态（最高亮度）。如果给液晶层加电压将会产生一个电场，液晶分子就会重新排列，光线无法扭转从而不能通过前层平面，以此来阻断光线，呈现暗态（最低亮度）。如果电场不特别强，液晶分子处于半竖立状态，旋光作用也处于半完全状态，则会有部分光透过前层平面，可呈现出中间不同等级的灰阶和亮度。

数字图3-9
液晶显示器面板的结构和工作原理图

液晶面板是被动式显示器件，自己无法发光，只能通过光源的照射显示图像。目前 LCD 一般采用冷阴极荧光管作为背光光源。冷阴极荧光灯管内充满惰性气体和微量水银，并在玻璃管内壁涂有荧光粉，当高电压加到管两端的电极上时，两极便开始放电，水银会因电子或充入的惰性气体的原子等相互碰撞而被激活，发出紫外线，紫外线再激活荧光粉发光。经过长期不断地改良，目前的冷阴极荧光管技术已经非常成熟，其使用寿命长，在亮度、节电性等方面性能优异。冷阴极荧光管属于管状光源，为了使荧光屏不同区域的亮度能够均匀分布，需要大量附件。

3. LCD 的性能和特点　LCD 的性能主要取决于其亮度、画面均匀度、可视角度和反应时间等。其中反应时间和可视角度均取决于液晶面板的质量，画面均匀度则和辅助光学模块有很大关系,而 LCD 的亮度主要取决于背光光源的光亮度。当然,整个模组的设计也是影响产品亮度的一个重要因素。

亮度是衡量显示器发光强度的重要指标。高亮度也就意味着显示器对其工作的周围环境的抗干扰能力更高,主要针对 LCD 的 TCO'03 认证标准对亮度指标提出了较高的要求,高亮度已经成为衡量液晶板品质的重要参数之一。

LCD 的性能和面板原料有很大关系,面板的质量将直接决定 LCD 的性能表现。根据面板的质量不同,可分为三个级别:①顶级的诊断级液晶面板;②图形设计级的面板;③数据和显示级液晶面板。

目前,LCD 的响应时间主要有 6ms、12ms、16ms、25ms 之分,它们所采用的液晶面板也是不一样的。LCD 的亮度可达到 500cd/m^2 以上,对比度可做到 550∶1 以上,响应时间小于 25ms,已能满足诊断的需求。LCD 的可视角度已达到水平 160°、垂直 135° 以上的超宽视角。

液晶显示器有如下特点:①显示器件为仅 2mm 厚的薄形器件,还可以制作在塑料基板上,做成可弯曲、不怕撞击的器件;②工作电压仅数伏,可直接用 CMOS 电距驱动,电子线路小型化;③微功耗,显示板本身每平方厘米功耗仅数十微瓦,采用背光源也仅 10mw/cm^2 左右,可用干电池供电;④由于 LCD 依靠调制外照光工作,越是明亮的场合越清楚,甚至在阳光直射下都能清晰阅读;⑤采用彩色滤色器,LCD 易于实现彩色显示;⑥采用有源矩阵液晶显示(AM-LCD),可实现对比度高、灰阶等级丰富的高质量显示。现有的 AM-LCD 的显示质量已经赶上,甚至超过 CRT(阴极射线管)的显示质量。

(五)其他种类显示器

随着技术的飞速发展,显示器的种类也日渐丰富,如等离子显示板(plasma display panel,PDP)、硅基液晶显示器(liquid crystal on silicon,LCOS)、有机发光二极管(organic light-emitting diode,OLED)显示器、量子点发光二极管(quantum dot light emitting diodes,QLED)显示器等。

(六)医用显示器未来发展方向

医用显示器必须有以下特点。

1. 大尺寸、高分辨力 27″ 以上大尺寸、4MP 甚至 6MP 以上高分辨力的显示器可以让医师查看更多的医学图像,分辨更多细微的医学图像细节。

2. 高灰阶度 医学图像设备采集的高灰阶的医学图像也要求医用专业显示器具备高的灰阶查找表,可以呈现更细微的灰阶差异。

3. 彩色灰阶同时正确显示 不再局限于单一的灰阶医学图像显示,大量新技术的引入,如三维重建、MRI 功能图像、PET/CT、核医学等都要求彩色专业医用显示器的应用更加普及,要求专业医用显示器不仅能正确显示灰阶医学图像,也能正确显示彩色医学图像。

4. 兼容多模式图像诊断 医用专业显示器不仅可用于多种复合图像的诊断,包括 CR、DR、CT、MRI、PET、X 线乳腺成像、超声成像等,还能用于病理学、内窥镜检查学、皮肤病学等其他学科的图像诊断。多模式图像诊断显示器正逐渐取代传统单一用途的医用专业显示器。

(于广浩)

第三节 计算机摄影 X 线机

计算机 X 线摄影(computed radiography,CR)实现了常规 X 线摄影信息的数字化,使常规 X 线摄影的模拟信息转换为数字信息,提高了图像的分辨及显示能力,通过图像后处理功能,增加显示信息的层次。CR 的兼容性好,工作流程与传统 X 线摄影极为相似,工作人员能够快速接受并熟练操作。

一、分类与基本结构

（一）CR 的分类

1. 通用型 CR　应用最广泛,可分为柜式阅读器和台式阅读器,柜式阅读器又分为单槽(单通道)和多槽(多通道),外形结构图如数字图 3-10 所示。将 IP 置入与屏-胶系统类似的专用暗盒内,曝光后再通过读取装置读取 IP 记录的信息。优点是兼容性好,可适用于原有 X 线机,能够提到屏-胶暗盒进行所有 X 线摄影检查项目;缺点是手工操作更换暗盒,影响工作效率。

CR 外形图

2. 专用型 CR　其读取装置与滤线器摄影床或立位摄影架结合在一起,分为立式摄影专用型和卧式摄影专用型。立式 CR 主要用于胸部等立位 X 线摄影,卧式 CR 适用于所有卧位 X 线摄影项目,如腰椎卧位平片、腹部卧位平片等。IP 结构与通用型 CR 基本一致,IP 经过 X 线曝光后,直接被传送到信号读取和残影消除部分进行处理,然后重复使用。其特点是功能相对单一,不需要手工操作,工作效率高,适于专科或大型综合性医院。

（二）CR 的基本结构

CR 的基本结构如图 3-18 所示,由信息采集、信息转换、信息处理、信息存储和记录等部分组成。

信息采集由 IP 代替胶片,接受并记忆 X 线摄影信息,形成潜影。

信息转换由图像读取装置实现,将 X 线图像(潜影)变换为数字图像信号。

信息处理由计算机来完成,对数字图像做各种相关的后处理,如大小测量、放大、灰阶处理、空间频率处理、减影处理等。

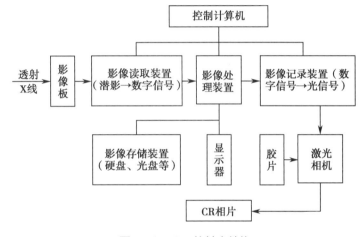

图 3-18　CR 的基本结构

信息存储和记录是利用光盘、硬盘等存储媒介存储数字图像,通常在存储前进行数据压缩;可用激光相机将图像打印在胶片上进行记录,也可以直接在计算机显示器上显示图像。

二、影像板

CR 的 X 线图像不是直接记录于胶片上,而是先记录在 IP 上;IP 可重复使用,但不能直接显示图像。

（一）结构

IP 由表面保护层、荧光层、基板(支持层)、背面保护层组成,IP 结构示意图如图 3-19 所示。

1. 表面保护层　由一层非常薄的聚酯类纤维制成,能弯曲、耐摩擦、透光率高,其作用是防止荧光层受到损伤。

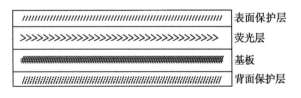

图 3-19　IP 结构示意图

2. 荧光层　由光激励发光(photon stimulation light,PSL)荧光物混于多聚体溶液中,涂在基板上制成。PSL 荧光物是一种特殊的荧光物质,能记录第一次照射它的 X 线信号,当 IP 受到激光二次激发时,会发出与第一次照射它的 X 线能量成正比的荧光信号。多聚体溶液的作用是使荧光物的晶体互相结合。

3. 基板(支持层)　用聚酯纤维胶制成,该材料有较好的平面性、适度的柔韧性和良好的机械强度。其作用是保护荧光层免受外力损伤,延长 IP 的使用寿命。

4. 背面保护层 该层材料和作用与表面保护层相同。

(二)工作原理

射入 IP 的 X 线光子被荧光层内的 PSL 荧光物吸收,释放出电子。其中部分电子散布在荧光物内呈半稳态,形成潜影,完成 X 线图像信息的采集和存储。当用激光束二次激发逐行扫描已有潜影的 IP 时,半稳态的电子转换成荧光,即发生 PSL 现象,亦称为光致发光现象。所产生的荧光强度与第一次照射 IP 的 X 线强度成正比。荧光图像还需由读取装置完成光电转换、增幅和 A/D 转换,数字信号再经计算机进行处理最终形成数字图像。

(三) IP 的种类与规格

1. 按分辨力分 有高分辨力(high resolution,HR)和普通分辨力(standard resolution,SR)两种。高分辨力 IP 多用于乳腺摄影,普通分辨力 IP 多用于常规 X 线摄影。

2. 按基板类型分 有软基板和硬基板两种。

3. 按读取方式分 有单面阅读和双面阅读两种。双面 IP 采用透明支持层,两面设有读取器件,受激光激发时,双面同时采集,提高了输出信噪比,DQE 值比普通 IP 增加了 30%~40%,相应降低了曝光量。

4. IP 的规格 与屏-胶系统暗盒系列一致。乳腺摄影用 8″×10″;普通摄影用 8″×10″、10″×12″、14″×14″、14″×17″ 等。

(四)特性

1. 激发光谱与发射光谱 荧光物发光强度随激发 IP 的光线波长变化而变化。PSL 荧光强度与激发光波长之间的关系曲线称为激发光谱,用波长为 600nm 左右的红色氦-氖激光读取时效果最佳。PSL 荧光强度与所发荧光的波长之间的关系曲线称为发射光谱。在读取激光激发下,已存储潜影的 IP 中的 PSL 荧光物,发出强度与 X 线强度成正比的蓝-紫色荧光,在 390~400nm 波长处达到峰值,应保证光电倍增管在 400nm 波长处有最高的检测效率,这对提高图像的信噪比很重要。

2. 时间响应 IP 具有很好的时间响应特征,IP 荧光发射寿命期为 0.8μs,当停止用激光照射荧光物时,IP 的 PSL 荧光强度衰减速度很快,不会发生采集和读出信息的重叠。

3. 动态范围 PSL 荧光强度依赖于第一次激发的 X 线强度,在 $1:10^4$ 的范围内具有良好的动态范围。IP 的动态范围比屏/片组合宽得多,具有较大的曝光宽容度,可精确地检测每次摄影中各组织间 X 线吸收的差别。

4. 存储信息的消退 X 线激发 IP 后,模拟图像被存储于荧光物内,在读出前的存储期间,一部分逸出的光电子将被俘获,从而使第二次激发荧光物时发出的 PSL 荧光强度减少,这种现象称为消退。IP 的消退现象很轻微,读出前存储 8h 的 IP,其发光量只减少 25%。又由于 CR 对光电倍增管增益有一定的补偿,故按标准条件曝光的 IP 在规定存储时间内几乎不受消退的影响。但若 IP 曝光不足或存储时间过久,则会由于 X 线光子不足和天然辐射的影响,导致噪声过大,因此,最好在第一次激发后的 8h 内读出 IP 存储的图像。

5. 天然辐射的影响 IP 不仅对 X 线敏感,对其他形式的电磁波也很敏感,如紫外线、α 射线、β 射线、γ 射线等,随着这些射线照射而存储的能量,在 IP 上会以图像伪影信号的形式被检测出来。长期存放的 IP 上会出现小黑斑,使用前应先用强可见光照射 IP,以消除这些影响。

(五)使用注意事项

(1)因在读取部分设置了预读程序,故在选用 IP 尺寸时,应尽可能选用较大尺寸的 IP 来记录 X 线图像,以便在摄影前可随意改变摄影范围的大小,而不必随时更换相应的 IP 尺寸。

(2)IP 可反复使用 10 000 次左右,每次使用前,须用高强度光源作一次擦除照射,以消除可能存在的任何潜影。

（3）由于IP上的荧光物对X线的敏感度高于普通X线胶片,因此保存时要有很好的屏蔽。

三、读取装置

读取装置主要完成IP的传送、IP潜影信息的读取、IP残存潜影的擦除等功能,亦可称为读取器、阅读器或扫描器。

(一) 分类

CR设备的读取装置可分为暗盒型和无暗盒型两种。

(二) 结构

1. 暗盒型读取装置 如图3-20所示,其特点是IP置入与常规X线摄影暗盒类似的专用暗盒内,可代替X线胶片在任何X线机上使用。

X线摄影结束后,将IP暗盒插入CR读取装置的暗盒插入孔内,机械手臂将IP从暗盒中取出并传送,同时由直径约0.1mm、波长约600nm的红色氦-氖激光二次激发扫描,将读取的潜影信息进行光电转换、模数转换,最终传输给计算机处理。读取结束后经强光照射,消除IP上的残存潜影并将IP传送回暗盒内,暗盒自动封闭后被传送出读取装置,供重复使用,整个过程自动、连续。不同尺寸的IP读取时间是相同的。由于读取按一定的时间间隔进行,IP插入时间间隔短时,会发生与读取不匹配的问题,因此,需要在暗盒插入读取装置并在读取部分之间设置IP缓冲堆栈,根据需要使IP在堆栈中等待。IP消除残影后传送到IP分类器,等待传送到暗盒;等待时间由机器自动调节。

2. 无暗盒读取装置 该装置集摄影、读取于一体,配备在专用X线机上,减少IP暗盒更换环节,有立式和卧式两种形式。IP在X线曝光后直接被传送到激光扫描和残影消除部分处理,供重复使用。

(三) 读取原理

要将存储在PSL荧光物中的潜影读出并转换为数字信号,需采用如图3-21所示的激光扫描系统。随着高精度电动机带动IP匀速移动,激光束由摆动式反光镜或旋转多面体反光镜进行反射,对IP整体进行精确而均匀的逐行扫描。受激光激发而产生的PSL荧光被高效导光器采集并传输到光电倍增管的光电阴极上,经光电转换和放大后,再经A/D转换获得数字信号。这一过程反复进行,扫描完一张IP后,即可得到一幅完整的数字图像。

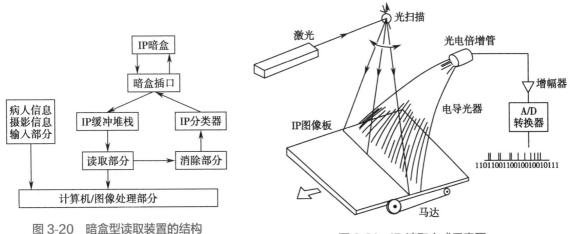

图3-20 暗盒型读取装置的结构

图3-21 IP读取方式示意图

存储在IP上的潜影分两步读出:①用一束微弱的激光瞬间粗略地扫描IP,并立即计算出潜影的PSL强度的直方图;②在获取上述信息的基础上,自动调整光电倍增管的灵敏度及放大器的增益,再用高强度的激光精细地读出潜影,并实现数字化。将读取装置输出的数字图像信号、从控制台输入的受检者信息与摄影信息、直方图信息以及系统内部程序等一起送到计算机的图像处理器,经过各种图像处理,获得最佳的适合于诊断的数字 X 线图像。

(四)影响图像质量的因素

主要因素有 PSL 荧光物的特性和读取装置的光电特性。

1. 激光束的直径 激光束直径越小,读取的信息量就越大,得到的图像质量就越好。

2. 光电及传动系统的噪声 CR 的 X 线量子噪声是在 X 线被 IP 吸收过程中产生的,与 IP 检测到的 X 线量成反比。在光电倍增管把荧光强度转换为电信号的过程中产生光量子噪声,它与光电子数成反比,即与入射 X 线量、IP 的 X 线吸收效率、IP 的 PSL 量、导光器的聚光效率以及光电倍增管的光电转换效率成反比。在读出过程中,外来光与反射光的干扰、光学系统的噪声,电流的稳定程度、机械传动系统的稳定程度等都直接影响图像质量。

3. 数字化的影响 在 A/D 转换过程中,对模拟信号进行取样和量化会产生量化噪声和伪影。例如,取样频率低会产生马赛克状伪影,量化级数不够会产生等高线状伪影。而量化级数过高将使数据量增加,从而使图像处理时间过长。信号数字化会使图像的高对比度分辨力降低,CR 图像的高对比度分辨力与 IP 的特性、激光和取样频率等因素有关,激光束直径越小、IP 中荧光物对激光的散射越少、取样频率越高,高对比度分辨力越高。IP 的高对比度分辨力一般为 20~30lp/cm。当数字化的取样间隔为 0.1~0.2mm、像素的灰度级为 8bit 时,就能获得较满意的数字图像。

四、使用注意事项及日常保养

(一)注意事项

首次使用 CR,必须先熟悉和了解 CR 设备的基本组成及成像过程,详细、全面地掌握 CR 的操作程序。开机前,要查看机房温度、湿度是否在正常工作范围,各连接是否正常。开机后,要全面检查整个 CR 的显示、工作情况。工作前做好 IP 常规维护、清洁和 IP 残影的消除工作。提前打开激光相机电源预热,检查相机内胶片所剩数量,做好准备工作。检查存储系统的工作状态及与放射信息系统(radiology information system,RIS)/医院信息系统(hospital information system,HIS)的连接。存储系统要求 24 小时工作,做好病人资料的刻盘、备份工作。CR 图像后处理工作,应由临床经验丰富的高年资技师进行,如果摄影条件不适当、后处理难以达到效果或摄影位置欠佳,应立即重新摄片,感到图像满意后,再打印照片。实习、进修和规培医师应在老师指导下进行工作,未经允许不得擅自独立进行。读取装置不接受上、下颠倒或方向插错的暗盒,暗盒插入读取装置时应注意与通道的边缘平行。在整个插入和取出暗盒的过程中动作要轻,力量要适度,以免造成机械部件的损坏。

(二)日常保养

1. IP 的保养 IP 是 CR 成像技术的关键,由于长期重复使用,表面会出现一些划痕和灰尘,应定期清洁,防止伪影产生。如 IP 使用和保养不当,可造成图像伪影而影响诊断效果。方法是采用脱脂棉蘸无水乙醇或使用手册推荐的擦拭液从 IP 中心沿环形方向依次向边缘擦拭,注意勿划伤 IP。IP 的使用寿命一般在 10 000 次左右,超过使用寿命次数后,IP 会出现灵敏度、分辨力下降,产生残存伪影等现象,应及时更新。IP 暗盒应按尺寸大小分别有序竖放,严禁叠压平放。定期清洁读取装置进风口过滤网灰尘,避免影响散热效果。定期清洁 IP 传输通道,防止灰尘产生伪影,清洁周期视实际工作量大小而定,1~3 月清洁 1 次。按照说明书要求定期更换机械负压泵和负压杯,一般要求 2~3 年更换 1 次;定期清洁擦除灯管表面和擦除灯通道,保证擦除效果,擦除灯管一般要求 2 年更换一次。

2. 读取装置的保养 CR 阅读器是依靠计算机控制的精密图像处理设备,是获取图像的关键,严格按照规定程序操作是保证该设备稳定运转的基础。CR 阅读器放置要平稳,以保证插入

IP后传输系统运转的稳定可靠,从而减少图像的失真。CR阅读器应处在清洁无尘的工作环境中,室内保持合适的湿度和温度。如遇图像出现扫描伪影,应及时打开面板IP传输轴轮和相应区域进行吸尘,并用柔软棉布擦拭清洁。最好有专门的工程师定期保养、维护及检修,并做好使用、维护和检修的各项记录。

3. 图像后处理工作站的保养　图像后处理工作站是CR系统的终端处理器,通过网络传输和接收图像,提供更丰富、便捷的图像后处理技术,可以说是CR的第二操作台。在使用图像后处理工作站时要注意保持网络畅通,避免外来的光盘或U盘带入病毒,同时要留意工作站的硬盘空间余量,及时清理图像数据以免阻塞。

(于广浩)

第四节　数字摄影X线机

数字摄影(digital radiography,DR)X线机是在计算机控制下,采用X线探测器把X线摄影信息转换为数字信号的一种技术,DR的成像过程就是数字化的X线成像过程,包括X线信息的采集、转换、量化、传输、处理和显示等环节。

DR研究始于20世纪70年代末,在I.I-TV系统的基础上,利用A/D转换器将模拟视频信号数字化,进行计算机图像处理。随着电子技术、材料技术、制造工艺和计算机技术的不断进步,X线平板探测器(flat panel detector,FPD)技术得到了快速发展,并于1995年11月在北美放射学会(RSNA)上推出了早期机型。2009年,以I.I系统为核心的胃肠设备与成熟的平板DR相结合,制造出了第一台多功能动态DR,实现了可视化拍片,大大降低了漏诊误诊。随后又相继推出了以平板探测器成像系统为核心的多功能动态DR,具有透视、造影、高清晰点片的优势;近年来三维动态DR的出现,把数字摄影X线机从二维成像带入了三维成像领域,并可实现负重位下三维X线成像,推动了DR的巨大飞跃与技术革命。

与CR相比,DR具有更大的优越性:①曝光剂量进一步降低,受检者受辐射剂量更小。②时间分辨力明显提高,曝光时间多数小于10ms,曝光数秒内即可显示图像,明显提升了工作效率。目前可实现动态成像,进一步扩大了DR的应用范围。③具有更大的动态范围,更高的信噪比,量子检测效率(detective quantum efficiency,DQE)和调制传递函数(modulation transfer function,MTF)性能均优于CR。④对比度范围大,图像层次更加丰富,灰阶等级可达12~16bit。⑤更佳的高对比度分辨力,像素尺寸可达120μm,在一些特殊应用中,如在乳腺数字X线摄影中,像素尺寸可达100μm以下。⑥后处理功能强大,可进行各种数字化图像处理,如灰阶变换、黑白反转、图像滤波降噪、放大、各种测量以及标注注释功能等。依托专有的软硬件支持,还可以实现一些特殊处理功能,如双能量减影、时间减影、图像拼接、融合体层等,进一步扩展了DR的临床应用范围。⑦DR的数字化图像信息采用DICOM标准,可实现各种网络通信传输、储存和共享。

当前,DR以其更低的曝光剂量、更快的成像速度、更高的成像分辨力、更便捷的操作及图像后处理等强大优势已经成为X线摄影技术的主导,是各级医院放射科主流配备的X线摄影设备。

一、构成

DR是一种高度集成化的数字化X线设备,主要由X线发生单元、X线采集单元、检查台/床与X线管支架单元、图像处理单元、图像显示单元等组成。

1. X线发生单元　大多数采用中、高频逆变式高压发生器。具有输出剂量大、皮肤剂量低、超短时曝光、能实时控制、集成化程度高、性能稳定等优点。普通X线机也可以通过加装平板系统,升级为平板DR。

2. X线采集单元 探测器是将X线信息转换为电信号的核心部件,对成像质量起着决定性作用。不同类型的X线探测器有不同的工作原理,非晶硒平板探测器、非晶硅平板探测器、CCD型探测器、多丝正比室型探测器和闪烁晶体/互补型金属氧化物半导体(complementary metal oxide semiconductor,CMOS)是目前比较常见的探测器类型。X线采集单元负责完成X线信息的采集、能量转换、量化、信息传输等过程。

X线探测器根据连接方式可分为有线式和无线式。有线式平板探测器固定在摄影床下或竖立放置在立位架上,一般与滤线栅和自动曝光控制装置组合在一起使用。即第一层是不同比率的滤线栅,第二层是自动曝光控制装置,第三层是X线探测器组件;而无线式平板探测器则利用无线信号传输技术,摆脱了摄影时和图像传输时物理位置的限制,可达到一板多用的效果,并满足各种特殊体位摄影需求,在数字化移动DR应用较多。

3. 检查台/床与X线管支架单元 DR检查台/床与X线管支架单元逐步向专业化和多功能化方向发展,机械结构设计更加有利于临床X线摄影检查的应用与开展。

DR的机械结构类型有悬吊式、立柱式、U形臂式、C形臂式、移动式、岛屿式等,不同的机械结构类型具备特定的空间运动自由度,独立或相互组合可对应不同的临床应用场景和临床需求,完成相应操作。

4. 图像处理单元 其主要功能包括DR系统各种数字化图像处理,不但具备图像放大、测量、缩放、移动、镜像、旋转、滤波、锐化、反转、伪彩、窗宽窗位调节、长度角度及面积测量等常规后处理能力,依托专有的软硬件支持,还可以实现双能减影、时间减影、组织均衡、融合体层、图像拼接及三维成像等高级后处理功能,可满足图像诊断和临床对DR图像的各种需求。

5. 图像显示单元 用于摄影图像的重现、软阅读。有两种显示模式,一是直接由符合DICOM 3.0标准的专业医用显示器显示;二是通过打印胶片,利用观片灯的形式阅读X线图像。

DR系统示意图如图3-22所示。

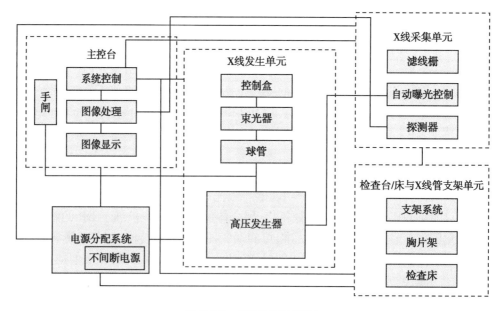

图3-22 DR系统示意图

二、分类

DR系统有两种不同的基本分类方法。

1. 按X线曝光方式分类 DR系统按曝光方式分为面曝光成像方式和线扫描成像方式,主要差别是采集方式的不同。

（1）面曝光成像方式：面曝光成像方式的主要特点是探测器的设计采用大面积的平板探测器,也称为面阵探测器。在检查时可覆盖整个被检部位并能一次性采集、保存被检部位的成像数据,成像面积可达 43cm×43cm。目前,使用面曝光方式的探测器主要包括非晶硒平板探测器、非晶硅平板探测器和 CCD 型探测器等。

（2）线曝光成像方式：线曝光成像方式采用线阵成像方法。X 线曝光时,X 线照射野呈扇形方式垂直于人体,并沿人体长轴方向以均匀的速度扫描人体被检部位,线阵探测器 X 线管同步移动并按照时间顺序连续采集透过人体被检部位的 X 线。目前,使用线曝光方式的探测器主要有多丝正比室探测器、闪烁晶体/CCD 线阵探测器、闪烁晶体/CMOS 线阵探测器、碲化镉（CdTe）/碲锌镉（CdZnTe）线阵探测器。

2. 按能量转换方式分类 DR 系统按 X 线探测器能量转换方式又可分为直接转换方式和间接转换方式。

（1）直接转换方式：这种类型也称为直接数字 X 线摄影（direct digital radiography,DDR）,其基本原理是 X 线投射到 X 线探测器上,光电半导体材料采集到 X 线光子后,直接将 X 线信号转换成电信号。常见的直接数字 X 线摄影探测器有非晶硒平板探测器、碲化镉（CdTe）/碲锌镉（CdZnTe）线阵探测器。

（2）间接转换方式：这种类型也称为间接数字 X 线摄影（indirect digital radiography,IDR）,其基本原理是 X 线投射到 X 线探测器上,先照射到闪烁发光晶体,该物质吸收 X 线能量后以可见光的形式释放出来,再经光电二极管把荧光信号转换成电信号。用于间接转换的闪烁发光晶体主要有碘化铯（CsI）和硫氧化钆（Gd_2O_2S）,常见的间接数字 X 线摄影探测器有非晶硅平板探测器、CCD 型探测器、互补型金属氧化物（CMOS）半导体探测器。

值得注意的是,无论是直接转换方式还是间接转换方式都是在 X 线探测器内进行能量转换过程的。经过 X 线探测器输出的数字信号代表探测器采集到的 X 线图像信息,最大限度地还原反映人体图像信息是探测器成像质量评价的基本标准。

三、工作原理

X 线探测器是 DR 的关键部件。下面分别介绍比较典型的非晶硒平板探测器、非晶硅平板探测器、多丝正比室气体探测器、CCD 型探测器和闪烁晶体/CMOS 线阵探测器等五种常见探测器的基本结构和工作原理。

1. 非晶硒平板探测器

（1）非晶硒的物理特性：非晶硒平板探测器就是利用非晶硒的光电导转换特性完成能量转换的,非晶硒是非常优质的光电导材料,物理性能稳定,介电常数低,光电吸收系数高,易制成大面积均匀的薄膜。在黑暗的条件下非晶硒的电阻率较大,近似于绝缘体;在光照条件下,非晶硒的电阻率会变得非常小,近似于导电体。静电放射成像过程如下:①将涂有非晶硒的导电平板置于高压电场中,非晶硒膜将均匀地带上"+"电荷;②将带有"+"电荷的非晶硒膜置于暗盒中;③将此暗盒放置在 X 线管球下进行曝光;④经 X 线感光后,原来带有均匀电荷的非晶硒膜发生了变化,完全感光的非晶硒膜上净电荷完全消失;部分感光的净电荷部分消失,净电荷存留的量与 X 线光的强度成正比。这样便在非晶硒膜上形成了肉眼看不见但又非常完整的静电位的潜影电位图像,非晶硒平板探测器利用由接收电极和薄膜晶体管（thin film transistor,TFT）所组成的集电矩阵提取潜影电位信息进行最终成像,这便是非晶硒平板探测器的成像机制。

（2）基本结构：主要由基板、集电矩阵、硒层、电介层、顶层电极和保护层等构成,其基本结构如图 3-23 所示。集电矩阵被固定在基板上,它是由按矩阵排列的接收电极和 TFT 所组成。非晶态硒层通过真空蒸镀的方式被人工合成为约 0.5mm 厚、34mm×45mm 的薄膜半导体合金膜,涂覆黏合在集电矩阵之上,其上是电介层、顶层电极。非晶硒平板探测器的信号读出电路采用 TFT

阵列信号读出电路,由门控电路控制信号读出。信号线则以阵列方式排列在 TFT 阵列的各像素之间,横行是门控线,纵列是电荷输出线。每一 TFT 单元对应一个像素,TFT 单元的尺寸直接决定图像的空间分辨力,如每个像素大小为 139μm × 139μm,在 35cm × 43cm 的范围内则有

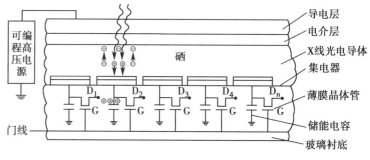

图 3-23　非晶硒平板探测器结构示意图

2 560 × 3 072 个像素。整个非晶硒探测器采用板层结构,由多层薄膜叠加制成大面积平板像素阵列。因放大器和 A/D 转换器都被封装在探测器的扁平外壳内,故称为平板探测器。因为该类型探测器是接收 X 线照射而直接输出数字图像信息,所以又称作 DDR。

（3）工作原理:入射非晶硒平板探测器的 X 线光子在硒层中激发产生电子-空穴对,在顶层电极和集电矩阵间外加高压(5~10kV)电场的作用下,电子和空穴向相反方向移动,形成信号电流,并被像素电极所接收、收集而形成信号电荷,信号电荷存储于电容中,产生相应的电容电位变化。因电容存储的电荷量与入射 X 线强度成正比,故 X 线信息被转换为成比例的电荷信号或电容电压信号。每个像素都有一个 TFT,起开关作用。在读取控制电路信号的作用下,TFT 逐行依次导通,相应行内各像素电容存储的电信号通过数据线依次被读出,经放大器和乘法器放大输出,再经 A/D 转换成数字信号,传送到计算机形成数字图像信号。

非晶硒平板探测器的 X 线图像形成在 X 线照射后极短时间(2~5s)内完成,大致可分 4 步:①每次曝光前,在顶层电极和集电矩阵之间预先施加高压(5~10kV)电场,使非晶硒层被置于偏置电场之中,像素矩阵处于预置初始状态;②X 线曝光时,非晶硒层被 X 线光子激发产生电子-空穴对,并在偏置电场作用下相向运动产生电流并被像素电容收集而产生信号电位;③TFT 由门控信号控制输出信号电位,经放大、处理、变换,最终形成数字图像信号;④信号读取后,读出电路自动清除各像素电容中的残余电荷,以保证非晶硒 FPD 能重复使用。

（4）技术指标:①有效面积可达 35cm × 43cm 或 43cm × 43cm 等;②像素尺寸 <160μm;③偏置电压为 5~10kV;④高对比度分辨力可达 36lp/cm;⑤灰阶等级为 16bit;⑥成像时间:2~5s;⑦工作温度为 10~30℃;⑧工作湿度为 30%~70%。

非晶硒平板探测器可分为静态摄影和动态摄影两种,静态探测器应用于常规静态摄影的各种检查;而近年来推出的可实现实时、快速、连续 X 线图像采集的动态探测器,不仅可以完成静态摄影相应检查,还广泛应用于心血管造影和胃肠道造影的实时动态检查。

2. 非晶硅平板探测器　有两种基本类型:一种是以碘化铯(CsI)闪烁晶体材料作为 X 线转换介质的探测器,另一种是以硫氧化钆:铽($Gd_2O_2S:Tb$)闪烁晶体作为 X 线转换介质的探测器。非晶硅平板探测器具有成像速度快、高对比度分辨力及低对比度分辨力良好、高信噪比、高稳定性、高量子检测效率、数字输出等优点,是目前应用市场的主流。由于硫氧化钆闪烁晶体对 X 线的转换效率及高对比度分辨力不及碘化铯闪烁晶体,因而以碘化铯作为闪烁晶体的非晶硅平板探测器在临床上使用更为广泛。

（1）非晶硅的物理特性:①荧光物质能量转换:在 X 线照射下可以被激发出可见光的物质被称为荧光晶体或闪烁晶体,普通 X 线摄影中的增感屏、X 线透视荧光屏、X 线电视系统荧光屏,以及非晶硅平板探测器都是利用荧光晶体来完成 X 线能量转换的。优良的荧光晶体一般有较高的原子序数和比较稳定的化学性能,具备对 X 线的高敏感性,可以最大程度地吸收不同频率、不同能量级的射线,并高效成比例地以光的形式传递出去。②光学传导:荧光晶体受激发后发出的荧光是无规律的释放,只有沿着一定方向传播的光才能被探测器感光元件捕获并加以利用。为了

有效地采集荧光,提高 X 线的利用率,现在所有的 X 线探测器都采用了材料技术和光学传导技术,以便使荧光沿着固定光路并高效成比例地传导至感光元件上。碘化铯闪烁晶体具有光能转换和光导管的双重功能,并具备较高的 X 线吸收和转化能力。

（2）基本结构:以碘化铯非晶硅平板探测器为例,非晶硅平板探测器主要由保护层、反射层、闪烁晶体层、探测器矩阵层、行驱动电路以及图像信号读取电路层、支撑层等部分组成,其单元结构如图 3-24 所示。

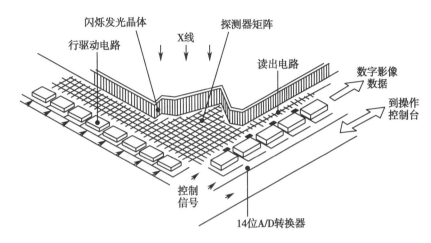

图 3-24　非晶硅平板探测器结构示意图

1）保护层:以铝板或碳板为上层面板,起到固定和保护作用。

2）反射层:是一层白色的反光膜,其作用是保证闪烁晶体层产生的可见光进行有效全反射,以减少光能损失,提高 X 线的利用率。

3）闪烁晶体层:由经过气相沉积法或热蒸发法等特殊工艺培育出来具有针状空心结构的碘化铯晶体连续紧密排列构成,具有良好的光导作用。碘化铯闪烁晶体层的厚度约为 400~500μm,单根晶体直径约为 6~10μm,其输出开口界面紧贴于微电极板表面。由于制作工艺的不同,闪烁晶体层有整板结构和多板拼接结构的差别。多板拼接所存在的缝隙和图像的背景均匀性由后处理软件技术弥补。闪烁晶体层的作用是吸收 X 线并将其转换成荧光。碘化铯掺铊或钠（CsI:TI,Na）形成的闪烁晶体因具有相对良好的空间频率响应特性和光谱响应特性,已经被大量应用于医用 X 线平板探测器,但 CsI:TI 具有轻微的吸湿性和易潮性,需要注意控制使用环境。

4）探测器矩阵层:根据需要制作成不同面积的光电二极管矩阵,矩阵上的每个光电二极管与 TFT 元件作为一个像素单元,其作用是捕获可见荧光并将其转换为电信号,如图 3-25 所示。目前,在非晶硅平板探测器中,探测器矩阵阵列可以做成与闪烁晶体涂层的面积一样大,所以可见光可不需要经过透镜折射就投射到 TFT 上,减少了光子损失,进一步提升了量子检测效率。

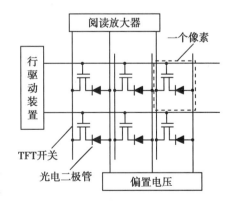

图 3-25　非晶硅平板探测器像素矩阵示意图

5）行驱动电路及图像信号读取电路层:由放大器、多路 A/D 转换器和相应的控制电路等组成,其作用是读出每个像素产生的电信号,并量化转换为数字信号,传送到计算机进行处理。

6）支撑层:以玻璃基板作为支撑层,起支撑和保护作用。

硫氧化钆非晶硅平板探测器由硫氧化钆晶体作为 X 线能量转换介质,硫氧化钆晶体是一种高性能感光稀土金属络合物,同样通常制备为多层结构,包括支撑层、反射层(或吸收层)、荧光层和保护层等。支撑层主要起支撑的作用,常采用薄膜形式,厚度一般在200~300μm之间;反射层(或吸收层)用以对荧光层所产生的反向可见光进行有效的全反射或全吸收;荧光层的主体是由流延法制备的铽掺杂的硫氧化钆荧光粉和黏合剂所组成,用以转换X线并产生可见光光子,厚度一般控制在100~500μm;保护层主要作用是保护荧光层,并起到一定的密封作用,厚度约在6μm。硫氧化钆晶体具有稳定的化学结构,宽广的温度、湿度适应范围,对环境条件要求不严格,性能稳定,成本相对于碘化铯非晶硅平板探测器更低,在便携式移动DR探测器中应用较多。

(3)工作原理:穿透人体被检部位后的X线光子,照射到非晶硅平板探测器上,由闪烁晶体层将X线光子信号转换成荧光信号;荧光再照射到由非晶硅光电二极管构成的阵列,荧光信号被非晶硅光电二极管阵列转换成与入射X线强度成正比的电荷信号,同时该阵列还将空间上连续的X线信号转换成为由一定数量行和列构成的点阵式信号,点阵的密度就决定了图像的空间分辨力。在中央时序控制器的统一控制下,居于行方向的行驱动电路与居于列方向的读取电路将电荷信号逐行取出,再经A/D转换后,获得数字信号,经通信接口电路传送到图像处理器进行处理和存储,在监视器上显示。因为该类型探测器是由闪烁晶体把X线能量先转化为可见光,再由非晶硅光电二极管阵列把可见光转换成电信号,再由A/D转换成数字信号,整个过程经历了X线—可见光—电荷—数字信号的成像过程,所以又称作IDR。

(4)技术指标:①探测器面积可达35cm×43cm或43cm×43cm;②像素矩阵为2 560×3 072或3 001×3 001等,像素尺寸<160μm;③高对比度分辨力可达35lp/cm;④灰阶等级为16bit;⑤成像时间:2~5s。

3. CCD型探测器 CCD是由一系列金属氧化物和半导体电容阵列组成,最初于1969年由贝尔实验室发明。CCD成像系统由闪烁体或荧光体、光学镜头和CCD芯片所构成。X线经过闪烁体或荧光体产生可见光,再经光学耦合系统传输至CCD芯片而转换为电荷信号。

(1)CCD芯片:CCD芯片有线阵CCD和面阵CCD两类。典型的线阵CCD芯片结构如图3-26所示,它是由一列光敏阵列和与之平行的两个移位寄存器组成,该器件的转移栅将光敏面和存储区分开,通过转移栅的控制可以将一帧图像所对应的电荷由光敏区转移到存储区。采用两列移位寄存器可以提高电荷的输出速度,进一步减小图像信息的失真。面阵CCD的光敏区与存储区分开,信号电荷由感光区逐帧转入存储区,然后逐行转入输出寄存器,这种结构可以克服"拖影"造成的图像

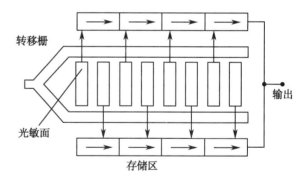

图3-26 线阵CCD芯片结构图

模糊,并可以降低对输出寄存器转移速度的要求。CCD芯片主要由三个部分组成,即信号输入部分、信号电荷转移部分和信号输出部分。

(2)CCD型探测器工作原理:将采用针状结构的碘化铯或硫氧化钆等发光晶体作为荧光层把入射X线转换成可见荧光,荧光经过光学系统层(反射镜/透镜/光纤)的缩微和光传导,将光信号按确定的方向导入CCD芯片,再由CCD芯片将光信号转换成与每个CCD吸收光子数成正比的光生电子并存入存储装置,存储装置中的电荷量代表感光单元接受的光照射强度。光信号按像素矩阵的排列方式被移位到寄存器,经转移、放大,接着进行A/D转换而获得数字信号,再送图像处理器进行图像后处理、存储,由显示器显示或激光相机打印。CCD型探测器属于IDR的一种,它与其他X线平板探测器的主要区别是在X线能量转化过程中增加了光学信

号传输系统。

（3）CCD型探测器基本结构及分类:CCD型探测器主要由荧光层、光学系统层(反射镜/透镜/光纤)、CCD层、计算机控制及处理系统等构成。由于CCD芯片生产工艺的限制,目前CCD芯片的最大有效面积仅为2.5~5cm²。因此CCD型探测器必须采用光学缩微技术。依据四种不同的光学缩微技术,CCD型探测器具有四种不同类型的结构。

1）反射式CCD型探测器(2次光学缩微技术):由大面积闪烁屏将入射X线转换为可见荧光,利用反射镜系统通过光路传输过程将光野进行缩微,再通过镜头的光学透镜系统再次缩微,并投射到CCD芯片上,其结构如图3-27A所示。

2）直射式CCD型探测器(1次光学缩微技术):由大面积闪烁屏将入射X线转换为可见荧光,再通过光学透镜系统缩微并投射到CCD芯片上,其结构如图3-27B所示。

3）光纤式CCD型探测器(锥形光纤束缩微技术):由大面积闪烁屏将入射X线转换为可见荧光,再通过锥形光纤束将大面积可见光野缩微后直接耦合到CCD芯片上,其结构如图3-27C所示。

4）平板式CCD型探测器(平面移动采集缩微技术):大面积闪烁屏将入射X线转换为可见荧光,采集板从下向上平行移动,采集板上的多个准直探测孔通过光路传输将荧光投射在CCD上,其结构如图3-27D所示。

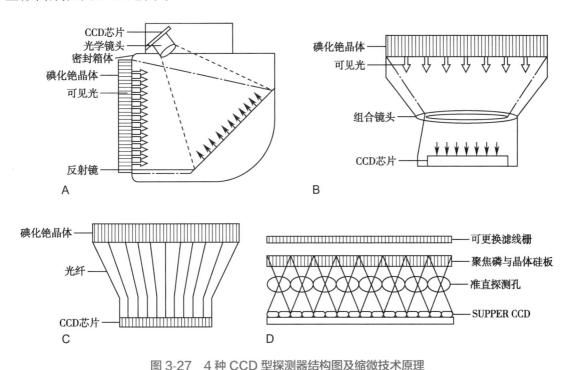

图3-27 4种CCD型探测器结构图及缩微技术原理

A.反射式CCD型探测器;B.直射式CCD型探测器;C.光纤式CCD型探测器;D.平板式CCD型探测器。

从应用上还可将CCD型探测器分为线阵式和面曝光式;根据敏感元件的不同,线阵式CCD型探测器又可分为CCD、MOS线阵探测器,面曝光式CCD型探测器又可分为CCD、CID、MOS址式面曝光式CCD探测器。从CCD芯片的类型上还可以将其分为多块CCD型探测器和单块CCD型探测器,多块CCD型探测器使用大面积CsI、4个2cm²的CCD芯片和定焦式光学镜头作为探测器元件,而单块CCD型探测器由大面积CsI:TI、单个5cm²的大尺寸CCD芯片和大口径组合镜头组成。

（4）技术指标:CCD型探测器的像素数一般可达400万像素以上,高对比度分辨力可达

28lp/cm 以上,灰阶等级可达 16bit,成像时间 2~5s,像素填充系数可达 100%。由于荧光板存在老化问题,长时间应用会造成图像质量下降,因此需定期更换荧光板。为了预防 CCD 芯片连续工作而产生的热噪声,通常配备高稳定的冷却晶片。CCD 型探测器造价低,寿命长,结构简单,成像质量佳,消耗材料少,易于安装维护,一台多功能 CCD 型 DR 可满足全身各部位摄影需求。

多丝正比室扫描型 DR 的结构

4. 多丝正比室气体探测器

(1)基本结构:多丝正比室气体探测器是一种线阵探测器,主要由高压电源、水平狭缝、多丝正比室、机械扫描系统、数据采集系统、计算机控制及图像处理系统组成,其结构如数字图 3-11 所示。

其基本结构是在两块平行的大面积金属板之间平行并列许多条金属丝。这些金属丝彼此绝缘,并被各自施加一定的正电压(1kV 左右),形成许多独立阳极,金属板接地形成公共的阴极,每条金属丝均作为独立的信号采集通道。当穿透人体被检部位的 X 线光子经金属窗射入正比室后,使气体分子产生电离。电离电子在金属丝与金属板之间的电场作用下向金属丝移动,并与气体分子碰撞,如果电子从电场获得的能量大于气体的电离能时,将会引起气体进一步电离。电子越接近金属丝,电场越强,这将导致气体雪崩式电离,使金属丝收集到的电子比原始气体电离所产生的电子多 10~1 000 倍。因正比室对电离电子有放大作用,故具有较高的探测灵敏度。另外每根金属丝上收集的电子正比于初始气体电离电子,亦即正比于入射 X 线强度。

(2)工作原理:X 线管辐射的锥形 X 线束经水平狭缝准直后形成平面薄扇形 X 线束。X 线通过人体被检部位,射入水平放置的多丝正比室窗口,在被探测器接收后,机械扫描装置使 X 线管头、水平狭缝及探测器沿垂直方向做均匀的同步平移扫描,到达新位置后再做水平照射投影;如此重复进行,就完成一幅图像的采集。多丝正比室的每根金属丝都与一路放大器相连,经 A/D 转换器将电压信号数字化后,输入计算机进行图像处理。

(3)技术指标:系统的分辨力与狭缝的宽度及金属丝的间隔有关,前者影响垂直分辨力,后者影响水平分辨力。

多丝正比室线阵探测器的主要技术参数如下:①多丝正比室尺寸为 450mm × 200mm × 50mm;②采集效率高,背景噪声几乎为零;③密度分辨力高,数字化量化深度 14~16bit;④拍摄一张胸片曝光剂量小,约需 0.01mGy;⑤采集一行信息约需 10ms,拍摄一幅图像在 6s 以内;⑥因采用狭缝,故受检者接受的散射线减少 70%,可用于常规体检。

5. 闪烁晶体/CMOS 线阵探测器 是近年发展起来的一种固体半导体线阵探测器,属于 IDR 的范畴。它的主要特点是采用闪烁晶体作为转换 X 线能量的介质,由于其采集密度、转换效率和空间分辨力均明显优于多丝正比室线阵探测器,因而成为线阵扫描探测器的主力换代产品。

(1)基本结构:由闪烁晶体层、读出电路层和信号控制电路三部分组成。

1)闪烁晶体层:荧光转换物质采用 Gd_2O_2S 晶体或 CsI 晶体,Gd_2O_2S 晶体形状为六棱体,以晶体颗粒混悬在乳剂内的形式构成发光晶体层。发光晶体层的作用是将入射的 X 线转换为可见荧光。

2)读出电路层:由多线阵非晶硅光电二极管阵列层组成,光电二极管阵列紧贴闪烁晶体层,用以接收光信号并转换为电信号,每个光电二极管阵列单元接收的信号将作为图像的一个像素。光电二极管单元阵列的数据采集、输出的时间,由信号采集电路进行调节和控制。由于单个光电二极管单元的积分面积小,每行积分时间仅 1ms,导致探测器的计数值过低。为了弥补这个缺陷,目前使用 8 排并列的 X 线检测阵列,即每点的图像信息由 8 个二极管单元信号叠加而成。实际使用的线阵探测器由若干段采集阵列模块组装而成,模块的数量可随意扩展,根据线阵的长度进行拼装,每个模块覆盖一层荧光层。

3）信号控制电路:由信号模拟处理电路、16位模数转换器、可编程逻辑控制电路和电源系统组成。光电二极管线阵的信号引出线连接到移位放大器上进行信号读取,模拟处理电路在可编程逻辑电路指令的控制下读出积分信号,经信号处理和前置放大器放大,送至A/D变换器把模拟信号转换为数字代码,写入适配器的行存储器。可编程的逻辑电路完成以下5个功能:①使电路同步工作;②将数字信息写入行存储器中;③将接收的信号转换为全双工E-THERNT接口传送至计算机;④测试探头电路;⑤测试行存储器。另外,控制器部分还设有16位行寄存器和行计数器等。

(2)工作原理:闪烁晶体/CMOS线阵探测器的基本成像过程可以概括为X线能量转换、信号采集和信号读出3个步骤。每一行线阵信号采集转换的具体流程为:穿透病人的X线投射到探测器后首先到达闪烁晶体层,闪烁晶体将接收的X线能量成比例地转换成可见荧光,读出电路层的感光器件接收到光信号后将其再转换成电压信号,然后经放大、A/D转换最终成为数字信号,发送至计算机进行数据重建处理,如图3-28所示。

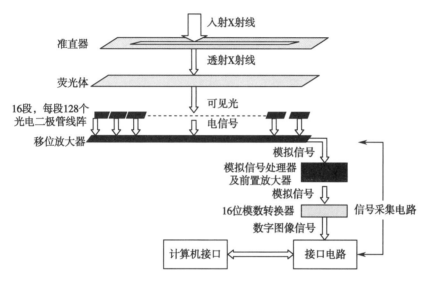

图3-28 闪烁晶体/CMOS线阵探测器成像流程图

(3)技术指标:①探测器通道2 048×8;②像素尺寸<170μm,高对比度分辨力可达25lp/cm以上;③对比灵敏度为1.50%;④灰阶等级为16bit;⑤扫描速度为20cm/s,成像时间为2~4s;⑥最大成像尺寸为41cm×90cm。

四、DR 主要性能参数

1. 探测器调制传递函数 用于衡量系统如实传递和记录空间信息的能力。DR 系统是将 X线信号转换成电信号,中间环节少,故其调制传递函数性能较好;在 DR 中,调制传递函数受采样频率的限制,由像素的大小决定,表示成像系统在所得图像中再现不同尺寸的高对比度物体的能力,极限分辨力完全取决于像素的大小。

2. 噪声功率谱与空间频率响应 系统的噪声水平是影响成像质量的关键因素,对探测器噪声及其相关因素的控制是 DR 图像质量评价的重要指标。探测器噪声主要来源于:①探测器电子噪声;②X线量子噪声。一般情况下,探测器电子噪声远小于量子噪声。X线量子噪声主要来源于入射 X 光量子的起伏,受探测器调制传递函数以及采样点阵的影响。为了表示噪声的空间频率特性,通常用噪声功率谱来描述,它代表了噪声与空间分辨力之间的关系。

3. 量子检测效率 表示成像系统的有效量子检出率,探测器的量子检测效率被定义为输出信噪比的平方与输入信噪比的平方之比,用以表征探测器对于图像信噪比的传递性能。量子检测效率综合了高对比度分辨力、图像噪声、灵敏度和X线剂量等各种因素,是全面评估DR系统的重要参数,是业内公认的衡量平板探测器图像质量的"金标准"。量子检测效率越高,图像质量越好。国际电工委员会制定了IEC 62220-1-1、IEC 62220-1-2、IEC 62220-1-3统一标准来规范不同X线探测器量子检测效率的测量方法及要求。

4. 整板设计 由于制作工艺和成本的限制,大多数平板探测器采用四板或双板拼接而成。拼接缝在图像中会留下盲区,各个拼合板固有性能存在差异而不一致,影响图像质量。另外,由于多板拼接的边缘处容易受机械压迫而受损,同时易受环境温度、湿度的影响而导致像素位移引起图像畸变,因此,在日常工作中要经常对平板进行校准,而整板设计则没有这些影响。同时,最新的整板设计把纳米技术和航天材料应用在其中,并采用了最先进的并行采集技术,加强了平板的稳定性,延长了平板的使用寿命。

5. 探测器尺寸 理论上来说,探测器的尺寸越大越能满足大视野观察的需求。实际上,探测器的尺寸只需满足临床需求即可。常见的探测器尺寸为35cm×43cm或43cm×43cm。

6. 像素和高对比度分辨力 图像的高对比度分辨力主要由像素大小和像素间隔决定。理论上讲,更小的像素代表着更高的高对比度分辨力,像素的实际物理尺寸决定了探测器固有分辨能力,像素间隔越小,探测器高对比度分辨力越高。但现实并非这样,由于过小的像素尺寸会导致信噪比下降,从而引起图像模糊;而且,随着像素尺寸的缩小,会显著增加图像的存档容量和网络通信量,进而增加图像的数字处理难度。因此,DR系统中像素的选择应该是最优的而不是最小的。

7. 刷新和成像速度 由电子收集器的电路结构、电子检测技术、A/D转化率等因素决定。目前DR系统可在数秒内完成整个成像过程。

8. 动态范围 是指平板探测器所能检测到的最大信号与最小信号之间的范围,用分贝(dB)表示。动态范围越大代表着探测器所能检测到的信号越多,所能描述的图像细节越多。DR较大的动态范围,使得组织均衡技术得以实现,为临床诊断提供了便利。

9. 平板感光度 表示探测器对信号的敏感程度。市场上常见的DR系统平板感光度一般可达800。相同条件下,平板感光度越高,曝光时间越短,会显著降低病人所受的辐射剂量。

10. 填充因子 DR系统中扫描电路、读出电路会在各像素单元中占用一定的空间,单个像素中非晶硅的面积与像素总面积的比值就代表DR探测器的填充因子。填充因子越大,意味着可见光转换成电信号的比例越大,信号损失越小。目前市场上常见的DR系统平板探测器填充因子一般为65%,一些在扫描电路、读出电路设计中采用纳米技术的平板探测器,填充因子甚至可达80%。

五、不同成像介质DR的图像质量比较

1. 平板探测器与CCD型探测器的成像比较 平板探测器与CCD型探测器相比,具有以下六个方面的优势。

(1)无畸变、图像均匀度较好:影像增强器是真空结构,其成像面为曲面,会造成图像的几何畸变;光学镜头组的像差和CCD成像特性会导致图像的高对比度分辨力和低对比度分辨力从图像中心向边缘迅速降低。而平板探测器采用大面积非晶硅阵列成像,不存在图像畸变,图像边缘分辨力下降幅度较小。另外,平板探测器受光晕现象影响较少。相同条件下,平板探测器的矩形视野更宽,可观察到更多的信息。

(2)高MTF成像系统:相对于CCD型探测器较多的转换环节(X线光子转换成可见光、可见光转换成电子),平板探测器信息转换的中间环节较少,信息的保真度较高,具有更高的调制传递函数。相同的条件下,平板探测器能够提供更好的图像质量。

(3)动态范围宽:平板探测器输出的数字信号可达16bit,固有动态范围达1:2000,可以显

示不同体厚背景下的图像细节,具有很好的剂量线性度。

（4）量子检测效率高:平板探测器可以在较低的剂量下仍保持很好的信噪比,具有更高的量子检测效率。在相同的图像质量下,平板探测器所需射线剂量仅为CCD型探测器的60%。

（5）体积小:平板探测器尺寸小、重量轻的特点有利于减轻机架负荷,运动范围更大,运动更稳定,便于移动式DR、便携式DR的应用。

（6）曝光寿命长:相同条件下,平板探测器曝光寿命比CCD型探测器更长。

2. 非晶硅平板探测器与非晶硒平板探测器的成像比较　非晶硒平板探测器不产生可见光,没有散射线造成的图像模糊效应影响,可以获得比较高的高对比度分辨力,多应用于乳腺摄影X线机。因承担X线能量转换任务的碘化铯晶体的有效原子序数高于硒的有效原子序数,故非晶硅平板探测器比非晶硒平板探测器具有更高的量子检测效率;在相同的图像质量下,与非晶硒平板探测器相比较,非晶硅平板探测器可以有效降低受检者受照剂量;非晶硅平板探测器更有利于制作大面积平板探测器。另外,由于非晶硒平板探测器在使用过程中对于工作环境要求非常高,温度过低容易造成非晶硒层与基板的脱膜,而温度过高易导致非晶硒结晶,故障率相对较高,而且维护成本也远高于非晶硅平板探测器,因此目前市场上非晶硅平板探测器占据主导位置。

六、DR 特殊成像技术

1. DR 双能减影技术　DR的双能量减影是指利用不同能量的X线对同一部位进行曝光,由于骨与软组织对X线光子的吸收衰减及光电吸收效应存在差别,因此得到两组图像数据,再将图像数据进行减影或数据分离,选择性地去除骨骼或软组织的衰减信息,可以得到能够体现组织化学成分的组织特性图像。在保留标准图像的同时,还可获得纯粹的软组织图像和骨组织图像,如数字图3-12所示。双能量减影可以降低高密度的骨组织和低密度的软组织在图像上的相互干扰,从而提高对疾病的诊断能力。

双能量减影图像 A. DR 标准图像

双能量减影图像 B. DR 软组织图像

双能量减影图像 C. DR 骨组织图像

DR双能量减影包括两次曝光法和一次曝光法。肺部病变的检查是DR双能量减影最早应用的领域,肺部也是目前应用最多的检查部位;同时DR双能量减影在咽部、颈部、腹部都有重要的临床应用价值。

2. DR 组织均衡技术　是利用后处理软件将厚度较大的高密度区域与薄层组织的低密度区域,首先进行分割处理,再分别赋予各自的灰阶值,使得不同厚度和不同密度的组织部位都可以形成对比良好的图像,然后再将分割处理之后的图像重组起来,经计算机特殊图像处理,产生一幅组织均衡、高低不同密度的组织可以同时显现、层次丰富且层次对比良好的图像。

运用DR组织均衡技术,可以调节的技术参数主要包括:边缘锐度、亮度、对比度、均衡强度、均衡面积、平滑度等。当然,运用组织均衡技术除了要选择适当的参数外,还要保证足够的曝光剂量,以便获得丰富的图像层次。DR的组织均衡技术在组织密度、厚度差别较大的摄影部位应用较多,如股骨颈、胸腰段椎体、颈椎下段胸椎上段、跟骨等检查部位。

3. DR 融合体层技术　是在传统体层摄影的基础上,将动态DR平板探测器和图像后处理技术相结合的一种数字化体层摄影技术。摄影时,X线管与平板探测器沿检查床或立位架的长轴做同步、反向的平行运动,同时,X线管受脉冲控制进行多角度快速曝光,平板探测器同步进行采集而获得多幅图像,计算机系统对这些图像采用位移叠加的算法,可以创建出不同体层厚度的高清体层图像。DR融合体层技术较常规的摄影技术可以在更短的时间获得更多的图像信息,提高了诊断效率;在胸部、脊柱、骨关节、胃肠道等部位以及泌尿系统中都有所应用。

4. DR 时间减影技术　是基于DR图像的对比分析软件技术,是针对相同受检者、同一部位、不同时间摄影得到的不同图像,利用计算机时间减影进行对比的一种技术,可以观察到病变发展状况。时间减影技术的临床意义在于对新的病变情况特别是细微的异常变化更具敏感性，对于静态器官的对比、近期对比的效果较好。

5. DR 图像拼接技术 是指 DR 在自动控制程序模式下，一次性采集不同位置的多幅图像，然后由计算机进行全景拼接，合成大幅面 X 线图像的技术方法。图像拼接技术有两种方式。

（1）第一种拼接方式：在图像采集曝光时，X 线管组件固定于一个位置，探测器跟着 X 线管组件沿着受检者身体长轴移动 2~5 次，X 线管连续曝光 2~5 次，计算机将这 2~5 次曝光所得到的数据进行重建并拼接，形成一幅整体图像。为了减少 X 线锥形束图像畸变，X 线管组件在不同位置曝光时，采用了不同的倾斜角度，以避免视差造成的图像失真以及匹配错位，其原理如图 3-29 所示。

（2）第二种拼接方式：在 X 线管组件垂直上下移动时，探测器实时同步跟随 X 线管组件，脉冲控制分次曝光采集，计算机重建后自动拼接，具体采集过程：首先确定第一幅 X 线摄影区域，曝光后，X 线管组件和探测器沿身体长轴移动到第二幅区域，进行第 2 次曝光，然后第 3 次、第 4 次……多次曝光，计算机将采集到的多组数据进行图像重建和自动无缝拼接，形成一幅整体图像，如图 3-30 所示。

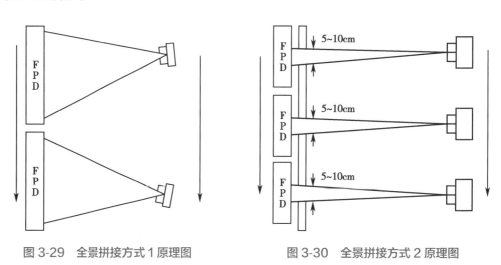

图 3-29 全景拼接方式 1 原理图　　　图 3-30 全景拼接方式 2 原理图

大范围站立位的拼接图像，可以获得骨关节系统在人体正常负重生理状态下的图像信息，对于骨科的术前精准规划与术后精准评估有非常重要的临床价值。

6. DR 三维成像技术 可以通过双悬吊 X 线管机械臂与探测器的联合环绕运动，或者 360° 自动旋转扫描装置，来实现 X 线摄影的三维成像。DR 三维成像技术让 DR 从二维成像走向了三维成像，并可以提供负重状态下的三维图像信息，弥补了 CT、MRI 等设备无法解决的站立位三维图像信息的缺失问题，极具临床应用价值。

七、使用注意事项及日常保养

做好日常的维护和保养工作，可以使系统保持最佳的工作状态，延长使用寿命、降低故障率。

1. 工作环境 在使用中，应严格按照说明书要求控制好机房的环境。平板探测器要求在恒温环境中才能发挥最佳性能，一般要求机房内温度保持在 20~28℃（变化范围不超过 5℃/h）；相对湿度控制在 60%~70%。

2. 校正 由于探测器的成像质量会受到暗场偏移、响应不一致、坏点等因素的影响，因此应严格按照生产商提供的维护手册定期进行校正，主要内容有偏移校正、增益校正、坏点校正等。偏移校正指的是保证在没有 X 线入射的情况下，像素读出数据为 0；增益校正是先获取没有物体遮挡的 X 线入射时探测器读取的图像,用来计算增益系数,再获取有物体遮挡的 X 线入射时探测器读取的图像,通过计算把每个像素的增益系数进行统一,以消除不同因素对增益系数的影响;坏点校正是指通过程序查找坏点或坏线并记录,获取图像时依据坏点周围正常点的像素值进行加权,计算坏点位置像素值,提供修复数据。

3. 备份 为了确保在意外情况下,不会造成大量的数据丢失,应定期做好数据库的备份,保证数据库的完整性、正确性、连续性。

4. 平板探测器 由于长期受 X 线照射会使探测器转换层老化,导致转换效率降低,且其老化也与累积受照剂量有关,因此高千伏、大电流的检查部位一定要注意滤线栅(尤其是腰椎侧位等)的使用,以减少无用的 X 线对平板探测器的损伤。

5. 清洁 由于环境的污染,灰尘会随设备散热系统中的空气流通进入到设备内部,导致系统内部灰尘附着、温度升高并影响系统的稳定性。为避免出现此类情况,应保持工作环境的清洁,特别是系统和显示器外部的清洁。DR 内装有散热装置,要定期清理保养,以确保平板探测器在一定温度范围内正常使用。

6. 定期更换液氮 对于 CCD 型探测器,为降低噪声需要用液氮来维持 CCD 型探测器的冷却,应注意经常观察液氮压力表指示值,定期更换液氮。

(浦仁旺)

第五节 数字减影血管造影 X 线机

数字减影血管造影(digital subtraction angiography,DSA)X 线机是具有数字减影功能的血管造影设备,是常规血管造影术、计算机及图像处理技术相结合的产品。

DSA 是由美国的威斯康星大学的 Mistretta 组和亚利桑那大学的 Nadelman 组首先研制成功,于 1980 年 11 月在芝加哥召开的北美放射学会上公布于世。我国于 1984 年引进 DSA,1985 年初应用于临床,其后迅即推广至全国大、中城市的许多医疗、教学及科研单位。

21 世纪以来,随着 DSA 硬件、软件的不断改进,其时间和空间分辨力以及图像质量明显提高,X 线辐射剂量明显降低;平板探测器(flat panel detector,FPD)逐步替代了影像增强器(image intensifier,I.I)、摄像机及电视系统组成的图像采集及处理系统(成像链)。目前平板探测器普遍采用非晶硅动态平板探测器,仅个别厂家的少数机型采用 CMOS 平板探测器;随着 DSA 的更新换代,成像方式也日新月异,如数字脉冲透视及存储、路径图及 3D 路径图、智能三维路图导航穿刺技术、旋转 DSA 及 3D-DSA、步进 DSA、下肢跟踪 DSA、虚拟支架植入术、自动最佳角度定位、C 臂 CT 技术以及自动分析功能等被广泛应用于临床;以 DSA-CT 或 DSA-MRI 一体机为主组成的复合手术室正在兴起,DSA 正朝着一体化、程序化、自动化以及智能化等方向发展。

目前,DSA 主要应用于心血管、脑血管等全身各部位血管造影检查及介入治疗。本节主要讲述 80kW 及以上的大型 DSA。

一、DSA 工作原理与基本组成

(一)DSA 工作原理

DSA 减影技术的基本内容是把人体同一部位的两帧图像相减,从而得出它们的差值部分,不含对比剂的图像称为掩模像(mask image)或者蒙片,注入对比剂后得到的图像称为造影像或充盈像。广义地说,掩模像是被减的图像,而造影像则是减去的图像,相减后得到减影像。由 DSA 的成像理论可知:减影后的图像信号与对比剂的浓度成正比,与对比剂和血管的吸收系数有关,与背景无关。在减影像中,骨骼和软组织等背景图像被消除,只留下含有对比剂的血管图像。数字减影处理流程如数字图 3-13 所示。

实施减影处理前,常需对 X 线图像做对数变换处理。对数变换可利用对数放大器或置于 A/D 转换器后的数字查找表来实现,使数字图像的灰度与人体组织对 X 线的衰减系数成比例。因为血管像的对比度较低,必须对减影图像进行对比度增强处理,但图像信号和噪声同时增大,所以要求原始图像有高的信噪比,才能使减影图像清晰。

(二)DSA 基本结构

图 3-31 是 DSA 系统中数字图像部分的硬件结构框图。图中查找表是一种实时的数字变换功能模块,输入查找表用于输入图像的对数变换等,输出查找表做实时的图像增强变换、图像的显示变化等。帧存储器用于存放掩模像、系列造影图像和减影图像,它和计算机之间的数据交换决定图像后处理的速度。算术逻辑运算器 ALU(arithmetic logic unit,ALU)是实时算术逻辑运算器,它是实时减影的关键部件,运算速度快,减少与计算机的互访,使处理速度与视频信号刷新速度同步。

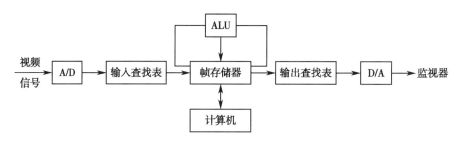

图 3-31 数字图像硬件框图

DSA 主要由 X 线发生系统(高频高压发生装置、X 线管组件、限束器等)、数字图像系统(负责图像采集、处理等)、控制装置、C 形臂及导管床系统等组成,全系统采用微机控制,计算机信息管理。如图 3-32 所示。

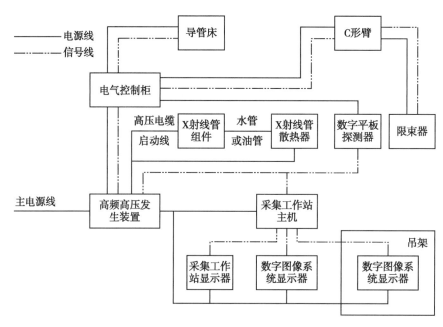

图 3-32 DSA 组成示意图

二、影响图像质量的因素

(一) 成像方式

1. 影像增强器 +CCD 摄像机模式 脉冲图像方式采用间歇 X 线脉冲来形成掩模像和造影像,每秒摄取数帧图像,脉冲持续时间一般大于视频信号一帧的时间。在对比剂未流入感兴趣区血管时摄取掩模像,在对比剂逐渐扩散的过程中对 X 线图像进行采集和减影,得到一系列连续而有间隔的减影像系列,每帧减影像之间的间隔较大(如0.15s)。由于曝光 X 线脉冲的脉宽较大(如 100ms 左右),剂量较高,所得图像的信噪比较高。它主要用于脑血管、颈动脉、肝动脉、四肢动脉等活动较缓慢的部位。超脉冲方式以 6~30f/s 的速率进行 X 线脉冲摄像,具有频率高、脉宽窄的特点,能以实时视频的速度连续观察 X 线数字图像或减影像,具有较高的动态清晰度。这种方式能适应肺动脉、冠状动脉、心脏等快速活动的脏器,图像的运动模糊小。连续图像方式所用 X 线可以是连续的,也可以是脉冲的,得到与摄像机同步的、频率为25f/s 或 30f/s 的连续图像。因采像频率高,能显示快速运动的部位,如心脏、大血管,时间分辨力高。

2. 平板探测器模式 在 X 线照射下,平板探测器的闪烁体层将 X 线光子转换为可见光,而后由非晶硅光电二极管阵列转变为图像电子信号,通过外围电路检出及 A/D 变换,获得 X 线数字化图像。

目前,大多数厂家 DSA 的平板探测器基于碘化铯 + 非晶硅技术,其采集的图像质量、图像视野范围、成像速度、转换效率、动态范围、空间分辨力、信噪比等参数,远远优于影像增强器 +CCD 摄像机模式。

心血管专用平板探测器尺寸目前主要为 18cm×18cm、20cm×20cm 大小;适用于心血管、脑血管及全身各部位血管介入的平板探测器尺寸主要为 30cm×38cm、41cm×41cm 等。平板探测器能实现多视野分挡调节透视与采集。多视野的大平板探测器(全视野、多挡放大)很好地满足了血管检查的全部临床应用。

目前常用的平板探测器的参数:像素尺寸为 154μm、184μm、200μm 等;密度分辨力为 14bits、16bits 两种;空间分辨力为 2.5lp/mm、2.7lp/mm、3.25lp/mm 等;量子转换效率在 0lp/mm、2μGy 条件下可达 77% 以上。优质的平板探测器参数大大提高了图像质量。

另外,DSA 中 Artis Q.zen 和 Artis Pheno 机型采用了 CMOS 平板探测器。相比于碘化铯 + 非晶硅平板探测器,CMOS 平板属于从材料学源头降低电子噪声,在低剂量成像下 DQE 明显高于非晶硅平板,在高剂量成像下 DQE 与非晶硅大致相当。

(二) 图像采集 X 线的稳定性

由于普遍采用脉冲采集图像方式,在技术上必须保证前后各帧图像接受的 X 线剂量恒定,这就要求 X 线机的高压稳定、脉冲时序稳定以及采样时间的合理和准确。

(三) 曝光与图像采集的匹配同步

1. 影像增强器 +CCD 摄像机模式 X 线曝光脉冲应与摄像机场同步保持一致,曝光信号的有效时间要在场消隐期内。但隔行扫描制式造成奇偶场有时间差,需保证两场图像采集时光强度的一致性。由于摄像器件的迟滞特性,不能在曝光脉冲一开始就采集,需要等待信号幅值稳定时才能采样。

2. 平板探测器模式 平板探测器由电源适配器供电,与高压发生装置通过硬件信号进行曝光同步;采集工作站通过通信接口进行曝光采集、模式控制等,进而实现连续的曝光采集。采集过程中也需要达到一定曝光剂量,才能正确采集蒙片,否则会出现反复更换蒙片的提示,说明图像质量欠佳。

(四) 噪声

噪声会使图像不清晰,对比度增加时噪声更明显。噪声包括 X 线噪声、存储器或磁盘存取时出现的存储噪声、多幅照相机和荧光屏的固有噪声等。增大曝光剂量可以减少噪声；积分技术可在剂量不明显增大的情况下减少噪声。

（五）设备性伪影

DSA性伪影与处理对策如下。

1. 图像采集质量不佳 伪影（artifact）是图像中明显可见的，既不体现物体结构，也不能用噪声或系统的调制传递函数来说明的纹理。DSA性伪影可来自多方面，如X线管、X线束、图像显示器、数据处理和传输、灰阶图像显示及图像密度和对比度调节等。

（1）条纹伪影和漩涡伪影：由于摄影系统中的X线管、图像显示器、摄像机等性能不稳定造成。

（2）设备软件伪影：①条纹伪影：丢失的高频信号会在低频处以条纹的形式重新出现，以锐界面或物体边缘为明显；②过冲伪影：当空间频率过高，在物体的锐界面以光密度的梯度出现，如头颅DSA成像中，这种光密度过冲使颅骨内侧出现密度减低环。

（3）X线束的几何伪影：X线束的密度均匀性、宽度、长度，以及X线束与图像显示器几何尺寸的偏差或失准等都会引起X线束的几何伪影。

（4）X线束硬化：X线束的平均能量随物体的厚度增加而增加，与之相应的衰减系数则减少，由此而产生X线束的硬化伪影。

（5）C臂CT扫描引起的CT图像伪影：具备C臂CT扫描功能的平板DSA在成像过程中也产生CT图像伪影。设备性伪影需要通过定期、不定期的检修及质控设备来解决。突然出现的伪影，要根据具体情况通过图像后处理的方法对应处理与消除。

（6）射线剂量不稳定导致蒙片后移：DSA采集序列图像时，如果起初射线剂量不稳定，则会导致采集的序列图像中头几帧图像亮度变化较大。此时设备会自动选择射线剂量稳定后所采集的图像作为蒙片，也就是将蒙片后移。蒙片后移使得作为蒙片的图像中已经有血管显影，以致在减影图像中部分血管被减除。改善图像质量的方法首先是重置蒙片。但采用重置蒙片只是临时改善图像质量的方法，如果要根本解决这一图像质量问题，就需要排除射线剂量不稳定故障，必要时需要更换X线管。

2. 处理参数选择不当

（1）图像的采集依赖采集模式的设置：如果图像处理参数设置欠合理，图像质量与临床要求就会有差异。不同厂家、不同医院、不同专家等对图像的要求和理解也不尽相同。如图像锐化的处理，有的厂家为了凸显血管就处理相对较强，因此受心内科介入医师喜欢；有的厂家考虑血管兼顾肿瘤染色处理就相对柔和，外周介入医师就比较认可。窗口技术的调节不同介入医师的认可度也不一样。需要厂家优化不合理图像处理参数；不同的处理参数，需要认真去选择。

（2）当X线管大焦点烧断，改用小焦点采集时，器官程序的图像采集及处理参数都需要修正。如果没有及时修正，体形胖的受检者腹部透视及摄影采集时，小焦点功率小，摄影参数管电流不足，X线不能够完全穿透人体，会导致图像密度不足而发白。需要及时修正器官程序的图像采集及图像处理参数，尽快更换X线管。

3. 算法功能不完善 图像采集后，图像的处理算法对图像质量起决定性作用。算法缺陷就会导致算法功能不完善，如骨科金属植入物受检者介入治疗时：在行DSA常规摄影采集时，由于容积效应会出现金属植入物边界黑边；在做C臂CT时，由于去金属软件算法不完善，会产生较大金属伪影。支架精显软件是对支架显影的附加选配软件，说明标配软件算法存在功能缺陷或不完美的地方，不足以较好满足临床要求、清晰显示支架。需要厂家根据临床需要不断优化算法、优化算法参数。使用者参与算法和参数的优化，根据算法功能合理应用于临床工作。

三、对 X 线机的要求

心血管造影是将导管经穿刺针或皮肤切开处插入到检查部位血管内血流方向源端,快速注入对比剂并进行快速摄影,得到心腔或血管的对比剂充盈像,由此诊断疾病的检查方法。对比剂注入血管后随血液流动快速被冲淡稀释,所以对比剂必须在短时间内集中注入,并在对比剂稀释之前迅速多次采集以获取图像。每幅图像的采集时间很短,为使图像达到足够的质量,X 线发生系统必须在有限时间内输出足够剂量。X 线发生系统应满足下列要求。

(一)主机大功率

对 X 线源的要求首先是脉冲图像采样方式,要求 X 线管能够承受连续多次脉冲曝光的负荷量。尤其 X 线机在心血管造影时,采集频率高,则分给每幅图像的曝光时间均很短,为了减少活动脏器在曝光期间的运动伪影,多采用脉冲曝光,曝光时间多在数毫秒。这就要求所用的 X 线机能在如此短时间内输出足够大的功率,从而获得满意的 X 线图像。其次要求 X 线能量必须稳定,即采用逆变高频高压发生器,输出波纹较平稳的直流高压,且要求 X 线剂量在时间轴上是稳定可靠的,保证每幅图像曝光量均匀一致。采集数字 X 线图像要求 X 线的强度高,目前大型 DSA 要求功率多为 80kW 或以上。X 线剂量与图像信噪比的平方成正比,提高射线剂量可以提高各系统的信噪比。

(二)脉冲控制

采用脉冲控制曝光,对快速活动的脏器(如心脏等),可减少其活动带来的图像模糊,获得较高的图像锐利度。脉冲控制有高压初级控制方式和栅控 X 线管方式。高压初级控制方式对于软射线的抑制不如栅控 X 线管方式,但电路简单,工作稳定,使用了逆变技术,控制比较容易。栅控 X 线管方式高压波形陡峭,从而消除软射线、辐射剂量降低。虽然设备较复杂,又增加了成本和故障率,但栅控技术具备的良好图像质量在临床工作中被广泛应用。

(三)X 线管

X 线管容量及阳极热容量高。DSA 连续透视和曝光采集,既要求 X 线管能有较大的输出功率,又要求其阳极热容量大。目前大型 DSA 的 X 线管热容量一般在 2.4MHU 以上,高者可达 5.2MHU。多采用金属陶瓷管壳、液态金属轴承高速旋转阳极 X 线管,转速高者可达 9 000r/min 以上。金属陶瓷管壳 X 线管提高了散热率,能够吸收由于靶面气化形成的粒子,提高图像质量和 X 线管的寿命。X 线管组件内的绝缘油采用外部循环散热方式或冷水进入组件内循环散热的方式,保证 X 线管的连续使用。X 线管多采用三焦点,以适应不同的照射方式和照射部位。

(四)滤过装置

在 X 线管的窗口放置铝滤过板,以消除软射线,减少二次辐射,优化了 X 线的频谱。缩光器的附加滤过板有各种形状,可以选择使用。另外,DSA 还有补偿性滤板可使显示屏范围内图像密度基本一致,以免产生饱和性伪影。各种滤板可以自动或手动控制,调整很方便。

四、X 线管及探测器支撑装置

(一)支架结构

现在 DSA 系统的支架大都采用英文字母 "C" 形结构,故称 C 形臂。其安装方式主要有落地式和悬吊式二种。如数字图 3-14 所示。

1. 落地式 又分为落地固定式和落地移动式。

(1)落地固定式:C 形臂底座固定于地面安装,可移动范围为导管床受检者头侧、左侧及右侧。

(2)落地移动式:C 形臂底座不需要固定于地面安装,移动轨道,底座内嵌专用滚轮,靠激光

数字图3-14

C 形臂支架
结构示意图

定位及床旁操纵杆控制运动,活动范围更大,方便手术操作与受检者抢救。

2. 悬吊式 又分为有轨悬吊和无轨悬吊。

(1)有轨悬吊:机架又分为常规有轨悬吊和空中巡回悬吊两种。

1)常规有轨悬吊结构:类似于悬吊 DR 产品的机械结构,机架顶端悬挂于天花板,通过导轨进行机械运动,C 形臂在受检者(受检者水平躺在导管床上,头先进仰卧位)头侧、左侧及右侧运动。悬吊机架 DSA 采用有轨方式较普遍。

2)空中巡回悬吊机架:是近年来新推出的一种类型,采用空中闭合天轨系统,360° 空中机械臂设计,C 形臂可围绕导管床旋转一周巡回运动。相对于常规有轨悬吊来说,空中巡回悬吊更灵活,带来了更大投照覆盖范围。

(2)无轨悬吊:是一种新型结构,不用安装天轨,可以满足各个部位及角度的透视与采集。

3. 双向式 由一套落地 C 形臂和一套悬吊 C 形臂组成。

双向式 C 形臂 DSA,可以实现一次性注射对比剂,完成两个角度造影,获得双平面成像,多应用于神经介入手术等。

每种机架结构各有特点,可根据工作需求和机房情况进行选择。

现以配置影像增强器的落地式 C 形臂说明其结构。在 C 形臂的两端分别相对安装 X 线管和影像增强器,并使两者的中心线始终重合在一起,即无论在任何方向进行透视,X 线中心线都始终对准影像增强器的输入屏中心。C 形臂由其托架支持,并设有驱动电机,使 C 形臂能在托架上绕虚拟轴心转动。托架安装在立柱(固定或活动)或字母"L"形支架(亦称 L 臂)上,通过安装轴,托架可带动 C 形臂一起转动。这两个转动使 X 线管形成球面活动范围。L 臂能绕活动球心垂直轴转动,则活动范围更大。

落地式 C 形臂也称为三轴支架。C 形臂可围绕受检者的任一水平轴(受检者水平躺在导管床上,头先进仰卧位)转动,托架带动 C 形臂可围绕受检者的另一水平轴转动,L 臂带动 C 形臂整体可围绕受检者的垂直轴转动。围绕三轴的转动可以单独转动,也可联动,实现球面范围内对人体任意部位、角度进行透视。目前 C 形臂旋转速度一般为 15°~25°/s,最快可达 40°~60°/s,一次最大旋转角度可达 305°,以满足三维成像的需要。

三轴系统是旋转采集成像、计算机辅助血管最佳角度定位等功能的基础。判断机架的性能主要看 L 臂的旋转活动范围、C 形臂的转动角度范围和托架的转动角度范围;运动的速度和稳定性;影像增强器的上下运动等。设备应能自动显示 C 形臂的位置、角度等数据。

为了扩大活动范围,悬吊式和部分落地立柱具有活动轨道,救护受检者时可以使 C 形臂完全离开导管床。还有一种四轴结构,其落地支架具有双轴。可以实现横向直线运动,在救护受检者时也可以使 C 形臂完全离开导管床。四轴结构头位和侧位均可做旋转采集。目前具备六轴、八轴机架结构的设备也已应用到临床。

C 形臂的特点是:能在受检者不动的情况下,完成对受检者身体各部位多方向的透视和摄影检查。当肢体位于 C 形臂转动中心时,在 C 形臂活动过程中,受检部位一直处于照射野中心。C 形臂 X 线焦点至影像增强器的距离是可调的,一般是影像增强器移动,因此,在影像增强器输入屏前设有安全罩,在支架活动和影像增强器单独活动过程中,一旦触及受检者,可立即停止动作,保护受检者和设备的安全。

配置平板探测器的 DSA,受检者面前开阔且无压抑感等,机架活动更灵活方便。

(二)支架功能

1. 角度支持 C 形臂可方便地进行各种角度的透视和摄影。

2. 角度记忆 当 C 形臂转到需要的角度进行透视观察时,系统能自动搜索并重放该角度已有的造影像,供医师诊断或介入治疗时参考;也可根据图像自动将 C 形臂转到采集该图像时的位置重新进行透视、造影。这种技术特别有利于心、脑血管的造影,尤其是冠状动脉介入治疗手术。

3. 体位记忆　专为手术医师设计了体位记忆装置,能存储多达100个体位,各种体位可事先预设,也可在造影中随时存储、调用,使造影程序化,加快了造影速度。

4. 快速旋转　C形臂能在托架中快速旋转运动,达到每秒45°~60°。要求C形臂具有精确的角度重现性,与图像处理软件配合完成。

5. 岁差运动　是相对于旋转DSA的另一种运动形式。它利用C形臂支架两个方向的旋转,精确控制其转动方向和速度,形成了X线管焦点在同一平面内的圆周运动。影像增强器则在支架的另一端做相反方向的圆周运动,从而形成岁差运动。

6. 安全保护　C形臂支架还配有自动安全防撞装置。计算机能根据机架、床的位置自动预警和控制C形臂的运动速度,利用传感器感受周围物体的距离,自动实现减速或停止(例如离物体10cm时减速,离物体1cm时停止)。

五、导管床

导管床具有床面浮动和升降功能。新型号导管床,还具备在一定范围内头尾端倾斜一定的角度、床面左右倾斜一定的角度及床面水平左右旋转等功能。配合C形臂使用,适应于手术透视、采集的需要。有的导管床底座可以纵向向头侧移动80~120cm,可以快速进入心肺复苏位进行心肺复苏(cardiopulmonary resuscitation, CPR),并增加纵向图像覆盖范围等特点。导管床具备接触式或非接触式碰撞保护装置。如图3-33所示。

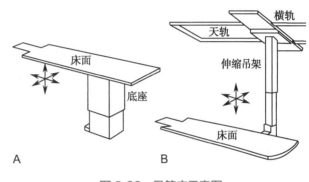

图3-33　导管床示意图
A. 接触式;B. 非接触式。

1. 高度　高度需适应不同手术者的要求。导管床的高度调整,与C形臂相配合,在有微焦点X线管的情况下可以完成不同放大倍数的放大摄影和放大血管造影。

2. 浮动床面　为了迅速改变透视部位,床面设计为在水平面内可做二维移动。特别是沿床长轴方向有较大的活动范围。配合C形臂使用时,床面能把受检者送入X线照射野,且床座不会影响C形臂在反汤氏位方向倾斜时的活动。床面在两个方向都有电磁锁,以便将床面固定在指定位置。

为了适应下肢血管造影跟踪采集的需要,有些导管床附加有床面驱动装置。该装置在接到驱动信号后迅速将床面移动一定距离,或受人工控制。随着血液的流动,对比剂充盈远端血管,借床面移动可以进行跟踪采集,注入一次对比剂完成腹部血管摄影后,继续采集下肢的全部血管像。

3. 床面材料　采用高强度、低衰减系数的碳纤增强塑料,不但有较低的X线吸收系数,并且有较高的机械强度。床垫采用开孔聚亚胺酯材料,具有黏弹性和舒适性,可随着受检者重量和体温调整至适合的状态。

4. 吊床　吊床由纵横天轨和可移动的升降吊架支持,除具有落地式导管床的全部功能外,活动范围更大,地面更整洁。

5. 辅助设施　导管床手臂支架、床垫、输液支架、手术灯等辅助设施的配置能够满足手术需求。

6. 防护装置　导管床旁边设有铅防护屏及防护帘等屏蔽装置,能够有效降低X线对操作者的辐射剂量。

六、图像采集、后处理与显示系统

平板探测器按材料分为直接转换（非晶硒）型、间接转换（碘化铯＋非晶硅）型、CMOS型三种。按用途分为心血管专用平板和适用于心血管、脑血管等全身各部位血管介入的平板两类。

1. 平板DSA的图像采集　选择好受检者检查信息及器官程序，按下曝光手闸，通过数字减影血管造影机X线通信系统（angiogrphic X-ray communication system，AXCS）协调、控制，X线发生信号（X-ray enable）与探测器采集准备完毕信号匹配同步，曝光，平板探测器接受到透过人体的带有人体信息的X线后，产生数字图像信号（image signal）发送给实时控制装置（real time controller，RTC），进行信号补偿及图像预处理，然后传送给平板探测器接收器（flat detector receiver，FDR），输出预处理后的数字图像信号并输入图像系统（image system，IS）的采集工作站的采集板，经处理后通过视频分配装置传送到显示系统显示。如图3-34所示。

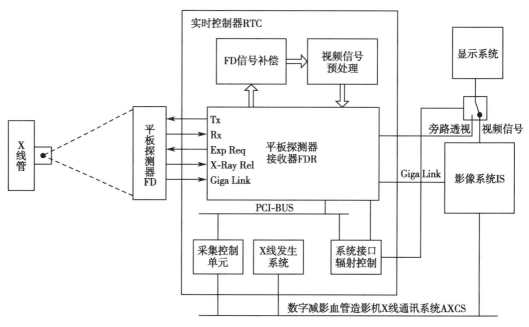

图3-34　图像采集框图

Exp Rep，曝光请求信号；X-Ray Rel，X线产生信号；Giga Link，图像信号。

采集板主要包括采集帧缓存、积分电路、积分帧缓存和PCI接口四部分。如图3-35所示。

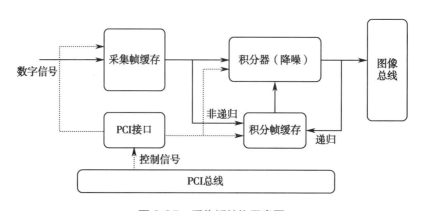

图3-35　采集板结构示意图

（1）采集帧缓存：主要是接受来自 A/D 转换后的数字信号，将图像进行反转后输出至积分电路和积分帧缓存。采集帧缓存内包括几个小的帧缓存，这样可方便数据的进出。

（2）积分帧缓存：主要实现图像的降噪和图像的保存。实时透视和电影的图像噪声可在这通过递归和非递归的算法进行降噪，另外还有一种特殊的运动校正噪声抑制，它的主要目的是降低运动物体产生的运动伪影，例如心脏等。

（3）积分电路：通过对输入透视和电影图像数据进行实时积分而完成数据的平均，实现降噪。

（4）PCI 接口：将从 PCI 总线传来的控制信号传递给其他部分。

2. DSA 的后处理与显示系统　在 DSA 的图像系统（image system，IS）中，通过计算机进行图像的采集及后处理，主要包括对数变换处理、算数或逻辑运算、移动性伪影的校正处理、改善图像信噪比的时间过滤处理和自动参数分析功能等。数字图像经过采集工作站的处理后，传送给图像后处理工作站进行进一步处理。现在的 DSA 则多采用医学图像专用多芯片组并行处理服务器，机体纤小，主频高，运算速度快，完全能满足图像大数据量实时处理的要求。硬盘容量大。都具备 DICOM 3.0 图像存储、传输及打印功能，能够方便连接 PACS 及 RIS 网络。通过采集计算机和后处理计算机显示实时图像、参考图像及后处理图像等。可以使用多个显示屏组合，也可以使用显示大屏分区显示，后者需要专门计算机控制。

另外，平板 DSA 图像采集过程中使用的自动剂量控制方式与影像增强器 +CCD 摄像机方式的是不同的。平板 DSA 的透视或摄影采集自动剂量控制是在平板上设定一个或几个区域，用户界面还有模拟的电离室选择区域，通过对该区域的选择，在透视或摄影采集下获得的平板探测器曝光指数（detector exposure index，DEXI）与系统中器官程序存储的 DEXI（在工厂实验室通过模体实际测得的）进行比较，自动计算，优化透视或摄影采集的管电压、管电流、曝光时间、铜滤过等相关参数，从而改变剂量，实现自动亮度控制和自动曝光控制。对设备进行保养时，X 线机的透视或摄影采集平板探测器 DEXI 调整时，器官程序中存储的各透视采集模式的平板探测器的 DEXI 值都随着一起调整。

七、DSA 的主要功能

DSA 除具备普通图像采集、处理功能外，还具备心血管分析软件包等各种血管造影检查的特殊功能。可作心血管、脑血管等全身各部位血管检查。

（一）常规功能

1. 脉冲透视、连续透视　透视是诊断用 X 线机的基本功能。DSA 的透视一般包括脉冲透视和连续透视两种。脉冲透视（pulse fluoroscopy）是指在透视图像数字化的基础上实现的，利用 X 线管栅控技术降低 X 线辐射剂量的一种透视技术。X 线机的数字脉冲透视技术有 9 挡（0.5f/s、1f/s、2f/s、3f/s、4f/s、6f/s、7.5f/s、15f/s、30f/s）选择。脉冲率越小，脉宽越窄，辐射剂量越小，介入操作者受辐射的剂量越少。但脉冲频率太低时，活动图像透视将出现动画状跳动和拖曳；脉宽太窄时透视图像质量下降。X 线机能对脉冲透视图像进行增强、平滑、除噪等滤波处理，从而改善图像的清晰度。

脉冲率大于 25f/s 的脉冲透视通常称为连续透视（continuous fluoroscopy）。脉冲透视较常规透视辐射剂量减少约 40%。

每次透视的最后一帧图像被暂存，并且保留在监视器上显示，称为末帧图像冻结（last image hold，LIH）。充分利用 LIH 技术，可以减少不必要的透视，明显缩短总透视时间，达到减少辐射剂量的目的。在 LIH 状态下还能调整 DSA 的滤板和隔板。

自动动态透视图像存储是优于图像冻结单幅图像的一项新技术，可存数百幅图像，用低剂量的透视来替代采集，获得清晰的动态图像，方便反复调取观察和会诊，极大地减少了剂量。

2. DSA 采集、单帧采集、序列采集　DSA 中除透视外，还有一个重要功能就是脉冲式数字化摄影,通常称为图像采集。按照采集方式不同分为 DR 采集和 DSA 采集;按照图像采集数量分为单帧采集和序列采集;按照采集过程中是否变化采集帧率分为固定帧率采集和变速采集。

DR 采集可以采用单帧采集和序列采集两种方式,主要用于采集掩膜像(蒙片)和造影像。以数字式快速短脉冲进行图像采集。根据采集矩阵的大小决定采样时钟的速率,对 512×512 矩阵,采样频率需大于 100MHz;对 768×572 矩阵和 102×1 024 矩阵,需要的采样频率分别为 15MHz 和 20MHz。按照对数字图像灰度级的要求选择 A/D 转换器的量化等级,即位(bit)数,一般为 12bits 或 14bits。目前 X 线机的常规 DR 采集帧率选择范围为 0.5~30f/s。

DSA 采集一般采用固定帧率的序列采集方式,获得一个序列的血管减影图像。目前常规采集帧率选择范围为 0.5~7.5f/s。

数字电影减影以快速短脉冲曝光进行数字图像采集。高速采集帧率在 1 024×1 024 矩阵选择范围为 7.5~30f/s,选择减小空间分辨力时可达 60f/s。这种采集方式多用于心脏、冠状动脉等运动部位。

(二)特殊功能

1. 旋转 DSA 及 3D-DSA

(1)旋转 DSA:是在 C 形臂旋转过程中注射对比剂、进行曝光采集,达到动态观察的检查方法。它利用 C 形臂的两次旋转动作,第一次旋转采集一系列蒙片像,第二次旋转时注射对比剂、曝光采集充盈像,对在相同角度采集的两幅图像进行减影,以获取序列减影图像。旋转 DSA 的优点是可获得不同角度的血管造影图像,增加了图像的观察角度,能从最佳的位置观察血管的分布,有利于提高病变血管的显示率。对脑血管造影尤其适用。

(2)3D-DSA:是近几年在旋转 DSA 技术上发展起来的新技术,是旋转血管造影技术、DSA 技术及计算机三维图像处理技术相结合的产物。其作用原理为通过旋转 DSA 采集图像,在工作站进行容积再现(volume rendering,VR)、表面图像显示等后处理,显示血管的三维立体图像,可以任意角度观察血管及病变的三维关系,在一定程度上克服了血管结构重叠的问题,比常规 DSA 能提供更丰富有益的图像学信息,在临床应用中发挥了重要作用。

2. 路径图及 3D 路径图

(1)路径图技术:为复杂部位插管的方便及介入治疗的需求而设计,具体方法是,先注入少许对比剂后摄影采集("冒烟"),使用峰值保持技术,将对比剂流经部位的最大密度形成图像,将此图像与以后透视的图像进行叠加显示。图像上既有前方血管的固定图像,也有导管的走向和前端位置的动态图像,利于指导导管及导丝更容易地送入病变部位的血管内。也有利用同一部位刚做过的 DSA 图像,叠加在透视图像上,作为"地图"引导导管插入的方法。

(2)3D 路径图技术:三维路径图技术是对该部位行血管重建,形成三维血管图像后,随着对三维图像的旋转,C 形臂支架自动跟踪,自动调整为该投射方向的角度,这样使三维图像和透视图像重合,可以最大程度地显示血管的立体分布,以利于引导导管和导丝顺利地进入到欲进入的血管内。另外,由于三维血管成像,则更容易选择性进入病变区的 C 形臂工作位,且易显示病变形态,如颅内动脉瘤,可清晰显示瘤颈,易于确定微导管进入瘤腔内的角度和动脉瘤颈与载瘤动脉的关系;可以指导体外对微导管前端进行弯曲塑形,使之更容易进入动脉瘤内,并可在载瘤动脉内有最大的支撑力,这样在送入微弹簧圈时才不易弹出,更能较容易地完全致密填塞动脉瘤。

3. 下肢跟踪 DSA

采用快速脉冲曝光采集图像,曝光时 X 线管和平板探测器保持静止,导管床携人体自动匀速地向前移动(有的设备在造影过程中,根据造影情况可以实时调节床的运动速度,自动选择采集参数,包括管电压、曝光时间、注射参数等),从而获得下肢血管数字减影图像,图像显示方式又分为分段显示或自动拼接显示,主要用于四肢血管检查和介入治疗;还有一种设备的采集方式,导管床不动,C 形臂可从头向足侧(或从足向头侧)移动采集图像。

4. C 臂 CT

C 臂 CT 是平板探测器 DSA 与 CT 技术结合的产物,利用 C 形臂快速旋转采集数据重建出该处的 CT 图像。一次旋转可获得区域信息,重建出多个层面的图像。由于平板探测器每个像素的面积很小,采集数据的信噪比差。目前的水平是空间分辨力优于 CT,而对比度分辨力不及 CT。图像可与 3D 血管图像相重叠,更直观。3D 与 C 臂 CT 同步处理技术,可同时得到 3D 和 CT 重建图像,并且能够同屏显示、同步处理;不仅可观察 3D 血管,还能多角度、多层面观察血管周围软组织的 CT 图像并进行综合分析和判断,制定最佳手术方案;还满足了介入治疗过程中,需对手术效果评估而进行 CT 检查的要求。

5. 自动分析功能 在心室和血管造影后,计算机利用分析软件实时提取与定量诊断有关的功能性信息,添加在形态图像上。其功能主要包括:

(1)左心室体积计算和分析功能:利用从 DSA 图像得到的左心室舒张末期像和收缩末期像,计算左心室的体积;根据这个结果再算出射血分数、室壁运动、心排血量、心脏重量及心肌血流储备等功能参数。

(2)冠状动脉或血管分析软件:计算机运用几何、密度法等处理方式,测量血管直径、最大狭窄系数、狭窄或斑块面积、病变范围及血流状况等。

(3)功能性图像:利用视频密度计对摄取的系列图像绘出时间视频密度曲线,再根据从曲线获得的参数形成的一种图像。这种图像反映功能性信息,与传统的反映形态学范畴信息的图像不同。从曲线可以提取对比剂在血管内流动的时间依赖性参数,局部血管的容量或深(厚)度参数,以及局部器官实质血流灌注参数,这些参数对于心血管疾病的确诊和治疗不可或缺,可在早期发现病灶。

6. 虚拟支架置入术 置入支架对很多疾病是很好的解决方案,但取得手术成功的关键是正确选择合适的置入支架。虚拟支架置入系统可在有待进行支架置入的血管病变部位形象地展示支架置入的效果,可清晰地模拟显示内支架置入后的情况,包括支架置入的位置和大小是否合适、支架贴壁情况、封闭部位是否合适,如不合适可再次更换支架,直至欲置入支架十分适合时,再选择同样的支架置入体内,就会取得一个良好的治疗效果。

7. 智能三维路图导航穿刺技术 是以 C 臂 CT 图像为基础,在专用工作站上,将 3D 图像/C 臂 CT 图像与透视图像/路径图融合并自动同步,实现在 3D 容积及 CT 体层图像上计划进针的方向、路径。同时,在实时透视显示器上显示进针的路径,引导进针过程,以实现在 DSA 上进行穿刺的技术。

8. 实时模糊蒙片 DSA 实时模糊蒙片(real-time smoothed mask,RSM)DSA 是 DSA 的另一种减影方式。它利用间隔很短的两次曝光,第一次曝光时影像增强器适当散焦,获得一幅适当模糊的图像,间隔 33ms 再采集一幅清晰的造影图像,两者进行减影可以获得具有适当骨骼背景的血管图像。在对比剂注射后,可在一次运动中获得减影图像,避免了普通 DSA 需要两次运动采集的麻烦和两次采集间被检者移动造成减影失败的可能。由于蒙片像随时更新,且相间隔仅为 33ms,因此不会产生运动伪影。

9. 岁差运动 DSA 是利用 C 形臂支架的岁差运动进行 DSA 采集的技术,主要用于头颅、腹部、盆腔血管重叠部位的检查。

综上所述,随着 DSA 技术的不断发展,设备性能、造影方法的不断改进,DSA 的不足逐步得到改善。例如,运动部位成像及运动性伪影,可通过图像处理或者改进高压发生器,使用超短脉冲快速曝光加以改善等。

八、设备主要性能指标及检测方法

DSA 安装完毕、故障维修后及每年设备年检都要进行性能检测,除 X 线发生系统的基本性能(管电压、管电流、曝光时间、半价层等)外,主要包括空间分辨力、低对比度分辨力、对比度和空间的一致性以及对比度线性四部分。

（一）DSA 的空间分辨力

DSA 的空间分辨力是指在高对比条件下分辨图像中相邻两物体的能力。空间分辨力可用调制传递函数来描述,但 MTF 的测量非常复杂,实际使用线对卡来测量。影响系统分辨力的因素很多,主要有影像增强器/平板探测器的分辨力、系统几何放大倍数、X 线管焦点尺寸和电视系统分辨力等。

检测标准:在经减影和未经减影情况下,系统在垂直、水平和 45° 三个方向上的分辨力都不应低于设备说明书的要求。

（二）DSA 的低对比度分辨力

DSA 的低对比度分辨力是指从背景中能分离并显示低对比血管图像的能力。相对于常规 X 线透视、摄影设备来说,DSA 系统的低对比度分辨能力有很大提高。系统的低对比度分辨能力主要受几何放大倍数、像素大小、X 线线质和 X 线辐射量等因素的影响。

检测标准:记录在减影像中可分辨的最小模拟血管直径或最大线对数,检测结果应不低于设备说明书的要求。

（三）DSA 的对比度和空间的一致性

1. 对比度一致性 对于常规透视、摄影设备,在不同厚度或密度的组织覆盖下的血管虽充有密度相同的对比剂,但它们的图像对比度是不同的;对于 DSA 系统,即使覆盖血管的组织的密度和厚度变化很大,也能使这些血管图像的对比度相同,此特性称为对比度一致性。

2. 空间一致性 是指在影像增强器视野内系统的放大倍数是一致的。由于增强器的入射面不是理想平面,以及电视系统和增强系统的非线性的影响,要得到较好的空间一致性是困难的。如果系统空间一致性得不到满足,图像就会产生严重畸变。

检测标准:模拟血管和减影像的对比度和直径应保持不变。在显示器上测量图像中心和边缘的血管尺寸,或将图像进行拷贝后用直尺测量。它们的尺寸不应有明显差异。

（四）DSA 的对比度线性

对比度线性是指 DSA 系统能使图像的对比度与碘对比剂的浓度成正比,而不受 X 线剂量的影响。系统的对比度线性不仅与对数处理电路有关,还受影像增强器、电视系统和模数转换电路线性的影响。因此这个参数是对系统整体线性性能的综合反映。

检测标准:以碘的质量浓度(mg/cm^3)为横坐标,以平均像素值为纵坐标作图。若 DSA 对比度线性良好,此图应是一条直线。

九、日常维护与保养

DSA 常规保养与维护要求建立三级保养及维护制度,并严格按照预留时间完成定期保养。如:一级为使用科室,二级为院级医学工程处,三级为设备厂家。要求建立日维护、周维护、年维护等制度及档案。

（一）一级保养及维护

主要由使用科室每日执行,内容包括记录 DSA 使用状态,设备清洁,图像删除,记录机房温湿度,记录附属设备状态等。对 DSA 的控制台、C 形臂、导管床的表面,每天早上开机前或下班后要用柔软的纱布轻擦浮尘,以防止开机扫描时灰尘吸附到电路板等电子器件上。每天应用半干的湿拖把清扫 DSA 机房地面,最好用吸尘器先吸尘,再用拖把清扫。不能用湿拖把清扫 DSA 机房,以防潮气吸入机器内部,造成机器生锈和电器短路。禁止使用带有腐蚀性、挥发性的液体(如草酸、甲醛水溶液等)清洁设备及机房。勤查设备间的上下水以及污水通道,以防管道破裂漏水漏气导致设备被污染。

（二）二级保养及维护

定期检查 DSA 的控制台、C 形臂、导管床、高压发生器和计算机柜等。应检查控制台表面各按键是否灵活;导管床的浮动和升降是否灵活自如,有无运动障碍情况;C 形臂各连接处导线有无松脱、断路,各螺丝、销钉有无松动等;高压发生器上的高压电缆有无松动;高压电缆的绝缘橡胶有无破损,X 线管和平板探测器的冷却系统如何等;计算机柜内有无异常的烧焦味,计算机柜内各电路板是否松动,计算机柜内的连接导线是否松脱和断开等。一旦发现异常,应及时修复和更换。

(三)三级保养及维护

设备厂家定期做设备保养,内容很多,包括备份系统设置、错误日志分析、机械部分检查、冷却装置检查、射线剂量校准、探测器校准等。

(王红光　高丽敏)

第六节　其他专用 X 线机

专用 X 线机是为了满足临床诊断中一些特殊需要或适应某些专科疾病检查而设计的具有特殊检查目的或针对专有检查部位的一类 X 线机,通常配备有各种专用外围装置。常见的专用 X 线机有牙科 X 线机、口腔全景摄影 X 线机、乳腺摄影 X 线机、床边 X 线机、手术用 X 线机等。

一、牙科 X 线机

牙科 X 线机是用于拍摄牙及其周围组织图像的专用 X 线机,主要用于拍摄根尖片、牙片咬片和咬翼片。这种设备输出功率小,体积小,功能简单,一般采用组合机头方式。牙科 X 线机所用照射野范围很小,多采用指向性强的遮线筒,直接对准受检部位。

数字图3-15

牙科 X 线机外形图

牙科 X 线机由组合机头、平衡曲臂和控制系统三部分组成,如数字图 3-15 所示。组合机头由 X 线管、高压变压器等组成,目前绝大多数采用高频发生器。X 线管由可伸缩和升降的平衡曲臂支持,可在一定范围内任意高度和位置停留并固定。在受检者体位固定后,仅移动机头就可对准任一牙齿进行摄影。平衡曲臂由数节机械关节所组成,整个曲臂安装在专用立柱上,也可以固定在墙壁上,有的直接安装固定在牙科治疗床上。控制系统用以对 X 线管曝光参数进行控制调节。

数字图3-16

数字化口腔 X 线机的不同转换介质 A. 直接型数字口腔 X 线机 CCD 传感器

数字化口腔 X 线机根据转换介质的不同,可分为直接型数字口腔 X 线机和间接型数字口腔 X 线机。前者以 CCD 系统为代表,传感器面积如牙片大小,厚度在 5mm 左右,由稀土闪烁体与 CCD 摄像头构成,如数字图 3-16A 所示。后者以 CR 系统为代表,以 IP 作为载体,如数字图 3-16B 所示。数字化口腔 X 线摄影在操作流程、拍摄角度、曝光宽容度、摄影图像质量、存储传输及辐射剂量等各方面均优于普通 X 线牙片,并实现了信息的数字化,是目前研发与应用的主要方向。

数字图3-16

数字化口腔 X 线机的不同转换介质 B. 间接型数字口腔 X 线机 IP

牙科 X 线机容量小,控制台也很简单,管电压调节范围为 50~70kV,管电流调节范围为 10~15mA。由于用途单一,所用曝光条件仅以门齿、犬齿和臼齿而有所区别。有的机器直接以这三种用途设置按键,选用与所照牙齿相符合的按键,参数即可预置完成。也有的机器管电压和管电流都是固定的,只有曝光时间可调,以适应不同的摄影需要。

二、口腔全景摄影 X 线机

口腔全景 X 线摄影也叫口腔曲面体层摄影,一次曝光便可以把呈曲面分布的颌部展开,从而获得可展现全口牙齿的一种特殊体层摄影技术,部分机型还可以进行头颅定位片、颞颌关节片、上颌窦片等拍摄。

数字图3-17

口腔全景摄影 X 线机的机架结构外形图

1. 机架结构　机架由立柱、升降滑架、转动横臂及其驱动装置组成。有的机架还配有用以头颅测量的摄影组件。机架结构如数字图 3-17 所示。

(1)立柱:用以支持滑架和转动系统上下移动,以适应不同身高的受检者。柱内有平衡砣,对上述组件进行平衡。有电动升降式,活动范围较小。立柱多靠墙安装,附着于墙壁上,地面较整洁。也有的采用落地式,安装简单,但地面有底座伸延。

（2）滑架:其上装有转动系统和受检者定位系统。上端伸出的支架,用以支持转动横臂及其驱动装置,滑架正面设颏托和颌面定位器,可前后移动。设有头颅固定器,正中线和水平线均有光束指示。

（3）转动臂:转动臂及其驱动装置都由滑架支持。转动部分的结构决定了横臂转动时的轴位方式。口腔全景摄影装置的改进也主要集中于横臂转动部分的结构方面。转动臂的一端支持X线管,多采用组合机头式,窗口处设缝隙遮线器。转动臂的另一端设片盒支架或图像探测器。

（4）头颅测量组件:为了对头颅、颌部进行X线测量,多数口腔全景摄影X线机的机架都配有摄影测量组件。它由横臂和装于其远端的头颅固定装置、X线片托等组成,近端固定在支架的升降滑架上,片托中心正对X线中心线。源-像距在150cm以上,可方便进行头颅正、侧位水平摄影。

2. 类型　口腔全景摄影X线机在摄影时X线管和胶片转动,受检者固定不动,按照不同的转动模式,口腔全景摄影X线机分为单轴转动方式、三轴转动方式和连续可变轴转动方式三种。

（1）单轴转动方式:如数字图3-18A所示,受检者颌部定位在O_1圆位置,X线管和胶片支架固定在横臂两端,以对应于O_1的位置为轴心一起转动。与此同时,X线胶片以相同的角速度和相同的时针方向自转。这样构成了胶片、颌部各部位的局部相对静止关系。

（2）三轴转动方式:下颌骨的曲度与正圆相差甚远,用单轴转动的设备拍摄的照片,颌骨各部位放大率不一致,有的部位还会偏离体层清晰带范围。另外,投影方向不能处处与穿过部分平面垂直,颌骨有些部位可能变形较大。为此又发展了三轴转动方式,如数字图3-18B所示。三轴转动方式的体层清晰带的形状接近颌骨形状,投影变形失真小。

（3）连续可变轴转动方式:三轴转动方式可以部分解决颌骨形状与圆不符的问题,但仍不能模仿颌骨的实际形状,现在又发展了连续可变轴转动方式。连续可变轴转动方式的体层清晰带与人体颌部牙列的弧线更加一致,可以进一步减小图像变形,如数字图3-18C所示。

传统口腔全景X线摄影使用的图像接收器为胶片,而数字化口腔全景X线摄影则以CCD或CMOS图像接收器为主,数字化设备具有图像清晰、图像存储方便、工作效率高等优点,对上下颌骨和牙齿摄影得到的全景片还可以进行数字化后处理,使全口牙齿、上下颌骨以及颞下颌关节的图像得到更清晰、突出的显示,图像质量明显优于使用胶片的传统设备。

口腔全景摄影X线机不同轴式转动方式

三、乳腺摄影X线机

乳腺摄影X线机也称钼靶X线机。它主要用于女性乳腺的X线摄影检查,也可用于非金属异物和其他软组织如血管瘤、阴囊等的摄影需求。其特点是:①管电压调节范围较低,一般在20~50kV;②使用钼靶或铑靶X线管,产生软射线,配合应用钼/铑附加滤过,以优化图像质量及辐射剂量;③焦点小(0.1~0.3mm);④配备乳腺摄影专用支架。

乳腺摄影X线机由高压发生器、X线管、摄影支架、操作台、辐射防护屏等部分构成,其外观如数字图3-19所示。摄影支架包括C形臂或球形臂、准直器、滤线器、图像接收器/数字探测器、自动曝光控制系统、压迫器等部件。乳腺摄影支架可在受检者取立位或坐位时,按照需求上下升降、旋转移动和前后倾斜,以满足不同高度、任意角度、不同体位、各个方向的乳腺摄影要求。准直器的窗口通过手动或自动调节以获取与图像接收器/数字探测器所一致的广野。图像接收器/数字探测器位于乳腺托盘和滤线器的下方,屏-胶系统和CR成像板多以暗盒仓的方式完成图像的获取采集,数字乳腺摄影探测器可分为碘化铯/非晶硅平板探测器、非晶硒平板探测器、狭缝线阵式扫描系统等几种类型。为了获得稳定、适宜的图像密度,乳腺摄影X线机均配备有自动曝光控制系统,位于图像接收器/数字探测器下方。乳腺摄影支架上设有乳腺压迫器,可以手动或电动调节,可以起到压薄乳腺、固定位置、减少几何和运动模糊、提高空间分辨力及提高对比度的作用。

乳腺摄影X线机外形结构图

目前,以CCD、非晶硅及非晶硒平板探测器为代表的数字化乳腺摄影已经全面取代屏-胶系统,全视野数字化乳腺 X 线摄影技术的出现更为乳腺摄影带来了革命性的变化。其具有较高的量子检查效率及图像分辨力,以更低的辐射剂量获得更高的图像质量,并缩短了检查时间,优化了检查流程,同时还可以进行多种图像后处理;随之相继又出现了双能量减影技术、乳腺摄影计算机辅助检测技术、数字三维乳腺摄影技术、数字合成体层成像乳腺摄影技术及相位对比乳腺摄影等,都进一步扩展了乳腺 X 线摄影技术的应用范围,也极大地提升了乳腺 X 线摄影成像质量。

四、床边 X 线机

数字图3-20

床边 X 线机可方便地移动到病房对受检者进行床边 X 线摄影,为临床急诊、危重受检者提供图像诊断依据。其特点是:①移动性强;②对电源要求不高。为适应移动性强的要求,此类 X 线机全部安装在可移动车架上。车架上装有控制台和组合机头,设有立柱和横臂,以支持 X 线管头。工作时,在受检者体位固定的情况下,X 线管头能适应各种部位和方向的投照使用要求。为移动设备方便,车架多设有电机驱动助力装置,由电池供电,移动的最远距离因电池容量和设备自身总量不同而不同。整机如数字图 3-20 所示。

床边 X 线机
外形图

目前,数字化移动 DR 在床边 X 线机中已占据重要地位,X 线发生系统为了满足连续曝光、采集高品质图像的要求,多采用小焦点、高转速、高热容量、高散热率的 X 线管及高频逆变高压发生器,管电压和曝光量均采用数字闭环精准控制。平板探测器以稳定性更高的非晶硅平板探测器为主,分为有线连接和无线连接两种形式。使用超级电容作为设备电源,整机采用电动助力,防撞预警,操作更加便捷。曝光支持采用无线射频、红外感应及蓝牙技术,可现场确认并处理图像,支持网络、无线、USB 等多种方式传输、存储和打印,提高了工作效率。

五、手术用 X 线机

数字图3-21

手术用 X 线机由 X 线管及发生器、影像增强器和 CCD 摄像机或平板探测器系统、C 形臂、图像处理工作站等部分组成,主要用于急诊科或手术中的透视。如对异物进行透视定位、观察骨折复位过程及内固定情况等。为移动方便和适应手术要求,采取车载式,X 线管支持装置采用 C 形臂式,能从各方位接近受检者,故也被称为 C 形臂 X 线机,如数字图 3-21 所示。

手术用 X 线
机外形结构
图

手术用 X 线机的特点是:①多采用高频高压变压器,组合机头方式;②既可透视,又可摄影(输出功率较小,一般为 90kV、40mA 以下),全数字化的手术用 X 线机除可实现透视摄影功能外,还可集 DSA、CB/CT、导航定位等功能于一身;③X-TV 多配用 5″~7″ 影像增强器,增强器与 TV 摄像机间使用光纤直接耦合方式,目前平板探测器已经逐步取代影像增强器系统,实现了全数字化图像处理功能,自动脉冲透视,使得辐射剂量更低、有效成像面积更大、成像质量更高;④车架可移动并带有 C 形臂,必要时可固定在地板上。

(浦仁旺)

思考题

1. 简述遮线器的作用及分类。
2. 简述滤线器的结构、功能及使用注意事项。
3. 简述医用 X 线电视系统的优点。
4. 简述 IP 的结构和工作原理。
5. 简述 DR 的基本结构。
6. 简述非晶硒平板探测器的成像步骤。
7. 简述 DR 双能减影技术及其临床应用。
8. 简述 DSA 的工作原理。
9. 简述乳腺摄影 X 线机的主要特点。

第四章 X线机安装与维修

X线机的安装与维修是一项极为重要的工作。选择合理的机房,正确地布局、安装,精确地调试与维修以及及时地维护能使X线机所具有的各种功能都得到充分发挥。

X线机安装与维修的主要内容是:根据X线机的结构特点和辅助设备的多少,选择适当的机房;根据X线机容量的大小和对电源的具体要求,确定良好的供电电源和接地线;根据X线机生产厂家提供的安装资料和机器的使用要求,进行合理的室内布局;根据说明书的要求进行安装、调试、维修以及维护。

第一节 机房

机房是机器长期"居住"的地方。由于X线机工作时,会产生X线,X线机的机房也是一个非持续性放射源。X线机机房的设计和建造与一般建筑不同,有其特殊的要求。

一、机房要求

(一)位置适当

机房位置选择要适当,否则不仅影响X线机的使用寿命,也影响医院的工作秩序和效率。确定机房位置,应遵循有利于X线机的维护、有利于受检者就诊和技师工作、有利于机器的安装和X线的防护等原则。

1. 有利于X线机的维护 X线机的维护环境应从以下几方面考虑。

(1)干燥、通风:机房应保持干燥,良好通风。这样既可以避免机器因受潮而造成的各种故障,保证机器的正常运转,又可以保持室内空气新鲜,减少交叉感染,同时能及时将机器工作时产生的热量散发出去。

(2)防尘、防震:机房要防尘、防震。风尘较多,会使机器中的某些元器件发生故障。如活动部件的润滑剂吸附过多的灰尘,将影响活动的灵活性等。震动会使螺丝松动,影响机器的正常使用和性能,甚至会因某些固定件松脱,而造成人伤机损事故。

2. 有利于受检者就诊和技师工作 为方便受检者就诊和技师工作,机房对外应靠近相关的科室,对内应靠近登记处、注射室、阅片室等。

3. 有利于机器的安装和辐射防护 大部分X线机体积较大,比较笨重,对地面的承重有一定的要求。机房若选在首层,搬运和安装都比较方便,无须特别考虑地面承重,还可少考虑一个面(地面)的防护要求。若因条件所限,机房需选在其他楼层时,安装时必须考虑楼板的承重能力和防护要求。

(二)面积合适

机房面积的确定主要考虑:能使机器设备布局合理,以方便技师的工作和受检者、担架、推车等的出入;有利于技师和受检者的防护。在此前提下,以机器容量大小、结构特点及防护要求来确定机房内有效使用面积和单边长度,具体如表4-1所示,同时可根据机房工作性质和工作量,增设适当的辅助房间,如更衣室、准备间等。

表 4-1　X 线设备机房使用面积和单边长度的要求

设备类型	机房内最小有效使用面积/m²	机房内最小单边长度/m
口腔全景机	5	2
乳腺 X 线机	10	2.5
胃肠机	15	3
单球管 X 线机	20	3.5
双球管 X 线机	30	4.5
数字减影血管机	50	6

(三) 高度适中

由于 X 线机的机械结构不同,因此机房高度的要求也不一样。应根据机器的具体情况而定,机房高度一般为 2.8~3.5m,就可满足各种类型 X 线机的安装需要。除此之外,胃肠机有诊视床,床面可纵向移动,应考虑床身转动后床面离天花板的距离。

(四) 结构合理

选择机房结构时应考虑墙体、墙面、地面、预埋件和预留孔等因素。

1. 墙体　机房墙体一般采用普通砖墙结构,要求较高时,可采用框架结构砖墙、混凝土墙或含钡混凝土墙。为达到防护要求,砖墙要有适当的厚度且水泥灌缝。对中小型放射科,机房常设在公用建筑内,只能视总的结构情况(指房间的大小和形状)合理使用,但改建时要认真考虑防护、通风、避光等因素。对较大型的放射科,单独建造机房时,可根据现有机器的特殊需要和普通机器的一般需要设计机房的大小、形状、高度,最好采用框架结构,其优点是改动方便,有较大灵活性,机房面积的大小可根据需要而改变隔墙的位置来实现。

2. 墙面　光洁不积尘,色彩自然协调。可选择塑料壁纸或乳胶漆等材料处理,色彩克服单一色,多为从上而下由淡而深或由明而暗的原则。吊顶材料应采用吸音、抗菌、便于检修的材料。

3. 地面　平坦、光洁、不起尘,以确保机器顺利安装或保养。可用水泥、PVC 地板或防滑地砖。若条件许可,木地板最为理想,其防潮、防静电,利于保护设备及人身安全。

4. 预埋件和预留孔　为安装方便,建造机房时,各种预埋件如电缆吊钩、天轨安装所用的过梁等,各种预留孔如电缆过墙洞、控制室的观察窗、布线用的地槽等,都应事先设计,以备后期需要建造时可准确定位。

二、防护措施

X 线对人体有一定的辐射伤害,为减小和防止 X 线对人体的辐射,必须完善和加强 X 线机机房的防护措施。防护措施是否得当,不仅影响技师和受检者的受线剂量,也影响候诊受检者、机房周围房间和通道里以及上、下楼层房间里的人员等周围人群的受线剂量。在机房的建造中,必须加强机房各个环节的防护措施,将人员的受线剂量限制在国家规定的标准之内。

(一) 墙壁

机房的墙壁一般为砖墙或混凝土墙,只要达到一定的厚度,就可达到对邻室或室外的防护目的。其厚度应根据 X 线机最高管电压(kVp)的高低而定。X 线机管电压越高,X 线的穿透力越强,墙壁厚度应越厚。具体关系如表 4-2 所示。

对于一般放射科的 X 线机机房,其墙壁用≥24cm 厚的砖墙,墙面四周涂 2cm 左右的硫酸钡、水泥和沙混合物使其防护≥3mm 铅当量。

(二) 楼板

楼板可采用混凝土现场浇筑,也可采用实心预制楼板。不论哪种结构,其防护要求都与墙壁相同。

表 4-2　不同管电压下常用建筑材料的铅当量

管电压/kV	铅当量/mm	混凝土(2.4g/cm^3)/mm	含钡混凝土(2.7g/cm^3)/mm	砖(1.6g/cm^3)/mm
65	1.0	60	13	120~150
75	1.0	80	15	175
100	1.5	120	23	200
150	2.5	210	58	300
200	4.4	220	100	400
300	9.0	240	140	425

注:括号内为对应材料的密度。

(三)摄影控制室

控制室是技师操纵 X 线机曝光的场所,在设计机房时,应考虑控制室的建造。

1. 控制室的面积　应视具体 X 线机而定。中、小型 X 线机控制部件不多,控制室面积不必过大,应考虑操作和维修方便。大型 X 线机配有不同数量的控制柜,为便于布线和维护,大部分控制柜放在控制室内,控制室应大一些,可从十几平方米到三十平方米。

2. 控制室的位置　小型控制室可建在机房内。大型控制室应位于机房群的中间,或几个机房的控制室都置于公共走廊,具体位置应视机器多少、布局状况和工作方便而定。

3. 控制室的结构　为节省机房面积,小型控制室一般采用板型结构,其板壁应具有相应的铅当量。

在机房面积允许的情况下,控制室也可以用红砖、混凝土、硫酸钡板等材料建造,其要求同机房墙壁。控制室隔墙的高度应达到有防护作用的天花板,或自定适当的高度,但必须用防护板封顶。

控制室应开有观察窗和门。观察窗的位置、大小、高度应以技师能观察到受检者在检查时所处的所有位置为准。观察窗应采用具有防护作用的铅玻璃,铅玻璃应具有与墙壁相同的铅当量。还需注意窗框与墙的防护衔接。

(四)机房防护门

机房防护门必须设置合理,具有良好的防护性能。门与防护墙之间,不能留有防护空隙。门框和墙体做铅防护处理,使其具有良好的防护性能,且门框与门之间、门框与墙之间的防护材料都应有适当重叠。

机房防护门不宜设门槛,高度≥2m,宽度≥1.2m,一般采用钢板骨架,以铅板作为面板制作而成。机房防护门大致可以根据其安装方式和使用方式分为三类。

1. 推拉防辐射铅门　其打开方向与墙壁平行,沿着与墙壁平行的轨道推拉移动,医院多使用此类防护门。

2. 平开防辐射铅门　多用于机房较小的门,使用方便,占用空间小,安装也较为容易。

3. 电动防辐射铅门　通常适用于机房较大的门,由于重量大且人工开关费力,因此采用电动开关门。

三、环境措施

(一)通风措施

X 线机在工作时会产生大量的热量,若得不到及时散发会影响机器连续工作的效率,也增加了受检者交叉感染的机会。因此,在设计建造机房时,必须充分考虑机房的通风设施。主要采用以下几种方法。

1. 自然通风　利用热空气上升引起空气对流的原理,在机房上部或天花板上安装引风筒,或将门、窗做成百叶窗形式,可达到一定的通风效果。

2. 电动抽风　利用风扇将室内空气引到室外,达到对流的目的。一般将电动抽风机安装在墙壁上,以减少振动,外面加防尘设施,如加风挡,不抽风时自然落下,以免尘土或冷空气进入室内。

3. 空调　空调是一种简单高效的通风模式,不仅可以送风还能达到控温目的。对于机房大量集中的医院,一般都采用中央空调。

（二）防尘措施

静电可使灰尘附着于元器件表面,既影响元器件散热,又影响其性能,甚至导致其损坏。有条件的医院最好采用机房整体防尘的方法,在通风口安装空气过滤器,并要求工作人员进入机房一律着工作服、换拖鞋,勤打扫,这也是最简单有效的防尘方法。

（三）温度、湿度控制措施

温度、湿度是 X 线机正常工作的重要条件。由于机房的湿度过大,机器的电路板容易结露,影响其正常使用;还会造成接地不良,影响技师和受检者的人身安全。机房的温度过高不仅影响机器的散热,而且会使晶体管或集成电路产生热噪声,引起电参数改变或工作不稳定。所以在 X 线机房里配备除湿机和空调是必需的。机房内相对湿度应保持在 40%~65%,温度维持在 20~25℃。

（四）警示措施

为防止受检者或其他访客误入 X 线机机房,机房门外应有防止误入的红色信号灯、电离辐射警告标志、放射防护注意事项、醒目的工作状态指示灯等警示措施。

（五）照明措施

机房和操作室的环境照明应灯光柔和无闪烁,亮度最好可控制或可转换且不耀眼。在图像监视器上不能有室外光、室内灯光和观片灯等的反射,不能有对窗户、橱柜等的镜面反射。机房的照明亮度通常情况下应达到 500Lx,观察监视器图像进行诊断时,室内的照明亮度应控制在10~30Lx。

四、放射科总体布局

放射科位置的选择要考虑和临床科室的关系。在放射科内部,除机房外,还需有约同等面积的辅助房间。机房和辅助房间安排得合理与否,不但影响放射科的工作秩序和工作效率,而且影响受检者就诊的方便度。

（一）功能分区

在功能分区时,必须根据机器设备的不同用途、工作量的大小、机房与辅助房间的相互关系等因素统筹考虑,合理布局,以保证工作秩序和工作效率。按"三区""二廊"的原则来进行平面布置较为科学,如数字图 4-1 所示。

1. "三区"　指候诊、诊断检查和辅助工作三个区域。

（1）候诊区:候诊厅、登记室、取片处、卫生间等。

（2）诊断检查区:各类设备机房、控制室、附属配套间、注射室、受检者更衣室、准备间等。

（3）辅助工作区:阅片室、示教室、会议室、值班室、工作人员更衣室、库房、卫生间等。

2. "二廊"　受检者走廊(内走廊)和工作人员走廊(外走廊)。内走廊将受检者候诊区与诊断检查区连接起来,而外走廊用于连接诊断检查区与辅助工作区,避免了候诊受检者与工作人员交叉,也便于将各诊断机房相连接。

放射科"三区""二廊"的平面布局,使工作人员与受检者相对独立,可以为受检者创造良好的候诊环境,为工作人员提供安静的工作场所。

放射科平面示意图

公共楼内放射科布局

双廊结构布局示意图

三廊结构布局示意图

复合式双廊结构

（二）房间安排举例

1. 候诊区的位置 候诊区面积一般为200m²左右，包括受检者候诊厅、取片处、登记室等，条件有限的可将更衣室设在候诊区内，做好受检者隐私保护。候诊区应宽敞舒适，配有候诊椅，检查通道通畅。候诊区内或毗邻诊断检查区应有卫生间，方便受检者需要。

2. 登记室的位置 登记室是放射科的"大门"，登记、划价、预约等工作都在此处进行，受检者流量大，应设在进口处或其附近的位置。

3. 钼靶和胃肠机机房的位置 做乳腺造影检查的受检者相对较少，受检者流量不大，其专用机房应安排在放射科的里端，胃肠机机房常靠近卫生间。

（三）放射科整体布局举例

1. 公用楼布局 数字图4-2是在公用楼内放射科房间的布局图。该布局图适用于工作量不太大的综合性医院。房间的面积以5m×6m较为理想。

2. 单建机房布局 单建机房时，可根据机房的具体要求和辅助房间的关系专门设计，具有较大的灵活性。数字图4-3是一个两层楼的放射科机房布局举例。

该楼采用双廊结构，受检者从外廊可直接进入各检查室，内廊兼作控制廊，便于工作人员相互联系和配合。

3. 多机房布局 数字图4-4适应于机房较多、工作量较大的放射科。设有20个机房，整个建筑呈三廊结构，设中心控制廊，便于工作联系和管理，电源走线也方便。但这种方式中心控制廊一定要有中央空调系统送风。

4. 复合式布局 数字图4-5是一个复合式双廊结构放射科示意图。在公共大楼一层的一端，设有六个机房，受检者廊单独设在主建筑外。适用于工作量较大的综合性医院。

（董晓军）

第二节 供电

X线机属于瞬间大功率影像设备，供电电源的优劣，直接影响其性能发挥。保证优良的供电电源，不仅能使机器的输出功率达到最高设计要求，而且能为摄影、诊断、治疗提供准确的技术数据。认真考虑和设计X线机的供电电源，是X线机安装工作中的一个重点内容。

X线机对电源的要求主要包括电源电压、电源频率、电源容量和电源内阻四个参量。不同型号的X线机，其要求不同，设备安装之前应详细阅读说明书，并按要求选定供电电源，以保证机器正常运转。

一、电源电压与频率

（一）电源电压

X线机的供电电源一般为交流电源。供电系统不同，各厂家生产的各种X线机对电源电压的要求也不同。在安装说明书中都明确地标出了各自所需的供电形式和电源电压值。

X线机常用的供电电源有单相电源和三相电源两种形式。

1. 单相电源 移动X线机、乳腺钼靶机等小型X线机，由于容量不大，附属装置较少，功能比较简单，功率也比较小，因此，其供电电源多为单相220V。

2. 三相电源 大型X线机，由于功率比较大，其供电电源多按三相380V设计。采用三相电源，高压发生器输出三相六峰或三相十二峰的直流高压，弥补了单相全波整流输出有过零的缺陷，可输出较大的功率。

高频X线机采用直流逆变、倍压整流技术，使X线机的管电压波形更加平稳。

3. 电源电压的选择　为适应各地不同用户的供电条件差异,不少X线机的电源电压按两个值设计,即单相220V或三相380V,以便用户选择。选择电源电压应注意"三性"。

（1）一致性:供电电源的电压必须与X线机所要求的电源电压一致。

（2）就高性:若X线机的电源电压既可用220V又可用380V,则最好选380V。因为较高的电源电压（380V）,可降低对电源内阻的要求。

（3）稳定性:只有电源电压稳定,才能使设备输出稳定。X线机电源电压的波动范围应≤±10%。为避免电源电压波动超出这个范围,在X线机的供电线路上,不允许并联能引起电源电压发生>±10%波动的和不定期使用的大负载,如电梯、中央空调等。供电电源最好使用专用的供电变压器和专用稳压器。

（二）电源频率

电源频率是X线机电路设计时的一个重要参数。X线机中许多电路和元件的工作特性与电源频率有关,如变压器的输出电压、旋转阳极的转速等都对电源频率敏感。国产X线机的电源频率均按50Hz设计,其允许误差为≤±0.5Hz。进口X线机的电源频率多为60Hz,其允许误差为≤±0.5Hz。

二、电源容量

X线机的输出功率随其结构和大小的不同,可从几百瓦至几十千瓦变动,高者可达上百千瓦。除小型X线机可由低压电网直接供电外,大、中型X线机,都需要专用的供电变压器供电,其电路连接如图4-1所示。将供电变压器初级接成三角形直接与高压输电网相接,次级接成星形,且次级中心点接地,经变压后,在次级就可得到线电压为380V、相电压为220V的电源,该电源即为X线机的供电电源。这种电源一般不受其他负载的影响,电压波动较小,内阻恒定,在X线机曝光时,电压下降较小,可保证机器的正常运转和效能的发挥。

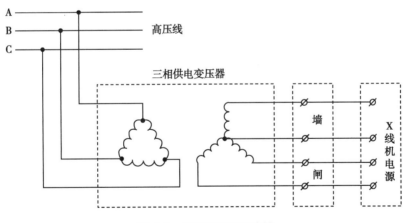

图4-1　供电变压器的连接

电源容量是指为X线机提供电源的专用供电变压器的容量,其单位是kVA。在选择供电变压器容量时,应以能保证X线机满载时的输出准确稳定为主要依据,同时避免供电变压器在不合理的低负荷状态下运行。

（一）X线机的工作状态

以X线机的工作特点而言,其工作状态可分为两种,即连续低负荷状态和瞬间高负荷状态。分析掌握这两种状态,不仅能加深对X线机工作特性的理解,而且能为选择合适的供电变压器提供理论依据。

1. 连续低负荷状态　对供电电源而言,连续低负荷状态包括X线机空载状态和透视工作状态。开机后,不产生 X 线的状态称为空载状态,此时仅控制电路、X 线管灯丝电路等得电,这些元件及电路的耗电量,称为空载消耗。X 线机透视曝光时的状态称为透视工作状态。空载耗电和透视用电都是连续低负荷用电。

2. 瞬间高负荷状态 指 X 线机摄影曝光时的状态。摄影曝光时,X 线管、摄影控制电路、旋转阳极启动电路、灯丝加热电路以及相应的各附属装置都有功率消耗,其中主要是 X 线管的输出功率。该功率因 X 线机的不同以及机器相同而摄影时所选用的曝光参数不同,而造成差别甚大。每台 X 线机在其技术资料中都给出了额定输出功率,即在规定时间内的最大输出功率值。由于摄影曝光的时间短,一般在 1s 以内,因此摄影曝光状态属于瞬间高负荷状态。

综上所述,X 线机对电源容量的要求,应以 X 线机摄影曝光时最大输出功率为标准。在设计供电电源时,其供电变压器的容量必须与 X 线机摄影曝光时的最大输出功率相匹配。

(二) 单台 X 线机电源容量的计算

X 线机所需电源容量,在 X 线机说明书中都有规定,也可根据 X 线机说明书中提供的资料加以计算,其方法是:根据机器的最大输出功率 P_X 和其他电器的耗电功率 P_0,求出整机最大输出时的总功率 P_B,即:

$$P_B = P_X + P_0 \qquad (4-1)$$

变压器具有允许瞬间过负荷的特性,即在短时间内过负荷的限度可达 100%。根据这一特点,供电变压器的容量 P_B,可按 X 线机整机最大输出时总功率的一半来计算,即:

$$P_B = 1/2(P_X + P_0) \qquad (4-2)$$

例如:安装一台高压整流电路为单相桥式全波整流 X 线机,其最大输出功率为 300mA、90kV,电源变压器容量的计算:

$$P_X = 300 \times 1.1 \times 90 \times 0.707 \approx 21kW$$

又因为 X 线管灯丝加热参数是灯丝电流为 5.5A 时,最大灯丝电压为 12V。

所以,X 线管灯丝耗电功率最大为:

$$5.5 \times 12 = 66W = 0.066kW$$

因为自耦变压器、稳压器、控制电路各元件以及旋转阳极启动运转等各电器的耗电功率之和一般在 0.5~0.9kW,所以:

$$P_0 = 0.066 + 0.9 \approx 1kW$$

X 线机整机最大输出时的总功率为:

$$P_B = P_X + P_0 \approx 21kW + 1kW = 22kW$$

取上值的 1/2 为供电变压器的容量,则供电变压器的容量为 11kVA。由于在实际安装中,一般都要留有一定余量,因此,这台 X 线机的供电电源,用容量为 15kVA 的变压器就比较适当。这里应注意 15kVA 为电源变压器的单相容量。

(三) 多台 X 线机电源容量的设计

医院往往不只拥有一台 X 线机,可能是几台或十几台,每台 X 线机不可能为其专设一台供电变压器,因此通常采用多台 X 线机共用一台供电变压器的方法,供电变压器的容量应按每台机器所需容量的总和设计。例如五台 X 线机共用一台供电变压器时,每台机器所需的供电变压器容量为 15kVA,那么供电变压器的总容量则为:

$$P_B = 15kVA \times 5 = 75kVA$$

考虑到五台机器同时开到最大输出功率的概率极小,因此选用容量为 75kVA 的变压器即可满足要求,无须留有更多的余量。

当台数再多时,由于每台机器的曝光时间多为 1s 以下,使用最大输出功率的情况比较少,多台机器同时使用最大输出功率的概率就更低。因此,八台以上的 X 线机共用一台供电变压器时,供电变压器的容量应根据机器的使用状况、工作量大小等具体情况确定,通常可按每台机器实际所需容量(即不考虑变压器的瞬间过载能力)之和的 1/3 选择。例如,上述同型号 X 线机 10 台,共用一台供电变压器时,供电变压器的容量计算如下。

因每台 X 线机的最大输出时的总功率为 22kW,故供电变压器的总容量应为:

$$（22 \times 10）/3 \approx 73kVA$$

即选用容量为 80kVA 的供电变压器即可满足要求。

(四) 治疗用 X 线机电源容量的设计

治疗用 X 线机的曝光时间多为 20~30min,属连续负荷。在选择供电变压器容量时,不能以 X 线发生时全机最大耗电功率的一半为依据,而应以 X 线发生时的最大输出功率和其他用电部件的耗电功率之和作为依据。其他电器部件的耗电包括:X 线管灯丝、油泵电机、控制电路及自耦变压器励磁等的耗电功率。

(五) 电源容量不足对 X 线机的影响

由于 X 线机的管电压值是间接预示的,当电源容量不足时,曝光期间将产生非常大的电源电压降,使实际管电压值远低于预示管电压值,造成 X 线输出量降低,直接影响摄影效果。严重时,电源落闸,机器不能使用。

当电源电压压降过大,会造成某些部件工作极不稳定。如接触器、继电器,当电压低于稳定吸合电压值时,就会出现蜂鸣声、接点接触不牢等问题,不仅会使接点因电弧而熔蚀,而且还会造成所控电路及元件的损坏。

三、电源内阻与电源线

(一) 电源内阻的意义

电源内阻包括电源变压器内阻和电源导线电阻两部分,即:

$$R_m = R_0 + R_L \tag{4-3}$$

式 4-3 中,R_m 为电源内阻,R_0 为供电变压器内阻,R_L 为电源线电阻,即供电变压器输出端至 X 线机电源闸间的导线所具有的电阻。

电路上只要有电阻存在,当电流通过时就会在电阻两端产生电压降,其数值与电流成比,即:

$$\Delta U = I_L（R_0 + R_L） \tag{4-4}$$

由全电路欧姆定律可知,闭合回路中,其端电压等于电源电动势与电源内部压降之差。即:

$$U = E - I_L（R_0 + R_L） \tag{4-5}$$

可见,若电源内阻增大,其输出端电压必然降低。

X 线机属于瞬时大功率负载,在摄影曝光时,其供电电流非常大。所以很小的电源内阻,就会引起很大的电压降。如某 X 线机在摄影曝光时,若供电电流为 70A,电源内阻为 0.6Ω,则电源内阻上将产生 42V 的电压降。这一数值对要求电源电压为 220V 的 X 线机而言,显然已超出电源电压所允许的波动范围。这种大幅度的电压降落,对 X 线机的使用会产生严重影响,轻则使 X 线输出量不准确,图像质量差,或使 X 线机某些元件、电路不能正常工作,重则使 X 线机不能工作或使某些元件损坏。

可见,电源内阻是技术人员设计 X 线机供电电源时的重要依据之一。表 4-3 为我国不同类别、不同容量的 X 线机,在不同电源电压条件下,对电源内阻的要求。

各厂家生产的 X 线机,在统一规范标准下由于机器性能、结构的差异,对电源内阻的要求也不完全相同。在设计供电电源时,应按机器说明书中对电源内阻的要求严格执行。

(二) 电源内阻的计算

如表 4-4 所示,供电变压器的容量和其内阻是一一对应的关系,当供电变压器的容量选定后,电源内阻的大小仅与电源线的电阻有关。

表 4-3　不同类别的 X 线机对电源内阻的要求

高压装置类别	标称容量	电源内阻/Ω		供电变压器容量/kVA	
		220V	380V	单相	三相
变压器式	10kW	0.6	1.8	20	30
	16kW	0.3	0.9	20	30
	25kW	0.1	0.3	30	40
	32kW	—	0.3	40	40
	50kW	—	0.15	50	50
	75kW	—	0.12	—	80
	100kW	—	0.1	—	100
电容式	1μF	2	—	>2	—
	2μF	2	—	>2	—
组合式	<10kW	<1	—	10	20

表 4-4　变压器的内阻

变压器的容量/kVA	变压器的内阻/Ω	变压器的容量/kVA	变压器的内阻/Ω
5	0.3	20	0.05
7.5	0.15	25	0.04
10	0.1	30	0.02
15	0.07		

电源线的电阻为：

$$R_{\mathrm{L}}=\rho L/S \tag{4-6}$$

式 4-6 中，ρ 为电源线金属材料的电阻率，L 为电源线的长度，S 为电源线的横截面积。可见，在电源线的金属材料一定的情况下，电源线的电阻与长度成正比，与截面积成反比。在供电变压器的容量选定后，调整电源内阻的方法就只能是改变电源线的长度，即改变供电变压器至 X 线机间的距离，或改变电源线的截面积。因此，只有合理地安排供电变压器的位置，恰当选择电源线的截面积，才能满足 X 线机对电源内阻的要求。

在实际工作中，电源线的选择原则是：电源线的阻值 $R_{\mathrm{L}} \leqslant R_{\mathrm{m}}-R_0$，即不大于 X 线机所要求的电源内阻与电源变压器内阻之差；电源线能安全通过 X 线机最大负载时的电流。表 4-5 是绝缘导线规格表，利用此表，可查出所需电源线的长度和截面积。

表 4-5　绝缘导线规格

芯线截面积/mm²	铝线			铜线		
	工作电流/A	电阻/Ω（1km）	重量/kg（1km）	工作电流/A	电阻/Ω（1km）	重量/kg（1km）
2.5	12	12.6	26.9	15	7.36	42
4	19	7.8	33.9	25	4.65	58
6	27	5.25	46.1	35	3.06	78
10	46	3.15	78	60	1.84	140

芯线截面积/ mm²	铝线			铜线		
	工作电流/A	电阻/Ω （1km）	重量/kg （1km）	工作电流/A	电阻/Ω （1km）	重量/kg （1km）
16	69	1.96	114	90	1.20	211
25	96	1.27	164	125	0.74	317
35	116	0.91	203	150	0.54	417
50	145	0.63	276	190	0.39	585
70	185	0.45	351	240	0.28	787
95	225	0.33	459	290	0.20	1 048
120	260	0.27	574	340	0.158	1 311
152	300	0.21	700	390	0.123	1 630

例如：一台 300mA 的 X 线机，要求供电变压器容量为 15kVA，当电源电压为 220V 时电源内阻为 0.35Ω，供电变压器距机房 50m。其电源线截面积的计算如下：

查表 4-4 可知，容量为 15kVA 的电源变压器的内阻为 0.07Ω。

电源线电阻应为：0.35−0.07=0.28Ω

电源线长为：50×2=100m

查表 4-5 可知，每百米导线电阻与 0.28Ω 接近的铜线截面积为 6mm²，铝线截面积为 10mm²。这只能满足阻值的要求，还不能满足安全通过最大电流的要求，故应选截面积为 10mm² 的铜线或截面积为 16mm² 的铝线方可同时满足这两方面的要求。

或者直接求出导线截面积，然后查表确定。如铜线的 ρ=0.017 5，其截面积应为：

$$S=\rho \times L/R=0.017\ 5 \times 100/0.28 \approx 6mm^2$$

铝线的 ρ=0.029，截面积应为：

$$S=\rho \times L/R=0.029 \times 100/0.28 \approx 10mm^2$$

查表 4-5 并根据对应的最大工作电流是否满足要求而定出电源线截面积。其结果仍然是铜线的截面积为 10mm²，铝线的截面积为 16mm²。

注意：表 4-5 中的电流数值是指导线长期运行的额定值。X 线机摄影时，由于曝光时间非常短，其电流可视为瞬时电流，所以供电导线截面积可适当减小。上例中，若用铜线，截面积可在 6~10mm² 范围内选择；若用铝线，截面积可在 10~16mm² 范围内选择。

（三）电源内阻的测量

电源内阻不能直接用欧姆表进行测量，需用专用电源内阻测试仪。在无专用测试仪表时，可用电压降法测量，其电路连接如数字图 4-6 所示。

图 4-7 中，R 为一大功率电阻器，在电源电压为 220V 时，其阻值为 5~10Ω；在电源电压为 380V 时，其阻值为 10~15Ω。V 为内阻较大的永磁式电压表，A 为电流表，S 为电源闸。S 闭合前，电压表指数为空载电压 V_0。S 闭合后，闭合回路有电流流过电阻 R 和电流表 A，此时电压表指数为 V_1，电源内阻 R_m 引起的电压为 V_0-V_1。所以 R_m 可由式 4-7 求出：

$$R_m=(V_0-V_1)/I_L \tag{4-7}$$

例如：测得 V_0=220V，V_1=210V，I_L=40V，则：

$$R_m=(220-210)/40=0.25\Omega$$

数字图4-6

电源内阻的测量

四、接地装置

（一）触电

触电对人体的伤害程度与通过人体的电流大小有关,也与电流通过人体的途径、时间长短、电源频率的高低以及人体触电部位的状况有关。电流越大危害越大,电流通过心脏和呼吸系统时最危险,电压越高危险性越大。

X线机都设有防触电保护装置,安装时必须严格按规定进行,处理好每一个细节,以防受检者和技师不小心接触到X线机外壳而发生触电事故。

（二）接地的意义

为防止触电事故,保护人身安全,凡电气设备都要求有良好的接地。X线机接地的意义有两个。

1. 工作接地 为保证某些电路的工作,将电路中的某一点与大地之间做良好的电气连接,如高压变压器次级中心点接地,某些直流电路共用线的接地等。

2. 保护接地 将X线机不带电的各金属外壳以及与金属外壳相连的金属部件与接地装置之间做良好的金属连接,一旦某些电器绝缘破坏,或者被击穿使外壳带电,由于人体电阻远大于接地电阻,短路电流可通过接地装置流向大地,从而使触及带电外壳的人体免受电击伤害,起到安全保护的作用。

（三）接地装置

是指埋设在地下的接地电极与由该接地电极到设备之间的连接导线的总称。

1. 接地电极 也称"探针",是直接埋入地中并与大地接触的导体。电极可用铜板、钢管或圆钢制成。若用铜板制作,面积 $>0.25m^2$,厚度 $>3mm$;若用钢管、圆钢制作,直径 $>50mm$,长度 $>2m$,数字图4-7是用铜板、圆钢制作的接地电极形式。

两种接地电极形式

2. 接地线 连接接地电极与X线机金属外壳间的金属导线,常用截面积 $\geq 4mm^2$ 的多股铜线制成。接地线与接地电极应焊接牢固,构成一体。

（四）接地电极的埋设

接地电极应埋设在建筑物以外3m,地下深度应 $>1.5m$。其具体埋设方法如下。

1. 水平埋设法 挖深度 $>1.5m$、面积大于接地电极面积的地槽,将接地电极平放下去,焊牢接地线,埋好即可。

2. 垂直埋设法 先在地下挖深度为1m的矩形沟,然后将接地电极打入地下,上端露出沟底 $0.1\sim0.3m$,以便焊接接地线。焊接时,必须用电焊或气焊,接触面积一般 $\geq 10cm^2$。

接地电极周围应放置木炭、食盐等吸水物质,如图4-2所示,以保证接地电极周围湿润,导电

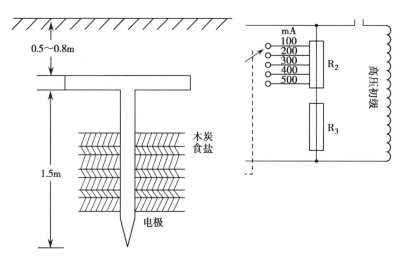

图 4-2　接地电极的埋置

良好。接地线应铺设地下并进入机房,与机器各金属外壳相连接,或通过地线分线板与机器各金属外壳相连接,如数字图4-8所示。

地线的连接

(五) 接地电阻

X线机的外壳接地后,通过大地构成接地电路。该电路自然也存在电阻,称为接地电阻。接地电阻包括四部分:接地线电阻、接地电极电阻、接地电极与土壤之间的过渡电阻、土壤的溢流电阻。

由于接地线和接地电极的电阻很小,通常可忽略不计,且接地电极与土壤之间的过渡电阻也很小,因此,接地电阻主要是土壤的溢流电阻,也就是从接地电极到零电位之间的土壤电阻。

(六) 接地电阻的测量

我国规定X线机的接地电阻 <4Ω,在完成接地装置的埋设后,必须对接地电阻进行测量。

用接地电阻测量仪直接测出接地电阻。测量方法如下,图4-3是接地电阻测量仪外形图。

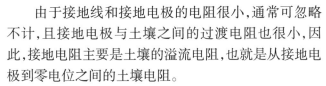

图 4-3　接地电阻测量仪
A. 面板;B. 端钮;C. 手柄。

这种测量仪的端钮分三个和四个两种。三个端钮的标记是 E、P、C,测量接地电阻时,E 接接地电极 E′,P 接电位辅助电极(探针)P′,C 接电流辅助电极 C′,如图4-4A 所示。四个端钮的标记是 C_2、P_2、P_1、C_1,做一般接地电阻测量时,C_2、P_2 应短路后再与 E′ 相接,P_1、C_1 的接线方法同三端钮式,如图4-4B 所示。

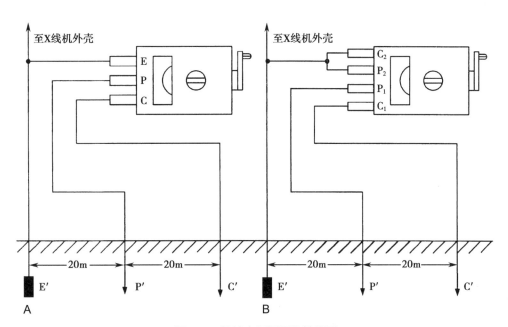

图 4-4　接地电阻测量仪接线图
A. 三端钮;B. 四端钮。

进行接地电阻测量时,首先沿直线在距接地电极 20m 处和 40m 处将电位探针和电流探针打入地下,按上述方法将 E′、P′、C′ 分别与 E、P、C 或 C_2、P_2、P_1、C_1 相连接,然后对仪表进行调零,使指针指在红线上。将倍率开关放在最大倍数上,缓慢摇动发电机手柄,同时调动"测量刻度盘",直至指针停在中心红线上方。当检流计接近平衡时,加快摇动发电机手柄至额定转速,即 120r/min,同时调节"测量刻度盘"使指针稳定地指在红线位置,即可读出接地电阻数值。

若"测量刻度盘"的读数<1,应将倍率开关放在较小的一挡,重新测量。

(董晓军)

第三节 安装

X线机的安装是指在选好的机房内,根据X线机说明书中的要求,结合机房的实际情况,将构成X线机的各装置进行合理布局并正确组装。这是一项极其细致的工作,必须认真准备,周密计划,方能保证安装的顺利进行,且达到预期目的。

一、安装工具及物品

X线机安装过程中,所需要的工具和物品很多。工具类可分为:搬运、开箱和吊装用的工具,机械安装和调整用的金工工具,电器安装和调整用的电工仪表和工具。物品类可分为:电工材料、化工材料、木材、钢材等。

(一)搬运工具

设备运到医院后,为减少安装时的室外搬运和开箱方便,条件允许时,应将设备直接放到机房里或机房附近。

较理想的搬运工具是液压搬运车,由坚实的支轮、液压系统和承重臂构成。移动搬运车既可以把箱体移到预定位置,又可以操纵液压系统使承重臂下降,箱体着地后抽出承重臂。这种搬运车用途广泛,搬动灵活,安全省力。

(二)开箱工具

开启木制设备包装箱用的主要工具。

1. 开箱器 用于开箱起钉的专用工具,其结构如图4-5所示。使用时,将开箱器竖直,此时固定齿张开,对准钉头边缘,左手持扳柄,右手握手柄,上下冲击扳柄(手柄有一定的活动范围),将固定齿打入木板2~3mm,然后向支臂方向扳手柄,活动齿即闭合咬住钉头,继续扳动,即可将铁钉拔出。

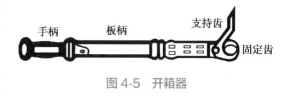

图4-5 开箱器

2. 羊角锤 既可代替一般的榔头使用,又可起出铁钉,也是开箱的必备工具之一。但使用时需用其他工具将钉子撬出木板少许后,方能咬住铁钉,扳动手柄,将铁钉拔出。

3. 其他辅助开箱工具 大、中号螺丝刀、榔头等,可配合开箱器和羊角锤使用;偏口钳可剪除箱体上的铁皮捆带。

(三)吊装工具

用于吊装固定在天花板上的各部件以及吊起重量较大的其他部件或箱体。如悬吊式X线管支架、悬吊式检查床等,这些部件的装配都需要吊装工具。室内常用的吊装工具是专用液压吊装车。

(四)装配工具

装配工具不仅要求种类多,而且要求规格齐全。规格齐全的装配工具,对保证机器的组装质量以及保证机件不受损失起着重要作用。常用的装配工具有螺丝旋具、扳手、锉刀等。如装配工具较特殊,厂家都会配送专用的装配工具。

(五)测量工具

安装时常用的测量工具为尺子、水平尺和铅坠等。

（六）电器连接工具

电器连接时,除用上述装配工具中的一部分外,尚须备有电烙铁、偏口钳、尖嘴钳、剥线钳、镊子、各种规格的螺丝刀、剪刀等。

（七）物品材料

X线机安装中主要用到下列材料。

1. 木材 方木和板木,主要用作过梁和某些机件的垫板、木楔等。

2. 钢材 "工"字钢、槽钢,用作过梁;角铁、钢筋,主要用于承重过梁的固定或加固。

3. 化工材料 乙醚、四氯化碳、无水酒精,用于清洁机件。硅脂、无水凡士林用于涂高压插头表面。

4. 电工材料 导线、绝缘黑胶布、塑料套管,用于导线的连接和绝缘。

5. 其他 水泥、细砂等,用于木锲、地螺丝、过墙螺钉的灌铸。

二、检验

一台X线机由许多部件组成,大者如检查台、控制台、吊架等,小者如螺钉、螺帽等。缺少任何一件,都会对机器的安装工作造成困难。机器到货后,必须进行认真细致地检查,以确保机件无缺、无错、无损。

（一）开箱检验

机器到货后应及时组织开箱。

1. 开箱前的检查 首先检查箱体是否按放置标记(↑)正确放置,其次检查箱体本身有无破损、明显雨淋的痕迹,最后检查箱体上的机器标名是否与合同相符等。确认无误后,方可开箱。如有上述情况,应立刻组织有关方面人员一起开箱,检查箱内物品的伤损情况,分清责任,以便及时处理。

2. 开箱地点的选择 除大型包装箱,如整件装箱的诊视床,因受机房门的限制不能整箱进入机房外,凡能进入室内的各包装箱,都应尽可能地运进室内开箱。

3. 开箱方法 开箱时,箱体要正立,不可倒置。凡用铁钉封装的都可用开箱器,启开上盖或一个侧面。凡用木螺丝封装的,都要用螺丝刀开启,切不可用开箱器或锤子冲击,以防震坏部件。开箱后,取出装箱单,以备检验。

4. 检验要求 检验应按下述要求进行。

（1）逐箱清点,做到单物相符:开箱后,取出装箱单,根据装箱单上开列的部件名称和数量,逐箱逐件核对。确认无误后,清除箱内垫充物,并将纸袋包装的小零件如螺钉、螺帽、垫圈等,一起放回原箱。如立即安装,可当即就位或暂时放置。

（2）细心观察,及时发现缺、损:缺是指缺少部件或大部件上缺少小零件,如各个旋钮、固定螺丝等。损不仅是指明显的损坏,还包括机件变形、有残、生锈、加工不标准等方面。

（3）核对编号,防止重装、错装:有些机件,特别是电器连接电缆,其外观无明显差别,但功能不同,因此检验时不能只数件数,还应看其编号。如一般X线机控制台至高压发生器的电缆线和控制台至电动诊视床的电缆线,外观相同,件数相同,有时会发生重装,即两根电缆线都是连接控制台与高压发生器的,或都是连接控制台与电动诊视床的,因此要认真核对线端编号,及时发现错误。

（4）精密易碎部件,应逐件检查:如X线管、探测器、显示器、电脑主机等。这些机件虽然在包装和运输中都有特殊保护,但因皆属易损、易碎昂贵物品,必须重点检查。

（二）技术检验

技术检验工作应贯穿于设备的安装、调试、试运行及使用的全过程。要求严格按照技术规范进行调试验收。首先应该核对所到设备所有部件是否与合同相符,根据安装进度分批核对,配合安装。在调试工作进行中,应按照设备技术说明书、操作手册及厂家技术资料的要求,检测X线机的各项技术指标是否都达到了规定的要求。主要包括以下内容。

1. X线管检验　X线管是玻璃易损昂贵部件,必须重点检验。

(1)外观检查:随机器到货的X线管,都已装入X线管管套内,主要对X线管管套进行检查,看各封口处如管套封口、窗口、插座处是否有渗油、漏油现象,管套内有无较大气泡。其方法是:将管套平放(窗口向上,高压插座向后),取出X线管窗口上的滤过板,用手搬起管套轻轻晃动。若管子已碎,可听到碎片的声音,然后将管室一端慢慢抬高,观察窗口下有无气泡走过或存留,这样反复几次即可。

(2)冷高压试验:在灯丝不加热的情况下,将X线管两端加上高压以检查其真空度。

试验时,应将X线管放在绝缘油中,先由低管电压开始,逐步升高至管电压额定值的70%。若管内轻度真空不良,在较高的冷高压下,球管两端会出现蓝色电离辉光,并随管电压的升高而加强,若经反复多次训练后,能够消除蓝色辉光,说明球管真空度得到提高尚可继续使用。若X线管真空度严重不良,在较低的冷高压下,整个管内就充满了蓝色辉光,说明X线管已完全不能使用。

冷高压试验时,还须注意电离辉光与管壁玻璃荧光的区别。有些球管,因二次电子的作用使靠近阳极端的玻璃产生荧光,玻璃荧光会随管电压的增加而减弱,而电离辉光随管电压的增加而加强。

(3)灯丝加热试验:通过冷高压试验证明X线管的真空度完好的情况下,方可进行灯丝加热试验。首先用万用表测量X线管灯丝是否导通,然后再接通灯丝加热电压,由低到高逐渐升高灯丝加热电压,加至额定值的40%左右时,灯丝应全部均匀点亮,无明显暗区。如X线管为双焦点,则两个灯丝要分别进行加热试验。漏气严重的X线管,当灯丝加热时,会发生灯丝燃烧现象。

旋转阳极X线管,在进行灯丝加热试验后,还应进行阳极启动试验,此时应听到管内转子转动的声音,但不应有过大的"噪声"和"摩擦"声,阳极靶盘不应有明显的荡摆现象。

(4)电性能试验:在真空度和灯丝加热均正常的情况下,按X线管的使用规格表进行负载试验。试验前应先对X线管进行高压训练(具体方法在"高压电路通电试验"中详细介绍),无异常后方可进行透视和摄影条件下的负载试验。

透视条件下的负载试验,应保证管电压在额定值范围内,使管电流稳定在3mA左右;摄影条件下的负载试验,应按使用规格表进行,负荷时,管电流表应稳定,管内不得有放电等异常现象发生。试验中,应注意间歇和冷却。

旋转阳极X线管做摄影负载试验时,必须带启动装置,绝对不允许在阳极静止或转速不够时进行摄影负载试验。

2. 其他技术检验　国家标准委员会于2020年公布了《医用电气设备第2-28部分:医用诊断X射线管组件的基本安全和基本性能专用要求》(GB 9706.228—2020)和《医用X射线诊断设备质量控制检测规范》(WS 76—2020),对其他技术检验要求如下。

(1)管电压:检验管电压显示的准确性和重复性。

1)对设定的管电压进行多次重复测量,检查管电压的重复性。采用数字式高压测量仪进行检测。检测时,按照高压测量仪说明书进行操作。应根据所检测设备的高压发生器类型、检测参数等对数字式高压测量仪进行相应设置。验收检测时,在允许最大管电流的50%或多一些,曝光时间约为0.1s的条件下,至少应进行60kV、80kV、100kV或电压接近这些值的各挡测量。

2)对设定的管电压值和实测值进行比较,偏差和重复性一般不超过基准值的±5.0%或在±5.0kV以内,以较大者控制。

(2)管电流的准确性:管电流的设定值和实测值进行比较,一般差异为-20%~+10%。

(3)曝光时间:当$t<100ms$时,精度的允许偏差为±2ms或±15.0%,以较大者控制;当

$t \geqslant 100ms$ 时,精度的允许偏差为 ±10% 以内。

（4）X线管焦点尺寸:在管电压为75kV时,管电流为最大管电流50%的条件下,允许误差为 ±50%。

（5）X线束照射范围:遮线器的实际尺寸和照射野对比在 ±1.0cm 内。

（6）X线输出量:测量5次,偏差应≤10%。

（7）自动曝光控制:精度≤10% 或密度偏差为 ±15%。

（8）X线管总滤过:应≮2.5mmAl。

在全部检验中若发现问题,应逐件登记,并立即与有关公司或厂方联系,及早解决。检验完毕后,若随即安装,只要将机件暂时遮盖,归类存放即可。若暂不安装,应以原包装方式,放回包装箱,在室内干燥通风处封存。

三、X线机布局

X线机各装置在机房内的布局,是安装的重要环节。不仅决定着安装的成败,也影响着以后的工作效率。必须周密计划,仔细推敲,制定最佳方案。

（一）布局合理

充分利用机房面积,在有限的空间内,将各装置布置得合理、方便操作、整齐美观,不存在因位置不当影响机器功能正常发挥的因素。为达到上述目的,布局设计时应掌握下列原则。

1. 操作方便　机器布局合理,以便操作,提高工作效率。设计时应首先粗略确定检查床的位置,再设计其他装置的位置,因为其决定了受检者出入的路径,也决定了 X线管支撑装置的位置和 X线可能的投照方向。其次,考虑机组各部分电的联系和技师的工作程序,规划好检查床、控制台之间的位置,避免工作起来往返过多,耽误时间,因为技师工作时主要活动于这二者之间。最后,装置之间布置得不能太紧密,应留有余地,以方便安装、维修和维护。

2. 便于检查　一方面,担架车能顺利进入机房,另一方面,受检者上下检查床方便,这就要求受检者上下检查床的一侧,所占面积要适当大一些,留足活动余地。

3. 利于防护　X线的投照方向应避免直接照射门、窗和管线口位置,利于受检者和技师的防护。

4. 走线合理　X线机各电气部件间都有电缆线连接,这些电缆线都有一定的长度。设计各装置位置时,不仅要考虑其长度是否够,也要考虑这些电缆线的走线方式和方向,避免过多的交叉,导致信号干扰,同时,也影响工作效率和布局的整齐美观。

（二）机件定位准确

X线机的机件(组件)按其安装要求,可分为"变距"部件和"定距"部件两类。"变距"部件,如高压发生器、控制台和某些辅助装置等,位置可根据连接导线的长度在一定范围内变动。"定距"部件,如天轨与地轨、立柱天轨等,其相互之间的距离都有严格的数据规定,位置不可随意更改。机件定位准确,就是指"定距"组件必须按规定数据准确定出位置,并在地面和天花板上标出安装施工图,其方法如下。

1. 确定基准线　基准线是指所有"定距"部件之间的规定距离皆以此线为基准而确定,通常多以天轨中心线或床中心线作为基准线。以床中心线为基准线时,基准线应当偏离机房中心线的一侧,以留出较大的空间,方便受检者就诊和技师操作。如数字图 4-9 所示。

2. 确定天花板部件"定距"位置　以天轨基准线为基准,用两点定直线的方法,按照机器说明书提供的数据,运用测量工具准确测量定位,并标出安装施工图。

3. 确定地面上部件"定距"位置　以天轨中心线为基准,用铅坠定位法,确定天花板上组件与地面组件的相对位置,并标出安装施工图。

4. 认真复核　定位工作结束后,应进行一次复核,复核者最好是他人,以保证复核的可

基准线的位置

靠性。

(三)设计举例

各种 X 线设备对机房的要求不同,具体应根据设备厂商提供的技术参数及机房要求进行施工。

X 线机主要组件包括:高压发生器、控制台、摄影床、胸片架、探测器和 X 线管支撑装置等。机器在机房的布局定位应反复斟酌,图 4-6 是 X 线机机房布局参考图,布局安装时应注意下列事项:

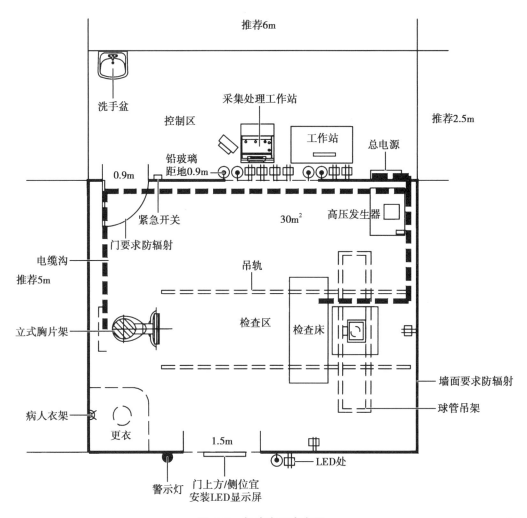

图 4-6　机房布局参考图

1. 位置选择　设备机房的上层房间不宜设卫生间或其他用水量大的功能房间,以防上层漏水损坏设备或排水被辐射污染。机房尽量远离震动源(汽车马路、电梯、空调冷却压缩系统、泵房等),以免降低图像质量或影响机器的正常使用和性能。

2. 检查室、控制室的布局　建议"L"字形或"一"字形,控制室位于机房的一端,向机房方向开门,以便处理紧急情况。机房内摄影床应纵向摆放,与观察窗平行,以便观察。控制室观察窗高度约 0.9m,观察窗宽应≥1.2m、观察窗高应≥0.8m。高压发生器通常置于检查室内,高压电缆可通过墙壁上的过线孔进入。

3. 机房的面积　应 >4m×6m。机房受检者进出门应位于一侧,最小净宽 1.25m,不应有门槛,以供担架车进出。

4. 机房细节　为方便技师操作和受检者就诊,立柱侧所占面积应小一些,而摄影床侧所占面积应大一些,胸片架距床端的距离应 >1m。

(四) 走线方式

在设计机器布局的同时,还要考虑各电器组件间电缆线的走线方式。常用的走线方式分地槽式、板槽式和明线式三种。

1. 地槽式 即在地面上开一定尺寸的地槽,将电器组件的连接电缆线敷设于地槽内,与地面上的电器组件一一连接起来。此种走线方式,适用于电缆线较多的大型机器落地组件间的连接。其优点是地面平整,无明线盘绕,机房内显得整洁、无杂乱感,但要求定位准确,最好在建造机房时一并做出,这就对机器在机房的布局提出了更高的要求。

2. 板槽式 用木板或钢板做成一定尺寸的槽,沿机房墙边固定,将电缆线敷设槽内,顶面加盖。这种形式用于连接线路较多而又无法开凿地槽的机房,仍能保持地面整洁,但由于板槽沿墙边固定,路径较长,有可能使某些电缆线长度不够而需要接长。

3. 明线式 一般用于中小型机器(电缆线较少),或用于无地槽、天棚可以走线的机房。明线式要注意将各电缆线尽量集中捆扎,并在适当的位置进行分路,连接活动件的电缆线,还应留有一定的长度,其他电缆线应加以固定,过长的电缆线应盘结好,并放在隐蔽处,以避免人员出现意外伤害。

四、X 线管支撑装置的安装

X 线管支撑装置是 X 线机机械结构的主要部分。它不仅能支撑 X 线管室在一定范围内做三维空间的移动,而且能灵活地改变 X 线的照射方向和照射角度,从而满足 X 线摄影时不同摄影部位、摄影距离和摄影角度的需要。

中、小型 X 线机的 X 线管支撑装置多采用地轨、天轨、立柱和横臂组成的立柱式支撑结构。大型 X 线机的 X 线管支撑装置多采用天轨、滑车、伸缩架筒、横臂组成的悬吊式结构。

(一) 立柱式支撑装置的安装

立柱式支撑装置可分为双地轨式、天地轨式和床侧立柱式三种。安装时应小心、谨慎,注意安全。

1. 安装要求 立柱式支撑装置的结构不尽相同,其要求也有所差别,现分述如下。

(1)双地轨式:其结构安装简单,只要求两地轨平行且保持水平,并与床中心线平行且定距准确。

(2)天地轨式:天地轨有重合式,也有非重合式,即天轨偏离地轨一侧。由于立柱行走于天地轨之间,因此,不仅要求天地轨需要各自保持水平,而且在立柱的全行程中,天地轨间应始终保持等距离,天地轨之间、地轨中心线与床中心线之间应定距准确,方能保证立柱移动平稳、牢靠、灵活。

(3)床侧立柱式:在床体的侧面上,出厂时已固定好了双条互相平行的侧轨,供立柱纵向移动使用。

2. 安装方法 按照 X 线机机房的设计布局定位图,将天地轨准确地固定在预定位置上,固定方法如下。

(1)天轨:若天花板或楼板较平,高度适当,天轨固定方便,则可用螺钉将天轨直接固定在天花板上。若天花板或楼板不平整,天轨固定不方便,则需加 3~5cm 厚和 10~15cm 宽的垫板,将天轨固定在垫板上,然后将垫板固定在天花板上。对木结构的吊顶,可加木龙骨,一方面找平吊顶,另一方面提高吊顶的负重。若天花板或楼板高度已超过立柱高度,则需加过梁,将天轨固定在过梁上,此时,过梁嵌入墙壁的深度应 >10cm。

(2)地轨:其长度一般在 4m 左右,需根据地面的结构和平整状况来采取适当措施以保证地轨的水平。

若地面是木质地板,一般比较平整,则可将地轨用木螺钉直接固定在地板上。

若为水泥地面,一般都不太平整。由于直接固定不容易找平,且要在地面上做较多固定点,施工难度大,所以,可用加厚为3~5cm且略宽和略长于地轨的垫板,先把垫板固定在地面上,然后将地轨固定在垫板上。垫板固定前,先沿地轨布局线在地面上等距离的位置(1m左右)开好10cm×10cm×10cm的地坑,坑内放入木桩,并用水泥灌实与地面找平,待水泥干后,再用木螺钉将垫板固定在木桩上。固定时,先固定地面高的地方,逐渐向地面低的地方找平,地面较低处用合适厚度的木板条垫平,待垫板找平,全部固定后,用水泥将垫板与地面间的空隙填实。

双地轨安装时,除注意地轨的水平外,还应特别注意两条地轨间的距离,使两条地轨始终保持平行状态。此时,由于地轨加了垫板,立柱高度标尺应作适当调整,若垫板卧于地下,则无须调整。

另外,也可用冲击电钻在水泥地面上钻孔,安装上膨胀螺丝,用上述同样方法找平垫板后固定,再把地轨固定在垫板上。

(3)立柱:安装时,若底座与立柱是分离的,应先将底座和立柱组装起来,然后把底座放在地轨的一端,将立柱逐渐立起。在此过程中,应注意将抱筒固定在适当位置,防止平衡锤滑动。主柱直立后,使底座慢慢滑入地轨轨道槽。同时松开高度调节杆固定螺丝,调整调节杆的高度和方向,使滑轮进入天轨轨道槽。重新固定调节杆。扶着立柱在轨道内往复走动几次,此时立柱活动应灵活,无受阻现象。若立柱走动时晃动太大,应调整调节杆顶端的轴承,使之与天轨轨道槽接触适当。最后装上底座防脱轨滑块和立柱限位块,并将横臂装上。此时因为X线管和高压电缆等尚未装上,横臂与平衡锤仍处于不平衡状态,所以,固定销仍不要松开。若需取下时,应将横臂用力向下方压住,松开固定销后,再慢慢将横臂升到最高位,并进行锁止。

(二)悬吊式支撑装置

悬吊式支撑装置安装在天花板上,具有可使X线管移动范围大、地面整洁的优点。但由于其较重,因此,安装难度较大,应特别注意安装人员和设备的安全问题。

1. 安装要求 悬吊式支撑装置的安装必须符合下列要求。

(1)承重:固定天轨的楼板或过梁,必须有相当的承重,一般天棚式吊顶不能固定承重过大的天轨。

(2)水平:天轨纵横两个方向都必须水平,固定天轨要用铁螺栓,透过楼板或过梁,用螺母上紧。

(3)过梁:加过梁时,最好选用宽度适当的"工"字钢或槽钢。过梁太长时,为防止中部下垂,应根据过梁的长度在适当位置用钢筋吊拉。

2. 安装方法 按机房的布局施工图,进行施工。

(1)天轨的安装:若楼板高度适当、平整,天轨位置上又没有楼房承重梁的阻挡,可直接在楼板上打孔(新建机房则可预埋螺栓或预留螺栓孔),用铁螺栓穿过天轨、楼板,楼板背面要用铁垫板卧在楼板平面下,然后用螺母固定,待天轨全部水平固定后,再用水泥抹平。这种办法多在受房间高度限制无法加过梁的情况下使用。由于楼板上打孔比较多,所以,施工难度较大,安装和维修也不方便。

在机房高度许可的情况下,宜采用加过梁的方法。安装时,按规定尺寸,在"工"字钢上钻好螺丝孔,将天轨固定到"工"字钢上,然后将"工"字钢吊起或抬起,放到天轨预定的位置和高度上,"工"字钢嵌入墙内的深度应>10cm,且中间最好有钢筋吊拉,水平后两端用水泥灌注抹平。

(2)滑车架的安装:卸下天轨一端的横档,平抬起滑车架将其推入天轨轨道内,重新上好天轨横档。

(3)滑车的安装:拆下滑车架横档,抬起滑车,将滚轮推入滑车架轨道内,重新上好横档。装上横臂,松开滑车内伸缩架止动螺丝,用力将伸缩架拉到最低位,重新上好止动螺丝,此项操作应特别小心。拉动伸缩架时,用力要均衡,在未重新上好制动螺丝前不能松脱,否则将损伤机件并危及技师安全。伸缩架制动螺丝只有在X线管组件、遮线器、高压电缆安装完毕,并调试平衡后才可取下。

五、电动诊视床的安装

电动诊视床由床体(包括床座、床身、床面)及床身回转电机、床面升降驱动电机、点片架和滤线器等组成。

(一) 安装要求

1. 床座固定要牢固　胃肠床工作时,床身要做直立、水平、负角度运转,床面要做伸缩移动。为防止床重心移出底座范围,发生意外事故,通常采用膨胀螺丝固定法将床座固定牢固。

2. 床面纵横向要水平　床座落地处应平整。若地面不平,在旋紧床座固定螺丝前,应采取措施将床座垫平。

3. 对兼作摄影的诊视床　床面中心线还应与立柱地轨中心线保持平行,且定距准确。

(二) 安装方法

1. 诊视床固定　将诊视床移动到位,找准水平,用膨胀螺丝固定。

2. 点片架平衡的调整　点片架与平衡砣在点片架活动范围内的任意位置上,随处都应该处于平衡状态,在平衡状态下操作才能省力、灵活。

调整时,床呈直立位,将X线管组件、遮线器、高压电缆等装上,观察点片架能否停在任意位置。若点片架自动上升,则说明平衡砣过重,应减少平衡砣重量或在点片架上加重量。反之,若点片架自动下降,则说明平衡砣过轻,应增加平衡砣重量。此时,可用机器所带配重物,逐步调节,直至平衡为止。

上述诊视床的安装,是指整床装运到货的,若是散装装运到货的,则应先组装后再进行安装。组装步骤为先将底座放平,然后依次装上床架、滤线器、床面,最后装上点片架塔架和点片架本身。

六、滤线器平床和立位滤线器的安装

(一) 滤线器平床

X线摄影的专用床,也称"摄影床",其主要结构由床架、床面和振动滤线器组成,并按床面是否移动而分为固定床面摄影床和活动床面摄影床两种。

1. 固定床面摄影床　由于固定床面摄影床的受力范围固定,床脚以承重正压力为主,因此,直接用膨胀螺丝将床脚固定到水泥地面上即可。

床固定后,若滤线器原本在床内,应将滤线器的固定装置拆去或松开刹车,此时滤线器移动应灵活,无较大的摩擦力,若摩擦力过大、活动笨重,应调整滤线器四角的滑轮。若滤线器是单独包装而不在床内,则应拆下床面,从床端或床下将滤线器装入床内。

个别摄影床的高度可以调节,在床体固定后,可选择适当的高度固定住。

2. 活动床面摄影床　床面可纵向移动或横向移动。当床面移动时,床面纵向伸出床架可达40cm以上,因此,床的重心是移动的,这就要求安装时应采取更牢固的固定方法,才能保持摄影床处于任意状态下的稳定。通常采取固定诊视床的方法固定活动床面摄影床。

(二) 立位滤线器

相当于一个带振动滤线器的胸片架,由滤线器架、振动滤线器以及滤线器平衡装置组成,主要用于立位X线摄影。安装时应注意以下几点:

一般立位滤线器在机房的位置多设计在摄影床的一端,以使X线管转向时最方便。安装定位时,立位滤线器面板中心线应与摄影床中心线对准,以便于立位摄影对中心线时,用立柱横臂上的同一个标尺。

立位滤线器与摄影床之间的距离应≥1m,以便于1m距离内立位摄影时,X线管能拉到低于摄影床的高度。

若摄影床面伸出的距离较长,立位滤线器又能翻转成水平位时,应注意两者之间的配合,以方便某些头颅部位的摄片。

立位滤线器分为固定式和移动式两种,安装步骤和方法也不完全相同。

1. 固定式立位滤线器 通常情况下,固定式立位滤线器是散装装运的,故应先按照说明书进行组装后再整体固定。由于立位滤线器比较高,底面积较小,因此,上下两端必须固定,才能牢固。下端的固定可采用摄影床固定方法中的任何一种。上端应根据离墙的距离选择适当的固定措施,通常是用角钢做成适当尺寸的框,一侧固定在墙上,另一侧与立位滤线器上部结合,起到支撑固定作用,固定好的立位滤线器,立面和轨道都要与地面垂直。滤线器的配重一般是固定的,无须调整。

2. 移动式立位滤线器 分为滚轮式和轨道式。滚轮式可推到任何位置使用,无须固定。轨道式只能在轨道范围内移动,因此,只要将轨道固定即可。

在安装过程中要特别注意保护滤线栅,不可碰压,更不可使其变形,并应区别其正反面。一般正面朝向 X 线照射方向,此面印有文字或图形标记,如"—⊙—",圆点或圆圈表示中心,横线标记铅条的方向,也有的用 X 线管标记。

(董晓军)

第四节 通电试验

通电试验是在 X 线机安装完毕后,进行的一项重要工作。对一台新安装的 X 线机而言,通电试验是 X 线机安装全过程中不可忽视的一项重要工作。其目的是按设计要求,对 X 线机的接线、部件质量、工作程序和基本性能等各方面,进行一次全面检查,并为顺利进行 X 线机主要性能的校准和调试排除障碍。通电试验应按先低压空载试验,再接通高压进行空载和负载试验的顺序进行。低压部分包括电源电路、控制电路、X 线管灯丝加热电路、辅助装置电路的通电试验,高压部分包括高压电路的空载试验和负载试验。

一、注意事项

X 线机的通电试验,是一项细致的工作,必须有二人以上方可进行。为防止事故的发生,必须注意以下事项。

(一)熟悉机器

详细阅读说明书、原理图和接线图,熟记控制台和其他机件上控制开关或按钮的作用。掌握整机的工作程序,核对各连线的编号或标志。表 4-6 为 X 线机重要连线常用注字表。

表 4-6 X 线机重要连线常用注字表

国别	电源进线		高压初级接线		X 线管灯丝初级接线			高压中心点接线	
中国	L_1	L_2	P_1	P_2	F_0	F_1	F_2	M	N
	001	002	V_1	V_2				N	NE
英美	L_1	L_2	P_1	P_2	F_0	F_1	F_2	MAG	
	M_1	M_2	A	AA	R_0	R_2	R_3		
德国	N_1	N_2	M	V	250	260	280	E	J
	150	170			H_0	H_1	H_2	X	Y
日本	L_1	L_3	H_1	H_2	C_0	C_1	C_2	N	E
	S_1	S_2	L_1	L_2				N	NE

（二）外观检查

卸下控制台前后挡板,仔细观察电路元件是否有松动、脱落、变质、变形、损坏等现象,各处接线有无松动、脱线现象,如有,则需处理后方可进行通电试验。

（三）依次通电

通电试验前,不可将所有连线一次都接上,要按试验顺序,逐个电路进行接线。这样做,可防止在通电时,由于电路或某些元件的故障而造成其他电路元件的损坏,同时也便于故障的查找和检修。

（四）小心接线

接线时,应按说明书核对导线两端编号是否正确,并用万用表 $\Omega \times 1k$ 挡测量导线是否导通(对编号不清楚者也可用此法鉴别)。这样做可检查导线与接线片间是否有假焊以及导线芯线有无受挤压而断路的问题。核对无差错后,将导线准确无误地接到相应的位置上,并由他人进行复查。

（五）低压试验时不加高压

在做低压电路试验时,高压变压器初级连接线严禁连接,以防高压电击。X线管灯丝变压器初级的接线,须等到试验该电路时再接上(设有冷高压保护的电路在试验控制电路时应接上)。凡暂时不接的导线线头,都须用绝缘胶布包好,以防止与其他导线或地相碰,发生短路而损坏电器。

（六）记录典型数据

X线机的原始数据,对X线机的故障排除和检修具有重要的意义,因而,在通电试验的过程中,对一些重要的数据,如电压、电流等应进行实测,并记录存档。

（七）思想高度集中

试验时,技术人员思想要高度集中,室内要保持肃静,充分利用人的感觉器官,随时警惕事故发生,一旦发现异常,应立即断开电源,查出原因后,方可继续试验。

二、电源电路通电试验

传统电源电路主要由电源总开关、开关机按钮、自耦变压器、电源接触器、电源指示灯等构成。

自耦变压器的输入电压,说明书上有明确的规定。特别是有些X线机的输入电压既可用单相220V,也可用单相380V时,应认真检查自耦变压器是按220V,还是按380V连接的。无误后,应测试自耦变压器对地的绝缘电阻,该数值应 >0.5MΩ。

经上述检查后,即可进行通电试验。首先,将电源连接线接到相应的位置上,打开电源总开关,将各控制旋钮置于最低位,按动开机按钮,此时应听到电源接触器的吸合声,电源指示灯亮,电源电压表有指数,自耦变压器有轻微的"嗡嗡"声。调整电源电压,电源电压表指数应有相应变化。用一较精确的电压表,测量自耦变压器各抽头间的电压值,逐一记录存档,并与说明书对照,看是否符合规定,若无异常,试验结束,关闭机器。若有异常,应立即断开电源,查出原因后,方可继续试验。

电源内阻是X线机设计中的重要参数,也是X线机能否输出最大功率的重要条件。由于使用单位的电源内阻不一定与机器说明书中所规定的电源内阻值相符合,不少X线机在电源初级电路中特设一可调电阻,称为"电源补偿电阻"。为此,凡有电源补偿电阻的X线机,在电源电路通电试验后,应对电源补偿电阻进行调整,使电源内阻与补偿电阻之和等于说明书中规定的电源内阻,以保证其他电路通电试验和性能调试的准确性。

三、控制电路通电试验

X线机的控制电路结构比较复杂,有手闸、技术选择、管电流选择、管电压调节、点片摄影装置、旋转阳极启动装置和各种连锁保护等。控制电路的特点是电器元件多、程序性强,电路结构复杂多样。试验时,要特别慎重,须按电路的工作程序逐一进行。

通电前,将各有关电路的连接线,准确无误地接在应接的位置上。但高压初级电路的连线暂不接,且须将高压发生器接线盒上的高压初级接线柱用铜线短接接地,同时,将旋转阳极定子绕组的连接线接上。

在高压初级的连接线上,并联一只量程与电路最高电压值相适应的电压表和两只串联的220V、100W灯泡,以备观察高压初级电压。

一切核实无误后,打开电源总开关,按一下开机按钮,X线机得电,电源指示灯亮。调节电源电压调节旋钮,使电源电压表指示标准位。

(一) 透视控制电路试验

将控制台面板上的技术选择、台次交换等各开关置透视位。踩下脚闸,或按动透视开关,此时应听到透视高压接触器的吸合声,看到高压指示灯亮,并联在高压初级接线板上的电压表有指数,灯泡亮,调节透视管电压旋钮,电压表指数和灯泡亮度将有相应的变化。注意记录电压表数值,并根据高压变压器变压比换算出管电压值,与控制台面板上标示的管电压值或与透视管电压表指示的管电压值对照,以便在机器检修时参考。松开脚闸或透视手开关,透视高压接触器失电不工作,曝光指示灯熄灭,透视管电压表指数回零,透视控制电路正常。

(二) 摄影控制电路试验

X线摄影方式较多,中型以上X线机一般都设有点片摄影、普通摄影、滤线器摄影等。在进行X线机摄影控制电路试验时,应首先对普通摄影控制电路进行试验,然后逐一进行点片摄影、滤线器摄影等控制电路试验。

1. 普通摄影控制电路试验 将技术选择开关置于普通摄影位,将限时器预置在某一时间,选择适当的摄影管电流值,调节摄影管电压旋钮,摄影管电压表指示一定数值(此二项虽与试验无关,但应养成习惯)。

按下摄影手闸I挡预备,0.8~1.2s后,再按下手闸II挡开始曝光,经预选的曝光时间后,曝光结束,最后再松开手闸I挡和II挡。在曝光预备时,都应听到旋转阳极启动运转的声音。大约0.8~1.2s后,曝光开始时,应听到摄影高压接触器吸合声,或主可控硅导通后,应看到高压指示灯亮,并联在高压初级接线板上的摄影管电压表有指数。限时器工作至预定时间后,摄影高压接触器失电不工作或主可控硅截止,高压指示灯熄灭,摄影管电压表指数回零。若上述各项试验均无误,则证明普通摄影控制电路正常。

2. 点片摄影控制电路试验 点片摄影是对透视时发现的病灶及其周围组织,或有诊断价值的组织,通过点片摄影装置对重点组织进行拍片的摄影。通电试验必须按X线机点片摄影装置的具体结构和性能进行。试验中,必须重点观察透视、点片摄影切换是否正常,定位是否准确,机械活动是否灵活。

3. 滤线器摄影控制电路试验 滤线器摄影的控制电路和普通摄影的控制电路基本相同,不同点是增加了滤线器振动控制电路。在滤线器摄影通电试验时,只要将控制台上的技术选择开关置于滤线器摄影位,将限时器预置某一时间后,按下曝光手闸,其电路动作程序和观察到的现象应与普通摄影相同,但必须注意滤线栅的振动情况。在电路设计上,滤线栅振动后才开始曝光,曝光结束后,滤线栅才停止振动,即在滤线栅振动期间曝光。若试验符合上述情况,说明该电路工作正常。

四、容量限制电路通电试验

为防止X线管因过载而损坏,X线机控制电路中都设有容量限制电路。即管电流、管电压、曝光时间三参量一次性连锁保护。一旦摄影条件超过额定值,容量限制电路就会发出控制信号,使摄影控制电路切断,高压初级电路不能得电,X线管不能曝光,并有过载信号指示。

X线机的说明书中,对其最高额定使用条件有明确的规定,有的用列表形式给出,有的以瞬时负荷特性曲线给出,还有的X线机,将最高额定使用条件中管电流、管电压、曝光时间三参量的相互关系表置于控制台上,以便于技师随时观察比对。

试验时,可根据最高额定使用条件表进行,以管电流为基本参量,改变管电压和曝光时间,先用允许条件进行一次曝光试验,再用超负荷进行一次曝光试验,看其电路工作是否正常。如根据最高额定使用条件表,选用大焦点200mA、100kV、2.0s进行一次曝光试验,此时过载指示灯不亮,即无过载信号指示,听到高压预上闸接触器有吸合声,然后保持管电流、管电压不变,将曝光时间增至2.5s,此时过载指示灯亮,表示已过载,在这种状态下,按下曝光按钮,机器也不能曝光;抑或保持管电流、曝光时间不变,而将管电压升高至101kV,此时过载指示灯亮,按下曝光按钮也不会曝光。用同样方法,逐挡试验,如果都符合表中规定,则容量限制电路工作正常。

五、灯丝加热电路通电试验

X线机基本上都使用双焦点(双灯丝)X线管,灯丝加热初级电路至灯丝加热变压器初级接线柱,有三条连接线,一条为公用线,其余两条分别为大、小焦点连接线。

X线管灯丝加热电压的高低,决定着管电流的大小,而灯丝加热电压的高低由灯丝加热初级电路决定。为确保X线管灯丝安全,在给X线管灯丝提供加热电压之前,需用假负载代替X线管灯丝,进行试验。其方式有两种,根据条件选择应用。

(一) 在灯丝加热初级电路上接假负载

在灯丝加热电路初级的连接线上并联两只100W、220V的普通灯泡,如数字图4-10A所示,代替灯丝加热变压器。

按图接好电路后,从低管电流挡至高管电流挡,逐挡进行。调至各大焦点摄影管电流挡时,D2灯泡都应亮,有指数。调至小焦点摄影管电流挡时,D1应亮,有指数,且各挡亮度随管电流值的增大而增加。若出现灯泡亮度和电压表指数不变化,或其中任何一挡灯泡不亮和电压表无指数,或管电流选择在大焦点而小焦点灯亮,以及低管电流挡的电压表指数大于高管电流挡的电压表指数等,都说明灯丝初级电路有故障,必须排除故障后,方可将灯丝加热变压器的初级连接线接上。若无上述情况,则说明该电路工作正常。

(二) 在灯丝加热次级电路上接假负载

把灯丝加热初级电路电缆线接到X线管灯丝变压器初级接线柱上,但高压变压器初级电缆线切不可接上! 将阴极高压电缆自X线管管套上的插座内拔出,用夹子线将X线管灯丝取代为两只12V汽车灯泡,接到高压电缆插头的三个插脚上,如数字图4-10B所示。试验方法及所见现象与第一种试验方式相同。若无异常,则说明该电路工作正常。此时可关闭机器,取下灯泡,将阴极高压电缆插入X线管管套上的阴极插座内,旋紧固定环,再次开机,透过X线管管套的透明窗口,可见X线管灯丝亮。若管套窗口前有滤过板,可将其取下观察,大、小焦点应相应切换。调节各管电流调节旋钮,灯丝亮度应相应变化。关闭机器,X线管灯丝电路通电试验即告结束。

注意:有些X线机,为加快透视、点片摄影切换速度,在透视时大焦点就低温预热,透视时大、小焦点灯丝都亮,但大焦点亮度很低,灯丝呈暗红色,这是正常的。

数字图4-10

灯丝加热初级电路试验图

六、电动诊视床控制电路通电试验

电动诊视床是胃肠机的重要组成部分,是完成X线诊断的主要辅助设备之一。大多数配备的电动诊视床都具有如下性能:床身能在 +90°~-15° 或 +90°~-30° 的范围内转动,并在预定的角度上自动停止,床面能纵向移动0~100cm。试验时可根据以上技术性能逐一进行检测。

（一）试验床身转动方向

床身转动方向有时与控制开关的标记不一致,三相电机作动力时,更易出现此故障。先将有关连接线正确接上,再将滤线器固定,以防滤线器在床身转动后滑动,发生碰撞受损。开机,按动床身转动垂直按钮或拨动床身转动开关至垂直位,床身转动,电机应立即得电,床身应向垂直方向转动。为确保安全,技师应随时准备切断电源,并注意观察床身转动方向,一旦发现方向不对,应立即按动"停"按钮,或将开关拨回"0"位,切断电机电源,关机。调换任意两根电机接线后,再进行试验,即可恢复正常。然后试验床身"水平"方向转动。一般情况下,只要床身"直立"转动方向与标记相同,"水平"转动方向也会与标记一致。

操作时应注意:床身转动的范围不要过大,只要能辨明床身转动方向即可。因为此时床身转动限位开关尚未调好。

（二）试验床身转动限位开关

限位开关的作用是当床身运转到垂直(+90°)、水平(0°)及最大负角度(一般在-7°~-30°)时,自动切断电机电源,使床身停止转动。如果限位开关有故障,床身转到终点也不能自动停止,而继续运转,势必造成轴杆、丝杠、电机齿轮等部件的损坏,甚至发生翻床等严重事故。限位开关一般都安装在床的支架(床腿)上,床身上装有碰杆或碰板,当床身转动到预定位置时,碰杆(或碰板)将限位开关碰开(原为常闭),切断电机电源。

试验时,按动或拨动床身转动按钮或开关,使床身向"垂直"方向转动后,用螺丝刀碰一下垂直限位开关,床身应立即停止转动。再次按动"垂直"按钮,床身应继续转动,转动至垂直位时,能自动停止,说明垂直限位正常。用同样的方法试验水平限位、负角度限位以及其他特设角度的限位。

操作时应注意:技师应随时准备切断电机电源,并注意床身的转动,特别是床身接近"限位"时,注意限位开关是否起作用。

（三）试验床面移动方向及限位

拨动或按下床面移动开关,床面自动向头或脚端伸出一定长度,并在规定的范围内,自动停止移动,即为正常。试验中,还应注意观察床身转动和床面移动时速度是否均匀,床面是否平稳,倾听有无摩擦、碰撞声,若有异常,应立即停机,寻找、分析原因之后,方可继续进行试验。

（四）试验限位保护开关

电动床除设限位开关外,还在重要限位处,如垂直位、负角度位设有限位保护开关,与限位开关一起,构成双限位。如XG-200型X线机电动床的转动范围是:+90°~0°~-12°,在+90°,-12°处设限位开关,再在+91°和-13°处各设一个限位保护开关,当限位开关失灵时,限位保护开关即起作用;也可切断电机电源,起到保护作用。试验时,可暂时将限位开关短路,按检验限位开关是否正常的方法,检验限位保护开关即可,但要特别小心,以防事故的发生。

特别注意:当限位保护开关被压开后,电动床电源电路被切断,按动"垂直"或"水平"按钮,床身皆不能转动。此时应按动"复位"按钮,但要注意床身所处位置,若床身处垂直位,在按"复位"按钮时应先按住"水平"按钮,或将开关拨至"水平"位。反之,在负角度处,应先按住"垂直"按钮或将开关拨至"垂直"位,再按复位按钮,以防事故的发生。

七、高压电路通电试验

高压电路试验时,应先进行空载试验,再进行负载试验。为确保安全,要认真检查高压变压器次级中心点处的保护装置,如放电针、放电管等是否可靠,高压发生器外壳接地是否良好,并对高压变压器的绝缘阻抗进行测试。其方法是:使高压初级呈闭路状态,用直流500V或1 000V的 MΩ 电阻表(摇表)在高压初级线柱与接地接线柱之间进行测定,其绝缘阻应 >0.5MΩ,次级对地应 >200MΩ。经上述检查和测定后,即可进行高压电路的通电试验。

（一）空载试验

空载试验是指接上高压发生器，而不接X线管时，所进行的高压通电试验。其对象是高压发生器，其目的是检验高压发生器内各高压部件承受高压的能力和有无短路故障。空载试验的步骤如下。

步骤1：拆下高压初级上的短路线。

步骤2：将高压初级连接线接上，并将一只0~10A的交流电流表串联到高压初级电路中。

步骤3：插到高压发生器的高压电缆暂不插入，为防止高压插座对地（油箱外壳）沿面放电，可在高压发生器插座内注入适量变压器油。

步骤4：打开电源总开关，开机，调节电源电压，使电源电压表指示标准位，技术选择置透视位，透视管电压调至最高值的一半。

步骤5：踩下透视脚闸，观察高压初级串联的电流表，指针应有示数（即空载电流），且平稳；控制台上的管电流表应无示数，仔细倾听高压发生器内，应有轻微的"嗡嗡"声，持续5min无异常，可松开脚闸，第一次试验结束。

步骤6：每次升高5kV，每次持续3~5min，重复步骤5，注意间歇，一直试验至说明书中规定的最高管电压数值，一般为90~100kV。

在整个试验过程中，环境要肃静，试验人员注意力要高度集中，以便及时发现问题。若高压发生器内有"嘶嘶"声或"噼叭"声、电流表指针有"跳动"、电流表有读数等，皆属异常，应立即切断电源，停止试验，查找原因，排除故障后，方可继续进行。若无上述现象，则说明空载试验正常。

注意：查找故障原因时，在接触高压发生器内部器件之前，必须将高压初级接线取下，并将高压变压器初级两接线柱短路，且将高压变压部件对地放电，以防高压电击事故的发生。

（二）负载试验

负载试验是指高压发生器、X线管都接上时所进行的高压通电试验。其目的是对高压电缆的耐压和X线管的质量做初步检验。如果高压电缆的绝缘强度不够，当管电压升至一数值时，高压电缆就会被击穿，如果X线管质量差（如真空度不良），就会发生一系列异常现象。负载试验的步骤如下。

步骤1：拆下高压初级串联的电流表。

步骤2：将注入高压插座内的变压器油抽出。

步骤3：用洁净的纱布和乙醚或无水酒精，将高压插座和高压电缆插头表面擦洗干净，不许留有水分、杂质和纤维物。

步骤4：在高压电缆插头表面，均匀地涂上一层脱水凡士林或硅脂，以便插头插入插座时，插座内的空气排出，防止高压放电。

步骤5：依次将阳极高压电缆的2个插头，分别插入高压发生器的"+"插座内和X线管管套上的"+"插座内，反复检查极性后，将高压电缆的固定环旋紧；再将阴极高压电缆的2个插头，分别插入高压发生器的"–"插座内和X线管管套上的"–"插座内，反复检查极性后，将高压电缆的固定环旋紧。

步骤6：打开电源总开关，开机，将技术选择开关置透视位，调准电源电压，将透视管电压、透视管电流都置最低位。

步骤7：踩下透视脚闸，此时透视管电流表应有微小读数，慢慢调节透视管电流调节旋钮，使透视管电流值升至1mA，持续2min；松开透视脚闸，将透视管电压值升至65kV，继续曝光5min，观察透视图像监视器亮度是否正常，若无异常，负载试验即可结束。

这项试验更应特别小心谨慎，严格按照说明书上规定的操作规程进行，并密切注意透视管电流表、透视管电压表及电源电压表指针的变化。

（三）X 线管的高压训练

新 X 线管或闲置三个月不用的 X 线管,在使用时,应先进行高压训练。其目的是:检查 X 线管的真空度是否良好,提高 X 线管性能的稳定性,并使真空度轻微不良的 X 线管恢复正常。高压训练的步骤如下。

步骤 1:打开电源总开关,开机,将电源电压调至标准位,透视管电流、透视管电压都置最低位。

步骤 2:保持管电流值不变,逐渐升高透视管电压值,每次增加 5kV,继续曝光 1~2min,间歇 3min,直至透视最高标定管电压值。

在整个高压训练过程中,若透视管电流表示数始终保持稳定,则说明 X 线管真空度良好、性能稳定。若出现透视管电流表指针不稳、颤动、跳动等现象,则说明 X 线管有轻微真空不良或性能不稳。此时,应立即切断高压,然后将透视管电压值退回最低位,适当间歇后,重新开始训练,方法同上所述,待透视管电流表稳定后,再逐步升高透视管电压值继续训练,直至透视最高管电压值。若多次训练,透视管电流表示数越来越不正常,出现透视管电流指针冲满刻度、透视管电压表指针大幅度下跌等现象,则说明 X 线管严重真空不良,已不能使用,应予以更换。

注意:查找故障原因时,在接触高压电缆芯线之前,必须将高压初级接线取下,并将高压变压器初级两接线柱短路,且将高压电缆芯线对地放电,以防高压电击事故的发生。

（董晓军）

第五节　主要参量的测试与调整

由于用户与厂家的电源条件存在差异,新安装的 X 线机必须对其主要技术参数进行检测和调整。其目的就是在新的电源条件下,保证 X 线机各参数的准确度,为临床提供优质的图像。

X 线机主要参量的检测与调整,是一项极其细致的工作。调整是否准确,直接影响着 X 线机的使用效果和使用寿命。检测调整时必须做到:①首先查看图纸,阅读说明书中的有关章节,彻底搞清各电路、各元件的作用,以便确定正确的调整方法;②思想集中、调整细微、一丝不苟;③调整校准管电流时,要耐心,不可急躁,并注意间歇,以防损坏 X 线管。

一、传统检测与调整方式

传统的检测与调整方式适用于普通 X 线机,主要是将各种专用检测仪表连接到设备中进行检测,然后根据检测结果进行调整。各厂家生产的 X 线机在结构和性能上有一定差异,各种型号的 X 线机测试调整项目和方法也不相同。本章节主要围绕着曝光时间、管电流和管电压三个重要参数进行阐述。

（一）曝光时间的检测及调整

限时电路对曝光时间的控制必须准确,否则,将影响摄影效果,甚至影响 X 线管的使用寿命,特别是在大管电流、短时间摄影曝光时尤为突出。新安装的 X 线机或曝光限时电路刚维修后的 X 线机,都必须对曝光时间进行校准。

曝光时间是指在曝光控制电路控制下的 X 线作用时间。在进行曝光时间的测试时,可以在空载时进行测试,即在高压变压器初级开路的条件下进行测试。也可以在负载时进行测试,即在一般负载条件下和满负载条件下进行测试。一般负载条件是指管电压为最高管电压值的 70%,管电流用最长曝光时间所允许的管电流值。满负载条件是指管电流用最大管电流值,管电压用该管电流条件下所允许的最大管电压值。

由于 X 线机的类别不同,其曝光控制电路的结构差异甚大,因此,应根据被测 X 线机的类别、性能和所具备的测试条件,选用恰当的方法进行测试。

1. 电秒表法　电秒表又称为同步瞬时计时器,由电源、同步电机、继电器、离合器等组成,其电路结构如数字图 4-11 所示。

数字图4-11

电秒表原理图

电秒表法适用于曝光时间 >0.2s,由主接触器控制曝光时间的 X 线机进行空载测试曝光时间试验。

测试时,高压初级呈开路状态。电秒表的输入端 1、3 接线柱与主接触器的一对空余的常开触点相连接,如数字图 4-11 中的虚线。将电秒表的 0V、220V 接线柱接上 220V 电源,电机 M 立即得电空转,但因继电器 J 未得电,离合器齿轮未咬合,故表针并不转动。

接通 X 线机电源,选择摄影曝光时间,按下摄影手闸,主接触器的常开触点闭合,1、3 接线柱短路,继电器 J 得电工作,吸动离合器咬合,表针转动,开始计时;至预选曝光时间,限时器使主接触器断电,1、3 开路,继电器 J 断电,离合器复位,计时停止。由电秒表刻度盘读取曝光时间,长针移动一格为 0.01s,短针移动一格为 1s。

每测完一次只要按动复位按钮,两表针同时退回零位,以备下次使用。

为测试准确,选六个曝光时间挡检测,其中必须包括最短时间、0.5s 和最长时间三挡,其他三挡任选。每挡需连测五次,每挡的误差按所测五次中的最大偏差计算。

在测试中应监测电源频率,并用式 4-8 计算出实际曝光时间:

$$t = A \times f_0 / f \qquad (4-8)$$

式 4-8 中,t 为实际曝光时间;A 为电秒表读数;f_0 为标准频率;f 为监测频率。

2. 电子毫秒计法　它适用于曝光时间 <0.2s,由主接触器控制曝光时间的 X 线机进行空载测试曝光时间试验。

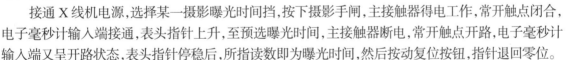

数字图4-12

电子毫秒计接线图

测试时,高压初级呈开路状态。电子毫秒计的输入端与主接触器的一对空余常开触点相连接,如数字图 4-12 所示。量程选择稍大于所测时间挡,电源接 AC220V,扳动开关,接通电源并校零,此时因输入端开路,表头无指示。

接通 X 线机电源,选择某一摄影曝光时间挡,按下摄影手闸,主接触器得电工作,常开触点闭合,电子毫秒计输入端接通,表头指针上升,至预选曝光时间,主接触器断电,常开触点开路,电子毫秒计输入端又呈开路状态,表头指针停稳后,所指读数即为曝光时间,然后按动复位按钮,指针退回零位。

选四个曝光时间挡检测,其中必须包括最短曝光时间及 0.1s 两挡,其他两挡任选,每挡连测五次,每挡误差按所测五次中的最大偏差计算。

3. 数字式计时仪法　数字式计时仪适用于由主接触器控制曝光时间的 X 线机进行空载测试曝光时间试验。

数字式计时仪的类别比较多,电路结构复杂,但具有体积小、使用方便、操作简单等优点,连接电路如图 4-7 所示。E 为直流电源,其值应根据所使用的数字式计时仪来确定。K 为主接触器的常开触点,当 X 线机主接触器得电工作时,其常开触点闭合,数字式计时仪电源接通,开始计数,至预定时间,主接触器断电,常开触点断开,计数停止,其数值直接由数字显示。

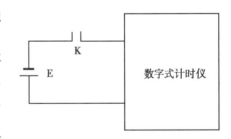

图 4-7　数字式计时仪接线图

选十个曝光时间挡检测,其中必须包括最短时间、0.1s、0.5s 以及最长时间四挡,其他六挡任选。每挡连测五次,每挡误差按所测五次中的最大偏差计算。

4. 脉冲计数法　脉冲计数法不仅适用于主接触器控制的,也适应于主可控硅控制的、初级控制式单相 X 线机的空载和负载测试曝光时间试验。此装置的方框图如图 4-8 所示。

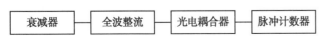

图 4-8　脉冲计数法测曝光时间方框图

测试时,信号取自高压变压器初级。将衰减器调到适当位置后固定,不得再动。由于测试结果与电源频率有关,因此必须监测曝光时电源的频率。

选十个曝光时间挡检测,其中必须包括最短时间、0.1s、0.5s 和最长时间四挡,其他六挡任选。每挡连测五次,每挡误差按所测五次中的最大偏差计算。

由于单相全波整流每个周期有两个脉冲输出,因此应按式 4-9 计算曝光时间:

$$t=N/2f \tag{4-9}$$

式 4-9 中,N 为实测脉冲数,f 为电源的频率,t 为曝光时间。

通过上述测试或计算,所得时间与规定的误差相同或接近时,一般不必对限时器进行调整;若测得的时间超出规定误差较大,则首先应对有关电路进行检查,在确定有关电路正常的情况下,方可对限时器本身的元件进行检查调整或更换,并重新进行测试。

(二)管电流的检测及调整

管电流的大小直接影响着成像装置的感光量。X 线机出厂时,管电流虽已按 X 线管的使用规格和机器的额定容量调好,但由于各地电源条件不同,机器满载时所引起的电源压降也不相同,X 线管灯丝加热电压将受到影响,使管电流发生变化;另外,机器在装运过程中的振动或放置时间过久等因素,也会使某些调节机件松动、移位或接触不良,影响管电流的准确性。因此新安装的 X 线机必须在当地电源条件下,重新调整,这也是 X 线机安装中的一项关键工作。对于新更换的 X 线管来讲,即使是同一厂家生产的同一型号产品,也必须对管电流做重新调整,方可使用。

1. 测试仪表的选用与连接 包括以下几方面。

(1)测试仪表的选用:X 线机在不同的工作状态和不同的测试要求下,需选用不同的仪表对管电流进行测试。常用的测试仪表有电磁式直流管电流表和直流曝光量表。管电流表适用于曝光时间较长时管电流的检测,曝光量表适用于曝光时间较短时曝光量的检测。

(2)管电流表和曝光量表的连接:管电流表和曝光量表应串接在 X 线机的管电流测量电路中。都应接到技术说明书所指定的监测点上。

(3)曝光时间的选择:为保护 X 线管,防止过载,选择曝光时间时,应在能读准管电流指数的前提下,尽量使用短时间。

2. 管电流表整流器的检查 在单相全波整流的 X 线机中,流过高压变压器次级中心点的电流是交流电,经过整流器整流之后才进入管电流表。整流器性能是否良好,对管电流指数有很大影响。在测试、校准管电流之前,必须检查整流器的质量。其方法是在整流器的交流输入端串联一只交流管电流表,如图 4-9 所示。任选某一管电流进行一次曝光,观察两表的读数,若两表读数接近(一般直流表读数为交流表读数的 0.9 倍),则为正常,若控制台上的直流管电流表读数远低于交流表的读数,则说明整流器质量太差,应更换后再调整管电流。

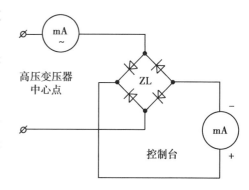

图 4-9 管电流表整流器的检查电路图

调整时要注意间歇:为防止 X 线管因过热而损坏,一般要在每次曝光后间歇 2~3min。在进行多次曝光后应休息 10min,以使 X 线管有充分的时间冷却。

3. 透视管电流的检测与调整 由灯丝加热初级电路可知,透视管电流的大小是由串联在小焦点灯丝加热初级电路中的半可调电阻与电位器控制的,如图 4-10 所示。调节两电阻中的任何一个,都可以改变灯丝加热温度,从而改变透视管电流的大小。

调整时,接通机器电源,调节电源电压,使电源电压指示标准电压值。技术选择开关置透视位,在 60kV 下,将透视管电流调节旋钮逆时针旋到底,踩下透视脚闸或按下透视按钮,再调节透视管电流旋钮,使管电流逐渐增加,注意观察管电流表指数,一般 X 线机透视管电流最大值限制在5mA 以下,若过高或过低应关闭机器,拉下墙闸,移动半可调电阻上的调节卡子。若不足 5mA 应减小阻值,高于 5mA 应增加阻值。移动调节卡时,首先要搞清楚移动方向与管电流增大或减小

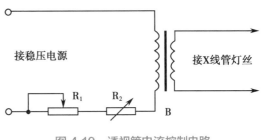

图 4-10　透视管电流控制电路

的关系,然后移动调节卡子,注意移动范围不要过大、过急,位置固定后应将螺丝旋紧,以使接触保持良好。反复试验,直至将透视管电流最大值校准到 5mA 为止,此时旋动管电流调节旋钮,管电流值应在 5mA 内变化。

4. 摄影管电流的测试与调整　小型 X 线机多采用单焦点 X 线管,灯丝加热电压由一个灯丝加热变压器供给,在调整摄影管电流时,比较简单。开机,技术选择开关置摄影位,选择某一管电流挡,在 60~70kV、曝光时间选择 1s 时,按下曝光按钮,机器曝光,观察管电流表读数是否与预选管电流值相符,若高于或低于预选管电流值,应关机,调节灯丝初级电路中摄影管电流调整电阻的调节卡子,反复试验,直至管电流表读数与预选管电流值相符为止。

中型以上 X 线机,多采用双焦点 X 线管,灯丝加热电压分别由两个灯丝加热变压器供给,其摄影管电流调整电阻分别串联于大、小焦点灯丝变压器的初级电路上。在调整摄影管电流时,其大、小焦点的摄影管电流调整电阻应分别调整。

摄影管电流调整的具体步骤是:开机,将电源电压调至标准值,将技术选择开关置摄影位,摄影管电流由最低挡开始,在 65kV、曝光时间选择 1s 时,逐挡进行曝光。注意观察管电流表读数与预选管电流是否相符,若高于或低于预选管电流值,应关机,调节摄影管电流调整电阻的调节卡子或调节触头。在大管电流挡测试时,因受 X 线管容量的限制,需用短时间曝光,故在大管电流测试时,应使用曝光量表,其曝光时间可取 0.5s 以下,这样既准确又安全。其管电流值可由式4-10 求出:

$$管电流 = 曝光量/曝光时间 \qquad (4\text{-}10)$$

5. 空间电荷抵偿的调整　在普通 X 线机 X 线管灯丝加热初级电路中,为消除空间电荷对摄影管电流的影响,都设有空间电荷抵偿变压器,以抵偿管电压变化时对管电流的影响。在校准摄影管电流时,应同时对空间电荷抵偿进行调整。

调整方法是:对摄影管电流各挡进行两次曝光,第一次用 X 线机使用规格表中各管电流挡所允许使用的最低管电压曝光;第二次用 X 线机使用规格表中各管电流挡所允许使用的最高管电压的 90% 曝光。比较两次曝光时管电流表的读数,若相同或接近,则证明抵偿恰当;若管电压增加后,管电流也增大,则说明抵偿不够,应将空间电荷抵偿变压器次级的对应接线接到匝数较多的接线位置上(由电路图线号识别);反之,若管电压增加后,管电流减小,则说明抵偿过多,应将空间电荷抵偿变压器次级的对应接线接到匝数较少的接线位置上。反复试验,直至高管电压曝光和低管电压曝光的管电流数相同或近似为止。

(三) 管电压的检测及调整

X 线机的管电压是由高压变压器初级电路中的管电压表(电压表)预示的。管电压表预示值与实际值的误差是否≤±5%,将影响到 X 线的穿透力,进而影响到 X 线的摄影、诊断和治疗效果。各厂家在 X 线机出厂之前,都进行了严格的调整,但这种调整是在特定的电源条件下进行的,用户的电源条件如电源内阻,不可能与厂家的完全一致,这就造成了管电压表的预示值与实际值不符。管电压调整的目的是,在新的电源条件下,让管电压表的预示值与实际管电压值相符。

因厂家有各种管电压调整专用测试设备,故管电压调整的比较准确。但用户的电源内阻差

异很大,厂家无法预计,故一般在 X 线机的管电压预示电路中常串接一个电源补偿电阻或电位器,该电阻或电位器的作用,就是根据用户电源内阻的不同,补偿 X 线机负载时,由于电源内阻不同而引起的管电压预示偏差。用户在管电压预示调整时,只要对该电阻进行适当调整,就可达到目的。各管电流值对应的管电压预示电阻,一般无须调整。测试和调整时可根据设备条件选用以下方法。

1. 分压器法 它是将测量仪器接于 X 线管两端,利用分压的方法,在负载条件下,直接测试管电压,其测试方框图如图 4-11 所示。由于 X 线管两端电压极高,故用分压器对管电压取样,由电子仪表指示管电压峰值,同时用示波器监视管电压波形。这种方法,适用于各类医用 X 线机的管电压测试,测得的数值比较准确,但操作时应注意安全。

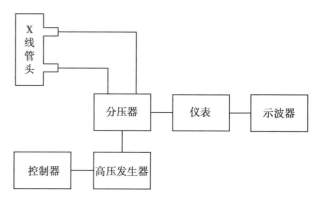

图 4-11 用分压器法测量管电压方框图

2. 初级预示电压测试法 上述方法,在院方应用较困难,比较简单易行的方法是根据 X 线机说明书中给出的调试数据,测试高压初级的电压值来调整和校对管电压。

一般诊断用的中型以上 X 线机,说明书中都给出两组数据。一组数据是高压变压器空载时初、次级电压的对应数值。如 KE-200 型 X 线机为 1.9V/1kV,XG-200 型 X 线机为 3.1V/1kV,XG-500 型 X 线机为 2.8V/1kV。二组数据是高压变压器不同负载(管电流值)下,初、次级电压的对应数值,如表 4-7 所示。

表 4-7 XG-200 型 X 线机负载下初级电压与次级高压的应关系

最大摄影容量	50mA/100kV	100mA/90kV 小焦点	100mA/100kV 大焦点	150mA/100kV	200mA/90kV	100mA/90kV 胃肠
高压变压器初级电压/V	323	300	331	343	314	300

从表 4-7 可见,负载为 50mA、100kV 时,初级电压为 323V,但该机高压变压器空载时初次级电压比为 3.1V/1kV,那么空载 100kV 时,初级电压应为:

$$3.1V \times 100 = 310V$$

由此即可计算出 50mA、100kV 负载下,初级电压的补偿数值:

$$323V - 310V = 13V$$

同理,可计算出不同负载下,初级电压的补偿数值。该数值也就是不同负载下曝光时,电压表的下降数值。

同理,可计算出不同负载下,初级电压的补偿数值。根据上述数据即可进行调整。

二、X 线机多功能质量检测系统检测法

随着科学技术的发展,X 线机重要参数检测仪器也有了长足的进步,现代基本都采用 X 线机多功能质量检测系统来进行检测,如 Piranha、Cobia、Barracuda、Raysafe X2 等多种型号 X 线机多功能质量检测系统。下面介绍几种常用的检测系统。

1. RaySafe X2 系统 由主机和传感器组成,如数字图 4-13 所示。RaySafe X2 系统可配置:①常规摄影与透视传感器(R/F sensor);②乳腺机用传感器(MAM sensor);③CT 传感器(CT sensor);④照度与亮度测量传感器(light sensor);⑤集成式球管管电流表传感器(mAs sensor)。

RaySafe X2 系统外观图

适用于各种类型的 X 线影像诊断设备。包含 DR、CR、牙科机、CT、乳腺机、DSA 等。RaySafe X2 系统可检测 X 线影像诊断设备的管电压、剂量、剂量率、半价层、曝光时间、脉冲数、剂量/脉冲、帧数、剂量/帧、管电流、曝光量、荧光屏亮度、环境照度、AEC/ABC、机房/球管泄漏量等数据。

（1）主机操作：主机有一个触摸屏和三个按钮。在主屏幕中上下滑动以访问之前记录的测量值。在主屏幕中向右滑动以转到设置屏幕，在此屏幕中可以创建设置并查看系统信息，如已连接传感器的校准日期信息；也可以在此模式下进行测量。在单个参数屏幕中，可以向右滑动查看测量规范，向左滑动查看波形是否可用。

屏幕下方的三个按钮为：①菜单，将菜单在屏幕上显示；②主页，进入主屏幕；③返回，返回至先前屏幕。

主机后侧有：①复位开关，用于主机的强制性重新启动；②充电器/电脑接口，用于充电或连接电脑；③曝光量接口，用于管电流测量；④两个传感器接口；⑤以太网接口；⑥开/关按钮，短按此按钮以进入休眠模式。在进入休眠模式片刻后，主机将自动关闭。长按此按钮 2s 即可关闭主机。

（2）测量参数范围：包括以下两个方面。

1）曝光量相关参数范围（介入式测量）：①曝光量量程 0.001~9 999mAs，每挡 0.001mAs，不确定度 1%；②管电流量程 0.1~1 500mA，每挡 0.01mA，不确定度 1%；③曝光时间量程 1ms~999s，每挡 0.1ms，带宽 1kHz，不确定度 0.5%；④加载脉冲量程 1~9 999 个脉冲，每挡 1 个脉冲。

2）常规摄影与透视传感器测量范围：①剂量量程 1nGy~9 999Gy，不确定度 5% 或 5nGy；②剂量率量程 1nGy/s~500mGy/s，每挡 1nGy/s，触发阈值 50nGy/s，不确定度 5% 或 10nGy/s；③管电压量程为 40~150kV，最小剂量 50μGy，最低剂量率（峰值）10μGy/s，不确定度 2%；④半价层量程 1~14mmAl，最小剂量 1μGy，最低剂量率（峰值）在大于 70kV 时为 0.5μGy/s，50kV 时为 2.5μGy/s，不确定度 10%；⑤总滤过量程 1.5~35mmAl，测量时的最小剂量 50μGy，最低剂量率（峰值）10μGy/s，不确定度 10% 或 0.3mmAl；⑥曝光时间量程 1ms~999s，每挡 0.1ms，带宽 4~4 000Hz，不确定度 0.5%；⑦脉冲量程 1~9 999 个脉冲，最低剂量率（峰值）0.5μGy/s；⑧脉冲率：量程 0.120 0 脉冲/s，最低剂量率峰值 0.5μGy/s。

（3）检测方法：测量时，将传感器通过 USB 数据线连接到 RaySafe X2 系统主机，并将传感器置于床上照射野中央，如数字图 4-14 所示。水平面中的传感器视角对测试结果没有影响。定位传感器，选用适宜的条件进行曝光（重点检测临床常用的挡位）。可以直接在主机屏幕上观察到剂量、剂量率、管电压峰值、曝光时间等测量结果。

数字图4-14

RaySafe X2 系统传感器放置示意图

剂量和半价层的数值是由所记录的数据计算出来的。剂量率为平均剂量率，其数值为剂量/时间。剂量率波形第一次上升到峰值的 50% 时，计时开始，剂量率波形最后一次下降到 50% 时，计时结束。管电压峰值和总滤过值是根据峰值信号 90% 以上样本的平均值计算出来的。每当剂量率波形高于峰值 50% 时，将对脉冲进行计数。脉冲率和每脉冲剂量为最后 6 个脉冲的平均值。对于长于 3s 的测量值，剂量率的最终读数、管电压、半价层和总滤过值是移动平均数，在结束触发前约 1~2s 结束。中间读数为移动平均数。

2. Piranha 系统 由主机、掌上电脑（装有专用的 QABrowser 系统）及配套传感器组成，如数字图 4-15 所示。主机内置的探头可以测量管电压、曝光时间、剂量、剂量率、剂量/脉冲、管电流、曝光量、波形等。可用于摄影机，乳腺机，透视机，牙科机和 CT（不包括 CT 剂量）等设备参数测量。

数字图4-15

Piranha 系统外观图

（1）测量参数范围（摄影机和透视机）：①剂量量程 5μGy~1 000Gy，不确定度 5%；②剂量率量程 10μGy/s~350mGy/s，不确定度 5% 或 0.02μGy/s；③管电压峰值量程 35~155kV，不确定度 1.5%；④半价层量程 1.2~14mmAl（50~150kV），不确定度 10% 或 0.2mmAl；⑤总滤过量程 1.5~38mmAl（50~150kV），不确定度 10% 或 0.3mmAl；⑥曝光时间量程 0.1ms~2 000s，不确定度 1% 或 0.5ms。

（2）检测方法：Piranha 系统采用组件式设计，一次曝光同时测量管电压、剂量和剂量率、曝光时间、曝光量和管电流、估算的总过滤和测定波形类型、管电压波形、剂量率波形、管电流波形等参数和波形。

测量时，将主机置于床上照射野中央，距离为正常的临床上采用的距离，建议先在 70kV 进行一次检查测量，证实整个探头区受到均匀的照射，然后再设置临床常用挡位参数进行曝光，直接可以在连接好的掌上电脑屏幕上观察到剂量、剂量率、管电压、曝光时间等测量结果。

（李哲旭）

第六节　维护

X 线机的机械精度高，电路结构复杂，功能广泛，造价高，特别对于数字化 X 线设备，其先进性、集成化、程序化使结构更为复杂，属大型贵重精密医疗设备。加强对 X 线机的维护，做好日常保养工作，保证 X 线机的正常运转，延长 X 线机的使用寿命，提高 X 线机的使用效率，是影像技术人员的职责。

同型号的 X 线机，在相同条件下使用，有的多年不发生故障，有的却故障不断。这固然与各台机器的质量有关，但不可否认，这还与使用、维护得好坏密切相关。X 线技术人员应高度重视设备的正确使用和维护问题。

X 线机的维护一般包括：正确使用和日常维护、主要部件维护、定期检修三个方面。

一、正确使用和日常维护

任何设备，正确使用是最好的维护。对 X 线机这种大型的精密贵重医疗设备来讲，错误地操作有时会造成严重后果，轻者达不到使用目的，造成药品器械的浪费，重者会造成设备的损坏。

（一）明确使用原则

原则一：X 线机使用人员必须是经过专门培养、具有一定专业基础、熟悉机器结构和性能的专业技术人员。

原则二：各类 X 线机的结构及性能差别大，有各自的使用说明和操作规程，使用者必须严格遵守。操作时，必须正确、谨慎、熟练，不可随心所欲，草率行事。

原则三：曝光前，应根据室内温度情况和机器结构特点，确定适当的预热时间。在室温较低时，防止突然大容量曝光，以防损坏 X 线管。

原则四：曝光过程中，应注意观察控制台上的各种指示仪表的指示情况，倾听各电器机件的工作声音，以便及时发现故障进行检修维护。

原则五：摄影曝光过程中，不得随意调节曝光参数。

原则六：严禁 X 线管超容量使用，并尽量避免不必要的曝光。

（二）遵守操作规程

操作规程是为保证 X 线机的正常工作，根据 X 线机的结构、特点而编排的一整套操作程序。由于机器结构的差异，操作规程也不相同，对数字 X 线机来说，操作规程一般包括以下几点。

1. 开机　操作机器前，应首先检查设备间的供电、温度、湿度是否处于正常位置，检查机架系统周围有无杂物阻碍机架移动，检查电缆、数据传输线等线路有无破损、接头有无松动现象。

依次打开设备总电源、计算机电源、高压发生器电源、操作系统，开机过程中，注意仪器状态、系统自检信息，发现异常时，及时记录相关信息，并关闭总电源，报告维修人员。

开机后，按要求进行并预热校正。

2. 操作准备　检查主机的功能状态，磁盘空间（必要时清理）。检查相关连入设备（登记工作站、图像处理工作站等)的性能、状态。

3. 接诊操作　根据工作需要,选择摄影部位、受检者体型,必要时调整摄影曝光条件。操作曝光手闸时,动作要熟练、迅速,用力要均衡适当。

4. 关机　机器使用完毕,将设备复位至初始状态,依次关闭操作系统、高压发生器电源、计算机电源、设备总电源。

(三)认真做好日常维护

日常维护工作包括谨慎操作、保持机房干燥、做好清洁卫生、注意安全检查等方面。

1. 机房恒温恒湿　目前,由于数字X线机设备的非晶硒或非晶硅平板探测器,对温度和湿度都有严格的要求,温度的变化将直接影响平板探测器像素输出的稳定性,因此,需利用空调和除湿机,保持机房内温度20~25℃,相对湿度40%~65%,以达到适宜的温湿度环境,同时,也有利于探测器的散热和冷却。

机房湿度过高会导致设备机件受潮,轻者生锈,造成机械部件活动不灵,电路参数改变,重者使电路元件发霉变质,绝缘性能降低,发生漏电,造成电击事故。保持机房干燥,不仅可以保证机器正常运转,也是安全措施之一,必须高度重视。机房要有良好的通风条件,每天要定时开窗通风或换气扇通风,在清扫机房时,尽量少用水或不用水,擦抹机器不要用湿布,阴雨天要关闭窗户,防止大量潮气侵入机房,必要时开除湿机除潮,发现机器受潮后,不可开机,须经干燥处理后,方可开机工作。

2. 做好清洁卫生　保持机器清洁,防止尘土侵入机内,是日常维护的重要环节。灰尘附着在电子元器件、散热风扇及球管表面,阻碍散热,当湿度高时,可造成电路板短路,久而久之,造成设备的不可逆损坏。清洁除尘应形成制度,坚持每日工作时,先对机器和室内进行清洁处理。除尘时,最好用除尘器,少用或不用湿布擦拭。

3. 谨慎操作　数字X线机机械装置一般配有电动驱动装置,以方便技师更轻松的操控设备。操作平板探测器、球管、天轨、升降床时,应注意不能过急,留意周边有无其他物品,如送受检者的担架车、轮椅等,防止碰撞导致机器损坏,特别是防止重要部件的损坏。对控制台的计算机,除非处于死机状态,否则一般不要强行关机或随意切断电源。

4. 开关机　数字X线机在开机与关机时,一定要严格按照操作规范进行操作,确保使用的正确性。开机之前,要先将空调和除湿机打开,在机房温度、湿度适宜后,再开机。关机时,不能直接切断电源,应先退出系统,再切断电源,以免软件及数据的丢失。下班及无人值守的情况下,建议将其主机及外围设备关机,以免机器长时间工作。关机之前,如果球管长时间曝光,需再待机一段时间,使散热风扇得以继续工作一段时间,给机器散热后再关机。

5. 注意安全检查　应注意在使用机器过程中,对病人及机器本身造成的安全隐患。日常检查的重点是:雨天机房是否有漏水,电线是否被老鼠咬破而短路,设备仪表及指示灯的指示、曝光是否有异常,接地是否良好,X线管管套有无漏油,球管温升是否过快,机器运转是否正常,钢丝绳有无断股,是否有异常的声音或异味等情况。一旦发现异常,应立即切断机器电源,进行修复或更换。

6. 防范计算机病毒　数字X线机是普通X线机与计算机的结合。计算机的作用越来越大,其能否正常运行,直接影响着整个设备的运行状态。其中计算机病毒对计算机运行的影响尤为重要,要禁止安装非设备本身的软件,防止病毒通过U盘、光盘等媒体介质而入侵,平时做好重要软件、文件的备份,为计算机安装杀毒软件,并注意及时升级。

7. 电源电压稳定　大多数X线机,对供电电源的电压波动范围及频率,都有严格、明确的要求,在开机之前,一定要检查供电电源电压是否符合要求。停电后,应当切断电源,待电源稳定后,再通电开机。电压不稳的地区,建议配备专用交流稳压器;经常断电的地区,最好配备不间断电源。

二、主要部件维护

（一）机械部件

机械部件包括轴承、电镀部分、钢丝绳、暗盒、限位开关、紧固件、床面等。

1. 轴承　应经常检查诊视床、立柱、滑轨等活动部分轴承磨损情况、灵活度，对滑动部分，定期加注润滑油，以减少摩擦和磨损。

2. 电镀部分　要使其防锈，应经常用油布擦拭；喷漆或烤漆部件，要禁止火烤、碰撞，以防漆皮脱落。

3. 钢丝　要经常检查吊挂钢丝是否有"断股"现象，若有，则应立即更换。

4. 限位开关　要经常检查各种机械运动的限位开关的位置和功能是否正常。在电机转动时，手不要离开操作控制按钮，此时应眼观六路、耳听八方，以便及时发现意外，必要时，应当即切断电机电源。

5. 紧固件　要经常检查各机件固定用的螺钉、螺母、销钉是否有松脱现象，如有松脱应及时紧固。

6. 床面　应铺床单，以保持床面清洁、干燥。胃肠检查时，受检者吐出的钡剂要及时清除干净。

对于设备，除了每天的保养之外，也应坚持每周一次大规模、全面的检查保养。具体包括检查螺丝、旋钮有无松动，机械转动是否灵活，钢丝是否牢固、有无断股等，并对机器表面消毒和维护。维护保养完毕，填写维护保养记录。

（二）控制台和平板探测器的保养

有别于传统的 X 线机，数字 X 线机大部分都以计算机替代以往机械式操作的控制台，因而，对控制台的保养主要是对计算机的保养，重点是除尘、系统优化、厂家对软件的定期升级。屏幕的清洁应每天进行，计算机内的清洁应由厂家工程师按季度定时进行。

平板探测器为数字 X 线机核心部件之一，其性能优劣，直接关系到影像的质量，因此，其日常维护、保养不容忽视，内容包括清洁、防震、恒温以及校准等。

（三）高压发生器

1. 保持绝缘油的绝缘性能　为保持高压发生器及机头的绝缘性能，在没有故障时，不得随便打开。这是因为绝缘油暴露于空气中，会吸收空气中的水分，而使其绝缘性能下降。

2. 更换绝缘油　当需要换新绝缘油时，应检查新油的性能，要求其绝缘强度≥30kV/2.5mm。

3. 防潮、防锈　如果机房不是木板地，最好将高压发生器放置在一个特制的木制底座上，以便防潮、防锈。

4. 更换脱水凡士林　高压发生器的高压插座内，要定期更换凡士林或硅脂。一般情况下，凡士林半年更换一次，硅脂一年更换一次，以防凡士林或硅脂固化，使高压插座内出现气隙而造成放电。更换时，需将原填充物清除干净，并用乙醚或四氯化碳擦拭高压插头和插座，再涂抹脱水凡士林或硅脂。

5. 接地　定期检查高压发生器的接地情况，应始终保证其接地良好。

（四）高压电缆

高压电缆是易被击穿损坏的最薄弱的高压部件之一。

1. 防潮、防热、防压　受潮易使水分渗入高压电缆的内部；受热易使高压电缆吸收水分，膨胀变形；受压会导致高压电缆变形。受潮、受热、受压都将使高压电缆的绝缘性能降低，易被高压击穿。

2. 防腐蚀　要避免绝缘油侵蚀高压电缆，绝缘油对橡胶有较强的腐蚀作用。

3. 防止过度弯曲　避免高压电缆过度弯曲。过度弯曲会使弯曲处的芯线与金属网间的电荷集中，高压电缆易在过度弯曲处被击穿。

4. 经常观察插头 高压电缆插头内的填充物,多由松香和绝缘油混合制成,在X线管管套端,常因受热熔化流出,故应时常检查,出现此情况时,应及时处理。

5. 紧固情况 X线管管套是借高压电缆的金属网而接地的,要经常检查高压电缆两端的金属喇叭口与X线管管套和高压发生器的紧固情况。曝光时,如听到"吱吱"的静电放电声,应首先检查此处。

(五)X线管

X线管属贵重、易碎玻璃制品。其使用维护应注意以下方面。

1. 防震动 X线管组件在运输和使用中应特别注意防震、防碰。由于阳极端较重,且工作中,阳极将产生大量的热,因此,在运输与使用中,应平放或将阳极端朝下。

2. 注意曝光间隔 X线机在连续工作中,要有必要的间歇以使X线管冷却,管套表面温度不宜超过50℃。

3. 观察窗口 X线管管套内要保持足量的绝缘油,要定期通过窗口观察管套内是否有气体,如有应立即补油排气,发现渗油、漏油,立即处理。观察X线管焦点是否在窗口的中心,如不在中心将影响成像质量,及时打开管套修正X线管焦点的位置。

4. 听声音 曝光时,应经常注意观察是否有不正常的声音;如有异样的声音,应立即停止工作,进行检修。

5. 辉光 在曝光时,如X线管发出极微弱的辉光,这是一些电子冲击玻璃壁所产生的荧光,必须与真空度不良而发生的电离放电现象相区别。前者发生在玻璃壁,且随管电压的增加而减弱,随管电流的加大而显著增强;后者则随管电压的增加而增强。玻璃管壁发出微弱的荧光,不影响X线管的正常使用,但轻度辉光放电则是X线管损坏的前兆。

三、定期检查

X线机在使用过程中,除了一般的日常维护外,应进行定期的全面检修,以便及时排除故障隐患,防止重大事故的发生,延长机器的使用寿命。定期全面检修通常一到两年进行一次,其检修内容主要有以下方面。

(一)全面清洁

全面清洁的内容和注意事项有:①清洁之前,须先切断电源;②定期全面清洁机器各子系统表面及内部(散热风扇、球管等)的灰尘和污垢,用毛刷和吸尘器将灰尘清除干净,电路板上的灰尘,要由负责设备维护的专责人员负责,注意防静电,更换空气滤网、水路滤网及油路滤网;③清洁设备时,在不脱毛的布上,涂上无机清洁剂清除机箱外壳污垢,除尘时不要碰到电路板和元器件;④定期进行磁盘清理,将图像文件进行清理或刻盘,清理软件垃圾,提高软件运行效率。

(二)机械部件

1. 机械校准 设备一键到位无法到达预定义位置,或者自动跟踪出现故障时,需进行机械校准,进入机械校准界面,系统会出现调试步骤提示,根据提示,完成高度参数、旋转角度、床位参数、一键到位等参数的校准。平板探测器在使用一段时间后,会出现性能方面的偏差,影响图像质量,需要依据各厂家的设备校正程序,完成检查和纠正,如硬件部分出现故障,可由厂家维修工程师协助检查和维修。

2. 机械检修 滑轮、轴承、各种导轨等活动及传动部件应进行检查并清洗,重新加注润滑剂,各种平衡用及传动用的钢丝绳,如发现有断股或严重折痕都应更换并清除锈斑,用机油润滑。检查各紧固螺钉,尤其是影响设备稳定安全的螺钉,如立柱调节紧固螺钉、各限位开关的固定螺钉、立柱限位块固定螺钉、平衡砣固定螺钉等,若有松动的应重新拧紧固定。

(三)电气部分

1. 电源线的检查 主要检查电源线绝缘层有无老化、碎裂现象,有无过负荷痕迹。若绝缘层老化变脆,必须更换。

2. 接地装置的检查 接地装置是否完好,关系到人员安全和设备能否正常运转,应重点检查。一是检查接地线是否完好无损,各接触点是否良好;二是测量接地电阻有无变化。若发现接地线有局部断折,应更换或焊接好。若接地电阻明显增大超过规定值,应进一步检查各连接点,必要时应对接地电极进行检查。

3. 限位及开关的检查 应检查天轨的四向滑动的限位胶垫及检查床的四向平移限位是否可靠,电动升降床开关、平板升降开关、紧急停止按钮等开关是否正常,立柱式和悬吊式装置的电磁锁定是否良好。

4. 控制台计算机电路的检查 由计算机控制的 X 线机,需对计算机进行定期保养。检查时重点首先是除尘,特别是电路板内的电子元件的除尘,检查连接线有无松动、有无过热元件、电解电容有无漏液等。还要检查计算机与其他设备之间的连线有无老化、折弯、裸露和松脱,以杜绝电路故障导致的安全隐患。

(四)性能测试

X 线机经过一定时间的运行,其性能有可能发生变化,可根据定期记录的参数包括曝光参数(管电压和管电流)、图像的读出时间、图像的传输时间和查看图像质量等,来判断系统的整体性能。一般系统都配备了对于平板探测器等的校准软件,只要依照步骤校准即可。例如,某些设备的平板探测器的增益校准和像素校准,要求 1~2 个月做 1 次。部分不具备自行检测的参数可协同专业检测部门或机构来实施,如管电压的偏差、管电流的偏差、曝光时间的偏差、输出重复性偏差的计算、分辨力的测试等。

机器经过定期检修之后,应对检修中发现的问题,更换的元件或改动的电路做详细的记录,以方便之后的检修。

(董晓军)

第七节　检修方法

X 线机的检修,是以 X 线机的结构和设计数据为依据,通过分析推理,采用恰当的检修方法,排除故障,使机器重新运转的复杂过程。掌握检修原则、常用方法和注意事项,是做好检修工作的重要保证。

一、故障分类

X 线机的故障通常可分为机械故障和电器故障两大类。

1. 机械故障 机械故障是指机械部件所发生的故障。通常又可分为四种情况。

(1)机械转动件的失灵或卡死:这是一种常见的故障,多由机件受潮生锈或润滑不及时,以及杂物侵入后未及时清除而造成。轻者操作起来由轻松变为笨重;重者锈死或卡死,不能活动。

(2)机械精度改变:在长期使用中,机械磨损将使机械精度发生改变。在运动过程中可能会出现晃摆现象。

(3)机件弯曲、变形、破碎、断裂:这种故障多由碰撞或调整不当而使某些机件受力不均、位置不正造成。

(4)机械连接固定件松动或松脱:如铆钉、螺钉、螺母等在机械长期活动中因受力而松动或脱落。

2. 电器故障 X 线机也是一台精密的电气设备,有很多控制电路,电路故障也是 X 线机常见的故障,技术人员必须具备较高的理论水平和一定的工作经验,才能排查及维修故障。

（1）按故障性质分类：可分为断路故障，短路故障，元件老化、损坏故障。

1）断路故障：在维修中，断路的含义不仅是指电路中的电流被完全切断，如断线，还包括因接触不良、元件变质等所引起的电路不畅通现象。断路故障发生后，将导致所控制的电路工作不正常或完全停止工作。

2）短路故障：它是指由导线绝缘破坏或绝缘强度降低而击穿以及各种原因造成的导线互相搭碰，使不应连接的导线、元件之间发生碰接，导致某些元件变质漏电等而使电路中的电流值远大于正常值的现象。这种故障危害极大，它不仅能使局部电路工作不正常，而且会使导线、元件过热甚至烧毁，保险装置熔断，导致局部或整机停止工作。

3）元件老化、损坏故障：电路元件长期使用后，因质量和自然寿命而导致元件老化、损坏。这种情况可能会造成断路或短路，如电阻烧断，电容器、晶体管击穿等。

元件老化将导致参数改变，但不等于元件完全失效或击穿，如电阻的阻值增大或减小、电容器漏电、晶体管参数变化等。这种故障发生后，其所在电路的参数将发生不同程度的改变，从而使电路工作出现异常或导致整机工作不正常。这种故障比较隐蔽，判断比较困难，应细心检查、逐步测量方能找出问题所在。

（2）按故障所在电路的电压高低分类：电路故障又分为低压电路故障和高压电路故障两种。

1）低压电路故障：是指发生在电源电路、灯丝初级电路、高压初级电路、控制电路等不存在高压的电路中的故障。

2）高压电路故障：是指发生在高压次级电路中的故障，如高压变压器、灯丝变压器、高压电缆、高压交换闸、X线管等高压元件接触不良、损害等故障。

在检修X线机时，首先应根据故障现象，判断出是高压电路故障还是低压电路故障，然后进行逐级检查，这样才能减少试验次数，缩短检查时间。

二、故障产生的原因及故障的特征

X线机产生故障的原因很多，其故障特征也各不相同，具体分析如下。

1. 故障产生的原因　故障产生的原因可分为正常性损耗、使用不恰当、保养和维修不及时、性能调整不当、制造质量不佳、外电源影响等六个方面。

（1）正常性损耗：X线机的机械和电气元件都具有一定的使用寿命，在长期使用中，有的元件逐渐老化，其性能降低，造成工作不稳定，甚至不能工作。例如：X线管老化、变压器油的老化、接触器触点损坏等。正确使用机器和经常维护这些元件可延缓其老化速度，延长其使用寿命。

（2）使用不恰当：正确地使用X线机，对延长X线机寿命有着重要意义。使用过程中，要遵守规程，按规格使用，否则，会造成某些元件过早损坏、参数改变等，使机器性能降低，从而不能正常开展工作。

（3）保养和维修不及时：X线机发生故障的另一重要原因是没有对机器做日常保养和定期检修。

（4）性能调整不当：在安装或检修机器时，必须按照机器规格和要求进行多方面地调整和校准，才能发挥机器的性能。如果未经正确调整，或调整不当就投入使用，则机器不仅不能发挥应有的作用，而且有损坏机件或电气元件的可能。

（5）制造质量不佳：X线机的某些元件常因制造工艺粗糙或加工质量不良而导致在使用时损坏。有的元件质量和工艺虽无问题，但电性能或机械性能不符合使用要求，如将小功率电阻用于大功率电路中很快就会烧毁。

（6）外电源影响：X线机对电源要求非常严格，电源的较大波动会影响机器的使用。如用电高峰时，电源电压较低；用电高峰过后，电压又升起来，在这两个时间段，由于电源影响，同一部位在相同预示条件下摄影，其效果可能不一样，此时不能认为机器发生了故障。

2. 故障现象的特征 X 线机故障现象的特征是多样的,在检修时要抓住特征性的现象进行分析和判断,就可以避免、阻止故障的扩大,并能准确及时地检修和排除。

(1)突然出现且持续:X 线机的某些故障是突然出现的,且其现象是持续不变的。如 X 线机高压部分绝缘材料击穿时,其表现是管电流表读数突然显著增加。这个故障产生后,现象始终是持续的,以后只是程度上有所增加,而现象不会自动消失。出现这种故障时,特别是如上述的高压部分的这种故障,不可多作试验,以免扩大故障引起更大的损失。

(2)偶然出现且时有时无:有些故障现象的产生是偶然的、没有规律性的,且时有时无。例如各种接插件、开关、接触器等接触不良时,使电路时通时断,在检修时必须判断准确,给予恰当的修理。

(3)规律性:有些故障现象的产生具有一定的规律性,当它在某种情况下使用时才出现,这样便可根据故障出现的规律性进行检查和分析,寻找故障所在。例如有的 X 线机在低条件时工作正常,但每当管电压值升到 80kV 左右时管套放电,当降低条件后又一切正常,再上升到 80kV 左右时又重复出现放电现象,这说明管室内绝缘油耐压不够,必须更换新油才能正常工作。这种规律性的故障,只要抓住要点,就比较容易排除。

(4)渐变性:有些故障现象的程度是逐渐发展的,且随时间和摄影条件的加大而加强,开始表现轻微,以后逐步加重直至完全不能工作。例如限时器的时间控制不准确,最初较长,逐渐发展变得更长,最后到不能控时为止。这种逐步演变的过程,根据其特点是不难排除故障的。

三、检修时的注意事项

1. 检修原则 X 线机的检修原则是:①检修者必须具备检修 X 线机的专业知识和一定的检修经验,态度要严肃认真,一丝不苟。②检修者应对所检修的 X 线机的说明书及有关资料数据进行认真的阅读和了解,掌握操作程序,并弄懂机械结构原理、电路工作原理和各电路元件的工作程序,熟悉有关数据,如 X 线管的型号、规格、电子元件及电路参数、稳压范围、变压器的变比等。③全面详细地了解故障发生时的情况和现象,如故障发生的时间、发生故障时所使用的技术条件、有无响声、气味以及各指示仪表的指示状况等。④综合分析,制定检修计划。切忌无计划的"盲动"检修。检修完毕应对机器进行试验和必要的调整,并填写检修记录,如表 4-8 所示。

表 4-8 检修记录表

X 线机型号	故障现象	检查结果	维修记录

检修人员:　　　　　　验收人员:　　　　　　　　　　　　年　月　日

2. 注意事项 检修时应注意如下事项。

(1)制定并执行检修计划:发生故障时,认真分析,及时制定检修计划,并按计划进行逐步排查。如发现新的情况,应及时调整检修计划,继续进行检查。

(2)所用仪表精度要高:检修中用的仪表精度要高,至少不低于机器所用仪表的等级,以免测量误差大,干扰检修工作。

(3)检修工具规格要全:各种检修工具如螺丝刀、钳子、扳手等其规格要尽量多一些,以适应不同规格机件的拆装。

(4)拆卸导线应编号:检修中凡编号不清者要重写,以免复原时错线错位,造成新故障。

(5)妥善放置拆下的零件、螺钉、螺母:对拆下的零件、螺钉、螺母等,都要分别放置,不可乱丢,检修之后应及时装上。

(6)高压电缆对地放电:带高压电缆或有高压电容的 X 线机,由于电容储电的作用,曝光后,高压电缆插头上的金属插脚,仍有很高的电位,需将插脚对地放电后,方可接触,否则会发生高压电击事故,甚至危及人身安全。

（7）注意防护:检修中应注意防护,必须进行透视或摄影试验时,应将遮光器全部关闭,或用铅皮、铅围裙将X线管套窗口遮盖。

（8）一次性故障现象观察:当遇如高压击穿、机器漏电、电流过大等故障时,应避免进行重复试验。非试不可时,应选择低条件,一次将故障现象观察清楚。若反复试验,将使故障扩大或造成元件的完全损坏。

（9）元件更换:更换元件时,重要元件如X线管、高压整流硅堆、可控硅等,应以同规格更换。其他元件如电阻、电容等,也尽可能用同规格的元件更换,如条件不允许,可用同阻值、同容值但瓦数等于或大于原电阻或电容的同类产品更换。

四、故障检查方法

在X线机检修中,会遇到性质、现象不同的故障,有大有小、有繁有简,有明显的亦有隐蔽的。检查者应根据不同的情况,采取有效的检查手段,方能"准而快"地找出故障所在。常用的检查方法有以下几种:

1. 直观法　又称为感触法,它是利用人的感觉器官即眼、耳、鼻和手,直接发现故障所在。这种方法适用于表面故障的检查,如用眼睛可以观察X线管灯丝是否亮,电路中有无打火、放电现象,元件接线有无脱落、损坏等;用耳朵可以检查机器工作时的异常声音,旋转阳极启动运转是否正常,接触器、继电器、高压交换闸是否工作,高压发生器、X线管室内有无放电声;用鼻子通过气味可以判断某些机件是否因电流过大而高热或烧焦,如导线和线包、高压电缆的击穿及发生部位等;在机器断电后,用手可以感觉某些元件如电阻、变压器、管套的温升,判断电路工作是否正常。

2. 短接法　是指用导线把控制电器通断的电路直接接通的方法。这种方法适用于控制电路中断路故障的检查,只需一条夹子线,简单易行,只要将怀疑点逐点短接即可找出故障所在。

3. 切除法　又称为隔离法,它是指将电路分段,即断开一部分电路,检查另一部分电路,逐步缩小电路范围、找出故障所在的方法。这种方法一般适用于控制电路或高压电路中短路故障的检查。对于某些难以判断故障位置的故障也是一种比较快而准的方法。

4. 代替法　也称为置换法,它是指用人工驱动电器动作,如继电器、接触器等,以及用相同型号或数值相近的元件取代可疑元件进行检查的方法。这种方法适用于对电路中某一元件的质量有怀疑,但又无其他条件鉴别其好坏的情况。代替元件可以用同样规格的备用件,也可以用机器上同型号的元件临时代替试验。如高压发生器内,四只高压硅堆中怀疑有一只击穿,就可用置换的方法,确定哪一只是坏的。

这里要着重指出的是,在进行代替之前,必须对电路中的电参数进行测定,在电参数正常的情况下代替,不可贸然进行代替试验,避免将代替件损坏,如晶体管的代替,必须测其各极间电压是否正常等。

5. 测量法　也称为仪表法,它是指用各类仪表如万用表、电压表、电流表、高阻表、低阻表,各类计时器、示波器等,测量电路及电器元件的额定数值是否发生变化,判断电路故障的方法。这种方法是X线机检修中最重要、最普遍、最准确的方法。运用不同的仪表,检测不同的故障既迅速又准确,由于仪表能直接指示数据或波形,更适用于那些因电路或元件参数改变而发生的故障的检查。总之,各类仪表是检修中的重要的工具,是技术人员的耳目,应熟练掌握其使用方法,并像维护X线机一样爱护。

上述五种检查故障的方法,不是孤立的,而是为了叙述方便而分开的。在检修X线机时,五种方法几乎都要用到,为检查某一故障往往同时采用几种方法。实际工作中要结合机器所发生的故障现象,从实际出发,以准而快为原则灵活运用上述各种方法。

（金雪峰）

第八节 X线机重要部件常见故障及检修

X线管、高压发生器等都是X线机的关键部件,掌握各关键部件自身容易发生的故障,以及发生故障时所产生的现象,对提高分析、判断故障的准确性和缩短故障检查的时间,具有重要意义。

一、X线管及其组件的常见故障及检修

(一)X线管常见故障

1. X线管灯丝断路

(1)故障现象:①曝光继电器工作时,无X线产生,管电流表无指示;②检查中可见X线管灯丝不亮;③对X线管灯丝变压器初级进行测量,其电流很小,但电压高于正常值。

(2)原因分析

1)灯丝加热电压过高:如灯丝变压器初级线圈局部短路,或管电流调节电阻短路,造成加热电压过高。

2)错误地调高灯丝加热电压:如电缆插头插座接触不良,摄影管电流不足时,为了获得足够的管电流,盲目地调高灯丝初级电压,而在工作过程中,一旦插头插座恢复良好的接触,灯丝就会因电压过高而烧断。又如,更换高压电缆插头时,大小焦点接线错误,把大焦点灯丝变压器的电压引至小焦点灯丝,使小焦点灯丝烧断。

3)X线管灯丝变细:X线管长期使用后,由于灯丝升华变细、电子发射率降低,要想获得原来的管电流,必然要提高灯丝加热电压,这样,灯丝也易烧断。

4)X线管进气:X线管大量进气,通电后灯丝迅速氧化烧断,形成淡黄色氧化物粉末。

2. X线管阳极靶面损坏

(1)故障现象:①X线输出量显著下降,成像装置感光不足;②靶面有各种痕迹如龟裂、熔蚀、裂纹等,如数字图4-16所示;③由于阳极金属蒸发,玻璃管内壁镀上薄薄的金属层,增大了对X线的吸收,使图像的清晰度降低;④靶面严重的熔化,会使金属钨滴落在玻璃管壁上,造成X线管爆裂损坏。

(2)原因分析

1)超负荷使用:如过载保护装置失灵,使用时当管电压、管电流、曝光时间超过安全使用范围,造成X线管瞬时负荷过载,阳极过热;使用时X线管每次曝光量虽在安全使用范围,但当连续曝光,间隔冷却时间不足时,焦点面热量逐渐累积而超过其允许限度,致使焦点面熔化升华。

2)旋转阳极启动电路故障:如果延时启动保护电路出现故障或转子卡死,在阳极不转动或转速过低的情况下进行曝光,瞬间即可使阳极靶面损坏。

3)散热装置故障:如散热体与阳极铜体接触不紧或油垢过多,阳极热量不能及时传导到绝缘油中去,造成阳极过热,焦点面损坏。

3. X线管真空度降低 称为漏气或进气,可分为真空度轻微降低和严重降低两种。

(1)故障现象

1)真空度轻微降低:X线管通电时,管电流表指示偏高,加高压数次之后,管电流表指示才恢复正常;提高管电压后,管电流表指示又偏高,管电压不变,曝光数次后,管电流表指示又恢复正常;再提高管电压,又出现上述情况。冷高压试验时,管内没有明显的辉光。这种情况多是制造时管内有气体残留造成的,经过适当训练后,仍可继续使用。

如X线管真空度比上述情况再稍降低,则透视荧光屏上图像清晰度降低,X线穿透力不足,增加管电压图像反而更不清晰,摄影时图像过淡或不显影。这是由于管内气体分子电离后,正离

子与射向阳极的电子束发生碰撞,一方面使电子速度降低,另一方面干扰了聚射方向。这时 X 线管已不能正常使用,冷高压下可见微弱辉光。

2)真空度严重降低时,使用中可出现以下现象:①管电流表指示异常:如为全波整流 X 线机管电流表指针冲至满刻度,可能撞坏指针,烧毁表头。这是因为管内有气体电离,增加了高压次级负载电流。自整流 X 线机中,因电离电流是交流成分,指针在零位颤动,或使指针倒退、向上跳动或极不稳定,这样容易烧坏表头。②由于高压次级电流增大,初级电流相应增大,高压变压器、控制台等负载"嗡嗡"声很大,电源电压表和管电压表指针下降,过载装置可能工作,保险丝熔断。③冷高压试验时,X 线管内有明显的淡红、淡黄或蓝、紫色辉光。如管内气压与大气相等则可产生弧光放电,灯丝点亮时将立即氧化烧断。

(2)原因分析:X 线管使用中,阳极过热,金属内部有气体逸出或阳极铜体与玻璃焊接处发生微小裂隙造成进气;运输或使用过程中遭受强烈的震动,也可造成裂隙;X 线管工作时,由于二次电子的影响,管内玻璃壁可附着上电子层,若管套内有金属尖端或气泡,绝缘油耐压性能又不符合要求,则管套可通过金属尖端或气泡向 X 线管内电子层放电,击穿玻璃,形成微小的针孔,使 X 线管内进气进油。

4. 旋转阳极转子的故障

(1)故障现象:①旋转阳极转子故障通常有两种,即转速降低或卡死。故障形成后,在延时、启动电路正常状态下曝光时,旋转阳极转速明显下降,曝光结束后,阳极很快停转(无制动电路)或曝光时阳极不转动。②在延时、启动电路正常状态下曝光时,因工作电路均正常,X 线照常发生,但由于旋转阳极停转,阳极靶面某一点将过负荷,致使该点靶面熔化。

(2)原因分析:转子封装于旋转阳极 X 线管管壳内,阳极靶固定在转子上,为了提高转子的润滑性能,在转子内装有高速耐高温的滚珠轴承,并在滚珠上涂有固体润滑剂,生产工艺较为复杂。旋转阳极 X 线管在长期使用中,转子工作温度很高,轴承磨损变形及间隙发生变化,同时固体润滑剂的分子结构也要改变。由于上述两个变化存在,有时会导致在旋转阳极电路工作正常情况下,发生转速下降或转子卡死现象。

X 线管是高压真空元件,上述任一故障,都意味着管子不能使用,需更换新管。在更换 X 线管时,不仅要注意 X 线管的电气规格,而且应注意 X 线管的几何尺寸。

(二)旋转阳极启动装置的故障及检修

旋转阳极 X 线管的启动电机是一个单相异步感应电机,旋转阳极必须达到额定转速后才能曝光,否则,将损坏阳极靶面。旋转阳极启动装置由定子、转子、剖相电容器、电压切换继电器和安全保护继电器等主要元件组成。常见故障有以下几方面。

1. 定子绕组的故障　定子绕组由启动线圈和运转线圈组成,封装于 X 线管管套中。绕组的三根引线固定在管套的阳极端接线柱上,通常编号为 0、Ⅰ、Ⅱ;0 为公用端,0-Ⅰ 为启动线圈,0-Ⅱ 为运转线圈,通过三根连接线与控制台启动电路相连接。一般情况下,绕组本身发生故障较少,常见的故障有下列两种情况。

(1)断路:断路故障多因连接线断路或者连接线与定子绕组引线在接线柱处松脱所致,三根引线中任何一根断路或松脱,造成定子绕组中的一个或两个线圈不能得电,X 线管阳极都不会转动。

(2)短路:短路故障多因 X 线管管室上定子线圈接线柱对地,或因担负切换启动与运转电压的继电器触点有故障,使定子绕组始终处于启动电压、启动电流的作用下,导致线圈过热致使绝缘破坏而短路;线圈短路或严重漏电时,X 线管阳极不会转动,同时因线路电流增大,保险丝有可能烧断,使整个启动电路断电。线圈轻微漏电时,X 线管阳极转速可能降低。长期使用会因阳极转速不够而损坏阳极靶面。

检查定子线圈断路和短路时,应切断有关电路接线,用万用表 $\Omega \times 1$ 挡,测量定子绕组两线圈的直流电阻,该阻值一般在十几欧姆至数十欧姆;且运转线圈比启动线圈阻值小。若测得的阻值过高或无穷大,则说明定子线圈或连接线接触不良或断路。若阻值很低则说明定子线圈有短路,或连接线有短路。

检查定子线圈对地漏电或对地短路时,应打开管套阳极端盖,卸下三根连接线,用万用表 $\Omega \times 1K$ 挡分别测量三个接线柱与管套间的电阻,正常情况下,该阻值应无穷大,表针应原处不动。若表针移动有阻值指示即说明定子线圈对地漏电,若电阻很小或等于零,则说明绕组线圈对地短路。

2. 剖相电容器的故障 剖相电容器是易损部件,常见的故障有击穿、断路或漏电等。

(1)击穿或断路:电容器在启动电路中的作用,是通过移相使启动线圈和运转线圈中的电流在时间上有一定的相位差,从而产生旋转磁场,使转子转动。当电容器击穿或断路时,其作用消失,X线管阳极不转动。

(2)漏电:电容器漏电后,启动电流将减小,使启动转矩减小,致使X线管阳极转速降低。这种故障不易被发现,对X线管威胁较大。在工作中若发现旋转阳极转速降低,摩擦声增大,启动电路断电后阳极静转时间缩短,应停止工作,对电容器进行检查。

对电容器故障的检查,可拆去一端的引线,用万用表 $\Omega \times 1K$ 挡测电容器的两端。若表针上冲后,慢慢退回原位,即为正常;若表针上冲后,不再退回,为击穿;表针虽退,但回不到原位,则为漏电。对击穿和漏电严重者都应更换。

3. 旋转阳极启动装置的检查程序 旋转阳极启动装置是否有故障,可根据旋转阳极X线管转子转速来判断。当X线管阳极不转动或转速降低时,首先应检查旋转阳极启动装置工作是否正常,切不可只凭某一现象而又不做认真检查就断定为X线管损坏,启动装置的检查程序按下述方法进行。

(1)断开高压初级电路。

(2)查电源电压是否正常。

(3)观察继电器的动作状况,排除触点故障。

(4)测量启动绕组和运转绕组的电压和电流值。

(5)断开有关电路接线,测量定子绕组启动和运转线圈的直流电阻。将上述各条中测得的数据与原数据比较,分析故障所在部位。

(6)断开剖相电容器一端接线,测量电容器是否击穿、断路或漏电。

(7)测量降压元件有无断路。

(三)X线管管套的故障及检修

1. 管套漏油 是X线管套常见故障之一,必须及时发现、及时修理,否则,将使故障扩大化,进而引起绝缘性能下降,造成高压部件被击穿。

(1)故障现象:使用中管套有油渗出,摇晃管套从透明窗口可见到管套内有气泡。如漏油严重,通高压时可引起高压放电。为确定管套漏油的部位,可将管套擦干净,置于烤箱内,温度控制在60℃左右,保持一段时间,取出后再做认真检查。

(2)原因分析及修理

1)管套铸造或焊接处有砂眼或隙缝:对薄钢板管套的砂眼或裂缝,可用锡焊处理;铸铝管套的砂眼可用环氧树脂封补,涂环氧树脂后应将管套置于60℃的烤箱内烘烤24h。

2)窗口裂缝或窗口密封的垫圈失效:应更换新品或更换窗口下的耐油橡皮。

3)注油孔封孔螺钉、耐油橡胶垫圈或铅垫圈破裂,螺钉固定不紧:垫圈破裂应更换新品,如螺钉固定不紧应查明原因并修复。

4)高压插座裂纹或铜接线柱与绝缘介质压铸不紧:插座有裂纹应换新品;接线柱压铸不紧可用环氧树脂封补或更换新品。

5)膨胀鼓老化、破裂、封口螺钉固定不紧:应更换新品或拧紧螺钉。

6）高压插座的固定螺圈松动:原因多在于插座下垫圈失效,需更换新垫圈。在更换前,应将X线管取出,以免损坏X线管。

2. 管套内高压放电

(1) 故障现象:管套内高压放电时,可以听到"吱吱啪啪"的放电声,管电压越高,放电声越大,管电流表指针冲至满刻度或出现不稳现象。

(2) 原因分析及修理

1）绝缘油耐压过低或油内有纤维等杂质:需更换绝缘强度不低于 30kV/2.5mm 的绝缘油。

2）管套内有既不接地又不带电的导体距离高压过近:高压发生时导体可感应带电,待电荷积累至一定程度后,将会发生间断性静电放电。修理时,必须拆开管室,使此导体带电或接地。如管套内固定X线管阳极的插座,一般与阴极结构一样,都是三个铜芯的高压插座,当用在阳极时,若不将它们三者短路,就会感应带电,引起放电。

3）灯丝接线松脱或在更换新管时引线过长:在高压电场作用下,灯丝引线与管套靠近而放电。必须拆开管套,将灯丝引线固定,引线过长应适当剪短。

4）管套漏油:管套内出现气泡,则管套内可发生放电现象。

3. X线管位置不正　从窗口观察,可见X线管的射线出口不在窗口中心;用荧光纸或增感屏直接遮于窗口,曝光时,可见X线图像不是圆形,而有一暗区;摄影成像装置上,可见某一侧图像不清晰。

X线管位置不正,多因装配时固定不紧,X线管位置发生了改变。应拆开管套,检查校正并重新固定。

(四) X线管的更换

更换X线管是维修工作中经常遇到的一项细致工作,维修人员不仅要有熟练的维修技术,而且要了解管套的结构和拆装程序。更换X线管一般可按以下三个步骤进行。

1. 旧管的拆卸

(1) 组合机头式:数字图 4-17 为一般组合机头的内部结构,其旧管拆卸的顺序是:先从窗口把螺母 1 取下,将机头内的油全部倒出,再将机头下端的定位旋钮 2 取下,并把螺钉 3 松开,兰盘 4 即可取出,然后,再把机头上端的螺丝钉 5 松开,即可取出其中的转盘刻度盘。其上端的兰盘 6,叉子和机头两端的罩子 7 就可松动,再把机头连线从接线柱 8 上取下,叉子就可和机头分离。

数字图4-17

组合机头X线管的更换

把接线柱 8 的螺母松开,将接线柱 8 整个推入机头筒内,将铝盘 10 取下,再将螺栓 11 放松,楔形块 12 和拉板 13 就可取下,这时,膨胀圈 14 和弹簧 15 以及膨胀器就可取掉。再松开螺钉 17、机头的内部机件 18,即高压变压器、灯丝变压器、X线管等就可整个提出。X线管 20 一般是用绝缘的酚醛板或塑料制成的。半圆形卡环 19 固定于管壁的两端,固定的螺丝也由绝缘体制成,质地脆弱,旋拧时要小心,防止损坏。

(2) 管套内X线管的拆卸:中型以上X线机,X线管一般都装于单独的管套内,拆卸时根据管子的不同,采取不同方式。

1）拆固定阳极X线管:在固定阳极X线管管套内拆除X线管时,要先拧脱管套两端的金属盖,将膨胀器的固定螺丝松开,将油从管套内倒出。固定阳极X线管的阳极体较重,并且在阳极柄上装有铝制散热体,故管体的主要固定部件是从阳极经散热体与阳极侧高压电缆插座固定的,但也有的在其阴极侧加以辅助固定。在取管时,先卸下阴极端的灯丝引线,并记下接线方式与位置。然后,再从阳极端拧开散热体与高压插座的连接固定螺丝,即可将原管取出。

2）拆旋转阳极X线管:旋转阳极X线管因为管套内有定子线圈,所以固定结构较为复杂,一般阳极与阴极端都有固定装置,但大部分主固定装置是用卡销在一定的方向上固定于阳极的高压插座上;也有一部分在管壁的阴极侧粘贴一个有缺口的绝缘筒,绝缘筒再与管套固定。取管时要根据管套的具体结构,将固定机件逐件取下,并记住机件原来的位置,不可丢失。

163

2. 新管的安装

（1）将所有拆卸下来的零件，用乙醚或四氯化碳擦拭干净放于一个干燥洁净的器皿内。

（2）对于组合机头，将X线管取下后，要立即将机头内部的部件整体（主要是高压变压器、灯丝变压器）放于装有标准性能的绝缘油内或原机头筒内，用油浸泡，并加以适当遮盖，防止高压机件长时间暴露于空气中，吸收水分和灰尘而污染，进而导致绝缘性能受到影响。

（3）管套或机头的内部必须用乙醚或四氯化碳反复擦拭干净。

（4）在装管前，应对新管进行必要的性能试验。主要是保证其灯丝完整、燃点均匀，管内真空度符合使用要求。

（5）装管时先将旧管阳极柄上的散热体拆下，换装到新管阳极柄上，再把X线管放入管室中（组合机头式放在原管位置），在管子下方垫上多层纱布，以防失手碰坏管子。在固定管子时，应特别注意调整阳极焦点中心，使之与窗口中心重合。管子固定后，将纱布取出，并进一步检查大小焦点灯丝接线是否正确，一切无误后，将各组件按原位置装好，只留下注油孔（也称排气孔），以待注油排气后封闭。

（6）如无原规格型号的X线管，可选择规格特性相近的X线管代用，但必须符合下述要求：①外部尺寸（长度与最大直径），应保证在不改变其他机件位置的情况下，经适当改变固定机件装入后，管壁四周与地（外壳）的间距符合绝缘性能的要求。②X线管灯丝加热规格，电子发射特性、阳极特性以及负载功率需与原管相同或近似。③注意旋转阳极转子的外壁是否能顺利伸入定子线圈的铁心内，以及启动运转电压是否一致。

3. 注油排气

（1）真空注油法：将注油孔尚未封闭的管套或组合机头置于一个密封的容器内，用真空泵以大约一个气压的压力抽空，使容器内的空气逐渐排出。然后，打开油阀，使油进入容器，同时，油已注满管套或机头，其内的气体全部被抽出。还有的在注油的同时，容器四周有加热装置，使流经容器的油温保持在40~60℃，如此可保持油的绝缘性能。

（2）手工注油排气法：这种方法，虽然烦琐，但作为一种辅助措施经常用到。其方法是，在油初步注满后，利用挤压管套的膨胀器或摇动管套的方法，使空气慢慢逸出。由于管套或机头内各机件的位置与体积不同，变压器匝与匝、层与层之间有隐浮的气泡，只能在一定的压力下排出，故需不断地用手轻轻摇动管套或机头。还可给X线管施加较低的管电压，使油产生一定速度的对流，气泡便易于从各角落排出。

手摇排气法不可能一次将管套或机头内的气泡全部排出。往往看到气泡已经很小，但放置数小时后，气泡又逐渐增大，故需经过摇动、静置、排气、再摇动、再静置、再排气这样多次反复，才能将气泡全部排除干净。

4. 性能试验

新换装的X线管必须进行高压训练，然后，按额定数值逐挡调整管电流。即使是同一规格型号的X线管，由于灯丝发射特性的差异，也必须在重新调整管电流后，方可正式使用。

二、高压发生器及其组件的常见故障及检修

（一）高压电缆常见故障及检修

1. 电缆击穿　是指高压电缆线的绝缘层被高压击穿，使电缆的芯线与接地的金属屏蔽层短路。击穿部位多发生在高压插头附近。

（1）故障现象：①击穿时高压次级电路的电流增大，管电流表根据不同的接线情况、不同的整流电路，可出现指针满度、不稳或倒退现象。②由于高压初级电流相应增大，电源压降增大，管电压表指针下跌，机器过载"嗡嗡"声很大，电源过载保护继电器可能工作，保险丝熔断。③透视时荧光屏荧光暗淡，摄影时图像清晰度和对比度显著降低，甚至出现白片。④在电缆附近可闻到臭氧或橡胶烧焦的气味。

（2）原因分析

1）灌注电缆插头填充剂时,填充剂没有充满电缆与插头之间的空隙,留有空气,在高压电场作用下,气体产生电离放电,破坏橡胶绝缘性能。

2）加工电缆插头时,绝缘橡胶被刀割伤,绝缘性能降低。

3）电缆插头在X线管管套上固定时,电缆受扭曲,使用时电缆随X线管管套频繁活动,使绝缘橡胶产生微小裂缝。

2. 高压电缆插头击穿

（1）故障现象:电缆插头击穿时,故障现象与电缆击穿相同。

（2）原因分析:①插头曾因碰撞形成伤痕;②插头与插座之间充填的凡士林有杂质或水分,高压沿插头表面放电而击穿,也可借此将高压电缆击穿;③工作时管套温度过高,凡士林受热熔化流出,空气进入插头插座之间的空隙,引起插头沿表面放电击穿;④压制高压插头时由于材料有杂质,或温度控制不当,使插头本身含有气泡造成击穿。

3. 高压电缆芯线短路

（1）故障现象:芯线短路的高压电缆,在阳极端可正常使用,在阴极端则依短路情况的不同而有不同现象。

1）轻微短路可使灯丝加热电压降低,曝光时管电流表指示偏低或不稳定,严重短路可使X线管灯丝不亮,无X线产生。

2）用万用表测量,灯丝变压器初级电压比正常值低。管电流调节电阻温度异常升高。

3）拔出高压电缆,用万用表测量,可见短路芯线的两个插脚导通。

（2）原因分析:多为电缆插头灌注填充剂时,未将芯线的引线拉直,使用时填充剂受热熔化,造成引线碰接短路。

4. 高压电缆芯线断路

（1）故障现象:电缆三根芯线同时断路的故障很少见,多是一根芯线断路。若小焦点芯线断路,则透视时X线管灯丝不亮,无X线产生;若大焦点芯线断路,则大焦点摄影时X线管灯丝不亮,无X线产生;若公用线断路,则X线管大、小焦点灯丝同时都亮,但亮度很暗,无X线发生。此时,若测量灯丝变压器次级,大、小焦点均有电压,若芯线断路不完全,时接时断,则可见荧光屏荧光闪动,管电流表指示不稳。

（2）原因分析:①芯线质量不好,弯曲过度时折断;②焊接引线时不牢固。

（3）芯线断路的判断

1）用另一台X线机,对高压电缆进行透视,以便发现断线处。

2）芯线断路用万用表可量出哪一根芯线断了,要判断断线处在哪一端,可按以下方法进行:用1 000V交流摇表,输出端一端接未断线芯线的一个插脚,另一端串接交流μA电流表(万用表0.5A管电流挡也可)后,接断线芯线的一个插脚,摇动摇表,如μA电流表指针摆动幅度很小或不动,说明无电容电流通过,则断线处就在测量的这一头;如微安表指针摆动幅度较大,说明有电容电流通过,则断线处就在另一头。如果两端测量μA电流表指针摆动幅度都很小或不动,则说明这种电缆芯线是按同心圆方式排列,应将接在未断芯线插脚的接线,改接在另一未断芯线的插脚或金属屏蔽层上,重复上述测量,即可找出断线处在哪一头。

5. 高压电缆的修理 高压电缆击穿、芯线短路或断路多发生在电缆的头端或近头端,修理时,须将击穿、断路或短路的部分截去,重新灌注,其方法如下。

（1）先量出大、小焦点和公用线在电缆两头的接线位置,并做好记录。

（2）取下高压插头:先焊开插脚的引线和金属屏蔽层,然后将插头浸入加热的变压器油中,使原来的填充剂熔化,用力将插头拔下来。

（3）将故障部分锯掉。

（4）将绝缘层切去 1cm,露出芯线。

（5）根据电缆插头的长度,剥去保护层和金属屏蔽层,锉去半导体层,要注意使半导体层恰好能伸到插头的喇叭口内。将绝缘层表面锉削修整,粗细以能顺利地插入高压插头内孔为准。如图 4-12 所示。

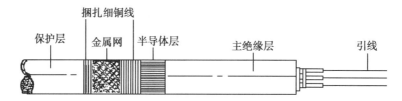

图 4-12　高压电缆头的加工

（6）用三根较长铜引线锡焊到芯线上,引线直径以能顺利通过高压插头上插脚的小孔为准,引线与芯线的焊接处,应套上绝缘套管。

（7）将三根引线穿过高压插头插脚处的小孔,大、小焦点和公用线的位置与原来电缆的接法一致。如图 4-13 所示。

（8）将电缆固定在适当位置上,使电缆头与地成 60°~70°。

（9）将高压插头推入已修整好的电缆

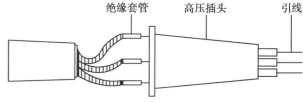

图 4-13　引线穿过插头示意图

头中,并试验进出是否顺利,如有受阻或三根引线弯曲交叉,应排除。

（10）用四氯化碳或乙醚清洁电缆头和高压插头,并用热风加热。

（11）将煮好的填充剂(一般是松香 90%,变压器油 10%)在炉上加热熔化,注入高压插头内,拉直三根引线,将高压插头推入电缆头。因电缆头与地面成 60°~70°,多余的松香将垂直下滴,不致粘到高压插头外面。

（12）检查三根引线是否有短路断路,待填充剂凝固后,焊接金属屏蔽层和插脚引线。

（二）高压整流硅堆的常见故障

1. 高压整流硅堆断路　常见故障现象有以下两种。

（1）全波整流 X 线机,若一只高压整流硅堆断路,即变成半波整流,控制台管电流表指示减半,透视荧光屏暗淡。

（2）若两只高压整流硅堆断路,则以这两只高压硅堆所处位置的不同而有不同现象,如图 4-14 所示。

若 D_1、D_4 或(D_2、D_3)断路,故障现象与一只高压整流硅堆断路相同;若 D_1、D_3(或 D_2、D_4)高压硅堆断路,管电流表无指示,无 X 线发生。

2. 高压整流硅堆击穿

（1）故障现象:在全波整流电路中,如一只高压整流硅堆击穿,加高压后,由于击穿后的高压整流硅堆内阻很小,电流很大,这时发生如同 X 线管真空度降低时相同的现象。管电流表指针满刻度,无 X 线产生。

（2）检查方法:高压整流硅堆损坏时,可用 2 500V 摇表(MΩ 电阻表)进行检查,也可用拆下管子互相替换位置的方法确定已损坏的管子。如高压整流硅堆击穿时,其替换方法如下。如图 4-14 所示。

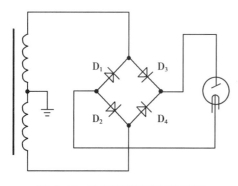

图 4-14　高压硅整流管整流简图

1)断开电源,将 D_2 拆下后,以最低管电压通高压,如故障现象消失,则 D_2、D_4 有一只是损坏的。如故障仍存,则 D_1、D_3 有一只损坏。

2)要判断 D_2、D_4 哪一只损坏,可将 D_2、D_4 分别拆下来,逐只代替 D_1,如以 D_2 代替 D_1 后,通高压时故障现象出现,则 D_2 损坏;同理,可以 D_1、D_3 代替 D_2,检查 D_1、D_3 哪一只损坏。

(3)高压整流硅堆的更换:高压整流硅堆损坏后,应以型号规格相同的产品更换。

(三)高压变压器的故障及检修

高压变压器是高压电路中最主要的部件,工作电压很高,常见故障有下列几种。

1. 高压对地击穿或两线圈之间高压击穿

(1)故障现象:高压变压器一般分两个线圈,由于一个线圈始端直接通地,另一个线圈始端经管电流表之后才接地,所以故障现象有所不同。

1)经管电流表后接地线圈的末端(称高压端)对地高压击穿时,全波整流电路内,管电流表指针冲至满刻度;自整流 X 线机内,管电流表指针在零位颤动,管电流表很容易因大电流通过而烧毁;同时电压表和管电压表指针下降,机器过载声很大,保险丝熔断,无 X 线产生或 X 线甚微。

2)直接接地线圈的末端对地高压击穿时,故障现象同上,但管电流表无指示或指示甚微。

(2)原因分析:①绝缘油质量下降,高压沿线圈边缘击穿;②高压经绝缘支架表面或内部击穿;③绝缘油耐压性能降低或有杂质,高压通过油内杂质对地击穿或从两个线圈之间击穿,击穿瞬间可听到放电声;④组合机头式 X 线管室内有气泡,气泡在高压电场作用下,形成细长通路,破坏了油的绝缘能力,引起击穿,击穿时也有放电声。

2. 高压变压器次级线圈局部短路

(1)故障现象:高压线圈局部短路后,透视时荧光屏亮后慢慢暗下来,X 线穿透力不足,管电流表指示比正常稍低或无异常,高压初级电流增大,机器过载"嗡嗡"声大,短路严重时,保险丝熔断,无 X 线发生。

(2)原因分析:多为匝间或层间绝缘物破坏,引起短路。

3. 高压变压器次级线圈断路

(1)故障现象:高压变压器次级线圈断路后,工作时高压通过断线头放电,可有"吱吱"响声,荧光屏荧光闪动,管电流表指示不稳;断口距离较大时,则无 X 线产生,管电流表无指示。

(2)原因分析:①绕制线圈时导线有隐伤,使用日久形成断路;②绕制线圈时导线焊接不良,使用日久,使导线松脱断路;③线圈层间固定不紧,装拆时不慎,拉动线圈外层,拉断导线;④高压击穿时,把导线烧断。

4. 高压变压器故障的检查

当确定故障在高压变压器本身时,应将变压器从机头或高压发生器油箱内拆下来,有步骤地进行检查。

(1)外观检查:①高压线圈有无脱出变位,引线有无断开,线圈表面有无击穿、烧焦痕迹;②高压带电元件有无断开、松脱或对地过近等现象;③机壳内有无突出的尖端;④高压绝缘支架有无击穿的痕迹,一般情况下,高压击穿后会留下痕迹,仔细观察即可找出击穿的部位,但线圈内部局部短路,外观不易察觉。

(2)直流电阻测量:用万用表 $\Omega \times 10K$ 挡或用 $\Omega \times 1K$ 挡,分别测量两个线圈的直流电阻值。正常情况下,两个线圈阻值应相等,如某一线圈阻值无限大,则该线圈断路;如阻值过小,则该线圈有局部短路。

(3)通电试验:把高压变压器浸入变压器油中,两个次级线圈的始端与铁心短路并与地线相接;高压初级串入一个 10A 交流电流表,接一较大功率的可调变压器的输出端;从 0V 开始,逐步升高电压,注意电流表的指示不要过大,当电压升至 50V 左右,通电 30min,断电后触摸两只线圈,如有热感,则该线圈有故障。如仍未见异常现象,可将电压升至 100V,通电一段时间后再作检查,若仍无异常,应检查与高压变压器次级线圈连接的灯丝变压器,高压绝缘支架等部件,检查变压器油的绝缘性能是否符合要求。

做上述试验时,必须注意安全,以防高压电击。

(四)灯丝变压器的故障及检修

X线管灯丝变压器的次级线圈与高压连接,使用中常有高压击穿等故障出现。

1. 灯丝变压器次级线圈对地或对初级线圈击穿

(1)故障现象:击穿时,高压初级电流增大,电压表、管电压表指针下降,机器过载"嗡嗡"声很大,保险丝熔断,管电流表指针冲至满度。

(2)原因分析及修理:①绝缘油含有水分、杂质,耐压性能降低,灯丝变压器初、次级之间的绝缘物耐压性能也降低;②油垢沉积于变压器次级线圈的绝缘筒上,造成高压沿表面击穿;③变压器曾经从油内取出,在空气中受潮,装入时未经烘干处理;④高压初级电路内触点接触不良,负载时产生电弧放电,使高压超过额定值,引起击穿。

修理时,击穿的绝缘筒、绝缘纸应更换新品,重新绕次级线圈,必要时可重绕初级线圈。

2. 灯丝变压器次级线圈引出线接触不良或断路

(1)故障现象:①接触不良时,可见X线管灯丝亮度不够,灯丝电压低于正常值,严重接触不良可致断路,灯丝不亮;②如X线管灯丝变压器次级公用线断路,则X线管大、小焦点同时点亮。

(2)原因分析及修理:灯丝变压器次级线圈用线较粗,引线接头有时焊接质量不良,造成接触不好甚至断路。修理时只需重新清洁焊牢即可。

3. 灯丝变压器次级线圈短路

(1)故障现象:灯丝变压器次级线圈轻微短路,灯丝亮度不足;变压器初级电流增大,管电流调节电阻压降增大温度升高,初级电压降低。严重短路,灯丝电路保险丝熔断,灯丝不亮。

(2)原因分析及修理:①灯丝变压器次级线圈导线较粗,工作电压不高,绕制时层间多不加绝缘物,如绕制时擦伤导线的绝缘层或高压击穿时把绝缘层损坏,则可引起短路;②次级线圈引出线固定不牢,运输中受震动移位,引起碰线短路。

修理时,绝缘物破坏引起的短路,应更换新线重新绕制,引出线碰接的分开即可。

4. 灯丝变压器初级线圈断路

(1)故障现象:X线管灯丝变压器初级线圈断路,可见X线管灯丝不亮,无X线产生。

(2)原因分析及修理:①高压击穿时把变压器线圈导线烧断;②引出线焊接不牢而脱焊等。

修理时,脱焊端重新焊接,因击穿烧断导线,应重新绕线圈或更换。

5. 灯丝变压器初级线圈短路

(1)故障现象:灯丝变压器初级线圈严重短路,保险丝立即熔断;如为局部短路,即等于初级线圈匝数减少,而变压器初级电压未变,灯丝变压器次级电压可升高很多,灯丝亮度增高,有烧毁X线管灯丝的危险。

(2)原因分析及修理:高压击穿时,初级匝间或层间绝缘物破坏引起短路,应重绕初级线圈或更换灯丝变压器。

(五)高压发生器的静电放电

1. 故障现象 高压发生器静电放电发生时,可听到"吱吱"放电声或间断的跳火声,各种仪表指示正常,机器仍可应用。

2. 原因分析

(1)高压发生器的上盖与铁箱外壳的固定螺钉没有拧紧,铁箱外壳没有接地或接地不良,高压通电后,铁箱外壳受高压感应而带电,待电荷积累至一定电位,即可发生电火花,第二次放电则要隔一段时间。把箱盖螺钉拧紧后,即可消除。

(2)高压发生器内,有不接地又不带电的导体,如距离高压较近,可受感应带电,电荷积累至一定电位,引起放电。修理时应将此金属带电或接地,也可使其远离高压或改用非金属材料。

（3）高压变压器油质量不好或含有较多的浮尘物质,工作时高压插座与变压器油接触面产生静电放电,发生"吱吱"响声,严重时有微小火花,并可见到变压器油沿着放电方向涌起。修理时应将变压器油过滤排除杂质,把油量加足,增高油面。

三、活动滤线器的故障及检修

常见的活动滤线器按其驱动方式分为弹簧振动式和电动式。由于弹簧振动式结构简单,操作方便,已被广泛使用。本节只介绍弹簧振动式活动滤线器的故障及其检修方法。

弹簧振动式活动滤线器,是利用弹簧片的弹性,使滤线栅做往复减幅振动。当选用滤线器摄影时,滤线器上的螺管式吸合电磁线圈得电,吸合衔铁将滤线栅拉至一侧,使支持滤线栅的四条弹簧片变形蓄能。在摄影曝光前的瞬间,螺管式电磁线圈断电,滤线栅依靠弹簧的弹力做往复振动,其振动时间应在 15s 以上。

1. 机械故障　弹簧振动式滤线器的主要机械故障是弹簧片移动和衔铁位置不正。造成这种故障的主要原因是机器在装运过程中和长期使用中的振动,使四根弹簧片和衔铁的固定螺丝松动,从而使弹簧片移动和衔铁偏离了原来位置。弹簧片移动后,四根弹簧片在振动时失去了一致性,并引起了相互牵制,使滤线栅的振动很快停止。衔铁位置偏离,轻者增大衔铁与螺管式线圈骨架的摩擦;重者衔铁吸合不严,影响弹簧片蓄能。因而使滤线栅的振动受阻,滤线栅的振动时间变短,甚至振动不起来。

上述故障的明显特征是滤线器摄影时,曝光时间稍长一点,X线图像上就会出现铅条条纹像。修理时,反复调整四根弹簧片或衔铁的位置后重新固定,并测定振动时间应 >15s。

2. 电路故障　弹簧振动式滤线器的电路比较简单,常见的故障有以下几种。

（1）电磁线圈烧毁:正常情况下,由于螺管式电磁线圈是瞬间得电工作的,因此用线较细,一旦工作时间较长,线圈就会发热烧毁。

（2）整流二极管击穿:为保证电磁铁吸合稳定,电磁铁的电源皆为直流电源,即用晶体二极管组成的桥式全波整流电路,将交流电整流为脉动直流电,供给电磁线圈。由于晶体二极管抗过载能力较弱,并且四只管子的内阻不一定平衡,容易造成某一个管子击穿,进而使对侧的一个也很快击穿。

上述两种故障的共同现象是电磁线圈对滤线栅不产生吸引力,曝光时听不到滤线栅被吸动的撞击声。X线图像上有铅条条纹像出现。

（3）曝光控制触点故障:为确保滤线栅的振动在曝光之前进行,在滤线器摄影控制电路中设一常闭的控制触点。当滤线栅被吸至一侧时,该常闭的控制触点被压开,切断曝光控制电路。曝光前,电磁线圈断电,滤线栅开始振动,此常闭的控制触点闭合,曝光开始进行。该触点功率较小,通断时产生的电火花,易使其熔蚀,造成接触不良或粘结在一起。若接触不良则影响曝光的稳定性;若粘结在一起,将使曝光和滤线栅振动同时进行,X线图像上会出现铅条条纹像。修理时,应清洁触点或更换新的微动开关。

对滤线器的故障,在修理时,若床面为活动式则比较方便,只要将床面移向一端,即可修理。若床面为固定式,则可将床面卸下进行检修,也可以将床架横档卸开,拉出滤线器进行检修。

四、电动诊视床的故障及检修

电动诊视床结构虽有差异,但 500mA 以下 X线机配用的电动诊视床,其工作原理基本相同。常发生故障的机件主要有驱动电机和各种角度的限位开关。

1. 驱动电机的故障　常见的故障有电机反转、剖相电容器故障和电机引线断路或松脱故障。

（1）电机反转:在使用三相电机作动力的诊视床中,因为三相电机的转动方向,与三根相线的相序有关,改变相序就可改变电机的转动方向。所以出现电机反转(如按床身水平位按钮时,床身却向直立回转,而按直立按钮时,床身却水平位回转等)时,应立即停机,调换其中任意两

169

根引线的接线即可。

（2）剖相电容器故障：多数电动诊视床的驱动装置，是使用单相电机为动力的。剖相电容器是单相电机启动的必备元件，通过剖相电容器使启动绕组和运转绕组的电流有一个相位差，产生一个旋转磁场，使电机运转。剖相电容器发生的故障包括击穿、短路、断路三种，无论是哪种故障，电容器都将失去剖相作用，因电机无启动转矩，运转绕组虽得电，电机也不能运转，只是发出低沉的嗡鸣声。长时间未发现，电机运转线圈易发热烧毁。

（3）电机引线断路或松脱：无论单相还是三相电机，只要有一相断路或松脱，电机就不能运转。三相电机缺一相，还会发出嗡鸣声，长时间未发现，电机运转线圈易发热烧毁。

上述两种故障的现象相同。检修时，对单相电机首先检查引线是否断路；若无，则用万用表 Ω 挡检查剖相电容是否正常。对三相电机应检查电源保险丝是否有一相熔断，电源接触器触点是否接触良好，引线有无松脱等。

2. 限位开关的故障　电动诊视床可自动停止在各种角度位置，多由限位开关自动控制。常见的故障如下。

（1）受压弹簧片变形、弹力减弱：这种故障除本身质量原因外，往往因限位开关位置调整不当，使弹簧片长期处于受压过度的状态所致。若弹簧片变形严重，将压不开接点，切不断电源，其限位作用消失。这种故障有很大的破坏性，发现后，应立即停机，进行更换或修复。若弹簧片弹力减弱或复位受阻，在压力消除后，就不可能进行下一次动作。如床面上升限位开关，在完成第一次上升限位后，当床面下降至原位，需再次上升时，则床面将不动。修理时，应根据弹簧片变形和受阻情况，进行对症处理。

（2）限位开关位置移动：限位开关多用螺钉固定，为便于调整，其螺钉孔多为长条形，在长期碰撞中，螺钉容易松动，造成限位开关位置不正或移动，出现限位不准现象。修理时，将限位开关恢复原位，拧紧固定螺钉或螺母即可。

（李哲旭）

第九节　电路故障的判断及检查程序

X 线机有很多控制电路，电路故障也是造成 X 线机不能正常工作的重要因素，下面我们将对各部分电路的故障判断和检查程序进行进一步探讨。

一、电源电路的故障现象及检查

电源电路是把市电转换成 X 线机各部分所需的电源部分，是市电重新分配的部分。根据 X 线机生产年代与管电流挡次不同，电源电路也有很大的差别。

（一）传统 X 线机电源电路故障分析

传统的 X 线机电源电路主要是围绕着自耦变压器搭建的，电源电路的结构比较简单，元件不多，大多数故障通过观察或简单的测量即可查出。数字图4-18为普通 X 线机常用的电源电路，常见的故障现象有以下几种。

数字图4-18
电源电路

1. 按下控制台"通"按钮，电源指示灯不亮，自耦变压器无声。

（1）分析：由自耦变压器无声和电源指示灯不亮可以判定，电源电路发生了断路故障，使自耦变压器无输入电压。而断路故障往往发生在电源保险丝熔断、电源接触器接点损坏和"通"按钮接触不良等元件问题上。

（2）检查程序

1）用电压表或试电笔测量电源闸输出端有无电压，无电压是电源闸保险丝熔断，有电压则故障在控制台内。

2）打开控制台观察有关连接线有无松脱或接触不良。开机状态下,观察电源接触器是否吸合。若不吸合,则故障在电源保险丝,"通""断"按钮或接触器线圈,应逐一检查排除;若吸合,则故障在接触器接点或碳轮接触不良。

2. 按下"通"按钮,自耦变压器有电,电源指示灯亮;松开"通"按钮,自耦变压器断电,指示灯熄灭。

（1）分析:电源接触器吸合后,靠自锁触点维持吸合线圈的电压,若自锁电路断路,或自锁触点接触不良,就会出现上述现象。

（2）检查程序

1）检查自锁电路连接线是否松脱。

2）检查自锁触点接触是否良好。

3. 按下"通"控钮,电源保险丝立即熔断。

（1）分析:电源保险丝熔断,是电流过大所致。导线电流过大的原因,是电路中发生短路或导线碰地。故障所在可能是电源电路本身,也可能在其他电路。

（2）检查程序

1）观察连接导线中有无脱落而碰地的或有无互相搭碰而短接的。

2）拆去自耦变压器次级所有输出线,再次通电,根据现象是否消失,确定是电源电路本身故障,还是其他电路故障。若属其他电路故障,则应将拆下的连接线逐一接上;每接一根,通电一次,现象复又出现时,则故障在该条导线连接的电路中。若属电源电路本身的故障,则重点检查接触器线圈是否短路和自耦变压器是否匝间短路或对地短路。

4. 低管电流摄影时,机器一切正常;高管电流摄影时,电源接触器落闸。

（1）分析:这是一种非故障性的异常现象。原因是电源内阻过大或供电容量不足。当高管电流摄影时,供电线路电流增大,在电源内阻上产生了很大的电压降,使电源接触器线圈两端的电压不能维持接触器的吸合,因而衔铁跌落而切断电源。

（2）检查程序

1）将电源电路中的电源补偿电阻短路。

2）重测电源内阻的阻值。若阻值过大,应增加电源线的截面积。

3）更换适当容量的电源供电变压器。

（二）现代 X 线机电源电路故障分析

现代 X 线机主要以 DR、数字胃肠、DSA 等数字 X 线设备为主,其电源电路与传统的 X 线机有很多区别,主要是由电源变压器和各稳压模块组成,大部分电源都采用了开关电源。电路集成化、智能化高,大部分都配有各稳压模块指示灯、故障灯等,配有自检电路,当电路出现故障时,可以在系统中进行提醒,便于故障分析与维修。

1. 保险丝熔断故障　一般情况下,保险丝熔断说明电源的内部线路有问题。常见以下几个方面的问题。

（1）短路:电源电路中如有短路故障,一般保险丝会快速熔断。

（2）过载:电源电路中的某些故障(如元器件参数偏移、接触不良等)会造成负载加重,负载电流超过保险丝的额定电流,保险丝会快速或长期发热熔断(一般 1.1 倍额定电流 1h 左右熔断)。

（3）瞬时脉冲:在电路启动或电源不稳定时,一个瞬时大电流也可能造成保险丝熔断。

（4）安装或本身质量问题:保险丝安装不正确,底座与保险丝接触不良,保险丝本身质量不过关等也会造成保险丝熔断。

2. 无直流电压输出或电压输出不稳定　如果保险丝是完好的,在联接负载情况下,各级直流电压无输出,可能的原因有:①电源中出现开路;②过压、过流保护电路出现故障;③辅助电源故障;④电源负载过重;⑤整流二极管被击穿;⑥滤波电容漏电等。

检修时,先用万用表进行测量,排除二极管击穿、负载短路等情况。如果故障依旧,基本可以肯定是电源的控制电路出了故障。

如果有部分电压输出,说明电源电路前级工作正常,故障出在整流滤波电路中,重点测量整流二极管和滤波电容。整流二极管击穿可造成电路无电压输出,滤波电容漏电可造成输出电压不稳。

3. 电源带载能力力差 是一种常见的电源软故障,主要原因是电源电路元器件老化,晶体管工作不稳定、散热不良等。出现这种故障时,应重点检查稳压管、整流二极管等晶体管是否过热,滤波电容是否有漏液等现象。

4. 电源检修步骤与主要方法 当电源出现故障时,千万不要着急通电检查,应分两步走。

(1)断电情况下的观察和检测:如取出保险丝看有没有熔断、有没有糊焦味,观察元器件有没有烧焦、断裂等。断电情况下用万用表测量电阻(主要测量瓦数大的电阻)、整流桥、大功率晶体管,检查有没有短路断路现象。

(2)通电检测:通电后观察电源是否有烧保险现象、个别元件是否有冒烟等现象,若有要及时切断供电进行检修。

若无上述现象,测量电源变压器次级线圈有无输出,若无输出,应重点查大功率晶体管是否损坏、是否起振,保护电路是否动作等;若有输出,则应重点检查各输出侧的整流二极管、滤波电容、稳压管等。

如果是开关电源,还要检测功率因数模块(PFC)和脉宽调制组件(PWM),查阅相关资料,熟悉 PFC 和 PWM 模块每个脚的功能及其模块正常工作的必备条件。

二、灯丝电路的故障现象及检查

数字图4-19

X线管灯丝加热电路

X 线管灯丝加热电路的结构有较大差异,其故障的检修方法也不尽相同,下面以某型号 X 线机灯丝加热电路故障为例进行检修,如数字图 4-19 所示。

1. 开机后,曝光时无 X 线,经检查发现 X 线管灯丝不亮。

(1)分析:X 线管灯丝不亮,多为 X 线管灯丝加热电路发生了断路或接触不良的故障,使 X 线管灯丝无加热电流通过所致。这种故障往往发生在高压电缆插头、高压交换闸、管电流调节触头和空间电荷补偿变压器调节抽头等可动接线处。

(2)检查程序

1)将高压初级连接线从控制台内拆下,并用绝缘胶布将线头缠上。

2)双 X 线管以上的 X 线机,首先交换台次,以判断是灯丝电路故障,还是高压交换闸或 X 线管灯丝故障。如床下管灯丝不亮,可交换到床上管,若床上管灯丝亮,则说明灯丝电路正常,其故障多在高压交换闸,或由于床下管阴极电缆接触不良、床下管灯丝断路。若床上管灯丝也不亮,则故障多在灯丝电路。因为两管同时发生灯丝断路的故障极少。

3)若属高压交换闸、高压电缆插头和 X 线管灯丝故障,则应首先检查阴极高压电缆接头接触是否良好,然后检查 X 线管灯丝是否断路,最后检查高压交换闸。其方法是关闭电源,用万用表 Ω 挡逐一测量其阻值。

4)若属灯丝电路故障,双焦点 X 线管可切换焦点,判断是大焦点灯丝电路故障还是小焦点灯丝电路故障,从而缩小故障范围。

5)将灯丝变压器初级连接线 F0、F1、F2 拆下,换上 220V、100W 灯泡,接通机器电源,若灯泡亮,则故障在灯丝变压器;若不亮,则故障在灯丝变压器初级电路。或用电压表测量 F0 与 F1、F0 与 F2 之间有无输出电压,若电压正常,则是灯丝变压器故障;若无输出电压,则故障在灯丝变压器初级电路。

6)逐一改变管电流选择,若灯泡始终未亮,则断路发生在各公用连接线上,如管电流调节电阻公用线159,空间电荷补偿变压器公用线171、173或稳压器公用线。若只在某一管电流挡灯泡不亮,则故障多为该管电流挡对应的管电流调节电阻的调节触头和管电流选择器接触不良。

X线管灯丝电路局部发生短路也会使X线管灯丝不亮,但此种情况下会伴有保险丝熔断、元件发热等现象出现,容易与断路故障区别。采用切除法逐段检查即可查出故障所在。

2. 开机后X线管大、小焦点灯丝都亮,但比正常亮度暗,曝光时,管电流表无指数。

（1）分析:正常状态下,除大焦点灯丝在小焦点透视时预热的X线机外,在绝大多数X线机中,大、小焦点灯丝不能同时亮,一旦出现这种现象,说明灯丝电路发生故障。从灯丝电路可以分析,只有当灯丝变压器次级公用线、阴极高压电缆公用线或高压交换闸公用线断路时,才会发生这一现象。因为上述连线接中任一根断路后,其灯丝变压器次级电路变为图4-15所示,此时,无论是BX还是BD得电,其加热电流都将通过两个灯丝,故大、小焦点灯丝都亮。由于阻值增

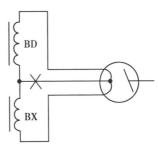

图4-15　灯丝公用线断路

大,其亮度较正常时要暗,且无电子发射所需温度;又因高压回路通过公用线,管电流表无指数。

（2）检查程序

1）切换大、小焦点,观察灯丝点亮情况,应看到无论切换在大焦点还是小焦点,两灯丝都点亮。

2）从X线管套阴极端,将电缆拔下,用万用表Ω挡,测量公用线与大焦点和公用线与小焦点插脚,阻值应无穷大。

3）拔下阴极电缆另一端,测量阴极电缆公用线是否断路。若无断路,其断路在灯丝加热变压器或高压交换闸,应卸下高压发生器封盖螺丝,抬起顶盖,检查高压交换闸和灯丝加热变压器,故障多为高压交换闸公用引线脱落或接触头接触不良。

3. 透视或摄片时,管电流表不稳,忽高忽低。

（1）分析:管电流的大小,主要受灯丝温度的控制,而灯丝温度高低,受灯丝加热电流的控制,由此可知,管电流表不稳是灯丝加热电流不稳所造成的。在灯丝加热电路中,影响灯丝加热电流不稳的主要因素是稳压器输出不稳和各种接触不良,如可调元件的触头接触不良、高压交换闸阴极端触点不良以及阴极高压电缆插头接触不良等。其中以后两种因素较为多见。

（2）检查程序

1）拆下稳压器"出"上的连接线,在公用线与"出"上并联220V、100W灯泡作负载,灯泡两端并以250V交流电压表或万用表,调节稳压器输入电压,看其输出是否稳定在220V。若不稳定,则稳压器有故障,应重点检查稳压器谐振电容的质量;若稳定,则电路中有接触不良现象。

2）将拆下的连接线复位,机器通电,摇动阴极电缆,观察灯丝亮度是否随电缆摇动而变化。若变,是电缆插脚接触不良,应关机拔下电缆,将插脚槽口分开的大一些,然后重新插上插头,并拧紧电缆紧圈。

3）逐一检查其他接触处,若都无接触不良现象,最后再自油箱内抬出高压交换闸,检查其阴极触点接触情况,并加以修复。

如管电流随管电压的增减而变化,这是空间电荷补偿没有调好的缘故,只要重新调整空间电荷补偿变压器的抽头即可恢复正常。

三、摄影控制电路的故障现象及检查

摄影控制电路主要包括:高压控制、限时控制、管电流控制、各种安全控制和X线管容量限制等。其主要作用是控制高压的发生和停止,按需要产生符合要求的X线。现以F78-Ⅲ型X线机摄影控制电路为例说明分析方法和检查程序。

1. 故障现象 在普通拍片和点片时,管电压指示和各路继电器动作流程均正常,但管电流表量明显不足,近似为预置值的一半,且电源压降严重,高压发生器发生较大的"嗡嗡"声,成像装置曝光量明显不足,透视未见异常。

2. 故障分析 对此故障,应先判断故障是在高压电路还是低压电路,然后再进一步查出故障所在。

3. 检查程序

(1)将控制台 JX4-6,JX4-8 到高压发生器的 V1、V2 拆下,然后将两只普通白炽灯和两只普通二极管按图 4-16 所示接线。

(2)开机,选择普通摄影,按下曝光手闸,可能会出现以下两种情况:①两个灯泡均亮,说明控制台内无故障,故障可能在高压部分;②只有一个灯泡亮,说明故障在控制台内。

通过检查,如果发现故障在控制台内,那么可能是初级电路中的一路主可控硅断路或其触发电路有故障。

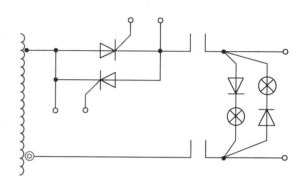

图 4-16 F78-Ⅲ型 X 线机高压初级电路障检修图例

(3)检查判断是主可控硅断路还是触发电路的问题。将两主可控硅的触发信号对调,观察变化。①原来不亮的灯亮了,而亮的灯灭了,说明主可控硅触发电路中有一路存在故障;②原来亮的仍亮,不亮的仍不亮,说明不亮的那一路中的主可控硅已断路。

四、高压电路的故障现象及分析检查

高压电路发生的故障,基本上可分为断路和击穿两种,其故障现象也截然不同。

1. 高压电路断路故障

(1)故障现象:各种技术选择正确,电压表预示正常,曝光时,管电流表无指示,无 X 线发生。

(2)分析:X 线管两端有一定的直流高压,灯丝有一定的加热温度,是 X 线产生的必备条件,由故障现象可以判断,其故障只能是 X 线管两端无高压或 X 线管灯丝未加热,二者必具其一。

(3)检查程序

1)首先检查 X 线管灯丝亮度是否正常和受控,若发现异常如灯丝不亮或亮度极弱且不受控等,则故障在 X 线管灯丝电路,应按 X 线管灯丝电路故障的检查程序排除故障;若无异常,则故障在高压电路。

2)拆下高压变压器初级连接线,在 P1、P2 接线柱上并接 220V、100W 灯泡和 450V 交流电压表,进行一次曝光,观察灯泡亮度和电压表的指数,若灯泡不亮,电压表无指数,则高压变压器初级有断路,应重点检查高压接触器的常开接触点接触是否良好,或主可控硅是否导通;若灯泡燃亮,电压表指数正常,则故障在高压变压器次级。

3)把高压变压器初级连接线接回 P1、P2,将高压电缆从 X 线管套端拔下并架在空中,在插头上系一细棉纱,进行一次曝光。若棉纱轻轻飘起,则证明高压发生器有高压输出;若棉纱无飘动现象,则说明高压发生器内因有断路故障而无高压输出,应抬起高压发生器顶盖进行检查。最常见的故障是高压交换闸阳极引线松脱。

2. 高压电路短路故障

(1)故障现象:各种技术选择正确,曝光时电压表指针大幅度下跌,管电流表指针上冲,高压发生器内有超负荷声。

(2)分析:这种现象是由高压元件击穿而造成的短路故障所引起。但高压元件比较多,要较快而准确地找出故障部位,必须用切除法逐一进行试验。

（3）检查程序

1）首先检查 X 线管真空度是否降低,即通常所称的漏气现象。可将两根高压电缆从 X 线管管套端拔出,用木凳或绝缘架架空固定,并注意两电缆间的距离≥1m,用透视脚闸控制,以最低管电压瞬时曝光一次。如故障现象消失,可证明故障在 X 线管套内,绝大多数故障的原因是 X 线管真空度降低。拆出 X 线管,单独进行冷高压试验,可进一步证实;若故障现象仍然出现,应对高压电缆进行检验。

2）将两根高压电缆逐根自高压发生器端拔出,每拔一根,仍用脚闸控制,瞬间曝光一次。如拔出那根电缆故障现象消失,则证明该根电缆击穿,进一步检查可发现击穿位置;若两根电缆都拔出后,故障现象依然存在,应对高压整流元件进行检验。

3）先在高压发生器的高压插座内注入少量变压器油,以免进一步试验时,引起高压插座内高压放电。然后按照高压真空整流管漏气或高压硅堆击穿的检查方法,对整流元件进行检查。若四只整流元件皆无漏气或击穿现象,则应对高压变压器次级进行检验。

4）从油箱内将高压变压器抬出,进行外观检查或仪表测量,如不能发现故障,可将变压器次级输出线自 X 线管、高压整流管灯丝变压器的接线处焊开,并置于适当位置。在高压变压器初级串入 0~20A 的交流电流表,以最低管电压对高压变压器进行空载试验。若电流表指数较规定空载电流值高出较多,说明高压次级线圈有击穿或短路故障。若初级空载电流正常,应检查灯丝变压器。

5）将高压整流管、X 线管灯丝变压器逐一接上原连接线,每接一个试一次,当故障现象重新出现时,则该灯丝变压器击穿。

（4）注意事项

1）试验时,高压初级所加电压,应是机器的最低电压,接通高压的时间应尽量短,次数尽量少,以防故障扩大。

2）油箱内操作时,要注意清洁手臂和工具,不得将水分、杂物带入油内,更不能将螺丝、垫圈等物件遗留油箱中。高压变压器在空气中的暴露时间要短。

3）上述检查程序在实际检查中,应灵活运用。如双 X 线管 X 线机,床下管透视出现高压击穿现象时,可将台次交换至床上管,以最低条件进行一次摄影。如故障现象消失,则证明故障在床下管高压电缆或管套内,直接对高压电缆和管套进行检查即可;若故障现象仍存在,则是高压发生器内的故障,不必对高压电缆和管套进行检查。再如,当故障现象出现时,有橡胶击穿的异常气味,则应直接检查高压电缆而不必逐一检查其他元件。

（李哲旭）

思考题

1. X 线机的合理安装应包括哪些方面? 安装完毕后,应符合哪些要求?

2. 放射科整体布局时应注意哪些问题?

3. 什么是电源内阻? 电源内阻过大对 X 线机有何影响? 怎样测量电源内阻的大小?

4. X 线机开箱检验时应注意哪些事项?

5. X 线管高压训练的目的是什么? 应怎样进行?

6. X 线机主要参量的测试与调整的目的是什么? 应注意哪些事项?

7. X 线机维护与检修的意义是什么?

8. X 线机日常维护的内容有哪些?

9. X 线机检修时应注意哪些问题?

10. 现代 X 线机电源保险丝熔断的原因有哪些?

第五章　X线计算机体层成像设备

计算机体层成像（computed tomography，CT）设备，是X线体层技术与计算机技术相结合的产物，已成为医学影像诊断不可或缺的影像诊断设备，CT能提供极具价值的人体组织形态学和功能学的影像信息，是继1895年X线发现及应用于医学诊断后，给医学影像的发展带来的又一次革命性变革，为精准医疗做出了巨大贡献。

第一节　概述

一、发展简史

（一）CT的诞生

1917年，奥地利数学家雷当（J.Radon）从数学上证明：某种物理参量的二维分布函数由该函数在其定义域内的所有线积分完全确定。该研究为重建图像提供了理论基础。通过数学方法获得某参量的二维分布函数的方法是：①首先确定一个物理参量；②针对该物理参量确定一个定义域（该物理量分布的范围）；③找到获取该物理参量线积分的方法；④获取该物理参量所有方向的线积分。最终通过适当的方式将该物理参量的二维分布函数转换成灰度图像。X线CT成为了实现这一理论的先行者：采用人体组织对X线的线性吸收系数为物理参量，确定对于该物理参量的范围，利用人体组织对于一束X线的吸收总和作为线积分，采用扫描的方法获取各个方向的所有线积分，最后由计算机来求解出线性吸收系数的二维分布，并以CT值为基础转化为灰度信息，构建出CT图像。由于人体组织对X线的线性吸收系数与人体组织的生物学组成、组织密度等密切相关，因此构建出的CT图像合理地反映出了人体组织的形态学结构特征。通过特殊的CT成像手段，CT图像还可以反映出特定的功能学特征。

20世纪60年代，许多科学家对高能辐射与人体组织间的相互作用进行了深入研究，并努力寻找获取线积分的方法。1961年，美国的奥顿道夫（William H.Oldendorf）采用聚焦成一束的 ^{131}I 放射源完成了著名的旋转位移试验，向人们揭示了获取投影数据的基本原理与方法，并获得了题为"radiant energy apparatus for investigating selected areas of the interior objects obscured by dense material"的美国专利；1963年，美国的柯玛克（Allan M. Cormack）以人体组织对X线的线性吸收系数为物理参量，用X线投影作为人体组织对X线线性吸收系数的线积分，研究出了重建图像的数学方法。

1967~1970年，英国的豪斯菲尔德（Godfrey Hounsfield）博士提出了计算机体层成像的具体方法：对称为视野（field of view，FOV）的单一平面成像范围通过X线照射并接收穿过这个平面范围的X线辐射强度信息，获取X线投影的数据，每条X线束路径所获得的投影看作是联立方程组的方程之一，利用计算机求解这组投影获得的联立方程组，能获得该平面内线性吸收系数分布的图像。根据这个原理，以同位素做射线源进行实验，用9天的时间产生数据，2.5h重建，最终得出采用CT值表征图像灰度变化的一幅图像。1971年，在豪斯菲尔德博士及其同事们的不懈努力下，世界上第一台CT在英国诞生，并与阿特金逊-莫利医院的阿姆布劳斯（Jamie Ambrose）

共同完成了临床试验。该CT能够区分相差4%的人体组织对X线吸收的线性吸收系数,验证了CT图像与相应位置人体解剖结构的一致性。1972年他们在英国放射学年会上正式发表论文;同年11月,在北美放射学会(RSNA)年会上向全世界宣布了他们的研究成果,宣告了CT的诞生。

1974年,美国乔治城大学医学中心工程师莱德利(Robert S. Ledley)设计了全身CT。此后CT得到了迅猛发展。

(二)CT的发展历程

满足临床诊断需求,是CT科技创新源源不断的动力。CT的发展从最初的第一代头颅CT到第五代超高速CT,从单层螺旋CT直到现在应用范围最广的多层螺旋CT,再到多种形式的CT,如CT模拟定位机、移动CT、CT透视机、站位扫描CT等。

1. 第一代CT 采用平移(translation)和旋转(rotation)扫描方式(T/R扫描方式),由一只X线管和一个闪烁晶体探测器组成,因X线束被准直成如同铅笔芯粗细的线束,故称为笔形束(pencil beam)扫描装置,如图5-1A所示。受检者头部位于视野中心,X线管与探测器连成一体,环绕视野的中心同步做多步旋转并在每步旋转位置做多步直线平移扫描运动,直线平移覆盖全部视野范围。穿过受检者头部的X线束被另一端的闪烁晶体探测器接收作为投影数据。

第一代CT仅能用于头颅的检查,扫描过程中,受检者的头部需戴上一个充满水的圆形橡胶帽水袋。用现代的观点,水袋起到了滤过器的作用,使得在水袋中的受检者头部影像受干扰比较小。成像矩阵为160×160像素。

第一代CT效率很低,扫描时间长,通常需要3~5min。重建1幅图像的时间为5min。所以在做CT检查时,计算机重建上1幅图像的同时采集下1幅图像的投影数据,如果受检者需要扫描6个层面,则需要约35min的时间。

2. 第二代CT 仍采用与第一代CT相同的T/R扫描方式。为提高扫描速度,缩短扫描时间,第二代CT在第一代的基础上,将其单一笔形X线束改为5°~20°薄的窄扇形线束,可覆盖闪烁晶体探测器的数目由1个增加到3~30个。因扫描时采用薄的窄扇形线束,故又称为窄扇束CT,如图5-1B所示。由于第二代CT采用扇形排列的多个探测器取代了第一代CT单一的探测器,使完成多步平移的步数明显减少,并且平移扫描后的多步旋转扫描的角度也由1°提高至3°~30°,完成180°多步旋转扫描的步数也明显减少,因此,第二代CT比第一代CT的扫描速度明显提高,扫描时间可缩短到20~90s。但这个扫描时间对于扫描胸腹部器官来说,仍然不能避免运动伪影的产生。

3. 第三代CT 为进一步提高扫描速度,缩短扫描时间,满足胸腹部器官扫描检查的需求,第三代CT采用旋转+旋转扫描方式(R/R扫描方式)。第三代CT由于采用30°~45°扇形角的薄扇形X线束,可一次性覆盖全部视野范围,因此无需平移扫描,X线管和探测器作为整体,只围绕视野做360°匀速旋转扫描即可完成数据采集,所以又称为广角扇束CT,如图5-1C所示。这种CT于1975年问世,称之为第三代CT。由于第三代CT大幅度缩短了单层面扫描时间至3~5s,实现了满足全身扫描检查的目的,因此,第三代CT亦称为全身CT。

第三代CT有较宽的扇形角,可以覆盖整个体层面,探测器的数目也大幅度地增加到数百个。X线管和探测器仅做360°顺时针和逆时针的旋转扫描。由于X线管和探测器的供电及检测信号的输入、输出均需要电缆线连接,故采用往复运动的方式实现交替层面的扫描,以避免电缆的过度缠绕。

4. 第四代CT 扫描方式是探测器静止而只有X线管旋转,因此称为静止(stationarity)+旋转扫描方式(S/R扫描方式),如图5-1D所示。许多探测器紧密地排成圆周并固定放置,扇形X线束角度较大,单层图像的扫描时间缩短至2s。第四代CT的缺点是对散射线极其敏感,需在每只探测器旁加翼片作准直器;但这却浪费了空间,降低了探测器的几何效率,从而增加了受检者所受的辐射剂量。

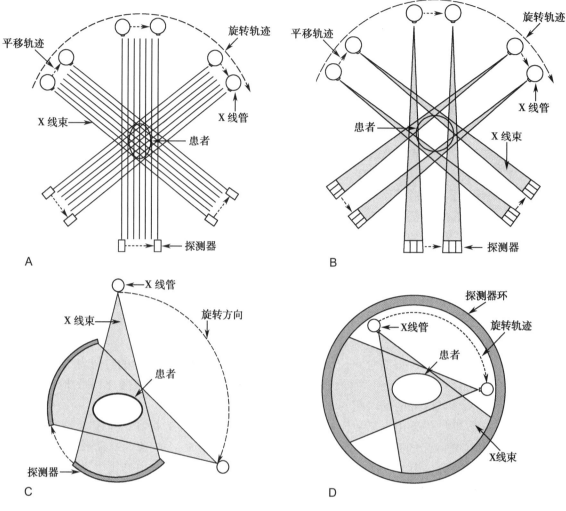

图 5-1 第一代至第四代 CT 示意图

A. 第一代 CT；B. 第二代 CT；C. 第三代 CT；D. 第四代 CT。

第四代 CT 探测器数量多达 600~2 000 个，与第三代 CT 相比，第四代 CT 采用了反扇束采集技术，将探测器作为基点来对应能够覆盖扫描范围的 X 线束，可以有效地避免环形伪影的发生，除此以外没有明显的优势，只有少数厂家生产过第四代 CT，并且装机数量也相对很少。

5. 第五代 CT 采用静止＋静止扫描方式（S/S 扫描方式），其突出特点是 X 线管和探测器都是静止的。有超高速 CT 和动态空间重建机两类。

（1）超高速 CT（ultra-fast CT）：又称电子束 CT（electronic beam tomography，EBT），其结构与前四代 CT 有明显的不同，采用一个大型特制扫描电子束 X 线管产生高速旋转的扇形 X 线束，由一组 1 732 个固定探测器组成探测器阵列接收数据，扫描速度大大加快，可达到 ms 级，动态分辨力明显提高，主要用于心血管系统疾病的检查诊断。

EBT 的结构如图 5-2 所示。电子枪产生的电子束经过加速、聚焦和电磁线圈的偏转射向四个紧挨着的半径 90cm 的 210° 圆弧形钨靶。电子束轰击钨靶时产生 X 线，经准直器将 X 线限制为 2cm 厚、30° 扇角的扇形束，视野为 47cm。与钨靶相对有两排探测器阵列，探测器固定在两个分开的半径为 67.5cm 的 210° 圆弧上。第一个圆弧上有 864 个探测器，第二个圆弧上有 432 个探测器。当电子束轰击一个钨靶时，可以扫描两个层面，当电子束轰击四个钨靶时，可以扫描八个层面，对心脏、冠状动脉及心血管的研究有特殊的作用。由于时间分辨力高，所以具有减少运动伪影、提高对比剂利用率和进行动态研究等特点。

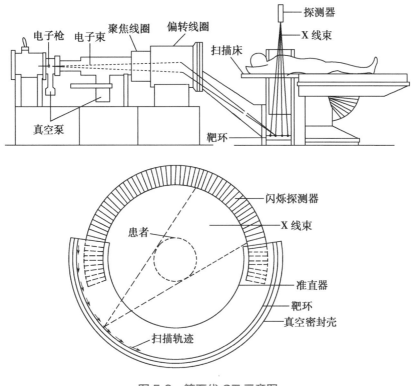

图 5-2 第五代 CT 示意图

EBT 对 X 线管性能要求比较高:最高管电压为 130kV;管电流为 300~800mA;热容量为 9MHU;靶基质量比传统 CT 高 100 倍。该系统可储存 38 次连续心搏数据,每次 2 层,共 76 层。扫描时间为 30ms、50ms 和 100ms,最大扫描速率为每秒 24 次,重建矩阵大小为 256×256、512×512,重建时间为 1s、4s。

（2）动态空间重建机（dynamic spatial reconstructor,DSR）:该机原理与常规 CT 的物理和数学原理相似。整机由扫描、重建和数据分析三个部分组成。扫描部分由多只 X 线管排列成半圆弧阵列;与 X 线管相对应的是由影像增强器和电视摄像机组成的 X-TV 探测器阵列。采集过程采用电子时序控制的方法控制 X 线管顺序产生 X 线,与 X 线管相对应的 X-TV 探测器阵列顺序地接收 X 线投影数据,形成扫描过程。由于这种 CT 需要多只 X 线管和相应的多套 X-TV,造价非常昂贵,因此装机数量极少,限于篇幅不再进行介绍。

6. 螺旋 CT 螺旋 CT（helical/spiral CT）是目前最常见和应用最广泛的一种 CT,是滑环技术（slip-ring technique）和高频（high frequency）X 线发生装置应用的结果。

从某种意义上讲,螺旋 CT 是第三代 CT 的一种发展,将第三代 CT 的往复扫描方式利用滑环技术改变成了单方向连续扫描方式,配合检查床的同步位移,获得螺旋状的扫描轨迹,再采用特殊的重建方法重建出任意层面图像或三维图像。

相对于传统的第三代 CT 而言,螺旋 CT 在扫描速度上得到了大幅度的提高,目前已经实现了单周亚秒扫描,最快的单周扫描时间可达 0.25s,使螺旋 CT 的时间分辨力越来越高。

螺旋 CT 伴随着多排探测器技术的发展,从单层螺旋 CT（single-slice spiral CT,SSCT）迅速发展到了多层螺旋 CT（multi-slice spiral CT,MSCT),每扫描一周能够获取的图像层数分别有 2 层、4 层、8 层、16 层、32 层、64 层、128 层、256 层、320 层、512 层、640 层。采用新型多排探测器的多层螺旋 CT,在纵向上扩展为二维探测器阵列,使数据采集速度和分辨力大幅提高。

螺旋 CT 基本结构和扫描轨迹如图 5-3 所示。

各代 CT 的特点如表 5-1 所示。

表 5-1 各代 CT 的主要特性

比较项目	第一代	第二代	第三代	第四代	第五代	螺旋
扫描方式	T/R	T/R	R/R	S/R	S/S	R/R
探测器数	1	3~30	256~720	600~2 000	1 300 以上	512 以上
X 线束	笔形	窄扇形	扇形	广角扇形	锥形	扇形或锥形
X 线束扇角	—	3°~26°	30°~45°	48°~120°	30°~45°	30°~45°
扫描一周时间/s	240~300	20~210	3~5	1~5	0.03~0.1	0.25~2
每扫描一周层数	1	1	1	1	2~8	1~640

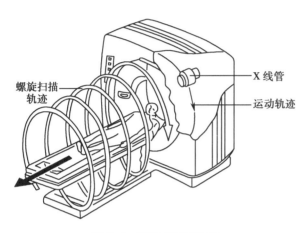

图 5-3 螺旋 CT 示意图

二、发展趋势

(一)硬件发展趋势

1. X 线管的发展 扫描速度的不断加快、更宽体的探测器的发展和亚毫米的扫描层厚都要求 X 线管输出更大的管电流,以保证扫描中每一束 X 线脉冲发生都具有足够的曝光量(mAs),从而获得良好的图像质量。大管电流输出又意味着产生热量的增加,需要 X 线管具有高的热容量和高的散热率,这些特点决定了 X 线管的发展趋势。CT 采用的大功率大管电流 X 线管,管电流已可达800mA,在散热设计方面有两种发展趋势:一种是采用大的热容量,尽可能保证长时间扫描,常规 CT 用 X 线管的热容量已可达 7.5MHU 或 8MHU;另一种是采用高的散热率,保证长时间扫描而无需等待 X 线管冷却,散热率最高者可达 4.7MHU/min。

X 线管的焦点尺寸和形状也是直接影响影像质量的重要因素之一,亚毫米的探测器采集单元以及达到 0.3mm 左右的各向同性分辨力,对 X 线管焦点尺寸和形状提出了更高的要求。

有些 X 线管还运用了电子束滤过技术,可滤过无效的低能量电子束,这不仅减少了无效电子对阳极靶面的冲击以及冲击产生的热量,延长了 X 线管的寿命,而且提高了 X 线质量,减少了受检者的皮肤受辐射剂量,并进一步提高了影像质量。

2. 探测器的发展 提高探测效率和减小响应时间始终是探测器的持续发展方向;探测器向着宽体、薄层的方向发展,使其覆盖宽度越来越大,层厚越来越小,图像质量更佳;伴随着能谱成像的发展,能谱分辨能力也成为探测器发展的一个不可忽视的方向。

(1)宝石探测器:使用宝石作为探测器的闪烁晶体材料,在宝石分子结构中掺杂稀土元素,探测效率得到提高,使图像质量明显提高。资料显示,其低对比度分辨力达到类 MR 软组织成像水平,高对比度分辨力可显示 1mm 冠脉、7 级肝脏血管。

(2)纳米板(nano-panel)探测器:基于纳米板技术用于容积扫描的新型探测器,其最大覆盖范围达 160mm,具有 256 排探测单元,只需一次旋转即可获得心脏和头部等整个器官的图像。

(3)光子探测器:又称光子计数探测器。目前,研究最广和应用最多的计数型探测器有两种,一种是碲锌镉(cadmium zinc telluride,CZT)材料制成的半导体探测器。CZT 晶体是发展较快的一种探测器材料,它由 CdTe 和 ZnTe 的混合物经过一定的晶体生长方法制作而成,并具有较高的探测效率和分辨能力,是在前期实验室研究和动物研究中应用最多的探测器材料之一。另一种为碲化镉(cadmium telluride,CdTe)材料制成的探测器。这两种材料是光子计数探测器最主要的制作材料。

（4）双层探测器：探测器采用双层设计，选择不同材料组合，以使每一层探测器仅对一定能量的X线光子产生激发作用。通常上层探测器选择硒化锌（ZnSe）或碘化铯（CsI），底层探测器采用硫氧化钆（Gd_2O_2S）。在两块探测器之间用滤片将射线能谱进行整形以减少低能量和高能量射线的能量重叠区，并被分别探测，从而得到高、低能投影数据并进行双能CT重建。这种方法X线管两端加一组高、低交替的管电压，得到高、低能X线，通过探测器接收并转换成两组能量数据，并重建出能量图像。

3. 高压发生器　随着X线CT扫描速度的提高，旋转部分的离心力随之增大，油浸式高压发生器很容易受到离心力的影响而造成损坏，故采用固态高频高压发生器代替油浸式高压发生器成为了一种趋势。高压发生器的功率也在不断提高，目前其功率可达100kW左右。

以高压发生器瞬时高压切换技术配合超快速探测器为基础可实现能谱成像。瞬时高压切换技术能够实现X线管产生瞬时切换的高、低双能（例如140kVp和80kVp）的X线，可以获取时间和空间均能良好匹配的双能数据，实现数据空间能谱解析。

4. 驱动系统　机架的驱动系统，沿用多年的皮带机械传动方式被抛弃，采用新型电磁驱动，或称直接驱动技术，提高了旋转速度，降低了机械噪声。为了进一步降低阻力，提高扫描速度，有些螺旋CT已开始采用悬浮技术进行旋转，悬浮技术有气动悬浮和磁悬浮两种形式。

5. 低剂量成像技术　低剂量CT是指通过优化扫描参数，采用较低的辐射剂量完成CT检查。这项技术早期应用于肺部体检，采用低辐射剂量达到初步的判断目的，能够观察肺上的小病灶。低剂量CT在保证获取基本的影像诊断信息的前提下，通过使用较低的管电压和/或管电流、调整合适的螺距等技术来降低受检者的辐射剂量，通常可以达到高分辨力CT成像辐射剂量的1/3甚至更低。

低剂量CT对受检者身体造成的辐射危害较小，但是获取的影像质量也相应降低。

低剂量CT的发展依赖于高压发生器技术的提高和探测器技术的发展。这项技术也从早期的肺部检查逐渐向其他CT检查发展，例如低剂量冠脉CT成像等。由于影像质量的提高和辐射剂量的降低始终是矛盾共同体，因此如何在降低辐射剂量的同时获取高质量的CT影像已经成为CT技术发展的一个方向。

（二）软件发展趋势

1. 血管成像　CT血管成像（CT angiography，CTA）是血管造影技术与CT快速扫描相结合的一种技术，它是以螺旋CT扫描为基础，静脉快速注射对比剂，应用计算机三维重建来显示血管结构的成像技术。CTA能在血管内对比剂浓度高峰期获得薄层扫描图像，并通过工作站后处理技术，显示血管的解剖结构，是一种无创伤的临床评价血管疾病的方法。螺旋CT，特别是MSCT，用于颅脑CT血管成像能及早发现颅内动脉瘤，准确显示颅内血管与肿瘤的关系；用于腹部血管成像可进行腹腔动脉、肾动脉狭窄的检查；CT冠脉成像则可较好地诊断冠心病。

门控技术的应用使CT临床技术产生质的飞跃。门控技术可在一定程度上提高z轴分辨力，在采集数据时，可以选择每个心动周期内相同时相的数据来重建图像。通过注射对比剂、配合门控技术，能够显示冠状动脉及其分支。

随着扫描速度的不断提高，CT的时间分辨力允许在一次对比剂注入后得到多层面的灌注信息，实现CT灌注成像。

2. 三维图像重组　采用薄层连续或重叠扫描并借助计算机处理可获得三维图像，这比二维图像有更高的价值，可对复杂解剖部位如头颅、脊柱、骨盆及膝关节等的肿瘤、骨折、关节脱位提供精确定位，有利于手术和放射治疗计划进行。MSCT越来越广泛的应用，使得三维图像重建更加方便快捷，同时z轴分辨力也得到了大幅度的提高。

3. CT引导下的介入治疗　由于CT成像快、图像清晰，可即时清楚地显示病灶与周围组织结构的关系,因而可作为导向工具,在 CT 引导下进行介入诊断与治疗。例如在 CT 引导下胸部穿刺活检对确定病变性质具有重要意义。

4. 仿真内镜(virtual endoscopy,VE) CT 仿真内镜成像是利用计算机软件功能将螺旋 CT 容积扫描获得的图像数据进行后处理,重建空腔内表面的立体图像,再用电影功能依次回放,从而获得内镜效果。由于螺旋 CT 成像能获得喉、气管、支气管、结肠、鼻腔甚至主动脉腔内膜的仿真内镜图像,能显示腔内病变的形态,还能从梗阻远端观察情况,因此 CT 仿真内镜提供了一种无创伤性的诊断方法,可作为纤维内镜的补充诊断手段。

5. 放射治疗计划 CT 用于放射治疗计划,主要表现在准确定出原发肿瘤的位置,探索局部转移和淋巴瘤,确认肿瘤对放射治疗的敏感性,监视放射治疗的效果。操作人员可用图形输入装置在 CT 图像上圈定轮廓,或以 CT 值为基础设定密度,以标准方法作射线束定位,用计算机计算深部剂量,或单独计算等剂量曲线,还可实施横断面外的计算,使等剂量曲线呈现在冠状面和矢状面上,从而实现等剂量曲线的三维显示。

6. 能谱成像 利用受检物体或器官组织在高低两种管电压条件下产生的不同的 X 线衰减值对受检物体或器官组织进行二维能量空间内的定位和成像显示,从而实现对受检物体或器官组织的性质识别、定量分析,或减少 X 线辐射剂量等。CT 能量成像技术在临床中得到了广泛的应用。

(李林枫)

第二节　成像系统

一、基本构成

(一) CT 成像原理

依据雷当的图像重建原理,CT 的图像重建需要满足 5 个方面的条件:①以人体组织对 X 线的线性吸收系数作为物理参量;②以视野大小表示对线性吸收系数的定义域;③用 X 线束穿过人体组织后透射 X 线强度(表明了对 X 线吸收的路径积分)表达线积分,即 X 线投影;④通过扫描方法获取其各个方向的投影,并将投影转换为计算机数据;⑤由计算机完成重建运算,由显示、保存系统显示、保存、打印图像。

X 线沿着 x 方向穿过一定长度的物质后,其强度 I 的变化遵循朗伯-比尔(Lambert-Beer)吸收定律,如式 5-1:

$$dI = -\mu(x) \cdot I \cdot dx \qquad (5\text{-}1)$$

式中,$\mu(x)$ 为物质的线性吸收系数,与 X 线穿透路径上的物质有关。

当 X 线沿方向 x 穿过长度为 l 的人体组织后,X 线强度与线性吸收系数之间存在积分关系,如式 5-2:

$$\int_{I_0}^{I} \frac{dI}{I} = -\int_{0}^{l} \mu(x) \cdot dx \qquad (5\text{-}2)$$

由于入射 X 线强度和穿过一定厚度物质后的 X 线强度都可测量,并且 X 线在物质中是以直线方式传播,因此式 5-2 中等号的左侧可以通过测量得到,称为投影(projection),而右侧则是对于线性吸收系数的线积分。这样就得到了一束 X 线的线积分,即投影数据。

通过改变 X 线束的位置和方向,可以获取所有投影数据,此过程即为 CT 的 X 线扫描方式。当扫描结束,完成所有投影数据获取后,通过数学方法计算出线性吸收系数的二维分布,利用特定的方法把线性吸收系数的二维分布用图像灰阶的方式显示出来,就获得 CT 图像。

(二)CT 的基本系统组成

在确定了物理参量的前提下，CT 成像系统应包括的基本系统组成如下。高压发生器和 X 线管，用于产生 X 线；X 线接收装置，即探测器，用于接收被人体组织衰减的 X 线，得到投影数据；X 线管和探测器相对位置固定，同步位移和旋转，或者单纯旋转，即可得到对应成像视野的全部投影数据，此过程由扫描机架中的扫描机构来实现；把扫描获取的全部投影数据传送至计算机中，并通过计算机的数学运算来最终获得平面图像。CT 组成系统中所有部分都对最终 CT 图像质量产生影响。其基本系统组成结构如图 5-4 所示。

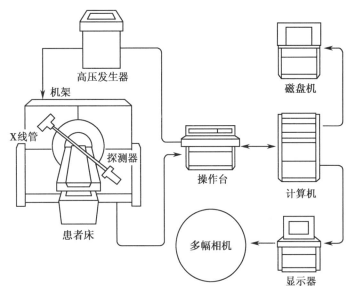

图 5-4 CT 系统框图

二、数据采集装置

投影数据获取装置部分主要包括的结构有 X 线发生装置（含 X 线管和高压发生装置、准直器与滤过器、视野调节单元）、探测器与数据采集装置（含 A/D 转换器与接口电路）、扫描机架与检查床等。

(一)X 线管

1. CT 用 X 线管的特殊要求　与常规 X 线管相比，CT 用 X 线管应满足以下几方面的要求。

（1）现代 CT 的 X 线发生方式均采用脉冲发生方式，且随着扫描速度的提高，发生 X 线的脉冲时间很短，为了保证能够获取足够的信号强度，要求 X 线管能够产生足够大的管电流。

（2）CT 用 X 线管应能够在较长时间内产生 X 线，而在长时间 X 线发生过程中，X 线管的阳极要能够承受较高的热量。

2. 基本结构的特点　CT 用 X 线管与一般 X 线机用 X 线管结构基本相同，都由阴极、阳极和外壳组成，常规 X 线管的外壳采用玻璃外壳，CT 用 X 线管的外壳多为金属或陶瓷材料。CT 用 X 线管也有固定阳极 X 线管和旋转阳极 X 线管两种。安装时固定阳极管的长轴与探测器平行，旋转阳极 X 线管的长轴与探测器垂直。

固定阳极 X 线管主要应用在第一、二代 CT 中，因第一、二代 CT 现已被淘汰，故在此不做介绍。

目前，CT 普遍使用双焦点旋转阳极 X 线管。X 线的发射方式有连续发射和脉冲发射两种。连续发射方式多用于第一、二代 CT 中，脉冲发射方式是现代 CT 的主流。脉冲发射方式有以下优点：①可以通过脉冲数量使投影数与受检物体的要求相匹配；②可以在脉冲间歇时间内自动地进行每个测量通道的零点校准，以免测量电路中电子元件工作点的漂移而造成信号误差；③配合大功率 X 线管，获取的信号强度高，有较好的信噪比；④可以利用适当的高压发生装置来切换从一个脉冲到另一个脉冲的管电压，这样可以在测量系统旋转一周时有效地获取在形态学上一致的两幅不同能量的图像；⑤间歇产生 X 线，可以相对减少 X 线管产生的热量；⑥与连续发射方式相比较，能够有效降低受检者的照射剂量。

CT 用 X 线管采用高速旋转阳极 X 线管，大焦点约为 1.0，小焦点约为 0.4。阳极转速可实现常速 2 850r/min 左右或高速 9 000r/min 左右旋转。

为了保证脉冲 X 线发生时能够获取足够的信号强度,要求 X 线管有较大的功率,或 X 线管能输出较大的管电流,目前 CT 用 X 线管的管电流最高可达 800mA。

CT 用 X 线管及冷却装置外形图

使 X 线管能够长时间产生 X 线,且不使阳极因承受大量的热而损害的途径有两个,一是提高阳极的热容量,可采用增加阳极靶尺寸和质量以提高热容量的方法,如采用直径更大、石墨靶基的新型复合靶,以增大阳极的热容量;二是提高阳极的散热率,常规 CT 用 X 线管配有油循环系统以使产生的热量尽快扩散,目前其热容量可达 8MHU,其外形如数字图 5-1 所示。

为了有效提高 CT 用 X 线管的散热能力,诸多新技术已经得以采用,以下列举有代表性的 CT 用 X 线管散热新技术。

(1)液态金属轴承技术:传统 CT 用 X 线管的旋转阳极多采用机械滚珠轴承,轴承支撑阳极转子,并辅助传导阳极靶产生的热量,但是随着转速的提高,轴承部分自身产生的热量也会提高,轴承的磨损也随之加剧,噪声也跟着增加。液态金属轴承技术能够较好地解决这些问题。液态金属是指常温下是液体的低熔点合金,例如镓、铟或锡的合金。液态金属轴承技术有以下优点。

1)高散热率:液态金属充分填充转子和定子之间的缝隙,增加热传导面积,实现全方位散热,热传导率大幅度提高。

2)零磨损零震动:阳极转动时,除了黏滞阻力外,液态金属轴承几乎无摩擦式工作,因此其噪声、振动以及自身产生的热量都比机械滚珠轴承少很多。液态金属轴承的使用寿命也可达到滚珠轴承的数倍。

电子束控金属 X 线管

(2)阳极直接冷却技术:电子束控金属 X 线管整体与电机转子固定在一起,阳极外部直接浸泡在冷却油里,电子束通过电磁偏转撞击阳极靶面,如数字图 5-2 所示。X 线管工作时,在电机的带动下整个 X 线管旋转。由于阳极外部直接与冷却油接触,散热面积足够大,散热率很高,可达 4.7MHU/min。这种 X 线管又被称为零兆 X 线管,其阳极热容量约为 0.6MHU,但是考虑其高阳极散热率,这种 X 线管的热容量可达 50MHU。

零兆 X 线管的散热率和产热率相近,大负荷条件工作时,X 线管仍能及时冷却,因此不需要太大的阳极热容量。

(3)阳极直接水冷:水的比热容比油大,为提高散热效率,将 X 线管管套内的绝缘油换成水,对管套内的水进行水循环散热。但水的绝缘性能很差,为了解决这一问题,采用了单极高压技术,即 X 线管的阳极和外壳接地,阴极接负高压,这样使得阳极侧摆脱了高压绝缘的要求,可以采用水循环冷却,大幅度提高了 X 线管的阳极散热率,这种 X 线管的热容量可达 30MHU。

此类 X 线管的阳极靶的固定轴是中空的,阳极旋转时不稳定,为此采用长轴承,让长轴承的两端分别固定在 X 线管金属外壳上,阳极靶在中间,使旋转更稳定,更容易提高旋转阳极的转速。

(二)高压发生装置

高压发生装置是投影数据获取装置重要的组成部分。

在前四代传统 CT 和高压滑环结构的螺旋 CT 中,高压发生器采用工频交流电,体积、质量都很大,只能安放在扫描机架之外的地面上。在低压滑环结构的螺旋 CT 中,由于高压发生器采用高频或超高频、倍压整流方式,使高压发生器的体积、质量都大幅度减小,高压发生器可直接安装在旋转扫描机架上。随着扫描速度的不断提高,绝缘油因晃动剧烈而冲击高压元器件,使油浸式高压发生器的故障率大幅提高,为此出现了固体绝缘材料的非油浸式高压发生器。

CT 扫描过程中,由于 X 线管管电压的稳定性对获取的投影信号有直接影响,从而影响图像质量,因此高压发生装置采用高精度的闭环控制方式,使管电压输出稳定。

自动剂量控制/智能剂量管理(auto dose management)广泛应用于 MSCT 中,其基本特点是在扫描过程中,可以根据 X 线穿过人体组织的厚度不同,即时调整 X 线管的管电流大小,以实现在一周的扫描中获取到的 X 线投影信号的相对一致,从而提高或重建图像质量,并能有效减少受检者的受辐射剂量。

(三)准直器与滤过器

1. X线准直器(collimator) 其作用是:①降低受检者的辐射剂量;②限定成像的空间范围(限定体层层厚);③减少进入探测器的散射线。准直器有两种,如图5-5所示,一种是X线管侧准直器,又叫前准直器,其作用是控制X线束在人体长轴方向上的宽度从而控制扫描层厚度;另一种是探测器侧准直器,又叫后准直器,遮挡来自成像平面之外方向的散射线防止其照射到探测器上,其狭缝正对探测器各探测单元,使各探测单元只接收垂直入射的X线。为了在辐射剂量不增加的前提下,有效地利用X线,前准直器狭缝宽度略大于后准直器狭缝宽度,探测单元宽度要略大于后准直器宽度。有些CT没有安装后准直器,利用探测单元自身的厚度作为后准直,这种应用在MSCT中最常见。前后两组准直器必须精确地对准,否则会产生条形伪影。

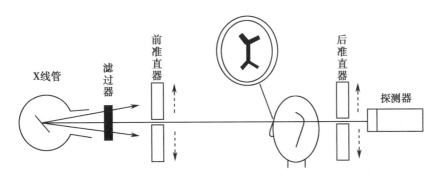

图5-5 CT的准直器

准直器由一种强辐射衰减物质构成,用以限制到达探测器组件的X线角度分布,只允许某一空间范围内的射线进入探测器,而其他部分的射线则被吸收而不能进入探测器。准直器对材料的要求是对X线吸收强、易加工、经济,一般采用铅或含有少量的锑、铋的铅合金等。

准直器的形状为狭缝状,利用步进电机控制狭缝的宽度。传统X线CT的层厚是由狭缝宽度决定的。多层螺旋CT则根据层数、层厚选择需要,步进电机带动狭缝运动到特定的宽度,使锥形X线束覆盖相应的多排探测器一定的区域。

2. X线滤过器(filter) 其作用是:①吸收低能X线(软射线),减少受检者表面剂量,这些低能射线无益于CT图像的形成;②使X线束通过滤过器和均匀圆形水模(water phantom)后,变成强度分布均匀的射线束。

由于视野选择为圆形,扇形X线束照射时,中心射线穿透厚度大,边缘射线穿透厚度小,中心与边缘信号强度相差较大。为了减小信号强度差,增设滤过器,形状设计为楔形或蝴蝶结(bowtie)形。如图5-6所示,C代表滤过器,D代表视野。图5-6A表示在第一代和第二代CT中所使用的楔形滤过器,图5-6B代表第三代和第四代CT中所使用的蝴蝶结形滤过器。

3. 视野调节单元 通过调节X线管焦点与受检体之间的距离,达到覆盖不同视野范围的目的。X线管和探测器固定在一个可以移动的支架上,此支架可以沿X线中心线方向移动,但X线管和探测器之间的距离不变。当X线管靠近受检体时,探测器能够接收到的穿过受检体的X线视野变小,反之视野变大。如图5-7所示。

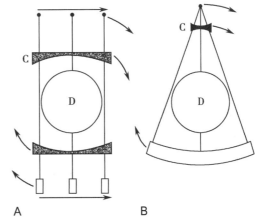

图5-6 CT的滤过器示意图

A. 第一代和第二代CT中所使用的楔形滤过器;B. 第三代和第四代CT中所使用的蝴蝶结形滤过器。

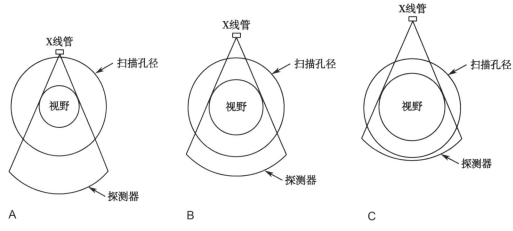

图 5-7　CT 的视野调节单元示意图
A. 小视野；B. 中视野；C. 大视野。

视野调节单元由电机带动控制，通过 CT 操作界面上的操作自动完成视野的调节，常用的视野有对应头部成像的小视野、对应局部组织成像的中视野和对应体部成像的大视野。

（四）探测器

CT 中探测器是将 X 线能量转换为电信号的装置，它是由许多性能相同的探测器单元排列而成，每个探测单元对应着一束 X 线，能够获取一个投影数据。如果单排探测器有 N 个探测器单元，那么一次就可同时获得 N 个投影数据。就目前而言，N≥512。如果多排探测器有 M 排，每排有 N 个探测器单元，全部选择时一次就可同时获得最多 M×N 个投影数据。

1. 探测器的种类　有两种类型。一种是气体探测器，气体常用高压氙气，故又称为氙气探测器（Xe-gas detector）；另一种是固体探测器，由闪烁晶体和光电转换器组成。固体探测器因应用了闪烁晶体材料又称为闪烁探测器（scintillation detector）。

（1）氙气探测器：是利用化学性能稳定的惰性气体氙气（Xenon，元素符号 Xe，原子序数 54）在 X 线或其他电离辐射的作用下产生电离的原理进行探测，由充满惰性气体的气体电离室制作成阵列探测器。每一个阵列单元通过测量电离电流的大小来测量出入射 X 线的强度。气体阵列探测器的示意图如图 5-8 所示。

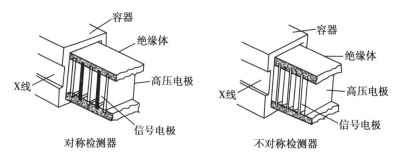

图 5-8　气体阵列探测器的结构示意图

氙气探测器的优点是稳定性高、一致性好、响应时间短、没有余辉问题以及价格便宜；缺点是需要恒温来保证气压的稳定、检测效率相对较低以及需要高管电流来获得足够强的信号，且易受气压变化、电极电压起伏、震动等干扰因素而产生伪影，因动态范围较小而出现饱和现象。

（2）闪烁探测器：是利用射线能使某些物质产生闪烁荧光的特性来探测射线的装置，这类物质称为闪烁体（scintillator），其基本作用是将 X 线能量转换成为可见荧光能量。在闪烁体后面采用光电倍增管或者光电二极管等光电转换器件将此可见荧光转换成电流信号,这一电流信号即为采集到的投影数据信号。闪烁体与光电转换器件一起组成的探测器,称为闪烁探测器,其结构如图5-9所示。因为此种探测器的探测效率高,分辨时间短,所以,闪烁探测器在CT中得到了广泛应用。闪烁探测器因使用的闪烁体不同而有很多类型,比如碘化钠、钨酸镉、稀土陶瓷、宝石、纳米板等等。

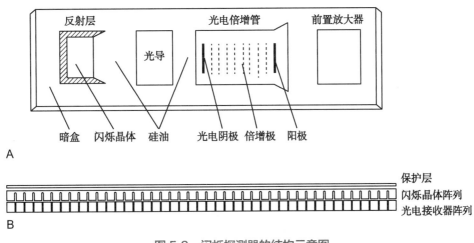

图5-9 闪烁探测器的结构示意图
A. 单一闪烁探测器;B. 阵列闪烁探测器。

采用光电倍增管的闪烁探测器在闪烁探测器前面加有反射层,它可以是涂有白色氧化镁粉末的铝盒,使闪烁晶体产生的荧光光子大部分反射到光电倍增管的光电阴极上。在晶体与光电倍增管间放置有机玻璃制成的光导,并涂有硅油以保证良好的光耦合。

采用光电二极管的闪烁探测器多制作成阵列探测器,制作上对整块闪烁体经过精细切割,使每一个切割出的小单元自身具有光导作用,形成闪烁晶体阵列;光电二极管对应切割出的闪烁体小单元,形成光电转换器阵列,接收闪烁荧光而形成电流信号。闪烁探测器有效减小的体积和精细的排列,提高了探测器的几何效率和图像的空间分辨力。

使用较普遍的闪烁晶体是铊(Tl)激活的碘化钠晶体(NaI:Tl),铊掺杂后在晶体中起到发光中心的作用,可以改变晶体发光光谱使之与光电转换器的光谱范围更加匹配,提高转换效率。这种晶体的密度适中,对γ射线和X线有较高的吸收效率,发光效率和对可见光的透明度都很高。但碘化钠晶体的致命缺点是极易潮解,晶体一旦潮解后,探测效率急剧下降,直至完全不能使用。为避免碘化钠晶体潮解,碘化钠晶体被密封在一个铝制外壳内。

另一种闪烁晶体是CsI:Tl晶体,其主要优点是在空气中不易潮解,故不需密封封装,被用来替代NaI:Tl。但它的发光效率仅为NaI:Tl的30%~40%,在CT中应用较少,但在非晶硅型平板探测器DR中应用普遍。

闪烁探测器的优点主要是几何效率和空间分辨力比较高,光电转换效率比较高,需要的X线剂量相对较低,易于制成排列紧密的阵列探测器;缺点是余辉较大,易受温度影响以及一致性相对氙气探测器而言较差。

(3)稀土陶瓷探测器:属于闪烁探测器,MSCT多采用这种探测器。稀土陶瓷探测器用掺杂了一些钇、钆之类金属元素的超快速氧化陶瓷(UFC)作为闪烁体,采用光学方法使之和光电二极管结合在一起构成探测器。其特点是吸收效率可达99%,发光效率很高,余辉低,发出的可见光与光电二极管的光谱响应范围匹配好,光电转换效率高,时间响应好,稳定性高,动态范围可达$10^6:1$,并且容易进行较小分割,容易制作成排列紧密的阵列探测器。

2. 探测器的特性

（1）检测效率：是指探测器从 X 线束吸收能量的百分数。理想情况下探测器检测效率应该尽可能接近 100%，几乎全部 X 线束将被截获并转化为重建图像的数据。影响探测器检测效率的因素有两个：几何效率和吸收效率。如图 5-10 所示。

1）几何效率 η_g：由每个探测单元的宽度和相邻探测单元之间的间隔决定。

$$\eta_g = w/(w+d) \qquad (5-3)$$

式中，w 为探测单元本身的宽度、d 为相邻探测器之间的间隔。

射入间隔的辐射不能被探测器吸收，因而无助于图像的形成。理想的情况是相邻探测器间隔 d 要足够小。

2）吸收效率 η_a：是指 X 线辐射进入探测器而被吸收的百分率，主要与探测器的类型、探测器接收 X 线单元的厚度有关，在某种程度上，还与 X 线光子的能量有关。

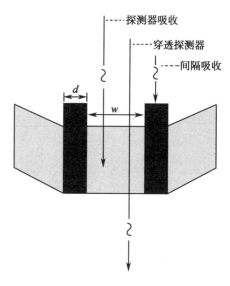

图 5-10　决定探测器效率的诸因素

对于氙气探测器，吸收效率与气体的气压和电离室在 X 线路径方向上的厚度有关。气压越高、气体分子密度越大；电离室越厚，吸收效率越高。

对于固体探测器，吸收效率与选择的闪烁体材料和闪烁体在 X 线路径方向上的厚度有关。通常来讲，闪烁体材料分子量越大、密度越高，闪烁体在 X 线路径方向上的厚度越厚，吸收效率越高。

3）总检测效率 η：探测器的总检测效率是几何效率和吸收效率的乘积，如式 5-4：

$$\eta = \eta_g \times \eta_a \qquad (5-4)$$

实际的探测器总检测效率在 50%~80% 之间。探测器的检测效率越高，在一定图像质量水平下受检者接受的辐射剂量越少。

（2）稳定性：是指探测器随时间或环境条件的不同而发生变化的程度以及变化后的恢复能力，主要包括时间特性和温度特性。探测器需经常校准以保证其稳定性。在第一、二代 CT 中，每次平移运动结束后都要校准探测器。第三代 CT 每天仅校准一次，当第三代 CT 探测器的响应偏离正常情况时，环状伪影将在该体层扫描图像中产生。第四代 CT 在每次旋转期间对探测器校正两次，第一次校准是沿着运动扇形射束的前缘，第二次是沿着后缘。

（3）响应时间：是指探测器接收、记录和输出一个信号，最后回复到初始状态所需的时间。一个探测器应能瞬时地响应一个信号，然后迅速地输出该信号并为响应下一个信号作好准备。对于闪烁探测器，信号通过以后，闪烁物质的余辉将使前一个读数的剩余存储影响后一个读数，为了避免余辉造成的畸变和伪影，需要仔细选择闪烁物质并进行相应的校正。

（4）准确性与线性：由于人体软组织及病理变化所致线性吸收系数的变化是很小的，因此，穿过人体的线束强度也只引起很小的变化。如果探测器对线性吸收系数的测量不够准确，测量中的小误差可能被误认为信号的变化，造成图像上的伪影。

另一方面，对于探测器，还要求其线性地转换信号，即入射 X 线强度与探测器的输出成正比关系，这样才能够快速准确地获得成像数据。

（5）一致性：即对于相同的 X 线输入，所有探测单元的输出应相同。探测单元性能的不一致所获得的检测数据不能够正确地表示出 X 线与成像物体之间的对应关系，造成重建图像中的伪影。除第一代 CT 外，CT 探测器均采用多探测单元，为了得到可以对比的检测数据，要求所有探测单元的性能具有一致性。

（6）动态范围：是指探测器能够测量到的、线性范围内的最大信号与能够识别的最小信号之比，通常可达 $10^6:1$。信号超过动态范围，则称为饱和现象，即超过最大信号表现为全暗，低于最小信号表现为全亮。闪烁探测器的动态范围远远超出 CT 要求，但是氙气探测器 CT 要求的信号范围内就有可能出现饱和现象。

（7）噪声：是探测过程中随机产生的、幅度不能预知的信号起伏。氙气探测器中有噪声和干扰源，这些是闪烁探测器中所没有的，其原因在于电离室电压波动或者电离室内绝缘体上产生漏电流。另外，隔板极薄又容易出现颤动噪声，也就是说 CT 装置在运行时哪怕是极小的颤动都可能在氙气探测器中产生噪声。

此外，还要求探测器的检测信号强度对 X 线硬度的依赖性要小。

3. 探测器的特点 氙气探测器和闪烁探测器在现代的 CT 装置中都有选用。选用哪种探测器要看偏重于哪方面的特性。重点关注检测效率、稳定性和一致性、动态范围、噪声以及成本等。另外还应关注是否有散射线准直，闪烁探测器可以与散射线准直器组合在一起，氙气探测器一般不用附加的散射线准直器，而是利用电离室隔板兼作散射线准直器，但效果不如专用的准直器好。此外，氙气探测器本身产生的散射线比闪烁探测器要多，散射线源主要来自很厚的射线输入窗铝板和窗口到电极板的气体层。氙气探测器中各个探测器的电离室是相互连通的一个整体，处于相同的气压、密度、纯度、温度条件下，从而有较好的一致性。

第一、二、四代 CT 一般采用闪烁探测器，第三代多采用氙气探测器，现在常见的螺旋 CT 采用阵列闪烁探测器，MSCT 采用的多排探测器（multi-row detector）为多排阵列闪烁探测器。

X 线管辐射的 X 线强度的起伏（管电压波动）将影响探测器的输出信号，为此在 X 线出射窗口处或在探测器的两端装有参考校正单元，用于同时测量入射视野前的原始 X 线强度的变化或测量经空气直接照射参考探测单元的测量值，以校正探测器的测量结果，修正 X 线强度起伏对于重建 CT 图像的影响。

（五）数据采集系统

每一个探测单元都会对应一个探测通道，每个探测通道主要由前置放大器、对数放大器、积分器等构成，其作用是将探测器输出的微弱电信号经放大和处理后，变换成投影数据信号。数据采集系统（data acquisition system，DAS）包含了所有的探测器通道、多路转换器、A/D 转换器以及接口电路，把从探测器通道获取的投影数据通过多路转换器送入 A/D 转换器，转换为计算机能够识别的数字信号，再经接口电路将此数字信号输入计算机。DAS 除包括探测器阵列的信号外，还包括来自参考探测器的信号。图 5-11 是数据采集系统的构成框图。

随着电子电路集成度的提高，DAS 已能够实现与探测器集成在一起而成为整体，使得现代的 CT 中常常见不到独立的 DAS。

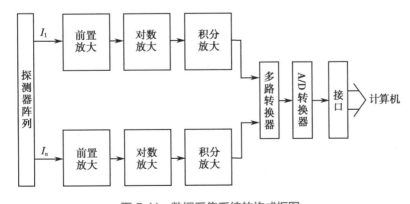

图 5-11 数据采集系统的构成框图

（六）扫描机架

CT扫描机架内部由固定和转动两大部分组成:前者主要包括旋转控制和驱动,滑环系统的电刷、冷却系统,机架倾斜和层面指示以及机架、检查床控制电路等;后者主要包括X线管及其散热器、准直器和滤过器、探测器、前置放大器、采样控制部件、高频高压发生装置、低压滑环、转动角度标尺或旋转变压器等。扫描机架面板左右两侧均设有控制开关和紧急开关,以方便操作。扫描机架可根据诊断需要进行 $\pm 20°\sim\pm 30°$ 的倾斜,以满足受检者进行不同部位检查的需要。(图5-12)

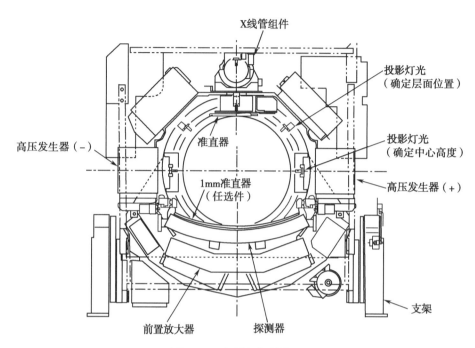

图 5-12　扫描机架结构图

图 5-13 给出了机械运动控制电路方框图。在电路设计上扫描机架与检查床联动,相互控制,连锁保护,保证在检查、移动过程中扫描机架不与检查床发生碰撞。为了防止因故障而损坏电气和机械部件,机架电路中设有保护电路和误差指示电路,一旦某一运动部分出现故障,立即切断相应的供电电源。扫描机架的运动,包括机架的旋转、倾斜角度、视野选择、准直控制(控制准直器开口的大小)以及检查床上、下、前、后运动,首先由计算机发出运动指令,由控制电路控制电机的运转,通过减速机构,完成上述各种运动。为了使运动速度稳定,电机轴装有测速发电机,输出信号反馈至控制电路。

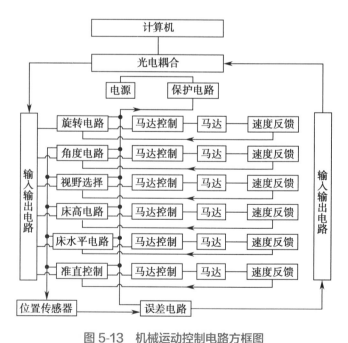

图 5-13　机械运动控制电路方框图

扫描时,旋转电机旋转方向为顺时针,其中包括启动过程、采样过程和减速刹车过程。采样过程中,X线管旋转并通过标尺或旋转变压器等组件获得旋转角度信息,X 线发生与旋转角度信息配合产生脉冲 X 线,X 线穿过受检者后被探测器接收,完成 360° 采样。一次扫描结束后,所获得的扫描数据信号经过数据处理与接口装置,传送至图像重建和处理系统。

高压发生器一般均采用中、高频逆变式,体积较小,分阴极高压发生器和阳极高压发生器两部分,分别装于机架旋转部分的左右两边,使旋转部分较为平衡。有些厂家生产的 CT,高压发生器不分为两部分,是一个整体,并且采用阳极接地,无需阳极高压电缆,仅需一根阴极高压电缆线。

CT 的扫描孔径一般为 650~750mm,借助于安装在扫描孔前表面和孔中的激光装置对受检者进行扫描定位。模拟定位用 CT 的扫描孔径一般可达到 850mm。

(七) 检查床

检查床由床面和底座构成,它的运动一般由两个电机控制:一个是床身升降电机;另一个是床面水平移动电机。为了保证扫描位置的精确,无论是垂直方向床身的升降还是水平方向床面的移动都应平稳。

检查床升降采用"马架"结构、斜体蜗杆结构等,上端连接床面,下端连接底座。床面可降低到 450mm,方便受检者上下床。其最低高度、进头高度以及进体高度、最高高度的控制都是通过安装在底座上的行程开关实现的。另外,在与升降电机从动的绕线轮上有一根尼龙线,它带动编码器来测量检查床的高度,并在操作面板上显示。由单相交流伺服电机(水平电机)带动同步齿型皮带驱动床面的水平移动。在水平电机旁边设有一个光电编码器,测量床面水平移动的相对位置。床面移动可由计算机控制、面板控制和手动拖动三种方式使床面水平移动。手动/自动方式的转换由检查床尾部下面的一个手动离合器完成。

1. 检查床定位 床面移动定位的精度直接决定切片位置的准确性,定位设计精度不大于 0.1mm。

定位系统的具体工作过程是:在计算机系统设置床面位置后,发出指令,使水平电机驱动床面水平移动,到达指定位置后,光电编码器产生的脉冲由计数器计数发出到位信号,使计算机系统发出指令,让单相交流伺服电机失电、停转,从而实现高精度、闭环的床面水平移动控制。

2. 床面板 由碳素纤维制成,碳素纤维具有强度高、重量轻、对 X 线衰减小等特点。检查床面板比较长,长达 2 200~2 400mm,床面水平移动的最大距离为 1 800mm,设有辅助加长移动功能的检查床,床面移动可达 2 000mm,床台上设有限位开关和紧急开关,以保证床面在正常的范围内移动。

扫描机架上方的数码显示板可显示检查床的高度、床面的水平位置和扫描机架的前后倾斜角度。在电路设计上则相互联动和保护。

床高度指示:显示范围大多为 0~550mm 或 450~1 000mm。

床水平运行指示和精度:0~1 800mm 或 0~2 000mm。显示误差 <±5mm。自动移动精度误差 <±0.1mm。

三、计算机和图像重建系统

计算机在 CT 设备中的作用非常重要,既要实现整个 CT 系统工作状态的控制,还要完成图像的重建和图像显示与存储,同时具有图像后处理的功能。计算机系统在 CT 中的功能如下。

(1)控制整个 CT 系统的运行:当操作者选用适当的扫描参数并启动扫描之后,CT 就在计算机的控制下运行。计算机协调并安排扫描期间发生的各种事件的顺序和时间,其中包括 X 线管和探测器在适当时刻的开和关、传递数据以及系统操作的监控等,接收初始参数,执行检查床及扫描机架的操作并监视这些操作以保证所有的数据相符合。

（2）图像重建：一幅 CT 图像的重建需要数百万次的数学运算，这些数学运算由计算机完成。完成图像重建功能的单元称为快速重建单元（fast reconstruction unit，FRU）。

（3）图像处理：每一幅图像由众多像素组成，每个像素具有一个数值，这些数值将转换为灰度编码。计算机必须能操纵、分析、修改这些数值以提供更有用的可见信息。这包括：放大倍数，测量区域或距离，标识轮廓以及两个图像的比较，从 CT 图像中建立直方图、剖面图等。

（4）故障诊断及分析：目前，许多 CT 已可实现简单故障的自动诊断，并给出诊断结果；有些 CT 还能够实现与维修中心的远程网络故障诊断，维修中心可通过网络直接对设备故障进行诊断，有些故障可实现远程修复。

（一）基本结构与特点

计算机系统和图像重建随着计算机技术的发展而快速发展，从早期的小型计算机如 PDP-11/44、Micro VAX-Ⅱ 等计算机系统，发展到了现在的快速微型计算机系统，其发展的根本原因是计算机的数据处理能力和运行速度的大幅度提高。

1. CT 用计算机的基本组成框图如图 5-14 所示。

（1）控制部分：主要完成扫描控制和数据采集控制。

（2）图像重建单元：主要完成图像的重建运算。

（3）图像显示：主要完成图像数据的缓存与图像的显示。

（4）数据存储：主要完成原始数据和图像数据的存储。

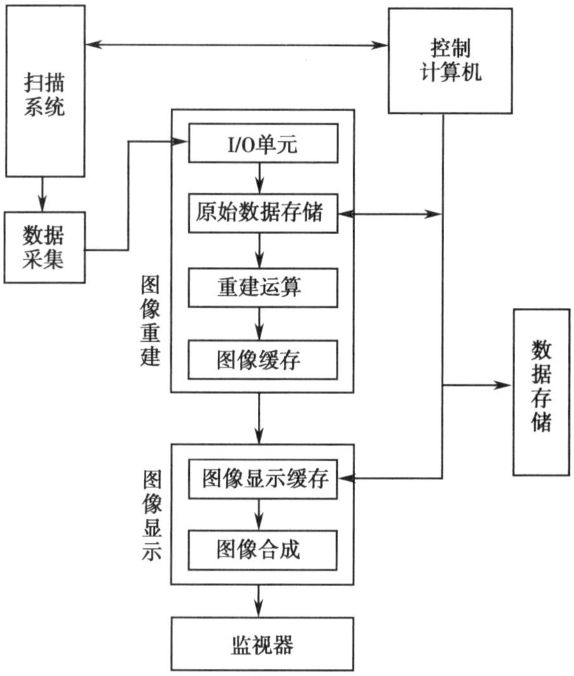

2. CT 的计算机系统应具有如下特点。

（1）具有足够大的内存空间：能够满足大量原始数据处理、操作与管理程序运行的存储空间需求。

图 5-14　计算机的基本组成框图

（2）具有大容量运算能力：能够完成大数据量的卷积运算和反投影运算，以及图像的后处理运算。

（3）运算精度高：对采集到的投影数据的处理应有较高的精度，保证重建图像的质量。

（4）运算速度快：能够快速重建图像，满足图像的实时性要求。

（5）控制效率高：能够高效地完成对成像过程的各个环节的控制。

（6）具有一定的通用性：能够较好地与外围设备如激光相机、RIS、HIS、PACS 系统等进行通信。

（7）具有较高的性价比。

（二）图像重建单元

图像重建单元又称快速重建单元（FRU），采用专用计算机，称为阵列处理机（array processor），来执行图像重建和处理的任务。阵列处理机与主计算机相连，其本身不能独立工作，在主计算机的控制下，进行图像重建和处理。

图像重建阵列处理机由多个微处理器组成，并按一定顺序并行工作，互不干扰，每一个微处理器都有自己的运算器、指令存储器和数据存储器等，并按照同样的工作原则，完成一部分图像的重建工作；再通过重建控制器将各部分综合在一起构成完整的重建结果，并将结果统一存入图像存储器（image RAM）中,其结构框图如图 5-15 所示。

在 FRU 的输出端还有 D/A 转换器,它把最终得到的数字信号变为能驱动图像显示终端的模拟信号。根据显示器的动态范围,早期 D/A 转换器一般用 6~8bit,目前常见的为 12~14bit,高者可达 16bit。

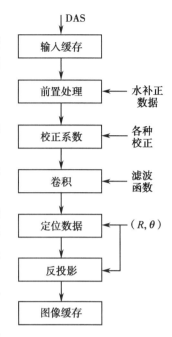

图 5-15 图像重建系统结构框图

（三）计算机控制单元

计算机控制主要是针对扫描进行控制,由计算机分别进行 X 线发生器和数据采集系统、图像重建、扫描机架、检查床等的控制。

现代 CT 中的计算机体系结构采用多通道处理技术,有串行处理方式、并行处理方式和分布式处理方式。

1. 串行处理方式 把每条指令分为若干个顺序的操作,每个操作分别由不同的处理器实施。这样可以同时执行若干条指令,对每个处理器来说,每条指令中的同类操作像流水线一样被连续加工处理。这样可以提高计算机工作速度和各个处理器的使用效率。

2. 并行处理方式 多由三台多任务计算机通过系统总线耦合成一个系统,分别形成了扫描处理器、显示处理器和文件处理器。

3. 分布式处理方式 分布式处理系统在结构上由若干台独立的处理器构成,各台处理器可分别处理同一程序的各个子程序,也可以按功能分别处理一道程序的各个阶段。每台处理器都有自己的局部存储器,因而能独立承担分配给它的任务,这些处理器在逻辑上和物理上是连在一起的,可在统一的操作系统控制下工作,相互间可以通信。系统具有动态分配任务的能力,能自动进行任务调度和资源分配。其优点是:①可靠性高:其中一台处理器失效,对总系统影响不大;②灵活性高:由于系统模块化,便于扩充和更换部件;③经济性好:可以用价格便宜的微处理器,便于推广。

计算机控制中关键的一部分是对扫描过程进行控制,由计算机分别对 X 线发生装置、数据采集系统、扫描机架、检查床的工作过程和时序进行控制。扫描控制采用分散控制方式,图 5-16A 和图 5-16B 分别给出集中控制和分散控制两种形式。

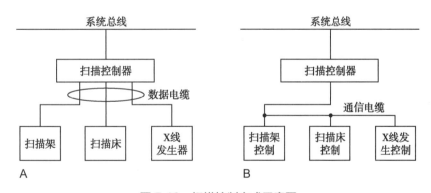

图 5-16 扫描控制方式示意图

集中控制方式是由系统总线来的所有控制信号用控制电缆输入给控制电路,再由控制电路分配给控制对象。这种控制方式全部由中央控制计算机操作,使控制计算机工作量大,不灵活。

若改用分散控制方式,这时控制计算机只需用适当的通信方式与控制微处理器进行联络和给出控制命令,以下的全部工作均可由微处理器承担,这不仅减轻了中央控制计算机负担,而且控制调整方便、灵活,可在不影响控制计算机正常工作的条件下,对扫描控制进行调试和重新设置参量。控制计算机作为微处理器的上行机进行集中管理和控制,现在 CT 成像装置普遍采用这种控制方式。

四、软件系统

软件最主要的功能就是利用探测器采集到的投影数据进行图像重建。可分为系统软件(又称为基本功能软件)和应用软件(又称为特殊功能软件)两大类。

(一)系统软件

系统软件是指各类CT均需具有的扫描功能、诊断功能、显示和记录功能、图像处理功能及故障诊断功能等软件。系统软件形成了一个以管理程序为核心,能调度几个互相独立软件的系统。

常用的独立软件有预校正、平面扫描、轴位扫描、图像处理、故障诊断、外设传送等,基本功能软件的组成如图 5-17 所示。

管理程序和各独立软件的联系方式有三种。

1. 人机对话方式 由操作者通过控制台或终端输入信息或命令,操作者可以用键盘、鼠标或触摸屏来实现对话。管理程序接到对话指令,便调用相应的功能软件。

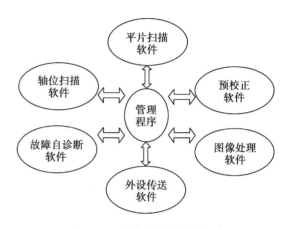

图 5-17 基本功能软件的组成

2. 条件联系方式 某个程序在运行过程中,发出一个命令信息,可以要求管理程序调度相应的软件进行工作。

3. 返回处理方式 某个程序在执行过程中有其他需求或发生错误,则返送信息给管理程序,由其统一处理。

(二)应用软件

应用软件种类较多,它的改进和发展在一定程度上取代了扫描方式的发展,成为当今 CT 发展的重要标志。

1. 动态扫描(dynamic scan) 其功能是通过动态扫描获得组织内对比剂的时间密度曲线,用作动态研究,从而提供更多诊断和鉴别诊断的信息。

2. 快速连续扫描(fast continue scan) 其功能是在选取了必要的扫描技术参数后,整个扫描过程自动逐层进行,直到全部预置的扫描结束后,再逐一处理和显示图像。由于计算机的发展,现代 CT 可达到实时重建。

3. 定位扫描(scanogram/scout) 其功能是可准确地标定出欲扫描的区域和范围。

4. 目标扫描(object scan) 其功能是仅对感兴趣区的层面实施扫描,而对感兴趣区以外的层面,则采取较大的层厚、层距或间隔扫描。

5. 平滑过滤(smoothing filtering) 其功能是使所有相邻的不同组织界面得到平滑过滤,产生平均的 CT 值,有效地提高相邻区域间的对比。

6. 三维图像重建(three dimensional imaging reconstruction) 其功能是在薄层连续重叠扫描的基础上重建出三维立体图像,常简称 3D-CT,较常规二维 CT 有更高的定位价值。常用的有六种后处理软件。

(1)多平面重组(multiplanar reformation, MPR):可得到任意平面的二维图像。

(2)最大密度投影(maximal intensity projection, MIP):显示血管造影、骨骼等高密度图像。

(3)最小密度投影(minimum intensity projection, MinIP):显示气管、肺、结肠等低密度图像。

(4)表面阴影显示(surface shaded display, SSD):显示用于颌面部、骨盆、脊柱等解剖复杂部位的表面三维整体显示,立体感强、有利于定位。

(5)容积再现(volume rendering, VR):应用全部体素的 CT 值,通过功能转换软件,应用表面遮盖技术并与旋转相结合,加上不同的编码与不同的透明技术,使表面与深部结构同时立体显示。常用于支气管、纵隔、肋骨和血管的成像,图像清晰、逼真。

（6）仿真内镜（virtual endoscopy,VE）:显示仿支气管镜、胃镜等,但易产生伪影。

7. 高分辨率 CT（high resolution CT,HRCT） 其主要功能是对肺部弥漫性间质性病变以及结节病变的检查与分析。

8. 定量骨密度测定 其功能是可对骨矿物质含量进行定量测定,为老年病学的重点研究课题之一,它可定量测定身体各部分的小梁骨和皮质骨的三维单元内骨矿物含量。

9. 氙气增强 CT 扫描软件 其功能是用氙气作增强剂来测量脑血流量。

10. 心电门控扫描软件 用于心脏 CT 增强扫描。

11. 放疗立体定位软件 一般列为可选软件,用于放疗精确定位。

(三) 图像灰阶显示原理

数字图像以二维像素矩阵的方式存储,每个像素点将其 CT 值转换为灰阶来显示图像,CT 值与灰阶的对应由其窗宽和窗位的选择来决定。一幅典型 CT 图像像素矩阵为 512×512,灰阶深度为 8~16bit,如灰阶深度为 $n$bit,则图像灰度显示范围在 $0 \sim 2^{n-1}$ 之间,灰阶深度越大,显示的灰度范围越宽。

五、CT 特殊结构及其特点

(一) 移动式 CT

常规的 CT 都是固定安装的,无法移动。为了适应一些危重受检者的检查需要,出现了移动式 CT。移动式 CT 极大地方便了一些危重和手术中受检者的检查需要。移动式 CT 可应用于手术室,无论在手术前、手术中或手术后都可以方便地使用 CT 扫描作病情的监测,或在 CT 扫描的帮助下,进行神经外科方面颅脑的手术。移动式 CT 也可以应用于急救中心或重症监护病房等,进行危重受检者的各类 CT 检查,对创伤性的、不宜搬动的危重受检者,移动式 CT 尤其适用。

移动式 CT 的主要特点是可以移动、重量较轻,它的扫描机架、检查床和控制台三部分都装有滑轮,可移动至需要的应用场景。移动式 CT 通常采用较低功率(低管电流)的 X 线发生装置,使其可采用单相交流电源,任何市电电源足以使 CT 启动,断电后还能利用机器自带的蓄电池提供供电,继续扫描约 25 层。

移动式 CT 的机架孔径 60cm,倾斜角度 $-25°\sim+30°$,最大 FOV 为 46cm。采用低功率 X 线管,产生的 X 线光谱比较适合脑部 CT 成像,X 线管的热容量 600kHU~1MHU,散热率 125~200kHU/min。发生器是输出功率为 6kW 的高频发生器,根据需要可提升到 18kW。探测器是固体探测器,数量为 400 个,测量通道为 16 个,扫描数据采用射频传送。

检查床下部装有滑轮,并且能和机架对接固定。床面板用碳素纤维做成,使 X 线易于穿透。床面高度的调节范围是 645~1 030mm,床纵向移动速度为 15mm/s,移动范围 1 300mm;床面最大承重 160kg,最大承重时的床面移动速度为 10mm/s;载重 140kg 时,床移动的精确性是 ±0.25mm/s。

控制台装有滑轮,通过电缆与扫描机架相连。控制台的主机采用小型计算机,控制台上还安装有对话扩音对讲设备。

扫描时管电压可选 120kVp 或 130kVp,管电流有 10mA、20mA、30mA、40mA、45mA 和 50mA 等挡位可供选择。扫描的层厚选择有 2mm、3mm、5mm 和 10mm,扫描时间分别是 2s、4s 和 6s。扫描采样频率为 1 440f/s,扫描重建时间为 5s。容积扫描(螺旋扫描)时,机架旋转一周时间 2s,最大连续扫描旋转 25~35 周。

(二) CT 透视机

1. CT 透视机的启用与发展 CT 透视机于 1993 年被首先提出,并在 1994 年的北美放射年会上发表了临床应用的论文。CT 透视机自推出以来,它的市场占有率迅速上升,临床应用的范围也迅速扩展。它除了可用于常规的穿刺外,还可以用于囊肿等的抽吸、疼痛治疗(脊髓腔注射镇痛药物)、关节腔造影、吞咽功能和关节活动的动态观察等。它的图像质量不亚于非螺旋 CT,但辐射剂量却有所降低。

2. CT 透视机的结构特点 CT 透视机是一种连续扫描成像的 CT 装置。在第三代滑环式扫描 CT 的基础上,采用连续扫描、快速图像重建和显示,实现实时 CT 扫描成像的目的。

CT 透视机扫描数据采集部分采用了滑环结构,机架孔径是 72cm,扫描野范围是 18~40cm,高频 X 线发生器中 X 线管的热容量为 7.0MHU。操作台和监视器设计为床边式,操作台上可作床进出、床面升降及机架倾斜等各种操作。监视器端并接了一个录像机,可在必要时录像。

X 线管管电流的选择范围是 30~50mA,管电压的选择范围是 80~120kV。此外在 CT 透视模式时,可加用专用的滤过器,使受检者受辐射剂量减少 50%。层厚的选择在 1~10mm 范围内多挡可选。为控制辐射剂量,最长连续透视时间设置为 100s,可重新复位后继续使用。

CT 透视机还可以采用装配 C 形臂的方式,以方便穿刺的操作需要。如 PQ6000 型 CT 可专门配有被称为透射辅助计算机体层成像系统(fluoro-assisted CT system,FACTS)的 C 形臂,该 C 形臂上支持一只 X 线管和一个非晶硅数字平板探测器,成像质量良好。C 形臂还可转向至侧位,能适应不同穿刺检查的需要。

3. CT 透视机的原理 是快速连续扫描、高速图像重建和连续图像显示。快速连续扫描技术的基础是滑环技术和扫描机架的连续旋转,能够实现 CT 透视。在每一层 CT 透视图像扫描时,检查床是相对固定的,尽管显示器上显示的是连续的图像,但实际上是由一连串横断面的图像组成。

当第一次扫描机架旋转 360° 后,计算机随即重建产生一幅横断面图像,以后的连续扫描中,每旋转 60° 的图像数据,替代前一幅图像中同一位置 60° 内的原扫描数据重建一幅图像,接着在下一个 60° 重建另一幅图像,完成 360° 后再开始新一轮的循环。在 CT 透视方式中,只有第一幅图像是采用一次 360° 扫描数据,而以后的图像只采用了 60° 的新扫描数据和 300° 的旧扫描数据。

4. CT 透视机的图像重建 主要由快速运算单元、高速存储器和反投影门控阵列处理器构成,这些硬件设备都安装在图像重建处理单元内,和计算机主机一起执行数据的并行处理运算。图像的显示通常采用电影显示模式,显示矩阵可以是 512×512 或 1 024×1 024。

高速的图像重建采用了不同的图像重建算法和专用的重建处理硬件。螺旋 CT 扫描是采用了数据内插算法,该算法能去除检查床移动产生的运动伪影;而实时 CT 透视连续扫描不采用内插法,运动伪影在所难免,但因为穿刺前诊断都已明确,少量的伪影也无妨大碍。

当第一幅图像显示后,以后每隔 0.17s 显示一幅新的图像,为了加快显示速度,图像的重建采用 256×256 矩阵。

5. CT 透视机的应用 CT 透视机主要被用于活检穿刺。常用的非螺旋 CT 和螺旋 CT 的最大缺点是无法做到实时显示,这给穿刺工作带来很大的不便,特别是胸、腹部位的穿刺,由于受呼吸运动影响,非螺旋 CT 扫描方法很难准确定位。目前的 CT 透视机,每秒能获得 5~8 幅图像,基本上达到了实时显示的要求。

(三)微型 CT

微型 CT(micro-CT)主要用于实验室的实验研究。这类 CT 主要有两种类型,一类是标本型 micro-CT,另一类是活体型 micro-CT,这两类 micro-CT 在扫描时间、空间分辨力和扫描方式上都有较大的不同。

标本型 micro-CT 主要用于实验室标本的扫描,机械结构较为简单,扫描时不需扫描机架的旋转,只有标本在一个固定的机架上旋转,标本固定后不会移动,可长时间扫描。

活体型 micro-CT 因为需用于活体,主要用于小动物的实验需要,要求相对较高一些。不仅扫描时间短,还在机械结构上安装了一个小型的检查床,扫描时也采用机架的旋转。另外,出于对动物的人道主义关怀,还对一次扫描剂量进行了限制,同时 X 线管的功率也相应大。两类 micro-CT 的比较如表 5-2 所示。

与医用 CT 比较,这类扫描机的共同特点是:X 线管的焦点较小、输出功率较小、扫描野较小、空间分辨力较高、扫描时间相对较长,通常使用平板探测器。

表 5-2　标本型和活体型 micro-CT 的主要性能比较

比较项目	标本型 micro-CT	活体型 micro-CT	比较项目	标本型 micro-CT	活体型 micro-CT
焦点尺寸	1~30μm	50~200μm	探测器类型	数字平板	数字平板
X 线管功率	1~30W	10~300W	扫描野	1~100mm	30~100mm
空间分辨力	5~100μm	50~200μm	辐射剂量	较大	较小
扫描时间	10~300min	0.3~30min			

(四) 其他形式的特殊 CT

伴随着 CT 成像的应用普及和技术的进步,CT 的形式也呈多元化发展。在满足 CT 成像原理的前提下,各种特定形式的 CT 成像装置应运而生,比较常见的有以下几种类型。

（1）车载 CT:安装在汽车上的 CT 成像装置。

（2）PET/CT 或 SPECT/CT:这类设备中的 CT 除了能够获取高质量的 CT 影像外,还具备与 PET 或 SPECT 影像进行图像融合的功能,得到高质量的融合影像。

（3）介入治疗中的 CT:这类 CT 成像装置又被称为锥形束 CT 成像,利用 C 形臂的旋转功能和影像增强器或平板探测器接收数据,通过重建获取 CT 图像。

（4）放射治疗中的 CT:这类 CT 的重要作用是能够实现放射治疗中的精确肿瘤定位,配合放疗计划系统,实现对肿瘤区域的精准放射治疗照射。

（李林枫　吴艳）

第三节　螺旋 CT

一、特点

螺旋 CT 扫描技术与传统 CT 扫描不同之处:X 线管由以往的往复运动变成向一个方向旋转,同时检查床(载着受检者)以均匀速度向一个方向平移推进中连续采集容积数据进行图像重建,整个扫描轨迹呈螺旋形,如图 5-18 所示。

在螺旋 CT 的扫描过程中,X 线扫描受检者所产生的路径是扫描床运动速度的函数。螺旋扫描采集到的数据通常称为螺旋数据。螺旋 CT 的显著优点是单次屏住呼吸就可以完成整个检查部位的扫描,且可以在任意位置上重建横断面图像,重建平面图像的数据用内插法从螺旋数据中获得。在螺旋扫描中,当扫描床匀速通过扫描野

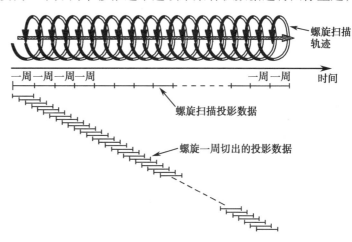

图 5-18　螺旋 CT 扫描轨迹及层面投影数据

时，X线管连续旋转并曝光，如图 5-20 所示。在螺旋扫描中，每扫描一周，床移动的距离称为螺距（pitch）。对于受检者一个体位的扫描，不同于轴位扫描时产生的分离、独立的数据组，螺旋扫描产生一组对应于扫描体位的连续容积扫描数据，这就允许在 CT 图像的重建中有新的选择，例如选择层厚、断面方向等。因此，螺旋扫描技术不再是对人体某层面采集数据，而是围绕受检者螺旋式地采集数据。

床移增量和层厚的比值即螺距因子（pitch factor）。螺距因子在整个扫描条件的选择中很重要，一般情况下可以在 0.1~3.4 范围内选择。通常来讲，螺距因子越小，床移增量越小，可获取的层厚越薄，扫描时间越长，所能够获得的图像质量越好；反之螺距因子越大，床移增量越大，可获取的层厚越厚，扫描时间越短，但是图像质量下降，从而降低病灶的检出率。由此可见，螺距因子、层厚、扫描时间三者必须合理地选择。

由于螺旋扫描采集的是容积扫描数据，因此数据重建的方法关系到图像质量的优劣。扫描时，扫描床连续匀速移动，导致每一周扫描的起点和终点不在同一平面上，如图 5-19 所示。因此在图像重建之前，为了消除运动伪影和防止层面的错位，得到合成的体层数据，需要对所采集的原始数据进行运动校正，并通过对螺旋数据的 z 轴加权法进行数据校正以避免层面错位。

常见的 z 轴加权法有两种：360° 内插法和 180° 内插法。360° 内插法与传统 CT 比较，其噪声降低了 17%~18%，但使层厚灵敏度曲线（slice sensitivity profile，SSP）增宽，降低了 z 轴分辨力；而 180° 内插法与传统 CT 比较，其噪声增加了 12%~29%，但因其 z 轴分辨力要高于 360° 内插法，故一般常使用 180° 内插法。

常规扫描与螺旋扫描技术的根本区别在于，前者得到的是二维信息，而后者得到的是三维信息，两种扫描对比如图 5-20 所示，故螺旋扫描方式又称为容积扫描技术。螺旋扫描采集的是容积数据，不会有层与层之间的遗漏，并可进行较薄层的扫描，获得没有重组成分的真正三维重建图像，而且可视需要在所扫描的体积内，对任意剖面和位置进行重建。可根据 CT 算法的不同在重建的三维图像中把某一部分组织或器官从图像中去掉，为三维重建提供更有利的条件，从而提高三维重建图像质量。三维数据的采集使 CT 血管成像（CTA）成为可能，它具有没有运动、吞咽、呼吸和血流伪影，可识别钙化斑块等 MRA 所不及的特点，也可以用来检查肾动脉狭窄、血管瘤及内支架、移植血管等情况。

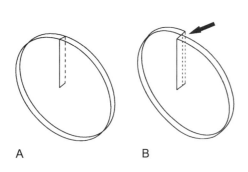

图 5-19　传统 CT 与螺旋 CT 扫描层面示意图
A. 传统 CT；B. 螺旋 CT。

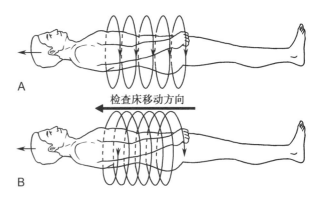

图 5-20　常规扫描与螺旋扫描技术的区别
A. 常规扫描；B 螺旋扫描。

螺旋式扫描技术对 CT 设备的各部分硬件提出了更高的要求，除必须采用滑环技术外，为保证在体积扫描时连续工作，X 线管的热容量和散热量成了影响其工作的重要参数。许多厂家和公司均在这方面进行努力，有的公司采用液态金属作为润滑剂的螺旋沟纹中空阳极柄的大容量CT 用 X 线管，其热容量高达 8MHU，使用寿命大幅度提高；有的公司采用航天散热涂料来增加阳极的散热率;有的公司则采用飞焦点技术以增加信息采集量,提高图像质量。这就为螺旋 CT 技术的发展提供了可靠的保证。为了满足高速扫描,除要求 X 线管的容量大幅度提高外,为保证在 1s 扫描时间内获得高质量的图像,必须有高性能的探测器及 DAS 系统,以保证低对比度分辨力。

螺旋 CT 具有两大特征,一是容积扫描数据采集,一次扫描可得到重建不同层厚 CT 图像的数据;二是成像速度快,能包容较大范围进行容积扫描。

二、螺旋扫描装置

(一) 滑环技术

螺旋扫描得以实现,关键之处是采用了滑环(slip ring)技术。传统 CT 在轴位扫描时,X 线管系统和数据采集系统供电及信号传输通过电缆相连,扫描时电缆也随之缠绕,阻碍了 X 线管和探测器沿一个旋转方向连续地旋转,因此只能采用顺时针旋转和逆时针旋转交替进行的方式进行扫描。每旋转扫描一周,旋转装置都须经过启动、加速、匀速取样、减速、停止几个过程。在旋转一周的过程中扫描床是静止的,X 线管绕受检者扫描一周产生一个层面的一组数据。为得到另一层面的数据,扫描床沿轴向移动一个层面厚度的距离,X 线管沿着与上一层面相反的旋转方向绕受检者扫描。传统 CT 的扫描方式明显地影响了扫描速度的提高,获取数据的范围也受到限制。滑环技术的引入,解决了上述电缆缠绕的问题。

所谓滑环,是用铜条制成的圆形宽带状封闭的同心环或柱面环和碳刷代替电缆的一种导电结构。采用铜制成的滑环与 X 线管及相关组件、探测器系统结合在一起,组成旋转部件,机架内静止部分则利用优质导电材料制成的电刷和旋转的滑环紧密接触,实现动、静两部分的电路连接,如此就完全解决了电缆线缠绕问题。正是由于这种技术的实现,使扫描系统可以连续沿一个方向一周接着一周地旋转,从而消除了传统 CT 顺时针或逆时针单周旋转扫描的加速、减速和回位等过程,大大缩短了层间延时,因而对于动态扫描,增加对比剂的利用率很有利。滑环的基本结构如图 5-21 所示。

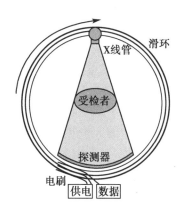 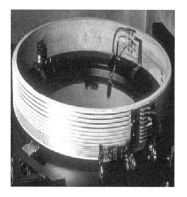 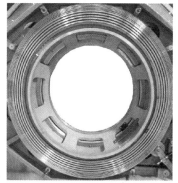

图 5-21 滑环的结构示意图

按照滑环是否传输管电压,滑环又可分为低压滑环和高压滑环两种。

1. 高压滑环 利用滑环技术将管电压馈送机架内以供给 X 线管产生 X 线。高压滑环的高压由安装在扫描架外的高压发生器产生后,经高压碳刷、滑环送到 X 线管。旋转的高压滑环装在充满绝缘液体或惰性气体的密闭室内,经碳刷、滑环送到内旋转架上的 X 线管组件。

高压滑环的优点是可使高压发生器外置,一方面不增加旋转机架的重量,也不必担心滑环因触点电流而引起的温度升高问题,扫描速度更快;另一方面,由于高压发生器不受体积重量的限制,发生器功率可以很大。但高压滑环容易引起接触环与电刷之间及机架旋转部件和静止部件之间的高压放电,会引发高压噪声,影响数据采集。

2. 低压滑环 由于高压发生器采用高频逆变技术,具有体积小、重量轻、功率大等特点,可直接将高频高压发生器安装到旋转架上,因此无须通过滑环传输管电压,仅需滑环技术为机架旋转部件提供低电压馈电,故称为"低压滑环"。低压滑环是由外界将数百伏的直流电输入到扫描机架内,电压较低,容易实现良好的绝缘,数据的传输性能也很稳定。但因为此时的电流很大,电弧和生热便成为重要问题,所以低压滑环要求碳刷与滑环接触电阻非常小,滑环常采用电阻率非常低的材料制作。

低压滑环对绝缘要求不高,安全、稳定、可靠,并且工艺要求和制作成本低,因此被大多数 CT 厂家所采用。但是由于高压发生器内置,高压发生器、X 线管和探测器一起旋转,增加了旋转部分的重量和体积,使得扫描速度低,X 线发生器的功率也受到制约。

(二) 螺旋 CT 结构

滑环技术的应用,使螺旋扫描成为可能,在滑环技术的基础上,X 线管才能围绕机架单方向旋转。螺旋 CT 是近年来容积医学图像方面的一个重大突破,螺旋 CT 是在电器性能和计算机得到改进的基础上,为了减少运动伪影而发展起来的。在螺旋扫描中,X 线源与病人扫描床同时运动(图 5-22),从而实现了 X 线的连续曝光。数据的连续采集、检查床的连续移动,将单层扫描变成容积扫描,缩短了扫描时间,大大扩展了 CT 的应用范围和各种功能。

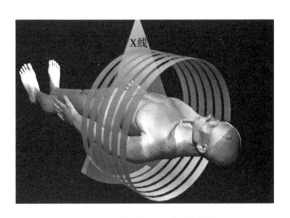

图 5-22　螺旋 CT 扫描轨迹

螺旋 CT 结构主要组成部分同样包括扫描机架、扫描床和控制台(计算机系统)。

1. 硬件装置的特点

(1) X 线管:滑环技术使得扫描机架可以连续单方向的旋转而没有速度的限制。由于成像质量与所用 X 线剂量之间的依存关系,要提高扫描速度,管电流也必须相应提高;除管电流外,为满足多层连续扫描的需要,X 线管阳极的热容量和管壳的散热性能也必须相应提高。大电流、高热量的负荷,也带来了 X 线管自身稳定性和使用寿命的问题。为此,许多 X 线管设计制造者进行了积极的探索,比如:金属陶瓷 X 线管将阳极旋转轴变为螺旋槽的形式,在螺旋槽和管壳之间加入液态金属。由于液态金属是流动的,在流动过程中,整个阳极旋转轴处于真空状态,在此状态下,产生的热量较少,且液态金属的循环流动带走了阳极旋转轴上所产生的大量热量,解决了阳极旋转轴的问题。还可以采用动态飞焦点、多扇面技术,使 X 线管受热均匀,数据采集量增加一倍,提高了影像质量,消除了伪影,延长了 X 线管的使用寿命。

现代 CT 中,采用了许多新技术来充分利用 X 线管,其中最具代表性的是飞焦点技术(flying focus spot,FFS),特别是在 MSCT 扫描中。FFS 是指在 X 线产生的过程中,电子束在磁偏转线圈的作用下,轰击在阳极靶面的不同位置上,从而使得焦点在两个不同的靶面部位快速变换(数字图 5-3),使得 X 线管的焦点位置发生相应的变化,其作用是能够获得更多的采样数据。在扫描平面内(即 x,y 轴上)采用 FFS,由于 X 线是从两个不同的角度进行投射,因而在不增加 X 线脉冲数量的情况下,使(x,y)平面内的采样间距缩小一半,从而提高平面内的空间分辨力。同样原理,如果将 DDS 应用到 z 轴上,即通过 X 线焦点在 z 轴方向上周期性运动(也叫 z 轴飞焦点,即 z-Sharp 技术),而使 z 轴方向上的采样间距缩小一半,得到双倍于探测器排数量的图像,或者起到提高 z 轴空间分辨力的作用。

(2) 探测器:目前临床上采用的探测器主要有气体和闪烁晶体(也称固体探测器)两种。气体探测器的温度稳定性好,但光电转换率低;固体探测器光电转换率高,但温度稳定性差些,采用

数字图5-3

飞焦点技术

稀土陶瓷探测器可以提高稳定性。另外,采用多排固体探测器,由于一周扫描可以获得多层图像,可以在原有的基础上使扫描速度增加,对X线管的损坏也相应地减少。

（3）机架与检查床:扫描机架和扫描床的设计采用人机工程技术,使受检者摆位更容易,感觉更舒适。

螺旋CT的扫描机架本身是一台无刷直流伺服电动机,其中固定机架具有电机的定子组件功能,旋转机架具有电机的转子组件功能。直流电动机的主要优点是调速和起动性能好,旋转转矩大,被广泛应用于各种驱动装置和伺服系统中;无刷结构使其兼具交流电动机结构简单、运行可靠、维护方便等优点。无刷直流电动机利用位置传感器(常采用旋转变压器)和电子控制线路取代电刷和滑环换向器。机架旋转方向、旋转速度由伺服放大器、伺服电源控制。

无刷直流电动机由电动机、转子位置传感器和电子控制线路组成(图5-23)。图中直流电源通过电子线路向电动机定子绕组供电,电动机转子位置由位置传感器检测并提供信号去触发电子线路中的功率元件使之导通或截止,从而控制电动机的转动。

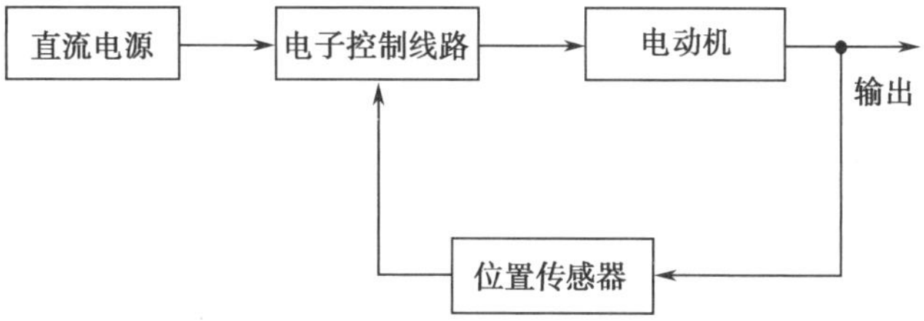

位置传感器的任务由旋转变压器完成。旋转变压器的原边固定在机架的旋转部分,两个副边绕组固定在机架的固定部分。旋转变压器的工作原理和普通变压器基本相似,区别在于普通变压器的原边、副边绕组是相对固定的,所以输出电压和输入电压之比是常数;而旋转变压器的原边、副边绕组则随转子的角位移发生相对位置的改变,因而其输出电压的大小随转子角度位移而发生变化,输出绕组的电压幅值与转子转角成特定的函数关系,如正弦或余弦函数关系、线性函数关系等。如果转子侧的变压器原边有 n 个极对,则定子侧按90°电工角度安装的两个副边绕组分别输出 n 个正弦和余弦电压信号。所以两个副边绕组,每一个周期信号对应360°$/n$空间角度变化,这样就能很精确地确定转子的几何位置。

旋转变压器除了作为直流伺服电动机本身的位置传感器外,还能替代扫描位置标尺,配合脉冲X线的发生准确地确定X线投影的角度,为图像重建的滤波反投影算法提供准确的投影基准。

为了进一步降低阻力,提高扫描速度,有些螺旋CT已开始采用悬浮技术进行旋转,悬浮技术有气动悬浮和磁悬浮两种形式。

扫描床是实现螺旋扫描方式的关键部件,又是承载受检者的部件。螺旋扫描要求扫描床定位精度更高,平移速度的稳定性和精度更高。在承载受检者方面,扫描床可降低到约40cm的高度以方便受检者上下床面,有些扫描床还可轴向转动12°以方便特殊受检者上下床面。

（4）控制台与计算机:高速大容量计算机系统,实时处理和显示图像已被普遍采用,其显示矩阵通常为1 024×1 024,改善了图像的细节,更能充分展现图像所包含的信息。人机对话方面,操作屏有鼠标式和触摸式,对操作者十分方便。随着连续螺旋扫描层数的增加,对计算机内存的要求也急剧增加,硬盘容量也必须增大。DICOM标准在CT中的应用使得接口标准趋向统一,可与其他机器兼容。

控制方式上,采用分布式控制,并且控制信号的传输采用光纤传输方式或无线传输方式,使系统变得简洁可靠。

2. 软件技术的特点　螺旋扫描是一种容积扫描技术,在此基础上发明了丰富的成像软件,包括 VR、MIP、MinIP、SSD 等。它所应用的三维多组织软件包可同时使用各种不同的颜色区分不同的组织,使三维图像更为细致逼真。智能扫描可根据人体的解剖形态进行扫描,比如最大强度投影（MIP）可显示感兴趣区而抑制不希望显示的组织,最小强度投影（MinIP）可看到气道内

图中文字:
直流电源　电子控制线路　电动机　输出　位置传感器

图 5-23　无刷直流电动机工作原理框图

部的结构等。

(三)螺旋 CT 扫描参数

扫描参数的选择直接影响图像质量,螺旋 CT 扫描的大多数参数,如管电压、管电流、层厚等的选择与普通 CT 基本一致。所不同的是增加了床移速度、成像间隔、螺旋因子等新参数。

1. 一般参数

(1)数据采集(data acquisition):单次螺旋扫描中被扫描的整个体积数据。

(2)周数(revolutions):一次数据采集中 X 线管旋转的周次。

(3)层厚(slice thickness):由前准直器设定的扇形 X 线束的厚度(mm),或探测器侧准直器宽度确定。

(4)螺距(pitch):X 线管旋转一周时扫描床移动的距离(mm)称为螺距。

(5)螺距因子(pitch factor):螺距与扫描层厚之比,或者螺距除以扫描器侧准直器宽度称为螺距因子。

(6)总成像数(N_{max}):一次采集后所有的重建图像数。

(7)重建间隔:是相邻两张重建层面的距离,即螺距除以每周成像数。螺旋 CT 中产生的图像数目取决于选择的成像层间隔和床的移动范围。

(8)成像范围:即一次采集中成像的第一层面中点与成像的最后一层面中点之间的距离。由于螺旋扫描的起点和终点有一部分数据收集不完整,所以图像的重建范围要比扫描范围小。

(9)床移动范围:即一次采集中检查床沿长轴方向移动的距离。

上述参数之间的关系如图 5-24 所示。

2. 螺距
由于螺距的概念在螺旋 CT 中非常重要,因此将单独对与之相关的参数进行描述。

(1)螺距(pitch):X 线管旋转一周时扫描床移动的距离称为螺距,一般说来,螺距取得越大,扫描所用的时间就越少,但影像质量也会受到一定程度的影响。临床上讲的螺距实际上是"螺距因子"的简称。

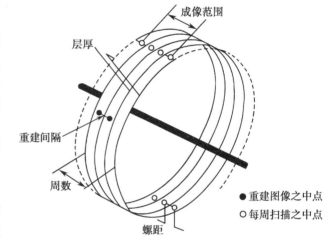

图 5-24 单层螺旋扫描的有关参数

单层螺旋 CT 的螺距 p 计算公式如式 5-5:

$$p = \frac{床进速度(\text{table feed per rotation})}{准直器宽度(\text{collimator width})} \tag{5-5}$$

(2)螺距因子:螺距与扫描层厚之比,或螺距除以探测器侧准直器宽度称为螺距因子。螺距因子是一个无量纲的单位。螺旋度(helicity)则为螺距因子乘以 100%。当被扫描的物体密度在 z 轴上变化剧烈时,应该采用 1:1 的螺距因子,即每旋转一周扫描床移动的距离,等于扫描的层厚,例如头部的弯曲部分或血管的弯曲部分。增加螺距因子就增加了扫描的覆盖区域,同时减少了扫描时间。例如当螺距因子为 1.5 时,也就是每旋转一周,床移动的距离超过准直器限定的层厚的 50%,即选用层厚 10mm,则每旋转一周床进动 15mm,用于胸部、腹部、骨盆的扫描很理想。快速扫描可以消除运动伪影,而且一次憋气就能完成螺旋扫描的数据获取。

由于螺距和螺距因子在概念上相近,习惯上有很多场合用螺距代替螺距因子,这样螺距就有了双重含义。

(3)准直螺距:又称射线束螺距。其定义是扫描机架旋转一周检查床移动的距离除以所使用探测器阵列的总宽度。如 16 层螺旋 CT 每排探测器的宽度为 0.75mm,当旋转一周检查床移动的距离为 12mm 时,16 排探测器全部使用,则此时的准直螺距为 1(16×0.75mm=12mm,12/12=1)。又如 4 层螺旋 CT 时,如旋转一周检查床移动的距离为 10mm,使用两排 5mm 的探测器,此时螺距同样为 1。上述螺距计算的特点是不考虑所使用探测器的排数和宽度,与单层螺旋 CT 螺距的计算概念相同,同样由于螺距变化对图像质量的影响也相同。

(4)层厚螺距:又称容积螺距或探测器螺距。其定义为,扫描机架旋转一周检查床移动的距离除以扫描时所使用探测器的宽度,乘以所使用探测器阵列的排数。如 4 层螺旋 CT 使用 2 排 5mm 的探测器,检查床移动距离 10mm,则层厚螺距为 2(10/10=1,1×2=2)。又如 4 层 CT 扫描时机架旋转一周检查床移动 30mm,采用 4 排 5mm 的探测器阵列,则层厚螺距为 6(30/20=1.5,1.5×4=6)。后一个例子如按照准直螺距的计算方法应该是 1.5,即 30/20=1.5,层厚螺距的特点是着重体现了扫描时所使用探测器的排数。

螺旋 CT 扫描螺距等于零时与非螺旋 CT 相同,通过病人的曝光层面在各投影角也相同。螺距等于 0.5 时,扫描层厚数据的获取,一般需要扫描架旋转两周进行扫描;在螺距等于 1.0 时,层厚的数据由机架旋转一周扫描获得;在螺距等于 2.0 时,层厚的数据由扫描架旋转半周扫描获得。增加螺距使探测器接收的射线量减少,图像的质量下降,而减小螺距使同一扫描范围的射线量增加,图像质量改善。

3. 回顾性重建 螺旋 CT 的一个重要特性是回顾性重建,也就是说,先收集螺旋扫描原始数据,然后可以脱离螺距在任何位置上对图像进行体层重建。在剂量一定的情况下,对螺旋扫描数据进行重叠重建,这样重建出来的图像可以得到比传统扫描好得多的纵向分辨力。在螺旋 CT 中纵向分辨力的改进是非常重要的。

4. 螺旋插值 我们知道,在进行常规 CT 完成一周扫描时形成的是一个完整的闭合圆环,而螺旋 CT 扫描时,X 线管和探测器的旋转起始点与终止点不是在同一平面内。受检者随扫描床移动获取的螺旋数据,覆盖 360° 角的数据用常规方式重建时,因为扫描中出现了受检者的移动,且图像数据不在一个平面内,因此重建图像会出现运动伪影。为了消除这些伪影,同时为了重建扫描体积中的任意位置上的图像,必须首先对螺旋扫描数据进行运动校正,然后从螺旋数据中合成平面(即轴向)数据。

为了消除运动伪影,通常采用螺旋数据的 z 轴加权法在图像重建前进行数据预处理,z 轴加权法也称作螺旋内插法(helical/spiral interpolation)。具有这种加权功能的部件称为螺旋内插器。常见的螺旋内插器有三种:标准型、清晰型和超清晰型。螺旋内插法是给螺旋数据分段加权。作为一种建立数据的方法,这些数据就如在感兴趣的位置上进行轴位扫描测量得到的。对选定的位置,投影数据加权后产生横断面的数据,每个横断面被限定在某横断面内 360° 的数据组,由此重建图像。

螺旋 CT 有许多内插方式,因线性内插法简单易用、效果好而被广泛采用。线性内插的含义是螺旋扫描数据段的任意一点,可以采用相邻两点扫描数据通过插值计算获得,然后再采用传统的 CT 图像重建方法,重建一幅螺旋扫描的平面图像。线性内插算法又包括:360° 线性内插算法、180° 线性内插法、清晰内插法和超清晰内插法等。

(1)基于 360° 线性插值内插算法:采用两周的扫描数据,在螺旋扫描方法出现的早期被使用,它是采用 360° 扫描数据向外的两点通过内插形成一个平面数据。首先采用插值技术获取一个成像平面中完整的 360° 投影数据,然后再用传统的 CT 重建算法获得所需要的平面图像。如图 5-25 所示,z_0 平面中,各个不同投影角度下的数据可通过相邻两周中同一投影角度下的两个数据经过插值来获取。由于数据之间相差 360°,这种算法称为基于 360° 线性插值的重建算法。同一角度下离成像平面中心 z_0 越近的投影数据对图像贡献越大,因此计算中根据原始数据离成像平面的距离对其赋予不同的权重。一旦获得成像平面不同投影角度下的投影数据,就可以用前面的重建算法来重建图像。

基于 360° 线性插值的重建算法计算简单、容易实现,在早期螺旋 CT 中被广泛采用。但相差 360° 的两个投影数据在空间间隔距离较大,增大了扫描层厚,降低了图像 z 轴的分辨力。

（2）基于 180° 线性插值内插算法:又称标准内插法,是一种改善的内插方法,使线性内插的扫描数据范围减少到一周。是采用靠近重建平面的两点扫描数据,通过内插形成新的平面数据。180° 和 360° 线性内插这两种方法最大的区别是,180° 线性内插采用了第二个螺旋扫描的数据,并使第二个螺旋扫描数据偏移了 180° 的角,从而能够靠近被重建的数据平面。这种方法能够改善层厚灵敏度曲线(section sensitivity profile,SSP),提高成像的分辨力,进而改善重建图像的质量。

在 180° 内插算法的基础上,发展出了两种提高 z 轴分辨力的内插方法:清晰内插算法和超清晰内插算法。

清晰内插算法采用一个高阶、单边凸函数来增加分辨力,方法是对 z 轴上偏离感兴趣层面位置的数据进行负向加权。清晰内插器具有采用更多的内插数据的效果,改变了用于重建的投影数据的加权效果,提高了 z 轴分辨力。

超清晰内插算法是高阶双边凸起的内插器,它对三周内的数据加权。这种超清晰内插算法使用了最多的螺旋数据来形成要重建图像的体层数据,不会牺牲 z 轴分辨力,但是会大大增加数据的计算量,增加图像重建的运算时间。不同内插方法的比较如图 5-26 所示。

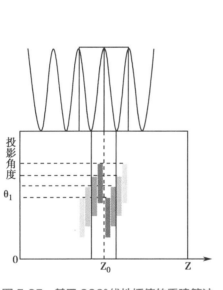

图 5-25　基于 360° 线性插值的重建算法

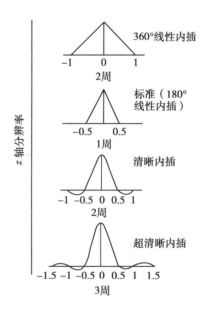

图 5-26　不同内插方法的比较

SSP 作为螺旋 CT 成像系统的主要技术指标,以及 CT 验收检测和状态检测的重要项目之一,对螺旋 CT 图像质量有着重要的影响。因此,在此简单介绍一下螺旋 CT 特有的 SSP 概念及其相关影响因素。其定义为机架扫描孔中心处点扩散函数(point spread function,PSF)的纵向 z 轴分布曲线。在常规 CT 扫描中,X 线管旋转 360° 获得物体在不同角度的数据,然后重建成物体内部的二维分布图像。而螺旋扫描时,因为床是不断移动的,因此只能得到沿 z 轴上(床运动的方向上)的任一点的一部分数据。扫描起始点是在 z 轴方向上距扫描终止点最远的点,由于不在一个平面内获取,产生了数据不一致性,从而产生明显的伪影。为了解决数据的不一致性,必须使用数学插值法对所有重建平面进行内插处理。常规轴位扫描图像的 SSP 相当于一个矩形曲线,而螺旋扫描图像的 SSP 类似于钟形曲线,左右分布基本对称,其底部较宽,没有延伸较长的尾部。SSP 可以用线形图表示,也可以通过数据测量进行量化。SSP 测量有两种方法:半高宽(full width at half maximum,FWHM）以及 1/10 峰高宽（full width at tenth maximum,FWTM）。FWTM 代表剖面的基底部宽度。最为常用的是 FWHM,代表图像的有效层厚大小。常规轴位扫描时床面不移动,即螺距 =0。当螺旋扫描螺距 =1.0 时,180° 线性内插的 FWHM 接近常规扫描,SSP 增宽不明显。

螺距大小对 SSP 的影响是:随螺距增大,SSP 增宽。螺距从 1.0 增大到 1.5 时,SSP 增宽较小;而当螺距增大到 2.0 时,SSP 增宽非常明显。图 5-27 表示不同螺距下 CT 设备的 SSP。

常规 CT 扫描图像上,SSP 完全取决于层厚大小,而螺旋 CT 扫描至少受 3 个因素的影响,即层厚、螺距和图像重建内插方式。

由于螺旋扫描图像是通过沿 z 轴方向运动的一宽束 X 线作 360° 旋转获得的数据重建而形成的,故而图像厚度的界定十分复杂。由线束宽度、床速和螺旋内插方式决定的"最终影像厚度"称为有效层厚,即 SSP 的 FWHM。有效层厚也用于描述 CT

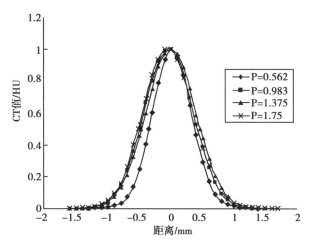

图 5-27　不同螺距下 CT 设备的 SSP
横坐标表示检测点距离机架扫描孔中心的距离。

的 z 轴空间分辨力特性,有效层厚增加,z 轴空间分辨力降低;反之,z 轴空间分辨力就增高。床速增大,沿 z 轴方向的数学内插程度加大,有效层面也就增加。

层厚对 SSP 影响最大。随着重建层厚的增加,SSP 逐渐变平阔,缩小层厚,SSP 变窄,FWHM 变小,z 轴空间分辨力提高;但穿过物体到达检测器的光子量减少,图像噪声增加。螺距是决定 SSP 宽度的另一因素,当螺距改变时,SSP 变化轻微。

单层螺旋 CT 一般使用线性插值重建方法,SSP 随着螺距的增加而逐渐变得平阔,FWHM 增大,但不影响图像噪声。多层螺旋 CT 采用了更加先进的螺旋插值重建方法,随着螺距的变化,SSP 变化较小,从而保证了不同螺距时都可以高质量完成三维图像重组。180° 内插算法重建方式是从两个 180° 的螺旋扫描的容积数据中综合成横断面图像,这种方法所取数据少,SSP 较窄,容积效应也相应缩小,沿 z 轴方向的图像模糊度减小,故空间分辨力提高;另外,由于所取数据少,噪声相应增加。而 360° 内插法是从两个 360° 的螺旋扫描的容积数据中综合成横断面图像,SSP 增宽,容积效应增加,沿 z 轴方向的图像模糊度增加,空间分辨力下降;另外,因数据增加,噪声下降。

三、多层螺旋 CT

滑环技术引入 CT 设备而使得螺旋 CT（spiral/helical CT）应用于临床诊疗工作,取得的成就是公认的,但在许多病情(如肺动脉栓塞、某些脏器多时相动态研究、CT 血管造影以及创伤等)力求短时影像显示时,需要所谓容积扫描覆盖速度（volume coverage speed）的进一步提高以满足临床需要,多层螺旋 CT（multi-slice spiral CT,MSCT）为实现这一目标迈出了巨大一步,也被称为多排探测器 CT（multi-row detector CT,MDCT）,或多排 CT,即指 X 线管旋转一周可以获得多个层面的图像。

MSCT 与以往的单层螺旋 CT（single-slice spiral CT,SSCT）相比较,其特点在于它在探测器结构和数据处理系统（DAS）两方面做了根本性的改进,这也是与 SSCT 的主要区别点。从广义来讲,MSCT 的扇形 X 线束厚度在 z 轴方向从 1cm 左右增加到几厘米至十几厘米;X 线束由厚的扇形束逐渐向锥形束发展。目前,MSCT 层数已可达 64 层、128 层、256 层、320 层、512 层和 640

层,已应用于临床。

(一)探测器阵列

多排探测器阵列是 MSCT 的核心构件。在探测器结构上,MSCT 与 SSCT 最大的区别是 z 轴方向上探测器排数不同,SSCT 在 z 轴方向为一排探测器,而 MSCT 是由多排探测器组成的探测器阵列。MSCT 将 SSCT 的单排探测器改进为在 z 轴上的几排、几十排甚至几百排的探测器,故又称为 MDCT。

按照探测器在 z 轴上的排列方式主要将其分为两类,等宽型阵列和非等宽型阵列排列方式(图 5-28),又称对称性阵列和非对称性阵列,也可称为固定阵列和自适应阵列。例如 16 排等宽型阵列的 MSCT 探测器,探测器宽度相当于层厚 1.25mm(即探测器准直宽),材料为稀土陶瓷。又如 8 排非等宽型阵列排列的 MSCT 探测器排列,每排探测器厚度不等,分别为 1mm、1.5mm、

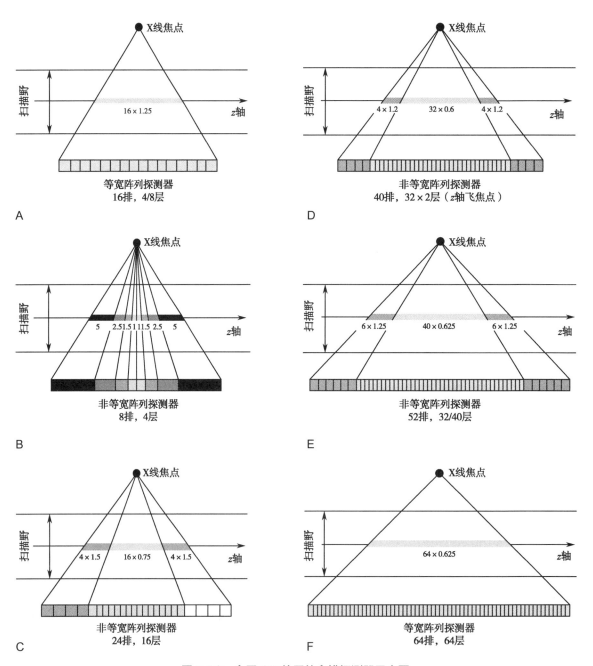

图 5-28 多层 CT 使用的多排探测器示意图

2.5mm 和 5mm。此外,还有一类探测器,基本也属等宽型阵列,例如一种 34 排探测器,中央部分有 4 排宽度为 0.5mm,外周 30 排宽度为 1mm。

多排结构的探测器可通过不同的组合来确定扫描部位的层厚。以上述 16 排等宽型阵列的 MSCT 探测器的四层 MSCT 为例,如采用单排探测器采集,X 线管旋转一周扫描可得到 4 层 1.25mm 层厚的图像;采用两排探测器采集,X 线管旋转一周扫描可得到 4 层 2.5mm 层厚的图像;依此类推,采用三排探测器采集可得到 4 层 3.75mm 层厚的图像;采用四排探测器采集可得到 4 层 5mm 层厚的图像;但是,采用八排探测器采集只能得到 2 层 10mm 层厚的图像。

等宽型阵列和非等宽型阵列的探测器设计各有其特点和优点。等宽型阵列探测器由于探测器的宽度均等而使层厚的组合灵活方便,对进一步的探测器升级(如增加 DAS 以增加一次扫描产生的层面数)也较容易些;但是外周的探测器只能组合成一个宽探测器阵列使用,并且过多的探测器排间隔会造成有效信息的消失。非等宽型阵列探测器的优点是在使用宽层厚时,探测器的间隙较少,射线的利用率较高;缺点是层厚组合不如等宽型探测器灵活。

MSCT 的探测器排数并不等于其层数,层数取决于探测器的数据采集通道的组数,多数情况下探测器排数大于或等于其层数。最薄层厚将决定 z 轴分辨力(z-axis resolution)。选择尽可能薄层厚的目的在于实现"真正"的立方体素采集,常称其为各向同性(isotropy)采集,从而达到最佳的各方向体层成像的重建效果。

当采用 z 轴飞焦点技术时,可以实现获取两倍于探测器排数的层数,例如比较常见的用 32 排探测器获取 64 层图像、用 64 排探测器获取 128 层图像、用 256 排探测器获取 512 层图像、用 320 排探测器获取 640 层图像等。

探测器向着宽体、薄层的方向发展,覆盖宽度越来越大,层厚越来越小,图像质量越来越好,扫描速度得到很大的提升。现在 64 层 CT 在 10s 内即可以完成全身检查,同时所得到的图像都是高分辨力的亚毫米层厚。随着探测器技术的发展,MSCT 的扫描速度、图像质量和覆盖范围这三者实现了有效的统一,同时实现了薄层、快速、大范围的采集,拓展了临床应用范围。

(二)数据采集系统

数据采集系统(data acquisition system,DAS)是 CT 中将穿过人体的 X 线信号转变为供重建图像所需的数字信号的重要部件。传统的 CT 经准直器后,厚度较薄的扇形 X 线束经人体后被探测器接收,经 DAS 转为数字信号,而 MSCT 采用厚度可调的锥形线束进行扫描,根据拟采集的层厚来选择锥型线束的厚度,通过激发不同排数的探测器,实现一次采集可获得多层图像。在探测器与 DAS 之间设有电子开关回路,开关由 X 线管侧的准直器开闭大小同步控制,用来变换 z 轴方向上可采用的探测器排的数目,并激发相应的探测器排。被激发的探测器排进行数据的采集,通过采集通道进行数据传输;未被激发的探测器排处于关闭状态。每排探测器都有各自的开关控制,并与准直的宽度同步来控制扫描层面。因此,SSCT 的层厚由 X 线束准直的宽决定,而 MSCT 的层厚则经上述特殊的 DAS 由探测器组合数决定。设 D 为 X 线束的准直宽度,N 为 X 线管旋转一周扫描的成像层数,d 为单一层面厚度采用探测器的总宽度,或称探测器准直宽度,则它们之间的关系可用式 5-6 表示为:

$$D=N \times d \tag{5-6}$$

因而 MSCT 探测器准直宽度为 $1/N$ 倍的 X 线束准直宽,例如 4 排宽度为 1.25 的探测器,按照 1.25mm 层厚扫描,则 N 为 4,d 为 1.25mm,X 线束准直宽度则为 5mm。MSCT 扫描层厚的选择和组合根据所采用的探测器类型有很大的灵活性,层厚通常可在 0.5~10.0mm 之间选择。

1. 数据采集特点　多层螺旋扫描时,X 线束准直宽度由前准直器(X 线管侧)控制,后准直器的宽度取决于参与采集的探测器组合。目前多数 MSCT 探测器 z 轴方向的覆盖宽度范围在 20~40mm,CT 用 X 线管的焦点一般小于 1mm,X 线束的投影近似于锥形,经过人体区域近似梯形。通过分析两个旋转周期内的投影区域可以发现,靠近焦点一侧的区域被重复采样,而靠近探测器一侧的某些区域却可能被遗漏,只有等中心线处的区域被均匀扫描。

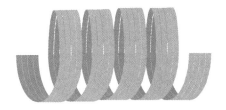

图 5-29　多层螺旋扫描时 X 线投影轨迹

多层螺旋扫描时 X 线束近似为锥形束,获得的投影数据为多层面并列螺旋状,如图 5-29 所示,X 线的投影路径不但在成像平面上为非平行束,在 z 轴方向上亦非平行束,这使投影数据的几何特性变得更复杂,给图像的重建带来新的挑战。

MSCT 的 DAS 工作原理与 SSCT 相类似,只是 z 轴方向的多排探测器形成多个 DAS 通道同时采集和传输数据,可通过不同探测器排的组合与多个 DAS 通道相组合,得到不同层厚的多层扫描图像。

2. 数据采集通道　SSCT 仅有一组数据采集通道,而 MSCT 则有与一周扫描能够生成的图像层数相一致的多组数据采集通道,通常通道组数等于 MSCT 的层数,实现了多排探测器并行采集多层图像的功能。DAS 的通道数目决定了采集获得的图像层数。根据所选层厚的不同,可将探测器的排进行相应的组合,以获得不同的层厚。多组数据采集通道在扫描过程中,同时对各自连接的探测器排组合所产生的电信号进行数据的采集、输出。

(三) 重建算法

重建算法目前是由优化采样扫描(optimized sampling scan)和滤过内插法(filter interpolation)相结合而组成的。

1. 优化采样扫描　又叫扫描交叠采样的修正,是通过扫描前的螺距选择和调节缩小 z 轴间距,使直接成像数据和补充成像数据分开。SSCT 一次扫描的范围取决于扫描时间和进床速度,因为扫描时床在运动,每次扫描的起点和终点并不在一个平面,如将扫描数据连接重建图像,就会产生运动性伪影和层面错位。所以要对原始数据的相邻点用内插法(interpolation)进行逐点修正,然后进行图像重建。MSCT 通过调整数据采集轨迹获得信息补偿,并缩短采样间隔,在 z 轴上增加采样密度,从而达到改善图像的目的。

2. 滤过内插法　这是一种基于长轴方向的 z 轴滤过方法。该方法是指在扫描获得的数据段内(z 轴方向)设置一个确定的滤过段,滤过段的范围又被称为滤过宽度(filter width,FW),其大小根据需要进行选择,在选定的滤过段内所有扫描数据都被作加权平均化处理,优化采样扫描的数据通过改变滤过波形和宽度来调整层面敏感度曲线外形、有效层厚及图像噪声,取代常规的 SSCT 的线性内插法来实现 z 轴方向的多层图像重建。滤过参数宽度和形状,通常可影响图像的 z 轴分辨力、噪声和其他方面的图像质量。

(四) X 线束

在 SSCT 中,通过准直器后的 X 线束为薄扇形,因在 z 轴方向仅有一排探测器接收信号,故 X 线束的厚度等于层厚。在 MSCT 中,由于 z 轴方向有多排探测器接收信号,故 X 线束的锥角增大;当锥角不是很大时,可近似为平行的扇形 X 线束,总体的扇形 X 线束厚度增加。随着层数的增加,厚扇形 X 线束最终发展为锥形 X 线束。探测器沿 z 轴方向的宽度越宽,一次性覆盖受检者的范围越大,使 X 线的利用率大大提高,但是锥形 X 线束效应也开始显现出来,如图 5-30 所示。

对于单层面螺旋扫描,X 线管产生的 X 线经准直器后,在垂直于 z 轴方向的(x, y)平面内准直为扇形 X 线束,薄扇形 X 线束的厚度决定着扫描层厚,可通过准直器来调整。扇形 X 线束穿透受检体后,由一组单排探测器阵列进行采集,得到的数据被送入数据通道处理。

对于多层面螺旋扫描,经过准直器后的锥形 X 线束在 z 轴方向上较厚,其厚度也可以由准直器调节,但其目的不是为了调整扫描层厚,而是为了限定扫描区的范围,减少受检者在非扫描区所接受的 X 线剂量。锥形 X 线束透过受检体后,被在平行于 z 轴方向上排列成数排的二维探测器阵列接收。

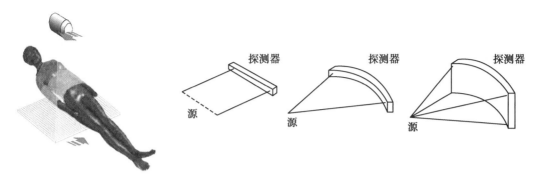

图 5-30　薄扇形和锥形 X 线束

（五）层厚的选择方法

SSCT 层厚的选择与非螺旋 CT 相同,通过改变 X 线束的厚度来调控体层的厚度,线束的厚度和层厚相等。而 MSCT 层厚的选择不仅取决于 X 线束的厚度,而且取决于不同探测器阵列的组合,其层厚随探测器阵列的组合不同而改变。有的 MSCT 无有效层厚标记,只标记 X 线束准直厚度。

图 5-31 是以 4 层 CT、一种非等宽型阵列探测器为例,实现层厚选择的一个典型例子。其他探测器排列的层厚选择方式可以参考此例。

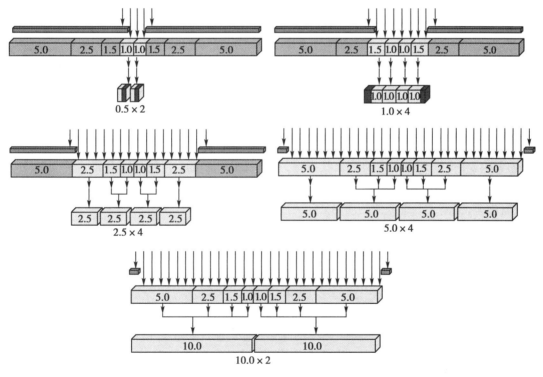

图 5-31　层厚的选择实例示意图

在常规体层扫描中,扫描时受检扫描物体静止不移动,5mm 厚的 X 线束通过 5mm 厚的人体,实际层厚与准直厚度一致。螺旋扫描中,在 X 线管旋转的同时,受检者身体也在移动,X 线束通过人体时已经超过它的厚度。所以实际采集数据的层厚与准直厚度有一定差别,一般说来都大于准直厚度,称之为有效层厚。有效层厚与螺距的大小和重建算法的不同有关,螺距越大,有效层厚就越厚,影响 SSP 而导致不同的 FWHM。MSCT 所显示的 SSP 介于 SSCT 扫描时的 180° 线性插值和 360° 线性插值之间。例如,四层 MSCT 与 SSCT 预设同样层厚为 5mm 时,前者半高宽度为 5.0mm, 低于 SSCT 的 5.4mm, 图像质量具有可比性而容积扫描的速度为 SSCT 的 3 倍。360° 内插法图像较 180° 内插法有效层厚大。计算证明, 当螺距为 1 时, 5mm 的准直厚度, 180° 内插法实际数据获得范围为 6.5mm, 即有效层厚 6.5mm。

有些螺旋 CT, 在准直 1mm、2.5mm、5.0mm 的情况下, 可以看到 1.2mm、3.2mm、6.5mm 等不同层厚的标记, 代表的就是有效层厚。有的 MSCT 无有效层厚标记, 只标记准直厚度。实际应用中要注意, 如果层厚标记与探测器组合尺寸吻合, 多半是准直标记; 如果层厚标记与探测器组合的尺寸不吻合, 多半是有效层厚的标记。

(六) MSCT 的主要优缺点

1. MSCT 的优势

(1) 扫描时间更短: 与 SSCT 扫描相比, MSCT 在数据采集系统中采用多通道的多排探测器, 使得扫描速度更快。最快旋转速度目前可达到每周 0.25s。X 线管旋转一周可获得更多层数的图像, 这可明显提高增强扫描的效果。在增强扫描中, 可以利用原来对比剂的剂量进行更长范围的扫描而保持较高的对比剂浓度; 或者可以降低对比剂的用量, 保证在高对比剂浓度的情况下, 扫描完预定区域。这样不仅减少了病人的费用, 也减轻了病人由于对比剂用量多而造成的毒副作用。多时相扫描在增强后可以用更短的时间覆盖预定范围, 使扫描更加精确。例如, 在单层螺旋扫描时, 增强后 2s 开始动脉期扫描, 至肝脏下缘时, 时相已接近门静脉期; 多层螺旋可以在 10s 内完成整个肝脏的动脉期扫描, 使每层图像的扫描都处在真正的动脉期。

(2) 扫描层厚更薄: 因为具有多个数据采集通道, 在一次屏息扫描中, 同样的扫描时间、保持原来覆盖长度的条件下, 可以采用更薄的层厚完成检查, 大大提高了 z 轴方向的空间分辨力。

(3) 扫描覆盖范围更长: 由于探测器具有多个数据采集通道, 使用同样的层厚、同样的扫描时间, 相当于同样螺距时, 覆盖范围大大增加, 使在一次屏息内完成更长范围的扫描成为可能。

(4) 图像空间分辨力更高: MSCT 的图像可利用多组通道采集进行融合重组, 称为并联输出, 可减少部分容积效应, 使图像空间分辨力得到显著提高。

(5) 多平面重建、三维重建质量更好: MSCT 采用更薄的层厚进行检查, 在 z 轴方向上增加了采样密度, 使我们在扫描后的图像后处理工作中获得空间分辨力明显提高的各种重组或重建, 消除后处理图像中 z 轴方向出现的阶梯状力像边缘 (stair stepping)。例如可获得更优秀的支气管树的 SSD 图像、主动脉边缘更完整的 MPR 图像或者在仿真内窥镜的观察中, 显示更平滑的胃肠道或血管内壁, 提高了三维成像的质量。

(6) 可实时监测: MSCT 可同时进行多层透视, 应用实时重建可同时显示多个层面的透视图像, 使 CT 透视引导穿刺的定位更准确。

(7) 提高了 X 线的利用率: 常规和单层螺旋 CT 用 X 线管旋转一周仅能获得一幅图像, 准直器所遮挡的 X 线没有得到利用。多层螺旋 CT 用 X 线管发射同等量的 X 线, 可多层同时利用, 提高了效率。如果扫描参数相同的话, 四层 MSCT 相比单层螺旋 CT, 同样的 X 线管消耗在 z 轴方向的覆盖宽度为单层 CT 同样螺距的 4 倍, 在不增加 X 线管负荷的情况下, 一次屏息扫描可覆盖更长的范围, 而且并没有降低图像质量; 同样的覆盖长度, 扫描周期仅为单层 CT 的四分之一, 并且降低了 X 线管的热量积累, 减少或根本不需要散热等待, 延长了 X 线管的使用寿命。

不论是单层或多层, 扫描时 X 线管的 X 线曝光是相同的, X 线管的负载和成像层数没有关系。因此, X 线管的热容量和寿命都不受探测器排数的影响。MSCT 工作中, 不再需要等待 X 线管冷却, 如果扫描参数相同的话, 四层 MSCT 完成一个受检者的扫描仅是单层螺旋 CT 的四分之一的时间, 提高了受检者的检查效率。总之, MSCT 能将单层螺旋 CT 的三个相互制约的因素, 即分辨力 (薄层厚)、覆盖范围和速度有机地结合起来, 达到高分辨、高速和广覆盖的总要求, 从而大大拓展 MSCT 在临床上的应用空间。

2. MSCT 成像的缺点　与单层螺旋 CT 相比,多层螺旋 CT 的锥形 X 线束在纵向上覆盖探测器的宽度有所增加,提高了 X 线利用率,降低了 X 线管的损耗。但是,也加大了多层探测器信息采集所产生的几何数据误差。探测器越宽,影响越大,对相应的扫描重建算法有了更高的要求。

(七) 新技术的发展

1. 双源 CT(dual source CT,DSCT)　在 2005 年北美放射学会(RSNA)上展示的双源CT,重新定义了 CT 数据采集的概念,创新性地采用两套数据获取系统(X 线管-探测器系统),将其放置在旋转机架内呈一定角度排列。该技术拥有两套 X 线管和探测器系统,这两套系统在机架内成 90° 排列,两组互相独立的数据获取系统(X 线管-探测器系统),只需同时旋转 90°,就可以获得平行于射线投影平面的整个 180° 图像数据。这个 180° 的图像数据由两个四分之一的扫描扇区数据组成(数字图 5-4),但由于受到机架内空间的制约,两套探测器系统大小不等,其中大的探测器可覆盖扫描视野(field of view,FOV)50cm 的范围,小探测器只能覆盖机架中心处35cm 的 FOV 范围。大小探测器都是由 96 排组成,每排探测器宽度为 0.6mm。应用飞焦点技术后,96 排探测器可组成一个 192 层的投影,获得 192 层图像。DSCT 的机架旋转一周的时间最短是 0.25s。

数字图5-4

双源 CT 示意图

DSCT 心脏扫描的最大优点就是提高了时间分辨力,其时间分辨力几乎达到了机架旋转时间的 1/4,即相对于单源 CT 快速扫描时采用的 180° 投影采集,DSCT 只需旋转 90° 便可获得 180°的信息,在任何心率时只用一个心动周期的数据就能实现 66ms 的时间分辨力,使得心脏扫描不再受受检者心率的影响。DSCT 采用两扇区重建后,时间分辨力将随受检者心率改变而改变,在机架旋转速度为每周 0.25s 时,时间分辨力平均为 60ms(最小可达 33ms)。两个 X 线管可分别以不同的管电压和管电流进行工作,例如:一支 X 线管采用低管电压,另一支选择高管电压,获得双能量数据,既可以重建出 2 组独立的图像,也可以重建出 1 组融合的图像。

2. 单源瞬时管电压切换技术　在 CT 架中仅有一套 X 线管和探测器,以高压发生器瞬时管电压(kVp)切换技术和超快速探测器为基础实现能谱成像。通过单球管高低双能(80kVp和 140kVp)的瞬时切换(<0.5ms)获得时空上匹配的双能量数据,在原始数据空间实现能谱解析。

3. 光子计数技术　目前光子计数系统采用了最新型的探测器材料和设计。通过 X 线球管仅产生一组管电压的射线,探测器能够探测 X 线中光子的能量并计数,然后依据统计出的能量信息解析出不同的单能量图像。光子计数型探测器具有能量值分辨能力,可以将具有较宽能谱的X 线分成各个能区进行计数,从而实现能谱成像。

(吴艳)

第四节　X 线 CT 的设备质量控制

一、参数及临床意义

质量保证(quality assurance,QA)是质量管理的一部分,是指为使人们确信产品或服务能满足质量要求,而在质量管理体系中实施并根据需要进行证实的全部有计划和有系统的活动。CT质量保证的目的是确保 CT 达到最佳的性能状态,获取最高质量的图像用以进行诊断,以及最大程度减少对受检者的辐射剂量。CT 质量保证通过对 CT 的各项性能指标的检测评价、检测的周期性实施(以控制性能参数长期处于良好状态)来实现。从 CT 应用于临床开始,QA 的重要性就逐渐显现出来。一些国家和相关组织陆续制定了 CT 质量保证的规范,我国制定了国家标准

《X线计算机体层摄影装置质量保证检测规范》（GB 17589—2011）、卫生行业标准《X射线计算机体层摄影成年人诊断参考水平》（WS/T 637—2018）、卫生行业标准《X线计算机体层摄影装置质量控制检测规范》（WS 519—2019）和职业卫生国家标准《放射诊断放射防护要求》（GBZ 130—2020），给出了CT的设备性能参数检测要求及方法以及放射防护的要求。

CT质量保证参数涵盖了CT的各个方面，其中CT剂量指数、CT值、分辨力、噪声、几何参数等是CT质量保证最主要的参数，下面将对这些主要参数加以介绍。

（一）CT剂量指数

CT扫描剂量比普通放射拍片的剂量高，其所致医疗照射剂量的增加导致群体辐射诱发癌症等随机性效应的发生概率增高。由于剂量高图像质量会相对好一些，但是会增加对受检者的辐射剂量，另外也增加了X线管等硬件的负担，因此剂量的测定非常重要。在保证图像质量的基础上，设备会给出所需的剂量。如何应用更少的辐射剂量达到符合要求的图像质量是CT发展的趋势之一。

CT剂量指数（CT dose index，CTDI）是评价CT成像对受检者、陪护人员、操作人员的辐射影响，以及CT成像对环境影响的重要指标。

1. CT剂量指数100（CT dose index 100，$CTDI_{100}$） 单次轴位扫描时，沿着标准横断面中心轴线从−50mm到+50mm对剂量剖面曲线的积分，除以标称层厚与体层数的乘积，计算公式如式5-7：

$$CTDI_{100}=\frac{1}{N \cdot T}\int_{-50mm}^{+50mm} D(z)\,dz \tag{5-7}$$

式中，N为单次扫描所产生的层面数；T为标称层厚（CT控制面板上选定并指示的层厚）；$D(z)$为沿着标准横断面中心轴线的剂量剖面分布曲线（注：此公式适用于$N \cdot T$不大于40mm的情况）。

2. 加权CT剂量指数（weighted CT dose index，$CTDI_w$） 将模体中心点测量的$CTDI_{100}$与外围各点测量的$CTDI_{100}$的平均值进行加权求和，计算公式如式5-8：

$$CTDI_w=\frac{1}{3}CTDI_{100,c}+\frac{2}{3}CTDI_{100,p} \tag{5-8}$$

式中：$CTDI_{100,c}$为模体中心点测量的$CTDI_{100}$；$CTDI_{100,p}$为模体外围各点测量的$CTDI_{100}$的平均值。

3. 容积CT剂量指数（volume CT dose index，$CTDI_{vol}$） 代表多层螺旋CT扫描整个成像容积中的平均剂量，计算公式如式5-9：

$$CTDI_{vol}=\frac{N \cdot T}{\Delta d}CTDI_w \tag{5-9}$$

式中，N为选择的探测器排数；T为每排探测器的宽度；Δd为X线管旋转一圈时检查床移动的距离。

4. 剂量长度积（dose length product，DLP） 容积剂量指数与沿z轴扫描长度L的乘积，计算公式如式5-10：

$$DLP = CTDI_{vol} \times L \tag{5-10}$$

式中，L为沿z轴的扫描长度。DLP反映了一次特定扫描采集中的总体吸收能量。一个腹部CT检查可能与腹部和盆腔CT联合检查具有相同的$CTDI_{vol}$值，但后者具有较大的DLP值，它正比于所扫描的较大解剖范围。$CTDI_{vol}$和DLP剂量表述，可以用于临床扫描方案（如一组受检者的平均值）与典型CT检查的参考剂量设定值的比较，但不能用于受检者个体剂量的直接测量。典型成年受检者常见CT检查项目的辐射剂量和诊断参考水平如表5-3所示。

典型儿童受检者常见CT检查部位的辐射剂量和诊断参考水平如表5-4所示。

表 5-3　典型成年受检者常见 CT 检查项目的辐射剂量和诊断参考水平

检查项目	25% 位数 [a]		50% 位数 [b]		75% 位数 [c]	
	$CTDI_{vol}$/ mGy	DLP/ （mGy·cm）	$CTDI_{vol}$/ mGy	DLP/ （mGy·cm）	$CTDI_{vol}$/ mGy	DLP/ （mGy·cm）
头颅	40	550	50	690	60	860
鼻窦	15	170	25	330	40	520
颈部	10	260	15	370	25	590
胸部	6	200	8	300	15	470
腹部	10	330	15	500	20	790
盆腔	10	320	15	480	20	700
腰椎（逐层）	15	70	25	130	35	200
腰椎（螺旋）	12	290	15	410	25	580
尿路造影	10	870	15	1 780	20	2 620
冠脉 CTA（前瞻）	15	210	25	360	40	600
冠脉 CTA（回顾）	30	490	45	750	60	1 030
颅脑 CTA	15	420	20	710	40	1 390
颈部 CTA	10	390	15	690	30	1 130
胸腹 CTA	10	450	15	870	20	1 440

注 1：本表数据源于《X 射线计算机体层摄影成年人诊断参考水平》（WS/T 637—2018）。

注 2：[a] 调查数据的 25% 位数，即异常低剂量的提示水平；[b] 调查数据的 50% 位数，即可能达到水平；[c] 调查数据的 75% 位数，即诊断参考水平。

表 5-4　典型儿童受检者常见 CT 检查部位的辐射剂量和诊断参考水平

检查部位及 年龄/岁	$CTDI_{vol}$/mGy			DLP/（mGy·cm）		
	英国（2005）	德国（2008）	法国（2009）	英国（2005）	德国（2008）	法国（2009）
头部：1	30	33	30	270	390	420
头部：2~5	45	40	40	470	520	600
头部：6~10	50	50	50	620	710	900
胸部：1	6	1.7	3	100	28	30
胸部：2~5	6.5	2.7	3.5	115	55	63
胸部：6~10	10	4.3	5.5	185	105	137
腹部：1	—	2.5	4	—	70	80
腹部：2~5	—	4	4.5	—	125	121
腹部：6~10	—	6.5	7	—	240	245

注 1：本表数据源于 *ICRP publication 121*。

注 2：头部剂量用直径为 16cm 的剂量模体测量和计算得到，胸部和腹部剂量用直径为 32cm 的剂量模体测量和计算得到。

（二）CT 值

CT 值（CT number）作为 CT 的基本概念，是对影像信息的基本度量，要求其值准确，同时还需考虑到完整图像上 CT 值的均匀性和线性。

CT 值是重建图像中像素对 X 线线性吸收系数 μ 的换算值,是测量 CT 图像中相对密度的指标。当 X 线穿过人体不同组织后,由于 X 线的波长、组织的原子序数和组织的密度不同,组织的线性吸收系数不同。

1. CT 值定义 CT 图像中每个像素对应体素的 X 线线性吸收系数 μ 的平均值,国际统一用 Hounsfield unit 作为单位,简称 HU,利用式 5-11 定义 CT 值:

$$CT 值_{物质} = \frac{\mu_{物质} - \mu_{水}}{\mu_{水}} \times 1\,000 \tag{5-11}$$

式中,$\mu_{物质}$ 为感兴趣区域物质的线性吸收系数;$\mu_{水}$ 为水的线性吸收系数。

水的 CT 值等于 0HU;空气的 CT 值等于 -1 000HU;致密骨的 CT 值为 1 000HU;血液的 CT 值为 12HU;凝固血的 CT 值为 56~76HU;脑灰质的 CT 值为 36~46HU;脑白质的 CT 值为 22~32HU;脂肪的 CT 值为 -80~-100HU。

常用在特定感兴趣区域中所有像素的平均 CT 值来对 CT 值进行描述。

2. 水的 CT 值 按国家标准要求,通常采用水模图像的中心处直径约为测试模体图像直径 10% 的 ROI 中平均 CT 值来评判。验收检测(新装机后或大修后)要求为 ±4HU;状态检测(每年一次)要求为 ±6HU;稳定性检测(每月一次)要求为与基线值(验收检测合格的参数数值)偏差 ±4HU 以内。

对一台 CT 来说,水的 CT 值是至关重要的参数,用水模来测定。但要注意的是,水模内应灌注新鲜的水或加有符合要求的防腐剂的蒸馏水,水中不能有杂质,特别注意水模中灌注的水时间久了可能会有菌类或藻类滋生而影响测量的准确度,另外水模中的空气泡也一定要尽可能小。

由于 CT 值会因 X 线硬化、电源状况、扫描参数、温度及邻近组织等因素发生改变,故 CT 值只能作为诊断的参考依据。

3. CT 值均匀性(uniformity of CT number) 是指整个扫描野中,均匀物质(一般选择水或等效水均匀模体)图像 CT 值的一致性。

国家标准对均匀性(也称均匀度)的定义是:在扫描野中,匀质体各局部在 CT 图像上显示出 CT 值的一致性。这是一个容易被忽略的质量参数,但实际上,它又很重要。按国家标准规定,每月都要对 CT 图像的均匀性做检测(稳定性检测)。检测方法是:配置水或等效于水的均质圆形测试模体(仲裁时用水模),使模体圆柱轴线与扫描层面垂直,并处于扫描野的中心;采用头部和体部扫描条件分别进行扫描,获取模体 CT 图像;在图像中心处取一个大于 100 个像素点并小于图像面积 10% 的区域,测出此区域内的 CT 值;然后在相当于钟表时针 3、6、9、12 时的方向,距模体边缘 1cm 处的四个位置上取面积等于前述规定面积的区域,分别测出四个区域的 CT 值,其中与中心区域 CT 值差别最大的差值用来表示图像的均匀性。可见,最好的均匀性是 0HU。在测出图像均匀性的同时,也获得 CT 值平均值和噪声值。国家标准对均匀性的验收检测要求为 ±5HU,状态检测要求为 ±6HU,稳定性检测要求为与基线值偏差 ±2HU。

均匀性除受图像噪声影响外,还受 X 线束硬化效应的影响。硬化效应在图像上的分布越不均匀,则 CT 值的均匀性越差。可见,校正硬化效应将有助于提高均匀性,但校正不充分或校正过度也会使均匀性变差,例如使用滤过器校正硬化效应,当物体与滤过器匹配不充分或无法匹配时会使图像的均匀性变差。

4. CT 值线性(linearity of CT number) 是指不同吸收系数物质的影像 CT 值的线性关系。CT 值是否准确不能单独观察水的 CT 值,需采用 3 种以上不同 CT 值模块的模体,且模块 CT 值之差均应大于 100HU。在不同模块中心选取直径为模块直径 80% 的 ROI,测量其平均 CT 值,并计算与各模块标称 CT 值之差,差值最大者记为 CT 值线性的评价参数。

一般采用包括空气、聚苯乙烯、有机玻璃、聚四氟乙烯等材料的模块,如表 5-5 所示,可以用来分别测定这些材料的 CT 值以确定该机器 CT 值的线性是否好。

表 5-5 一种 CT 值线性检测模体中的检测模块

材料名称	配方组成	比重	电子密度/(e/g)	CT 值/HU
空气	75%N,23.3%O,1.3%A	0.00	3.007×10^{23}	−1 000
低密度聚苯乙烯 LDPE	$[C_2H_4]$	0.92	3.429×10^{23}	−100
有机玻璃 Acrylic	$[C_5H_8O_2]$	1.18	3.248×10^{23}	120
聚四氟乙烯 Teflon	$[CF_2]$	2.16	2.889×10^{23}	990

比重也称相对密度,其定义为物体密度与参考物质密度的比值,是一个无量纲的量,参考物质通常为水。

(三) 分辨力

分辨力(resolution)是判断 CT 性能和评价 CT 扫描图像质量的重要指标,它包括高对比度分辨力(high contrast resolution)和低对比度分辨力(low contrast resolution)。

高对比度分辨力和低对比度分辨力密切相关并相互制约,提高高对比度分辨力,必然会增大矩阵,像素增多;但在 X 线剂量不变的情况下,像素增多势必造成每个像素单元所获得光子数量按比例减少,信噪比下降,最终导致低对比度分辨力下降,一些与组织结构密度差别不大的病灶不易显示。若要保持低对比度分辨力不变,必然要适当增加 X 线光子数量,使每个像素单元所获得的光子数量不变。但是,这样相应地增加了受检者的受辐射剂量。

1. 高对比度分辨力 又称空间分辨力(spatial resolution),是衡量 CT 图像质量的一个非常重要的参数,是一幅图像优劣的量化指标。高对比度分辨力指当不同物体间衰减系数的差异与背景噪声相比足够大时(通常认为至少为 100HU),在显示的 CT 图像中分辨不同物体的能力。高对比度分辨力检测方法之一是选用条带测试模体,如数字图 5-5 所示,这种测试模体条纹处与条纹间隙处对 X 线吸收有显著差异,并且随着条纹宽度变小,在单位长度(cm)内条纹对数变多。CT 能区别的最小条带尺寸(通常单位取 mm),即为该设备的高对比度分辨力。

两种检测高对比度分辨力的模体示意图

除了用测试模体检测高对比度分辨力以外,还可通过计算调制传递函数(modulation transfer function,MTF)来计算高对比度分辨力。选择如数字图 5-6 所示条带测试模体并获取模体图像,可以测量出图像上条纹处和条纹间隙处的 CT 值;设条纹处的 CT 值为 a,间隙处的 CT 值为 b,计算其相对对比度,定义单位长度内的条纹数为空间频率,空间频率的单位为 lp/cm;相对对比度随着空间频率变化的函数关系称为调制传递函数(MTF),绘制出如数字图 5-6 所示 MTF 曲线。在 CT 成像过程中随着 MTF 降低,空间频率增大,当 MTF 降低到 5% 时,所对应的空间频率称为截止频率,此截止频率决定了高对比度分辨力的极限。一般应采用 MTF 为 5% 或 10% 来判定高对比度分辨力。目前 CT 的高对比度分辨力可达 12~16lp/cm,有的公司采用专门软件来测量高对比度分辨力,资料显示可达 30lp/cm。

确定调制传递函数的方法示意图

高对比度分辨力常用可分辨最小物体尺寸来表示,单位为毫米(mm);或用 MTF 来表示,单位为每厘米的线对数(lp/cm)。其换算关系见式 5-12:

$$可分辨最小物体尺寸(mm) = 5 \div MTF(LP/cm) \tag{5-12}$$

影响高对比度分辨力的因素很多,比较典型的有以下几种。

(1)探测器的孔径尺寸和间距:对于相同的扇形 X 线束张角,排列的探测器数越多,孔径尺寸越小,高对比度分辨力越高。

(2)相邻探测器的间距:决定了采样间隔,间隔越小高对比度分辨力越好。

(3)焦点尺寸:因焦点小的 X 线管产生小的 X 线半影尺寸,可获得较清晰的图像细节。

(4)图像重建算法对分辨力的影响:在图像重建中选用的卷积滤波器不同,高对比度分辨力会发生变化。采用标准算法的 CT 图像要比用高分辨力算法的图像分辨力低。

（5）成像矩阵、层厚大小：成像矩阵越大，体素越小，高对比度分辨力越高。层厚越薄，高对比度分辨力越高；但体素越小、层厚越薄，信噪比就越低，低对比度分辨力就会降低。

由于 CT 的高对比度分辨力受诸多因素的影响，尤其是探测器孔径尺寸不可能做到像 X 线胶片颗粒那样微细，故 CT 的高对比度分辨力不会超过普通 X 线检查成像。

2. 低对比度分辨力 又称密度分辨力（density resolution），是影响 CT 图像质量的一个重要参数，定义为当细节与背景之间具有低对比度（一般取其 CT 值相差 3~5HU）时，将一定大小的细节从背景中鉴别出来的能力。低对比度分辨力与 X 线剂量有很大的关系，在评价低对比度分辨力时一定要规定使用的剂量，并且要和测量 *CTDI* 时的值一致。这一参数一般以孔径（mm），百分数（%），剂量（mGy）或曝光量（mAs）来标称。一般厂商在提供这一指标时也会说明在什么剂量条件下测定的。例如某一台 CT 的低对比度分辨力标称为"2mm，0.35%，35mGy"，即表示使用 35mGy 的 X 线剂量获取图像，在图像上对比度为 0.35% 时能够分辨直径 2mm 的圆孔。

测量低对比度分辨力的测试模体采用有机玻璃制成，如数字图 5-7 所示，其模体上钻有不同直径、不同深度的孔，内充低密度溶液，以密度差（%）和孔径（mm）来表示。CT 有较高的低对比度分辨力，典型值为 0.5%~1.0%，也就是说，X 线透射度只有 0.5%~1.0% 的组织才能从图像中区分出来。

影响低对比度分辨力的有以下因素。

（1）噪声的限制：常常用 CT 值的标准偏差表示噪声，并且固有噪声只有在没有伪影的图像中才有可能测量。噪声越大，图像中的颗粒度就越大，低对比度分辨力越低。

（2）X 线剂量的大小：X 线剂量加大，探测器吸收的光子量增加，信噪比提高，噪声相对降低，低对比度分辨力上升。

（3）受检物体的大小：受检物体几何尺寸越大，低对比度分辨力越佳。

3. 纵向分辨力（*z*-resolution） 过去与 CT 有关的图像质量参数主要由高对比度分辨力和低对比度分辨力表示。高对比度分辨力主要表示 CT 扫描成像平面，即（*x*，*y*）平面上的分辨能力，或称为平面内分辨力，也称为横向分辨力。

在螺旋 CT 扫描方式出现后，由于多平面和三维成像质量提高，出现了应用上的一个新概念即纵向分辨力也称 *z* 轴分辨力。

纵向分辨力的含义是检查床移动方向或人体长轴方向的图像分辨力，它表示了 CT 多平面和三维成像的分辨能力。纵向分辨力的优劣，其结果主要涉及与人体长轴方向有关的图像质量，例如矢状或冠状位的多平面图像重组。

纵向分辨力与选择的螺距大小、多层螺旋 CT 中每排探测器的宽度、螺旋插值重建算法等因素有关。目前可以实现与横向分辨力接近或一致，称为"各向同性"成像。

（四）噪声

图像的噪声（noise）也是评价图像质量的参量之一。在 CT 成像过程中，除检测过程的噪声外，还有许多数值变换和处理过程会形成图像的噪声，影响图像质量。噪声主要包括 X 线量子噪声、电气元件及测量系统形成的噪声以及重建算法造成的噪声等。

1. 噪声概念 在 CT 成像系统中，扫描均匀材料的物体，在特定 ROI 中观察其 CT 值，就会发现 ROI 内的 CT 值并不是一个固定值，而是围绕着某一平均值上下做随机分布，这种随机分布就是由噪声所致。在图像中心选取直径约为测试模体图像直径 40% 的 ROI，测量该 ROI 内 CT 值的标准偏差，该标准偏差除以对比度标尺作为噪声的测量值 *n*，计算公式见式 5-13：

$$n = \frac{\sigma_{水}}{\mathrm{CT}_{水} - \mathrm{CT}_{空气}} \times 100\% \tag{5-13}$$

式中，$\sigma_{水}$ 为水模体 ROI 中测量的标准偏差；$\mathrm{CT}_{水}$ 为水的 CT 值；$\mathrm{CT}_{空气}$ 为空气的 CT 值；

$CT_{水}-CT_{空气}$ 为对比度标尺,取 1 000HU。

对于噪声的检测与评价应该在层厚为 10mm 的情况下进行,对于层厚不能设置为 10mm 的 CT,可按式 5-14 对噪声进行修正。

$$n_{10}= n_T \sqrt{\frac{T}{10}} \tag{5-14}$$

式中,n_{10} 为层厚为 10mm 的噪声;n_T 为实际层厚为 T 时噪声的测量值;T 为预设层厚,单位为 mm。

在多种图像噪声中,X 线的量子噪声占的比重最大。X 线的量子噪声是通过 X 线剂量大小、采用的过滤方法、体层厚度、物体对 X 线的衰减及探测器的检测能力等方面反映出来的。当图像噪声主要是 X 线的量子噪声时,并考虑到体层厚度、体素尺寸大小和 X 线剂量,以及物体线性吸收系数,用布劳克斯(Brooks)公式(式 5-15)来描述噪声的标准偏差 σ 为:

$$\sigma=C \times \sqrt{\frac{B}{W^2 h D_0}} \tag{5-15}$$

式中:B 称为物体的衰减因子,$B=e^{-\mu d}$;μ 为平均线性吸收系数;d 为物体厚度;C 为描述剂量效率的一个常数(小的 C 值相当于高的剂量效率);W 为体素宽度;h 为体层厚度;D_0 为体层的最大皮肤剂量。

式 5-15 显示出各个参量的相互关系。例如要使噪声减少一半,剂量需要增加到原来的 4 倍;噪声大小保持不变时,要使体素宽度减小一半,则剂量需要增加到原来的 4 倍;保持同样的噪声水平,要使体层厚度减小一半,则剂量需要增加到原来的 2 倍。在给予受检者的 X 线剂量合理的情况下,提高 X 线剂量将有利于降低噪声水平;同时,增大体素宽度和体层厚度也将能降低噪声。但体素宽度的增大,相当于减小了成像矩阵,会影响图像分辨力;体层厚度增大也将使图像对比度降低。因此在给定受检者所能接受的剂量水平的条件下,必须根据应用和病理学的类型,选择和改善图像质量中的各种参量。

2. 图像噪声与分辨力　在 CT 图像重建中,使用各种不同类型的卷积滤波器和图像重建算法,产生不同的图像质量。例如当卷积滤波选择平滑滤波器时,由于噪声降低,高对比度分辨力也同样降低,但提高了图像对比度分辨力;因此,可利用这种滤波器对软组织中面积较大的低对比度区域进行图像处理。选择一种边缘增强滤波器能使受检兴趣区域的细节清晰,提高高对比度分辨力;但由于它对被测信号具有微分作用,因此会使噪声信号增强,降低对比度分辨力,这种滤波器可使骨质结构的细节清晰显示。当测得一组原始数据后,可分别采用标准算法和高分辨算法,分辨力较低的标准算法显示图像噪声标准偏差低,而分辨力较高的算法显示图像噪声标准偏差高。从上面示例可以看出,在实际应用中要根据不同的应用类型选择不同卷积滤波函数,平衡图像的分辨力与噪声之间的关系。

3. 图像噪声与 X 线剂量　CT 的噪声,主要来源于 X 线光子密度在时间和空间的随机变化,称这种噪声为量子噪声。这些噪声随机不均匀分布在图像上的表现,统称为图像噪声。噪声的存在使得匀质物体的 CT 图像上各像素点的 CT 值不相同,由 CT 值的统计涨落表现出来。增大 X 线的剂量可以降低 X 线量子噪声干扰,减少噪声的影响。

噪声是指在一均匀物体扫描图像中各点之间 CT 值的上下波动,把这种现象用统计学上的标准偏差方式表示出来即为图像噪声。在实际应用中,通常是以一划定大小的兴趣区来表示,平均值和标准偏差在图像一侧显示。在质量较差的电视机屏面看到的重叠图像上,有规律分布的小颗粒状的现象即为噪声。

CT 图像噪声分为随机噪声和统计噪声。

(1)随机噪声:在 CT 成像中 X 线光子数是一个随机起伏的统计量,即使电源非常稳定,一切条件都不变,表示 X 线强度的光子数(N)也随时间统计起伏,测量出的或理论计算出的 N 只是它们的平均值,其起伏范围的均方根值约为 N,但少数时间起伏范围可达 $2 \times N \sim 3 \times N$。

（2）统计噪声:统计噪声又称像素噪声,指服从统计分布的噪声。

在 CT 扫描中,影响图像噪声的有以下因素。

（1）X 线量:X 线量由光子数量的多少决定。X 线剂量越高,噪声水平越低。在 CT 扫描中,可根据不同部位增加或减少扫描条件。如在以软组织为主的肝脏,需要提高扫描剂量,以此分辨肝脏内的微细结构或较小病变;而在肺或内耳扫描,可适当降低扫描条件,因这些部位本身就有较高的对比度,少量的噪声不会影响诊断。光子的数量通常还受管电压的影响,高的管电压可降低噪声、改变密度分辨力,使图像细节显示更清楚。

（2）扫描层厚:扫描层厚的大小可影响噪声的量和图像分辨力,这是一对相互制约的因素,即增加扫描层厚可降低噪声,空间分辨力也相应下降;减少层厚,空间分辨力上升,但噪声也增加。层厚的大小直接决定了光子的数量。一般来说,大的层厚图像较细致,小的层厚则分辨力较高。

（3）扫描算法:扫描的算法是供重建图像时选用的,采用不同的算法可同时影响噪声和分辨力。采用边缘增强的算法,可使分辨力增加,但噪声也增加。而采用平滑的算法,使噪声降低,但分辨力也降低。在临床应用中,各个解剖部位都有相应的高、中、低不同的算法,也出现不同的噪声水平,不能互相借用。噪声水平与图像重建选用的卷积核有关,不同卷积核其重建算法也不同。如平滑滤波算法的噪声水平最低,高分辨力滤波由于带入大量的高频噪声,其噪声水平很高。

（4）其他:矩阵大小、散射线多少和探测器性能也影响噪声水平。

（五）几何参数

CT 扫描几何参数对体层影像的准确性有很大的影响,如果扫描体层与需要诊断的体层存在偏差,将会对诊断造成不利的影响。

1. 检查床定位精度　决定检查床径向运动的准确性和稳定性。

2. 定位激光精度　决定扫描定位灯与扫描体层的一致性。

3. 扫描架倾斜角度精度　决定扫描架倾斜角度的准确性。

（六）时间分辨力

时间分辨力（temporal resolution）又称动态分辨力（dynamic resolution）,是指 CT 在单位时间内可获取图像的最多帧数,反映为单一层面的重建时间及可连续采集图像的能力。它也是评价 CT 设备性能和图像质量的一个重要参数。时间分辨力越高,对运动器官的成像就越清晰,它与 X 线管旋转速度和图像重建方式直接相关。如果受检体在这段时间内移动,会导致伪影或模糊,从而降低图像质量并影响诊断准确性。

时间分辨力直接影响很多部位的成像效果,其中影响最大的是对于心脏图像质量的评估。对于快速跳动的心脏,成像模式应提供足够高的时间分辨力,以便对靠近快速运动心肌的冠状动脉成像。由于心脏周期最静止的部分是舒张期,在这个阶段进行成像是最好的选择,因此需要在数据采集过程中监测心动周期。由于图像采集、重建与心脏运动同步,需在扫描过程中记录受检者心电图,也就是常用的心电门控技术。

影响时间分辨力的主要有以下因素。

1. 机架旋转时间　是指 X 线管和探测器围绕受检体进行一次完整旋转（360°）所需的时间。在过去,最短旋转时间高达 2s;随着技术的进步,开发了各种不同类型的扫描采集或图像重建补偿方法,使旋转时间缩短到 240~280ms,有设备已达到更短。机架旋转越快,时间分辨力越高。然而随着旋转速度增加,重型机械部件在机架内快速移动会导致更高的离心力,从而更难实现旋转时间的进一步缩短。

2. 半扫描重建技术　由部分扫描重建发展而来,它将部分扫描数据的扇形束结构转换为平行束结构,即数据重新排列。经过运算的平行束数据,会出现扫描野内不同位置时间分辨力不同的情况,可能达到旋转时间的 2/3,也可能低至 1/3。用时间敏感度曲线半高宽表示断面图像的时间分辨力,其数值等于旋转时间的一半。需注意扫描时将受检部定位于 FOV 中心。

3. 多扇区重建技术　其原理是部分扫描重建所需数据从各连续的采集周期中选择,而不是从单个采集周期中选择,如 CT 扫描数据在许多连续的心动周期中连续获取并重建图像,从而改善冠状动脉检查的时间分辨力。缺点:①需要某些特定的心率;②要求不同 R-R 间期的心脏运动形态保持一致;③要求每个心动周期各时相都有探测器覆盖;④螺距受心率和采用扇区数目限制,扇区越多,螺距越小;而螺距越小,曝光时间越长,辐射剂量越多;若螺距过大会数据缺失。

4. 双源 CT　配置两套 X 线管和探测器,两套系统在扫描时同步采集数据。每套只需旋转大约 1/4 圈就可采集到所需 180° 的投影数据,且没有扇角的影响。在单个 R-R 间期内实现双扇区重建,消除了不同 R-R 间期数据不能准确匹配的问题,使单扇区重建时间分辨力提高到 66ms。这样可以进行不限制心率的冠状动脉成像,不需要服用降低心率的药物,即使是高心率受检者,也可获得满意的图像质量,真正满足临床需求。

(七) 重建层厚

CT 图像不同于解剖图像,它是具有一定层厚(slice thickness)的由计算机处理后重建的体层图像。层厚是指每一扫描层面组织的厚度,其厚薄主要取决于自 X 线管窗口发射的射线束宽度和准直器孔径的大小。

一般 CT 可选用的层厚为 0.5~10mm,有多挡可选。扫描时选择层厚应根据病变情况及实际需要来决定,一般原则为层厚应小于病灶直径的一半,否则由于部分容积效应的影响病变的影像会失真或变形。

国家标准对于重建层厚的偏差给出了相应的判定标准,如表 5-6 所示。

表 5-6　国家标准对重建层厚偏差的要求

标准要求	验收检测判定标准	状态检测判定标准	稳定性检测判定标准
层厚 >2mm	±1mm 内	±1mm 内	与基线值相差 ±20% 或 ±1mm 内,以较大者控制
2mm≤层厚≤1mm	±50% 内	—	—
层厚 <1mm	±0.5mm	—	—

(八) 像素与体素

像素(pixel)又称为像元,具有空间上二维的概念,是构成 CT 图像矩阵的基本单位。像素的大小受选择重建矩阵大小的限制,矩阵越大,像素增多越少,图像显示的分辨力越高。

体素(voxel)是 CT 扫描的最小体积单位。在体层(x,y)平面上有长、宽两个要素,在体层 z 轴方向上有高度,代表体层的层厚。

(九) 采集矩阵与显示矩阵

矩阵(matrix)是一个数学概念,表示像素以纵、横二维方式排列的数字方阵,它与重建后图像的质量有关。在相同大小的采样野中,矩阵越大像素也就越多,重建后图像质量越高。目前 CT 常用的采集矩阵大小基本为 512×512,另外还有 256×256 和 1 024×1 024。

CT 图像重建后用于显示的矩阵称为显示矩阵,为保证图像显示的质量,显示矩阵往往等于或大于采集矩阵。采集矩阵为 512×512 的 CT,显示矩阵常为 1 024×1 024。

(十) 部分容积效应

在 CT 成像中,部分容积效应(partial volume effect)主要有两种现象:部分容积均化和部分容积伪影。

CT 成像时 CT 值的形成和计算,是根据受检组织体素的线性衰减系数计算的,如果某一体素内只包含 1 种物质,CT 值只对该单一物质进行计算。但是,如果一个体素内包含有 3 个相近组织如血液(CT 值为 40HU)、灰质(CT 值为 43HU)和白质(CT 值为 46HU),那么该体素 CT 值的计算是将这 3 种组织的 CT 值平均,最后上述测量的 CT 值经计算为 43HU。CT 中的这种现象被称为部分容积均化。

部分容积现象由于受检部位组织构成的不同,可产生部分容积伪影,如射线束只通过一种组织,得到的 CT 值就是该物质真实的 CT 值;射线束如同时通过衰减差较大的骨骼和软组织,CT 值就要根据这两种物质平均计算。由于两种组织的衰减差别过大,导致 CT 图像重建时计算产生误差,部分投影于扫描平面产生的伪影被称为部分容积伪影。

部分容积伪影的形状可因物体的不同而有所不同,一般在重建后横断面图像上可见条形、环形或大片干扰的伪影,部分容积伪影最常见和典型的现象是在头颅横断面扫描时颞部出现的条纹状伪影,又被称为 Hounsfield 伪影,这种现象也与射线硬化作用有关。

二、影响图像质量的因素

(一)成像系统测量误差

成像系统测量误差是指 CT 设备成像检测系统中,由于个别检测元件性能下降或损坏产生的噪声所引起的,或由于测量过程中有失误造成的成像系统中出现的测量误差。成像系统测量误差大部分可以从 CT 图像中观察到,例如在 20 万个测量值中丢失 1 个测量值,会产生图像某部分的不连续显像;再例如丢失 1 个方向投影的测量值,产生图像中明显的一道痕迹。这两种现象都是由检测元件损坏所引起的图像质量变差。从经验来看,丢失 1 个测量值比丢失 1 个方向投影的测量值的图像对诊断影响还要大。

(二)成像参数选择不当

CT 成像参数影响图像的噪声、空间分辨力和密度分辨力等。成像参数包括扫描参数和重建参数。扫描参数有管电压、管电流时间积、扫描层厚、螺距等;重建参数有重建层厚、重建增量、重建算法、重建视野和重建矩阵等。

管电压、管电流时间积是 CT 扫描曝光剂量的体现。X 线剂量的大小是制约 CT 图像优劣的主要因素,剂量高低影响噪声的大小和图像质量;若扫描剂量过小,图像的噪声加大,图像质量下降;扫描剂量增大,可提高图像空间分辨力和密度分辨力,但是受检者接受的辐射剂量也会增大。扫描剂量参数选择的原则,是在满足诊断需求的前提下,尽量使用低剂量扫描,接受适度的噪声图像,降低受检者的辐射剂量。必须避免盲目地使用大剂量扫描来追求图像的质量。

扫描层厚是影响图像分辨力的重要因素。层厚越薄,图像的空间分辨力,特别是 z 轴分辨力越高,探测器接收的光子数减少,密度分辨力降低;层厚越厚,图像的密度分辨力越高,但空间分辨力越低。扫描层厚需按受检结构和病变的大小设定。

螺距 >1 为不连续扫描,纵向空间分辨力降低;螺距 <1 为重叠扫描,纵向空间分辨力提高,但辐射剂量增加。常规 CT 检查采用螺距 =1,保障图像的纵向空间分辨力,不容易漏检病灶。

重建算法中,软组织算法可提高图像的密度分辨力,锐利算法可提高图像的空间分辨力;重建层厚薄、重建增量小、FOV 小和重建矩阵大等,可提高重组图像的空间分辨力,利于小病灶的检出。

三、伪影

伪影(artifact)是由于各种因素的影响产生的受检体本身不存在,而出现在 CT 重建图像中所有不同类型的图像干扰和其他非随机干扰影像的总称。在图像上多表现为不同的条纹或干扰痕迹,在某种程度上可以被识别,并通过一定的方法加以克服。伪影产生原因大体可归为以下几个方面。

（一）物理原因

主要由X线质量所引起,如量子噪声、散射线、X线硬化效应等。各种电子元器件工作时产生的量子噪声,通过增加X线剂量可以削弱其影响。一般CT都有X线硬化校正,限制X线谱线的宽度,但当物体成分之间对X线衰减能力相差很大时,超出设备硬化校正的范围,会产生图像质量下降。临床中可以选用双能量法(能谱CT)在一定程度上克服这种伪影,如数字图5-8所示。

能谱CT去除腰椎金属伪影

（二）受检体原因

受检者的体位移动、内脏器官的搏动和蠕动及体内外的高密度物质等都会引起伪影的发生,主要表现形式有:

1. 运动伪影（motion artifact）　在CT扫描过程中,受检体随意和不随意的运动会造成图像伪影,如受检者点头运动、体位移动、屏不住气、吞咽动作、心脏搏动、肠道蠕动等,均可产生局部的移动条纹伪影,影响图像质量,甚至影响诊断,如数字图5-9所示。提高扫描速度,缩短扫描时间是克服运动伪影产生的最有效方法;其次是争取受检者的合作或给予固定及使用镇静剂等方法,也可减少运动伪影的产生。

受检者点头运动伪影

2. 高密度物质伪影　在扫描层面遇有受检体内外高密度物质时,如胃肠道内钡剂或其他含碘对比剂的残留、骨科手术内固定、人工关节、术后金属银夹、假牙或牙内填充物、引流管以及颅骨内岩骨嵴、枕骨粗隆、颅前窝鸡冠等;体外的发夹、金属饰物、密度高的膏药等,均可产生条状或辐射状伪影。若体内组织间局部有气体存在,使得组织间的密度差别较大时,也可产生辐射状伪影。克服高密度物质伪影的方法是去除受检部位的异物,错开钡剂或其他对比剂排空时间,无法避开体内高密度结构时,可变换体位、调整扫描基线角度或适当增加扫描剂量以减少伪影的干扰。

（三）CT设备原因

CT扫描及数据处理参数选择不当,图像重建算法不完善,扫描系统不稳定,采集数据重复性不好,X线发生系统管电压波动,测量电子电路温度漂移或图像显示及照相中的非线性成像等因素,都会不同程度地影响到CT图像,产生不同形式的伪影。常见的有:

1. 环状伪影　扫描层面上出现高密度或低密度环状伪影,有时两者相间同时出现,呈单环状或同心圆形的多环状,如数字图5-10所示。其大多是由于探测器的灵敏度不一致、采样系统故障等所造成的。这些伪影主要出现在图像中的高对比度区域,并有可能向低对比度区域发散。这样它们会遮盖正常的组织结构,影响图像质量,降低诊断价值。环状伪影常见于第三代CT设备。

同心圆形的多环伪影

2. 条状伪影　扫描图像中出现直条状高密度或低密度影,可单条或多条、多条平行、放射或无规则排列等。其产生的原因多是数据采集系统、数据传输和处理器工作状态不稳定等,有时高压瞬间放电也可产生此类伪影。

3. 放射状伪影　大多为前置放大器不稳定而产生。X线扇形束通过的部分如准直器等有松动或扫描器的滑环和电刷之间接触电阻过大可导致产生此类伪影(一般滑环与电刷间接触电阻要求小于0.3Ω)。

4. 雪花状伪影　主要是由于X线不稳定或X线管出现轻微放电造成。

5. 指纹状伪影　扫描图像中有时出现类似指纹状伪影,多为X线管极度老化造成。

6. 杯状伪影　在射线通过受检物体时,假定有效束能量保持不变,但是实际有效线束能量存在改变而产生杯状伪影。

7. 模糊伪影　重建图像的中心与扫描旋转的中心重合时,则产生此种伪影。

从上列伪影产生的原因可以看出,伪影形态各式各样,产生因素极其复杂,它不但影响到图像中的某一部分,而且可能影响到整个图像。在临床应用时要针对不同的影响因素,采取有效措施加以改善。

(冯楠)

第五节　CT 设备安装调试及常见故障检修

一、安装

(一) CT 设备安装前准备

CT 安装前的准备是一项至关重要的工作。根据医院所选购的 CT,厂商向医院提供安装准备相关的工作流程、安装前机房准备的技术要求、远程宽带接入服务说明、场地勘察等内容。当设备到达医院时,安装环境及场地的准备必须满足 CT 的严格规范,一个合格、完备的场地已经准备就绪,确保设备安装工作及时、高效、优质地完成。

数字图5-11

安装准备工
作流程

1. 安装准备工作流程　如数字图 5-11 所示,设备厂商根据设备采购合同派出安装工程师到医院→进行机房勘察测量→向医院提供机房平面布局图及场地技术要求→医院审核确认→医院按照委托的建筑设计单位的施工图进行场地准备→确认场地完成时间→设备厂商安装工程师进行场地检查确认→设备到场。

2. 场地准备技术要求

(1)机房:机房布局、机房尺寸、辐射防护、电磁干扰、扫描架及扫描床基础、线槽、天花板、照明、观察窗、联锁要求。

(2)电源供应:系统动力电源、电源电缆、保护接地、空调电源、房间普通电源插座等。

(3)环境:温湿度、设备产热量、机房专用空调、空气质量、防尘要求等。

(4)网络:网络远程维修诊断服务、其他网络接口。

(5)通道:运输通道及所需间距等。

(6)机房条件:开始安装时机房所应具备的条件。

医院根据设备厂商提供的场地准备技术要求进行施工,在设备到达医院时,安装前的各项准备工作应已完成。

(二) CT 设备机房设计

1. 机房的选址　CT 属于大型医用设备,机房的选址应根据医院的整体布局通盘考虑,并遵循下列基本原则。

(1)有利于受检者就诊:根据《放射诊断放射防护要求》(GBZ 130—2020),CT 机房的设置应充分考虑邻室及周围场所的人员驻留条件,尽可能在建筑物的一层或低楼层,使危重受检者或行动不便的受检者能够方便、快捷地完成 CT 检查,以便尽快确诊,进行紧急处理。同时要注意门诊和住院受检者需进行 CT 检查的分流,避免候诊时的拥挤。

(2)有利于医学影像设备集中管理:各种医学影像设备均有其长处和局限性。将各种 X 线机、CT、MRI、超声成像设备及核医学成像设备相对集中地安排在一起,可以改善医疗环境,优化就诊流程,方便受检者检查,便于工作人员交流,各种影像相互验证,提高综合诊断水平。

(3)有利于医学影像信息网络构成:医学影像信息网络的构成和图像传输,各诊室均可相互调阅图像,便于诊断、教学和科研。借助网络不但可以将数字图像传送到影像科诊断医师的显示器进行诊断,而且还可以传送到临床医师的显示器进行调阅,协助临床诊疗,实现影像信息资源的共享。

(4)有利于 CT 安装和维护:CT 为高精密仪器,机房应符合防潮、防尘、防震原则。CT 较重,安装在楼的底层(无地下楼层)可不考虑楼板的承重能力和地面的防护,减少场地准备费用,同时也便于 CT 的安装和维护。

2. 机房结构与辐射防护

（1）机房结构：CT 重量较大，要求机房结构坚固，地面有足够的承重能力，以防机座下沉；要求机房墙壁采用混凝土浇筑或实心砖墙结构，并有足够的厚度，且用水泥灌缝。新建机房应根据需要准确设置预埋件并留好预埋孔；要求机房地面平坦、光洁、无尘，有利于 CT 的安装和维修保养；一般水泥或水磨石地面即可满足 CT 机房的要求，但应注意扫描架和扫描床安装处的承重能力，通常需要按设备要求浇筑混凝土 T 形基座；地面应留有电缆沟，以便布线。

（2）辐射防护：按照《X线计算机体层摄影放射防护要求》，CT 的机房根据 CT 扫描的最大辐射剂量，设计机房顶部、地面（楼上机房）、墙壁、门、窗的防护厚度。此外，通风口、穿线孔、观察窗等都要有防护措施，机房门外设置电离辐射警告标志和工作状态指示灯，辐射防护为 2~3.5mm 铅当量。辐射防护工程验收必须通过当地卫生、环保监督部门检测验收。

3. 机房的布局设计 CT 机房的面积应根据《X线计算机体层摄影放射防护要求》和具体设备配置结构来决定，以方便工作人员和受检者、便于推车和担架出入为原则。通常，安装一台 CT 需要多个房间，如操作控制室、扫描室、设备室、计算机室、准备室或急救室、阅片室、网络室、激光相机室、登记室、办公室、值班室、候诊室等。CT 房设计应以扫描室、操作控制室、设备室为主（数字图 5-12），根据实际情况合理布局，以保证 CT 检查工作顺利进行。

机房布局参考图

（1）扫描室：安装 CT 扫描架和扫描床等设备。扫描架和扫描床周边应留出一定的活动空间（扫描架倾斜空间和扫描床伸延空间），以便于工作人员、受检者的活动，便于治疗车和高压注射器的移动，利于工作人员操作和扫描期间对受检者的观察，也有利于维修（扫描架、机柜打开挡板空间和维修人员活动空间），更重要的是便于 CT 增强时过敏受检者的抢救和危重受检者的临时应急处理。CT 机房面积需要根据"X线计算机体层摄影放射防护要求"布局设计，应有足够的使用空间，面积一般≮30m²，单边长度≮4m，高度以 3m 左右为宜。扫描室门宽度为 1.2~1.5m，高度大于 2m，便于安装时扫描架进入。

由于扫描架和扫描床的自重，CT 应安装在具有足够承重能力及混凝土至少有 16cm 厚的地面上，并委托建筑设计单位做承重和受力分析，以防止安装后地面发生下沉，如果地面不符合上面要求，应该做混凝土 T 形基础，如需要铺设钢筋，要求避让开扫描架和扫描床的固定孔。混凝土 T 形基础要求上表面与房间装修完成后的地面持平。如 CT 扫描架安装下方有房间（有地下室或在二层及二层楼以上），院方必须向建筑设计单位确认是否需要采取必要措施，确保楼板承重要求，并满足每一固定点静荷载及动荷载要求。

（2）操作控制室：安装操作控制台、图像处理工作站、计算机、光盘或磁盘刻录机、激光相机、打印机等，面积以 20~30m² 为宜。

（3）设备室：安装电源柜、稳压器、系统电源控制柜、热交换器、空调、UPS 等设备。面积一般为 15~20m²。如果安装机房专用空调或热交换设备，需要预留上下水管路。

其他各功能房间的布置应以实用、整齐、美观为原则。阅片室内设置两个区：医师诊断工作区（该区相对独立）和会诊区，既方便医师的工作，又方便对 CT 影像进行分析、评判、讨论和教学，面积 30~100m²（具体面积根据工作人员数量及工作量大小制定）。准备室内应配备受检者检查时的各种物品，如枕芯、枕套、床单、棉被等，并便于受检者更衣。治疗室内应放置治疗床、药品柜和器械柜，常备听诊器、血压计、氧气瓶、吸痰器、除颤器及紫外线消毒灯等，配备对比剂、检前检中所需药剂及各种抢救药品，用于 CT 检查前准备、增强扫描、意外抢救治疗。

4. 机房的环境 CT 的运行对温度、湿度、尘埃、电源等均有一定的要求。

（1）温度：CT 通电工作时会产生热量，元器件的温度要比周围环境的温度高，为便于设备元器件热量的及时散发，以免超过其最高热容量，CT 机房内应配备空调，特别是计算机室。空调的制冷量要考虑 CT 的产热量与室内空间所需降温量，室内温度应控制在 18~22℃。在机房内配温、湿度计监控,空调机组需严防冷凝滴水现象,空调机组或空调出风口严禁安装在任何设备部件的顶部,以利于设备的长期稳定工作。

（2）湿度:CT 的机房要保持一定的相对湿度。湿度过小会使某些元件和材料的结构发生几何变形,如扭曲、断裂等,造成设备故障,并易产生静电,从而影响 CT 的正常工作。机房相对湿度应保持在 40%~65%。我国北方干燥地区冬季应安装加湿器,以保持湿度相对稳定。湿度过高会使元器件性能变差、精密机械部件生锈,导致其精度降低、使用寿命缩短。我国南方潮湿地区夏季应安装除湿机,以保持湿度相对稳定。CT 机房应特别注意室内温度的突然变化,室温突然变高会使水蒸气凝聚到元器件的表面,影响 CT 的正常工作。此时必须进行一定时间的通风,使元器件表面的水分蒸发后才能通电工作。

（3）防尘:防尘是电气设备的共同要求。静电感应可使灰尘附着于元器件表面,既影响元器件的散热,又影响元器件的电气性能,甚至影响元器件的寿命。一般 CT 机房和计算机室做成封闭式,通过排风扇或空调设备(最好是机房专用空调)与室外新鲜空气保持交换。机房通风口安装空气过滤器,以避免灰尘颗粒从外面进入机房。受检者、受检者家属和工作人员进出应换干净的鞋,以免带入灰尘和泥土。

（4）电源:CT 的电源,不仅要求提供足够大的功率,而且要求工作频率稳定。电源变压器功率不能小于设备要求,电源内阻应 <0.3Ω,电源波动范围应 <±10%。若电源电压和电源频率的波动超过允许范围,会影响 CT 的正常工作,甚至造成故障。为确保 CT 的正常运行,供电系统应采用专用变压器、专用电源和电缆线。最好安装一台自动调节电压的交流稳压电源及过压保护装置,以保证 CT 免受外界突变电压的影响。如果采用与其他设备共用电源变压器的方式,变压器分配给 CT 的容量应大于设备的最大功率。不要在电源上接入其他大功率电感性负载,如空调、水冷机、激光相机等,以避免对设备产生干扰。为保证电源内阻要求,变压器内阻要低于所要求的总内阻的一半,电源线径须足够粗,其截面积视总长度而定。如变压器内阻不符合要求,为了满足要求,电源线径要做相应的放大。机房电源配电柜紧急断电按钮需安装在操作室中操作台旁的墙上,便于操作人员在发生紧急情况时切断系统电源。水冷机、激光相机、照明及电源插座需单独供电。

（5）地线:CT 要求设置专用保护接地线,接地电阻通常 <4Ω,为更好保护受检者安全,接地电阻应 <2Ω,部分 CT 要求达到 1Ω 以下。接地干线应选用线径≥16mm² 以上的铜线。CT 接地电阻的制作方法和 X 线机接地电阻的制作方法相同,但要求更高一些。如采用与其他设备联合接地(共用地线),接地电阻值 <1Ω,同时直接与接地体相连。在接地电阻符合要求的前提下,做好 CT 等电位联结,如激光相机、工作站等与 CT 设备有线缆连接的设备以及插座的保护地线,必须与 CT 的保护地线做等电位联结。

（6）电磁干扰:CT 扫描室和操作室必须处于静磁场 1Gs、交变磁场 0.01Gs 以外的地方;扫描架和操作控制台距离电源分配柜 >1m;不要将 CT 布局于变压器、大容量配电房、高压线、大功率电机等附近,以避免产生的强交流磁场影响设备的工作性能。

（7）网络准备:CT 支持 TCP/IP 网络协议,具有 DICOM 接口,采用 10~100Mbit 自适应功能,可与高速以太网相连,采用 RJ45 的网线连接。如果接入到医院的 PACS 局域网中,或连接 DICOM 激光相机网络,则需预先铺设好网络线,在计算机柜附近提供网络端口插座（RJ45）。

5. 机房准备工作的检查　CT 安装前,需对机房现场准备情况进行检查,确认安装前准备工作已完成,确保机房符合标准和技术要求。检查内容包括:①机房土建与内装修(隔断墙、地面、防护、装饰、吊顶、门窗等),设备混凝土 T 形基础的尺寸位置、平整度;②电缆沟、线槽及穿墙孔洞的位置尺寸、是否加盖,沟、槽、洞内及地面是否清洁;③铅玻璃窗、防护门、X 线警示灯及机房照明灯、墙壁电源插座等安装情况;④专用配电箱、正常动力电源、全机不间断电源、零线排和地线排等安装情况,电源参数、保护地符合机房准备标注要求;⑤机房内空调可正常使用,室内温、湿度符合要求,附属设备(激光相机等)是否已到货;⑥设备搬运通道清洁通畅,尺寸可满足要求(包括门洞、走廊、电梯、卸货平台等)。

(三) CT设备安装

1. 开箱检查 一台CT的组成部件很多,缺少任何一件都会给安装工作带来一定的困难。CT到货后,必须认真细致地及时开箱检查,以确保各部件完好无损。开箱时应确认箱体是否按照标志正确放置,箱体本身有无破损及明显雨淋痕迹,倾斜标记有无颜色变化(有的包装箱侧面有"倾斜倒置记录标记",只要该箱曾经被倒置或大幅度倾斜,标记就会发生颜色变化),箱体上的标名是否与购货合同相符等;只有确认无误后,才可开箱,否则应立即组织有关方面的人员一起开箱,以便分清责任,及时处理。如有必要,进口CT设备开箱检查时,还须请海关人员到场。

开箱时,箱体不能倒置,切记用撬棍或锤子冲击箱体,以防震坏相关部件。开箱后取出装箱单,逐项检验。

开箱一般在室内进行,可减少搬运工作量,并防止CT各部件的碰损和丢失,大型包装箱可在室外拆解。开箱后应根据装箱单逐箱逐件核对,细心观察各部件是否存在明显的损坏、变形或生锈,是否缺少零件。有些部件,外观并无明显区别,但必须核对其编号,以防漏装、错装或重复装箱。应重点检查精密易碎的部件,如X线管、探测器、显示器等,观察它们是否有破损、污染及霉斑等现象。在开箱过程中,如发现问题应及时拍照,搜集整理相关文档和标签,以利于索赔和更换。

2. 部件的放置定位 CT设备的各部件较大,安装前应按照机房的安排布局就位,不宜来回搬动,以免碰坏,造成损失。搬运与放置定位前,首先应根据CT的机械安装图和机房平面布局图,或设备厂商提供的扫描架和扫描床的底座模板,在扫描室地面上画出机架和床的位置,标明各部件的尺寸和相互关系以及固定螺孔的位置,将CT的各部件尽量一次搬运、放置到位。CT的扫描架备有可拆卸的带轮子的移动托架,开箱后应先为扫描架安装移动托架,将其托起后移动到预定的安装位置,再将移动托架拆除。部分CT的扫描床也备有移动托架,可方便地将扫描床移动到安装位置。

3. 扫描架、扫描床及控制台安装 将扫描架平稳地移到已画出的安装位置,调整扫描架两端的底座使其水平,并用膨胀螺丝固定。安装扫描床时,应先细心调准机架采样孔旋转轴、床面移动中心轴和床面水平,通电完成调整扫描床后,再用膨胀螺丝固定。

控制台安装在控制室内,其位置应便于操作人员通过观察窗口观察扫描架的面板显示屏、倾斜运动和扫描床升降、水平运动,以便随时观察受检者和设备的运行状况。

安装扫描架、扫描床及控制台时,拆除各部件在运输时防止移动损伤的固定挡块和支架,多为红色或黄色。

4. 接线 CT各部件定位后,根据设备接线图(必要时可参见电路原理图)和设备各部件的具体位置,确定最佳布线方案,并核实各连接电缆线的编号和标记。将电源线、信号线、地线分类布线捆扎。

CT各部件机械安装结束后,再按接线图将各部件之间的电缆线连接好,如控制台至各相关部件之间的接线、扫描架内部之间的接线以及图像处理系统与相关部件的连接等。连接设备内部电缆线时注意防止螺丝掉落,一定要紧固、正确。同时做下列检查。

(1)电源线和电源柜是否符合设备要求。

(2)接地电阻是否符合设备要求。

(3)电源的电压、频率、功率是否符合设备要求。

(4)电缆沟是否合理,各电缆线的布线是否正确、合理。

(5)各部件的接地线应连接到总接地线处,并防止接地电流引起的干扰。

(6)电源零线(中线)不能当地线用。

由于磁光盘、监视器和打印机的三地(逻辑地、电源地和外壳保护地)都是连接在一起的,无法分开,为提高系统的抗干扰性能,接地线应分路铺设。

二、调试

CT机械安装和电气连接完毕后,通电调试前应详细阅读技术说明书,掌握电路原理图和接线图,熟悉操作,掌握调试工作程序,核实各部件连接线的编号和标记,检查接线是否准确无误,各接插件有无松动,接触是否良好。再次检查确认电源和地线是否符合要求。仔细观察电路元器件有无松动、脱落、变形、受潮及损坏,各接线是否松脱。在确认无短路、断路后方可进行通电调试。

(一)通电调试原则

通电调试的原则是先附件后主机、先低压后高压、先单元电路后整机。在未完成低压调试前不要接通高压,以防高压电击或因控制电路不正常而损坏设备。

(二)单元电路通电调试

单元电路的通电调试宜逐个进行,以防通电时一个电路的故障造成其他电路的元器件损坏,也有利于故障的排查和检修。通电后观察有无异常现象,确认各部分交、直流电压。

(三)机械运动通电调试

对机械运动进行通电调试前,应先将扫描架、扫描床、控制台及激光相机等可移动部分的固定销拆除(固定销的颜色多为红色)。通电后,首先要进行外壳漏电和扫描架底盘漏电测试,检查确认各面板指示是否正常。完成计算机系统集成,所有系统软件和测试软件已装载。

机械运动通电调试主要包括:①扫描床升降和平移运动的调试,平移运动的精度不够可导致扫描时出现漏层;②扫描架倾斜角度的检查与调整;③定位灯准确性的检查与调整;④扫描架的旋转调试,特别是旋转的均匀性调试,不均匀的旋转图像会出现伪影;⑤视野选择的检查与调整(部分机型);⑥准直器的检查与调整。

(四)整机调试

机械性能调试完毕后,必须进行整机调试,才能投入使用。调试前检查确认所有部件安装完成情况,主要包括:①所有系统软件和客户软件;②图像处理工作站;③网络连接;④UPS不间断电源;⑤空调系统;⑥X线指示灯,包括控制台、扫描架前后和机房门的X线指示灯,以及机房门联锁装置。

CT的调试工作基本上是通过运行测试软件来完成的。调试的主要内容包括:①X线的产生,包括X线管管电压、管电流、灯丝电压、X线管中心调整、X线管紧固等;②探测器的信号输出;③准直器校准;④扫描床运行;⑤图像显示系统;⑥激光相机。

注意在X线曝光前,首先要进行X线管预热或X线管训练,从低管电压到高管电压,每挡管电压从低管电流到高管电流,逐步进行,使X线管逐步加温到工作状态。

上述调试完成后可利用CT附带的模体进行扫描测试。测试前要求进行空气校准,以保证模体测试数据的精准。模体主要是测试CT值的均匀性和准确性,测试是否有伪影。测试时要求在水模图像中间和四周各位置(中心及偏离水模边缘1cm的12、3、6、9点位置)各设置一个感兴趣(ROI)区,其CT值差异应≤4HU。CT值一般可通过CT的随机软件来校正。

整机调试完成后,安装调试的各项检查正常,再对CT的各种功能,用相应的程序逐一扫描测试,若发现问题应及时调试。当全部功能都达到技术标准时,方可对受检者进行CT扫描检查。

(五)各种软件功能测试验证

根据选购所配置的要求进行验证,如三维重建、血管成像、CT灌注、肺功能分析、肺内结节分析、仿真内镜、心脏后处理、骨密度测量、齿科等。建议采用对预约受检者或志愿者进行扫描检查的方法,并做图像后处理。

(六)各种性能指标测试验证

CT安装调试完成后,需要进行质量检测验证,因为新安装的CT需要国家卫生监督部门进行验收检测,合格后方能投入使用;并且所有监测数据将作为今后状态检测的参考依据。检测验证项目和标准按照国家颁布的《X射线计算机体层摄影装置质量控制检测规范》(WS 519—2019),内容包括:①诊断床定位精度;②定位光精度;③扫描架倾角精度;④重建层厚偏差;⑤$CTDI_w$;⑥CT值(水);⑦均匀性;⑧噪声;⑨高对比分辨力;⑩低对比分辨力及CT值线性。

(七)数据备份

将通电调试过程中所测得的所有校准数据和测试图像进行硬拷贝备份,存档备查。

三、常见故障检修

CT设备属于大型精密医疗设备,集成了机械、电子、光学、X线、计算机、图像处理等先进技术,有着很复杂的电路及机械结构。不仅包含低压电路,还包含高压电路;不仅有复杂的计算机系统,还有着许多外围电路和外围设备;不仅有静止的机械部分,还有高精度、高速度的运动部件;不仅有系统的主设备,还有许多辅助设备等。CT设备由许多部件组成,每个部件都存在一定的故障率,不同的部件故障率不同。问题的核心是出现故障后如何进行分析,如何尽快地将故障定位并加以排除。故障检修工作比较复杂,既涉及硬件的测试与更换,又须对软件进行检查和参数校正。出现故障时需要谨慎细致地进行检查、判断和修复,切忌盲目乱拆乱卸,以免使故障扩大。

随着CT技术的发展和更新换代,设备结构有所不同。CT设备在日常使用过程中,由于各种原因会造成某些元器件及机器产生故障,使其性能下降或停机。故障有时变化也很大,有的现象相同但发生的部件、部位不同,还有可能出现同一个部件产生不同故障的现象。

CT设备故障可分为硬件故障和软件故障。

硬件故障基本上是由于硬件的某一部件损坏或工作状态不佳。硬件故障又可分为机械故障和电路故障两类。机械故障常见的有转动部件失灵或卡死以及长期使用中磨损造成机械精度改变、弯曲、断裂、固定件松动或拔出,如螺钉、螺母、铆钉、键等;电路故障就其性质而言,又可分为开路故障、短路故障、漏电故障。

软件通常包括操作系统、数据库、扫描程序、调试维修程序、检查程序及应用程序等。软件故障最常见的是软件被破坏,致使CT设备不能正常工作或停机;部分软件参数改变,出现异常图像,需要对软件中有关参数进行校正。

(一)产生故障原因

CT设备在使用过程中发生故障,一般可分为三个阶段:①早期故障期:在设备使用初期,元器件本身存在材料、工艺、设计等方面的问题,经过连续运行大部分会暴露出来。②偶然故障期:这个时期故障率低,设备故障率高低与外界因素如温度、湿度、电源供电情况有关,与日常维护保养关系很大,采用预防维护可保证设备处于良好运行状态,减少这个阶段的故障率。③耗损故障期:这一阶段故障率快速增加,是由于设备及元器件老化、磨损等,耗损期设备故障率日趋频繁。日常工作中,造成CT设备故障原因常表现如下。

1. 正常损耗 任何设备、任何部件都有一定的寿命,随着使用时间和使用频率的增加,故障率也在不断增加。如X线管在长期工作中,因阳极不断蒸发的金属附着在管壁上或阴极灯丝逐渐因加热而变细,内阻增大,使其发射电子的能力降低,造成X线管老化。CT的X线管受曝光次数的限制,使射线量降低,因而导致伪影出现。这种情形属于正常性损坏,无法修复,只能更新。此外,接触器、滑动电位器等元件也随使用年限的增加而逐渐老化;还有继电器触点的损坏、轴承的破裂、滑环与碳刷使用时间过长,均会出现接触不良等情况,这些情况很难用某一规定的使用时间来衡量,但可以通过正确地使用和维护,延缓其老化过程,延长其使用年限。

2. 性能参数调整欠佳 CT是高精密医疗设备,在安装和检修调整过程中必须按照说明书中的技术要求逐步调试和校准。如X线管中心、旋转速度、扫描床的进出速度、图像对比度、密度分辨力、CT 值校准、模体校准、编号器调整、准直器调整、X 线管参考电压调整、灯丝电流调整、高压波形测试调整等,都应认真对待;若调整不当,轻则工作状态不稳定,重则使元器件寿命缩短,甚至无法正常进行扫描工作。电流过大或电压过高,均易导致元器件损坏。

3. 人为损坏 是指由于不正当操作造成 CT 设备的损坏,如操作者对 CT 不熟练、对使用者要求不严、不按操作规程使用等所致。如在不预热 X 线管的情况下,接通高压扫描会迅速降低 X 线管的使用寿命,使其突然升至高温而造成 X 线管阳极靶面烧伤,轻则使 CT 图像质量下降,重则造成 X 线管报废;不进行空气校正或空气校正失败,造成伪影;开机不开空调,室内温度升高;关机没有按规程退出程序等。另外,有的操作人员工作时将水杯或饮品放置在操作台上,不慎碰倒会造成操作台键盘进水,轻则停机,重则造成设备进水短路而损坏。

4. 设备质量欠佳 造成设备质量欠佳问题的原因很多。

(1)设计原因:设备在设计时留的余地太小,例如电源的容量不足而负载又太重,系统抗干扰能力弱,信号传递匹配不佳,机械传动配合过于紧张,元器件耐压不够或选择不当等。

(2)制造加工安装调试原因:生产过程中质量检查与监督不严,造成不合格的产品出厂,如应当拧紧的螺丝没有拧紧、应当紧固的部件没有紧固、X 线管安装的位置不佳等。

(3)元器件质量不好:如旋转部件耐磨性能差、元器件耐压不够或热稳定性差等。

5. 环境影响 CT 设备对环境条件的要求十分严格。

(1)电源:电源对于 CT 设备的正常运行至关重要,若电源电压不稳定,忽高忽低,除影响设备正常使用外,同时还影响设备的使用寿命。如磁盘机、磁带机正在高速运转,磁头正在读取数据,CT 正在扫描中,此时突然停电或切换电源(瞬间停电),就有可能损坏磁盘、破坏系统软件和应用软件,也会造成设备多处损坏,给修复带来极大困难。

(2)地线:CT 设备的地线非常重要,接地不好往往引起机器的不稳定,有时也会产生故障。

(3)温、湿度:CT 室内的温度与湿度也很重要,温度过高、相对湿度过大或过小都会引起机器的故障。比较常见的是因室内温度过高,导致 X 线管过热、扫描架过热、计算机过热保护,CT 无法扫描,需等待温度降低后使用。

6. 平时维护保养不足 CT 设备的日常定期保养十分重要,需经专门培训,固定专人负责。如继电器触点不清洁,设备内部的灰尘没有及时清除,高压电缆插头硅脂或变压器油没有及时添加或更新,机械部分的润滑欠佳,计算机柜内的空气过滤网不勤清洁造成通风不畅,滑环与碳刷不定期保养出现接触不良,高压电缆过度弯曲或受潮使其绝缘强度降低从而造成高压击穿故障等。

定期或不定期的维修保养对于延长机器的使用寿命至关重要。如机器内部的空气过滤网必须经常进行除尘,使机器有良好的通风散热;经常检查图像质量也是保养的重要工作,因为进行图像质量检查不仅是为了确保图像质量,而且可以预防故障的发生;对于螺旋 CT 必须经常清理滑环磨损所造成的碳粉附着,同时检查碳刷磨损的情况,必要时及时进行更换,此项工作对于减少故障非常重要;对于一些运动的部件,必要时要经常加润滑油以减少磨损;经常检查运动部件的紧固情况等。

(二)故障检修原则、方法及注意事项

1. 检修原则

(1)专业人员检修:检修时必须由具有 CT 专业知识和一定实践经验的工程技术人员负责,要有严肃认真的工作态度。

(2)先调查后动手:当发生故障时,首先查看操作台显示屏上的错误代码和错误信息,通过故障代码可大致判断故障所在。各 CT 设备的故障代码不相同,有的设备可能不提供代码的解释,需要在工作中不断了解、摸索、总结故障代码的含义。向操作者了解发生故障的前后情况,然后再结合故障现象动手检查。

(3)先外后内:先检查电源是否正常、机器外部元器件及各开关旋钮的位置是否正确,然后再打开机器内部进行检查。

（4）先静后动：先在不通电的情况下用眼观、鼻闻、耳听及万用电表测等，静态观察有无响声和气味。然后再接通电源，逐步认真分析和测量，找出故障发生的位置和原因。

（5）先读图后动手：检修者一定要对所检修的CT说明书及有关资料数据认真地阅读，掌握各种软件操作程序，弄清机械结构原理和电路工作原理。CT设备发生故障时，先读懂故障部位的电路原理图，最好以流程图的形式逐步列出，特别是对继电器的工作状态分析，一环扣一环，以流程图的形式可省时省力，加快找到发生故障的原因，然后再动手找出排除故障的方法。

（6）充分发挥故障诊断软件作用：CT的软件中，一般都设置了各种校验程序，其中也包括故障诊断软件（维修软件）。不同CT设备维修软件的使用方法也不同，有些CT设备还需输入密码才能使用维修软件。CT发生故障时，运行这些故障诊断程序，可提示故障部位、性质及其相关信息；结合故障现象，参考这些信息，追根求源，便可找出故障所在。

（7）综合分析，制定检修计划：切记无计划的盲动检修。检修完毕，应对CT设备进行综合校验和必要的调整，并填写检修记录。遵循上述原则可少走弯路，加快检查和排除故障的速度，提高检修工作效率。

2. 检修方法　在CT设备日常检修中，会碰到性质、现象、繁简、大小不同，隐蔽或明显的故障，这就应该根据不同的情况，对症下药，采取有效的检测手段，稳、准、快地查出故障所在。在检修CT时常用的查找故障方法有以下几种。

（1）控制台面板法：利用CT操作台上设置的开关、按键、插孔、旋钮和各种指示器等来缩小故障的查找范围。

（2）直接观察感触法：利用人的眼、耳、鼻、手等感官，通过看指示灯、听声音、闻气味、摸温度，来发现较明显的故障，如接线松动或脱离、电子管灯丝不能点燃、电阻烧坏断裂、电解电容电解液外溢、变压器烧焦、高压电缆击穿、漏油、速度不匀、管电流表上冲、管电压表不稳等明显故障适用此法。但也要注意，应用此法有时可能找到的是发生故障的表面现象，不是原因所在，因而不应急于更换零件，应认真分析引起故障的真正原因，否则故障非但不能排除，反而会加重。

（3）信号注入法：利用逻辑测试笔或信号发生器输出各种不同频率的信号，加到待修部件的输入端，在输出端用示波器观测其波形的变化，此法对因放大器引起的故障帮助很大。

（4）对比代替法：用好的元器件或好的电路板替换怀疑有问题的元器件或电路板，观察故障能否排除。

（5）切割法：有时一个故障现象牵涉面很广，会有多个故障引起的可能，必须将这些可能性一个一个地排除，最后只剩下一种可能性。对于难以判断故障所在或现象相同而部位不同的故障采用此法很有效，如X线部分的管电流表上冲，可先将高压发生器端电缆拔出进行高压通电试验，而后将X线管侧电缆拔出，这样很快便可得出结论。对于计算机系统的故障，可利用终端板来分段查找，逐段排除，这样可逐步缩小故障的查找范围。

（6）软件法：充分利用故障诊断软件（维修软件）来查找故障，有的CT设备维修软件，提供错误代码、故障可能原因、检测步骤和方法，根据提示逐步检测判断，可加快排除故障的速度。

（7）测量法：用万用表、计时器、示波器等仪表进行测量或使用体模检测，将所测数据与原资料进行对比，以便迅速准确地判断故障所在。在使用中，不同的故障、不同的部位、不同的技术要求，要选择不同的仪表。总之，测量法是检查故障常用和可靠的方法，而各类仪表又是检修的重要工具，应熟悉掌握并加倍爱护。

在CT检修工作中，方法是多种多样的，实践多了还会有很多技巧，积累许多经验。CT维修技术人员需要结合发生故障的现象、部位，从实际出发灵活掌握和应用。

3. 检修注意事项

（1）安全保护：尽量避免在带电的情况下检修，需要在带电情况下进行检修时，所用检修工

229

具,如仪表测试笔、接线夹、螺丝刀等,其金属暴露部分尽量少,以免造成短路。如无专用工具,可在普通工具上加装绝缘套管。要特别注意人身安全,检修扫描架内的部件时,一定要将安全开关关闭,以免有人误操作造成人身伤害;在维修过程中有时需要辐射曝光,此时应注意防护辐射;在维修高压系统需要操作高压部件时,必须注意将高压部件对地进行放电,以释放掉残余的电荷,避免高压伤人。

（2）按检修计划进行:严格按照检修计划进行日检、周检、月检、年检。检修所用仪表要达到一定的精度,避免测量误差过大,影响检修工作。

（3）零部件安装复位:凡拆下的导线均应做好记录并加以标记,以免复原时出现错线错位,造成新的故障;对需要调节的元器件,调节前后都应做好测量记录,以免错乱。对拆下的零件、螺母、螺钉等要分别放置,不可乱丢,检修后应及时装回原处。

（4）试验要慎重:当遇到短路故障时,如 CT 设备高压击穿、机器漏电、电流过大等情况,应尽量避免过多的重复试验,非试验不可时,应选择低条件,谨慎从事,防止将故障扩大。

（5）注意防止静电:CT 设备采用大规模集成电路或超大规模集成电路,在检查维修时必须注意防止静电,尤其是在操作带有大规模集成电路板时必须佩戴防护手环,以免造成集成电路的损坏,这也是必须注意的操作规程。

(三)常见故障检修

CT 设备的故障种类和故障现象与其结构特点有直接关系,下面针对各 CT 设备共性故障进行分析,介绍一些常见的典型故障现象、产生的主要原因和检修方法。

1. 伪影　CT 伪影是所有故障中最为复杂的问题,伪影的出现往往涉及设备的高压、重建、数据采集、探测器、X 线管以及软件、校准程序等。

（1）环状伪影

数字图5-13

环状伪影

1）环状伪影产生原因:①探测器损坏:探测器的某一个或某些损坏或探测效率降低;②积分电路损坏:某个或某些通道的积分电路损坏;③X 线管辐射输出降低:射线量不足导致剂量降低;④X 线管位置或准直器调整不佳:也会造成剂量的不足;⑤探测器受潮:导致探测器的性能差异变大;⑥探测器温度低:探测器通电时间不足,未达到温度要求,温度太低可能产生伪影;⑦软件损坏:校正参数表破坏;⑧未做空气校准或校准不正确,造成伪影;⑨电网电压不稳或内阻过大导致剂量不稳,极可能产生环状伪影,如数字图 5-13 所示。

2）检测及分析处理:①判断 X 线管:X 线管辐射能力的降低是产生环状伪影的重要原因之一。此时 X 线管的辐射性能不稳定,时高时低,因此应当判断环状伪影是否由 X 线管引起。但是 X 线管一般来说不会发生突变,这一点是应当注意的。②判断探测器:某个探测器损坏会引起一个圆圈状的伪影。早期的 CT 采用的闪烁晶体容易受潮,当探测器受潮后也会引起环状伪影,但是和单个探测器损坏相比它们产生的伪影是不同的,探测器受潮引起的环状伪影不会是单个圆圈。③判断积分电路:积分电路的损坏可能是单一的也可能是一组。积分电路最容易损坏的是电路板上的滤波电容,但是滤波电容的损坏常常不只影响一组通道。④调整问题:X 线管和准直器的调整不佳,导致 X 线管发出来的 X 线不能全部穿透人体到达探测器,这种情况下的表现是辐射剂量不足。在检查探测器和积分板没有明显损坏的情况下,有可能是 X 线管和准直器调整不佳产生的伪影,需要重新进行调整。⑤检查定位像:通过定位像可以判断通道和探测器的损坏,此时会出现平行于轴向的竖线。⑥高压不稳会引起剂量脉冲的不稳,也会导致环状伪影的产生。应当检查电网电压,特别是在曝光的过程中应当监视电网电压波动情况。⑦出现环状伪影一般机器不会报错。

（2）条状伪影

1）条状伪影产生原因:①同步脉冲短缺:条状伪影往往是缺少同步脉冲引起的;②滑环接触不良会导致信息的丢失;③数据传输时发送与接收不可靠,引起数据丢失;④电网电压不稳引起高压脉冲的不稳,导致剂量脉冲不稳。条状伪影如数字图 5-14 所示。

条状伪影

2）检测与分析处理:①检查 AP 脉冲;②利用软件测试旋转稳定性;③检查同步信号传送通路及信号状态;④检查滑环并清理积存的碳粉;⑤检查数据传送通路;⑥检查电网电压。

（3）网格状伪影

1）网格状伪影产生原因:探测器与积分电路的连接不良。

2）监测与分析处理:①检查探测器与积分电路的连接状况;②进行 DAS 的偏置与噪声测试。

2. 数据采集系统（DAS）故障 DAS 的功能是将穿过人体的不均匀 X 线信号转变成电信号,并将其数字化后传送给计算机。判定是否是 DAS 的故障时,可以用硬盘内正常的原始数据重建图像,如果重建的图像好,说明重建系统(阵列处理器)及显示系统均正常,基本上就是 DAS 故障。检测 DAS 故障时要充分利用数据采集系统的测量软件,获得大量的数据,这些数据可以帮助分析具体的故障部位。

DAS 故障最常见的是环状伪影。环状伪影可由探测器至中央计算机的通信故障、探测器漂移、光谱改变、数据采集系统的电压超差或波纹过大、X 线输出量不足、X 线管和探测器的匹配位置调整不当、准直器内有异物进入或内部的滤波片损坏、体模校准数据不准、阵列处理器中电路板或电源不正常等原因引起。环状伪影可以是单环状也可以是多环状。

常见故障原因有:①体模校准数据不准时,环状伪影大多出现在图像的中心位置附近;②单环伪影多由通道放大板或探测器产生,每道环形等距离,多由 A/D 板引起;③多环伪影集中在图像的中心部分,表明 X 线管输出量不足,整个图像上都有环状伪影,特别是 10mm 层厚扫描时更严重,多为 X 线管位置偏移所致;④探测器某个单元或某几个单元损坏,或者连接探测器与滤波放大板的软电缆故障,也可出现环状伪影;⑤准直器划伤或污染时,可出现黑白成对的环状伪影;⑥补偿器出现裂纹时可出现环形内外密度稍高的伪影,当某些电路板有问题时也可出现环状伪影;⑦准直器位置不正常,挡住部分 X 线时,图像分辨力降低,外围出现高亮度圆环形伪影;⑧探测器一端地线接触不良时,可引起探测器左、右两边的氙气电离室内形成不同的电压差,致使探测器电离室达不到稳定的工作状态,数据收集不准确,出现多个同心圆的环状伪影,如探测器的直流电源故障时,可在扫描图像中出现多个同心的环状伪影或间距不等的粗细黑条影;⑨扫描架内通风散热条件不好,温度过高时可出现粗细不等的高密度同心圆环形伪影。

3. X 线管故障

（1）X 线管典型故障:在 CT 设备的各种故障中,X 线管是最容易发生故障的部件,因为 X 线管是真空部件,属于 CT 设备的耗材,随着扫描曝光次数的增长,故障发生的可能性增大。常见的故障现象有:①打火:X 线管使用时间长了管内的高压油绝缘性能会有所降低;油冷却系统密封不好会导致空气进入形成气泡容易打火;更换新的 X 线管时高压插头没有完全紧固或涂抹绝缘硅脂不均匀,空气没有完全排除容易打火;有时打火也会表现为电流过载。②旋转阳极不启动:在规定的时间内阳极旋转速度达不到要求的转速。这种情况大部分是由于轴承过热变形,使转速下降,甚至卡死。特别是扫描速度越来越快,X 线管积累的热量不能迅速散发出去时,这种故障很容易发生。这时只有更换 X 线管才能使故障排除。③电流过载:也是 X 线管经常发生的故障之一。电流过载常由金属蒸发导致真空度下降引起,严重时只能更换 X 线管。④灯丝烧断:此种情况有时也会发生(双灯丝可以换用),这时只有更换 X 线管才能解决问题。⑤过热过压保护:在 X 线管内的温度过高、绝缘油的压力过大时,过热过压保护开关对 X 线管起保护作用。此故障在停止扫描使得 X 线管慢慢冷却下来后即可恢复。但是在任何情况下决不可将压力开关摘除,这样做是很危险的,可能会导致 X 线管的真正损坏。⑥油循环故障:可出现油循环泵损坏,循环油路堵塞,风扇损坏,供电电缆断裂,旋转停止,供电电源损坏等。

（2）X 线管损坏判断方法:①噪声跟踪测量法:由于 X 线管使用时间过长,阳极靶面变得粗糙,灯丝老化变细导致射线量降低,因而使得图像噪声加大。通过测量图像 CT 平均值和标准偏差可以判断 X 线管的寿命。②灯丝电流比较法:测量灯丝电流与曝光次数的关系,可以判断 X 线管的寿命。③射线输出量测量法:通过测量 X 线的输出量与曝光次数的关系来判断 X 线管的使用寿命。④有些型号的 CT 提供校正测量值也可以初步判断 X 线管的寿命。

(3)区别高压发生器故障:为了准确地判断 X 线管损坏,必须排除高压发生器及其控制电路故障和高压电缆及插头击穿故障。因为高压发生器故障和高压电缆击穿有时也表现为电流过载,容易与 X 线管故障混淆。判断方法:①摘除高压发生器的高压电缆;②摘除 X 线管的高压电缆(注意高压)。

(4)延长 X 线管使用寿命:X 线管属于易损部件而且价格昂贵,因此应当尽量延长使用寿命。延长使用寿命大致有以下几种方法:①扫描之前必须对 X 线管进行充分的预热,以延长灯丝的寿命;②做好维护保养工作,定期对 X 线管散热系统清理灰尘;③经常检查高压插头,保持紧固的连接,以避免打火伤害到 X 线管;④适当地降低扫描条件使用,缩短灯丝加热时间,避免扩大扫描范围,在不影响图像质量的前提下,降低扫描条件。

4. X 线控制及高压发生器故障

(1)X 线部件故障:①CT 内部和计算机接口部分故障:特点是手动曝光正常,计算机控制曝光不正常;②控制部分故障:不曝光,无 X 线;③高压初级直流电源及电容故障:因电压高易击穿造成短路而不曝光;④高压逆变器故障:不曝光,逆变器损坏时 4 个大功率管要一起更换,需要参数匹配;⑤高压发生器故障:不曝光,无 X 线;⑥旋转阳极控制部分故障:引起 X 线管旋转阳极不转或转速不对,如阳极旋转过快,其控制刹车的继电器接点接触不良,阳极不能刹车;⑦灯丝加热控制部分故障:加热异常也不曝光,如灯丝电流产生漂移,对低管电流造成了影响。

(2)外围设备控制故障:①扫描架旋转编码器(斑马尺)故障:灰尘污染时曝光脉冲少,瞬间无管电流,管电压相对高(空载),可以引起 X 线机报错管电压高。②DAS 接口板故障:X 线曝光信号是从 DAS 接口板传输给主机的,其故障可引起 X 线系统的异常。如接口板损坏,当实际数据已采集结束时,接口板不发出采集后的信号,而 X 线管旋转阳极仍在转动。所以有些看似 X 线系统的故障,其实是其他系统引起的。③其他外围设备故障:也可引起 X 线系统不曝光。如阵列处理器或计算机本身故障未向 X 线系统发出指令,可引起不曝光(但这时往往阳极不能旋转)。扫描旋转起始位置错误,也不能启动 X 线系统曝光。

5. 螺旋 CT 常见故障

(1)碳刷与滑环引起的故障:在螺旋 CT 设备中有静止与旋转两大部分。它们的连接靠的是滑环与碳刷接触。这其中包括电源供电、控制信号传送和数据的传输。接触不良导致接触电阻增大、导电性能降低,因而引起故障。常见故障有:①碳刷周围堆积的碳粉会产生打火引起体层扫描过程曝光中断,而且此故障与空气的相对湿度有关。相对湿度过大或过小都会使故障增多;②碳刷周围的碳粉堆积会导致扫描过程中信号传输不稳,因而数据丢失,严重时还可能引起机器掉电。

(2)碳刷与滑环的维护保养:碳刷与滑环的接触将直接影响到整个系统的工作稳定性与可靠性,因此应当充分重视滑环与碳刷的保养与维护。①要经常检查碳刷的长度:当碳刷磨损到一定程度,剩余的长度到达极限时,就要及时更换,以保证系统工作的正常;②要定期清理碳粉:机器运行当中,为了减少滑环和碳刷的无效磨损,应当尽量减少不扫描受检者时扫描架的旋转。

(3)其他部件常引起的故障

1)通信故障:X 线不能得到信号曝光。扫描机架的固定部分与旋转部分出现通信故障,根据通信方式的不同,可分为碳刷、光电、射频等原因引起的故障。

2)扫描架内尘土引起故障:扫描架内灰尘大有可能堵塞某些光耦合电路的光通路,导致系统故障。清除扫描架内的灰尘,特别是光耦元件的灰尘,一般系统能恢复正常工作。

3)继电器接触不良引起故障:系统中的继电器经常有触点接触不良而使机器不能正常工作的情况。改善继电器触点接触状况或更换继电器可使机器恢复正常工作。

4）伺服驱动系统故障:机架内的多发故障是旋转故障,它可致使扫描中断。最为常见的原因是伺服驱动系统故障导致的过载,位置反馈或速度反馈电位器、光耦、编码器损坏导致速度控制失效,对于运行较久的设备还要考虑机械传动、皮带老化等原因。另外,由于长年累月的旋转震动会导致某些接插件(如电路板插座、电缆插头等)松动,造成接触不良,影响系统工作。这类故障一般与旋转有关,应当经常检查扫描架内接插件的接触问题,进行定期的维护保养。

5）高压系统故障:高压系统也是故障多发的部件,主要包括X线管、高压逆变器、高压油箱等,可通过各种测试来辨别。

6. 扫描架、扫描床、准直器机械运动系统故障

（1）扫描架旋转系统故障

1）机械运动故障:①旋转皮带断裂松动,引起不能旋转、转速低或旋转不均匀等故障。解决方法是调整旋转齿轮的位置,使皮带紧凑,不松动打滑;②旋转电机变速器缺油、损坏等,噪声加大,振动,转速不均;③旋转电缆线松脱卡死引起机械制动;④机架缺油(润滑油),这会引起旋转阻力加大,噪声大,转速不均,CT设备报错。旋转阻力过大,将导致旋转电机电流过大,空气开关跳闸保护。

2）供电驱动故障:①扫描架旋转系统电源故障,机架旋转速度不正常。②电机碳刷常会接触不良,碳刷属于消耗品,需要定期检测,勤更换;电机线圈也常出现断路、短路故障。③驱动板故障,使速度快慢不均,出现伪影。④旋转锁止故障,扫描架固定不好。扫描架的刹车是靠电机制动的,电机的锁止器不好会使扫描架固定不住,但一般不影响扫描。⑤扫描架旋转系统的电路板故障。扫描架旋转系统的电路板上面有各种电位器,需根据情况现场调整,未调好的电路板也会报错,维修人员应注意。

3）旋转控制故障:①旋转控制系统主板故障,旋转控制系统的主板和主计算机进行通信对话,当旋转系统主板有问题时,整个旋转系统处于瘫痪状态,故障一般较重,较易判断,这时也不应排除计算机内和旋转系统接口板损坏的可能性。②旋转控制板故障,旋转功能丧失。③旋转编码器光栅测速故障,缺曝光脉冲,报旋转速度错误。④旋转电机测速线圈故障,速度不均匀失控(一般加快)。⑤旋转限位开关故障,扫描架不能旋转。⑥保护开关故障,扫描架开门保护开关误动作,摆角受限。扫描架面板开门保护开关的作用是开门时不让扫描架旋转,当此开关损坏时,扫描架面板门虽没打开,但程序误认为门已开而不让扫描架旋转。⑦旋转曝光起始位置错误,不能启动曝光。原因多为编码器的参考值读数不对,需重新调整。⑧扫描起始记数开关损坏,常闭开关松开后延时闭合,引起旋转过位。扫描架旋转部分冲过位,危害很大(有可能因强烈的震动损坏X线管或其他部件)。

（2）扫描架倾斜故障:①倾斜电机故障,致使机架倾斜不能进行;②倾斜检测故障,角度不对时,不能扫描,计划的角度与实际的角度不一致;③倾斜电机机械传动故障,机架倾斜角度过冲,原因是电机的丝杠螺杆磨损严重,机械传动间隙加大。

（3）床水平运动故障:①床水平运动电机驱动板损坏,床水平移动不能进行。②床水平运动电机损坏,床水平移动不能进行。床水平运动电机本身损坏较少,床水平移动不能进行多为水平移动机械性受阻所致,如链条等。③床水平运动电机水平位置检测损坏,水平位置显示不对,不能扫描。另外在做定位像时,X线产生需要由床轴编码器送来的编码脉冲作为X线基本触发信号,出现故障时扫描定位像不曝光。④水平运动电机传动间隙大,水平位置不准,不能扫描。⑤水平前后限位开关损坏,到极限位后不限位或不能扫描,后限位开关压合CT认为不在扫描位置,不能做定位像或床不能水平移动。⑥有的CT设备扫描时床不能水平移动,但平时手动正常,这不是床本身的故障,而是CT设备计算机控制系统的问题。

（4）床升降运动故障:①垂直运动电机故障,床不能升降,故障不难判断,但要区别驱动板或控制板的故障。②床升降液压泵及电磁阀故障。有的床升降采用液压泵,泵损坏时床不能上升,只能下降(降床只用电磁阀)。这种床如果电磁阀关闭不严,会出现床面缓慢下降的故障,平时一般不能发现,当因故障长时间停机时,要将床面板推移到床尾。③床高度检测器损坏,高度显示不准,高度不够,当床高度太低时,CT设备摆角受限。④床防夹保护损坏。床下有防夹开关,如损坏或误动作不能降床。⑤床垂直升降限位损坏,到极限位后不停机或升降运动之一不能进行。⑥床旁紧急停止开关故障,床及扫描架不能运动,表现为机械故障。

(5)准直器故障:①前准直器功能故障:一般CT前准直器决定层厚,防散射线。多层CT的前准直器,只起防散射线的作用。发生故障时可有层厚不准,表现为扫描图像有环形伪影,CT值偏差;不能选择层厚,只能扫描某一层厚的图像,在选择完层厚后CT设备等待超时。②后准直器功能故障:后准直器是防散射线的,当其较前准直器窄时也出现伪影。后准直器可协助探测器完成控制层厚的任务(多层CT)。③在多层CT设备中准直器的一大作用是限制到达探测器外面的射线,以降低对受检者的辐射剂量,如果准直器开挡不精准(偏大),会导致辐射剂量偏大,剂量检测中表现为$CTDI_{vol}$超标。

故障原因:①准直器的固定螺丝松动:可引起层厚不准、伪影,机架倾斜后加重。②检测开关损坏或误动作:光电开关(机械开关)有灰尘可以引起故障,需要清洁。③准直器的链条、皮带故障:CT不能扫描,原因是带动链条的齿轮(检测电位器)顶丝松动。④准直器的电机故障:这种情况比较少见,发生故障时准直器不动。⑤准直器的控制电路故障:这种情况也比较少见,发生故障时准直器不动,CT设备报错。⑥准直器的控制传输电缆线断裂:发生故障时准直器不动,CT设备报错。

7. 计算机系统故障

(1)应用软件故障:CT设备不能启动,缺少功能,一般不只缺少一个功能,软件参数改变,出现异常图像,极个别只有小的功能缺少(这时不好判断是否是软件的故障)。如校准软件损坏,CT设备就会出现能启动但不能扫描或扫描后不出图像的状况;如校准软件损坏,就会出现环形伪影。校准软件损坏,可用备份的校准软件恢复或重新做校准。

系统软件破坏可通过重新安装系统恢复。因硬盘损坏而造成的软件损坏,需将硬盘格式化后再重装系统。重装系统和计算机相似,CT设备均带有安装系统的光盘,可以恢复系统。如果硬盘损坏严重,则需要更换硬盘。如果CT设备只有一个硬盘,损坏时所有图像及校准软件均丢失,重装系统要慎重,应在完全排除其他系统故障后,确认是软件损坏时才能重装。

(2)硬件故障:电源故障较多,主板故障较少,多为计算机内的外围设备的接口板故障,如X线控制接口、阵列处理器接口、图像显示系统接口、DAS接口、扫描架旋转系统接口等。这些接口板的故障,使计算机与接口管理的外围设备之间通信中断或不完全中断,外围设备的功能受到影响。如果X线控制接口故障,则可使计算机不能控制X线的曝光;如果阵列处理器接口故障,则可使计算机不能控制阵列处理器处理图像;如果扫描架旋转系统接口故障,则可使计算机不能控制扫描架旋转。这类故障易误判为外围设备的故障,应特别注意。

常见故障:①电源故障:其现象是计算机不能启动或死机;②硬盘部分扇区损坏故障:其表现为软件功能不全,不能存储图像;③计算机硬件电路板损坏:其现象是CT设备不能启动;④计算机内的外围设备接口板损坏:其故障现象类同软件故障。

(3)计算机外围设备故障:①有的CT在DAS与计算机或控制台之间用光缆通信,当光缆出现断点,外观正常,内部不能导光,也使通信故障;②CT外围设备有故障时(非计算机内),可使主机不能进入正常的开机界面,故障假象是计算机故障或软件故障,这类故障不能进一步由软件检测,也不报错,很容易误导维修人员,要引起注意;③当读取的原始数据有问题时,可以表现为计算机死机,重启后往往仍死机,须将硬盘内损坏的原始数据删除才可以消除故障。

(4)图像重建系统(阵列处理器)故障:螺旋CT出现之前的CT设备,是由阵列处理器完成并用扫描采集的原始数据进行图像重建的过程。随着CT技术的发展,现在采用计算机图像重建系统代替阵列处理器进行图像重建处理。

1）图像重建系统故障：与一般计算机故障相似，如死机、软件损坏，硬盘、CPU、内存发生故障等。如缺乏清洁除尘，导致散热不良、程序挂起；内存及PCI等灰尘污染也容易导致接触不良，从而导致死机；重建的反投影板等也会因为散热不良，导致重建图像过慢或不能重建，甚至损坏反投影板。

2）阵列处理器故障：阵列处理器的故障，可用硬盘内以往正常的原始数据重建来判定。当显示系统正常时，如果重建出来的图像正常，则说明阵列处理器正常，故障应该在其他系统。

主要故障：①电路板故障：电路板的线路复杂，其故障诊断的主要方法是测量电路板和软件诊断。阵列处理器的电路板损坏，可出现无图像现象或图像出现扇形异常、伪影、变形等。阵列处理器的电路板损坏时，会出现相应的故障代码。②电路板接触不良或由灰尘引起的故障：阵列处理器的电路板不能正常工作，图像出现伪影，校准无效，屏幕没有错误信息提示。将阵列处理器的电路板拔出，清洁灰尘并清洁电路板的插口后扫描图像伪影消失。③电源故障：阵列处理器的电源容量大（一旦发生故障很难找到合适的配件），故障率高，发生故障时整个阵列处理器断电，容易排除故障。④通信接口及接线故障：表现为阵列处理器和计算机之间的通信中断，对于完全中断的故障相对好判断；对于不完全中断的故障，由于阵列处理器还在工作，只是缺少部分功能，因此需要反复分析才能判断。⑤由检测电源电压的监测电路板引起的停机：因阵列处理器的电路板较多，需要各种不同的电压，供电电压复杂，有的CT设备为此设置了电压的监测电路板，电路板对供电电压进行跟踪扫描，一旦某一电压值超出了规定的范围，即切断阵列处理器的供电。⑥由温度传感器引起的停机：阵列处理器产热大，因此风扇较多。一旦风扇停转或进风口堵塞，阵列处理器的温度升高，温度传感器将切断阵列处理器的供电，保护阵列处理器的电路板。⑦原始数据损坏导致阵列处理器死机：当采集的原始数据有问题时，阵列处理器可死机，重新开机后仍可能死机。此时需要将硬盘内损坏的原始数据删除，才可以排除故障。⑧阵列处理器故障引起的环状伪影：这种情况和DAS故障相似，容易误导维修人员。所以要使用正常图像的原始数据进行重建，重建后图像有伪影可判断故障为阵列处理器。

8. 操作台、图像显示系统故障

（1）操作台故障：①图像显示器故障：无图像、无显示或显示不稳等。这类故障和一般显示器的相同，检修也一样。②传输电缆有问题或插头接触不良：显示屏上可见斜行条纹，胶片上也同样，经查是计算机与显示屏间连线松动。③键盘线接触不良或键盘故障：不能通过键盘向CT设备输入各种指令。④鼠标损坏或线接触不良：不能通过鼠标向CT设备输入各种指令。⑤操作台和计算机等通信电缆故障：操作台与计算机或扫描架的通信电缆接触不良或损坏影响通信。⑥操作台电路板故障：操作台有完成其功能的电路板（与计算机或扫描架通信），其电路板损坏，也使CT设备通信中断。⑦操作台的电源故障：故障发生可引起操作台的部分功能丧失，如控制台与计算机的通信正常扫描时良好（使用功能键），而使用维修软件时与计算机的通信不能正常进行（使用键盘），软件不能正常使用。

（2）图像显示系统故障：图像显示系统的功能是将数字信号转化成模拟信号后，供给显示器显示图像。判断图像显示系统是否有故障时，可从硬盘内调一幅以往的好图像来显示。判断图像显示系统具体哪块电路板损坏的方法主要是靠换电路板。

常见故障：①电源的故障：故障发生时整个图像显示系统没电，显示屏上无图像，容易排除故障。检修时首先检测电源输出是否正常，保险管是否正常。②图像显示系统与计算机之间的接口及通信电缆线损坏或接触不良：显示器上出现伪影或无图像，CT设备可报错。③图像显示系统控制板故障：其现象是不能显示图像或显示的图像很乱、不清晰。④图像显示系统存储器故障：其现象是显示的图像上有点状亮点、暗点或横竖线。故障原因多为图像显示系统存储器的电路板松动有灰尘造成，清除灰尘并重新将电路板插紧，故障可排除。⑤图像显示系统与显示器之间的信号线损坏或接触不良:其显示屏上出现伪影或无图像,但CT设备不报错。现在用显卡代替以往的图像显示系统,故障明显减少。

9. 散热系统故障

(1)散热风扇故障:扫描架、DAS、计算机、图像重建系统(阵列处理器)等均有风扇散热,长时间运行损坏较多。检修时,首先检测直流5V电源是否正常。检修风扇时,注意有的风扇有控制电路,一般风扇是2根线,而它是3根线,其中1根为脉冲信号控制线。当开机工作时,风扇启动运转瞬间,脉冲信号加至电源控制电路上。

(2)水冷机故障:有的CT设备用水冷机给扫描架散热,水冷机发生故障停机引起扫描架内温度升高,故障原因如冷冻液泄漏,压缩机不能正常制冷,不能降低机架内温度。

(3)风扇过滤网被灰尘堵塞故障:如X线控制柜内的指示灯提示过热,是由于功率管的散热风扇被灰尘封堵,散热不好,X线控制柜温升加重;或者温度传感器灰尘多,造成散热风扇工作不正常。

(4)X线管油循环冷却风扇被灰尘封堵故障:X线管的油循环冷却好坏直接关系到X线管的寿命长短。定期清理X线管油循环冷却风扇的灰尘,可以保证X线管的散热良好。

10. 电源故障

电源故障主要分为医院配电箱故障、CT电源分配柜故障和CT设备的各系统电源故障。

(1)配电箱故障:①保险丝故障:保险丝烧断,其供电的回路无电流,需更换(先检查完有无其他问题后再更换);②变压器故障:线圈烧断,引出线接触不良;③继电器故障:线圈烧断,继电器不工作,供电的回路没电流,接点接触不良打火,电压不稳,可以烧毁其后面的用电回路;④配电箱开关损坏:不能开机。

(2)CT设备的各系统电源故障:无论CT的内部电源还是外部供电电源均是CT经常发生故障的部分,由于电源是设备的功率输出部分,所以故障相对较多,且危害很大。CT的电源故障有以下特点。①故障范围广:CT设备各系统都有电源,均可以损坏,损坏后的现象各不相同。②故障损失大:电源本身故障又可以引起其供电设备或电路板的损坏,造成继发故障。③故障现象复杂:很多时候CT的故障现象不像电源的故障,易误导维修人员走弯路。④故障率高:当输入的电压或其供电的负载有问题时,均可以损坏电源,另外还有电源本身故障。⑤故障判断相对容易:检修时仅用万用表直流挡测量直流输出(5V电源如低于4.8V,表示电源供给不足),还需用万用表交流挡测量直流输出内的交流分量(一般应在10mV以内),必要时用示波器测量直流输出有无高频干扰。⑥故障具有可修复性:CT的电路板等部件损坏时只能整体更换,不能修复,CT的电源以往也都是整体更换。但像保险丝烧断及保险管座接触不良、电解电容失效、风扇不转等原因导致的电源故障则可以自行修复。⑦维修时风险大:电源维修后电压会发生改变,须再调整电压。如果调整失误,会损坏后面的电路板,引起不必要的损失。⑧电源散热很重要:因为一旦散热不良即引起故障,所以平时要加强设备的维护保养,减少电源故障的发生。

(冯楠)

思考题

1. 为什么X线CT能够实现雷当从数学上证明的图像重建原理?
2. CT代次发展的根本原因是什么?
3. 投影获取装置各部分与CT成像原理之间的关系是什么?
4. 从硬件和软件两个方面说明螺旋扫描得以实现的原理是什么?
5. 试根据自己的理解来描述螺旋扫描参数的意义。
6. CT质量保证的主要参数及其意义是什么?

第六章　磁共振成像设备

磁共振成像（magnetic resonance imaging，MRI）设备凝聚诸多先进成像技术，涉及磁体技术、计算机技术、电子技术、材料技术及低温超导技术等多学科领域，是当今重要的医学影像诊断设备。本章主要讲述 MRI 设备的基本结构、保障体系、技术参数、安装调试、质量控制及常见故障检修等内容。

第一节　概述

一、发展简史

1946 年，美国斯坦福大学的菲利克斯·布洛赫（Felix Bloch）教授和哈佛大学的爱德华·珀塞尔（Edward Purcell）教授领导的小组同时独立发现了磁共振（magnetic resonance，MR）现象。由于这一发现在物理、化学上具有重大意义，Bloch 和 Purcell 共同获得了 1952 年的诺贝尔物理学奖。MR 的基本原理是：处于磁场中的物质受到射频（radio frequency，RF）电磁波的激励时，如果 RF 电磁波的频率与磁场强度的关系满足拉莫尔方程，则组成物质的一些原子核会发生共振，即所谓的 MR。此时，原子核吸收 RF 电磁波的能量，当 RF 电磁波停止激励时，吸收了能量的原子核又会把这部分能量释放出来，即发射 MR 信号。通过测量和分析此 MR 信号，可得到物质结构中的许多物理和化学信息。

1949—1950 年，中国学者虞福春博士在布洛赫实验室工作期间用 MR 方法精确测定 20 多种原子核的磁矩，并与普洛克特（Proctor）一起发现了化学位移（chemical shift）现象。根据此原理研制的 MR 频谱仪一直在物理、化学、生物和医学等领域作为研究物质分子结构的一种重要分析工具而被广泛使用。

1967 年，约翰斯（Jasper Johns）等人首先利用活体动物进行实验，成功地检测出动物体内分布的氢、磷和氮的 MR 信号。1971 年，美国纽约州立大学的达马迪安（Raymond Damadian）对已植入恶性肿瘤细胞的老鼠进行了 MR 实验，发现正常组织与恶性肿瘤组织的 MR 信号明显不同，而且受激组织的偏转磁矩恢复至稳定状态的过程中，会发出两类不同信号（T_1、T_2 弛豫信号）。1973 年，美国纽约州立大学的劳特伯（Paul Lauterbur）提出把 MR 原理与空间编码技术结合，用线性梯度使空间各点磁场强度有规律地变化，MR 中的不同频率分量即可与一定的空间位置对应，通过数学变换实现 MRI，成功获得第一幅 MRI 图像。1975 年，瑞士核磁学家恩斯特（Richard R.Ernst）开创了快速傅里叶成像法。1977 年，英国学者曼斯菲尔德（Peter Mansfield）提出革命性的超快 MRI 法——平面回波成像（echo planar imaging，EPI）。1977 年，达马迪安等人建成人类历史上第一台全身 MRI 设备，并于 1977 年 7 月 3 日取得第一幅横断面质子密度图像。世界首台医用 MRI 设备和首台 1.5T 医用超导 MRI 设备分别于 1981 年和 1983 年问世。2003 年的诺贝尔生理学或医学奖授予了美国科学家劳特伯和英国诺丁汉大学教授曼斯菲尔德，以表彰他们于 20 世纪 70 年代在磁共振领域的卓越贡献。

近年来，MRI 技术飞速发展，超高场磁体、高性能梯度磁场、软线圈、相控阵线圈以及计算机网络的应用,显示出 MRI 设备的硬件发展趋势。其中,超高磁场 MRI 设备发展十分迅速,国产全身 5.0T 的 MRI 设备已经开始临床试验;7.0T 的 MRI 设备已商业化并用于神经系统的临床科学研究中;9.4T 乃至 11.7T 的 MRI 实验系统目前已经成功开发。低场强 MRI 设备,不论是永磁型或超导型都已采用开放式设计;其性能大幅度提高,图像质量、成像功能也有很大改善,成像时间明显缩短,且受检者舒适度提高、幽闭恐惧感减少,又便于操作、检查及介入治疗。中场强开放式 MRI 设备也已应用。

在梯度磁场方面,采用级联脉宽调制功率放大级构成的增强梯度放大器已可输出 2 000V、1 000A 的大功率信号,能支持 MRI 所需的任意形状的梯度脉冲波形。目前梯度磁场强可达 100mT/m,切换率可达 220T/(m·s)。

在 RF 系统方面,多发射并行射频传输技术(multi-transmit parallel RF transmission technology)采用了多个独立的射频发射源进行射频脉冲的发射,每个独立的射频源都连接一个独立的射频放大器,作用于发射体线圈独立的单元,从根本上解决了 3.0T 磁共振存在的诸多技术难题,如提高图像信号的均匀性(特别是腹部、乳腺)、提升扫描速度和安全性、确保不同受检者可以获得均匀一致的图像质量。多元阵列式全景线圈的发展十分迅速,支持并行采集的线圈技术得到快速发展,已能支持最优化的 4、8、16、32、64、128 个接收通道的配置,实现 3~4 倍的图像采集速度。部分傅里叶变换、不完整数据的采集、并行采集、压缩感知和深度学习等新技术都活跃在磁共振快速成像领域。

全数字 MRI 的问世,实现了数字线圈、数字线圈接口与全程数字传输,从而突破了传统 MRI 受制于模拟信号源的瓶颈,最终保证了获得原始图像信号的真实还原。与传统 MRI 相比,全数字 MRI 的图像信噪比有效提升。

MRI 与其他诊断或治疗新技术的融合,发展了包括 MRI 在内的多模态医学影像技术。如 PET/MRI 一体机在神经系统的疾病诊疗中起重大作用,神经退化性疾病、脑局部缺血、颅脑肿瘤及癫痫等疾病诊断;同时,PET/MRI 在研究脑功能、代谢、耗氧率、局部放射性示踪剂与脑血流灌注的关系等方面也有独特的优势。

随着 MRI 技术与应用的创新与发展,MRI 需要解决以下关键技术问题。

1. 创新磁体系统的设计与制造　①研发合适的高温超导材料用于制造高温超导磁体,减小 MRI 设备的体积重量和对液氦的依赖。如应用二硼化镁(MgB_2)超导材料的高温(工作条件为 20K)无氦磁体技术已应用于低场开放式 MRI 设备的制造中。②研发合适的超导材料用于制造超高场 MRI 设备。铌钛合金的临界电流提高了磁体的制造成本和技术难度,限制了超高场设备的发展,11.7T 磁体只能用超导铌三锡(Nb_3Sn),而超导铌三锡的价格比铌钛线高出 4~5 倍。③研发新型磁体腔体技术、氦气微循环技术和液氦腔体隔热技术,减少超导 MRI 的液氦用量。目前已有磁体液氦量仅为 7L 的 1.5T 的 MRI 设备进入市场。

2. 创新梯度系统的设计与制造　①实现更高的梯度强度和更快的梯度切换率,减少信号衰减,获得更高的成像空间分辨力和时间分辨力;②实现低音序列设计和噪声传播路径控制,降低磁体孔径内的梯度噪声水平。

3. 创新射频系统的设计与制造　①创新射频脉冲序列设计,配合局部激发技术,提高成像空间分辨力和时间分辨力;②创新高密度接收线圈和无线接收传输技术,提高局部 SNR 和成像速度。

4. 开发新型图像重建算法　①研究高效融合多源先验信息的图像重建算法,缩短图像重建的时间,满足临床需求;②发展面向高维多源数据的成像方法,从高维和多维数据中提取先验信息辅助快速成像,突破目前仅依赖低维数据先验信息的局限,提高采样效率,推动快速成像技术的临床普及。

5. 研发新型成像技术　①发展超极化增强 MRI 技术,提高观测核的磁共振信号灵敏度,获得常规磁共振成像无法获得的信息。如超极化 ^{129}Xe 气体 MRI 可以无电离辐射地对肺部通气和气血交换功能进行定量可视检测,为肺部疾病的早期诊断提供新的方法与技术。②发展与纳米材料技术、基因编辑相结合的细胞成像与分子成像技术,形成新的 MRI 对比度和定量生物学参数提取方法。

二、主要特点及临床应用

(一)主要特点

MRI 设备与其他影像设备相比较,具有以下优点。

1. 无电离辐射危害　MRI 的激励源为短波或超短波段的电磁波,波长在 1m 以上(小于 300MHz),无电离辐射损伤。从成像所用的 RF 功率看,尽管 MRI 设备的峰值功率可达数千瓦,但平均功率仅为数瓦。经计算,其 RF 容积功耗低于推荐的非电离辐射的安全标准。在一定的场强及场强变化率范围之内,静磁场和线性梯度磁场也不会引起机体的异常反应。MRI 是一种相对安全的检查方法。

2. 多参数成像　大多数医学成像技术都使用单一的成像参数。例如,X 线摄影和 CT 的成像参数仅为 X 线吸收系数,超声成像只依据组织界面所反射的回波信号等。MRI 是一种多参数的成像方法,可以应用多种核成像且每种核都有各自的成像参数,能提供丰富的诊断信息。目前使用的 MRI 主要是用来进行活体组织中氢质子成像,用于成像的基本物理参数有氢核(质子)密度、弛豫时间 T_1 和 T_2、化学位移和扩散系数等。上述参数既可分别成像,也可相互结合获取对比图像。

3. 高对比度成像　现有医学成像技术中,MRI 的软组织对比分辨力最高。人体含有占体重 60% 以上的水,这些水中的氢核是 MR 信号的主要来源,其余信号来自脂肪、蛋白质和其他化合物中的氢质子。由于氢质子在体内的分布极为广泛,故可在人体的任意部位成像。另外,因水中的氢质子与脂肪、蛋白质等组织中氢质子的 MR 信号强度不同,故 MRI 是高对比度成像。

4. MRI 具有任意方向体层的能力　MRI 可获得横断、冠状断、矢状断和不同角度的斜断面体层图像。将线性梯度磁场应用于 MRI 后,人们不再需要用旋转样品或移动受检者的方法来获得扫描层面,而是用 G_x、G_y 和 G_z 三个梯度或者三者的任意组合来确定层面,即实现了选择性激励。

5. 无须使用对比剂,可直接显示血管结构　采用 MRI 技术可以测定血流,其原理为流体的时间飞跃(time of flight,TOF)效应和相位对比(phase contrast,PC)敏感性。与传统的血管造影法相比,它的最大优点是无创伤(不需注射对比剂)。

6. 无骨伪影干扰　各种投射性成像技术往往因气体和骨骼的重叠而形成伪影,给某些部位病变的诊断带来困难。例如,头颅 CT 扫描时,经常在颞骨岩部、枕骨粗隆等处出现条状伪影,影响颅后窝的观察。MRI 无此类骨伪影,颅底的骨结构不影响颅脑 MRI,使颅后窝的病变清晰显示。此外,MRI 还是枕骨大孔部位病变的首选诊断方法。

7. 可进行功能、组织化学和生物化学方面的研究　任何生物组织在发生结构变化之前,首先要经过复杂的化学变化,然后才发生功能改变和组织学异常。以往的影像诊断方法一般只提供单一的解剖学信息,没有组织特征和功能信息可利用。功能磁共振成像(functional MRI,fMRI)的出现填补了上述两项空白,使疾病的诊断深入到组织学和分子生物学的水平。

(二)临床应用

MRI 设备是目前临床医学诊断和基础生命科学研究中最重要的影像学工具之一,可以提供多种影像信息。

1. 结构成像　在临床影像诊断应用方面,MRI 可以对除肺部空腔外的几乎所有的人体组织器官成像。MRI 在神经系统的应用最具优势，MRI 的软组织对比度明显高于 CT 且无骨伪影；MRI 的软组织高分辨力、血管流空和脂肪抑制等技术优势确保了软组织病变、囊肿和肿瘤的清晰显示，在颈部、纵隔、乳腺、腹部和盆腔的影像诊断中具有极高价值；MRI 可清晰显示软骨、关节液、关节囊及关节韧带，对四肢关节病变的诊断具有其他影像学检查无法比拟的价值；MRI 的无电离辐射在孕妇、胎儿、婴幼儿及随访重复性成像中具有巨大安全优势。

2. 功能成像 扩散加权成像（diffusion weighted imaging，DWI）、扩散张量成像（diffusion tensor imaging，DTI）、磁共振灌注加权成像（perfusion weighted imaging，PWI）、磁共振波谱（magnetic resonance spectroscopy，MRS）成像及血氧合水平依赖（blood oxygenation level dependent，BOLD）成像都属于功能成像。DWI 基于成像组织内水分子扩散情况形成影像对比，是目前测量人体水分子扩散运动的唯一方法；DTI 以 DWI 为基础，在多个方向上施加扩散敏感梯度进行成像，主要用于追踪和显示纤维束的走向；PWI 建立在流动效应基础上，通过描述血流通过组织血管网的情况，无创地评价组织血流灌注状态；MRS 基于不同代谢产物的质子进动频率差异，区分各种代谢产物，是目前能无创地观察活体组织代谢及生化变化的唯一方法；BOLD 基于血液中氧合血红蛋白和脱氧血红蛋白含量的变化进行成像，可以对各种认知功能或认知过程所关联的脑区进行定位，建立脑区间的功能连接，确定功能性神经病变的位置等，已成为对人类认知、心理研究的最重要工具之一。

3. 分子成像 MRI 可以无创地检测活体组织的新陈代谢和一些其他的分子过程。例如，利用化学交换饱和转移（chemical exchange saturation transfer，CEST）可进行各种生物大分子物质及环境因素（内源性活性氧簇、脂肪、pH、蛋白及多肽、葡萄糖、谷氨酸、肌酸、肌醇及葡聚糖等）的检测，研究这些物质在正常机体或疾病中的分布及其在病理生理过程中的作用；利用特殊造影剂或分子探针可以研究机体内的各种细胞活动和特定分子状态，进行磁共振分子成像。

三、成像参数及临床意义

MRI 为多参数成像，包括氢质子密度、横向弛豫时间、纵向弛豫时间、化学位移、扩散系数；也有导出参数如磁化率、横向及纵向弛豫率、血流速度、电导率、磁化转移率、灌注因子、温度、电流密度、血氧水平依赖等十几个对比度加权成像，不同脉冲序列可使某个参数在图像中的权重增加。五种基本成像参数的介绍如下。

1. 氢质子密度 是指人体单位组织中可被 MRI 检测到的氢质子数目，与 MR 信号的强度成正比。氢质子密度是最基本的成像参数，人体内不存在氢质子的地方无法成像；其他参数都是在氢质子密度的基础上加权成像。

2. 横向弛豫时间 横向弛豫（transverse relaxation）是指自旋原子核间磁场的相互影响使自旋核进动频率出现分化，进动逐渐失相位，横向磁化矢量从最大值恢复到平衡状态 0。横向弛豫时间通过描述成像组织中磁偶极场对横向磁化强度衰减的影响，反映不同组织中的分子状态。

3. 纵向弛豫时间 纵向弛豫（longitudinal relaxation）是指自旋原子核向周围环境进行能量扩散，从高能态跃迁到低能态，核系统恢复到玻尔兹曼分布。纵向弛豫时间通过描述成像组织中自旋与晶格进行能量传递的快慢，反映不同组织中旋转与交换的分子相互作用。

4. 化学位移 化学位移（chemical shift）是指不同分子甚至同一分子的不同化学基团中氢核周围电子磁屏蔽的影响不同，造成氢核进动频率差异。化学位移可用于磁共振成像中脂肪信号的抑制、组织或病变内脂肪情况的确定等。

5. 扩散系数 扩散（diffusion）是指分子水平上的布朗运动。梯度磁场存在时，分子扩散运动导致散相，引起信号丢失。扩散系数通过描述成像组织中施加梯度磁场后信号的衰减程度，反映不同组织中的分子可游动性（平移运动）。

（殷志杰　姚旭峰）

第二节 MRI 设备的基本结构

MRI 设备由磁体系统、梯度系统、射频系统、计算机及图像处理系统等系统组成,为确保 MRI 设备的正常运行,还需有磁屏蔽、射频屏蔽、水冷机组、空调及安全监测装置等附属设备。MRI 设备有多种分类方式,根据主磁场的产生方式分为永磁型、常导型和超导型等,根据成像范围分为局部(头、乳腺、关节等)型和全身型,根据磁场强度分为低场、中场、高场和超高场等。MRI 设备的结构及功能组成部件如图 6-1 所示。

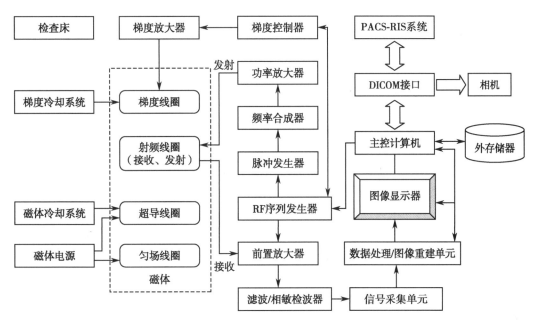

图 6-1　MRI 设备的结构及功能组件

一、磁体系统

磁体系统是 MRI 的重要组成部分,它是产生均匀、稳定主磁场的硬件设施,其性能直接影响最终图像质量。

(一)磁体的性能指标

磁体(magnet)的性能指标包括磁场强度、磁场均匀性、磁场稳定性、磁体有效孔径及边缘场的空间范围等。

1. 磁场强度　磁体内产生均匀、稳定的磁场称为主磁场或静磁场(static magnetic field),磁场强度即为该磁场的大小,单位为特斯拉(Tesla,T),1 特斯拉等于 10 000 高斯(Gauss,Gs)。磁场强度越高,图像的信噪比越高,图像质量越好,但人体对射频能量的吸收增加,设备成本也增加。目前大多数临床用 MRI 的磁场强度在 0.2~3.0T 之间,部分 7.0T 超高场 MRI 设备已进入临床。

2. 磁场均匀性(magnetic field homogeneity)　是指在特定容积内磁场的同一性,即穿过单位面积的磁力线是否相同,特定容积通常采用与磁体同中心、具有一定直径的球形空间(diameter of spherical volume,DSV)。磁场均匀性是以主磁场强度偏差的百万分率(parts per million,ppm)为单位定量表示,如对于 1.0T 的磁场在 40cm DSV 范围内测量的磁场偏差为 0.02Gs,则其磁场均匀性为 2ppm。所取测量 DSV 大小相同时,ppm 值越小表明磁场均匀性越好;通常 DSV 越大,磁场均匀性越低。磁场均匀性越差,图像质量也会越差。磁场均匀性是衡量

MRI 性能的关键指标之一。

磁场均匀性的测量方法通常有点对点法（peak to peak，P-P）、平方根法（root mean square，RMS）及容积平方根法（volume root mean square，V-RMS）。点对点法即成像范围内两点之间磁场强度的最大偏差 ΔB 与标称磁场强度 B_0 之比，即（$B_{\max}-B_{\min}$）/B_0；平方根法是成像范围内测量波峰的半高宽；容积平方根法是在每个测量容积上选择 24 个平面，每个平面上对 20 个点进行采样测量。

磁场均匀性由磁体本身的设计和具体外部环境决定。磁场均匀性并非固定不变，一个磁体在安装调试后，由于外部环境及磁体稳定性的影响，其均匀性会改变，必须重新匀场。

3. 磁场稳定性 MRI 受磁体周围铁磁性物质、环境温度、匀场电流及主磁场线圈电流漂移等影响，主磁场强度或磁场均匀性会发生变化，这种变化即为磁场漂移。磁场稳定性（magnetic field stability）是衡量磁场漂移程度的指标，即单位时间内主磁场的变化率。磁场稳定性下降，在一定程度上影响图像质量。

4. 磁体有效孔径 指匀场线圈、梯度线圈、射频体线圈和内护板等安装完毕后柱形空间的有效内径。对于全身 MRI 设备，磁体有效孔径以足够容纳受检者人体为宜，通常内径必须大于 60cm。孔径过小容易使受检者产生压抑感；孔径大可使受检者感到舒适，但增加磁体孔径会使磁场均匀性下降。近年来随着磁体技术的发展，大孔径 MRI 设备（有效孔径达到 70~80cm）已经进入市场，有利于儿童、特殊体型受检者及幽闭恐惧症受检者接受检查。

5. 边缘场空间范围 磁体边缘场（fringe field of magnet）指主磁场延伸到磁体外部向各个方向散布的杂散磁场，也称逸散磁场。边缘场延伸的空间范围与磁场强度和磁体结构有关。随着空间位置与磁体距离的增大，边缘场的场强逐渐降低，与距离的平方成反比。边缘场是以磁体原点为中心向周围空间发散的，具有一定的对称性。常用等高斯线的三视图（前视图、俯视图、侧视图）形象地表示边缘场的分布，即由一簇接近于椭圆的同心闭环曲线表示的杂散磁场分布，图中同一椭圆上的点都有相同的场强，场强可用高斯表示，故称为等高斯线。由于不同场强磁体的杂散磁场强弱不同，对应的等高斯线也就不同，一般用 5 高斯线作为标准，表 6-1 为某公司不同场强 MRI 设备的 5 高斯范围。在 MRI 设备的场地设计阶段，等高斯线是经常使用的指标之一。由于边缘场可能对在它范围内的电子仪器产生干扰，这些电子仪器也可通过边缘场对内部磁场的均匀性产生破坏作用。因此，要求边缘场越小越好，通常采用磁屏蔽的方法减小边缘场。

表 6-1　某公司不同场强 MRI 设备的 5 高斯范围

空间直角坐标	5 高斯范围/m		
	0.5T	1.0T	1.5T
x 与 y 轴	2.1	2.3	2.4
z 轴	2.8	3.3	3.8

除了上面所提到的磁体性能指标外，磁体重量、磁体长度、制冷剂（液氦）的挥发率和磁体低温容器（杜瓦）的容积等也是超导型磁体的重要指标。

（二）磁体的分类

磁体可分为永磁型、常导型及超导型三种。

1. 永磁型磁体 是最早应用于全身 MRI 的磁体，永磁材料主要有铝镍钴、铁氧体和稀土钴三种类型。目前永磁体使用的主流材料是稀土钕铁硼。

永磁体一般由多块永磁材料堆积（拼接）而成。磁铁块的排列既要构成一定的成像空间，又要达到尽可能高的磁场均匀度。另外，磁体的两个磁极须用导磁材料连接起来，以提供磁力线的返回通路，从而减少磁体周围的边缘场空间范围。图 6-2 为永磁体的两种结构，图 6-2A 是环形偶极结构,图 6-2B 是轭形框架结构。环形偶极结构通常由八个大永磁体块组成,孔径内的磁场是横向;轭形框架结构由铁磁性材料框架和永磁体块组成一个 H 形空间,框架本身同时为磁通量提供回路。永磁体的极靴决定磁场分布的形状和磁场的均匀性,轭形框架结构比环形偶极结构更笨重,但边缘场的延伸范围小,便于安装和匀场。将轭形磁体的框架去掉一边,就成为目前永磁

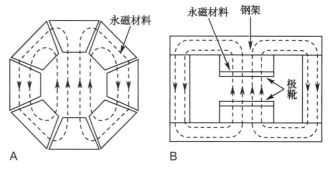

图 6-2　永磁体的结构

体最常用的开放式磁体,结构如图 6-3A 所示,它是由 C 型铁轭、上下极靴及磁体基座组成,磁力线的分布如图 6-3B 所示。

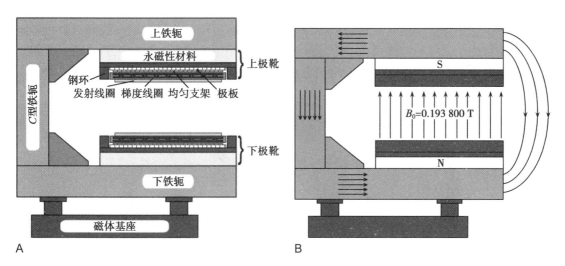

图 6-3　开放式永磁体的结构
A. 开放式磁体结构;B. 开放式磁体磁力线。

　　永磁体两极面之间的距离就是磁体孔径,其值越小磁场越强,而太小又不能容纳受检者。在磁体孔径一定的前提下,提高磁场强度的唯一办法就是增加磁铁用量,这样会受到磁体重量的限制。因此,磁体设计者必须在场强、孔径和磁体重量三者之间折中进行选择。0.35~0.5T 的低场强永磁型 MRI 设备在临床中多见。

　　因永磁材料对温度变化非常敏感(以钕铁硼为例,剩磁强度温度系数为 1 100ppm/℃),故永磁型磁体的热稳定性是所有磁体中最差的。通常磁体本身温度设置略高,要求在(30±0.1)℃(不同厂家磁体温度要求不同),通过温度控制系统维持磁体恒温,温度传感器设置于磁钢内,当温度低时加热单元对磁体加温。该控制系统不间断地工作以确保磁场强度及均匀性,使磁体性能更加稳定,减少了用户为保持环境温度而配置高性能空调的费用。

　　永磁体的缺点是场强低,成像的信噪比低,高级临床应用软件及功能成像在该类 MRI 设备中无法实现;其磁场的均匀性较差,原因是用于拼接磁体的每块材料的性能不可能完全一致,且受磁极平面加工精度及磁极本身的边缘效应(磁极轴线与边缘磁场的不均匀性)的影响;此外,该类磁体的重量均在数十吨以上,对安装地面的承重也提出了较高的要求。

　　永磁体的优点是结构简单并以开放式为主、设备造价低、运行成本低、边缘场空间范围小、对环境影响小及安装费用少等;另外,永磁型 MRI 对运动、金属伪影相对不敏感,磁敏感效应及化学位移伪影少;高场 MRI 设备的部分软件功能向低场设备移植,尤其是磁共振介入治疗技术,为

永磁型 MRI 设备开拓了新的用武之地。

2. 常导型磁体 也称为阻抗型磁体(resistive magnet),是根据电磁效应设计的,即载流导线周围存在磁场,磁场强度与导体中的电流强度、导线形状和磁介质性质有关。从理论上讲,将载流导体沿圆柱表面绕成无限长螺线管,螺线管内形成高度均匀的磁场;另外,将载流导体紧密排列在一个球形表面上形成均匀分布的电流密度,球面内部的磁场是高度均匀的。由于磁体只能采用有限的几何尺寸且必须有供受检者出入的空间,所以实际磁体线圈只能采用与理想结构近似的形式。

无限长螺线管的近似结构是有限长螺线管,根据圆柱对称的几何形状建立螺线管内部的均匀磁场。均匀磁场只能建立在螺线管内一个长度有限的区域,增加螺线管两端导线的匝数可以扩大这个均匀区域的范围,也可以在螺线管两端与它同轴各附设一个半径稍大的薄线圈,利用这两个辅助线圈电流的磁场抵消螺线管中心两侧磁场随轴向位置的变化。

球形磁体线圈最简单的近似形式是亥姆霍兹线圈(Helmholtz coils),它是一对半径相等的同轴线圈,轴向距离等于线圈的半径,当两个线圈中通过大小相等且方向相同的恒定电流时,则在线圈中心一个小体积范围建立均匀磁场,扩大均匀磁场范围的途径是增加线圈对数目。双线圈对结构是将四个线圈同轴排列在一个球形表面内,中间两个线圈的半径比两端两个线圈的半径大。目前常导磁体是根据球形表面均匀分布电流密度理论而设计的,图 6-4 为四线圈的常导磁体。

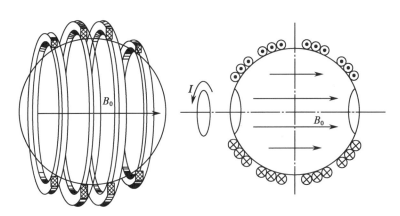

图 6-4 四线圈常导磁体

常导磁体磁场强度为:

$$B_0 = \mu_0 G \sqrt{\frac{W\lambda}{a\rho}} \tag{6-1}$$

式中,μ_0 为真空磁导率;G 为取决于线圈几何形状的常数;W 为线圈的总功耗;λ 为空间系数,即导体截面积在线圈截面积上占的比例;a 为常数;ρ 为线圈的电阻率。由此可见,常导磁体的磁场强度与线圈几何形状及功耗有关。磁体的功耗与磁场强度平方呈正比,可通过加大线圈电流来提高常导磁体的磁场强度,但增加电流,线圈将产生大量的热能,如果不释放这些热量将导致线圈温度过高而烧毁线圈。由于横向磁场 0.2T 左右的四线圈常导磁体通过 300A 电流,工作电压 220V 时的功耗达 60kW 以上,因此,常导磁体必须配备专门的电源供电系统及磁体水冷装置。另外,线圈的电阻率 ρ 将随温度的增加而增加,影响主磁场的稳定性。

常导磁体的线圈由高导电性的金属导线或薄片绕制而成,如铜或铝,通常采用铜或铝薄片作线圈,每个线圈绕几千层。常导磁场的均匀度受到线圈大小和定位精度的影响,线圈越大,磁场均匀性越高,但常导磁体为了减小功耗,线圈均做得不大,限制了磁场的均匀度;多个线圈的位置、平行度、同轴度也会有误差,当线圈通电后,彼此的磁场相互作用,可能使线圈位置发生变化,也会影响磁场均匀性。影响常导磁体磁场稳定的因素主要是线圈电流,如果电源供应的电流波动,会引起磁场的波动,通常要求磁体电源输出稳定电流;再者环境因素变化,如温度变化或线圈之间的作用力引起线圈绕组或位置的变化,对磁场稳定性也有影响。

常导磁体的优点是结构简单、造价低廉,磁场强度可达0.5T,均匀度可满足MRI的基本要求,属于低场磁体,性价比较高,成像功能满足临床基本需求,维修相对简便,适用于一些较偏远但电力供应充足的地区。其缺点是工作磁场偏低,磁场均匀性及稳定性较差,高级临床应用软件及功能成像在该磁体上无法实现,且励磁后要经过一段时间等待磁场稳定,需要专用电源及冷却系统,使其运行和维护费用增高,限制了常导磁体的推广应用,该类磁体目前在市场上逐渐消退。

3. 超导磁体　超导磁体线圈的设计原理与常导磁体基本相同,但超导磁体线圈是采用超导材料导线绕制而成,故称其为超导磁体。这种磁体具有场强高、磁场均匀性及稳定性均较高、不消耗电能且容易达到系统所要求的磁体孔径等优势。0.5T以上MRI设备主要采用超导磁体。

（1）超导性及超导体:超导性是指在超低温下某些导体电阻急剧下降为零,导电性超过常温的优良导电现象。具有超导性的物质为超导体。超导体中的电子在临界温度下组成电子对而不再是自由电子,电子和晶格之间没有能量传递,它在晶格中的运动不受任何阻力,导体的电阻完全消失。超导体出现超导性的最高温度为临界温度,通常超导材料的临界温度非常低,如水银的临界温度为4K,锡的临界温度为3.7K,铌钛合金的临界温度为9.2K左右,二硼化镁的临界温度为39K。目前研究出一些临界温度高于液氮温区(77K)的高温超导体,但这些材料还不能作为超导磁体的线圈材料。超导体在外加磁场达到一定数值时其超导性被破坏,通常将导致超导性破坏的磁场值称为超导体的临界磁场。超导体在一定温度和磁场强度下通过的电流超出某一数值时其超导性被破坏,这个电流称为超导体的临界电流。

（2）超导磁体的基本结构:整个磁体由超导线圈、低温恒温器、绝热层、磁体冷却系统、底座、输液管口、气体出口、紧急制动开关及电流引线等部分组成,如图6-5所示。

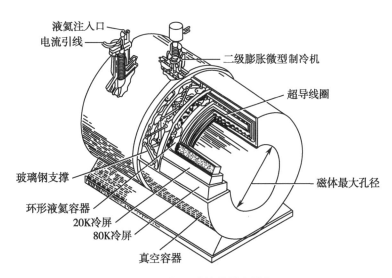

图6-5　超导磁体的基本结构

目前超导线圈材料多采用机械强度较高、韧性较好的铌钛合金（Nb-Ti）,其中铌占44%~50%。铌钛合金的临界温度为9.2K左右,临界场强为10T,临界电流密度I_c为超导线所在地磁场的函数,由线包上最大磁场值B_{max}限定,即$I_c=-400B_{max}+4\,200（A/mm^2）$。铌钛合金具有优良的超导电性和加工性能。超导线圈的结构是铌钛合金的多芯复合超导线埋在铜基内,如图6-6所示。铜基一方面

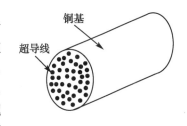

图6-6　超导线圈的结构

245

起支撑作用,另一方面在发生失超时,电流从铜基上流过,使电能迅速释放,保护超导线圈,并使磁场变化率减小到安全范围以内。

超导磁体同常导磁体一样,线圈通过电流产生磁场,有两种设计形式,一种是以四个或六个线圈为基础,另一种是采用螺线管线圈为基础。

四线圈结构是将线圈缠绕在一个经过精加工的铝圆柱体上,在圆柱体的外表面开槽用来绕制聚集成束状的铌钛合金导线,由于线圈之间存在较大的相互作用力,需要增加固定装置,这将增加真空杜瓦及散热装置的设计困难。

螺线管线圈在磁介质一定的前提下,其磁场强度与线圈的匝数和线圈中的电流强度有关。通过改变超导磁体螺线管线圈的匝数或电流均可改变磁场强度。主磁场强度 $B_0 \propto \mu_0 KI$,μ_0 为真空磁导率,K 为线圈匝数,I 为线圈中的电流。螺线管线圈绕组两端磁场强度减小为线圈中心的一半。因此,在线圈绕组两端需要增加匝数或补偿线圈进行场强校正,确保螺线管内部一定范围内达到均匀场强。超导线圈整体密封在高真空、超低温的液氦杜瓦容器中,并浸没在液氦中,为了固定超导线圈绕组的线匝,防止其滑动,通常用低温特性良好的环氧树脂浇灌、固定、封装绕制好的超导线圈绕组。环氧树脂封装超导线圈绕组的强度要确保其能够抵抗并承受励磁或失超过程中线圈整体受到的径向和轴向的挤压力,而不发生位移。

超导线圈的低温环境由低温恒温器保障,低温恒温器是超真空、超低温环境下工作的环状容器,内部依次为液氦杜瓦和冷屏,为减少热量传递,其内外分别用高效能绝热材料包裹,容器内部各部件间的连接和紧固均采用绝热性能高的玻璃钢和环氧树脂材料。外界热量可通过传导、对流和辐射传输进磁体,其中辐射传输的热量最大。通常为减少液氦的蒸发,装配有磁体冷却系统,它由冷头、气管、压缩机及水冷机构成。冷头在磁体顶部,通过绝热膨胀原理带走磁体内的热量,气管内的纯氦气(纯度在 99.99% 以上)在膨胀过程中吸收磁体内部的热量,再利用外部压缩机对氦气进行制冷,压缩机中的热量由水冷机带走。新型磁体均采用 4K 冷头,通常冷头正常工作时,液氦挥发率基本为零。如果冷却系统工作异常,液氦挥发率则成倍增长(1.5~2L/h)。低温恒温器上有液氦的加注口、排气孔及超导线圈励磁/退磁、液面显示和失超开关等引线,这些引线用高绝热材料支持和封固起来进入恒温器,它们向恒温器的热传导被降到最低限度。

(3)超导环境的建立:超导线圈的工作温度为 4.2K(−268.8℃),即一个大气压下液氦的温度。超导磁体环境的建立通常需要以下步骤。①抽真空:真空绝热层是超导型磁体的重要保冷屏障,其性能主要决定于它的真空度。磁体安装完毕后,首先需要高精度、高效能的真空泵进行抽真空,还需准备真空表、检漏仪、连接管道等。超导磁体内的真空度要求达到 10^{-7}~10^{-6}mbar,才能保证超导磁体的真空绝热性能。②磁体预冷:磁体预冷是指用制冷剂将杜瓦容器内的温度降至其工作温度的过程。通常磁体预冷过程分为两步,首先将温度略高的液氮导入杜瓦容器,使液氮能在磁体内存留,此时磁体内温度达到 77K(−196℃),再用有一定压力的高纯度氦气将磁体内的液氮顶出;最后将液氦输入杜瓦容器,直到液氦能在磁体内存留,此时磁体内部温度达到 4.2K。③灌装液氦:磁体经过预冷,杜瓦容器内的温度已降至 4.2K,为保证超导线圈稳定工作,还要在杜瓦容器中继续灌装一定量的液氦。以上步骤都在工厂内完成,到达用户现场的磁体均为冷磁体。

(4)励磁:又叫充磁,是指超导磁体系统在磁体电源的控制下向超导线圈逐渐施加电流,从而建立预定磁场的过程。励磁一旦成功,超导线圈将在不消耗能量的情况下提供强大的、高稳定性的均匀磁场。

对于超导磁体,成功励磁的条件是建立稳定的超导环境及完善的励磁控制系统。控制系统一般由电流引线、励磁电流控制电路、励磁电流检测器、紧急失超开关和超导开关等单元组成。另外,一个高精度的专用励磁电源是不可缺少的,这种电源是低压大电流的稳流电源,应具有高精度、大功率、高稳定性、电源纹波较小等特点;电源还须附加保护磁体的自动切断装置,能在励磁、退磁过程中或突然停电时保护超导线圈和电源本身。不同厂家的磁体对励磁要求不同,励磁时间也不同,但电流的输入都遵循从小到大、分段控制的原则,因而磁场也是逐步建立的。

超导磁体线圈的稳定电流强度不仅取决于磁场场强的大小,而且与线圈的结构有关。场强相同的不同磁体,其稳定电流往往是不相同的,即使是同一型号的磁体,线圈电流也因有无自屏蔽而有所不同。表 6-2 列出了同一厂家几种磁体的线圈稳定电流值。

表 6-2　几种超导磁体的线圈稳定电流

磁体型号	磁体场强/T	线圈稳定电流/A	
		无自屏蔽	有自屏蔽
LI	1.0	115	107
	1.5	95	88
LISE	1.0	239	222
	1.5	161	150

超导磁体励磁时,电流到达预定数值就要适时切断供电电源,去磁(或退磁)时又要迅速地将磁体贮存的磁量泄去,实现这一特殊功能的是磁体开关(magnet switch),它是磁体供电装置的重要组成部分。如图 6-7 和数字图 6-1 所示,磁体对外可接三对引线,即磁体电源引线、电压传感器引线和加热器引线。其中磁体电源引线和电压传感器引线是励磁专用线,励磁结束后就卸掉,平时只有加热器与磁体电源系统中的磁体急停开关相连。图中 a、b 间是一段超导线,它跨接在磁体线圈的两端,起开关作用。a-b 超导线和加热器被封装在一起置于磁体低温容器内,其工作状态是由加热器控制的。设 a-b 线的电阻为 R_s,正常情况下,由于加热器电源关闭,a-b 线便处于超导态($R_s=0$)。当加热器电源接通后,a-b 线就会因加热而失去超导性($R_s \neq 0$)。励磁时,给加热器通电使其发

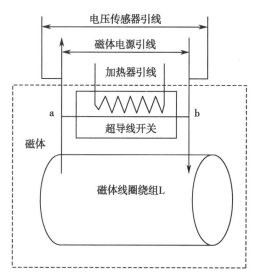

图 6-7　磁体开关原理图

数字图6-1

励磁电源和超导线圈接通前后的电流方向

热,a-b 线失去超导性,励磁电流流过磁体线圈 L,电流到达预定值后切断加热器电源,a-b 线便进入超导态,磁体线圈 L 被 a-b 线所短接,形成闭环电流通路。此后就可关闭供电电源、卸掉磁体励磁的电流引线,以减少制冷剂的消耗。超导线允许的电流强度比普通铜线高出几十至上百倍,几平方毫米的导体便可通过 200~300A 的电流。磁体的励磁过程必然会引起液氦的汽化,造成磁体内腔压力的增高,为及时排减过多氦气产生的压力,此时需要打开泄压阀门,主动泄压。

(5)失超及其处理:失超(quench)是超导体因某种原因突然失去超导性而进入正常态的过程。超导体是在超低温环境、极高电流强度下工作,比较容易发生失超。失超的基本过程是电磁能量转换为热能的过程,磁能在线圈绕组周围的传播是不均匀的,因而从微观上讲,失超总是从一点开始,并通过热传导方式向外扩散焦耳热,温度的升高使线圈局部转为正常态,线圈局部出现的电阻加热了超导线圈,最终磁体电流下降为零。失超是一个不可逆的过程,磁场能量将迅速耗散,线圈中产生的焦耳热引起液氦急剧蒸发,低温氦气从失超管中猛烈向外喷发,超导线圈的失超部分可出现几千伏的高电压,引起的强大电弧可能烧焦线圈的绝缘或熔化超导体,甚至损坏整个超导线圈。失超和磁体的去磁(或退磁)是两个完全不同的概念,去磁只是通过磁体电源慢慢泄去其贮存的巨大能量(一个 1.5T 的磁体在励磁后所储存的磁场能量高达 5MJ),使线圈内电流逐渐减小为零,但线圈仍处于超导态;失超后不仅磁场消失,而且线圈失去超导性。

造成磁体失超的原因很多:①磁体本身结构和线圈因素造成的失超,正常运行的磁体偶尔出现的失超和励磁过程中出现的失超均是这类原因造成的。②磁体超低温环境破坏造成的失超,如磁体杜瓦容器中的液氦液面降到一定限度或磁体真空隔温层破坏等。③人为因素造成的失超,如励磁时充磁电流超过额定值导致磁场过快建立、磁体补充液氦时方法不当(如输液压力过大或输液速度过快)、误操作紧急失超开关等。④其他不可抗拒的因素造成的失超,如地震、雷电、撞击等均可造成失超。

为避免失超,应采取以下措施:①设置失超的预防机制,超导线埋在铜基中,铜基在磁通量突变时对超导线起分流作用,限制热量的产生并使热量不向超导体的其他部分蔓延;从工艺上保证超导线焊接点引入的电阻极小;磁通量突变产生的热量绝大部分被铜基传导给液氦,液氦蒸发使热量散失而不致引起很大的升温,励磁时磁通量突变最大、消耗液氦最多,应及时补充。②建立励磁时的失超保护装置,它由失超探测器、机械式直流快速断路器、泄能电阻器组成。当失超探测器发现失超发生时,启动断路器将励磁电源和磁体超导线圈绕组隔离开,并将磁体超导线圈绕组里的电流切换到泄流电阻器中进行放电,在短时间里将其能量释放掉。③建立磁体监控和保护措施,实时监控磁体线圈温度、应力、液氦液位、流量、真空度、杜瓦容器压力等参数值的变化。

失超带来的问题主要是过压、过热等。一旦发生失超,磁体中的制冷剂会挥发一空,因此首先要尽快更换有关管道口的保险膜,以免空气进入磁体低温容器后形成冰块;此后可对磁体进行全面检查,找出失超原因;如果磁体尚未损坏,可重新建立超导环境并给磁体励磁。

(6)超导磁体的其他组件:①失超管(quench tube)是超导磁体不可或缺的部分,其作用是将磁体内产生的氦气排到室外。日常情况下只将磁体内产生的少量氦气排出;一旦失超,磁体容器中近千升的液氦变为氦气(液氦在几分钟内以500~1 500L的速率气化)从失超管喷出。如果失超管设计尺寸不足,铺设路径不合理、不通畅甚至堵塞,磁体因内部压力快速增高而被损坏的可能性将增大。②紧急失超开关又称为磁体急停开关,是人为强制主动失超的控制开关,装于操作间或磁体间的墙上,其作用是在紧急状态下迅速使主磁场削减为零。该开关仅在地震、火灾或危及受检者生命等突发事件发生时使用。出于安全考虑,通常在失超按钮上加装隔离罩,严禁进出磁体间或操作间的人员对该开关的非正常操作。

超导磁体优点为高场强、高稳定性、高均匀性、不消耗电能以及容易达到系统所要求的孔径,所采集图像的信噪比高、质量好,特殊功能成像及超快速成像只能在超导高场强的MRI设备中完成。但是超导线圈须放置在密封的液氦杜瓦中方能工作,增加了磁体制造的复杂性,安装、运行及维护的费用相对较高;同时随着磁场强度的升高,其边缘场范围较大。近年来,随着超导技术的发展,已经生产出高性能、低成本的超导磁体。

(三)匀场

受磁体设计、制造工艺及磁体周围环境(如磁体的屏蔽物、磁体附近固定或可移动的铁磁性物体等)影响,任何磁体出厂到达安装场地都不可能保证整个成像范围内的磁场强度完全一致。磁体安装就位后还要在现场对磁场进行调整,消除磁场非均匀性的过程称为匀场(shim)。匀场是通过机械或电流调节建立与主磁场的非均匀分量相反的磁场,并将其抵消。常用的匀场方法有被动匀场和主动匀场两种。

1. 被动匀场 是指在磁体孔洞内壁上贴补专用的小铁片(也称为匀场片),以提高磁场均匀性的方法,由于该匀场过程中不使用有源元件,又被称为无源匀场。匀场所用的小铁片一般是磁化率很高的软磁材料,根据磁场测量的结果确定被动匀场小铁片的几何尺寸、数量及贴补位置。不同厂家、不同型号的磁体使用小铁片的几何形状及尺寸均有所不同。

超导磁体的被动匀场过程是:磁体励磁→测量场强数据→计算匀场参数→去磁→在相关位置贴补不同尺寸的小铁片,这一过程要反复进行多次。匀场用的小铁片本身没有磁性,将它贴补到磁体内壁,立刻被主磁场磁化而成为条型磁铁,如图6-8所示。图6-9表明了匀场小铁片对主

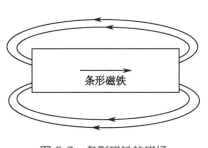

图 6-8 条形磁铁的磁场   图 6-9 小铁片对磁场的影响

磁场的作用,小铁片外部靠近磁体中心一侧的磁力线正好与主磁场反向,从而削弱了小区域内的磁场强度。匀场时,铁片的贴补位置根据主磁场的均匀性确定,铁片的尺寸由需要调整的场强差决定。用小铁片匀场的优点是可校正高次谐波磁场的不均匀,材料价格便宜,不需要昂贵的高精度电流。大多数铁片装在磁体孔径内,有些铁片装在磁体杜瓦容器外侧,用以补偿磁体上面或下面钢梁等金属引起的高次谐波。

2. **主动匀场** 是指通过适当调整匀场线圈阵列中各线圈的电流强度,使局部磁场发生变化来调节主磁场强度,以提高整体均匀性,也称为有源匀场。匀场线圈由若干个大小不等的小线圈组成,这些小线圈分布在圆柱形匀场线圈骨架表面,共同构成线圈阵列,安装于主磁体线圈和梯度线圈之间。主动匀场是对磁场均匀性进行精细调节的方法,匀场线圈产生的磁场可以抵消谐波磁场,改善磁场的均匀性(既可修正轴向非均匀性,也可修正横向非均匀性)。

匀场线圈也有超导型与阻抗型之分。超导型匀场线圈与主磁场线圈置于同一低温容器中,其电流强度稳定,且不消耗电能。阻抗型匀场线圈使用最多,但它要消耗能量。匀场电源的质量对于匀场效果起着至关重要的作用。由于匀场电源波动时,不仅匀场目的达不到,主磁场的稳定性也会变差。因此,在 MRI 中匀场线圈的电流均由高精度、高稳定度的专用电源提供。

二、梯度系统

梯度系统(gradient system)是指与梯度磁场相关的电路单元。其功能是:①为 MRI 提供满足特定需求、可快速切换的梯度场,对 MR 信号进行空间编码;②在梯度回波和其他一些快速成像序列中起着特殊作用(聚相、离相等);③在没有独立匀场线圈的磁体中,梯度系统可兼用于对主磁场的非均匀性进行校正。由此可见,梯度系统是 MRI 的核心部件之一。

(一)梯度磁场的性能指标

梯度磁场的性能参数通常有梯度强度、梯度爬升时间、梯度切换率、梯度场线性、有效容积及工作周期等。

1. **梯度强度** 是指梯度能够达到的最大值,通常用单位长度内梯度强度的最大值表示,单位为 mT/m。在梯度线圈一定时,梯度强度由梯度电流决定,而梯度电流又受梯度放大器的输出功率限制。目前超导 MRI 梯度强度在 30~100mT/m。

2. **梯度爬升时间及梯度切换率** 这两个梯度系统的重要指标,从不同角度反映了梯度场强达到最大值的速度。梯度爬升时间指梯度场强由零上升到最大值所需的时间,单位为 ms。梯度切换率是梯度场强从零上升到最大值或从最大值下降到零的变化率,单位为 mT/(m·ms)或 T/(m·s)。对于梯度强度 30mT/m 以上的梯度系统,其切换率可达 120~220mT/(m·ms),爬升时间达到 0.1ms。梯度爬升时间决定或限制 MRI 的最短回波时间,爬升快、梯度切换率高,可提高扫描速度,实现快速或超快速成像。如图 6-10 所示,梯度场的变化可用梯形表示,中间的矩形表示梯度场的有效部分,梯形的左侧表示梯度线圈通电后,梯度逐渐爬升至最大值的过程,则:

$$梯度切换率 = 梯度场强/爬升时间 \qquad (6-2)$$

3. 梯度场线性 是衡量梯度场平稳性的指标。线性越好梯度场越精确,图像质量就越好,非线性度随着与磁场中心距离的增加而增加,如果梯度场的线性不佳,图像边缘可能产生畸变。

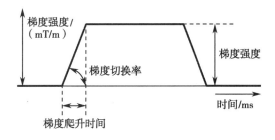

图 6-10 梯度性能参数示意图

4. 有效容积 亦称为均匀容积,是指梯度线圈所包容的能够满足一定线性要求的空间区域,这一区域一般位于磁体中心,并与主磁场的有效容积同心。产生 x、y 梯度的线圈通常采用鞍形线圈,对于鞍形线圈,其有效容积只能达到总容积的 60% 左右。梯度线圈的均匀容积越大,对于成像范围的限制就越小。

5. 工作周期 是指在一个成像周期时间(TR)内梯度场工作时间所占的百分比。梯度工作周期与回波链长度正相关,也与多层采集技术应用时成像周期内采集层面数正相关。

线性梯度场强必须大于主磁场的非均匀性,否则主磁场的非均匀性将严重影响空间编码,不仅会引起几何失真,还会导致空间分辨力降低。梯度系统性能高低直接决定着 MRI 的扫描速度、影像几何保真度及空间分辨力等;其性能还影响脉冲序列中梯度脉冲波形的设计,即一些复杂序列的实现也取决于梯度性能。

(二)梯度系统的组成

梯度系统由梯度控制器(gradient control unit,GCU)、数模转换器(digital to analogue converter,DAC)、梯度功率放大器(gradient power amplifier,GPA)、梯度线圈和梯度冷却系统等部分组成。其中,梯度功率放大器由波形调整器、脉冲宽度调整器和功率输出级组成。各部分之间的关系如图 6-11 所示。梯度磁场是由电流通过一定形状结构的线圈产生,工作方式是脉冲式,需要较大的电流和功率。梯度场快速变化所导致的洛伦兹力使梯度线圈发生机械振动,产生扫描过程中的噪声。

MRI 方法不同,梯度场的脉冲形式也不同,梯度脉冲的开关及梯度组合的控制由 GCU 完成,GCU 发出梯度电流数值,经过 DAC 将其转换为模拟控制电压,该电压与反馈电路的电压进行比较后送波形调整器,再经脉冲调制,便产生桥式功率输出级的控制脉冲。

1. 梯度线圈(gradient coil) 是在一定电流驱动下,在整个成像范围内建立大小、方向和线性度满足要求的梯度磁场,它由 x、y、z 三个梯度线圈组成。梯度线圈的设计应满足线性度良好、切换率快、爬升时间短、线圈功耗小及涡流效应低等要求。

(1)z 轴梯度线圈:取 MRI 主磁场 B_0 方向为 z 轴,产生 z 轴梯度场的线圈 G_z 可以有多种形式,最简单也是最常用的是"麦克斯韦对"。这是一对等半径为 a 的同轴圆形线圈,两线圈中通过的电流大小相等、方向相反,根据电磁场理论可知,当两线圈的隔开距离为 $\sqrt{3}a$ 时,梯度磁场取得最好的线性,且可使正中平面的磁场强度为零,其绕制方式如图 6-12 所示。图 6-13 是 z 轴梯度所产生的磁场,根据右手螺旋法则可知,两端线圈产生不同方向的磁场,一端与 B_0 同向,另一端与其反向,因而与主磁场叠加后分别起到加强和削弱 B_0 的作用。

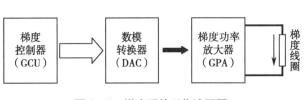

图 6-11 梯度系统工作流程图

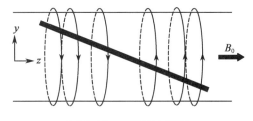

图 6-12 z 轴梯度线圈

（2）x 轴和 y 轴梯度线圈：产生 x 轴和 y 轴梯度场的线圈 G_x 和 G_y 主要有安德森线圈和高莱线圈两种形式。

1）安德森线圈：永磁、常导 MRI 设备中，用于产生 x 轴和 y 轴梯度场的线圈 G_x 和 G_y 是组合起来的安德森线圈，由四根载流直导线组成。四根直导线分别位于方形的四个角，如图 6-14 所示，要求导线长度比导线间距大得多。实际上导线不能无限长，必须提供适当的返回电路，如应用时可采用四个矩形线圈串联供电，产生 x 轴或 y 轴的梯度场。

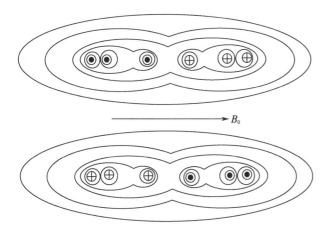

图 6-13　z 轴梯度线圈产生的磁场

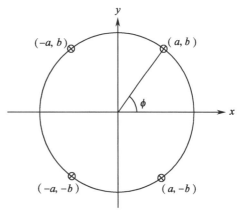

图 6-14　产生梯度磁场的四根平行无限长直导线

2）高莱线圈：超导 MRI 设备中，用于产生 x 轴和 y 轴梯度场的线圈 G_x 和 G_y 是高莱线圈，采用双马鞍形结构。以 y 轴梯度线圈为例：两对鞍形线圈组成 y 轴梯度磁场线圈，同轴八个半径为 a 的 120° 圆弧，近端圆弧对中心张角为 68.7°，远端圆弧张角为 21.3°，远端圆弧距中垂面的距离为 2.57a，可产生较好的梯度线性。鞍形线圈的圆弧线设计对磁体入口的限制小，且返回电路与 z 轴平行，不会产生 z 方向磁场。增加高莱线圈组数可以提高梯度场线性度，一组高莱线圈形成的梯度场线性均匀度不超过 3% 的球半径为 0.31a，两组高莱线圈形成的梯度场线性均匀度不超过 3% 的球半径为 0.36a。图 6-15 及图 6-16 为两组高莱线圈构成的 y 轴梯度线圈及其产生的梯度磁场。根据对称性原理，将 G_y 旋转 90° 就可得到 G_x。G_x 和 G_y 线圈的设计可以归结为同一线圈的设计问题。

x 轴、y 轴及 z 轴三组梯度线圈被固定并封闭在用纤维树脂制作的圆柱形筒内，再装入磁体腔内，如图 6-17 所示。

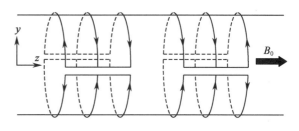

图 6-15　y 轴高莱梯度线圈

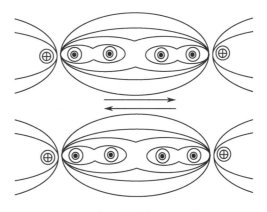

图 6-16　y 轴高莱梯度线圈产生的磁场

2. 梯度控制器和数模转换器　梯度控制器的作用是按系统主控单元的指令，发出全数字化的控制信号，数模转换器接收到数字信号后，立即转换成相应的模拟电压控制信号，输出给梯度放大器。MRI 不仅要求梯度磁场能够快速启停，而且要求其大小和方向都能够改变，故硬件上要求梯度电流放大器的脉冲特性高。对梯度放大器的精确控制就是由 GCU 和 DAC 共同完成的。

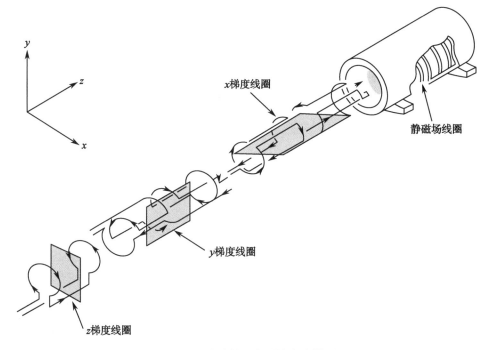

图 6-17　梯度线圈在磁体内的排列

通常 DAC 的精度(分辨力)由输入端的二进制数的位数决定,梯度系统大多采用 32 位的 DAC。

3. 梯度放大器　是整个梯度控制电路的功率输出级,要求具有功率大、开关时间短、输出电流精确和系统可靠等特点。但受线路分布参数、元器件质量、涡流效应以及梯度线圈感性负载等影响,梯度放大器的设计有一定困难,梯度放大器性能的优劣决定整个梯度系统的性能。为了使三个梯度线圈的工作互不影响,一般都安装三个相同的电流驱动放大器,它们在各自梯度控制单元的控制下分别输出系统所需的梯度电流。

梯度放大器的输入信号就是来自 DAC 的标准模拟电压信号,该电压信号又决定了梯度电流的大小。为了精确调节梯度电流的量值,MRI 在梯度电流输出级与梯度放大器间加入了反馈环节。采用霍尔元件测量梯度电流,实现实时监测。MRI 扫描过程中须不断地改变梯度场的强度和方向。梯度放大器除了具备良好的功率特性外,还要有良好的开关特性,才能满足梯度场快速变化的需要。

梯度放大器是工作在开关状态的电流放大器,由于梯度放大电路的驱动电流较大,梯度线圈的电阻比较稳定,使用开关放大器可大大减少放大器中三极管本身的功耗。开关放大器与系统时钟同步工作,其输出电流平均值取决于工作脉冲的占空比。另外,由于梯度线圈是感性负载,流经它的电流不能突变,因此梯度放大器通常采用高电压电源。假设梯度线圈的电感与电阻分别是 L 与 R,则开关管接通后电流上升的时间常数 $\tau=L/R$,通常梯度线圈的 L 很小,R 比较大,使 τ 非常短。采用高电压电源,可在开关管导通的最短时间内使输出电流达到额定值,这样功耗最小。

4. 梯度冷却系统　梯度系统是大功率系统,为得到理想的梯度磁场,梯度线圈的电流往往超过 100A,大电流将在线圈中产生大量的热量,如果不采取有效的冷却措施,有可能烧毁梯度线圈。梯度线圈固定封装在绝缘材料上,没有依赖环境自然散热的客观条件。常用的冷却方式有水冷和风冷两种,水冷方式是将梯度线圈经绝缘处理后浸于封闭的蒸馏水中散热,再由冷水交换机将热量带出;风冷方式是直接将冷风吹在梯度线圈上。目前高性能的梯度系统均采用水冷方式。

5. 涡流及涡流补偿　电磁学定律指出变化的磁场在其周围导体内产生感应电流,这种电流的流动路径在导体内自行闭合,称涡电流(eddy currents),简称涡流。涡流的强度与磁场的变化率成正比,其影响程度与这些导体部件的几何形状及与变化磁场的距离有关,涡流所消耗的能量最后均变为焦耳热,称为涡流损耗。

梯度线圈被各种金属导体材料所包围,在梯度场快速开关的同时,必然产生涡流。随着梯度电流的增加涡流会增大;而梯度电流减小时,涡流又将出现反向增大。涡流产生的磁场与梯度线圈电流产生的磁场叠加,使最终的梯度场波形严重畸变,破坏其线性度,如图 6-18B 所示。

降低涡流影响的方法主要有:①数字梯度预加重技术,在梯度线圈原理想梯度电流(图 6-18A)控制信号的基础上,增加预加重电流控制信号,预先对梯度电流进行补偿,图 6-18C 是补偿的梯度电流波形,经过补偿后梯度场的波形变化已经比较理想(图 6-18D)。②自屏蔽梯度线圈可有效降低涡流影响,分为有源屏蔽和无源屏蔽两种方法。有源屏蔽是在主梯度线圈($r=a$)的外面再增加一组屏蔽线圈($r=b,b>a$),辅助线圈与主梯度线圈同轴,施加的电流方向与主梯度电流相反,且同时通断,$r \geqslant a$ 的空间外磁通对消为零,这样抵消和削弱了主梯度线圈在周围导体中产生的涡流。有源梯度磁场屏蔽使梯度系统的成本和功耗成倍增加;无源屏蔽用金属柱面代替屏蔽线圈,抵消效果不理想。③使用特殊的磁体结构,用高电阻材料来制造磁体,以阻断涡流通路,从而使涡流减小。

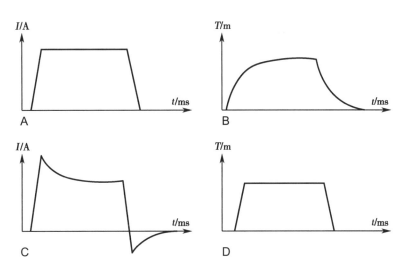

图 6-18　涡流对梯度场的影响及梯度电流补偿
A. 梯度电流波形;B. 受涡流影响的梯度场波形;C. 补偿的梯度电流波形;D. 补偿后的梯度波形。

三、射频系统

射频系统(radio frequency system)包括射频脉冲发射系统和射频信号接收系统两部分,其中射频脉冲发射系统实施射频激励,射频信号接收系统接收和处理射频信号(MR 信号)。射频系统不仅要根据不同扫描序列的要求编排组合并发射各种翻转角的射频脉冲,还要接收成像区域内氢质子的 MR 信号。MR 信号只有微伏(μV)的数量级,必须经过放大、混频、滤波及 A/D 转换等一系列处理,才能转化为数字化数据,经过图像处理系统进行图像重建。射频系统组成如图 6-19所示。

(一) 射频脉冲

受检体内的氢质子要在静磁场(B_0)中发生磁共振,必须在 B_0 的垂直方向施加射频场(B_1)。B_1 在射频发射系统的控制下,由射频放大器输出射频电流脉冲激励射频线圈,以射频脉冲波的形式发射出去。

1. 射频脉冲的类型 可分为硬脉冲和软脉冲两类。其中硬脉冲是强而窄的脉冲,其谱带较宽,常用于非选择性激励,在三维傅里叶变换成像中用来激励整个成像容积。而软脉冲是弱而宽的脉冲,其谱带较窄,常用于选择性激励,在二维傅里叶变换成像中用来确定扫描层面。

2. 射频脉冲的波形 理想的射频脉冲波形是时域中的 sinc 函数,但 sinc 函数在电路中较难实现,通常以时域方波来代替。时域方波的选择性虽然没有 sinc 函数好,但由于它的宽度比较容易控制,在电路中实现也相对容易,因而在 MRI 中被广泛应用。

3. 射频脉冲激发的频率范围 由其脉宽(脉冲持续时间 τ)决定。宽度为 τ 的方波脉冲,可激发 $\omega_0 \pm \dfrac{2\pi}{\tau}$ 范围内的频率(ω_0 为拉莫尔频率),即射频脉冲所覆盖的频率范围与脉宽负相关。射频脉冲越宽,其覆盖的频率范围越窄,脉冲的选择性就越好,可用于选择性激励;脉冲越窄,覆盖的频率范围越宽,脉冲的选择性就越差,在此类脉冲的作用下,感兴趣区内的所有氢质子可在瞬间同时被激发,也就是所谓的非选择性激励。

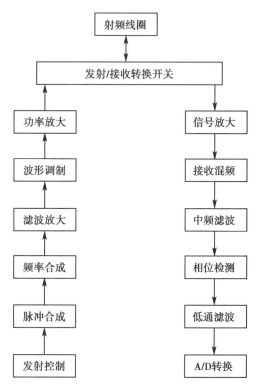

图 6-19 射频系统组成框图

4. 射频脉冲翻转角度 在 MRI 中,氢质子群的净磁化强度矢量 M 不仅受主磁场 B_0 的作用,还受射频场及其本身弛豫的影响。如果只考虑射频场对 M 的单独作用,实施射频脉冲激励后,净磁化强度矢量 M 受 B_1 场的作用而偏离平衡位置的翻转角 θ 为:

$$\theta = \gamma B_1 \tau \tag{6-3}$$

式 6-3 中,γ 为磁旋比。由式可见,通过调节射频场强度 B_1 和脉冲宽度 τ 两个量,可使 M 翻转至任意角度。通常情况下成像序列中射频脉冲的脉宽 τ 决定着射频脉冲的选择性,因而 MRI 中只能用 B_1 的强度大小来控制翻转角度。习惯上,把使 M 偏离稳定位置(B_0 方向)θ 角的脉冲称为 θ 脉冲。如偏离 90° 和 180° 的射频脉冲分别称之为 90° 脉冲和 180° 脉冲,而 90° 脉冲和 180° 脉冲是目前 MRI 中使用最多的脉冲。由式 6-3 也可以看出,使 M 翻转 180°,所需射频场的能量要比 90° 脉冲的能量增加一倍。在 MRI 中,射频脉冲的宽度(决定激发频率的选择范围)和幅度(决定受激发后的翻转角度)都是由计算机和射频控制系统实施全数字化精密控制。

(二)射频线圈

射频线圈相当于广播、电视用的天线,但存在区别。广播、电视信号的发射和接收地点可相距成百上千公里,接收天线处在发射电磁波的远场中,发射天线和接收天线之间是行波耦合;行波的波长比收、发两地之间的距离小得多,行波的电场和磁场特性具有对等的意义。由于 MRI 的射频线圈与受检体之间的距离远小于波长,线圈处在被接收 MR 信号的近场中,发射和接收之间不是行波耦合而是驻波耦合;驻波的电磁能量几乎全部为磁场能量。因此,射频脉冲的激励和 MR 信号的接收不采用电耦合的线状天线,而必须采用磁耦合的环状天线,也就是射频线圈。线圈的传统定义是一系列连接起来的同心圆环或螺旋形导线。

1. 功能 具有发射和接收两种基本功能。发射是指射频放大器产生的激励脉冲通过射频线圈转换为在成像空间横向旋转的、具有一定频率和功率的电磁波,即射频磁场(B_1)。射频磁场的能量被受检者体内的氢质子选择性吸收,完成"能量交换",氢质子受到激励导致进动行为发生变化。接收是指射频线圈中的谐振电路以及相关的射频前置放大器将发生共振质子的进动行为变化(磁化矢量 M_{xy})转换为电信号,再次完成"能量交换",从而采集到所需要的 MR 信号。射频线圈本质上是一种特殊的"换能器"或"能量交换器"。

2. 主要技术参数　包括信噪比、灵敏度、均匀度、品质因数、填充因数及有效范围等。

(1)信噪比:射频线圈的信噪比与成像体素的大小、主磁场强度等成正比,与线圈半径、带宽等成反比,还与线圈的几何形状有关。线圈的 SNR 越高,越有利于提高图像分辨力及系统成像速度。

(2)灵敏度:是指接收线圈对输入信号的响应程度。线圈灵敏度越高,越能检测到微弱的信号。但随着信号的降低,噪声的影响会升高,从而导致信噪比下降。可见,线圈灵敏度并不是越高越好。

(3)均匀度:射频线圈发射的电磁波会向周围空间发散,并随着传播距离的增加而逐渐减弱,因而它所产生的射频磁场并不均匀。磁场均匀度与线圈的几何形状密切相关,螺线管线圈及其他柱形线圈提供的射频磁场均匀性较好,而表面线圈产生的射频磁场均匀性较差。

(4)品质因数 Q:Q 值等于谐振电路特性阻抗 ρ 与回路电阻 R 的比值,即 $Q=\rho/R$。Q 也定义为谐振电路中每个周期储能与耗能之比。

Q 值是反映谐振电路性质的一个重要指标,对于串联谐振,当满足谐振条件($\omega=\omega_0$)时,谐振电路的输出电压是输入电压的 Q 倍。在 MRI 中,由于射频线圈实际上是由各种谐振电路组成的,射频线圈也有 Q 值。Q 值越大,表示线圈在工作频率及共振频率下对信号的放大能力越强,线圈对某一频率信号的选择性越好,但线圈的通频带也随之变窄,脉冲的衰减时间也会变长。因此,应该选用适当 Q 值的线圈。

(5)填充因数 η:η 为受检体体积 V_s 与射频线圈容积 V_c 之比,即 $\eta=V_s/V_c$。由于 η 与射频线圈的 SNR 成正比,即提高 η 可提高 SNR。因此,在射频线圈的结构设计以及使用过程中,应以尽可能多地包绕受检体为目标。

(6)有效范围:是指激励电磁波的能量可以到达(对于发射线圈)或可检测到 MR 信号(对于接收线圈)的空间范围。有效范围的空间形状取决于线圈的几何形状。有效范围增大,噪声水平随之升高,SNR 降低。

3. 种类　可按不同方法分类。

(1)**按功能分类**:射频线圈可分为发射/接收两用线圈、接收线圈两类。

1)发射/接收两用线圈:具有发射功能和接收功能,线圈工作时,要通过电子线路在发射模式和接收模式之间快速切换。正交头线圈、正交膝关节线圈以及磁体孔内置的体线圈大都设计为两用线圈。

2)接收线圈:只负责接收信号,射频脉冲的发射和激励工作由磁体孔内置的体线圈来完成。大部分表面线圈都是接收线圈(如体部表面柔软线圈)。

(2)**按作用范围分类**:可分为全容积线圈、表面线圈、部分容积线圈、体腔内线圈和相控阵线圈五类。

1)全容积线圈:能够整个地包容或包裹成像部位的柱状线圈,这类线圈在一定容积内有较均匀的接收场。主要用于大体积器官或组织的大范围成像,如体线圈、头线圈和膝线圈。

2)表面线圈:是一种可紧贴成像部位表面放置的接收线圈,常见结构有扁平型或微曲型,这类线圈接收场不均匀。表面线圈成像范围内接收场的不均匀直接导致了接收信号的不均匀,在影像上的表现为越接近线圈的组织越亮,越远离线圈的组织越暗。表面线圈在线圈放置时有很大的自由度,主要用于表浅器官或组织的成像。

3)部分容积线圈:由全容积线圈和表面线圈两种技术相结合而形成的线圈,这类线圈接收场的均匀性介于全容积线圈和表面线圈之间。部分容积线圈和全容积线圈、表面线圈并没有明显界限,表面线圈的曲度增加到一定程度可以看成部分容积线圈。

4)体腔内线圈:使用时须置于人体体腔内,对体内的相应组织结构实施高分辨成像。从原理上讲,体腔内线圈仍属表面线圈。线圈的设计要考虑进出人体的方便性,射频电路可以安装在固定体内形成线圈;也可以把软射频线圈固定在气囊内,进入体腔后充气使环形线圈电路膨胀开。例如,直肠内线圈用于直肠、前列腺及子宫等器官成像。

5)相控阵线圈:是由两个以上的小线圈或线圈单元组成的线圈阵列。这些线圈可彼此连接,组成一个大的成像区间,使有效空间增大;各线圈单元也可各自作为独立线圈应用。无论何种连接方法,每个小线圈均可以同时接收对应小区域的 MR 信号,测量结束后将每个小区域的信号有机地联系在一起。全景成像矩阵(total imaging matrix,TIM)技术将多个线圈单元组成全身一体化线圈,扫描过程中通过主控计算机系统切换线圈,可一次性完成全脊柱扫描,无须重复摆放体位和更换线圈。

(3)按极化方式分类:射频线圈可分为线(性)极化和圆(形)极化两类线圈。线极化线圈只有一对绕组,相应射频场只有一个方向;圆极化线圈又称为正交线圈,它的两对绕组工作时接收同一 MR 信号,但得到的噪声却互不相干,对输出信号进行适当的组合,就可使线圈的信噪比提高,故正交线圈的应用非常广泛。例如,磁体孔内置的体线圈就是正交线圈,还有正交头线圈、正交膝关节线圈等。

(4)按主磁场方向分类:由于主磁场有横向磁场(永磁体的磁场)和纵向磁场(超导磁体和常导磁体的磁场)之分,而射频场的方向应该与主磁场方向相垂直,因此,射频场的方向也要随主磁场而改变。体现在体线圈设计上,就需要采用不同的绕组结构。螺线管线圈和鞍形线圈是体线圈的主要形式,螺线管线圈主要用于横向静磁场的磁体中,鞍形线圈主要用于纵向静磁场的磁体中。

1)螺线射频管线圈:在横向磁场的磁体中,一般采用螺线管线圈(solenoid coil)。这时螺线管线圈产生的射频磁场(B_1)的方向平行于人体轴线,如图 6-20 所示。

无限长螺线管线圈内产生的磁场是均匀的,是横向静磁场中线圈的基本绕组结构,也是体线圈的绕组形式。多匝螺线管线圈工作频率较低,包容组织多,故噪声也大;单匝螺线管线圈由整块薄导体板材卷成有缝圆筒状。单匝螺线管线圈电感极小,当长度为电磁波半波长的整数倍时,将有驻波谐振发生。

2)鞍形射频线圈:在纵向磁场的磁体中,均采用如图 6-21 所示的鞍形线圈(saddle-shaped coil),它产生的横向射频场垂直于人体轴线。

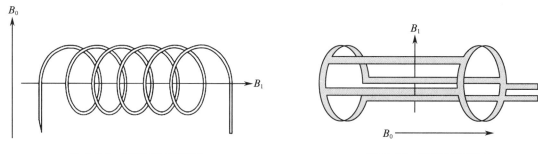

图 6-20　螺线管射频线圈　　　　　　　　图 6-21　鞍形射频线圈

鞍形线圈是纵向静磁场中梯度线圈的基本绕组结构,也是体线圈的绕组形式。螺线管线圈的灵敏度和提供的射频场的均匀性均优于鞍形线圈。据报道,前者的灵敏度是后者的 2~3 倍。但是,由于螺线管线圈对来自人体的噪声也同样敏感,其 SNR 并不比鞍形线圈高。一般来说,人体的噪声水平也随着主磁场场强的提高而上升。因此,只有在低场 MRI 中,螺线管线圈才表现出明显优于鞍形线圈的性能。

（5）按绕组形式分类:根据线圈绕组或电流环的形式,射频线圈又可分为亥姆霍兹线圈、螺线管线圈、鞍形线圈、交叉椭圆线圈、管状谐振器(slotted tube resonator,STR)线圈和鸟笼式线圈(bird cage coil)等多种形式。

其中,鸟笼式线圈又称笼式线圈,其充分的开放式设计(例如,鸟笼式头线圈内径可达28cm)大大减轻了受检者的幽闭恐惧感,也大大增加了临床应用范围。鸟笼式头线圈的上部通常配置有外视镜,使受检者仰卧位接受检查时可看到磁体外面的场景,体现人性化的设计理念,同时也可用于磁共振脑功能成像时视频刺激画面的传送。

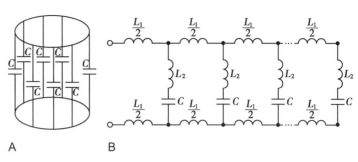

图 6-22　低频笼式线圈(N=8)
A. 线圈结构;B. 等效电路。

1）低频笼式线圈:其N个电容对称地接在两个端环之间,连接电容和端环的导线称为笼式线圈的列线,如图 6-22 所示。

2）高频笼式线圈:其N个电容等距地串接在两个端环上,且每个电容两端均有列线相连,如图 6-23 所示。

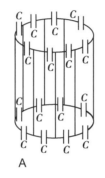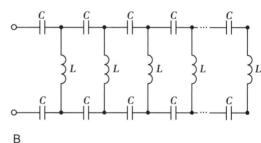

图 6-23　高频笼式线圈(N=8)
A. 线圈结构;B. 等效电路。

4. **工作模式**　射频线圈在工作过程中会出现下述三种不同的工作模式。

（1）体线圈模式:在这种模式下,射频脉冲的发射和 MR 信号的接收均由磁体孔内置的体线圈来完成。例如,行胸、腹、盆、双下肢等体部大范围定位像成像时就可以利用这一模式。

（2）头线圈模式:指头线圈单独工作,即行头部磁共振成像时的情形。这时头线圈既是发射线圈又是接收线圈。由于体线圈不能像其他线圈那样随时拆卸和更换,因而在头线圈模式下应采取措施,将体线圈隔离。头线圈模式射频激发准确,精度高,射频场均匀性好,射频接收信噪比高,图像质量好。

（3）表面线圈模式:指由体线圈激发、表面线圈进行接收的工作模式。表面线圈通常只有接收功能,表面线圈成像时需要用体线圈进行射频激发。表面线圈模式成像信噪比高,图像质量好,是除颅脑和膝关节之外人体器官组织广泛采用的成像模式。

5. **性能要求**　MRI 对射频线圈的要求是。①射频线圈对谐振频率要有高度的选择性,严格谐振在氢质子的共振频率上;②有足够大的线圈容积,产生的射频场(B_1)能覆盖成像体积且体积内要尽可能均匀;③从几何结构上要保证线圈具有足够的填充因数,线圈本身的信号损耗要小;④能经受一定的过压冲击,具备自保护电路;⑤受检体上沉积的射频功率要少,须权衡线圈的发射效率并进行必要的射频屏蔽。

（1）射频线圈的调谐:射频线圈只有谐振在氢质子共振频率时才能达到激发氢核和接受最大 MR 信号的双重目的。由于线圈进入磁体后,有效空间减小,导致它的等效电感会变小,线圈发生失谐(detuning);线圈加载(即成像体置入线圈)后,线圈的分布电容改变,线圈的固有共振频率会发生偏移,也会出现失谐。因此,每次成像之前都要进行调谐(tuning)。调谐可分为自动调谐和手动调谐两种,手动调谐只在个别线圈中使用。线圈的调谐一般通过改变谐振回路中可变电容的电容值或变容二极管的管电压(从而改变其电容值)两种方式来实现。线圈调谐的过程与收音机的选台非常相似。

(2)线圈系统的耦合:当线圈系统工作在表面线圈模式时,分别进行激励的体线圈和信号接收的表面线圈工作频率相同,二者之间极易发生耦合(coupling)。如果体线圈发射的大功率射频脉冲被表面线圈接收,可能出现两种严重后果:一是由于感应电流太大而使表面线圈烧毁;二是使受检者所承受的射频能量过大,发生灼伤。

若为线性极化体线圈,只需对表面线圈的几何形状进行调整,使其表面与体线圈相垂直,就可达到去耦的目的。但是,对于圆形极化体线圈,无论如何设置表面线圈的方向,二者之间的耦合都是无法去除的。尽管体线圈和表面线圈的谐振频率相同,但由于二者是分时工作,即发射时不接收、接收时不发射。因此,可以采用电子开关的方式进行动态去耦。所谓动态去耦,是指在扫描序列的执行过程中,根据体线圈和表面线圈分时工作的特点,给两种线圈施加一定的控制信号,在谐振与失谐两种状态下轮流转换。即在射频脉冲发射时,使体线圈谐振、表面线圈失谐;在信号接收阶段,使体线圈失谐,表面线圈谐振。这种动态的调谐可使用开关二极管等电子元器件来实现。

与动态去耦相对应的静态去耦是指通过机械开关的通断来控制和切换不同线圈的发射和接收电路。如头线圈模式中体线圈与头线圈间的去耦,通过头线圈插头的设计,可以实现直接断开体线圈发射接收电路的功能,并使其失谐。

(三)射频脉冲发射系统

射频脉冲发射系统的功能是根据扫描序列的需要编排组合并发射各种功率和角度的射频脉冲,如自旋回波序列中常用的90°和180°两种射频脉冲,梯度回波序列中用到的任意小角度射频激发脉冲。由公式6-3可知:改变射频场(B_1)的强度或脉冲宽度,可改变射频脉冲的翻转角。射频发射电路通过连续调整B_1的强度来改变射频脉冲翻转角。

射频脉冲发射系统由射频控制器、脉冲序列发生器、脉冲生成器、射频振荡器、频率合成器、滤波放大器、波形调制器、脉冲功率放大器、发射终端匹配电路及射频发射线圈等组件构成,如图6-24所示。

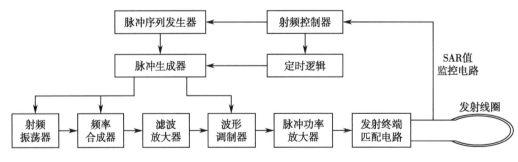

图6-24 射频脉冲发射系统

1. 射频振荡器 一种能产生稳定频率的振荡器,提供本振信号(参考时钟),用于保证MRI相干运行。由于石英晶体振荡器的频率范围适合于MRI的工作频率,因此,可用石英晶体振荡器作为频率信号源。如果温度可控,它对50Ω标准电阻输出峰值为1V的电压,其稳定性一般是0.1ppm或0.01ppm。

2. 频率合成器 MRI中需要用到多种频率的射频信号:①发射部分需要一路中频信号和一路同中频进行混频的信号;②接收部分需要用到两路具有90°相位差的中频信号和用于混频的一路射频信号;③整个射频部分的控制需要一个共用的时钟同步信号。所有这些射频信号都要求稳定度好、准确度高,并且频率的大小易于用计算机进行控制。这样的信号一般采用频率合成器来产生。

频率合成器是一种通过对稳定的频率进行加、减、乘、除的基本运算,以产生所需频率的装置。其基本原理是:①通过混频器完成频率的相加和相减;②通过倍频器完成频率的乘法;③通过分频器完成频率的除法;④通过鉴相器和锁相环路来稳定频率。

如图 6-25 所示,频率合成器由四部分组成。①固定频率部分:它提供频率合成过程中所需的各种频率,如 F_3、F_4、F_7、F_8、F_{10} 等,也可提供合成器对外输出的一些固定频率如 F_{11}、F_{12} 等;②低频部分:输出频率 F_9,用作合成器细调步进频率;③高频部分:输出频率 F_1、F_2,用作合成器粗调步进频率;④相加部分:完成几个频率的相加或相减。合成器的输出频率为 $F_0=F_1+F_2+F_9+F_{10}$;其中细调步进与粗调步进相互补充使用,使 F_0 同时满足覆盖率及分辨力的要求。

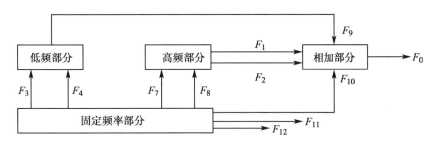

图 6-25　频率合成器框图

3. 波形调制器　其作用是产生需要的波形,它由脉冲生成器控制。当脉冲流程送来一个脉冲时,控制门就接通;在其他时间都断开。

4. 脉冲功率放大器　波形调制器输出的射频脉冲信号幅度仅为 0.5V 左右,功率也只有 1mW 左右,必须经功率放大,获得足够大的功率才能馈送到发射线圈以产生成像所需的 RF 磁场。

由于射频脉冲的频率高达数十兆 Hz,因此采用高频功率放大器。射频脉冲频宽较窄,可采用调谐回路放大器。

例如,一种 MRI 的射频发射功率为 10kW(电压峰值约为 2kV),为获得如此大的功率放大须采用多级功放及功率合成技术,其脉冲功率放大器如图 6-26 所示。

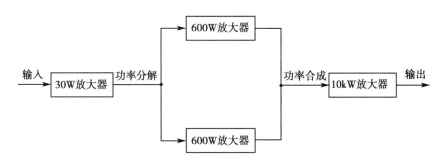

图 6-26　脉冲功率放大器框图

(1)30W 放大器:将调制器输出的 0.5V、1mA 的射频脉冲信号放大到 30W。由于信号还处于较低的电平,所以 30W 放大电路采用集成运算放大器,是工作在甲类的三极管放大电路。

(2)600W 放大器:它采用效率高的乙类推挽功率放大器,将 30W 放大器输出的几十伏信号进一步放大。

(3)功率分解与功率合成:在高频功率放大器中,当需要输出的功率超出了单个电子器件所能输出的功率时,可以将输入功率分解,同时输入到几个电子器件,再将几个电子器件的输出功率叠加起来,以获得足够大的输出功率,这就是功率分解与功率合成。功率合成可通过推挽电路完成,推挽功率放大器中,两个三极管的输出由输出变压器进行叠加。并联电路也能很方便地实现功率合成,其优点是电路简单、成本低;其缺点是用来叠加的两路信号相互影响,其中一个短路或断路会使整体输入变为零。

用传输变压器组成的混合网络,在实现功率合成与功率分解时,可使两个或数个放大器之间彼此隔离,互不影响。

(4)10kW 放大器:晶体管具有体积小、功耗低、噪声小等优点,在很多电路中可取代电子管。但其缺点是功率较小,在大功率电路中,还不能取代电子管。由于末级功率放大器的功率大,所以大多采用"AB"类真空四极管放大器。

5. 发射终端匹配电路 起缓冲器和开关的作用,特别是两用线圈,必须通过发射终端匹配电路的转换。射频发射时,它建立的信号通路阻抗非常小,使线圈发射脉冲磁场;射频接收时,它建立的信号通路阻抗非常大,建立信号电压。

6. 射频能量特定吸收率的控制 特定吸收率(specific absorption rate,SAR)是单位时间内单位质量物质吸收的电磁波(无线电频率)辐射能量,以瓦特/千克(W/kg)或毫瓦/每克(mW/g)来表示。各国政府普遍采用由独立科学机构所制定的国际安全准则来管理射频能量对人体的暴露和辐射。MRI 也不例外,需要采取具体防范措施对射频脉冲发射系统的 SAR 值进行严格管理和控制,防止灼伤人体等不良事件的发生。

设置 SAR 值监控电路,实现射频能量在人体累积过程的实时监测。当累积 SAR 值超过预先设定的安全值时,或者 SAR 值累积趋势在未来短期(例如 6s)和长期(例如 60s)时间内将超标时,射频控制系统会自动启动安全机制,暂停射频脉冲的输出和扫描。

7. 射频发射线圈 为了产生理想的射频场,射频发射线圈的设计应使它所产生的射频场尽可能均匀,且在共振频率处有较高的 Q 值。射频发射线圈的 Q 值越高,射频脉冲电能转化为射频磁场能的效率就越高。在信号接收期间,发射线圈必须设置为开路状态,以避免噪声耦合进接收系统。

(四)射频信号接收系统

射频信号接收系统的作用是接收人体产生的 MR 信号,并经适当放大和处理后供数据采集系统使用。由接收线圈、前置放大器、混频器、中频放大器、相敏检波器、低通滤波器、射频接收控制器等电路组成,如图 6-27 所示。

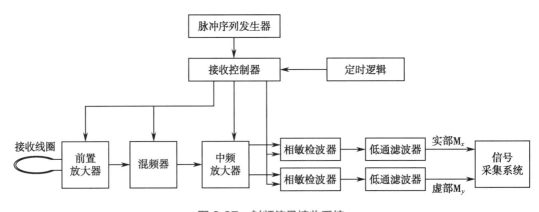

图 6-27 射频信号接收系统

1. 射频接收线圈 其性能很大程度上取决于线圈的几何形状和导线材料。螺线管状接收线圈的 SNR 高,但仅适用于主磁场方向与检查床垂直的场合。多数情况是主磁场方向与检查床平行,螺线管状接收线圈不能使用。接收线圈多选用鞍形,其磁场很容易满足与主磁场垂直的要求,但 SNR 只有相应的螺线管线圈的 $1/\sqrt{3}$。如果用两个正交鞍形线圈组合成一个接收线圈,它们接收的信号相加,可使 SNR 提高 $\sqrt{2}$ 倍。

2. 射频接收控制器 它是一个电子开关,其作用是在射频发射时将接收线圈开路,确保发射功率不串入接收系统的前置放大器,以免损坏前置放大器。

3. 前置放大器 与接收线圈集成在一起,以避免长电缆引起的信号衰减。从射频接收线圈中感应出的 MR 信号只有微瓦(μW)数量级的功率,这就要求前置放大器既要有很高的放大倍数,又要有很小的噪声。具体地说,前置放大器要对 1μV 以下的信号发生反应,在工作频率附近要有较为平坦的频率响应,并要在很大范围内有足够的线性放大特性。在放大器的安全性能方面,它至少应能接受 1V 左右的负载,且负载后可在小于 1μs 的时间内迅速恢复。

4. 混频器 自由感应衰减信号(free induced decay signal,FID)信号经前置放大器放大后到达混频器。为了提高前置放大器的灵敏度与稳定性,在这里多采用外差接收的方法,使信号与本机振荡频率混频后产生一个中频信号,即将射频信号的高频率转换至较低的中间频率上,类似于广播电台的信号在收音机中的调频过程。该信号经中频放大器进一步放大后送往相敏检波器。

5. 相敏检波器 相敏检波又叫正交检波。对于频率和相位均不同的信号,相敏检波电路有很高的选择性,可得到较高的 SNR,可用在信噪比小于 1 的信号累积实验中。MR 成像体素的空间位置信息均包含于 MR 信号中。射频脉冲序列在激发和信号读出阶段由梯度脉冲分别进行了相位和频率编码,使信号的相位和频率特性实质上代表了体素的空间位置。为在图像重建时能够还原出体素的空间信息,信号采样前必须用硬件的办法将二者加以区分,这就是采用相敏检波器的原因。

检波电路的作用通常是将交流信号变为脉动的直流信号,其输出信号的幅值与交流信号的幅值成正比。在 MRI 的射频接收装置中,一般采用两个相同的相敏检波器进行相位检测。在这两个相敏检波器的输入端分别加上与信号电压有 0° 或 90° 相位差的参考电压,就可在输出端分别获得实部(M_x)和虚部(M_y)信号。

6. 低频放大器与低通滤波器 检波输出的低频信号均为零点几 V,频带范围在零到几万 Hz。由于 MR 信号在 A/D 转换时需要约 10V 的电平。因此,须由低频放大器对此低频信号进行放大,同时加低通滤波器衰减信号频率范围之外的频率成分。

四、信号采集和图像重建系统

信号采集也称为数据采集,是指对相敏检波后的两路信号,即质子群的净磁化强度矢量(M_0)的实部(M_x)和虚部(M_y)信号分别进行模数(A/D)转换,使之成为离散数字信号的过程。这些数字信号经过累加及变换处理后就成为重建 MRI 图像的原始数据。在 MRI 中,射频系统和信号采集系统的工作原理与脉冲傅里叶变换波谱仪的工作原理基本相同,因而这两个系统又被合称为谱仪系统(测量系统)。图像重建的任务则是根据谱仪系统所提供的原始数据来计算可显示的灰度图像。

(一)信号采样和采样保持

MR 信号是随时间连续变化的模拟信号,模拟信号只有转换为数字信号才能进一步处理。A/D 转换就是将模拟信号转换为数字信号的过程,它可以分为采样和量化两个步骤。

1. 采样 采样是把一个连续时间函数的信号,表示为一定时间间隔的离散信号。根据奈奎斯特(Nyquist)采样定理,为使原始信号波形不产生"半波损失",模数转换器(ADC)的信号采样频率至少应为原始信号最高频率的两倍。即对于一个有限带宽信号,只使用超过奈奎斯特率的信号采样频率对其采样,才能保证离散化的数字信号可以完全逆转换,恢复到原来连续的模拟信号。

MR 信号的频谱取决于梯度磁场和层面的大小。当 MRI 中使用的梯度场在 1~10mT/m 时,其相应的 MR 信号频率应为 12~120kHz,信号采集系统的采样频率至少应在 24~240kHz,A/D 芯片的变换速度应满足高速率(400kHz 以上)的要求。采样频率的提高留给每次转换的时间也相应缩短,这要求转换电路具备更快的工作速度。由此可见,不能无限地提高采样频率,目前 1.5T 和 3.0T MRI 设备的信号采样频率一般在 700kHz 到 3MHz。

2. 采样保持 采样的值是瞬时的,在下一个采样时刻到来之前这个值必须保持。由于转换是在取样结束后的保持时间内完成的,所以转换结果所对应的信号是采样最后一瞬间的模拟电压。为避免信号的幅值在模数转换器由模拟到数字的量化过程中发生改变,这个量化(数字化)过程必须高速进行,一般在 μs 级。

在 A/D 转换过程中,设 Δt 为一个采样周期,则所谓采样值的保持,是指在 0、Δt、$2\Delta t$ 等时间段内保持采样所得到的最后瞬时信号值为一个常值,以便给 ADC 预留充足的时间(μs 级)对这一常值进行高速 A/D 转换。这样,连续模拟信号在经过采样、保持之后,所得到的是一系列平顶脉冲。

(二)量化和编码

1. 量化 是把采样后形成的不同幅度、断续脉冲的 MR 信号以数字值表示的过程。数字信号在时间上是离散的,数字量大小的变化也是不连续的,只能是某个规定的最小数量单位(量化单位)的整数倍。MR 信号进行 A/D 转换时,必须将取样电压表示为量化单位的整数倍。

2. 编码 量化结果采用代码表示出来,称为编码。MRI 中 A/D 转换输出结果的表达采用二进制数据,以便于计算机的存储和处理。

量化过程中必定会引入量化误差,量化数字值级数分得越细,引入的误差就越小,成像亮度的灰度级数就越多,A/D 转换的精度就越高。然而,量化数字值级数分得过细,会增大数据的位数,这将增加计算量和对芯片变换速度的要求。一般在 MRI 中,信号量化级数为 16 位数字信号,取值为 65 536 级。

(三)信号采集系统的组成

信号采集系统的核心器件是 A/D 转换器。A/D 转换器的两个重要指标是转换速度和精度。A/D 转换过程中采样和量化的快慢都影响 A/D 转换的速度。A/D 转换器输出的二进制数字信号,经数据接口送往接收缓冲存储器等待进一步处理。上述每一个过程都是在序列发生器以及有关控制器的作用下完成。射频信号采集系统组成框图如图 6-28 所示。

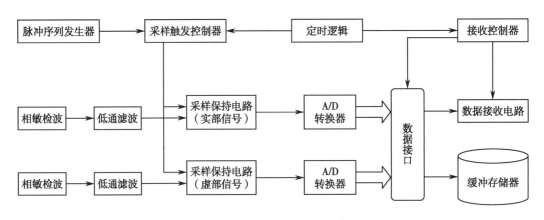

图 6-28 射频信号采集系统组成框图

(四)图像重建

MRI 系统在恒定静磁场的基础上,通过施加线性梯度磁场,由射频脉冲激发受检部位产生 MR 信号,再经接收电路将 MR 信号变成数字信号。此数字信号只是原始数据,为获得受检部位高质量的图像,还必须经过一系列的数据处理,如累加平均去噪声、相位校正、傅里叶变换等数据处理方法。这些处理过程由计算机图像重建部分完成。

图像重建的本质是对数据进行高速数学运算。首先,由于获取的数据量非常大,需要大容量的缓冲存储器,称为海量存储器。其次,因为图像数据量大,若要成像时间短就必须要求运算速度快。仅靠计算机来进行全部运算需要大量的时间,不能满足快速成像的需要,因此,一般都配有专用的图像阵列处理器(array processor,AP)。因 AP 采用了并行算法等技术,使大批量数据的计算速度大幅度提高。通过对 AP 进行编程,可以完成所要求的运算。在 MRI 中,AP 运算所需数据全部来源于海量存储器。重建后的图像数据,以 16 位整数形式存于海量存储器和硬盘中。另外,由于 AP 具有特殊的数据格式,还需要有相应的数据格式转换电路和地址选择电路。为提高海量存储器数据输入输出的正确率,有些机型增加了错误检测校正电路。图像重建部分的基本结构如图 6-29 所示。

从数据采集部分得到的原始数据,由错误检测校正电路控制,在每字节数据后添加几位错误校验位。数据位与校验位一起存入海量存储器。从海量存储器读出

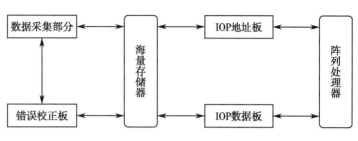

图 6-29　图像重建部分的结构图

数据时,错误检测校正板具有校正一位错误的能力,通过检查校验位,判断数据有无错误。然后便可将此数据传送到主机,作为数据文件存储起来,也可直接送至 AP 进行重建。AP 在计算机编程控制下,通过输入输出口(IOP)地址板及输入输出口数据板与海量存储器进行数据交换。

五、主控计算机和图像显示系统

在 MRI 设备中,计算机(包括微处理器)的应用非常广泛。各种规模的计算机、单片机及微处理器等,构成了 MRI 的控制网络。

(一)主控计算机系统

主控计算机系统由主控计算机(host computer)、控制台、主控图像显示器、辅助信息显示器(显示受检者心电、呼吸等电生理信号和信息)、图像硬拷贝输出设备(激光相机)、网络适配器以及谱仪系统的接口部件等组成,如图 6-30 所示。

主控计算机系统控制用户与 MRI 各系统之间的通信,并通过运行扫描软件来满足用户的应用要求。主控计算机具有扫描控制、受检者数据管理、归档图像(标准的网络通信接口,例如 DICOM3.0 接口)、评价图像以及机器检测(包括自检)等功能。目前 MRI 设备多采用高档微机,其成像速度主要决定于测量系统和图像处理系统的运行速度。

MRI 扫描中,用户进行的活动主要有受检者登记、扫描方案制定、扫描控制以及图像调度(显示及输出)等。这些任务都要通过主控计算机的控制界面(键盘、鼠标器)和主控图像显示器来完成。序列一旦开始执行,控制权就交给了测量控制系统,此后便可在主控计算机上进行其他操作。

(二)主控计算机系统中运行的软件

计算机系统都是由软件和硬件共同组成的,“软”“硬”结合才能充分发挥计算机系统的功能。在 MRI 的主控计算机上运行的软件可分为系统软件和应用软件两大类。

1. MRI 软件和硬件的关系　MRI 软件和硬件的关系如图 6-31 所示。MRI 整机可划分为用户层、计算机层、接口层和谱仪系统层 4 层结构。但从控制的观点来看,又可将其分为软件和硬件 2 层结构。这两种结构分层方法,都有利于对 MRI 逻辑结构的正确认知和理解。无论何种

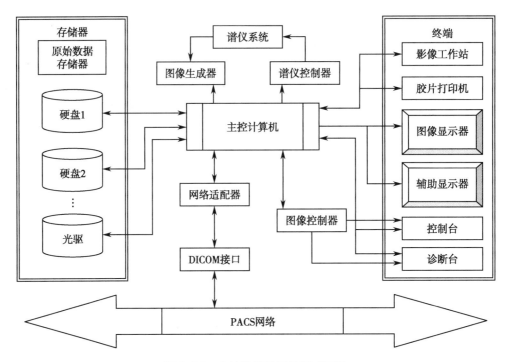

图 6-30　主控计算机系统组成框图

方法,由于应用软件总是位于最顶层,它通过操作系统等系统软件与主控计算机发生联系,从而控制整个 MRI 的运行。因此,对于用户来说,充分了解主控计算机系统中运行的软件是十分重要的。

2. 系统软件　系统软件是指用于计算机自身的管理、维护、控制和运行以及计算机流程的装载、翻译和维护的流程组。系统软件又包括操作系统、数据库管理系统和常用例行服务流程三个模块,其中操作系统是系统软件的核心。

操作系统是由指挥与管理系统运行的流程和数据结构组成的一种大型软件系统,它具有作业处理和实时响应的能力。其功能是将计算机内所有的作业组成一个连续的流程,以实现全机操作运行管理的高度自动化。目前在 MRI 中广泛使用的操作系统有 Linux 和 Windows 等。

3. 应用软件　应用软件是指为某一应用目的而特殊设计的流程组,位于 MRI 系统结构的最顶层。它一方面从用户那里直接得到需求信息,另一方面将用户的需求转

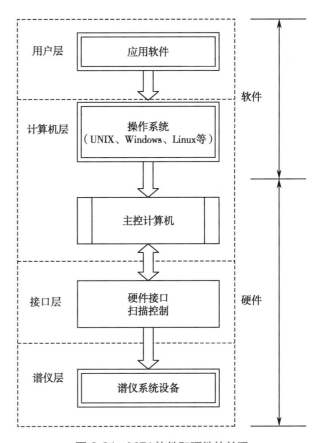

图 6-31　MRI 软件和硬件的关系

变为控制数据发往谱仪系统,以便获得测量数据,最后再根据用户的要求输出所需信息。

在 MRI 主控计算机系统中运行的应用软件是 MR 成像、图像后处理及分析软件包。这一软件包通常包括受检者信息管理、扫描控制及扫描、图像管理、图像后处理及分析、系统维护、网络

管理和主控流程等功能模块。

（1）受检者信息管理模块：受检者信息既可以从键盘输入，也可以应用 DICOM Worklist（工作表）功能从 PACS-RIS 集成信息系统中直接获得受检者信息。工作表的应用解决了手工输入易发生差错的问题，同时提高了工作效率。信息管理模块将上述信息以数据库形式保留，可供检索查询。

（2）扫描控制及扫描模块：该模块是应用软件的核心，是控制 MRI 扫描成像的"中枢"。扫描控制界面上提供多种以类别区分的扫描序列供用户选择应用。扫描序列主要是按照扫描部位、器官及成像方式分类。分类方法以方便用户选择、操作、应用为目标和宗旨。

（3）图像管理模块：专为图像的存储、删除、拷贝、输出等操作而设计的流程，它所完成的任务可称为图像调度。图像信息以数据库形式保留，可供检索查询。

（4）图像处理模块：其功能是实现图像的各种变换，以及图像的后处理、分析等工作和任务。

（5）系统维护模块：是现场调整、维护、检修、记录时不可缺少的工具软件。其中，现场调整可分为日常调整和检测两大类。

（6）网络管理模块：是介于系统软件和应用软件之间的通信控制软件。它主要提供网络文件传输、网络管理以及与 DICOM 文件传输、查询检索、存储、图像打印、工作表信息等有关的协议，以便与院区内的 PACS 等系统互联。

（7）主控流程模块：是上述所有模块之间的连接软件，提供主机登录用户管理、应用软件的主菜单及用户窗口界面，并控制流程的运行。

（三）图像显示

原始数据在图像阵列处理器中完成图像重建后，MRI 图像立刻传送至主控计算机的硬盘中。这些图像可供临床在图像显示器上查询、检索、浏览、窗宽窗位调节、标记、高级图像后处理及排版打印胶片等工作。

由于图像显示器的性能对图像浏览和诊断工作影响很大，因此，MRI 设备选配专业级彩色液晶显示器。

（殷志杰　姚旭峰）

第三节　MRI 设备的保障体系

由于磁场和射频场的存在，MRI 不仅会对受检者产生生物学效应，而且会与外环境相互影响。为保护受检者人身安全，保证设备性能稳定，提高图像质量，必须在 MRI 和场地中安装磁屏蔽和射频屏蔽。同时，为保证 MRI 正常运转，须提供配电系统、照明系统、空调系统、磁体冷却系统、安全和监测系统等配套保障。

一、MRI 设备对人体的影响

进行 MRI 检查时，受检者直接暴露于 MRI 的静磁场、射频磁场及梯度磁场中，各种磁场环境具有生物效应，会不同程度地对受检者的身体产生影响。从 40 多年的 MRI 临床应用来看，MRI 对人体是安全的。但随着 MRI 磁场强度的不断提高及软硬件的升级更新，MRI 的生物效应不容忽视。如何限制这些生物效应并使之始终处于安全范围之内，决定了 MRI 的安全性。

（一）静磁场的生物效应

静磁场对生物体的影响至今没有完全阐明，超高场（3.0T 以上）MRI 对人体影响的资料更少。目前已知，静磁场的生物效应主要有温度效应、磁流体动力学效应及中枢神经系统效应等。

1. 温度效应　是指静磁场对哺乳动物体温的影响。早在 1989 年，富兰克（G.S.Frank）等人采用荧光温度计对 1.5T 磁场中人体的体温变化情况进行了测量,结果表明静磁场的存在不会对人体体温产生影响,该实验结果被广泛接受。

2. 磁流体动力学效应 是指处于静磁场环境中的流动液体如血流、脑脊液等所产生的生物效应。静磁场能使血液中红细胞的沉积速度加快,还能通过电磁感应产生感应生物电位进而使心电图等发生改变。

(1)静态血磁效应:血液在磁场中的沉积现象称为静态血磁效应。血液中的红细胞含有血红蛋白,可分为氧合血红蛋白和脱氧血红蛋白。血红蛋白的主要成分血红素含有亚铁离子,具有一定的磁性,但这种磁性与血红蛋白的氧合水平有关。氧合血红蛋白没有磁矩,无顺磁性;脱氧血红蛋白有磁矩,表现为顺磁性。脱氧血红蛋白的顺磁特性,有可能使血液中的红细胞在强磁场环境中出现一定程度的沉积,沉积的方向取决于血流在磁场中的相对位置,沉积的程度取决于血液中脱氧血红蛋白的含量。人体中血液的流动可以完全抵消红细胞微弱磁性所导致的沉降,因此,在 MRI 的静磁场环境中,静态血磁效应可以忽略不计。

(2)动态血磁效应:心血管系统在磁场中诱导产生生物电位的现象称为动态血磁效应。该生物电位与血流速度、脉管直径、磁场强度、磁场和血流方向的夹角以及血液的磁导率等因素相关,且在肺动脉和升主动脉等处最明显。生理学的研究表明,心肌去极化的阈值电压约为 40mV,此阈值电压已经接近 3.0T 静磁场中产生的血流电压,这可能是超高场磁共振成像过程中受检者容易出现心律不齐或心率降低等变化的原因。

(3)心电图改变:处于静磁场中的受检者其心电图将发生变化,主要表现为 T 波的抬高以及其他非特异性的波形变化,这些改变是生物电位诱导变化的结果。受检者完成 MRI 检查离开磁体间后,其心电图上所表现出的异常变化也随即消失,因此,一般认为受检者心电信号仅在 MRI 检查过程中出现异常并不具有风险。

3. 中枢神经系统效应 人体在静磁场环境中产生神经电生理变化的现象称为中枢神经系统效应,表现为产生眩晕、恶心、头痛、口中有异味、幻觉等不良反应。其出现的原因为:①由于神经系统的传导是一种电活动,磁场可能干扰突触处乙酰胆碱和去甲肾上腺素等神经递质的释放,从而会对神经系统神经电荷载体或传导过程产生影响;②基于磁流体动力学机制,强磁场可能会引起脑血流量的改变,从而引起中枢神经系统效应。一般在使用 4.0T 以上的超高场 MRI 时中枢神经系统效应明显,3.0T 以下静磁场的中枢神经系统效应不显著。目前大部分研究表明,静磁场对神经系统的结构和功能不会产生影响,但超高场生物效应的原理以及应对措施还须深入研究。

(二)射频场的生物效应

在 MRI 检查过程中,由于人体具有一定的生物电阻,射频能量转换为热量,RF 脉冲中的能量绝大部分被人体组织或器官吸收,其生物效应主要表现为体温升高。

特定吸收率(specific absorption rate,SAR)表示单位时间内单位质量的生物组织对 RF 能量的吸收值,单位为 W/kg。SAR 分为局部 SAR(local SAR)和全身 SAR(global SAR/whole body SAR)。

在 MRI 中,影响 SAR 值的因素有:静磁场强度、射频脉冲类型、重复时间、带宽、线圈效率、成像容积、组织类型、组织结构、受检者体重和环境温度等。RF 脉冲的能量与频率有关,频率越高,RF 脉冲的能量就越强,被组织吸收并转化的热量就越大。由于磁共振 RF 脉冲的频率与静磁场强度成正比,SAR 值与静磁场强度的平方成正比,因此,在 3.0T 及以上高场强 MRI 上,更容易出现 SAR 值过高的问题。不同的扫描序列,SAR 值不同,如长回波链长度(echo train length,ETL)的快速自旋回波(fast spin echo,FSE)序列及单次激发 FSE 序列的 SAR 值问题突出,因为这类序列需要使用连续的 180° 脉冲进行激发。

国际电工委员会(IEC)和美国 FDA 对于 SAR 值都有相关规定,我国现行标准为中华人民共和国医药行业标准《医用电气设备 第 2-33 部分:医疗诊断用磁共振设备的基本安全和基本性能专用要求》（YY 9706.233—2021）。以容积发射线圈正常运行模式为例，我国行业标准对 RF 电磁场的安全要求为：全身 SAR 值不得大于 2W/kg、头部的 SAR 值不得大于 3.2W/kg。降低 SAR 值的方法主要有：①缩短 ETL；②延长 TR；③延长回波间隙（ES）；④减少扫描层数；⑤利用 GRE 或 EPI 序列替代 FSE 或单次激发 FSE；⑥修改射频脉冲参数等，使其能量降低。

射频场导致体温升高的程度与多种因素有关，主要有 RF 照射时间、能量沉积速率、环境温湿度、受检者体温调节能力等；另外，射频脉冲引起的热效应还与组织深度有关，体表组织如皮肤的产热最为明显，而处于深部的中心部位几乎不产热。

最容易受到 RF 影响的部位是眼睛、睾丸等散热欠佳的易损器官，如眼睛可诱发白内障，睾丸可致生精减少、精子活性降低。临床实践证明目前 MRI 检查所引起的体温升高明显低于造成眼睛或睾丸损伤的阈值；但对于高烧、精索静脉曲张的受检者，可能使症状加重，甚至造成暂时或永久性的不育，必须引起足够重视。

对于老年受检者特别是发热、糖尿病、心血管病、肥胖等体温调节机能受损或不健全的受检者，接受高 SAR 值扫描之前应对受检者的生理反应过程和安全性进行评估。

此外，由于钙通道阻滞剂、β 受体阻滞剂、利尿药、血管舒张剂等药物均可以影响机体的体温调节功能，使用了这些药物的受检者在进行 MRI 检查时必须密切关注其体温的变化情况，特别是在对易损器官进行 MRI 检查时，应尽量避免长时间、高 SAR 值的扫描。

（三）梯度场的生物效应

在 MRI 检查过程中，梯度场反复切换，在人体组织中产生诱导感应电流，诱导电流的生物效应包括热效应和非热效应。其中，热效应非常轻微，对人体的影响可以忽略不计；非热效应可能引起神经或肌细胞的刺激，因此，在 MRI 的使用过程中对于梯度磁场的强度和变化率都做出了阈值限制。

1. 感应电流与周围神经刺激效应　MRI 检查过程中，梯度磁场工作在高速切换状态，即脉冲状态。磁通量的变化使人体内部产生感应电流并形成回路，越靠近机体外周的组织电流密度越大，越接近身体中心的组织电流密度越小。当机体外周组织的感应电流密度达到神经活动电流密度 $3\,000\mu A/cm^2$（安全阈值）的 10% 时，肢体的末梢神经细胞就有可能产生误动作，这种现象称为周围神经刺激效应。此时受检者能感受到电流刺激或肌肉发生不自主抽搐或收缩。

感应电流的大小与梯度场的切换率、最大磁通强度（梯度场强度）、平均磁通强度、谐波频率、波形参数、脉冲极性、体内电流分布、细胞膜的电生理学特性和敏感性等诸多因素相关。梯度场脉冲的各种参数都是由序列进行编码的，不同的扫描序列产生的感应电流大小不同，其生物效应的强弱也不同。

2. 梯度场对心血管的影响　梯度场切换所产生的感应电流会直接刺激心肌纤维等电敏感细胞，使其发生去极化，引起心律不齐、心室或心房纤颤等。研究表明，17μA 以上的直流电通过心脏时，可能引发心室纤颤。

3. 磁致光幻视　又称为光幻视或磁幻视，是指在梯度场的作用下眼前出现闪光感或色环的现象。这种视觉紊乱的现象被认为是视网膜感光细胞受到电刺激而造成的，是梯度切换所产生的感应电流对神经系统的影响，是神经系统对于梯度场最敏感的生理反应之一。磁致光幻视的产生与梯度场的变化率以及静磁场强度有关，并在梯度场停止后消失。进行 1.5T 以下的常规 MRI 检查时，如果将梯度场的变化率限制在 20T/s 以下，则感应电流的密度小于 $3\mu A/cm^2$，此时不会产生磁致光幻视现象。但当双眼暴露于 4.0T 的静磁场中，梯度场频率为 20~40Hz 时，就易产生磁致光幻视现象。

4. 梯度场安全标准　根据《医疗诊断用磁共振设备的基本安全和基本性能专用要求》（YY 9706.233—2021），为了防止对受检者或 MR 工作人员造成心脏刺激，全身 MRI 无论在正常模式还是一级受控模式（扫描时需要提供医疗监控）下运行，其所有梯度单元的输出必须满足式 6-4：

$$dB/dt < \frac{20}{1-\exp(-t_{\text{eff}}/3)} \qquad (6\text{-}4)$$

式中,dB/dt 为梯度切变时磁场的变化率,单位为特每秒(T/s);t_{eff} 为有效刺激持续时间,单位为 ms。例如,当有效刺激持续时间 t_{eff} 为 0.1ms 时,防止心脏刺激的限值为 610.0T/s。

5. 噪声 梯度线圈在工作时需要高频开启和关闭,线圈中的电流不断地发生变化,梯度线圈由于洛伦兹力的作用而发生高频的机械振动,产生噪声。MRI 的静磁场强度越高,梯度电流脉冲上升速度越快,脉冲的频率越高,产生的噪声就会越大。目前临床用 MRI 检查引起的噪声一般在 65~95dB(分贝),个别序列如 EPI 等可能超过 100dB。噪声不仅影响医师和受检者之间的交流,还可能对受检者造成一定听力损害,加剧受检者恐惧心理。生理伤害主要表现为暂时性听力下降,而对于那些噪声高度敏感型受检者,则可能造成永久性听力损伤。减轻噪声的方法主要有三个方面:①改进降噪技术,通过梯度线圈真空隔绝腔技术、缓冲悬挂技术、噪声固体传导通路阻断技术等来减低噪声;②使用静音扫描序列;③佩戴耳塞或 MRI 专用耳机保护受检者听力。

二、磁场与环境的相互影响

(一)等高斯线

不同强度磁体的杂散磁场强弱不同,对应的等高斯线也不同。在等高斯线图中,坐标轴表示空间中某点与磁体中心的距离,单位为 m。为便于比较,图 6-32 分半显示了 1.5T 和 2.0T 两种磁体的 5 高斯线图。由图可知,1.5T 磁体无自屏蔽状态下 5 高斯线的距离在 x、y 轴上约为 9.2m,在 z 轴上约为 11.6m;2.0T 磁体无自屏蔽状态下 5 高斯线的距离在 x、y 轴上为 10m,在 z 轴上约为 12.6m。由此可见,2.0T MRI 较 1.5T MRI 的杂散磁场分布更广泛。

1.5T 磁体高斯线分布俯视图

1.5T 磁体高斯线分布侧视图

1.5T 磁体高斯线分布前视图

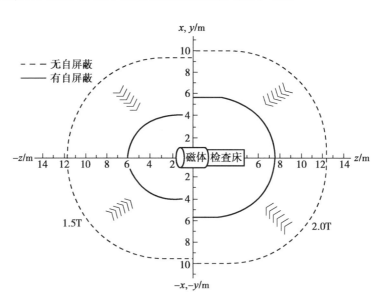

图 6-32 两种磁体(1.5T 和 2.0T)的 5 高斯线图

数字图 6-2~数字图 6-4 分别为 1.5T 磁体高斯线分布俯视图、侧视图和前视图。由图可见,边缘场在 x、y 平面呈圆对称分布,而在三维空间呈类似椭球形的分布,即 x、y 向较弱,z 向较强。

(二)磁场对环境的影响

杂散磁场的存在可能会对周围环境中磁敏感性强的设备产生干扰,影响设备正常工作甚至造成损坏,即 MRI 对周围的设备存在磁影响。这种磁影响在 5 高斯线区域内非常明显,而在 5 高斯线以外区域逐渐减弱。表 6-3 给出了磁场附近可能常见的医疗器械、设备正常工作须满足的条件。由表可知某些特殊人群处于 5 高斯线内可能引起身体的不适,为了保证人员和设备的安全,应当在 MRI 的 5 高斯线处设置醒目的警示标志。

表 6-3　磁场附近的设备正常工作应满足的条件　　　　　　　　　　单位:Gs

设备名称	设备正常工作应满足的条件
ECT	≤0.5
PET、直线加速器、CT、回旋加速器、精密测量仪、影像增强器、彩色电视机、CRT 显示器、电子显微镜、碎石机、影像后处理工作站、超声设备等	≤1
多台 MRI 之间	<3
心脏起搏器、生物刺激器、神经刺激器	≤5

为了减弱 MRI 对于其他医疗器械、设备的磁影响,在 MRI 场地的选择和设计中必须留出一定的安全距离,表 6-4 给出了各种设备与不同场强磁体的最近距离。

表 6-4　各种设备与不同场强磁体的最近距离

设备种类	正常工作最大磁场强度/mT	距磁体中心的一般最小距离/m				
		0.15T	0.5T	1.0T	1.5T	2.0T
信用卡、磁盘、照相等	3	4	5	6	6.5	9
电视系统、CRT 显示器等	1	5	7	9	10	13
心脏起搏器、影像增强器	0.5	6	8	11	12	15
γ 照相机、X-CT	0.1	12	16	20	23	25

由表 6-3、表 6-4 可知,ECT、CT、超声设备、影像增强器及图像后处理工作站等医学影像科常见设备都具有高度磁敏感性,它们必须与 MRI 保持足够远的距离。如对于临床常用的 1.5T 磁共振成像设备,CT 应该安装在距其 23m 外或 1 高斯线外的位置,才能保证设备的正常运行。同时装备有多台 MRI 时,应确保任意两台 MRI 的 3 高斯线都不会发生交叉。装有心脏起搏器的受检者必须远离 MRI,禁止进入 5 高斯线内。

(三) 环境对磁场的影响

MRI 对周围环境的要求主要集中在防止磁场干扰方面。静磁场的均匀性是 MRI 图像质量的重要保证,磁体周围磁环境的变化统称为磁场干扰,磁场干扰影响静磁场的均匀度,造成 MRI 图像质量下降。磁场干扰按照干扰源的类型分为静干扰和动干扰两大类。

1. 静干扰　离磁体中心点很近(2m 以内)的建筑物中的钢梁、钢筋等铁磁性加固物、金属对排水管道或暖气管道等均可能产生静干扰,一般可通过有源或无源匀场的办法加以克服。为减少静干扰,在 MRI 场地设计阶段,就要对建筑物所有墙壁、地面、墙柱及磁体基座等结构中的钢材用量加以限制。例如,磁体基座要承受五吨至数十吨的重量,但其钢材的用量不能超过 $15kg/m^2$。

2. 动干扰　将移动、变化的磁场以及振动等干扰源统称为动干扰。常见的动干扰有两类:一类是移动的铁磁性金属物体,如轮椅、电梯、汽车、电车、地铁、火车等;另一类是可产生交变磁场的装置和电力设施,如高压线、变压器、动力电缆、电车输电线等。

上述动干扰源对磁场的影响程度取决于距磁体的距离、各自的重量或交变磁场的强弱等因素,其特点是随机、难以补偿,对于 MRI 的正常工作非常有害,一般可允许的最大交变磁场干扰为 0.001Gs。表 6-5 给出了 MRI 的常见磁场干扰源及其安全距离。

表6-5　常见磁场干扰源及其安全距离

干扰源	至磁体中心的安全距离/m	干扰源	至磁体中心的安全距离/m
地板内15kg/m² 的钢筋网	>1	活动床、电瓶车、小汽车	>12
钢梁、支持物、混凝支柱	>5	起重机、卡车	>15
轮椅、担架	>8	铁路、地铁、电车	超导磁体 >50;永磁磁体 >500
大功率电缆、变压器	>10		

　　振动属于动干扰,会影响MR的图像质量,安装MRI的场所应尽量远离振动源。振动又可以分为稳态振动(通常由电动机、泵、空调压缩机等引起)和瞬态振动(通常由交通工具、行人、开关门等引起),稳态振动强度的数值不得超过表6-6的限制要求,瞬态振动强度的数值不得超过 $500×10^{-6}$ g(g表示振动中的重力加速度),如周围环境的振动超过此限值则需要单独分析振动对于MRI质量的影响。

表6-6　MRI场地对稳态振动有效值的限制要求

振动频率范围/Hz	振动最大值/g	振动频率范围/Hz	振动最大值/g
0~20	$(50~100)×10^{-6}$	40~50	$450×10^{-6}$
20~40	$100×10^{-6}$		

三、磁屏蔽

　　当前主流MRI以超导磁体为主,其产生的磁场强度高、稳定性好且均匀度高,但超导磁体产生的杂散磁场较高、范围较大。为了减小杂散磁场5高斯线的范围,减弱杂散磁场向周围环境的散布,并且减小磁性物质对主磁场均匀性的影响,需要在MRI安装时考虑磁屏蔽的问题。

(一)磁屏蔽原理

　　磁屏蔽是用高度饱和的铁磁性材料包容特定容积内的磁力线,不仅能削减磁屏蔽外部杂散磁场的分布,还可防止外部铁磁性物质对磁体内部均匀性的影响。

　　磁屏蔽原理:根据磁场分界面理论,外界静磁场的磁力线在屏蔽体的外表面处产生畸变,畸变使屏蔽体内部磁力线的密度减小,即达到屏蔽静磁场的目的。屏蔽体内部磁感应强度的大小与屏蔽材料的相对磁导率 μ 及体壳的厚度有关,磁导率越高、屏蔽体壳厚度越大,体壳内部的磁感应强度越弱,屏蔽效果越好。如图6-33所示,MRI的磁屏蔽就是利用这种原理,通过放置铁磁材料体壳把磁力线吸引到体壳中去,保护了体壳内的MRI不受外界磁场的干扰,同时防止体壳内的杂散磁场影响周围环境。

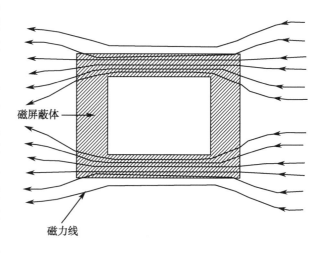

图6-33　磁屏蔽原理图

(二)磁屏蔽材料的选择

　　磁屏蔽材料可以根据磁导率的高低分为高磁导率材料(镍合金等)及低磁导率材料(铁合金

等)两大类。

1. 高磁导率材料的特点　其特点主要包括:①磁导率高,漏磁少,磁屏蔽效果好;②为了保持理想的磁导率,屏蔽体需进行退火处理;③饱和磁感应强度仅为 0.6~1T,在高场强 MRI 中极易饱和;④价格高。

尽管镍合金的磁导率很高,磁屏蔽的效果好,但综合考虑到用量、经济性及制作工艺等因素,它并不是 MRI 磁屏蔽材料的理想选择。

2. 低磁导率材料的特点　其特点主要包括:①铁合金的最大磁导率可以达到 5 000H/m,满足 MRI 的磁屏蔽要求;②通过调整厚度可以达到屏蔽效果;③铁合金的价格较低。

在实际应用中,大多采用价格相对便宜的低磁导率材料(铁合金)来制作 MRI 的磁屏蔽体。

(三) 磁屏蔽的分类

从广义上讲,MRI 的磁屏蔽可分为无源屏蔽和有源屏蔽两种。

1. 无源屏蔽　是通过放置铁磁材料罩壳吸收磁力线达到屏蔽效果,因不使用电流源而得名。根据屏蔽范围的不同,无源磁屏蔽又可分为三种:房屋屏蔽、定向屏蔽和自屏蔽。

(1) 房屋屏蔽:在磁体间的顶、地面与四周墙壁内装设铁磁材料,使整个房间形成一个铁磁罩壳来达到对位于其中的 MRI 磁屏蔽的目的。通常情况下的做法是在磁体间的四周墙壁、地基和天花板等六面均镶入 4~8mm 厚的磁屏蔽专用钢板,构成封闭的磁屏蔽间。

房屋屏蔽的设计相对独立,实现简单,是早期超导 MRI 磁屏蔽的主要方式。但是需要使用铁磁材料包绕整个房间,铁磁材料的用量极其庞大,常达数十吨,价格昂贵。

(2) 定向屏蔽:当杂散磁场的分布仅在某个方向超出规定限度,在对应方向的墙壁中安装屏蔽体,形成杂散磁场的屏蔽。这种方法特别适用于 MRI 和 CT 设备安装距离较近的情况。由于 CT 设备在杂散磁场 1 高斯线范围内即会受到影响,当 CT 设备与 MRI 安装的距离小于杂散磁场自然衰减距离时,就需要在两者之间增加定向屏蔽以减弱该方向上杂散磁场的影响。相对于房屋屏蔽,定向屏蔽既达到了屏蔽效果,又节约了费用。

(3) 自屏蔽:在超导磁体低温容器的外面对称放置铁磁材料作为磁通量返回的路径,以此来减弱杂散磁场对外界的影响。该方法屏蔽效果理想,基本上解决了杂散磁场范围较大的问题。超导 MRI 的自屏蔽可以有板式、圆柱式、立柱式及圆顶罩式等多种结构形式。

虽然铁磁材料自屏蔽体使整个 MRI 的重量增加,对机房的承重提出了更高的要求,但铁磁材料紧紧包绕着超导磁体,屏蔽罩壳铁磁材料的利用率高,对磁场的屏蔽效果好,其屏蔽效率可达 80%~85%。因此,自屏蔽是一种高效的屏蔽方式,不仅减小了杂散磁场 5 高斯线范围,也降低了 MRI 机房的建设难度,使一般建筑物的房间高度及面积适合磁共振机房成为现实。

2. 有源屏蔽　是通过一个线圈或线圈系统组成磁屏蔽,它是一种主动屏蔽方式。有源屏蔽是在超导主线圈的外面放置一个孔径较大的同轴超导屏蔽线圈,产生主磁场的超导主线圈称为内线圈,屏蔽线圈称为外线圈。

(1) 原理:超导主线圈通过正向电流,产生 MRI 工作的主磁场,屏蔽线圈通过反向电流,用以产生反向的磁场,内线圈和外线圈产生的磁场在磁体系统的外部区域相互抵消,消除了杂散磁场,从而达到屏蔽的目的。如果线圈排列合理或电流控制准确,屏蔽线圈所产生的磁场就有可能抵消杂散磁场。

(2) 特点:①设计工艺复杂,生产成本高。有源屏蔽的屏蔽线圈采用与超导主线圈相同的超导材料制作,需要合理选择超导主线圈与屏蔽线圈的几何尺寸,尤其是两者的内径之比。②超导线圈的内线圈和外线圈只有在液氦容器内才能正常工作,需要加大低温容器为内线圈和外线圈提供液氦。③要对线圈及支撑线圈的金属骨架的受力做深入的有限元分析,一方面线圈受力所产生的微小位移与变形对磁场均匀度有着非常大的影响,另一方面局部的应力集中可能会导致

271

局部失超。④有源屏蔽效率高,一般在90%~95%,杂散磁场范围可以有效控制在一个典型的磁体间内。⑤有源屏蔽不需要使用铁磁材料屏蔽体,MRI重量减轻。

综合对比:①房屋屏蔽实现简单,但是铁磁材料用量大,重量大,机房建设费用高,现已基本被淘汰;②定向屏蔽作为房屋屏蔽的一种特殊形式,在某些特定的环境中付出较小的建设成本即可获得较好的磁屏蔽效果,可作为常规屏蔽方法的一种有效补充;③自屏蔽的铁磁材料与超导磁体间的空隙小,磁屏蔽的效果好,但需要大量使用铁磁材料作为屏蔽体,其重量常达到十几吨,对MRI机房的承重要求较高,在有源屏蔽出现之前是最常用的磁屏蔽方法;④有源屏蔽效能最高、自重轻,设计工艺复杂,是目前超导MRI采用的首选磁屏蔽方式。

随着超导技术和磁共振技术的不断发展,目前投入临床使用的超导MRI的场强已达到3.0T,临床科研型磁共振场强甚至达7.0T以上。为有效地将超导磁体的杂散磁场屏蔽在磁体间内,MRI的生产厂家首先采取有源屏蔽和自屏蔽的方式,将超导磁体产生的杂散磁场缩减到尽可能小的空间区域内;再结合定向屏蔽以及适当地增加磁体间的面积和高度的方法,可有效地将超导磁体的杂散磁场包容在磁体间内。

四、射频屏蔽

在MRI中,射频发射器的功率高达数十千瓦,射频脉冲的频率为13~300MHz,与常用的广播电台(87~108MHz)、电视信号以及常用的仪器通信信号的频率重叠,极易干扰邻近的无线电设备;另外,由于人体内氢质子共振后释放的MR信号非常微弱,射频线圈接收的信号只有μW数量级的功率,很容易受干扰而被淹没。因此,MRI的磁体间必须安装有效的射频屏蔽,防止射频发射单元的射频输出泄漏到磁体间外,同时防止磁体间外空间中的电磁波"窜进"磁体间干扰MR信号,保证MRI的正常运行,提高图像的质量。

(一)射频屏蔽原理

MRI中所涉及的射频信号是电磁波的一种,通过变化的电场周围产生变化的磁场,变化的磁场周围又产生变化的电场的方式向周围空间传播。射频波的传递不需要介质,且不同介质中的传播速度不同。当射频波由一种介质进入另一种介质时会发生反射及折射等现象。

射频屏蔽主要是通过射频波的反射(屏蔽体的界面反射)和吸收(趋肤效应)来衰减射频波,其作用原理如图6-34所示。

当射频波到达屏蔽体表面时,在空气和屏蔽材料的交界面上,由于两者的导电率不一致,射频波会产生反射,使穿过屏蔽体表面的射频能量减弱,对射频波进行衰减。

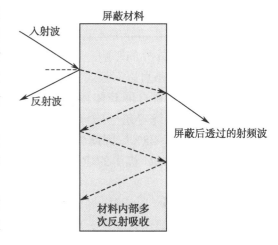

图6-34 射频屏蔽原理

未被屏蔽体表面反射掉的射频波在损失部分能量后进入屏蔽体,被屏蔽材料衰减,就是所谓的吸收。射频波穿入屏蔽体的深度与射频波的频率及屏蔽材料的电导率和磁导率有关系,射频波的频率越高、屏蔽材料的电导率和磁导率越大,射频波穿入的深度就越小。高频射频波只能穿入导电介质的表面薄层,并在导电介质表面薄层内形成高频交变电流(涡流),这种现象称为趋肤效应。导电介质表面的交变电流会产生焦耳热,损耗射频波能量,使得进入导电介质内部的射频波迅速衰减吸收。

在屏蔽体内尚未衰减掉的射频波传到屏蔽体的另一面时,再次遇到屏蔽材料和空气的交界面,发生反射并重新返回屏蔽体内吸收衰减。如此往复,达到衰减射频波的目的。

为了增强屏蔽效果,可采用多层屏蔽体,其外层一般采用高电导率材料,增加对射频波的反射衰减作用,内层则采用高磁导率材料,由于涡流效应强,可增加射频波在屏蔽体内的吸收衰减。

(二) 射频屏蔽材料的选择

射频屏蔽材料的屏蔽效果为射频波的反射衰减、吸收衰减和在屏蔽体内部多次反射过程中的衰减之和。

通常屏蔽材料的电导率和磁导率越大,屏蔽性能越好,但实际常用的屏蔽材料不可能兼顾这两方面。在常用材料中,银、铜和铝的电导率相对较高,但是磁导率相对较低,作为射频屏蔽材料时以反射衰减作用为主;铁和铁镍合金的磁导率相对较高,但是电导率相对较低,作为射频屏蔽材料时以吸收衰减作用为主。具体选用何种屏蔽材料要根据具体情况而定。

作为磁共振机房的射频屏蔽体,需要考虑材料的机械强度、必要的厚度以及造价。在高频时,由于铁磁材料的磁滞损耗和涡流损失较大,造成谐振电路品质因数 Q 值的下降,因而在 MRI 的射频屏蔽中,常采用高电导率、低磁导率的铜作为屏蔽材料。

(三) 射频屏蔽的实现

永磁磁体间的射频屏蔽对射频波的衰减要求在 90dB 以上,超导型 MRI 磁体间衰减要求在 100dB 以上。影响射频屏蔽效能的因素有两个:①整个射频屏蔽体表面必须导电连续;②不能有直接穿透屏蔽体的导电介质。

射频屏蔽体不同部分的结合部可能形成不导电缝隙;同时,射频屏蔽体上必须留有电源线及信号线的出入口、通风散热孔等孔洞或缝隙,这些孔洞和缝隙也成为射频屏蔽体上导电不连续的点,可能产生电磁泄漏。射频波的泄漏与否取决于缝隙或空洞相对于射频波波长的尺寸,当波长远大于缝隙尺寸时,并不会产生明显的泄漏。

在 MRI 机房的建设中,常见的射频屏蔽选用 0.5mm 厚的紫铜板制作,并镶嵌于磁体间的四壁、天花板及地板内,以构成一个完整的、密封的射频屏蔽体。上述六个面之间的接缝应当全部叠压,并采用铜焊或锡焊连接。一般采用铝合金龙骨架支撑,龙骨架与墙壁间用绝缘板隔开,将整个磁体间与建筑物绝缘,通过一根电阻符合要求的导线接地。地板内的射频屏蔽层还须进行防潮、防腐和绝缘处理。简单来说,磁体间的射频屏蔽就是将 MRI 设备装在密闭铜笼内,里面的射频信号不能外泄,外面的无线电信号也不能进入磁体间。需要强调的是,所有屏蔽件及射频屏蔽之外的装修装饰材料均不能采用铁磁材料制作,例如不能使用铁钉,必须采用铜钉或者钢钉。

出入磁体间的照明电源线、信号线等均应通过射频滤波器(一般由 MRI 设备生产厂家或屏蔽施工厂家提供专用波导板),所有出入磁体间的空调送风管及回风口也必须通过相应的波导管,以有效抑制射频干扰。在波导管的使用中需要注意:①波导管对于在截止频率以上的射频波没有任何衰减作用,因此至少要保证波导的截止频率是所屏蔽频率的 5 倍;②不能有金属材料穿过波导管,当有金属材料穿过波导管时,会导致严重的电磁泄漏;③波导管最可靠的安装方法是焊接,在屏蔽体上开一个尺寸与波导管截面相同的孔,然后将波导管的四周与屏蔽体连续焊接起来;④利用法兰盘将波导管固定在屏蔽体上时,需要在法兰盘与屏蔽体之间安装电磁密封衬垫。射频屏蔽中使用最多的波导板是将大量的波导管焊接在一起构成的波导管阵列,这样可以形成很大的开口面积,同时能够防止射频波泄漏。

观察窗的玻璃面内需安装铜丝网或双层银网,网面密度的选择要满足网孔的孔径小于被屏蔽射频波的波长。主磁场越高,射频波的频率越高,屏蔽网的网孔孔径越小。磁体间门和墙壁门框间的屏蔽层要密切贴合,通常使用指形簧片作为门和墙壁门框的“接缝”。指形簧片具有较高的屏蔽效能,可以滑动接触,形变范围大,允许接触面的平整度较低,特别适用于需要滑动接触且需要较高屏蔽效能的场合。

射频屏蔽工程完成后,应请具备相应资质的专业机构按国家标准对工程质量进行检测。门、观察窗、波导管和滤波器等环节的周围需要重点测试。要求各墙面、开口处对 15~100MHz 范围内信号的衰减不能低于 90dB。

射频屏蔽的质量对磁共振成像质量起着重要的作用,在磁共振机房的建设中,一定要注意射频屏蔽的设计与施工,尽可能减少射频泄露,保障 MRI 设备工作在"健康"的环境之中。

五、配套保障系统

配套保障系统主要包括配电系统、照明系统、空调系统、磁体冷却系统、安全和监测系统。

(一)配电系统

MRI 除配备常规(AC380V±10%)电源外,最好配备不间断电源。不间断电源是一种位于市电和用户负载之间的、可连续高质量供电的设备。不间断电源的作用是在市电不正常或发生中断时,可以继续向负载提供符合要求的交流电,从而保证 MRI 的安全运行。配备不间断电源可以保证市电故障时 MRI 的数据保存和正常关机工作,是保障受检者和设备安全的重要措施。

不间断电源的功率由系统设备的总功率决定,一般应该留有 30% 以上的余量。此外,从市电至 MRI 间应采用专线供电并最好留有备用线路。为减少电源电缆上的电压降,从不间断电源至 MRI 的电缆应尽可能短。配电柜、电源插座应位于设备间,其容量至少保留 25% 富余量,以满足将来之需。各电源面板要标识清楚,明确每条线路的供电范围。

(二)照明系统

由于磁体间的磁场强度极高,属于强磁场危险区,因此磁体间的照明设施首选直流电照明,通常采用电源滤波器将直流弱电经过滤波后再输入屏蔽室内供照明,因为直流电"纯净"不会引入外界电磁波的干扰,同时其在强磁场区域的工作更稳定,目前主要以各种 LED 照明为主,电压在 6~24V 之间。磁体间照明也可选择 220V 交流电照明,但该交流电必须经过专门的滤波器以滤除其他频段的电磁波干扰,只保留单一的工频,其缺点是交流灯具在强磁场中工作时,使用寿命会明显缩短,需要频繁更换,目前已基本被淘汰。

(三)空调系统

MRI 的射频放大器、梯度放大器、图像处理器、氦压缩机和电源等部件工作时都会产生一定热量,使室温升高,从而影响系统的可靠性。通常情况下,由于 MRI 对环境的要求一般为室温(18~25℃)、相对湿度 45%~65%,因此必须安装恒温恒湿精密空调,保障机房环境满足 MRI 的温度和湿度要求。不同厂家的 MRI 产热量不同,选购空调时应参照 MRI 的产热量并留有适当余地。部分地区需要配备除湿机,保持湿度相对恒定。

(四)磁体冷却系统

磁体冷却系统由冷头、氦压缩机和水冷机系统组成。目前绝大多数超导 MRI 都采用液氦浸泡冷却和 4K 冷头传导冷却的方式。

1. 冷头　冷头(cold head)又称低温制冷机,由驱动电机、旋转阀、配气盘、活塞和气缸组成。主要作用是提供低温氦气来维持液氦容器的温度,减少液氦的挥发。

冷头是安装在冷屏外的机械组件,直接或间接与超导磁体的真空液氦容器相连接。运行方式是驱动电机控制旋转阀在配气盘上旋转,控制活塞压缩和膨胀气体,形成高压气体腔和低压气体腔的交替循环,完成吸入高压低温氦气、排出低压高温氦气的过程,同时通过焦耳-汤姆逊效应吸收磁体中氦气的热量并将其带回氦压缩机中,循环往复持续工作。

2. 氦压缩机　它包括氦压缩泵、热交换器、油分离器、油吸附器等,通过两根柔性绝热氦气管直接连接冷头。主要作用是:将低压高温氦气压缩提升压力,与水冷机提供的冷却水换热,滤油,然后将高纯低温高压氦气输送回冷头,建立氦气循环过程。

氦压缩机中充以高纯度氦气,其工作流程如下:①冷头返回的高温低压氦气经氦压缩泵压缩后压力升高,同时温度进一步升高;②高温高压氦气进入热交换器,并在其中与逆流的冷水交换热量使温度降低,成为低温高压氦气;③低温高压氦气经油分离器和油吸附器滤除其中的油气,得到高纯度的低温高压氦气;④高纯度的低温高压氦气通过密封保温软管直达位于磁体上面的冷头,进一步制冷,如此往复,持续循环。

3. 水冷机　水冷机由压缩机、冷凝器、膨胀阀、换热器 4 大关键部件组成。工作原理是制冷剂的汽化吸热和液化放热;作用是提供 6~12℃的循环水,建立初级水冷,一方面提供氦压缩机水冷,一方面经二级水冷提供给射频放大器、梯度放大器及梯度线圈等。

正常情况下配置两组水冷机,一组运行,另外一组处于待机状态,如果工作机组出现故障,等待机组将立即启动,从而保证冷水的持续供应。水冷机故障,氦压缩机必然停止工作,紧急情况下,须切换到城市自来水,维持氦压缩机的散热要求,确保冷头能够持续制冷,但不保障设备能够正常扫描受检者。

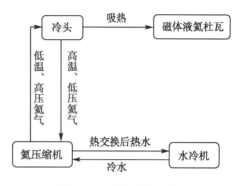

图 6-35　磁体冷却系统

磁体冷头是氦压缩机的负载,氦压缩机产生的热量又被水冷机带走。这样,整个磁体的冷却系统是由冷头、氦压缩机、水冷机组形成的三级级联冷却回路构成,如图 6-35 所示。上述三级中任何一个环节出现故障,都可能导致整个磁体冷却系统瘫痪,使液氦的挥发量成倍增长。

(五) 安全和监测系统

为保证 MRI 的安全运行,防范不良事件的发生,下述安全和监测设施发挥着重要的作用。

1. 警示标识　磁体间周围及其所在建筑的各进出通道口都应设置明显的 "强磁场区域危险" 的警示标识,防止有心脏起搏器等体内电子装置或金属植入物的人员误入 5 高斯线区域,发生人身伤害事件。

2. 金属探测器　应在磁体间入口处安装可调阈值的金属探测器门,禁止任何铁磁性物体及电子类植入物(如电子耳蜗、胰岛素泵等)被携带进入磁体间内,影响设备使用,危及人身安全。

3. 氧浓度监测器及应急换气机　失超时,由于磁体低温容器内液氦大量挥发产生过量氦气,可能使磁体间内氧含量大幅度下降。因此,必须在磁体间内安装氧浓度监测器,当氧浓度降至 18%(人体所需的氧浓度下限)时自动启动应急换气机换气并报警。

4. 紧急失超开关　紧急失超开关一般安装在操作间和磁体间内。一旦被按下,低温容器内液氦挥发,超导线圈温度上升成为常导体,磁场迅速消减为零。只有当受检者在磁体孔径内出现危险或者磁体面临危险时,才可以紧急按下此开关,使磁体的磁场迅速消失,以保障受检者和系统的安全。此开关是安全防护的必需,也是潜在的失超隐患。由于误操作将导致磁体失超,造成重大经济损失,因此需要加强培训和管理。

5. 断电报警装置　当 MRI 动力电停电后,该装置立即发出报警,提示 MRI 使用人员或维护人员进行紧急关机处理。

6. 系统紧急断电开关　在磁体间、操作间和设备旁安装系统紧急断电开关,以便在受检者或 MRI 安全受到威胁时迅速切断供电电源,尽快解除对人身或设备的伤害。

7. 消防器材　MRI 的操作间和设备间都需配备一定数量的消防器材。与一般建筑物的消防要求不同,MRI 必须使用无磁灭火器具。如果条件允许,磁体间可采用喷气消防装置,不可使用喷水灭火装置。

(魏君臣　殷志杰)

第四节　MRI设备的技术参数与选购

MRI成像原理复杂,影响磁共振成像的参数较多,主要分为组织参数、设备技术参数及扫描参数三大类。各种参数相互制约,共同影响图像质量和设备运行。本节仅介绍MRI的技术参数、性能和临床意义,为MRI使用、选购提供参考。

一、MRI设备技术参数与临床意义

MRI主要包括:磁体系统、梯度系统、射频系统、图像处理及计算机系统、运行保障系统。MRI是有机整体,任何一部分故障或技术参数发生变化都将影响设备正常运行和磁共振图像质量,甚至对临床诊断产生影响。

(一)磁体系统

磁体系统的主要技术参数是磁场强度、磁场均匀度、磁场稳定性、边缘场空间范围、磁体有效孔径等,它们对成像质量都有重要影响。

1. 磁场强度　MRI的主磁场(静磁场)强度可分为低磁场强度、中磁场强度、高磁场强度和超高磁场强度。磁场强度对主要性能参数、安全性和成本费用的影响如下。

(1)信噪比(SNR):磁场强度增加,信号强度增强,信噪比增高,图像质量提高。信噪比增高与磁场强度的增加不是线性关系,单纯靠增加磁场强度来提高信噪比其程度是有限的。

(2)对比度:磁场强度增加,人体组织本身T_1值变大,延长TR时间,可获得高对比度T_1加权像,但扫描时间将延长;磁场强度的大小对T_2加权像影响有限,T_2加权像的质量取决于磁场均匀度。

(3)化学位移:磁场强度增加,共振频率变高,化学位移增大,可以有效进行化学位移成像和波谱分析(MRS),但同时化学位移伪影增加。

(4)运动伪影:磁场强度增加,共振频率变高,自旋加快,运动的相位漂移变大,使运动伪影影响增大。

(5)安全性:磁场强度增加,特定吸收率(SAR)增高,可对人体产生不良生理影响。

(6)成本费用:磁场强度增加,设备成本与机房造价都增加。

2. 磁场均匀度　成像区域范围内的磁场均匀度是决定成像空间分辨力、信噪比和有效视野几何畸变的基本因素,它决定最小可用的梯度强度,是决定MRI图像质量优劣的基础。磁场均匀度用磁场不均匀度表示,磁场不均匀度越小,磁场均匀度越好,磁场不均匀度数学定义为:

$$磁场不均匀度(ppm)=(B_{max}-B_{min})\times10^6/B_0 \tag{6-5}$$

式6-5中,B_0为主磁场中心磁感应强度;B_{max}为磁场强度最大值;B_{min}为磁场强度最小值。由此可见磁场均匀度和主磁场强度大小有关,相同的ppm在不同B_0下的偏差不同。例如,同样是3ppm,在1.5T MRI中,磁场均匀度偏差为$3\times10^{-6}\times1.5T(0.0045mT)$,而在0.5T MRI中,磁场均匀度偏差为$3\times10^{-6}\times0.5T(0.0015mT)$。

磁场均匀度由磁体本身的设计和具体的外部环境决定,与磁体类型、测量空间大小有关。测量空间越大,磁场均匀度越差。相反,测量空间越小,磁场均匀度越好。磁场均匀度差,可引起化学位移、信号丢失、空间定位偏差等,从而形成图像伪影,影响图像质量。要求在50cm球径的空间内磁场均匀度达10^{-6}量级,≤5ppm。磁场均匀度并非固定不变,需要定期匀场。

3. 磁场稳定性　磁场稳定性是保证MRI图像一致性和可重复性的重要指标。它与磁体类型和设计质量有关,受磁体附近铁磁性物质、环境温度、磁体电源稳定性、匀场电源漂移等因素的影响;稳定性下降,意味着单位时间内磁场的变化率增高,在一定程度上会影响图像质量。磁场稳定性分为时间稳定性和温度稳定性两种,时间稳定性指磁场随时间而变化的程度,温度稳定性指磁场随温度而变化的程度。在成像序列周期内磁场强度的漂移会对重复测量的回波信号的相位产生影响,引起影像失真和信噪比降低。

永磁体和常导磁体的热稳定性比较差,对环境要求高;超导磁体的时间稳定性和热稳定性较高,一般都能满足要求。

4. 边缘场空间范围　边缘场即主磁场周围的逸散磁场,会对附近的铁磁性物质和电子仪器产生影响,且这种影响是相互的。必须对磁体采取各种屏蔽措施,限制边缘场的空间范围。边缘场空间范围与磁场强度和磁体有效孔径大小有关。

5. 磁体有效孔径　磁体有效孔径一般必须大于 60cm。大孔径、短磁体可有效减少幽闭恐惧症的发生,但磁场均匀性降低,影响图像质量;相反,小孔径、长磁体可增加磁场均匀性,提高图像质量,但会增加幽闭恐惧症的发生。从技术上讲,增加磁体孔径比提高场强更困难。

6. 主磁体种类　MRI 主要有三种类型的磁体:永久型磁体、常导型磁体和超导型磁体,它们各有优缺点,目前以超导型磁体为主。

(二) 梯度系统

梯度系统性能直接影响扫描速度和空间分辨力,对磁共振超快速成像至关重要。主要技术参数有:梯度场强度、梯度爬升时间、梯度切换率、梯度场线性及梯度场有效容积等。

1. 梯度场强度　在线圈一定时,梯度场强越大,扫描层面越薄,像素越小,图像空间分辨力越高。

2. 梯度爬升时间　梯度磁场启动越快,扫描速度越快。梯度爬升时间决定或限制成像系统最小回波时间。最小回波时间的长短在梯度回波序列、平面回波序列、弥散成像、MR 血管成像和波谱分析中有重要意义。

3. 梯度切换率　梯度切换率高表明梯度磁场变化快,可提高扫描速度和信噪比。梯度切换率提高的程度依赖于高性能的梯度线圈和梯度功率放大器,还与梯度脉冲的波形有关。

4. 梯度场线性　成像空间内梯度场线性越好,表明梯度场越精确,空间定位、选层、层厚、翻转激发也越精准,图像几何变形越小。成像空间的非线性度随着与磁体中心距离的增加而增加,如果梯度线性不佳,图像的边缘可能产生空间和强度的畸变。

5. 梯度场有效容积　梯度线圈的有效容积越大,则在 x、y、z 三轴方向上不失真成像空间的范围就越大。

(三) 射频系统

射频系统的主要功能是实施射频激励并接收 MR 信号。射频功率放大器和射频线圈是射频系统的主要组成部件。

功率放大是射频发射单元的主要功能,要求不仅能够输出足够的功率,还要有一定宽度的频带和非常好的线性。随着场强的增加,磁共振成像需要更高的射频能量,共振频率和射频吸收率也随着场强增加而升高。高场强磁共振应用中要注意测量受检者体重,以保证受检者的射频吸收总量在安全限度之内。在场强一定的前提下,较大的射频功率可以保证体重较重的受检者获得清晰图像。

接收 MR 信号是射频接收单元的主要功能,MRI 图像质量与射频线圈的性能密切相关。线圈的种类繁多,应详细了解各种线圈的功能与用途,主要技术参数与临床意义在本章第二节已详述,不再赘述。

(四) 图像处理及计算机系统

在 MRI 中,图像处理包括图像重建与显示。计算机系统各种硬件和软件的主要技术参数及临床意义在本章第二节已详述,不再赘述。

（五）运行保障系统

运行保障系统主要包括主磁场屏蔽、射频屏蔽和磁体冷却系统。

1. 主磁场屏蔽 有源屏蔽效能最高、自重轻，是目前超导 MRI 最常用的磁屏蔽方式。为了有效地将超导磁体的杂散磁场屏蔽在磁体间内，MRI 的生产厂家多采取有源屏蔽和自屏蔽相结合的方法。

2. 射频屏蔽 射频屏蔽为了增强屏蔽效果，多采用多层屏蔽体，其外层一般采用高电导率材料，增加对射频波的反射衰减作用；内层则采用高磁导率材料，通过涡流效应增加射频波在屏蔽体内的吸收衰减。磁体间的射频屏蔽体，需要考虑材料的机械强度、必要的厚度和造价等因素，常采用高电导率、低磁导率的铜作为屏蔽材料。进出磁体间的照明电源线、信号线等均应通过射频滤波器，一般由 MRI 生产厂商和屏蔽施工公司提供专用波导板。

3. 磁体冷却系统 磁体冷却系统采用液氦浸泡冷却和冷头传导冷却两种方式维持低温环境。

（1）液氦浸泡冷却方式：以液氦作为制冷剂，将磁体线圈浸泡在液氦中以维持其低温超导状态。磁体冷却系统由冷头、氦压缩机和水冷机系统组成，其特点为：①生产工艺复杂，为保持磁体稳定，出厂前需要反复进行失超训练；②设计复杂，需要庞大的低温系统；③存在失超风险，需要定期补充液氦，运行成本高。

（2）冷头传导冷却：是冷头制冷直接传导冷却磁体，省去了液氦浸泡冷却方式中庞大的低温系统。该技术主要得益于两项技术的发展：①4K 冷头：小型制冷机技术的突破，将制冷极限温度降至 4K 以下，是实现直接冷却的前提条件；②高温超导电流引线：电流引线用于连接超导磁体和励磁电源，最突出的缺点是运行中引线的漏热，高温超导电流引线（如 Bi 系超导材料）的出现，解决了超导磁体的引线漏热问题，是冷头直接冷却无液氦超导磁体实用化的关键。

冷头传导冷却超导磁体技术正在取代液氦浸泡冷却磁体技术，是超导磁体技术最重要的发展方向。目前磁共振厂家已推出商业化机型，其具有以下优点：①无液氦或少量液氦，运行成本更低，消除了失超引起的液氦蒸发喷射带来的危险；②不需要安装失超管，磁体重量降低，显著降低了机房基础要求，安装更方便；③无液氦 MRI 是复合手术室、车载移动式 MRI 的理想选择；④无液氦磁体技术能实现 MRI 站立位检查，使脊柱、下肢等部位在站立受力状态下完成 MR 成像变为现实。

二、MRI 设备技术参数确定的基本原则与要求

MRI 无论是硬件结构，还是软件序列都发展迅速。设备结构复杂，性能参数众多，合理选择设备技术参数应遵循以下原则：实用性、安全性、先进性。

根据医院、科研机构需求，MRI 分级如下。

1. 高场强产品 磁场强度 3.0T 及以上，高梯度切换率，32 通道以上射频系统，配置高密度专用线圈和全身覆盖线圈，扫描序列满足科研及部分临床需要。

2. 中场强产品 磁场强度 1.5~3.0T，较高梯度切换率，16~32 通道射频系统，线圈多通道，种类配置齐全，扫描序列主要满足临床需要。

3. 低场强产品 磁场强度 0.5T 左右，以永磁型 MRI 为主，满足临床基本医疗需求，性价比高。

（一）磁体系统的选择

选择磁体系统一般从磁体类型、磁场强度和磁场均匀性等因素考虑，主磁体的发展趋势是低磁场强度的开放和高磁场强度的性能改善。低场永磁型开放式 MRI 的磁场强度已达 0.5T，可减少受检者幽闭恐惧症的发生并能进行介入治疗。超导型 MRI 磁场强度由 1.5T 到 3.0T，并已发

展到 7.0T 以上,能满足临床和科研的需要。各种高级扫描序列,要求 MRI 磁场强度大于 1.5T,磁体具有均匀度高、稳定性好的性能,磁场稳定度通常要求≤0.1ppm/h。

开放式永磁型磁体的截面一般为 1m×0.5m。全身超导 MRI 的磁体是孔洞式,分为大孔径和常规孔径两种,大孔径通常孔径≥70cm,常规孔径通常孔径≥60cm。磁场均匀性通常以 V-RMS 测量法为标准,不同场强的均匀性不同,永磁型磁体均匀性较超导磁体差。

不同场强磁体的边缘磁场强弱不同,对应的等高斯线分布也就不同,通常用 5 高斯线作为标准,5 高斯线范围越小越好。表 6-7 为 1.5T 磁共振主磁体主要技术参数的参考指标。

表 6-7　1.5T 磁共振磁体主要技术参数

技术参数	参考指标	技术参数	参考指标
磁场强度	1.5T	磁体内径	≥60cm
磁场类型	超导	磁场均匀度	V-RMS 测量法
屏蔽方式	主动屏蔽+抗外界干扰屏蔽	10cm DSV,20cm DSV	≤0.01ppm,≤0.05ppm
匀场方式	主动匀场+被动匀场+动态匀场	30cm DSV,40cm DSV	≤0.1ppm,≤0.4ppm
磁场稳定度	≤0.1ppm/h	液氦充填周期	≥1 年
磁体长度	≤172cm	5 高斯磁力线范围	轴向≤4.5m,径向≤3m

(二)梯度系统的选择

梯度系统的选择应从梯度场强度、梯度切换率、线性、有效容积、梯度工作周期等参数及梯度磁场类型并结合降噪方式与冷却方式等综合考虑。

1. 梯度场强度和梯度切换率　最高梯度强度和切换率是梯度系统性能最重要的指标,通常同一种磁体会有不同的最高梯度强度和切换率,该参数是指单轴梯度场,而不是有效值。通常 1.5T 的最大单轴梯度场强度≥30mT/m(三轴),最大梯度切换率≥120mT/(m·ms)(三轴)。对于高端 1.5T 设备要求最大单轴梯度场强度≥45mT/m(三轴),最大梯度切换率≥200mT/(m·ms)(三轴)。

2. 梯度磁场线性　梯度磁场线性越好,图像的质量就越好,一般来说,梯度非线性度(最大 FOV 情况下)≤2%。

3. 梯度工作周期　梯度工作周期与成像层数有关,在多层面成像中,成像层面越多则梯度磁场的工作周期百分数越高,目前各厂家的 MRI 都能满足 100% 梯度工作周期。

4. 梯度磁场类型　梯度磁场类型有单梯度、双梯度、组合表面梯度、非线性梯度等类型可供选择。控制方式通常是全数字化实时控制。

5. 降噪方式　梯度噪声大小与梯度场的性能及脉冲序列的类型密切相关,不同 MRI 可能采用不同的方法降噪,通常招标中要求标注降噪方式。

6. 冷却方式　梯度系统是最大功率系统,为得到理想的梯度磁场,电流将在线圈中产生大量的焦耳热,必须采取有效的冷却措施保护梯度线圈正常运行。冷却方式也是梯度系统必须考虑的技术参数之一,一般采用水冷。表 6-8 为 1.5T 磁共振梯度系统主要技术参数的参考指标。

表 6-8　1.5T 磁共振梯度系统主要技术参数

技术参数	参考指标	技术参数	参考指标
最大梯度场强	≥30mT/m	梯度控制系统	全数字化实时控制
最大切换率	≥120mT/(m·ms)	梯度冷却方式	水冷
最短启动时间	≤0.2ms	梯度静音技术	提供
工作周期	100%		

(三)射频系统的选择

射频系统不仅发射各种 RF 脉冲,而且要接收 MR 信号。射频系统选择一般应从射频类型、射频功率、接收带宽、噪声水平、射频线圈种类等方面考虑。

射频类型分为双源发射和单源发射,射频功率一般应大于 15kW。接收带宽指每个独立通道所能接收 MR 信号的带宽,通常大于 1MHz。噪声水平是指射频接收单元前置放大器的噪声水平。要求前置放大器既要有很高的放大倍数,又要有很小的噪声,通常要求其噪声水平小于0.5dB。

射频线圈的选择主要包括以下几个方面。

1. RF 线圈对谐振频率要有高度的选择性,即谐振频率和氢质子频率一致。
2. 有足够大的线圈容积,产生的 B_1 射频磁场在整个容积内要尽可能均匀。
3. 从几何结构上要保证线圈具有足够的填充因数,线圈本身信号损失要小。
4. 能经受一定的过压冲击,具备保护电路。
5. 受检者的射频功率沉积要少,要考虑线圈的发射功率并进行射频屏蔽。

根据医院临床及科研需求可个性化选择线圈,通常发射/接收线圈包括正交体线圈及正交头线圈。其他接收线圈有相控阵头颈联合线圈、相控阵体部线圈、相控阵全脊柱线圈、相控阵乳腺线圈、膝关节专用线圈、踝关节专用线圈、肩关节专用线圈、相控阵血管壁专用线圈、通用柔性线圈(大、中、小)等,各生产厂家所具备的线圈种类及相控阵线圈的单元数均不尽相同。表 6-9 为1.5T 磁共振射频系统主要技术参数的参考指标。

表 6-9 1.5T 磁共振射频系统主要技术参数

技术参数	参考指标	技术参数	参考指标
射频类型	双源发射(单源发射)	采样分辨力	≤50ns
射频放大器	支持氢、磷谱成像	体部相控阵线圈	提供
射频功率	≥15kW	头颈相控阵线圈	提供
射频噪声水平	≤0.5dB	脊柱相控阵线圈	提供
发射带宽	≥600kHz	乳腺专用成像线圈	提供
接收带宽	≥1MHz	肘关节、踝关节、膝关节线圈	可选
最大接收信号分辨力	≥32bits	通用大、小视野柔性线圈	提供

(四)主计算机的选择

MRI 的计算机系统发展非常迅速。各厂家采用的硬件系统不尽相同,一般通过计算机主频、内存、图像重建速度、图像矩阵、硬盘容量等参数评价其性能。部分厂家为提高重建速度或匹配新型人工智能算法,额外配备了图像阵列处理器。软件系统包括基本软件和选配软件,前者主要包括各种常规扫描序列和一般图像后处理软件,是系统的标准配置软件;后者主要是一些特殊扫描序列和图像后处理软件,如弥散、灌注、心脏与血管分析、波谱分析、各种三维重建等,选配软件一般涉及教学和科研功能。主计算机具备 DICOM3.0 接口与 RIS/PACS 网络连接(包括打印、传输、接收、存储、查询等功能)。

1. CPU CPU 的运算能力与计算机性能密切相关,主频(一般用 GHz 表示)、内核数量及架构是决定性能的主要参数。CPU 主频越高的计算机性能越好,同时多核 CPU 能显著提升运算能力。

2. 内存 内存是由半导体器件制成,特点是存取速率快,内存的性能对包含图像处理功能的计算机影响比较大。

3. **硬盘** 硬盘是计算机最主要的数据信息存储组件,MRI正常运行所需的大部分软件都安装、存储在硬盘上,有机械硬盘和固态硬盘两种。主计算机硬盘一般由系统硬盘和图像存储硬盘组成,系统硬盘一般安装、存储设备运行所需的操作系统及专用软件,图像存储硬盘通常用于存储受检者的检查图像,其容量决定计算机数据存储能力。硬盘图像存储性能用存储未压缩的 256×256 矩阵的图像数量表示,硬盘空间容量越大,图像存储数量越多,目前的主流硬盘容量为 2TB。从性能上讲,固态硬盘的读取和写入速度优于机械硬盘,代表了硬盘的发展趋势,已有 MRI 厂商将部分机械硬盘改为固态硬盘。

4. **移动存储** 移动存储包含可擦写光盘 DVD 光驱和 USB2.0、USB3.0 接口。

5. **图像重建计算机** 图像重建计算机主要负责 MRI 图像的重建运算,是磁共振计算机系统的重要组成部分,实际上也是一个高速运行计算机。重建计算机要求对数据进行高速数学运算,具备同步扫描重建功能。现阶段很多 MRI 的图像重建计算功能已经从 CPU 转移到了效率更高的图形处理器(graphic processing unit,GPU)。

6. **显示器** MRI 通常配置 19 英寸或更大的医用彩色 LED 显示器,需要考虑的性能参数有显示器分辨力、亮度、可视角度、响应时间等。另外为提高工作效率,可选用双屏。

7. **操作系统** 操作系统(operating system,OS)是用户和计算机的接口,同时也是计算机硬件和其他软件的接口。操作系统的功能包括管理计算机系统的硬件、软件及数据资源,控制流程运行,为其他应用软件提供支持;同时提供各种形式的用户界面,保证用户有一个好的工作环境。目前 MRI 计算机的操作系统有 Linux 和 Windows 系统等。表 6-10 为 1.5T 磁共振主计算机系统主要技术参数的参考指标。

表 6-10 1.5T 磁共振主计算机系统主要技术参数

技术参数	参考指标
主 CPU 主频	≥3.6GHz
主 CPU 个数	≥4 个
主内存	≥16GB
图像重建硬盘容量	≥1 000GB
硬盘容量	≥2TB
硬盘图像存储量	≥$6×10^5$ 幅(256×256 矩阵)
最大重建矩阵	≥1 024×1 024
重建速度(256×256 矩阵,100%FOV)	≥10 000 幅/秒
阵列处理器内存	≥24GB
系统软件硬盘容量	≥1 000GB
Linux 或 Windows 操作系统	提供
显示器	≥23 英寸彩色 LED 液晶显示
显示图像分辨力	≥1 920×1 200
DICOM 与 RIS/PACS 网络连接	具备

(五)工作站的选择

MRI 主计算机可以完成受检者的检查和部分后处理工作,高级后处理工作站是对主计算机图像处理工作的补充,主要由高性能计算机和后处理软件组成。后处理工作站主要分为单机版和网络版两种型号。单机版工作站一般采用高性能计算机,其优点是所有的软件处理都在该工作站运行,软件稳定,运行速度快。网络版工作站一般采用服务器和客户端模式,MRI 计算机采集的数据传输到服务器,用户通过客户端连接服务器进行后处理,其优点是减少了空间限制,只要用户具备高性能计算机,都可以安装客户端软件进行后处理。

高级后处理工作站的软件既满足常规图像处理,如最大信号投影(MIP)、多平面重建(MPR)、曲面重建(CPR)、图像减影、电影回放、图像自动拼接和图像融合等;还能进行高级图像处理,如仿真内镜、弥散功能后处理、灌注功能后处理、波谱成像后处理、白质纤维束三维追踪成像后处理、BOLD 成像及心脏后处理等,值得注意的是所配置的处理软件一定要和相应的扫描技术对应。表 6-11 为 1.5T 磁共振工作站主要技术参数的参考指标。

表 6-11　1.5T 磁共振工作站主要技术参数

技术参数	参考指标	技术参数	参考指标
显示器	≥24 英寸 LED	硬盘存储量	$\geq 2 \times 10^6$ 幅 256×256 图像
CPU	≥4 个	DVD-RW 驱动器	配备
主 CPU 主频	≥3.6GHz	DICOM3.0 标准接口	提供
内存	≥16GB	各种 MR 功能分析软件	提供
硬盘容量	≥2TB		

(六) 检查床与环境调节系统的选择

检查床及检查环境关系到受检者的安全、便利及检查质量。要求具备电视监控、双向通话系统,可播放背景音乐;磁体内受检者通道环境具备照明、通风及通话功能;检查床垂直运动时最大承重要求≥150kg,自动步进,最低高度≤60cm,水平移位精度为 ±0.5mm,在紧急情况下,检查床可通过机器面板按钮自动退出,不需要以手动方式拉出。表 6-12 为 1.5T 磁共振检查床与环境调节系统主要技术参数的参考指标。

表 6-12　1.5T 磁共振检查床与环境调节系统主要技术参数

技术参数	参考指标	技术参数	参考指标
检查床最低高度	≤60cm	受检者通道环境	具备照明、通风、通话、背景音乐
检查床水平移位精度	≤ ±0.5mm	生理信号显示	具备
检查床垂直运动时最大承受重量	≥150kg	紧急制动系统	具备
检查床水平运动最大速度	≥100mm/s	心电、呼吸、外周门控	具备
检查床长度	≥205cm	电视监控	提供
检查床自动步进	具备		

(魏君臣　彭康强)

第五节　MRI 设备的安装调试

MRI 的构造相对复杂,且工作在强磁场环境中,在设备安装前必须制定一个合格、完备的方案,进行充分的准备工作,确保 MRI 安装工作及时、高效、优质地完成,保证设备安全、稳定运行及获取高质量图像。

一、MRI 设备的机房设计

MRI 的安装对环境及场地的设计、施工要求非常严格,在 MRI 安装前必须确保环境及场地不影响磁场长期的稳定性和均匀性,且满足相关规范。根据医院的实际情况,充分考虑人流、物流、医疗功能布局和医院长远发展需要,满足设备使用要求。目前,由于 MRI 不断向着高场强、高梯度等方向发展,对机房要求越来越高,因此 MRI 机房的合理设计十分重要。

(一) MRI 机房的建造流程

医院对 MRI 安装场地进行选址,设备厂家场地工程师到现场进行环境评估、明确设备的运输路径、吊装方案并绘制设备摆放平面图;方案得到院方确认后,屏蔽公司出具详细屏蔽和土建施工图,由院方、施工方及设备厂家三方共同明确具体实施方案;当土建施工达到屏蔽公司要求的进场条件后,开始屏蔽工程、水、电、地线、宽带、电话线及空调等相关设施的安装工作;最后由院方及设备厂家共同进行场地检查,由专业机构进行屏蔽测试,确认上述工作完成并达标再进行 MRI 进场及安装调试工作。机房的建造要求用户、设备制造商和施工单位共同协商努力,虽然不同厂家、不同类型的设备要求不尽相同,但基本原则一致。

(二) MRI 机房要求及施工要点

数字图6-5

MRI 设备房间布局

MRI 场地必须保证设备运行中既没有外部的干扰而影响磁场的均匀性、稳定性和系统的正常运行,又要保证人员的安全和敏感设备的功能不受磁场的影响。当磁场强度在特定区域超过 5Gs 限制时,需要设置磁场警告标志。通常 MRI 的场地布局分为磁体间(放置磁体、检查床、各种线圈、各种测试水模、氧监控器及各种生理信号导联等)、设备间(放置 RF 系统柜、梯度系统柜、图像重建系统、氦压缩机、传导板、电源柜、恒温恒湿空调及水冷机的室内机组等)和操作间(放置主控计算机、磁体监测显示器、操作台及工作站等),如数字图 6-5 所示。

1. 环境要求　MRI 磁体的强磁场与周围环境中的大型移动金属物体可相互影响,通常磁体中心点一定距离内不得有电梯、汽车等大型运动金属物体,不同磁体的具体限制不同。

(1) 静态的干扰:铁梁、钢筋水泥(特别是磁体下方)、下水道、暖气管道等铁磁性物质应满足 MRI 最小间距及最大重量的要求,必要时可提交设备厂家专业技术人员进行评估。

(2) 动态的干扰:运动的铁磁性物品,必须满足最小的间距要求以避免影响,该间距取决于移动方向和磁场方向。

(3) 振动的干扰:振动会影响 MRI 的图像质量,MRI 场地要尽量远离停车场、水泵、大型电机、公路、地铁、火车等振动源。对 MRI 场地的振动要求有:①稳态振动:通常由电动机、泵及空调压缩机等引起,其振动频率不得超过一定范围;②瞬态振动:通常由交通工具、行人、开关门等引起,不得超过 500×10^{-6}g,超过该值的瞬态振动需要分析从 0 到峰值对场地的影响。

(4) 电力设施的干扰:MRI 设备场地附近有高压线、变压器、大型发电机及电机等电力设施时,应该提交设备厂家专业技术人员进行评估。若附近存在其他 MRI,须确保任意两台 MRI 设备的 3Gs 线没有交叉。

2. 系统电源要求　MRI 设备电源均采用符合国家规范的供电制式,按照设备所需的额定功率、频率、电压、电流要求配置专用电源,并留有一定功率余量。

(1) 主设备的供电:要求专线供电,配合专用变压器和配电柜。主机电源需要安装稳压电源,必要时配备不间断电源。所有配电柜必须具备防开盖锁定功能,以满足电气安全作业之需,配电柜紧急断电按钮须安装在操作台旁的墙上,便于操作人员在紧急情况时切断系统电源。

(2) 辅助设备的供电:机房空调、水冷机、激光胶片打印机、照明及电源插座等辅助设备的供电须与主设备用电分开,根据配置设备的负荷单独供电,以避免一些频繁启动的高压设备如马达、泵、压缩机等对设备主机的干扰。

(3)磁体间照明:靠近磁体的照明灯工作寿命受磁场影响,灯丝会随电源的频率而振荡,磁体间内适合采用直流照明,直流电源的波纹系数≤5%;为了避免对射频产生干扰,多以直流 LED 灯为主,绝对禁止使用荧光灯和电子调光灯。

(4)场地插座:磁体间所有插座用电都必须经电源滤波器进入,磁体侧上方须预留一带地线的 220V 电源插座,紧急退磁装置处须预留一带地线的 220V 电源,电源线(L、N、G)引出最终墙面外预留 50cm。为了方便工程师装机和维修,磁体间、设备间及操作间均须配置带地线的 220V 电源插座,操作台附近预留两组 220V 带地线电源插座。

(5)MRI 要求设置专用保护接地线(PE 线),接地电阻小于 2Ω,且必须采用与供电电缆等截面的多股铜芯线,地线到达 MRI 专用配电柜内,在接地电阻符合要求的前提下,必须做好设备所在场所的等电位联接。例如:激光胶片打印机、工作站、插座及 RF 屏蔽体等与该设备系统有电缆连接的设备,必须与该设备的 PE 线做等电位联接。当医院安装多台 MRI 时,每一台设备的 PE 线都须按照上述要求从接地母排单独引出至设备。

3. 射频屏蔽要求　磁体间需要安装射频屏蔽室,以防止外界射频源影响成像质量,同时减少 MRI 的射频对外部环境的影响。

(1)屏蔽室标准:包括屏蔽体(地面、天花顶、四面墙)、屏蔽门、屏蔽窗及传导板等,对 10~130MHz(不同 MRI 频率范围不同)内平面波衰减大于 90~100dB,屏蔽效能必须在 MRI 安装之前由有资质的专业部门(如无线电管理委员会等)检测并出具报告。检测标准可参照中华人民共和国国家标准《电磁屏蔽室屏蔽效能的测量方法》(GB/T 12190—2021)。

(2)屏蔽室接地:要求与 MRI 系统共用一个接地,不建议单独接地,屏蔽室对地绝缘要求大于 1 000Ω(不同 MRI 对地绝缘要求不同)。

(3)屏蔽施工:屏蔽施工方须是经过设备厂家培训认证的屏蔽公司,设计并安装进入屏蔽室的所有管道包括失超管、紧急排风管、空调进风及回风管道等,负责屏蔽体上传导板和机柜连接件的开口及安装,所有连接进磁体间的管线如直流照明、氧气管、控制电线、风管进回风口及失超管等必须通过安装在射频屏蔽室上的各种滤波器才能进入。

4. 磁体间承重　MRI 的磁体自重在几吨至十几吨,在建造设备机房时必须考虑磁体间内地面是否具备充足的承重能力,由建筑结构工程师做承重和受力分析,如混凝土承重应符合安装要求并得到建筑设计部门的认可,以确保安全。

5. 温度、湿度及散热量　MRI 对工作环境的要求很高,机房温度过高容易导致设备故障,无法正常工作,严重时会使设备的电路部分烧毁。湿度过高容易导致设备的电路板结露,引起高压电路打火,也可能造成设备的接地不良。

(1)温度、湿度标准:机房温度通常要求磁体间 18~24℃,设备间 15~25℃,操作间 15~30℃;机房湿度通常要求磁体间 45%~65%,设备间 40%~60%,操作间 30%~70%;所有房间里的温度梯度(例如从磁体底部到顶部)应严格控制在 3℃以内。

(2)磁体间和设备间空调配置要求:磁体间和设备间要求使用恒温恒湿精密空调(建议双压缩机组),安装送风及回风的风道系统必须单独控制,室外机安装在建筑物外,室内机放置于设备间。为了确保 MRI 的长期稳定工作,充分考虑设备自身散热量、设备升级、其他设备及人体的散热等因素,空调必须保持 24h 连续运行,在配备时要求其制冷量在 35kW 以上。为了防止空调冷凝水滴入电子器件而损坏 MRI,空调风管走向和送、回风口必须避开滤波板。

(3)操作间空调配置要求:建议安装分体式吸顶或壁挂空调,也可以使用大楼中央空调。

6. 通风及上下水　为了确保磁体间能充分的通风换气、有足够的氧气含量,要求安装紧急排风系统。

（1）要求排风量大于 34m³/min，换气次数大于 12 次/h。紧急排风吸风口须安装在失超管附近的吊顶最高处，出口须在安全的室外且独立于失超管。

（2）为确保磁体间屏蔽门的正常开启，须在磁体间的顶上或墙上提供大于 0.61m×0.61m 的气压平衡口。

（3）当紧急排风系统启动时，须保证 5% 以上的室外空气补充进入磁体间。

（4）设置两路紧急排风开关，一路安装在操作间的观察窗旁，一路安装在磁体间内的屏蔽门旁。

（5）磁体间不能设置上下水管道，设备间的水冷机组和恒温恒湿精密空调附近须有上下水管道及地漏。

7. 失超管要求　超导 MRI 使用液氦维持磁体内线圈的超导状态，液氦在正常情况下不挥发或有极少量挥发，紧急状态（失超）时会在几分钟内以 500~1 500L 的速率气化，通过失超管由磁体上部的出气孔直接通向室外。

（1）失超管由非铁磁性金属（如无磁不锈钢、铝材料等）制成，要求能承受 45 000Pa 以上的压力，温度范围从常温至 –268℃，通过波导进入磁体间内和磁体失超管口连接。

（2）失超管从磁体间到排放出口的整个管道走向有严格要求，包括管道的长度、直径和弯头的转弯角度、转弯半径、数量。

（3）失超管排气口必须避开人群聚集区域，失超管出口区域一定范围内须设置限制区域和警告标志。

（4）严禁将氦气排放到封闭空间内，严禁将失超管排气口与供暖、空调、通风管道系统对接，严禁两台或多台 MRI 的失超管对接。

（5）失超管出口上方 6m、下方 3m 及两侧 3m 的范围内不得有窗户、门、通道或通风口。

（6）失超管排气口距离墙面或其他建筑物的净距离 ≮1m，失超管排气口附近 3m 内的墙面、玻璃、混凝土等须做防冻保护。

8. 设备噪声　MRI 运行时会产生一定的噪声（尤其是高场强设备），在建造 MRI 机房时应依据当地的法规，磁体间内装修要求使用吸音材料，被衰减的主音频范围在 600~1 000Hz。各场地最终噪声水平会因为场地建筑结构、房间布局及附属设备等不同而改变，通常保障工作人员和受检者基本舒适度的噪声要求为磁体间小于 90dB（A），操作间小于 55dB（A），设备间小于 65dB（A）。

9. 设备运输要求　MRI 属于价值巨大的精密医疗影像诊断设备，包装运输时属于易碎及危险物品，运输和吊装时应谨慎对待并严格遵守相关要求。

（1）必须考虑设备的运输路径和路径的承重要求，以确保所有设备能顺利运抵安装现场。

（2）在所有部件中，磁体的包装尺寸、重量、价值均为最大，必须保证从卸货到 MRI 机房入口的所有通道平整且无障碍物、无台阶，必要时搭建运输平台。

（3）磁体间须预留 2.8m×2.8m（宽 × 高）开口以供磁体进入，通向磁体间的整个运输通道须满足磁体运输的承重要求，必要时铺垫钢板。

（4）磁体吊装前，物流运输公司工作人员应到现场实地查看环境状况，以确定最佳吊装方案，磁体在运输过程中任何方向的倾斜角度都不得超过 30°。

10. 其他要求　考虑到射频屏蔽工程的需要，磁体间地面通常处理为 –300mm 水平（含承重基座、防水处理），待射频屏蔽工程完成后，磁体间再回填至 ±0mm 水平；由于液氦会挥发，需要定期向磁体内补充液氦，须确保装运液氦的真空隔热杜瓦罐的运输通道畅通无阻且无台阶，杜瓦罐所需的最小通道尺寸（宽 × 高）为 1.2m×2.1m。

MRI 场地建造是一项复杂的系统工程，涉及多个环节，直接关系到设备能否正常稳定地运行。要求设计人员高度重视，具有全面的知识和综合解决问题的能力，设计出合理实用的机房。

符合 MRI 安装要求的场地应具备以下条件:磁体间、设备间和操作间均应准备完毕,其中包括吊架、线槽、铁板、吊顶、照明、装饰及门等,所有房间均需清洁干净;安装完毕的照明灯、三相动力电源、配电柜、管道及水源等均应准备就绪,并在设备安装开始时能投入使用;空调系统及水冷机组安装完毕,并且 24h 正常运转。

二、MRI 设备的安装

MRI 设备场地准备完成,就可进行设备安装工作,安装过程分为:设备拆箱、机械安装、软件安装、设备调试及设备验收移交这几个阶段。本节 MRI 的安装是以超导型 MRI 为例。

(一)设备拆箱

设备的拆箱验货过程中需注意以下几点。

1. 核实清单 要将配置单、装箱单及实物进行逐一核实,避免错发或漏发货。

2. 商品检验 进口设备在开箱前须由当地商检部门进行现场验货,逐项审核各项报关物品是否和实物一致。

3. 核查防震标志 开箱时要检查磁体、压缩机等部件加贴的防震标志是否有异常,核查运输过程中的震动颠簸可能造成的设备损害。

(二)机械安装

MRI 机械安装包括设备就位及物理连线。MRI 均有元件编号系统识别设备组件,所有子系统柜及组件在其安装文件的图表中均通过编号标识,每根线缆上也有与其对应的线号及颜色。接线时应遵循以下原则:①信号线与电源线要保持一定的距离;②信号线多余的部分要盘为"8"字,以抵消强磁场产生的涡流;③截去梯度线多余的部分。

1. 磁体间设备安装 在磁体间内需要安装的设备有:磁体、失超开关、失超管、检查床、氧浓度监测器、摄像头、扬声器及传导板等。

(1)磁体就位:由于磁体工艺复杂、材料特殊,尤其是超导磁体,因此运输要求比较特殊。在卸载及就位过程中需要的工具包括叉车、吊车、吊臂、吊带或钢丝绳、U 形吊环、千斤顶、地坦克、撬杠及一些特殊工具。由于磁体最重,因此在卸载及打开包装后,要用带吊臂的吊车将其吊至距磁体间最近的区域,用千斤顶将磁体提升,在磁体的相应位置安装地坦克,通过专用通道将磁体移动至磁体间,放置在规划好的位置(安装前已经将该位置在地面做定位标记)并进行高度及水平调节。

(2)检查床就位:根据磁体的位置调节检查床位置及高度(活动床及悬浮床不用固定,落地床要进行水平调整及固定)。

(3)传导板安装:根据场地预留位置安装传导板,传导板是所有进出磁体间电缆及光纤的接口,是进入磁体间电源的滤波设备,在安装时要固定牢靠,传导板和屏蔽体接口要严密,避免因射频泄露影响 MR 成像质量。

(4)失超开关及失超管安装:失超开关安装在磁体间的明显位置,在失超开关防护罩上应有明显的提醒标记,避免他人误操作;失超管在安装过程中应尽量走直线,严禁过度打弯。

(5)第三方设备安装:氧浓度监测器、摄像头及高压注射器等所需电源都必须经过滤波后才可接入磁体间。

(6)电源线、信号线及光纤的连接:线缆的摆放及连接布局要严格按照安装手册的规定,如果梯度线、射频线及信号线之间的分布摆放不规范,相互之间可能会造成干扰,损害成像质量甚至产生严重的伪影,而且后期排查起来会非常困难。对于梯度线的连接应严格遵守安装手册要求,避免过松或过紧。连接光纤过程中要小心,避免光纤受损,光纤应摆放在易拿易放的位置。

（7）屏蔽检测：在磁体间内设备安装完成后，完成磁体通道入口的基建及 RF 屏蔽，由专业机构进行 RF 屏蔽测试并出具相应的检测报告，RF 屏蔽达标后方可进行下一步安装工作。

2. 设备间设备安装　设备间安装系统控制柜、梯度系统柜、射频系统柜、稳压电源、氦压缩机、水冷机及空调等设备。所有这些设备均是根据其距磁场安全范围以及设备厂家安装前规划好的图纸定位。所有机柜均须做必要的固定，避免因地震等不可抗力因素导致柜体移动或倒塌。在机柜安装摆位时要预留足够的维修空间，为日后的设备维修提供便利。不同厂家对设备间走线布局要求不同，有的厂家线路要求走地槽，有的要求走空中线架，无论如何布局，都必须遵循安全、美观、维修方便的原则。就位完成后按系统要求进行各种线缆的连接。

对于超导 MRI 系统，设备厂家的磁体在出厂时已添加液氦。为了减少液氦挥发，在设备完成机械安装后，首先要开启制冷系统以使冷头正常工作。冷头开启后要注意观察冷头的声音及压缩机的压力，如发现异常须及时处理，确保冷头正常工作。

3. 操作间设备安装　操作间的设备主要是主控计算机、图像显示器、工作站及失超开关，通常情况下设备厂家会配备专用操作台，按照要求进行安装即可。对于房间内失超开关、监测显示器等，由用户和设备安装工程师本着安全、使用方便的原则进行定位与安装。

（三）软件安装

软件安装包括操作系统安装、应用软件安装及系统配置。有些厂家在设备出厂时已经将操作系统及应用软件在主机预安装，在软件安装阶段只须进行系统配置，不同医院在购买设备时对设备功能要求不同，配置也不同。

在进行系统配置时主要进行下列配置工作。

1. 填入序列号　每个厂家的每台机器都有一个对应的序列号，在软件配置时须将序列号填入系统。

2. 设置软件　针对该台设备的硬件配置在软件系统进行相应的设置，由于厂家会在不同时期对设备进行升级或换代，同一种产品会有不同的软件版本及硬件类型，因此应选择相对应的硬件如梯度放大器、射频放大器及线圈等在系统中进行设置。

3. 添加网络节点　添加 DICOM 打印机及网络节点，在添加 DICOM 节点前先设置好本机的 IP 地址、AE Title 及主机名。打印机主要需添加其 IP 地址、AE Title、端口号及 MRI 本机的 AE Title 等参数，目前大部分医院都配有 PACS 系统，在配置过程中应将这些网络节点添加到系统。

4. 设置其他信息　对系统语言、时间、医院名称及受检者信息格式等其他相关信息进行设置。

5. 安装设备远程诊断系统

（四）设备调试

设备调试主要包括磁体系统、梯度系统、射频系统及系统调试几个阶段。

1. 磁体系统调试　磁体系统调试主要包括励磁和匀场两个部分。

（1）励磁：在磁体电源的控制下向超导线圈逐渐施加电流，从而建立预定磁场的过程。在完成励磁准备后，将励磁电极快速插入磁体，使其与超导线圈接触处的电极片连接，并检测电极是否接触良好，通过加热控制开关使超导线圈和励磁电源（MPS）形成回路，逐渐增加外接电源的输出使得超导线圈电流随之增加，最终达到能够产生所需磁场强度的电流，如图 6-36 所示。当

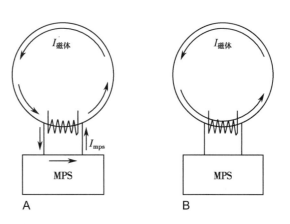

图 6-36　励磁电源和超导线圈接通前后的电流方向
A. 接通后的电流方向；B. 断开后超导线圈内电流方向。

励磁完成且场强稳定后,关闭加热控制开关,快速拔出励磁电极,切断励磁电源与超导线圈的回路。不同厂家的励磁操作过程不尽相同,有的需要通过工程师手动调节励磁电源输出实现超导线圈电流的增加,有的通过励磁电源本身控制系统励磁过程。

励磁过程注意事项:①励磁前确保励磁电源、失超开关及磁体外界接口系统自检正常,检查磁体的液氦压力是否符合励磁条件,并且在液氦充填两小时后再进行励磁;②励磁过程不能有人员进入失超管出口危险区;③清除磁体间内所有铁磁性物质;④励磁过程保持励磁电极和导线充分良好连接;⑤励磁过程保持磁体内氦气能顺利排出,带走因励磁过程产生的热量,从而避免出现失超;⑥励磁全程须用特斯拉计监测磁场强度的变化,放置特斯拉计于磁体中心,方便检测励磁数据;⑦励磁过程严格按照安装手册要求进行。

(2)匀场:匀场是通过人为手段使扫描野内的磁场偏差保持在一定范围内,测试不同范围内的磁场强度,通过匀场软件计算出需要在磁体不同位置进行的磁场补偿量。匀场时注意事项:①匀场前确保磁体间附近的较大铁磁性物质已经定位,避免匀场前后由于环境改变影响磁场均匀性;②励磁完成并且磁场稳定后再进行匀场,确保匀场数据的准确性;③特斯拉计探头位置需放置准确且整个过程中要固定;④匀场最终结果必须符合标准。

2. 梯度系统调试 梯度系统的性能参数通常在出厂时已经按标准要求设置好,在实际安装过程中由于梯度放大器和梯度线圈之间的连接因医院场地的不同而存在差异,因此需要将系统梯度波形和实际产生的波形进行调试匹配,最终产生理想的梯度场,调试过程通过实际扫描进行。

3. 射频系统调试 射频系统的调试比较复杂,为得到理想的 RF 波形及 MR 信号,主要调试参数有发射衰减校正、接收衰减校正、射频放大器最大功率校正、射频能量安全监测校准等,调试过程通过实际扫描进行。

4. 系统调试 完成磁共振中心频率、磁场均匀性、梯度系统及射频系统调试后,须对整个系统进行调试及校准,包括涡流补偿及校正、系统伪影测试、噪声测试、每个线圈的成像质量测试、周期性能测试(该测试是用来测试设备整体性能,主要测试图像信噪比、伪影、图像均匀性及空间分辨力等)。

5. 调试注意事项 ①由于有些调试是建立在前期调试数据基础上的,因此调试过程须严格按顺序和要求进行;②必须使用规定的工具及水模,且要求水模位置摆放准确,否则影响调试结果;③及时保存调试结果,确保扫描过程调用到正确参数。

(五)设备验收移交

MRI 安装调试结束后,用户要与设备厂家严格按照购买合同,对硬件和软件分别进行验收。设备厂家提供调试数据及配件清单,验收合格后由各方在验收报告签字并归档,在保证设备性能稳定的情况下再交付用户使用。

(彭康强　姚旭峰)

第六节　MRI 设备的主要性能参数检测和质量控制

医学影像成像系统的质量保证(quality assurance,QA)与质量控制(quality control,QC)是确保影像符合诊断标准、提高影像质量的重要工作。

国外对磁共振成像 QA/QC 标准的制定始于 20 世纪 80 年代,美国医学物理学家协会(AAPM)、美国电气制造商协会(NEMA)和美国放射学院(ACR)制定出了一系列的关于 QA/QC 的基本标准。我国也在 2006 年发布了中华人民共和国卫生行业标准《医用磁共振成像(MRI)设备影像质量检测与评价规范》(WS/T 263—2006)。

目前,MRI 的 QA/QC 工作越来越受到重视,确保了临床 MRI 检查的图像质量。

一、MRI 设备的主要性能参数及检测

MRI 设备结构复杂,影响图像质量的因素很多,日常工作中通常选择一些主要的性能参数,如信号强度参数、几何成像参数和非成像参数进行检测。

(一)信号强度参数

1. 信噪比

(1)概念与影响因素:信噪比(signal to noise ratio,SNR)是图像的信号强度与噪声强度的比值,即式 6-6。

$$SNR=\frac{S}{N} \tag{6-6}$$

式 6-6 中,S 为某感兴趣区(ROI)内信号的平均值;N 为同一感兴趣区内噪声的平均值。信噪比是衡量图像质量的重要指标之一,信噪比越高,图像质量越好,反之,图像质量越差。MRI 图像的噪声源有多种类型,最基本的噪声源有两种:一种来自接收电路的电噪声,另一种来自受激组织的噪声,它们都与共振频率有关,但依赖程度不同。

在一定的扫描参数下,MR 信号强度来自每个体素,任何影响体素的参数都将影响 SNR,如:体素体积增大,则信号强度增大,SNR 也随之增加。SNR 与扫描参数的函数关系如下式:

$$SNR \propto D^2 \left(\frac{d}{\sqrt{N_p \times N_f}} \right) \times \sqrt{NEX} \tag{6-7}$$

式 6-7 中,D^2 为视野;$N_p \times N_f$ 为矩阵大小;d 为层厚;NEX 为激励次数。

影响 MRI 图像 SNR 的主要因素有接收线圈的几何形状及品质因素、受检测组织的弛豫时间及温度、共振频率及扫描脉冲序列参数等。信噪比是 QA/QC 中的一个重要参数,SNR 的高低直接决定图像质量的好坏,定期进行 MRI 的 SNR 测试是十分必要的。

均匀体模示意图

(2)检测方法与结果评价:SNR 的测试要求使用均匀体模,其最小成像平面不得小于 FOV 的 80%,如数字图 6-6 所示。NEMA 规定测量 SNR 必须使用带负载的体模,带负载的体模由球形空心外壳和碱性导电溶液组成,以模仿人体的带电性。

通常采用自旋回波序列来进行 SNR 测量。TR、TE 的值与体模内充溶液有关,通常采用的 TR 和 TE 分别为 500ms 和 20ms,扫描矩阵 256×256,层厚 3~5mm,FOV 为 220~240mm,激励次数 1~2 次,不使用并行采集技术及内部校准技术,每次测量要确保扫描参数一致,这样得到的结果才具有可比性,如数字图 6-7 所示。

测量 SNR 图像

测量方法一:ACR 推荐采用信号背景法计算 SNR 的值。信号区为图像中央 75%~80% 的区域,求此区域的图像平均信号强度,记为 S。噪声区为图像周围无伪影背景区域,求此区域信号强度标准偏差的平均值,记为 SD。根据式 6-8 计算得出图像的 SNR:

$$SNR=\frac{S}{SD} \tag{6-8}$$

由于噪声在图像中并不是正态分布的,有时也会在式 6-8 的基础上乘以一个常数校准项对 SNR 的值进行校准,如式 6-9 所示:

$$SNR=\sqrt{2}\frac{S}{SD} \tag{6-9}$$

该方法较为简单,可用于日常 SNR 的测量。

测量方法二:由 NEMA 推荐 SNR 测量方法。首先,使用同样的参数进行两次连续测量,最好进行交叉采集。之后将两幅图像相减得到噪声图像,选中噪声图像的感兴趣区并计算标准差,得到噪声信号 SD。图像的平均信号 S 则使用之前两幅图像中的任意一幅,选中同样的 ROI 区并通

过计算得到。这种方法的稳定性和一致性比较好,很多 MRI 厂家推荐使用,缺点是耗时较长,并且两次测量必须连续进行。

（3）注意事项:SNR 测量时应该对不同的线圈分开测量。测量表面线圈的 SNR 应该使用特定的体模,信号区域应选在最大信号强度所处区域,并且每次测量时定位要准确,以确保测量具有一致性。在 ROI 选择时应该注意,避免选择无信号(零噪声)区域及有伪影的区域。影响 SNR 的因素很多,对于某一个特定的线圈,在每次测量时都必须使用相同的扫描序列及参数,且以生产厂家给出的 SNR 标称值作为标准进行比较。

2. 图像的均匀度

（1）概念与影响因素:图像均匀度指 MRI 在整个均匀扫描体产生恒定信号的能力。影响成像均匀性的因素有静磁场 B_0 的均匀性、射频发射的均匀性、涡流效应、梯度磁场的线性、接收线圈敏感度的均匀性及 RF 脉冲的穿透效应等。

（2）检测方法与结果评价:图像均匀度检测使用均匀体模(与 SNR 检测所用体模相同)。在测试的过程中,为防止 RF 脉冲穿透效应对图像均匀性的影响,测试体模应充入不导电溶液。而对于 RF 脉冲穿透效应所导致的非均匀性,应该使用内充导电溶液的体模进行独立的测试。

测量图像均匀性之前必须使 SNR 达到一定值,这样图像均匀性的测量结果才会准确。图像均匀性的检测可使用与测量 SNR 相同的自旋回波序列及参数,信号区为图像中央 80% 的区域,先分别求此区域信号的最大值(S_{max})与最小值(S_{min})。具体程序为:先将图像的对比度调到 100%,之后将图像的亮度逐渐降低,图像中最先变成黑色的区域就是信号最低的区域;继续将亮度降低,图像中最后还有亮度的区域即为信号最高的区域。整个图像的均匀性由式 6-10 可得:

$$U=\left(1-\frac{S_{max}-S_{min}}{S_{max}+S_{min}}\right)\times100\% \tag{6-10}$$

在理想状态下,图像的均匀性应该是 100%,即 S_{max} 与 S_{min} 是相等的,但在实际中是不可能达到的。我国卫生行业标准,要求图像均匀性≥75%。按照 AAPM 的标准,对于 FOV 为 200mm 的测量,图像整体均匀性应大于 80%,一般情况下 FOV 越大,图像的均匀性越差。根据 ACR 的标准,对于小于 3.0T(不包括 3.0T)的设备,图像的均匀性应大于 87.5%;3.0T 设备则要求图像均匀性大于 82%。

（3）注意事项:图像均匀性的测量应在轴、矢、冠三个层面上分别进行。此外,ROI 的选择不能包括边界伪影区域。

3. 低对比度分辨力

（1）概念与影响因素:低对比度分辨力是指 MRI 对信号大小相近物体的分辨能力,反应组织的对比度噪声比(contrast-to-noise ratio,CNR)。它是重要的质量控制参数,对早期病变的诊断起着重要的作用。CNR 定义为:

$$CNR=\frac{S_1-S_2}{SD} \tag{6-11}$$

式中,S_1 和 S_2 分别是两种组织的信号值;SD 是噪声标准差的平均值。CNR 的值取决于 MRI 对物质信号的响应能力,并且还受影像的 SNR、均匀性及伪影等因素的影响。

（2）检测方法与结果评价:低对比度分辨力测试所使用的体模是在均匀体模的基础上,在内部制造大小不一的圆洞,并在洞内充填性质相近的物质。

图像中两个不同区域的信号强度差异程度决定了这两个区域的可分辨能力。目前国际上还没有通用的 CNR 测量方法及标准。其中一种方法是在两个观察区域分别放置 ROI,测量并计算它们的 CNR;另一种方法是通过目测判断 MRI 的低对比度分辨力。

（二）几何成像参数

1. 空间分辨力

（1）概念与影响因素：空间分辨力（也称高对比度分辨力）反映了图像细节的可分辨能力，与成像组织单个体素的大小有关，是影响 MRI 图像质量的重要因素之一。体素越大，体素中所包含的组织越多，MRI 对于相邻解剖结构的分辨能力和对微小病灶的发现能力就越弱。

成像体素的大小决定了图像空间分辨力的高低。体素越大，MRI 的空间分辨力越低；体素越小，MRI 的空间分辨力越高。设视野为 $D \times D$，矩阵大小为 $N_p \times N_f$，层厚为 d，则体素的体积为：

$$V = d \times \frac{D}{N_p} \times \frac{D}{N_f} = dD^2/N_pN_f \tag{6-12}$$

由式 6-12 可以发现，影响空间分辨力的因素有 FOV、层面厚度及矩阵大小等。

空间分辨力是在没有大的噪声干扰的条件下，成像系统对物体的分辨能力。传统定量分析空间分辨力是通过点扩展函数（PSF）、线扩展函数（LSF）或调制转移函数（MTF）进行的，但这些方法在日常 MRI 系统的测量中并不实用。目前常使用可观测评估的测试体模来测量 MRI 系统的空间分辨力。

数字图6-8

测量空间分辨力的体模

（2）检测方法与结果评价：用于空间分辨力测试的体模有多种，通常由棒状或孔状阵列组成，产生信号的阵列截面是圆形或长方形。信号区与无信号区由等宽的棒或孔分隔，相邻信号区之间的宽度是孔径的两倍，典型的用于空间分辨力测量的体模如数字图 6-8 所示。此体模由 5 排尺寸不同的阵列组成，其尺寸分别为 5.0mm、3.0mm、2.0mm、1.5mm、1.0mm，体模层选方向上的厚度至少是扫描层厚的两倍。

典型的多层扫描序列（层厚 3~10mm）都能用于空间分辨力的测量，一般建议使用测量 SNR 的自旋回波序列。体模要垂直于扫描平面放置，体模中心定于磁场的绝对中心，由于频率编码与相位编码方向上的分辨力不一定相同，因此必须进行两次单独的扫描，分别得到频率编码和相位编码方向上的分辨力。每次扫描，体模轴沿所测方向轴排列；为简化扫描，可把体模旋转 45°，同时测两个方向的分辨力。

所得图像可利用目测的方法进行评价，空间分辨力取决于能分辨的最小阵列个体：阵列中的五个信号区和四个间隔区是清晰分开，且用最窄的窗宽观察时能区分出来的。测量空间分辨力应该在相同扫描序列下进行，分辨力应等于体素尺寸大小，如层厚为 5~10mm，在对应 FOV=250mm × 250mm 用 256 × 256 采集矩阵条件下，其分辨力应该为 1mm。根据 ACR 的标准，在所有方向上的空间分辨力都不应小于 1.0mm。

（3）注意事项：采集矩阵与重建矩阵应一致。

2. 空间线性

（1）概念与影响因素：空间线性是用来描述 MRI 图像发生几何形变程度的参数。静磁场不均匀、梯度场非线性、涡流、接收带宽及信号采集不理想等因素均可能导致 MRI 图像发生几何形变。

数字图6-9

测量空间线性的体模

（2）检测方法与结果评价：用于测量空间线性的体模为柱形或球形均匀体模，其最大直径应该至少为最大 FOV 的 60% 以上。也可用如数字图 6-9 所示的体模，由已知尺寸的空间孔（或棒、管）阵组成，阵列内的尺寸定位误差应该小于 10% 线性特征。

空间线性的测量使用测量 SNR 的自旋回波脉冲序列，最好使用大 FOV 及最大成像矩阵，可多方向多层面地对三个相互垂直的面进行成像。空间线性并不依赖于扫描时间 TR、TE 和信号采集次数。

为确保测量的准确性，将图像的对比度调至 90% 以上，分别测量 x 和 y 方向的尺寸 $D_{测}$，则几何形变程度 GD 定义为：

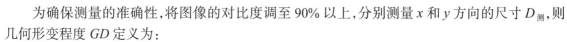

$$GD = \frac{D_{真} - D_{测}}{D_{真}} \times 100\% \quad (6\text{-}13)$$

几何形变的测量应该在 FOV 内任意两个点中进行。如果在 MRI 图像处理系统中测量空间线性，则仅仅反映的是 MRI 系统的特性；如果是在胶片上测量空间线性，则反映的是 MRI 系统和胶片系统的综合特性。

一般情况下，使用 200mm 的 FOV 测量时，几何畸变应 <1%。国内现行标准的 GD 值不能超过 5%。AAPM 要求一般畸变 <5%。在 ACR 标准中，测量值与真实值之差 ≯ ±2mm。

（3）注意事项：进行空间线性测量时，一定要将体模放平，最好用水平仪进行检查，以免产生误差。此外，在选择 ROI 时，注意避开被软件校准过的区域。

3. 层面的层厚

（1）概念与影响因素：层厚是指成像层面在成像空间第三维方向上的尺寸，表示一定厚度的扫描层面，对应一定范围的频率带宽。MRI 的层厚被定义为成像层面剖面线的半高宽（full width at half maximum，FWHM），层面剖面线是 MRI 对某一穿透层面点源的响应，即某一点源穿透层面时，该点源产生的 MR 信号经重建后形成的轨迹。影响层面厚度的因素有静磁场的均匀性、梯度磁场的均匀性、RF 场的均匀性、在激励与读出梯度间非共面选层脉冲及 RF 脉冲波形等。

测量层厚的体模

（2）检测方法与结果评价：用于评估层厚的体模有很多，大多数是利用一些可变的斜面（如平面、柱面、螺旋面）组成的体模，有楔形、交叉斜面形、阶梯形等。一种典型的体模是十字交叉的高信号斜面（high-signal ramp，HSR）组成的体模，HSR 体模一般由成对的以一定角度交叉的斜面组成（数字图 6-10），两个 HSR 之间的夹角为 45°，且 HSR 的厚度小于层面剖面线 FWHM 的 20%（即如果层厚为 5mm，则斜面厚度应小于 1mm）。测量误差应小于 20%。

层厚的测量使用测量 SNR 的多层自旋回波序列。对层厚的测量不仅要在图像的中心及周围进行，而且还要对磁体中心及偏中心定位进行测量，为保证 SNR 测量准确，可增加扫描次数。使用不同结构的体模，检测方法也不同。

使用 HSR 体模时，参数 FWHM 应该由成对斜面决定，但所得到的层厚及扫描层厚与斜面厚度有关，层面测量有一定的误差，如式 6-14 和式 6-15 所示：

$$\Delta_1 = (2\sqrt{\sqrt{2}b/a - b^2/2a^2} - b\sqrt{2}/a - 1) \times 100\% \quad (b>0.565) \quad (6\text{-}14)$$

$$\Delta_2 = b/2\sqrt{2}a \times 100\% \quad (b<0.565) \quad (6\text{-}15)$$

式中，b 是斜面厚度；a 表示 FWHM。

在精确测量的前提下，层厚误差应 <20%。而根据 ACR 的标准，绝对误差 ≯ 0.7mm。

（3）注意事项：进行测量时一定要将图像的对比度调到最高，并将体模定位于磁体中心。

4. 层面的位置及层间隔

（1）概念与影响因素：在临床检查中，对层面进行精确的定位，即确定层面的位置是十分重要的。层面的位置定义为层面剖面线 FWHM 中点的绝对位置，而层面的间隔（层间隔）定义为相邻两个层面的位置之差。影响层面位置和层间隔的因素有静磁场的均匀性、梯度场的均匀性、RF 场的均匀性、非共面选层脉冲及定位设备的准确性等。

（2）检测方法与结果评价：通常情况下可以使用测量层厚的体模来进行层面位置和层间距的测量，这种体模可以用参考针或外部标记来进行定位。

在成像中斜面将直接显示层面的相对位置，用自旋回波序列测量层面的位置及间隔。根据 ACR 的标准，用外部定位标记时实际层面位置应当在 ±2.5mm 的误差范围之内，而层间隔误差 ≯ 20% 或绝对误差 ≯ 1mm。

（3）注意事项：所有测量应处于磁体绝对中心到成像平面中心的连线上。

（三）非成像参数

非成像参数是指与 MR 信号强度和图像没有直接关系的参数，但这些参数对于 MR 信号及最终图像的质量起着至关重要的作用,如共振频率、磁场均匀性、射频翻转角的精确度、涡流补偿、梯度场强度校准等。

1. 共振频率

（1）概念与影响因素:MRI 系统的共振频率是整个射频发射和接收单元的基准工作频率,它的值等于质子在静磁场 B_0 中的进动频率。磁共振成像中心频率的稳定性及准确性对于提高 MRI 图像的质量是十分重要的,特别是在脂肪抑制成像、化学位移成像及磁共振波谱分析成像等应用过程中。共振频率发生变化主要是由于静态磁场 B_0 漂移所导致,主要的影响因素有磁体的稳定性、温度及机械效应引起磁场的电流强度发生变化、匀场线圈的变化或外界铁磁性物质的影响等。

（2）检测方法与结果评价:共振频率的校准和检测,使用可产生均匀信号的柱形体模,一般在体模表面有定位标志以确保定位的准确性。

中心频率的检测通常使用磁共振波谱序列,用 10Hz 步进搜索中心频率。测量时使用体模固定架先将体模精确定位于磁体中心,并切断所有的梯度场。之后,通过控制 RF 合成器的中心频率来调整射频并使其达到最大信号。MRI 在进行扫描之前(或每次系统调谐后)都有预扫描过程,其中一个重要的步骤就是调整中心频率,并显示于软件的操作界面上,操作者在进行磁共振扫描前必须先完成共振频率的校准。对于移动式 MRI 系统和常导磁体 MRI 系统,在使用的过程中磁场强度会频繁的升降,共振频率的校准尤为重要。共振频率的校准属于日常检测项目,可由 MR 技师完成。通常 MRI 系统为用户提供了专用的频率调节流程,能够自动进行频率调节。

共振频率的偏移称为失振(off-resonance),失振的出现对于 MRI 会产生不利的影响。为了避免失振的发生,在每次进行 QC 检测时,应当使用不同的体模或不同的定位进行频率校准,以保证测量的准确性。应将每天的共振频率值加以记录以便进行趋势分析。按照 ACR 的标准,连续两天的共振频率的差值不应大于 2ppm,如果变化程度较大,则须进行系统调试。

（3）注意事项:体模必须放置在磁体的绝对中心,静磁场及 RF 场的漂移也可能导致检测失败。

2. 静磁场的均匀性

（1）概念与影响因素:静磁场均匀与否直接决定了 MRI 图像是否发生形变以及图像是否均匀,特别是对于带磁共振波谱分析(MRS)的系统,静磁场的均匀性对于频谱质量有重要的影响。磁场的均匀性与匀场方式有关。测量结果与所用体模的形状、大小、层面的定位及 ROI 的选取等因素有关。

（2）检测方法与结果评价:静磁场均匀性的测量使用均匀、形状规则的大体模。

通常采用以下两种测量磁场均匀性的方法:一种是测量相位图,即测量相位在空间中的分布情况。这种方法比较准确,但是需要专用的软件,并不适用于所有的 MRI。在实际使用中通常采用另一种方法,即通过测量某一特定波峰的 *FWHM* 来实现,*FWHM* 的单位为 Hz 或 ppm,二者的换算关系为:

$$FWHM(\text{ppm}) = \frac{FWHM}{42.567 B_0}(\text{Hz})\qquad(6\text{-}16)$$

具体地可以使用单一 90° 脉冲序列测量水中 ^{1}H 谱的 *FWHM* 大小（数字图 6-11）。而磁场强度的测量及之后的匀场操作均应由具有资质的系统维护工程师实施。

国内现有标准要求静磁场 B_0 均匀度采用目测定性检验方法:即在 FOV≥380mm×380mm 条件下,在模体正方形格栅插件影像上目测评价静磁场 B_0 均匀度。根据 ACR 的标准,在 DSV 是 30cm 时,要求磁场的均匀性小于 2ppm。通常状况下成像系统水峰的 *FWHM* 应小于 5ppm,而 MRS 系统的 *FWHM* 应≯0.12ppm,如果达不到以上标准,则应通过调整匀场线圈中的电流来进行匀场操作。

数字图6-11

波谱的半高宽

3. 射频翻转角的精确度

（1）概念与影响因素：RF 翻转角的精确度是射频系统的重要性能指标之一，也是 QA 所要测试的主要指标。磁共振信号的强度依赖于 RF 脉冲的强度，如果射频功率管的性能下降严重，则成像系统要得到 90° 脉冲和 180° 脉冲就会变得十分困难。此时，就需要根据系统的特性对 RF 翻转角进行常规检测并校准。射频发射的增益/电压与 RF 翻转角的精确度密切相关，并且直接依赖于图像的 SNR、线圈的调谐、体模负载及所使用的 RF 脉冲类型。

（2）检测方法与结果评价：射频发射的增益/电压通常情况下会被记录在扫描序列中，并且在 DICOM 文件中也有记录。RF 翻转角可用单脉冲的梯度回波序列进行检测，如快速小角度激发（fast low angle shot，FLASH）、稳态进动梯度回波序列（gradient recalled acquisition in the steady state，GRASS）或稳态进动快速成像（fast imaging with steady-state precession，FISP）序列，将可产生均匀信号的柱形或圆形体模放在磁体的绝对中心，把采自中心 ROI 的信号强度记录为 RF 功率或 RF 角度的函数。特定体模的 RF 功率参考值一旦确定，可在此基础上快速测定 RF 翻转角来判断 RF 系统的状态。对于测试结果，射频发射的增益/电压变化不应超过基线的 10%。

4. 涡流补偿 涡流对于 MRI 的影响是不容忽视的，应定期由工程技术人员对系统的涡流补偿进行检测。检测涡流补偿程度的一个简单办法是在没有梯度和施加梯度两种情况下，分别施加 90° 脉冲并测量 FID 信号。两次测量 FID 信号位移应该保持不变，如果变化较大就应重新校准。另一种比较直观的观察涡流影响的方法是梯度电流感应电压曲线测量法，该测试通常由厂家工程人员进行。涡流补偿的检测周期为半年，机器每次维修、调整、升级后必须进行测试。

5. 梯度强度校准 测量实际成像的梯度强度有多种方法。通常可以用不同读出梯度对已知尺寸的物体进行一系列的成像，通过图像的像素组成，根据式 6-17 来计算读出梯度的实际强度：

$$梯度强度 = \frac{(Hz/点) \times (物体截面的点素)}{\gamma(Hz/mT) \times (真正物体长度)} \tag{6-17}$$

式中，梯度强度的单位是 mT/m；Hz/点 = 矩阵的大小/读出梯度的时间。常规保养时，应当每半年进行一次梯度强度校准。此外，在机器每次调整或维修梯度系统后也必须做梯度场强度校准。

（四）MRI 检测体模

1. 体模材料 体模（phantom）是检测中所使用到的检测物的统称，即测试所用的人体模拟物，通常由容器和内充材料组成。构建 MRI 体模的材料应具有化学和热稳定性，其理化性质在存放期间不能发生变化，以免影响参数的测量。应尽量避免使用着色材料，并且容器与内充材料的磁化率不应有明显的差异。体模内充材料的 T_1、T_2 及质子密度应满足以下要求：$100ms<T_1<1\ 200ms$，$50ms<T_2<400ms$，内充材料的质子密度应尽量与水的质子密度一致。

表 6-13 列出了一些体模内充材料的弛豫时间。这些材料大多是含有大量质子的凝胶和不同顺磁性离子的水溶液。

表 6-13 几种常用体模内充材料的弛豫时间（0.5T，20MHz）

溶剂	浓度	T_1/ms	T_2/ms
$CuSO_4$	1~25mmol	860~40	625~38
$NiCl_2$	1~25mmol	806~59	763~66
1,2-丙二醇	0~100%	2 134~217	485~72
$MnCl_2$	0.1~1mmol	982~132	—

表 6-13 中的 $CuSO_4$、$NiCl_2$ 和 $MnCl_2$ 是顺磁性试剂,弛豫时间是温度和场强的函数,弛豫率与离子浓度近似成线性关系。$CuSO_4$ 溶液的 T_1/T_2 值接近 1,与生物组织 T_1/T_2(3~10)相差较大,故 $CuSO_4$ 溶液多用于除 T_1、T_2 及质子密度值以外的参数测试,在测试 T_1、T_2 及质子密度值时使用其他溶液,如 $MnCl_2/CuSO_4$ 混合溶液等。

2. 多参数测试体模　为了方便 MRI 参数的检测,一些公司研发出可以同时测试多个参数的测试体模,大大节约了 MRI 参数检测的时间。如 Magphan SMR 170 体模,可以进行横断面、冠状面、矢状面及斜断面的成像,具有使用方便、定位容易、测量参数多等优点,一次扫描可以同时检测出信噪比、信号均匀度、几何形变(空间线性)、层厚、层间距、空间分辨力、低对比度分辨力、伪影、T_1、T_2 等多个参数(数字图 6-12)。

数字图6-12

Magphan SMR 170 性能测试体模

二、MRI 设备的质量控制

进行 MRI 设备质量控制的管理人员和技师在日常工作中必须密切监控 MRI 性能参数的变化情况。制订出合适的质量控制计划对于 MRI 的 QA/QC 非常重要。

(一)质量保证与质量控制

1. 质量保证的定义　质量保证(QA)是一个整体性的概念,它包括医疗机构制订的所有管理实施方案,其目的是确保以下目标的实现:①每一个成像步骤都是当前临床工作所需要的;②扫描所获得的图像应包含解决临床问题所必需的信息;③图像中所记录的信息能够得到正确的解释(诊断报告的准确性),并能被受检者的主管医师及时获得;④在能够满足上述第②条的前提下,检查结果的获得应尽可能减少给受检者带来的不便,降低相关费用及避免受检者发生意外。

2. 质量保证的范围　质量保证计划包括很多方面,如质量控制、预防性维护和设备检测等。QA 流程的首要部门是质量保证委员会(Quality Assurance Committee,QAC)。此组织负责 QA 流程的整体规划,为 QA 设定目标和方向、制定规章并评估其有效性。QAC 应由放射医师、医学物理师、MRI 技术专家、MRI 技术主管人员及其他医学影像科工作人员组成,如有必要,也可以包含医学影像科以外的医疗和后勤人员,如临床医师、护士、文秘等。

3. 质量控制的定义　质量控制(QC)是质量保证的主要组成部分,是为达到质量要求而采取的一系列技术手段。QC 主要由以下 4 个部分组成:①验收检测:对新安装或进行大修的设备进行检测;②设备基准性能的建立;③发现并排查设备性能上的改变;④分析设备性能产生异常的原因并加以校正。

(二)MRI 质量控制中相关人员的职责

质量保证委员会中的人员在 MRI 质量控制中肩负着以下不同的职责。

1. 质量保证管理人员的 MRI 质量控制职责　①确保技师在 MRI 方面接受过充分的培训和继续教育;②向 MRI 技师提供以流程手册为基础的指导性建议,确保质量控制流程对本单位所有的 MRI 工作有效;③选择一名技师作为主要质控技术人员,执行预定的质量控制检测;④确保适当的检测设备和材料应用于执行技术人员的 QC 检测,安排员工和时间表以便有充足的时间进行质量控制检测、记录和结果分析;⑤定期向技术人员反馈有关临床影像质量和质量控制的正、反面信息;⑥选择一名医学物理师管理 QC 流程及执行物理师的检测工作;⑦至少每三个月回顾一次质控技术人员的检测结果,每年检查一次物理师的检测结果;⑧监督或指定专人对工作人员、受检者以及周围公众的安全防护流程进行管理;⑨确保工作人员具有资格认证,MRI 原始记录和流程、质量控制、安全和防护相关记录得到正确的保存,并在 MRI 质量保证流程手册中体现出来;⑩在影像阅读中发现质量低劣的影像时,应遵循本单位的质量校正流程。此外,质量保证管理人员还应监督和定期评价 MRI 诊断报告的质量。

2. 影像诊断医师的 MRI 质量控制职责 ①MRI 诊断医师对本机构 MRI 质量控制负有重要责任,定期回顾检测结果和阶段性检测趋向,并在发现问题时及时提供指导;②在缺少医学物理师/MRI 技术专家的机构,MRI 影像诊断医师应参与 MRI 的质量控制流程,监督 MRI 技师的质量控制工作,承担 MRI 质量控制管理工作。

3. 影像技师的 MRI 质量控制职责 MRI 技师的质量控制职责包括受检者的摆位、图像的扫描、胶片的存贮及打印等内容。指定质控技师的职责与设备的性能息息相关,包括图像质量和受检者安全。质控技师负责基本的质量控制检测,并为质量控制计划制定参数标准,用以确定正常值的范围。MRI 技师的具体质量控制流程分为以下几种。

(1)每天:准确摆位和定位、扫描参数设置、图像数据检测、几何图形精确性检测、空间分辨力检测、低对比度分辨力检测、图像伪影分析等。

(2)每周:硬拷贝(胶片)图像质量控制、查看物理机械检查项目等。

(3)其他:整个 MRI 性能检测应在设备安装好后进行,且至少每年一次;质控技师应在大修或升级 MRI 系统后进行适当的测试。具体的测试项目包括磁场均匀性、层面位置的精确度、层厚的精确性、射频线圈性能、层间射频信号干扰、MRI 图像相位稳定性、软拷贝显示(显示器)等。

(三) MRI 质量保证程序手册

MRI 诊断医师、质量控制技师和其他相关人员作为一个工作团队,应该建立并遵循适用于所有成员的 MRI 质量保证流程手册。流程手册应包括以下内容:①明确团队成员在 QA/QC 检测中的职责和 QA/QC 检测流程。②质量控制和质量保证检测的记录、设备维护、维修记录。③对 MRI 操作技师的指导流程(应包括进行时间和内容)。④设备的使用和维护流程。⑤MRI 技术的有关信息,如体位、线圈、脉冲序列和注射对比剂等有关信息。⑥保护受检者和工作人员免受不必要的 MRI 强磁场影响的预防措施。⑦MRI 系统及附属设备的清洁、消毒灭菌流程。

(四) 常规 QA/QC 计划

新安装的 MRI 在进行验收检测时需要完成全面测试,前面描述的磁共振主要性能参数检测仅仅是 QA/QC 测试的一部分,生产厂家和工程技术人员应对 MRI 进行定期维护。准确记录 QA/QC 测试结果非常重要,通常经过一段时间的比较可以得出设备运行的状况,观察系统性能有无变化,此外还应将 QA/QC 测试时的图像保存,以利于故障的分析。在每次 QA/QC 测试时一定要记录体模的摆放位置(尤其是表面线圈),并使用相同的扫描序列,在厂家进行维护或参数调整之后,及时修正基线。

QA/QC 的测试计划没有统一的标准,所用的方案也不尽相同,需要各医院根据自身的实际情况进行方案拟订。根据测试的频率可以分为日测试、月测试和年测试三类。

1. QA/QC 日测试或周测试 QA/QC 日测试时间短,一般在 5~10min 内完成测量,并用 5~10min 时间进行分析记录,通常由有经验的技术人员完成测量并记录数据,由专业人员对数据进行分析。日测试的检测项目通常有测量中心共振频率、磁场均匀性、发射增益、几何形变(空间线性)及 SNR 等。

进行日测试时可以使用厂家提供的体模或用球形、柱形均匀体模。采用自旋回波序列(TR/TE=500ms/15ms),FOV=250mm,层厚为 5mm,成像矩阵为 256×256,分辨力带宽(resolution bandwidth,RBW)=200Hz/pixel,用头线圈采集信号,行轴位、矢状位和冠状位成像。需要注意的是扫描应当在体模定位 5min 后进行,以确保体模内溶液达到稳定状态,扫描完成后记录并分析中心频率、磁场均匀性、发射增益、空间线性及 SNR 等参数。

2. QA/QC 月测试 进行 QA/QC 月测试之前应对前期日测试的结果进行分析,之后再进行月测试的内容,整个过程一般需要 20~30min 的时间,由经验丰富的技术人员完成测量并记录数据。在制订测试方案时一般要求有工程技术人员参加,月测试应对层厚、层面位置偏差、成像均匀性、空间分辨力、低对比度分辨力、涡流补偿、空间线性及 SNR(头线圈及体线圈)等参数进行详细的测量并记录。

进行 QA/QC 月测试时使用球形、柱形均匀体模及多功能体模。第一步是采用自旋回波序列(TR/TE=500ms/20ms),FOV=250mm,层厚为 5mm,成像矩阵为 256×256,rBW=156Hz/pixel,用头线圈采集信号,行轴位成像。如果使用 ACR 体模,则用 ACR 特定的 T_1 加权 SE 序列。测量完成后行层厚、层面位置偏差、成像均匀性、空间分辨力、低对比度分辨力及涡流补偿分析;第二步采用直径较大的圆形体模(直径 300mm),用体线圈进行采集,采用自旋回波序列(TR/TE=500ms/20ms),FOV=360mm,层厚为 5mm,成像矩阵为 256×256,rBW=156Hz/pixel,行轴位、矢状位及冠状位成像,并记录分析体线圈的发射增益、轴矢状位和冠状位成像的均匀性、SNR 及各方位成像的几何形变;第三步可以对最常使用的线圈重复进行第二步测试(可以仅对一个层面进行)。

3. QA/QC 年测试　在每年或每次设备进行大的参数调整后进行。年测试的项目除了上述日测试和月测试的项目之外,还应全面分析梯度的稳定性、射频系统的稳定性及磁体的稳定性。

QA/QC 能够保证 MRI 系统的性能和稳定运行,故制订合理的 QA/QC 测试方案非常有必要。相信随着智能影像技术的发展,QA/QC 检测会越来越便捷。

(彭康强　魏君臣)

第七节　MRI 设备常见故障及检修方法

MRI 设备结构复杂,发生故障时,检修相对困难。掌握设备结构、工作原理,准确分析故障产生的原因,及时有效地排除故障,对于操作技师和检修人员都极为重要。

一、产生故障的原因

(一) 设备的因素

1. 设备质量　造成设备质量问题的原因很多,其中主要有以下几条。

(1)电路设计的原因:例如设计时电源的容量不足造成电源过载;梯度或射频功率放大器最大输出功率不足;信号传递匹配不佳;部件耐压不足致使二极管击穿等。

(2)加工制造安装的原因:生产过程中的质量检查与监督不严,造成不合格的产品出厂;或者安装调试参数没有达到标准,如屏蔽不佳造成外部信号干扰、射频场不均匀、磁场强度不均匀、水冷及循环系统漏水等。

2. 设备老化　由于长时间使用导致设备老化。例如,接收线圈连接处长期磨损出现接触不良,检查床升降运动的皮带、滑轮等常用传动部件磨损严重,冷头老化致使液氦挥发,吸入的铁磁性物质使磁体均匀性变差等。

(二) 人为因素

1. 安装调试　无论是在设备加工制造期间,还是在安装检修过程中,调试欠佳引起故障的情况时有发生。例如磁场不够均匀,梯度线性调整不良、梯度增益以及涡流补偿效果差,射频发射、接收线圈不是最佳匹配,扫描序列参数校正不准等。

2. 操作使用　操作使用不当也是引起故障的原因之一。例如开机与关机的过程没有按操作规程执行,突然停电导致储能元件出现过电压而损坏,开机不开空调致使室内温度过高,线圈插拔过于用力或接触不良等情况。

3. 定期保养 合理的检修保养对于保证设备的稳定、可靠运行及延长设备的使用寿命都至关重要。例如,设备系统部件有很多用于通风的过滤网必须经常除尘,以便排出内部产生的热量;每天观察液氦压力及液氦水平,并定时补充;定期更换冷头;检查床缺少必要的润滑而磨损严重也会导致故障;线圈插头要小心插拔,并检查线圈是否有螺丝松动,是否有导线暴露;定期清理磁体内被吸入的铁磁性物品(别针、发卡、打火机、硬币等)。

(三) 环境因素

1. 供电电源 供电电源的电压不稳定、波动大或突然停电可能会对设备造成损害并引起系统故障。MRI 要求配备独立供电电源。

2. 接地线 MRI 的地线要独立埋设,不得与电网变压器接地线合用,否则会相互干扰产生故障。

3. 屏蔽 定期检查屏蔽,消除屏蔽损坏带来的射频干扰。

4. 温度、湿度 温度与湿度对整个设备很重要,要格外注意。温度高既可对受检者舒适度产生影响,也可对设备部件造成损坏。湿度过高会造成设备电路板腐蚀损坏,过低会造成静电效应,相对湿度应当保持在 40%~65%。

二、故障检修原则与方法

(一) 检修原则

1. 全面分析 维修时要先根据故障现象进行全面的分析,初步确定发生故障的范围;然后查阅相关资料,结合自身的经验做出分析判断,确定从何处入手,怎样维修,再动手检修。

2. 细致检修 更换部件时要细心观察,记住每一个步骤,确保替换顺利完成。拆卸重要部件时更应慎重,避免故障的进一步扩大化。

3. 确保安全 在检修过程中必须时刻牢记安全第一,确保人身安全和设备安全。维修强电相关设备时须断电操作;须带电检修或夜间维修时,必须两人以上,并做好安全防范措施。

(二) 检修方法

检修过程就是实践的过程,需要以理论作为指导。通过查阅资料对 MRI 有一个总体了解,并在此基础上深入掌握每个部分。检修过程中要透过现象看本质,只有抓住本质才能正确解决问题。检修方法有观察法、排除法、比较法、替换法及软件测试法等。设备故障往往不是单一的原因引起,同一故障现象可能是硬件原因所致,也可能是软件原因所致。掌握故障判断方法将会提高故障检修效率,能更有效、更快速地排除故障。

目前 MRI 自身诊断系统较为全面,报错指向较为明确。可先根据报错代码确定故障发生位置,然后进行具体分析与处置,提高维修的时效性。需要注意的是,MRI 检修的安全性尤为重要。铁磁性物体和工具绝对不允许带入磁体间,否则,可能会造成严重的人身伤害或设备损害。

综上所述,快速、准确排除设备故障的关键在于:①基础理论知识扎实,熟悉 MRI 的工作原理和组件结构;②掌握并灵活运用维修方法,不断地进行实际维修操作,对维修经验进行总结。

三、常见典型故障分析与排除

MRI 各系统之间的联系紧密,故障产生原因复杂。设备运行过程中的故障主要是由于部件损坏、操作或者检修不当以及周围环境的干扰造成的。下面从两个方面进行介绍。

(一) 常见故障

当系统的某一部分出现故障或者工作不正常时,会有相应的检测模块进行检测,并将错误信息上传至操作界面以供查看。

1. 检查床移动报错 如果出现检查床移动相关报错信息,可以尝试如下操作。

(1)检查受检者与磁体洞内壁之间是否摩擦力过大。

（2）检查床板下面是否有杂物及床的限位开关是否正常。

（3）检查床本身驱动系统是否老化。

（4）检查床的传动系统是否有问题。

2. 梯度放大器温度过高报错　当出现提示梯度放大器温度过高或其他的相关信息,可以尝试如下操作:

（1）查看错误日志,明确是否存在其他错误信息。

（2）结合扫描结果,明确是否长时间使用大功率的梯度序列进行了扫描。

（3）梯度放大器通过水冷系统冷却,如数字图 6-13 所示。提示温度过高,首先要检查水冷系统是否工作正常,检查内容包括一级水冷系统供水温度,二级水冷系水压、流速,整个水路循环是否正常等。

（4）排除梯度放大器本身故障,需要不同轴之间交换来判断故障。

（5）如果以上均正常,可能是负责反馈错误信息的检测模块出现问题,需要更换。

数字图6-13

超导型 MRI 水冷系统联络框图

3. 某轴梯度放大器故障　如果出现某轴梯度放大器故障相关信息,应做如下分析和处理。

（1）首先查看该报错信息指向的某轴梯度部分,梯度控制器、数模转换器（DAC）、梯度放大器、滤波器、梯度线圈和梯度冷却系统等任一组件出现问题,都会导致梯度系统发生故障。

（2）排除由电线或者相关电源供应问题引起的故障信息,需要逐步进行判断:①判断梯度线圈是否损坏,量取阻值即可;②判断控制线路,可以通过交换两个轴的控制线来排除;③梯度放大器、滤波器都可以通过互相交换来找出故障部件。

4. 射频发射/接收线路驱动电压丢失　如果出现射频发射/接收线路的驱动电压丢失的相关报错信息,应做如下处理。

（1）检测每个射频线路节点连接是否正常,是否出现接触不良。

（2）测量每个节点的对地电压,看是否正常。

（3）如果以上无问题,则须考虑更换射频放大器或者发射/接收驱动部件。诊断软件可以帮助排除部件问题。射频系统结构联络图,如数字图 6-14 所示。

数字图6-14

射频系统结构联络图

5. 配电箱掉电　MRI 关机状态,配电箱偶尔掉电,无跳闸,直接恢复配电箱启动按钮,即可正常启动工作。

（1）无跳闸证明无短路。出现此现象原因较多,要结合配电箱电路图来分析。

（2）外电源、稳压电源、配电箱电路及 MRI 本身,四部分均可以产生此故障现象。

（3）由于 MRI 处于关机状态,且无空开跳闸,所以基本排除 MRI 问题。稳压电源处于配电箱前级,可以直接将外电电源引入配电箱供电,跳过稳压电源,来判断此级是否有问题。MRI 配电柜电路框如数字图 6-15 所示。

数字图6-15

MRI 配电箱电路结构框图

6. 主控计算机与图像阵列处理器通信丢失　正常工作情况是图像阵列处理器将重建后的图像发送给主控计算机用于显示和处理图像。它们之间靠网络通信,其结构如数字图 6-16 所示。

数字图6-16

计算机系统结构联络框图

故障分析与处理如下。

（1）确定网线连接正常,运用 ping 命令,查看两台计算机的数据通信是否正常。

（2）如通信不正常,可以查看相应的网卡是否工作正常,图像阵列处理器启动是否正常。

（3）如果通信正常,计算机启动也正常,可能是计算机内部软件问题或数据库异常导致,建议结合其他报错信息分析。

7. 扫描系统启动失败　如提示扫描系统初始化期间发生错误,未能启动成功,可以尝试重启扫描系统。若重启再次出现同样报错信息的话,则尝试关闭扫描系统、关闭设备电源,稍候几分钟,再重新按步骤启动扫描系统。

8. 扫描系统未准备好　如提示扫描系统未准备好的相关报错信息,这是因为 MRI 开机启动扫描系统过程中,最后一个自检步骤是检测发射线圈的性能,如果检测到发射线圈某个参数偏差超过规定范围,就会报错,导致扫描系统启动失败。

（1）处理方法一:①按升床键,把检查床升到最高位置;②再按进床键,把检查床往磁体中心移动5cm;③重启扫描系统。

（2）处理方法二:①拆开磁体洞后盖,用无磁螺丝刀一边微调射频发射线圈上的三个可调电容的位置一边检测,将发射线圈的两路发射信号的相关参数调节至规定范围内;②如果只调节发射线圈上的三个可调电容不足以将相关参数调节至规定范围内,可以用无磁扳手调节固定发射线圈的螺帽,通过改变发射线圈的位置,将相关参数调节至规定范围内。

（二）伪影

MR成像过程复杂,参数设置不当、设备部件故障均可引起伪影。这里主要介绍几种常见的伪影。

1. 环境相关伪影 正常情况下,MRI的接收线圈接收来自人体特定部位产生的MR信号,若环境中的无用信号被接收,会在图像上体现出来,常见的有灯芯绒伪影、相干噪声伪影、金属伪影。灯芯绒伪影如数字图6-17所示。

灯芯绒伪影

2. 射频噪声伪影 在成像过程中,外源性或内源性的信号被采集,在图像上产生射频噪声形成伪影,如数字图6-18所示。产生原因多与系统硬件或线圈相关。排查此故障需要查找射频噪声源。

射频噪声伪影

3. 信号溢出伪影 接收线圈接收的MR信号最终被传送到图像阵列处理器进行图像重建。如果在这个过程中信号发生溢出,就会造成信号损失形成伪影,如数字图6-19所示。解决此故障须进行发射接收线路检测,查找信号溢出点。

信号溢出伪影

4. 非线性梯度伪影 在MRI扫描时,梯度会频繁地切换,长时间工作可能导致梯度非线性,形成非线性梯度伪影,如数字图6-20所示。解决此故障须做梯度线性校准或更换相关梯度部件。

非线性梯度伪影

5. 梯度波形畸变伪影 由于梯度的快速切换产生涡流,会造成梯度波变形,最终产生图像变形,如数字图6-21所示。解决该故障需进行涡流校准。

梯度波形畸变伪影

设备维修一定要建立在充分了解设备结构、工作原理及工作过程的基础上。在遇到问题时,认真查看错误信息,仔细分析故障发生的原因,对故障进行判定。

MRI的日常维护保养非常重要,它可以减少很多故障的发生。设备操作人员应该做到每天对设备状态、运行参数进行巡检及记录,发现异常应及时报修排除;定期清理主控计算机的磁盘空间并及时对扫描图像进行备份,应用移动硬盘或DVD存储,或传输到PACS系统,以避免因软件崩溃而引起图像丢失。

（彭康强　姚旭峰）

思考题

1. 磁共振成像系统由哪些部分组成?
2. 磁体分为哪几类? 各种类型磁体的特点是什么?
3. 简述超导型磁体的构成及超导环境的建立过程。
4. 简述梯度系统的组成、作用及性能指标。
5. 简述射频系统的组成、作用及性能指标。
6. 磁共振系统的保障体系由哪些部分组成?
7. 磁共振系统与环境的相互影响有哪些?
8. 简述MRI非成像参数的定义及检测方法。
9. 简述MRI的机房设计特点。

第七章 超声成像设备

医学超声（ultrasound，US）成像是将超声波发射到人体内，接收从人体组织反射或透射的超声波，获得反映组织信息的声像图的技术。1880 年，皮埃尔·居里（Pierre Curie）和雅克·居里（Jacques Curie）兄弟发现压电效应，解决了利用电子学技术产生超声波的办法。20 世纪初，物理学家保罗·朗之万（Paul Langevin）首次研制成了石英晶体超声发生器，从此迅速揭开了发展与推广超声技术的历史篇章。

第一节 概述

超声波在生物医学中的应用，有超声诊断、超声治疗和生物组织超声特性研究三大方向。超声成像设备主要集中在超声诊断方面，其发展速度最快，已有各种各样的超声成像设备供临床应用。

一、超声成像基础

（一）超声波概念

1. 定义 超声波是机械波。机械波是由于机械力（弹性力）的作用，机械振动在连续的弹性介质内的传播过程。机械波传播的是机械能量，只能在介质中传播，不能在真空中传播。机械波速度一般从每秒几百米至每秒几千米，比电磁波速度要慢得多。机械波按其频率可分成各种不同的波，超声波是指频率超过 20kHz 的机械波。超声波的频率范围很宽，医学超声的频率范围在 0.2~100MHz 之间，而超声诊断用频率在 0.5~15MHz 范围内。

2. 类型 相对于超声波的传播方向，按质点的振动方向不同，超声波可分为横波与纵波，如图 7-1 所示。

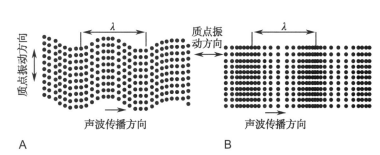

图 7-1 横波与纵波示意图
A. 横波；B. 纵波。

横波是指波在介质中传播时，质点振动方向和波的传播方向互相垂直，如图 7-1A 所示。横波由切变弹性所引起，也称切变波。它仅在具有切变弹性的介质中传播，即在固体和高黏滞流体中传播。

纵波是指波在介质中传播时，质点振动方向与波的传播方向一致，如图 7-1B 所示。纵波是由压缩弹性引起的，纵波通过时，介质中各点出现周期性的稀疏和稠密，也称为疏密波或压缩波。

横波和纵波是波的两种基本波形。因为人体软组织切变弹性很小，横波在人体软组织中传播能力差，而只能以纵波的方式传播。所以纵波是超声诊断与治疗中常用的波形。

（二）超声波参数

1. 波长、周期、频率、声速

（1）波长：超声波在介质中传播时，两个相邻同相位点之间的距离，称为波长，用 λ 表示。

（2）周期：超声波向前移动一个波长的距离所需的时间称为周期，常用 T 表示。

（3）频率：介质中质点在单位时间内振动的次数称为超声波的频率，用 f 表示。在超声成像中频率是非常重要的参数，它与探测深度成反比，其大小决定设备的探测深度。

（4）声速：超声波在介质中单位时间内传播的距离，称为声速。声速 c 与介质的密度、弹性、波动的类型有关。超声波在人体软组织中的传播速度都很接近，常用 1 540m/s 估算。波长 λ、周期 T、频率 f 与声速 c 之间的关系为：

$$\lambda=\frac{c}{f} \quad 或 \quad T=\frac{1}{f}=\frac{\lambda}{c} \tag{7-1}$$

2. 声压、声强、声功率

（1）声压：超声波在介质中传播，介质的质点密度时疏时密，以致平衡区的压力时弱时强，这样就会产生一个周期性变化的压力。单位面积上介质受到的压力称为声压，用 P 表示。对于平面波，可表示为：

$$P=\rho\upsilon c \tag{7-2}$$

式 7-2 中，ρ 为介质密度，υ 为质点振动速度。

（2）声强：在单位时间内，通过垂直于传播方向上单位面积的超声能量称为超声强度，简称声强，用 I 表示。对于平面波，声强 I 为：

$$I=\frac{P^2}{\rho c} \tag{7-3}$$

声强单位为 W/m^2 或 mW/cm^2 或 $\mu W/cm^2$。

（3）声功率：是指声源在单位时间内发射出的总声能，常用单位是瓦特（W）。声功率是反映声源辐射声能本领大小的物理量，与声强或声压等物理量有密切的关系。对于平面超声波，它的总功率 W 为强度 I 和面积 S 的乘积，即：

$$W=IS \tag{7-4}$$

3. 声阻抗（Z） 是描述声波传输媒介的重要物理量，在理想状态下，将声场中某一位置上的声压 P 与该处质点振动速度 υ 之比定义为声阻抗，即：

$$Z=\frac{P}{\upsilon} \tag{7-5}$$

在平面声波情况下，声阻抗具有简单的表达式：

$$Z=\rho c \tag{7-6}$$

声阻抗的单位是 $N\cdot s\cdot m^{-3}$，实用单位是瑞利。超声诊断中人体正常组织密度、声速和声阻抗如表 7-1 所示。

表 7-1 人体正常组织的密度、声速和声阻抗

介质名称	密度/（g/cm³）	纵波声速/（m/s）	声特性阻抗 $\times 10^5$/Rayl
空气（22℃）	0.001	344	0.000
水（37℃）	0.993	1 523	1.513
生理盐水（37℃）	1.002	1 534	1.537
血液	1.055	1 570	1.656
脑积液	1.000	1 522	1.522
羊水	1.013	1 474	1.493

续表

介质名称	密度/(g/cm³)	纵波声速/(m/s)	声特性阻抗 ×10⁵/Rayl
肝脏	1.050	1 570	1.649
肌肉	1.074	1 568	1.684
软组织(平均值)	1.016	1 500	1.524
脂肪	0.955	1 476	1.410
颅骨	1.658	3 360	5.571
晶状体	1.136	1 650	1.709

（三）超声传播特性

超声波在媒质中传播的物理性质和其他类型的波类似,有波的反射、折射、透射、衍射、散射等现象,两波相遇时遵循叠加原理。

1. 反射和折射　平面超声波在无限大界面上的反射、折射定律与光学是一样的,遵循光学反射与折射定律,如图 7-2 所示。

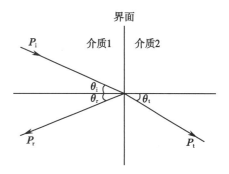

图 7-2　声压反射与折射示意图

介质 1 和介质 2 的声阻抗分别是 Z_1 和 Z_2。实验表明,反射超声能量的大小取决于两种介质的声阻抗差,Z_1 和 Z_2 的差越大,反射能量越多,透射能量越少。反之,则反射的能量越少,透过的能量越多。如果 $Z_1 = Z_2$,则没有反射,即全透射。例如探头吸声背块和晶体声阻抗相同,在界面上没有反射,从而保证了背向辐射的超声全部进入吸声背块。

超声诊断实际应用中,超声要通过几层声阻抗不同的介质传播。例如,超声穿过探头和皮肤间的耦合层进入人体后,要透过皮肤层、脂肪层、肌肉层,最后再进入内脏,了解超声在通过各层介质后的传播规律对于制造超声探头及临床实践都有重要意义,这部分内容本书不再展开分析。

2. 衍射　是指声波在传播过程中,遇到障碍物或缝隙时传播方向发生变化的现象。只有缝、孔的宽度或障碍物的尺寸跟波长相差不多或者比波长更小时,才能观察到明显的衍射现象。超声与障碍物相互作用后,可绕过界面或障碍物的边缘几乎无阻碍地向前传播,所以又称为绕射。衍射现象在诊断时也经常用到,例如胆结石,超声与之作用在其界面发生反射,在其边缘发生衍射,于是在胆结石后方出现"声影",这常作为判断结石的依据。但衍射现象是复杂的,与障碍物的大小、声束直径都有关。一般来讲,如果结石较大,则只有边缘处发生衍射,结石后方留下声影;如果结石太小则发生完全绕射,后方没有声影。

3. 散射　是指声波在传播过程中,投射到不平的分界面或媒质中的微粒上而向不同方向传播的现象,也叫乱反射。散射的条件是障碍物的尺寸远远小于声波波长,散射时小障碍物又将成为新的波源,并向四周发射超声波。散射时探头接收到的散射回声强度与入射角无明显关系。人体中发生超声散射的小物体主要有红细胞和脏器内的微小组织结构。散射和反射是完全不同的,反射发生在界面上,而散射发生在介质内,一般来说,大界面上超声的反射回声幅度较散射回声幅度大数百倍。利用超声的反射只能观察到脏器的轮廓,利用超声的散射才能弄清脏器内部的病变。

4. 叠加原理和干涉　介质中同时存在几列波时,每列波能保持各自的传播规律而不互相干扰。在波的重叠区域里各点的振动物理量等于各列波在该点引起的物理量的矢量和,这一事实即为波的叠加原理。两个或多个频率相同、振动方向相同、相位相同的声源,在同一介质中相遇时,可使某些地方的振动始终加强(相位相同叠加)、某些地方的振动始终减弱甚至抵消(相位相反叠加),超声能量在空间重新分布,引起声场中振动幅值的变化,这一现象称为波的干涉。波的干涉是波叠加的一个特殊情况,任何两列波都可以叠加,但只有满足相干条件的两列波才能产生稳定的干涉现象。符合干涉条件的两列波称为相干波。

同频率的两波源在同种介质中产生的两列波,波长相同。由于这两列波的波峰和波峰(波谷和波谷)相遇处振动加强,波峰和波谷相遇处振动减弱;因此,若介质中某质点到两波源的距离之差为波长的整数倍,则该质点的振动是加强的,若某质点到两波源的距离是半波长的奇数倍,则该质点的振动是减弱的。

(四)超声的衰减

1. 衰减类型 超声在介质中传播时,在传播方向上的能量随传播距离的增大而逐渐减小的现象,称为超声的衰减。超声的衰减机制十分复杂,介质对超声造成衰减的机制可以归纳为三类。

(1)扩散衰减:超声波在传播过程中,随着传播距离的增大,反射、折射使其波阵面逐步扩大,从而引起声束截面积的逐渐增大,导致传播方向上单位面积的声波能量减弱,即声束扩散引起的声衰减,称为扩散衰减。可以采用声束聚焦的方法来减少或克服这种衰减。

(2)散射衰减:声波在介质中传播时,当介质中含有微小颗粒时会发生散射现象,可以造成传播方向上的声能衰减。散射不仅与粒子的形状、尺寸和数量有关,还与介质的性质有关。

(3)吸收衰减:超声波在介质中传播时,有一部分能量会转化为热能等其他形式的能量。组织的声吸收机制不仅和波形、介质的黏滞性有关,而且和许多复杂的物理、化学弛豫过程及热传导有关。

2. 衰减参数 描述声能衰减的参数常用衰减系数和半价层表示。

(1)衰减系数:生物组织的衰减系数和组织的厚度、超声的频率等参数有关,是由吸收衰减系数和散射衰减系数两部分组成的。人体软组织对超声的平均衰减系数约为 $0.81dB/cm \cdot kHz$,其含义是超声频率每增加 1kHz 或超声传播距离每增加 1cm,则组织对超声的衰减增加 0.81dB。

(2)半价层:就是组织内部传播的超声波强度衰减到初始值的一半时所传播的距离,用半价层(half-value layer,HVL)表示,单位为厘米(cm),以此来说明组织吸收声能的程度。

(五)超声与物质的相互作用

超声在介质内传播过程中,与介质发生相互作用,这种作用与超声本身的特性密切相关。超声既是研究物质的有效媒介,又是改变物质的有效能量。下面从这两方面来阐述超声与物质的相互作用。

1. 物质对超声的作用 几乎各种物质(包括生物体)均可用作超声波传播的介质,物质的性质、结构等固有特性必然影响到超声在其中的传播状态。这种改变,相当于物质把本身的特征信息传递给了超声,即超声的信息载体作用。有效地提取和利用这些信息,便可进行医学超声诊断、水下探测等研究。

2. 超声对物质的作用 用超声的高频率、大功率、高强度等特性去改变作为媒质的物质,体现超声对物质的各种影响。

(1)机械作用:超声波在介质中传播时,介质质点振动振幅虽小,但频率很高,加速度可达重力加速度的几十万倍甚至百万倍,每平方厘米强度可达几瓦,在介质中可造成巨大的压强变化,超声波的这种力学效应叫机械作用。超声波的机械作用可使介质中的分子产生剧烈运动,相互摩擦,引起组织细胞容积变化和内容物移动、变化及细胞原浆环流,这种作用可引起细胞功能的改变,引起生物体的许多反应。小剂量的超声波能使神经兴奋性降低、神经传导速度减慢,因而对周围神经疾病,如神经炎、神经痛,具有明显的镇痛作用。大剂量超声波作用于末梢神经可引起血管麻痹、组织细胞缺氧,继而坏死。超声波的机械作用能使坚硬的结缔组织延长、变软,还可击碎人体内各种结石。

（2）热作用：超声波作用于介质，使介质分子产生剧烈振动，通过分子间的相互作用，引起介质温度升高。当超声波在机体组织内传播时，超声能量在机体或其他媒质中产生热作用主要是组织吸收声能的结果。人体各组织吸收声能的功能不同、产热量不等，在整个组织中，超声波产热量是不均匀的，骨组织和结缔组织升温显著，脂肪和血液升温最少，如在强度为 5W/cm² 的超声波作用 1.5min 后，肌肉升温约为 1.1℃，骨质升温约为 5.9℃。超声波的热作用，可使组织温度升高、血液循环加快、代谢更加旺盛、细胞吞噬作用增强，以提高机体防御能力和促进炎症吸收，还能降低肌肉和结缔组织张力，有效地解除肌肉痉挛，使肌肉放松，达到减轻肌肉及软组织疼痛的目的。

（3）理化作用：超声波的理化作用是机械作用和热作用继发的若干物理化学变化，又称继发效应。理化作用比较复杂，其作用是多方面的，如引起氢离子浓度的改变（如炎症组织中伴有酸中毒现象时，超声波可使 pH 向碱性方面变化，从而使症状减轻，有利于炎症的修复）、对酶活性的影响（如超声波作用能使关节内还原酶和水解酶活性增加，目前认为在超声治疗作用中，水解酶活性的变化是起重要作用的）。治疗剂量超声波可增强生物膜弥散过程，促进物质交换，继而加速代谢、改善组织营养，对病变组织有促进其恢复的作用。

（4）空化作用：是指超声波能量作用于液体时，由于疏密振动使液体内部发生变化，当声压达到一定值时发生的生长和崩溃的动力学过程。空化作用一般包括空化泡的形成、长大和剧烈的崩溃三个阶段。

3. 医学超声的安全剂量 超声与物质的机械作用、热作用、理化作用和空化作用等研究表明，医学超声一定要在安全剂量下运用。

超声是一种机械能，超声的各种作用在人体内是否产生，主要取决于使用仪器的功率和频率，现在超声诊断仪的功率约为 100W/m²，频率在 0.5~15MHz 范围内。长期的动物实验和临床超声检查，都说明超声诊断所用的剂量对人体无明显危害。图 7-3 为超声诊断安全剂量示意图，由图可见，人体超声强度的安全剂量与超声照射时间也有密切的关系。

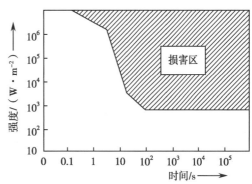

图 7-3 超声诊断安全剂量示意图

二、超声设备发展史与分类

（一）发展史

1946 年，出现 A 型超声反射法探测疾病；1949 年，首次用超声显像法得到上臂横断面声像图，称为二维回声显像（two dimensional echogram）；1955 年，获得特异的二尖瓣狭窄的回声图像后，超声心动图（ultrasonic cardiogram）或回声心动图（echo cardiogram）问世；1957 年将声学多普勒（Doppler）效应用于超声诊断，1959 年研制出脉冲多普勒超声。

20 世纪 60 年代中期，开始研究机械式或电子的快速实时成像法。1967 年，提出电子扫描法；1973 年，机械扇形扫查和电子相控阵扇形扫查等实时成像法均成功地应用于临床；1975 年，开始用计算机处理超声图像，应用灰阶、数字扫描变换（digital scan converter，DSC）和数字信号处理（digital signal processing，DSP）技术，使超声诊断仪体积缩小，图像质量提高，并很快得到普及。

20 世纪 80 年代，彩色多普勒超声用于临床，探测心脏、大血管多种疾病取得满意的诊断效果；1982 年，研制出彩色经颅多普勒超声（transcranial Doppler，TCD），可以做颅内血管的各种切面，显示脑血管分布、血流方向和速度，另外，环阵、凸阵探头的产生和各种腔内、管内探头及手术中探头等介入超声的应用，使实时超声显像更加受到重视，并得到迅速发展。

20世纪90年代以来,全数字化技术、三维超声成像技术、对比谐波和组织谐波成像技术、彩色多普勒血流成像技术、超声介入技术等的出现和不断发展,为超声成像设备增添了活力和竞争力,使其在医学影像领域的地位不断提高,成为现代医学影像设备中的主力军。

(二)分类

利用超声波进行医学成像时,尝试过很多方法,如反射成像、透射成像、散射成像等。现代最成熟最常用的方法是反射成像,即回波成像。回波成像又可分为回波幅度信号成像和回波频移信号成像(多普勒成像)。

回波幅度信号成像有A型、B型、M型等方式。其中B型成像方式(B超)是超声成像设备中运用最广泛、最典型的成像方式,而且多数B型成像设备已兼容了A型与M型成像方式。

1. A型超声诊断仪 是幅度调制型(amplitude mode)超声诊断仪,简称为A超,是超声技术应用于医学诊断中最早的一种成像仪器。

A超利用超声波的反射特性来获得人体组织内的有关信息,从而诊断疾病。当超声波束在人体组织中传播遇到不同声阻抗的两层邻近介质界面时,在该界面上就产生反射回声,每遇到一个界面,产生一个回声,该回声在示波器的屏幕上以波的形式显示。根据A超提供的回波幅度高低、回波数量多少等信息对组织状态进行诊断。临床上常用此法测量组织界面的距离、脏器的径线,探测肝、胆、脾、肾、子宫等脏器的大小和病变范围,也用于眼科及颅脑疾病的探测。虽然目前许多诊断项目已被B超所取代,但在对脑中线的探测、眼轴的测量、浆膜腔积液的诊断、肝脓肿的诊断及穿刺引流定位等方面,以其简便、易行、价廉等优势有着不可忽视的实用价值。图7-4是A超工作原理框图,它主要由主振器、发射放大器、探头、接收放大器、时间增益补偿(time gain compensation,TGC)、显示器、时基发生器、时标发生器和电源等部分组成。

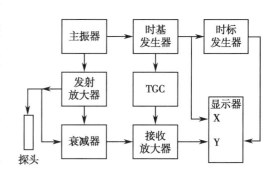

图7-4 A超工作原理框图

(1)主振器:产生同步脉冲,是整机工作的指令信号。它控制发射放大器、时基发生器等。

(2)发射放大器:产生一个按指数衰减、峰值几百V的激励脉冲电压,加到换能器上,使之产生超声波。脉冲电压的大小与持续时间,直接关系着诊断仪的灵敏度和分辨力。脉冲越窄,则轴向分辨力越高;脉冲峰值电压越大,则灵敏度越高。

(3)接收放大器:将人体超声回波转换成的电信号(一般在十几微伏到几百毫伏之间)进行放大及波形处理,然后送到显示器的垂直偏转板。

(4)时基发生器:产生一个随时间而线性变化的电压,加到显示器的水平偏转板产生时间基线(扫描线)。信号加到垂直偏转板上,被时基线展开,得到A型显示。

(5)时标发生器:用于测量时间,由时间标志信号发生器产生一时标电压加到垂直偏转板上,或者进行亮度调制。按照人体中超声传播的速度,将时间刻度换算成距离刻度而显示于屏上。通常取声速1 540m/s,传播1cm(来回程)所需的时间为13.3μs。

(6)时间增益补偿(TGC):主要补偿超声在传播过程中的衰减。

(7)衰减器:设在探头与接收放大器之间,通过衰减器对两个反射波幅度做比较,如对脏器的进波与出波进行定量比较等。

(8)显示器:用于显示人体界面反射回波信号,早期显示器多用静电偏转式示波管,要求幅度显示的动态范围30dB以上。

除了上述几个主要组成部分外,还有一些专用的A超,如用于脑中线检查的A超,设有电子开关以将双向信号显示在荧光屏上,这种仪器有两个探头、两个发射电路和两路前置接收放大器。

　　通用的 A 型超声探头多采用单块压电晶片,做成圆片形,直径为 20~30mm,指向性较为尖锐。有时还在振动片后带有吸收块。吸收块由吸声材料做成,由于它吸收了一部分声能,因此发射效率较低。然而吸收块加大了振荡的阻尼,衰减快,因此脉冲持续期较短,提高了轴向分辨力。而不带吸收块的则与此相反,有较高的灵敏度,但分辨力低。

　　2.B 型超声诊断仪　是亮度调制型(brightness mode),简称 B 超。其工作原理是借助换能器或波束的动态扫描,获得多组回波信息,并把回波信息调制成灰阶显示,形成断面图像。图 7-5 为 B 型成像显示图。在临床应用方面,B 超可以清晰地显示各脏器及周围器官的各种断面图像,由于图像富于实体感,接近解剖的真实结构,因此 B 超已经成为超声影像诊断中的主要手段。

　　3.M 型超声诊断仪　M 型成像是运动型(motion scanning)成像,在特定情况下也称作时间-运动型(time-motion scanning,T-M)或时间-位置型(time-position scanning,T-P)或超声心动描记术(ultrasonic cardiography,UCG)。M 型超声诊断仪是一种单轴测量距离随着时间变化的曲线,用于显示心脏各层的运动回波曲线。它将回波信号加到示波管的 z 轴,进行亮度调制。同时将代表探查深度的时间扫描电压,也就是时基线,加到示波器的垂直偏转板上,y 轴就表示脏器的深度。而水平偏转板加上一个慢扫的时间电压。图像垂直方向代表人体深度,水平方向代表时间。由于探头位置固定,心脏有规律地收缩和舒张,心脏各层组织和探头间的距离便发生节律改变。因而,返回的超声信号也同样发生改变。随着水平方向的慢扫描,便把心脏各层组织的回声显示成运动的曲线,即为 M 型超声心动图。图 7-6 为 M 型成像示意图。

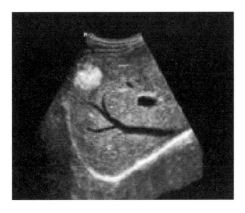 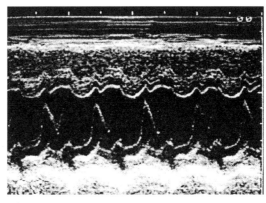

图 7-5　B 型成像显示图　　　　　　　　图 7-6　M 型成像示意图

　　M 型超声诊断仪用于检查人体中的运动器官具有特色。这类仪器几乎专门用来诊断心脏的各种疾病,如对心血管各部分大小的测量、厚度的测量、瓣膜运动情况的测量等。同时输入其他生理信号,还可以进行比较研究,如研究心脏各部分运动和心电图、心音图的关系,研究心脏搏动与脉搏之间的关系等。此外,还可以用于研究人体内其他运动界面的活动情况,如胎心及一些动脉血管搏动等。这就是通常将 M 型超声诊断仪称为超声心动图仪的原因。目前,B 超已普遍带有 M 型显像的功能。与 A 超和 B 超相比,M 超中发射脉冲与检测回波的过程是相同的,只是显示回波信息的方法有所差别。

三、医用超声成像技术发展

　　随着临床医学的发展和科学技术的进步,超声影像技术在成像方法、探头、信号检测与处理方法及临床应用软件等方面都取得了长足的进步,使图像质量和分辨力越来越高。在技术实现手段上,DSC 和数字波束形成技术的应用,标志着超声诊断设备进入了全数字时代。计算机硬件和软件技术的进步使超声诊断范围和信息量不断扩充,当前超声诊断已从单一器官扩大到全身,从静态到动态,从定性到定量,从二维到四维。

(一)换能器技术的发展

高频超声成像技术的应用将大大提高图像的分辨力。常规 B 超成像技术工作频率在 2~10MHz,目前正在研究并开始应用于临床的血管内超声成像技术,其工作频率高达 20~40MHz,而 40~100MHz 的超声成像才被称为高频超声或超声后散射显微镜,可以用于皮肤成像,以及眼部、软骨、冠状动脉内的成像等。人体内脏器官的症状往往在浅表皮层得到表现,这就加大了超声皮肤成像的应用价值。

高频超声波可以分辨更细微的病灶,提高图像的轴向分辨力。高档换能器是保证超声诊断图像分辨力和高清晰度的关键技术。制作振子的压电材料有单晶、多晶、压电聚合物复合压电材料、压电高分子材料(聚乙烯共聚物)等。20 世纪 90 年代用聚乙烯共聚物制作的线阵超声换能器性能良好,90 年代后,一些公司研制出 512 个振元及以上的高水平换能器。阵面超高密度振元探头使二维聚焦成为可能,同时能改善侧向、横向分辨力。宽频探头结合数字声束形成和射频数字化能实现宽频技术,从而可避免使用模拟式仪器损失 50% 以上频带信息的弊端。该项技术不仅能解决分辨力和穿透力的矛盾,而且信息丰富,能获取完整的组织结构反射的宽频信号。微电子工艺使换能器的振子(振元)数高度密集,声束扫描线密度高使图像更加细腻。探头制造技术的提高,使我们能够得到振元尺寸更小、工作频率更宽的换能器。各种腔内探头(直肠、膀胱、阴道、食管、管腔内、血管内及内镜探头)的制造成功为开展介入超声提供了条件。

超声探头向着高密集、小曲率、高频率和两维等方向发展,微电子工艺是其中的关键。高密集的探头振元数达 256。高频率的探头包括 50MHz 的多普勒探头、45MHz 的血管内成像探头和 100~200MHz 的皮肤成像探头等。二维探头目前的振元数为 128×8。

(二)计算机平台技术的发展

目前,计算机(PC)平台技术是国际上最新的技术发展趋势。基于标准 PC 平台的超声诊断系统,俗称电脑化超声诊断仪。传统的超声诊断仪采用简单的微处理器作为中央控制中心,当今先进的技术是使用 PC 作为中央控制系统,二者具有较大的技术差异,计算机的软硬件环境好,具有大容量信息内存及许多标准接口。电脑化后,对电影回放、图像处理、档案管理及远程传输,如 DICOM3.0 接口等都能方便地实现;同时可以增加屏幕上的显示内容和大量的应用软件模块,丰富仪器的性能,提高医务人员的工作效率和质量。

(三)宽频带成像技术的发展

宽频带成像技术的应用可以全面采集到超声回波中隐含的丰富信息,除了要求探头具有宽带特性之外,还要求整个系统的接收通道具有同样的宽频带特性。谐波成像即是宽频带应用的一个例子,如目前被广泛应用的二次谐波成像技术。

从成像的观点来说,回波信号中频率成分利用得越充分,图像质量就越好。传统的超声仪只接收基波信息成像,近几年来,二次谐波成像(second harmonic imaging,SHI)技术逐步趋于成熟,开始用于心外脏器和组织的检查。二次谐波成像时,仪器通过带通滤波,只提取二次谐波信号进行成像。无对比剂存在时,二次谐波信号来自组织,称自然组织谐波成像,有对比剂存在时,二次谐波信号主要来自对比剂微泡,称对比剂谐波成像(contrast harmonic imaging,CHI)。其他方面还包括能量造影谐波成像(power contrast agent harmonic imaging,PCAHI)和脉冲反向谐波成像(pulse inversion harmonic imaging,PIHI)等。目前大多数中高档超声诊断仪均具谐波成像功能。

(四)超声造影成像技术发展

超声照射含对比剂的组织,对比剂中气泡在谐振频率附近做大幅度的振动,此时会呈现较强的超声非线性效应。若入射超声波是单一频率 f_0,则散射信号中不仅含有 f_0 的基波,而且含有 nf_0 的谐波,测量谐波成分(一般为 $n=2$,倍频成分)就可以有效地抑制不含对比剂的组织(视为背景噪声)。原因是对比剂的谐波分量明显大于不含对比剂组织的谐波分量。对比剂的日益发展,使得谐波超声成像、谐波多普勒等技术开始应用于临床诊断。

超声影像诊断设备经历了模拟成像、混合成像和数字成像三个不同的发展阶段，超声诊断仪的数字化，从 DSC 开始到今天的超声发射、接收、成像过程的全数字化，数字技术已被高性能的超声影像诊断设备普遍采用，并成为超声影像诊断设备的发展趋势。同时，数字技术的发展和应用，也促进和带动了超声影像诊断设备的高性能和小型化发展。

当前超声医学设备正向着专门化、智能化和柔性组合化发展。人们殷切地期望能在一台超声设备内整合模拟和数字聚焦、单维和多维显示、幅度和频移转换、静态兼动态成像、全息和全身诊断、多功能和多种类的探头配备，并能融合 Windows 操作平台、数字化信息检测、网络化远程通信、多图像多功能存储系统和多系统并行工作的超级超声仪的新概念设计。

四、超声设备重要参数

超声诊断仪的主要参数有声系统参数、图像特性参数和电气特性参数。

声系统参数：①声输出的强度、总功率等；②超声场的时频特性，如波形、持续时间、脉冲重复频率、脉冲形状、频率、脉冲带宽等；③声场分布特性，如换能器类型、波束形状、聚焦特性、景深等。

图像特性参数：①分辨力；②位置记录精度；③深度测量精度；④帧频；⑤存储器的容量；⑥图像处理能力等。

电气特性参数：①灵敏度；②增益及 TGC 指标；③压缩特性及动态范围；④显示器的动态范围；⑤系统的带宽等。

在众多的参数中，只讨论其中几个主要参数。

（一）分辨力

分辨力指成像系统能分辨空间尺寸的能力，即能把两点区分开来的最短距离。超声显像仪的分辨力是衡量其质量好坏的最重要的指标，分辨力越高，越能显示出脏器的细小结构。超声成像的分辨力有横向分辨力和纵向分辨力之分。前者是指垂直于超声脉冲束方向上的分辨力，后者是沿波束轴方向上的分辨力。这两种分辨力的大小差别很大，纵向分辨力总是优于横向分辨力。影响横向分辨力和纵向分辨力的因素各不相同，分别如下。

1. 横向分辨力　又称为侧向分辨力，它表示区分处于声束轴垂直的平面上的两个物体的能力。超声波束直径尺寸直接影响横向分辨力，波束直径越细，能分辨的尺度越小，横向分辨力越高。仪器的图像质量主要取决于横向分辨力，横向分辨力好，图像细腻，小结构就能显示清楚。横向分辨力主要由换能器的尺寸、形状、发射频率、聚焦等因素决定。

2. 纵向分辨力　又称为轴向分辨力或距离分辨力，表示在声束轴线方向上对相邻两回声点的分辨力。纵向分辨力与发射超声频率有关，因为声波的纵向分辨力理论极限为声波的半波长，频率越高，波长越短。纵向分辨力还与超声脉冲的持续时间有关，脉冲持续时间越短，即脉冲越窄，纵向分辨力越高。超声脉冲持续时间与发射电脉冲宽度及换能器阻尼有关。

（二）工作频率

超声诊断仪的工作频率，根据两个方面因素做最佳的选择。

首先，从分辨力的角度说，增高频率，可以改善分辨力。频率越高，波长越短，则波束的指向性越好（近场距离大，而发散角小），横向和纵向分辨力都能提高。

其次，从穿透深度的角度来看，工作频率增高，则衰减成正比地增加，必然使探测深度减小。若要求较大的穿透深度，就得取较低的工作频率。

在设计中，不得不在探测深度与工作频率之间做合理的折中。比如眼科应用中，所要求探测深度小，可以用高频率以提高分辨力，一般用 10MHz。而要穿透较大深度（如腹腔）时，则只能取较低工作频率。通用 B 型超声诊断仪的工作频率一般在 3.5MHz，有些诊断仪配有多种不同频率的探头以满足不同检查深度的需要。

(三) 作用距离 (穿透深度)

作用距离是指仪器发射的超声波束可以穿透并能显示出回声图像的受检介质深度。超声医学成像系统的作用距离,通常要满足处于相当深度上的各种器官的成像需要,如腹部成像就需要有 20cm 的工作距离,而用于眼球的深度为 10cm。

影响作用距离的主要因素是脉冲信号在传播途中的衰减,这是由组织的吸收、反射、折射、散射等原因引起的。提高仪器的探测深度,即扩展作用距离,有三个途径:①降低工作频率。但降低工作频率,则分辨力也随之降低,这是一个限制。②提高接收机的灵敏度和扩大动态范围,使其能接收较远距离的微弱的反射信号。但这要受到换能器噪声的限制,信噪比极限对诊断超声的最大穿透深度上的限制为 300 个波长左右。③加大发射功率,使远距离的微小声阻抗差也能产生较强反射,从而使更远距离的病灶也能被探测到,但要考虑安全剂量的限制。由此可见,为照顾到各方面的指标,应合理选取作用距离。

(四) 帧频

指成像系统每秒钟内可成像的帧数。每秒成像在 25 帧以上,能显示脏器的活动,且视力已察觉不出图像的闪动情况,称为实时成像系统。实时成像系统可用于观察动态脏器如心脏与胎儿等的运动情况。

设平均声速为 c,穿透深度为 P,每幅图像扫描线数为 N,帧频为 F。则有

$$FNP = \frac{c}{2} = 7.7 \times 10^2 \, (\text{m/s}) \qquad (7\text{-}7)$$

式 7-7 说明,帧频、线数和穿透深度三者的乘积是一个常数。一般情况,扫描线数越多,图像连续性越好,更为清晰;帧频越高,图像越稳定;若提高其中一个参数,必须以减小其他两个参数为代价。

在超声成像中,线数受到穿透深度与帧频的制约,要求穿透深度为 10cm,帧频为 30Hz 时,线数不能大于 250 条。如果要求线数为 500 条,穿透深度为 20cm,则帧频不会大于 8 帧,不可能实时成像。换句话说,要提高帧频,达到实时的要求,必须减小线数,这就降低了图像质量。这时,应采用一些技术在显示屏上插入一些扫描线(即插补),以改善眼睛对图像的感觉,但这并不会增加信息。

(五) 脉冲重复频率

指脉冲工作方式下,超声仪器每秒钟重复发射超声脉冲的次数,即探头激励脉冲的频率。

脉冲重复频率 f,决定了仪器的最大探测距离。当脉冲重复频率确定后,其脉冲发射周期 T ($T = 1/f$)也就被确定,即声波往返可利用的最大时间。考虑到显示器的逆程时间,则最大探测距离:

$$D_{\max} < \frac{1}{2} cT \qquad (7\text{-}8)$$

最大探测距离并不等于仪器的作用距离,作用距离受发射功率、接收机灵敏度等因素的影响,而最大探测距离只是设计中允许设定探测距离的最大值。

(六) 动态范围

动态范围是指在保证回声既不被噪声淹没也不饱和的前提下,允许仪器接收回声信号幅度的变化范围。一般仪器在 40~60dB,有些仪器的动态范围可调。动态范围大,则所显示图像的层次丰富,图像清晰。但动态范围受显示器特性的限制,通常不可能做得很大。

上面所讨论的几个参数,对评定一台超声诊断仪的质量优劣是首要的。然而,由于具体使用的场景与要求各不相同,因此,在评定整机质量时还要兼顾其他各种因素,也不能忽视操作人员的主观因素。

(陈建方)

第二节　医用超声探头

医用超声探头是将电能与机械能互为转换的媒介,超声的产生和接收都由探头完成。

一、换能原理

(一) 压电效应

某些电介质在沿一定方向上受到的外力作用而变形时,其内部会产生极化现象,同时在它的两个相对表面上会出现正负相反的电荷。当外力去掉后,它又会恢复到不带电的状态,这种现象称为正压电效应。当作用力的方向改变时,电荷的极性也随之改变。相反,当在电介质的极化方向上施加电场,这些电介质也会发生变形,电场去掉后,电介质的变形随之消失,这种现象称为逆压电效应,或称为电致伸缩现象。能够产生压电效应的电介质我们称为压电换能器。

在医学应用中,超声波的发射是利用了换能器的逆压电效应,而超声波的接收是利用了正压电效应的原理,即把超声波对换能器表面的压力转换为电信号。可见,压电效应是换能器工作的基础。

(二) 医用压电材料

医用超声探头的核心是压电换能器,也称为压电振子,它是用具有压电效应的压电材料制成的。探头的压电材料是决定机器质量的基础。因为它直接关系到电声转换效率。

目前用于医用超声换能器的压电材料,按物理结构可分为压电单晶体、压电多晶体(压电陶瓷)和压电高分子聚合物(复合压电材料)等。

二、基本结构及特点

探头是超声成像设备最关键的部件,发展的不同时期出现了不同的探头,根据探测部位、应用方式、波束控制及几何形状的不同,可分为多种探头。

(一) 柱形单振元探头

主要用于 A 超和 M 超,是各型超声波诊断仪用探头的结构基础。

1. 结构　柱形单振元探头主要由五部分组成,图 7-7 为结构示意图。

(1) 压电振子:用于接受电脉冲产生机械超声振动,其几何形状和尺寸是根据诊断要求来确定的,上、下电极分别焊有一根引线,用来收、发电信号。

(2) 垫衬吸声材料:用于衰减并吸收压电振子背向辐射的超声能量,使之不在探头中来回反射而使振子的振铃时间加长,要求垫衬具有大的衰减能力。

(3) 声学绝缘层:防止超声能量传至探头外壳引起反射,造成对信号的干扰。

(4) 外壳:作为探头内部材料的支承体,并固定电缆引线,壳体上通常标明该探头的型号、标称频率。

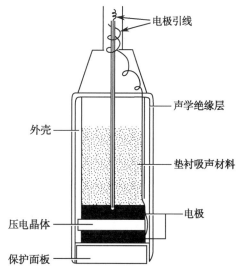

图 7-7　柱形单振元探头结构示意图

(5) 保护面板:用以保护振子不被磨损。保护层应该选择衰减系数低、耐磨的材料,由于保护层与压电振子和人体组织同时接触,其声阻抗应接近人体组织的声阻,并将保护层兼作为层间插入的声阻抗渐变层,其厚度应为 $\lambda/4$ 或 $\lambda/4$ 的奇数倍。

2. 特性　超声探头作为一种传感器,其最重要的性能是特征频率。特征频率决定于压电晶体的厚度。

（二）机械扇扫超声探头

利用机械扇扫实现超声图像的实时动态显示，是20世纪70年代后期才趋于成熟的一项技术。开始时扫描线数较少，扫描角度也不大，扫描线间隔角度的均匀性也差，而且探头的体积和质量都较大，操作使用十分不便。随着技术的进步，到80年代中期，机械扇扫超声换能器产品的性能日趋改善。

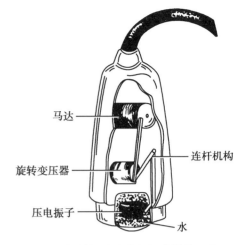

图7-8　机械摆动式扇扫探头结构示意图

1. 结构　机械扇扫技术发展的过程中，出现了不同结构特征的探头。图7-8是一种较成熟的机械摆动式扇扫探头结构示意图，它由压电振子、直流马达、旋转变压器及曲柄连杆机构组成。该探头仍采用圆形压电振子，并将其置于一个盛满水的小盒中，前端由一橡皮膜密封，此范围又称为透声窗。直流马达通过曲柄连杆机构带动压电振子做80°摆动，从而使声束在80°范围内实现扇形扫描。

2. 特性　机械扇扫探头一般采用圆形单振子，具有较好的柱状声束，有利于提高系统的灵敏度，且体积小，重量轻；其缺点也是明显的，即扫描重复性、稳定性较差、噪声大、寿命短。已被电子线阵探头、凸阵探头、相控探头等取代。

（三）电子线阵探头

电子线阵探头的换能器采用了多个相互独立的压电振子排列成一线，图7-9为电子线阵探头。

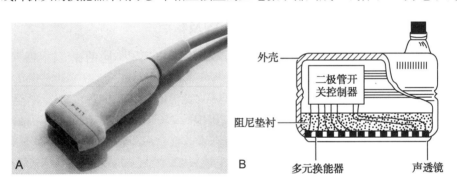

图7-9　电子线阵探头
A.外观图；B.结构示意图。

1. 结构　主要由多元换能器、声透镜、匹配层、阻尼垫衬、二极管开关控制器和外壳六部分组成。

（1）多元换能器：换能器的振元通常采用切割法工艺制造，所用晶片的厚度取决于探头的工作频率，相当于半波长厚度的频率称为压电振子的基础共振频率。

（2）声透镜：其作用与光学透镜相似，对换能器发出的超声束起汇聚作用，可改善探测灵敏度，提高横向分辨力。

（3）匹配层：换能器中的压电振子发出的超声波通过声透镜传到人体时，由于两者的声特性阻抗差别比较大，将产生反射，增加能量损耗并影响分辨力，因此，在压电振子和声透镜之间加入声特性阻抗适当的薄层来实现匹配，而在声透镜和人体之间使用耦合剂进行匹配。

（4）阻尼垫衬：其作用与柱形单振元探头中的垫衬作用相同，用于产生阻尼，抑制振铃并消除反射干扰。对阻尼垫衬材料的要求也和柱形单振元探头的要求相似。

（5）二极管开关控制器：用于控制探头中各振元，使其按一定组合方式工作。

（6）外壳：起保护作用，一般采用质量轻、硬度强的聚丙烯材料。

2. 特性　电子线阵探头具有较高的分辨力和灵敏度，波束容易控制，可实现动态聚焦等特点。

（四）凸形探头

凸形探头的结构与线阵探头相同，只是振元排列成凸形，图 7-10 为凸阵探头。但相同振元结构凸形探头的视野要比线阵探头大。由于其探查视场为扇形，故对某些声窗较小的脏器的探查相比于线阵探头更为优越。但凸形探头波束扫描远程扩散，必须给予线插补，否则会因线密度过低，影响图像的清晰度。

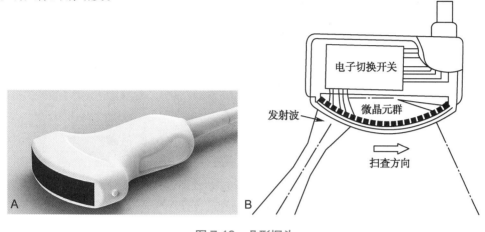

图 7-10　凸形探头
A. 外观图；B. 结构示意图。

（五）相控阵探头

相控阵探头是把若干个独立的压电晶片按一定的组合方式排成一个阵列，通过控制压电振子的激励顺序和信号延时，达到对声束方向、焦点位置与大小等声场特性控制的目的。相控阵探头可以实现波束电子相控扇形扫描，又称为电子扇扫探头，它配用于相控阵扫描超声诊断仪。相控阵超声探头结构与线阵探头的结构相似：其一是所用换能器也是多元换能器；其二是探头的结构、材料和工艺也相近。图 7-11 为相控阵探头，它主要由换能器、阻尼垫衬、声透镜及匹配层等几部分组成。

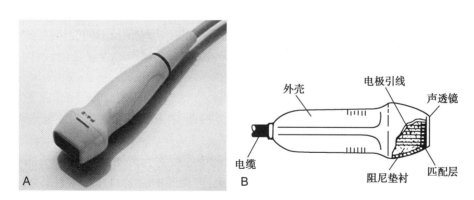

图 7-11　相控阵探头
A. 外观图；B. 结构示意图。

相控阵探头与线阵探头不同之处主要有两点：一是在探头中没有开关控制器，这是因为相控阵探头中各振元不像线阵探头各振元那样是分组、分时工作的，而是同时被激励的，不需要用控制器来选择参与工作的振元；二是相控阵探头的体积和声窗面积都较小，这是因为相控阵探头是通过控制超声波束的方向以扇形扫描方式工作的，其近场波束尺寸小，因此，它具有机械扇形扫描探头的优点，可以通过一个小的"窗口"，对一个较大的扇形视野进行探查。

相控阵探头对振元间互耦的影响等参数上要求比线阵探头更高。当窗口面积一定时,从结构上要满足相关参数要求,使得相控阵探头的加工难度较线阵探头大了很多。

(六) 矩阵探头

矩阵探头是近几年出现的多平面超声探头,主要应用于实时三维超声成像,图7-12为矩阵探头。其换能器是由一块矩形压电晶体,被激光切割成数千个小的振元排列而成。

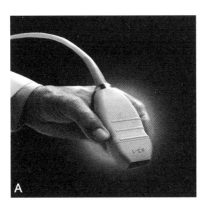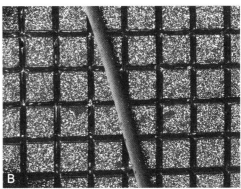

图 7-12　矩阵探头
A.外观图;B.结构示意图。

矩阵探头发出的扫描线呈矩阵排列,振元同时发射和接受声束,可以在三维立体空间的层面,反映靶目标任意细微结构的真实三维状况。这样一次采集就可以得到容积体的成像,主机接受的回波信号可以遍及任意的三维立体空间之内,也就是说在所覆盖的范围之内没有盲区。实时更新所覆盖范围内形态的变化,即实时三维成像技术。

为实现实时三维成像,探头还匹配了先进的微电子处理技术,相当于150块计算机芯片的处理能力,可同时处理几千个晶片接收的声束信息,形成三维实时图像,可以观察到心脏的三维动态解剖结构,更好地评估瓣膜、室壁和血管之间的复杂关系。

三、超声场与声束的聚焦

弹性介质中充满超声能量的空间称为超声场。不同的超声振元及不同的传播条件将形成不同的超声能量的空间分布。了解超声场的性质和分布特点,对超声成像设备的设计与应用无疑都是很重要的。

(一) 单晶圆形声源的超声场

单晶圆形晶片处于发射状态时,就像活塞做往复振动,其超声能量在空间的分布可用声压或声强分布来描述,如图7-13所示。

1. 超声场轴向分布　超声场声能量密度最大的中心线称为声轴,声场轴向分布如图7-13A所示。在声轴周围-6dB范围内的声场轴区称为声束,声束的横断面的直径称为束宽。声束根据声程将其分为近场和远场,靠近振元的超声场称近场(也称菲涅尔区),距振元一定距离的超声场称远场。

(1) 近场区内声场特性:在近场区,瞬时声压和质点振速不同相,是一个花瓣区,由于干涉和衍射使声压和声强起伏很大,是不能用于超声诊断的一个死区,其越短越好。一般来说,晶片直径越大,波长越小,则近场长度越长。

(2) 远场区内声场特性:在远场区,瞬时声压和质点振速同相,声压和声强比较平稳,可用于超声诊断。

2. 超声场角分布　超声场在中心轴以外的声压分布也是不均匀的,其特点是在中心部分出

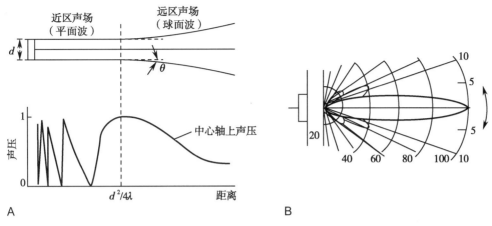

图 7-13 圆晶片超声场

A. 轴向分布；B. 角向分布。

现一主瓣，在主瓣旁出现许多旁瓣，这种现象叫做换能器的指向性，即声束的集中程度。声场角向分布如图 7-13B 所示。

（二）矩形声源的超声场

1. 单个矩形振元 矩形振元的声场分布比圆形振元的复杂，图 7-14 为单个矩形振元的声场分布。当 $a=b$ 时，主声束截面呈图 7-14A 所示的圆形立方体；当 $a>b$ 时，主声束截面呈图 7-14B 所示的椭圆形立方体。

2. 多个矩形振元 现代的超声换能器多是多个矩形振元线阵排列的，它们以同频率、同相位、等振幅振动时，可近似将其当作均匀点源直线阵来处理，如图 7-15 所示。

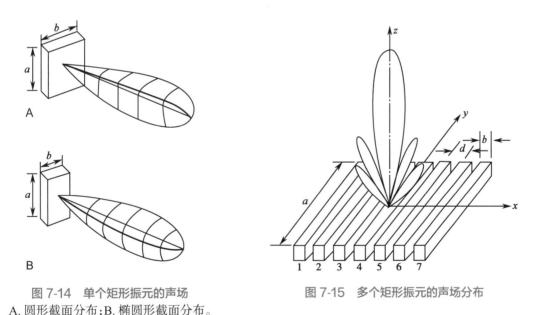

图 7-14 单个矩形振元的声场

A. 圆形截面分布；B. 椭圆形截面分布。

图 7-15 多个矩形振元的声场分布

受各振元波相干结果的影响，在基阵中心轴线 z 轴上声压最大，且成束状发射。其指向性图案与单个矩形振子不同之处是主瓣的宽窄、副瓣的大小、振元间互耦影响的强弱，这是线阵换能器设计中要考虑的主要问题。

相对于单振子换能器而言，线阵换能器合成波束主瓣宽、副瓣大，这是由于每个矩形振元的辐射面小，因此辐射的声束扩散角大。为使主瓣窄，应加大振元数 n 和相邻振元间中心距 d。但 n 的大小一方面受探头体积的限制，另一方面又受探测部位声窗大小的限制。而 d 过大，将使副瓣增大,这反而会影响横向分辨力。降低频率也可以使主瓣变窄、副瓣减小,但这样又会使副瓣角(特别是第一副瓣角)变大,同样也会影响分辨力。

3. 线阵超声场指向性控制 前面讨论多个矩形振元线阵排列产生的超声场指向性时,假设条件是各振元以同频率、同相位、等振幅振动。如果各振元激励信号不同相位(即延时激励)会出现什么状况?经研究发现,延时激励会使线阵超声场的指向性发生改变。

当线阵排列的 5 个振元同时被激励时,其合成超声场的主瓣中心线垂直于振元排列方向,如图 7-16A 所示。但如果激励的方式发生改变,例如,采用延时激励,即第 1 个振元最先激励,延时一段时间再激励第 2 个振元,以此类推,这时合成超声场的指向性就与振元排列方向的法线产生了一个偏角 α,如图 7-16B 所示。偏角的方向与激励顺序有关,由振元 1~5 的顺序逐个延时激励,偏角在 z 轴右侧;由振元 5~1 的顺序逐个延时激励,偏角在 z 轴左侧。偏角 α 的大小与激励信号的延时量有关。

通过改变激励脉冲的延时量,控制超声场的指向性,在医学超声成像技术中运用广泛,相控阵探头就是运用这种方式来形成扇形扫描的,而后面要讲的电子聚焦也是通过控制波束的指向性来实现的。

(三) 声束的聚焦

探头发出的超声束在探测深度范围内汇聚收敛称为超声的聚焦。要提高超声探测器的灵敏度和分辨力,除了对线阵探头实施多振元组合发射之外,还须将探头发射的超声束在一定的深度范围内汇聚收敛,以此增强波束的穿透力和回波强度。

超声束聚焦通常有声学聚焦和电子聚焦两种。采用何种聚焦方式,视不同的应用场合而定。有些场合仅采用一种聚焦就能满足要求,有的场合须同时用两种聚焦。

1. 声学聚焦 与光学聚焦的基本原理相似。采用声透镜进行聚焦。声透镜是利用声波经过声速不同的介质时会产生折射的原理而制成的聚焦元件,其聚焦原理如图 7-17 所示。焦距 F 的长短与透镜曲率半径成正比,与折射率成反比。通过对透镜几何尺寸和材料特性的选择,可改变其聚焦特性。为了减小超声波在材料中的传输损耗,透镜应尽可能做得薄些。要保证良好的声学聚焦,还应考虑声透镜材料的选择、声阻抗的匹配及制作工艺等。

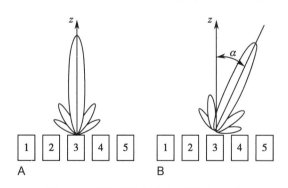

图 7-16　线阵超声场指向性控制示意图
A. 同时激励;B. 延时激励。

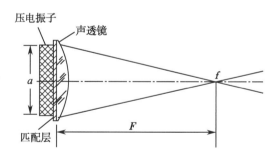

图 7-17　声透镜聚焦原理
a,压电振子宽度。

2. 电子聚焦 用声透镜对声束进行聚焦,其焦距是固定不变的,这对探测不同深度的目标不利。人们根据对线阵振元延时触发可改变声束指向性的原理,研究出电子聚焦的聚焦方式,为动态聚焦打下了良好的基础。电子聚焦实质是对各振元采用延时激励,即使每一激励脉冲,经不同的延时后到达各振元,使得这些振元发射的声场在某个既定的区域内,因相位相同产生相长干涉,而在另一区域内产生相消干涉,从而使各振元发射的超声波在焦点处会聚。换能器辐射的波阵面等效于一个凹面发射源。电子聚焦的焦距长短,取决于被激励的振元数目、激励脉冲的延迟时间及换能器的工作频率和间隔距离等。通常焦距越长,被激励的振元越多,延迟时间亦增加。

下面以图 7-18 为例来进一步分析电子聚焦的工作过程。

假定将要发射的一组振元数 $n=8$，若从两端向中心逐步增加延迟时间，则合成波面呈凹形弧面（近似二次曲线凹面），这如同凹面镜一样，在焦距处形成声束聚焦。

设 1、2、3 号振元距线阵中心距离分别为 L_1、L_2、L_3；焦距 $F=35mm$，相邻两振元的间距 $d=0.5mm$，则由图 7-18 可得

$$L_1=3.5d=3.5 \times 0.5=1.75 \text{（mm）}$$
$$L_2=2.5d=2.5 \times 0.5=1.25 \text{（mm）}$$
$$L_3=1.5d=1.5 \times 0.5=0.75 \text{（mm）}$$

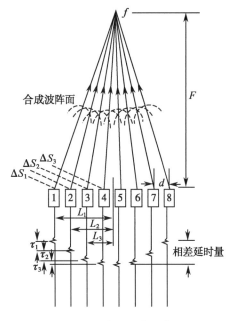

图 7-18 电子聚焦示意图

则第 1 号振元与第 2 号振元的声程差（第 1 号振元与第 2 号振元声线长度差）为：

$$\Delta S_1=\sqrt{F^2+L_1^2}-\sqrt{F^2+L_2^2}$$
$$=\sqrt{35^2+1.75^2}-\sqrt{35^2+1.25^2}=2.141 \times 10^{-2}\text{mm}$$

同理可得：

$$\Delta S_2=1.428 \times 10^{-2}\text{mm}$$
$$\Delta S_3=0.714 \times 10^{-2}\text{mm}$$

由声程差可以算出各相差延时量 τ_0。若超声波在人体组织内传播的平均速度为 $c=1\,540m/s$，则可求得第 1 号振元与第 2 号振元的相差延时量 τ_1。

$$\tau_1=\frac{\Delta S_1}{c}=\frac{0.021\,41}{1\,540 \times 10^3}=0.000\,013\,902 \times 10^{-3}\text{s}=13.9\text{ns}$$

同理：

$$\tau_2=\frac{\Delta S_2}{c}=9.27\text{ns}$$

$$\tau_3=\frac{\Delta S_3}{c}=4.64\text{ns}$$

将图 7-18 发射电子聚焦的延迟过程归纳如表 7-2 所示。

表 7-2 发射振元与相应的激励脉冲延迟量

发射顺序	发射振元编号		激励脉冲延迟量/ns
第一次发射	1	8	0
第二次发射	2	7	13.9
第三次发射	3	6	23.17
第四次发射	4	5	27.81

3. 动态电子聚焦 超声成像过程中，在整个探测深度的范围内波束都能有良好的会聚，才能提高整幅图像的清晰度，这就要求发射波的焦距可变，即动态电子聚焦。由于发射波的焦距是随发射激励脉冲的不同延时而改变的，因此，改变激励脉冲的延时，就可调节焦距，从而获得动态电子聚焦。

动态电子聚焦又可分为等声速动态电子聚焦和全深度分段动态电子聚焦。等声速电子聚焦的实现是通过计算机控制，以一定的速率改变发射和接收的延迟时间，使焦点随发射波和接

收同步移动,使整个探测深度的所有位置,都有良好的横向分辨力。显然,这种聚焦方式最为理想,但由于焦点的移动速度快、延时分级细、延时精度高,故对电路设计有更高的要求。目前一种较为简单实用的方法是全深度分段动态电子聚焦,如图7-19所示。所谓全深度分段动

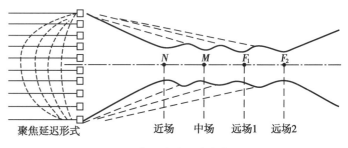

图7-19　全深度分段动态电子聚焦

态电子聚焦,就是将所要探测的深度划分成若干段,常分为四段,即近场(N)、中场(M)、远场1(F1)、远场2(F2)。这四个焦距由聚焦延迟时间关系和传播媒介中的声速所确定。工作时按近场、中场、远场1、远场2顺序发射。这种聚焦方式的优点是分段数少(仅分四段),对延迟线的转换速度要求不高,电路实现也较容易。但也有缺点,即显示一行信息须经若干次不同焦点的发射与接收,降低成像速度,容易造成图像闪烁。

四、组合扫描

现代超声探头的换能器多是由相互独立的多个振元(如80个振元)排列组成,即线阵探头。为了提高系统的分辨力和灵敏度,工作时通常都是有若干个相邻的振元同时受到激励,这种方式称为组合扫描。

多振元组合发射,等效于单个振元的宽度加大,也便于对波束的电子聚焦和多点动态聚焦,从而改善整个探测深度范围内的分辨力和图像清晰度。选用线阵各振元不同的工作次序和方式,会直接影响成像质量。由于振元不同顺序的分组激励,也就形成不同的发射束扫描。B超仪中常用的扫描方式有组合顺序扫描、组合间隔扫描和微角扫描等。

(一) 组合顺序扫描

图7-20为组合顺序扫描示意图。设总振元数为n,子振元数为m(假设$m=4$),则激励顺序为:1~4、2~5、3~6、4~7……顺序扫描是用电子开关顺序切换方式,将相邻m个振元构成一个组合,接入发射/接收电路的振子,使之分时组合、轮流工作,产生合成超声波束发射并接收。具体工作过程见表7-3。这种顺序扫描方法最简单,虽然它也使等效孔径加大,波束变窄,分辨力有所提高,但从表7-3可知,此种扫描声束的线距等于振元间距,图像质量不高。

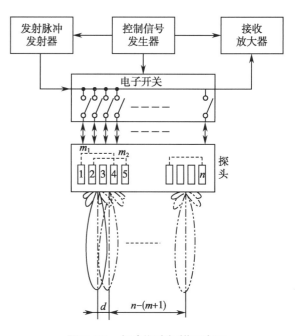

图7-20　组合顺序扫描示意图

表7-3　组合顺序扫描工作过程

第几次发射、接收	发射、接收振元	声束中心位置	波束位移
第1次发射	1~4	振元2、3中间	
第2次发射	2~5	振元3、4中间	d
第3次发射	3~6	振元4、5中间	d
…	…	…	…
第$n-m+1$次发射	$(n-m+1)$~n	振元$(n-2)$、$(n-1)$中间	d

（二）组合间隔扫描

要提高图像质量，必须缩小声束的线距。那么改变振元组合方式是否可以减小声束间的线距呢？回答是肯定的。下述的间隔扫描只不过是对顺序扫描的一种改进，间隔扫描又分为 $d/2$ 间隔扫描和 $d/4$ 间隔扫描两种。

1. $d/2$ 间隔扫描　设总振元数为 n，子振元组合分为两组：一组为 m，一组为 $m+1$。假设 $m=5$，则 $m+1=6$，分组激励次序为 1~5、1~6、2~6、2~7……这时可见声束间距为 $d/2$，与组合顺序扫描相比，线数增加近一倍，使生成的图像更加清晰。其工作过程见表 7-4。

表 7-4　$d/2$ 间隔扫描过程

第几次发射、接收	发射、接收振元	声束中心位置	波束位移
第 1 次发射	1~5	振元 3 中心	
第 2 次发射	1~6	振元 3、4 中间	$d/2$
第 3 次发射	2~6	振元 4 中心	$d/2$
第 4 次发射	2~7	振元 4、5 中间	$d/2$
第 5 次发射	3~7	振元 5 中心	$d/2$
第 6 次发射	3~8	振元 5、6 中间	$d/2$
…	…	…	…

2. $d/4$ 间隔扫描　若要进一步地提高图像的清晰度，可采用 $d/4$ 间隔扫描。这种扫描方式与组合顺序方式相比较，由于其线密度提高了四倍，因此图像质量得到进一步的改善。其缺点是，由于每次发射和接收振元的分组并不一定相同，因此收发控制电路就相对复杂些。$d/4$ 组合间隔扫描工作流程见表 7-5。

表 7-5　$d/4$ 间隔扫描过程

第几次发射、接收	发射振元	接收振元	声束中心位置	波束位移
第 1 次发射	1~3	1~3	振元 2 中心	
第 2 次发射	1~3	1~4	振元 2~3 间 $d/4$ 处	$d/4$
第 3 次发射	1~3	2~4	振元 2~3 间 $d/2$ 处	$d/4$
第 4 次发射	1~4	2~4	振元 2~3 间 $d3/4$ 处	$d/4$
第 5 次发射	2~4	2~4	振元 3 中心	$d/4$
第 6 次发射	2~4	2~5	振元 3~4 间 $d/4$ 处	$d/4$
…	…	…	…	…

（陈建方）

第三节　B 超基本结构与工作原理

B 型扫描是辉度调制型的信息显示方法，又称为 B 型显示，也称 B 超。

一、B 超基本组成

B 型扫描把回波信号加到显示器的调辉级（z 轴）上，对光点进行调辉。光点的亮度（通常称为"灰阶")与回波信号的幅度之间存在一定的函数关系。不同回波幅度的灰阶点,按其回波源的空间位置,显示在与超声束扫描线位置相对应的显示的扫描线上,一般显示在显示器的垂直方向上,即表示回波信号深度的信号加在显示器的 y 方向偏转板上。在显示器的 x 偏转板上加上与声束扫描方向一致的控制信号,可获得一幅二维的 B 型切面图像,如图 7-21 所示。

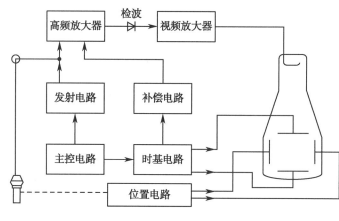

图 7-21　B 超工作原理框图

B 超系统一般是由发射单元、接收单元、信号处理与图像形成单元、系统控制单元等部分组成,如图 7-22 所示。下面以线阵扫描 B 超系统为例,具体讲解各单元的基本组成及其工作原理。

(一)发射单元

发射单元是指把控制单元给出的触发逻辑信号(DP)调制成探头振元所需的激励脉冲信号的单元电路。

EUB-240 型 B 超发射单元电路框图如图 7-23 所示。这是一种较为典型的电路,可分为发射聚焦电路、发射多路转换电路、发射脉冲产生电路、二极管开关电路和二极管开关控制电路等。

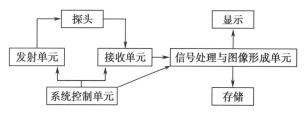

图 7-22　B 超基本组成框图

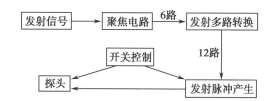

图 7-23　EUB-240 型 B 超发射单元电路框图

1. 发射聚焦电路　通常由多路延迟线组成,产生对发射波束长轴方向电子聚焦所需的延时脉冲信号。输出的各路触发脉冲的延时量必须根据当前发射的焦距来确定。

对发射聚焦电路的基本要求:①能根据波束扫描方式的需要,提供不同延时量的脉冲信号;②一次输出的各脉冲信号应符合发射聚焦的要求;③考虑探头工作频率和多点动态聚焦的需要,脉冲延时能通过数控方式快速变换;④足够的延时精度。

2. 发射多路转换电路　是对聚焦电路输出的多路延时脉冲,根据扫描、多点动态聚焦的需要进行按组重新分配的过程。

3. 脉冲产生电路　发射多路转换电路输出的延时脉冲是逻辑信号,不能直接用来激励探头的振元,使之产生超声波,而是要将这一逻辑脉冲"转换"成一个幅度、宽度、功率等能满足振元产生超声波的脉冲。这一"转换"是采用发射脉冲产生电路实现的,发射脉冲的幅度和宽度是两个重要指标。

一般而言,幅度大,则超声功率强,接收灵敏度高;脉宽窄,则分辨力高,盲区小。尽可能减小发射激励脉冲的后沿振铃,以适应一定的高电压输出。发射脉冲产生电路最关键的地方是对激励脉冲后沿的处理,即最大可能减小阻尼振荡的幅度和振荡的次数。

4. 二极管开关电路和二极管开关控制电路　其作用是减少主机与探头的连线。为控制二极管开关电路,还必须设置一个二极管开关控制电路,用以产生控制探头中二极管开关需要的相应控制信号。控制信号输出高电平时,探头中相应二极管开关打开,输出为低电平时,相应二极管开关闭合。

(二)接收单元

接收单元是指探头接收到反射超声波,将其转换成电信号输送开始到回波信号合成为止的单元电路。EUB-240 型 B 超接收单元电路框图如图7-24 所示,分为前置放大、信号合成(虚线部分)两部分,信号合成又分为接收多路转换、可变孔径、相位调整等电路。

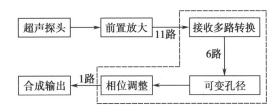

图 7-24　EUB-240 型 B 超接收单元电路框图

1. 前置放大器　由于探头获得的回波信号十分微弱,其幅度约在 $10\sim30\mu V$ 范围内,再加上传输衰减,其信噪比就降得更低,因此应预先给予一定量的放大,才能送往后级合成处理。对前置放大器的要求是在做到低噪声和外部干扰小的前提下,尽可能提高放大器的增益。另外,由于回波信号占据一定的频带范围,因此要求放大器有足够的带宽,否则容易产生波形失真,从而导致纵向分辨力下降。

前置放大器路数的多少与一次投入工作的振元数目和开关二极管阵列的控制有关。EUB-240 型 B 超,共设置 16 路前置放大器。

2. 信号合成　是对同一目标反射信号到达不同振元的信号合成。

(1)接收多路转换开关:EUB-240 型 B 超中,接收多路转换开关的任务就是从前置放大器的 16 路输出中,选出当前有回波信号输出的 11 路,并将它们合成(转换)为 6 路($F_0\sim F_5$)输出。

(2)可变孔径电路:采用多振元组合发射,虽实现了动态电子聚焦,但接收就会带来换能器有效孔径增大的问题,孔径增大意味着近场分辨力降低。采用可变孔径接收,近场用小孔径,中、远场用较大孔径,这样既保证了近场分辨力不会降低,又照顾了到中、远场的指标。

在接收过程中,对于近场目标信号用较少的振元投入工作,即缩小孔径;对于中场,用比近场较多一点的振元投入工作,适当扩大孔径;对于远场,用较多的振元投入工作,进一步扩大孔径。随着探测深度的增加,分段增加接收振元的工作,从而达到由浅至深分段增大孔径的目的。

(3)相位调整:接收相位调整是信号合成的最后一步,它实质上是发射聚焦的解焦电路。调相电路将可变孔径电路输出的各路信号之间的延时量进行调整,使之实现同相合成。

(三)信号处理与图像形成单元

信号处理与图像形成单元是指回波信号合成后进行一系列处理,最后形成全电视信号的单元电路。对于 EUB-240 型 B 超,它是由模拟信号处理和图像形成两个部分组成的,即预处理电路和数字扫描变换电路。

1. 预处理电路　要解决以下几个问题:①超声在传播过程中的衰减,即处在不同深度上的反射回波信号由于衰减量不同造成回波信号幅度差异很大,需要通过 TGC 电路来解决;②工作频率越高,衰减越大,发射信号频谱的中心频率随探测深度增加而下移,需要采用动态滤波来解决;③同距离上反射目标,由于反射系数不同造成反射回波信号幅度差异很大,要对回波信号进行对数压缩;④反射回波中包含高频载波成分,需要用检波电路得到需要的反射回波幅度信息;⑤对于反射源的边界需要用勾边电路来突出,便于病灶的诊断和器官组织的测量。

(1)TGC 电路:由于介质对超声波的散射和吸收作用,超声波在人体软组织中将随着深度的增加而逐渐减弱。如果不对远距离的回波给予一定的增益补偿,不同深度相同声阻抗界面在显示器上将有不同灰度显示。TGC 的原理,实质上是要求动态地提供增益控制,TGC 电路提供一个随时间而变的、能跟踪所预期的回波信号的控制电压,控制放大器的增益。

(2)动态滤波(dynamic filtering,DF)电路:是一个频率可控的选频网络,从医学角度讲,就是通过动态滤波滤除近场的过强低频成分和深部的高频干扰,把有诊断价值的回波提取出来。

（3）对数放大器:对射频回声信号实施对数压缩是实现灰阶显示的基础,它是模拟图像处理的一项重要内容。对数放大器就是用于对信号实施对数压缩的非线性放大器,可以使所显示的图像层次更加丰富。

（4）检波电路:将对数放大器输出的高频（3.5MHz、5MHz 等）回波信号变换为视频脉冲信号输出,以便于实施 DSC 和屏幕显示。现代超声诊断设备中常采用包络检波器等成熟的集成电路,提高了电路的稳定性和可靠性。

（5）勾边电路:在图像处理技术中,勾边（边缘增强）是不可缺少的处理环节。为了突出图像的轮廓,使之便于识别和测量,常采用勾边电路。勾边方法有多种,例如微分相加、积分相减等。

2. 数字扫描变换电路 DSC 是计算机技术和数字图像处理技术在 B 超中的成功应用,采用 DSC 技术后的 B 超,不仅能用标准电视的方法显示清晰的动态图像,而且具有强大的图像处理功能。

DSC 为现代实时 B 型超声诊断仪带来的特点:①瞬时帧冻结能力;②进行帧相关处理,减少图像闪烁;③进行插行处理,改善图像质量;④对回波数据进行前后处理,进行灰阶变换;⑤对回波数据进行测量计算;⑥标准 TV 显示,便于视频磁带记录;⑦易于实现计算机中央控制。

DSC 实质上就是一个带有图像存储器的数字计算机系统,它接受视频图像信息,进行数字化存储和处理,然后读出,在标准 TV 上显示。因它以一种扫描模式（B 型逐行扫描）接受信息,而已另一种扫描模式（TV 光栅扫描）将信息送到 TV 显示器上,故称之为扫描变换器。EUB-240 型B 超 DSC 方框图如数字图 7-1 所示。

DSC 基本结构框图

（1）A/D 转换:将超声视频模拟信号转换成数字信号。在选择 A/D 转换器时要考虑采样率、转换精度等参数,通常采用 4 位或 8 位甚至更高的 A/D 转换器。

（2）前处理:A/D 转换之后图像存储器之前的这一段信号处理,称为图像的前处理。前处理不会改变 A/D 转换获得的各像素之间持有沿波束矢量方向的时间关系。

（3）图像存储器:又叫主存储器或帧存储器,是 DSC 的核心部件。

（4）后处理:在图像存储器之后到 D/A 转换之前的这一段信号处理,称为图像的后处理。后处理以提高图像清晰度、突出更具有诊断价值的图像特征为目的。一般后处理有以下内容:灰度修正、灰阶扩展与压缩、伽马校正、直方均衡、电子放大、插行处理、灰阶标志生成、正/负像翻转等。

（5）全电视信号合成和 D/A 转换:为了适应 TV 显示,DSC 形成的数字信号要转换成模拟信号,即 D/A 转换。一个完整的超声电视信号不仅包含带有人体组织信息的回声信号,还包含灰阶标志信号、字符信号以及同步信号等。在进行 D/A 转换之前,先要进行全电视信号合成。

（四）系统控制单元

超声成像系统是一个复杂的电子仪器设备,要使各部分电路有条不紊地工作,必须对整机进行有序、协调的控制。在前面介绍的发射单元、接收单元、信号处理与图像形成单元等涉及许多控制信号,都是由控制单元给出的。

线阵超声诊断仪的电路基本结构框图

随着计算机技术的不断发展,系统控制单元电路有很大的改进,各设备之间差异很大。它主要由中央处理器（CPU）、程序存储器（ROM）、工作存储器（RAM）、读/写控制电路、取样时钟发生器、DP 脉冲发生器、数据输出接口电路、收/发控制（ROM）产生电路、电视同步信号产生（ROM）电路、字符、标志形成电路、键盘电路等组成。CPU 在 ROM 程序和相应硬件的支持下,以及在系统时钟和屏幕显示时钟的控制下,发出各种控制信号,并接受键盘命令,从而完成超声的发射、接收以及 DSC 处理的各种任务。

二、单元电路分析

线阵超声诊断仪的电路基本结构框图如数字图 7-2 所示。电路主要分为超声信号发射接收电路板和数字扫描变换电路板,还配置有电子扫描探头、监视器、控制板等部件。

本部分将重点讲解 B 超发射单元、B 超接收单元和信号处理单元三部分的电路分析。

（一）B 超发射单元电路分析

1. 发射声束特点 ①多振子组合成一个振元的发射；②对探测的全深度实施波束多点动态电子聚焦发射；③对振子按不同顺序分组激励，形成不同波束扫描方式；④多路发射。

2. 发射聚焦电路 当超声波探测的全深度区内分四段动态聚焦时，每一条超声扫描线分四次发射，对于不同的发射波束焦点，由于 CPU 所给出的聚焦控制码的状态不同，将控制发射聚焦电路每次给出的聚焦控制脉冲数不同，且每次给出的各脉冲之间的延迟时差也不同。

以近场为例，12 个振元延迟聚焦，其发射延时聚焦及延时聚焦脉冲如数字图 7-3 所示。

延迟线为聚焦振元提供高精度延时时间，可分为数字延迟线和模拟延迟线。数字延迟线由 A/D 变换器和数据存储器组成，模拟延迟线由电感和电容组成。脉冲信号电压自延时线始端一级一级依次地延时传输到终端。延迟线的延迟量分级可变，是在延迟线电感上取出若干抽头，完成延时时间选择控制。

数字图7-3

发射延迟聚焦及延时聚焦脉冲

3. 超声发射电路 其作用是产生发射脉冲，为探头振子提供激励脉冲，该电路与超声发射的功率、接收灵敏度、探测深度和分辨力性能参数直接有关，其电路优劣影响到超声仪器性能的好坏。现代超声诊断仪通过对振子施加单个极性脉冲，使振元产生持续时间极短的机械振荡。超声脉冲发射和超声回波接收是通过压电换能器实现的，换能器的能量由高压脉冲发生器形成的高压脉冲提供，电路实质是一个定时接通或断开探头振子激励高压的高速电子开关，定时控制探头各个振子产生振动发射超声波。

典型 EUB-240 发射脉冲产生电路如数字图 7-4 所示。电路由开关管 TR_1，隔直流电容 C_{17}，隔离二极管 D_1 和 D_{17} 以及非门 IC_{33} 组成，探头中的振元 T 是负载。其中，驱动门（与非门）IC_{33} 作用是倒相、电平提升。开关场效应管 TR_1 作为电子开关，实现工作状态控制。储能电容 C_{17} 的功能是实现储备发射能量。隔离二极管 D_1 和 D_{17} 可实现电路隔离。峰化电感 L 可减小 C_0 引起的振荡，使脉冲变窄。

数字图7-4

EUB-240 发射脉冲产生电路

电路工作过程是电子开关的截止和导通，形成隔直流电容器的充电和放电，使探头振子产生非激励震荡，发射超声波脉冲。

4. 二极管开关控制电路 其作用是根据超声仪器的波束扫描方式，控制一次发射和接收投入工作的振元，即依据 CPU 的指令，控制二极管开关的关闭和接通，安装在主机中。

若探头中有 64 个振元，对应有 64 个二极管开关控制电路。探头中每一个振元的二极管开关控制电路如数字图 7-5 所示，其中 D 为开关二极管，C 为隔直流电容器，R 为二极管开关限流电阻。HP 端经电缆与主机中超声发射电路相连；CH 端与接收放大器电路相连；CNT 端与设在主机中的二极管开关控制电路相连，接收来自控制电路的控制信号。控制信号的高、低电平状态决定了开关二极管 D 的接通与否。

数字图7-5

二极管开关控制电路

（二）B 超接收单元电路分析

1. 前置放大电路 不是单路，而必须设置多路信号前置放大器。前置放大器路数的多少与探头一次投入工作振元数的多少有关，还与探头中二极管开关的电路设计有关。为此，通常在信号合成电路之前设置一级放大器，称为前置放大器，用以对振元所接收的回波信号预先给予一定量的放大，以提高整机的信噪比。对于前置放大器的基本要求如下。

（1）与探头馈线有良好的匹配：由探头振元所接收到的回波信号是通过电缆中的馈线送到前置放大器的，馈线终端负载阻抗是前置放大器输入阻抗。设计时应使前置放大器的输入阻抗与探头电缆的特性阻抗相等，防止形成反射波。

（2）动态范围大：放大器的动态范围是指在其输出信号电压既不被噪声淹没，也不饱和的前提下，所允许放大器输入信号电压的变化范围。探头获取的回波信号电压的动态范围通常在 100dB 以上，前置放大器也应具有相应的动态范围，保证由探头获取的不同幅度的信息均能得到

24路信号对焦点中心的延时呈左右对称示意图

现代B超可变孔径的典型电路A.固定孔径电路

现代B超可变孔径的典型电路B.可变孔径电路

可变孔径示意图

超声探测回声频域分布示意图

有效放大,避免有诊断价值信息的丢失。

（3）噪声系数小:为了提高整机信噪比和灵敏度,前置放大器必须要有低噪声性能,即噪声系数要尽量小。噪声系数是表示放大器或接收机噪声性能的指标,用 F 表示,其定义为:$F=$ 输入端信噪比/输出端信噪比。

现代 B 超多采用大动态范围、高稳定度的集成运算放大器作为前置放大器。EUB-240 型 B超共由 16 片集成运算放大器组成,其前置放大器增益常为 24dB。

2. 接收对称合成多路开关 若超声接收单元有 24 路前置放大电路,则接收多路转换开关的功能是将前置放大器 24 路输出对折合成 12 路 REA0~11 输出,如数字图 7-6 所示。对称合成多路开关从 24 路中选择有效信号的 12 路,根据聚焦原理,因为 24 路聚焦的延时时间对于焦点中心是左右对称相等,所以接收多路转换开关电路将 24 路有效回波超声电压信号对折为 12 路。

3. 可变孔径电路 在探测深度范围内,由浅至深分段增大换能器接收孔径的做法,保证了远、中和近场都有较好的横向分辨力。现代 B 超通常采用动态电子聚焦和可变孔径相结合的设计,比如发射采用四段动态电子聚焦,接收采用三段可变孔径。

现代 B 超可变孔径的典型电路如数字图 7-7 所示,由于回波信号经多路合成后由 24 路变成 12 路,因此可变孔径电路有 12 路信号,分 12 路进行,电路由两部分构成:固定孔径电路(数字图 7-7A)4 路,可变孔径电路(图数字 7-7B)8 路,由孔径码控制,当可变孔径码为高电平时,开关二极管导通,相应的回波信号被传输到射极输出器,将回波信号送到相位合成电路。在此,孔径码决定孔径大小,24 振元组合发射的可变孔径示意图如数字图 7-8 所示。

4. 相位调整电路 是发射聚焦的解焦电路,对可变孔径电路输出的信号进行相位调整,实现相位的相加,合成为单路信号输出。一次接收的各振元回波信号在多路转换开关中已经进行了一次合成,使对称延迟的多路回波(比如 24 路)已合成为原来的一半(12 路),则调相电路也仅需要 12 个通路,即 12 个通路需要设置延迟线,便可将超声回波信号同相合成一路。

相位调整电路的主要功能包括,延时时间的提供、探头选择、焦点控制、延时时间的选择和延时时间数据脉冲的建立。在探头码的控制下,可以选择不同频率探头,确定某一频率后,在聚焦码作用下,相位调整电路按照聚焦要求,从延时线选择不同的延时时间输出,使存在相位差的多路回波信号完成相位合成而形成单一的一路信号,送到超声接收电路系统的预处理电路。

(三)信号处理单元电路分析

1. 动态滤波电路 超声探头发射的超声频谱非单一,接收频率也有一定的范围。研究表明,组织的衰减不仅与被探测介质的深度有关,还与超声波的频率有关,随着频率升高,介质对超声能量的衰减系数增大。在近场,回波频率成分主要集中在频带的高端,随着深度的增加,回波频率成分逐渐向频带的低端偏移。以 3.5MHz 宽频探头为例,其所接收的回波频率成分在全探测深度的分布范围如数字图 7-9 所示。图中,Ⅱ区为最具有诊断价值的回波频率成分所占的范围;Ⅲ区为人体介质吸收衰减所占的频率范围;Ⅰ区为近场低频回声区,过强的低频分量占有不仅对近场的回声灰度显示没有多大的必要,而且将严重影响近场的分辨力,因此要考虑滤除。

为了获得全探测深度内最佳分辨力的回声图像,希望所接收回声仅选择在体表部分具有良好分辨力的高频分量,以及容易到达体内深部的低频分量。动态滤波器就是用来自动选择以上具有诊断价值的频率分量,并滤除体表以低频为主的强回波信号和深部以高频为主的干扰信号的频率选择器。

2. TGC 电路 通过某种方式,来控制接收机的增益,使其随探测距离的加大而加大,使介质中不同深度的相同声阻抗差界面回波在显示器上有相同灰度的显示。

实现时间增益控制的方法,是先产生一个 TGC 函数电压,然后用其控制接收电路的增益发生变化。TGC 函数并不是一个固定函数,采用阻容器件构成的普通函数发生器很难实现这种变化,通常可采用数字合成式函数发生器产生 TGC 电压。电路设计结合超声衰减规律、探头工作频率、电子放大、操作者意愿（即总增益 G、近程增益 N、远程增益 F）等因素，产生高精度 TGC 电压波形，送往增益控制电路。

根据超声在人体介质中衰减的一般规律，并考虑不同频率的探头和是否采用电子放大等因素，设计数种不同变化规律的数字表格写入只读存储器 ROM 中，每一种表格单独读出并经 D/A 变换后，都可以得到一个近似的锯齿波电压；但各个表格所形成的锯齿波电压波形（指斜率和线性）又各不相同，通过对 ROM 地址的不同给入，便可选中其中所需的表格数据读出。由加法器所输出的经过修正的数据经 D/A 变换、放大后，在输出端得到的便是所需要的 TGC 电压，如数字图 7-10 所示。

TGC 电压产生典型电路

其波形以及与反射脉冲的相对时间关系如数字图 7-11，其电压变化范围为 0~2V。电路产生的高精度 TGC 电压波形，送往增益控制电路。增益控制电路对相位调整电路输出的已经合成为一路的回波信号进行放大，并在 TGC 电压的控制下实现对回波的时间（深度）增益补偿。

TGC 电压波形与驱动时间关系

3. 对数放大电路　超声回波幅度的动态范围很大，通常可达 100~110dB，而作为终端设备的调灰型显像管的视觉可分辨亮度变化范围仅有 20dB 左右，为此须通过对数压缩来均衡这种差异。对回波信息的对数压缩是通过对数放大器来实现的，对数放大器性能的优劣直接影响到超声回波灰阶显示的效果。

现代 B 超通常采用集成对数放大器完成对回波信号的动态范围的压缩，集成对数放大器 TL441CN 是应用最普遍的一种。在一片 TL441CN 中，包含两个对数放大器的电路，一共有四组具有 30dB 动态范围的对数放大器，通过对它们的灵活运用，可以构成具有不同动态范围的对数放大器。根据不同的输入动态范围要求，TL441CN 可以有不同的运用方式，如数字图 7-12 所示。TL441CN 电路的输出电压 V_0 与输入电压 V_i 呈对数关系。

用 TL441CN 组成的宽动态范围对数放大器

4. 检波电路　超声回波信号是具有一定频带宽度的调幅信号，检波用于将对数放大器输出的高频回波信号变换为视频脉冲输出，然后才能对其实施 DSC 处理和屏幕显示。

典型检波电路如数字图 7-13 所示，主要由差分放大器 N741（μA733）、检波二极管 V752 和 V753 等组成，对数放大器输出的差分信号 V_i 施加于 N741 的输入端，N741 引脚 7 和 8 输出的信号为双向检波器提供信号源 $U1$ 和 $U2$。当 $U1$ 和 $U2$ 压降方向为上正下负时，二极管 V753 截止，二极管 V752 导通；当 $U1$ 和 $U2$ 压降方向为上负下正时，二极管 V752 截止，二极管 V753 导通。

典型检波电路

三、全数字 B 超关键技术

全数字化超声诊断系统从波束形成到信号转化的全过程均采用数字处理，1987 出现世界上第一台全数字化超声诊断系统，经过三十多年的发展，不断改进，不断更新，已成为现代超声诊断系统的主流。

（一）全数字 B 超的关键技术

全数字化技术保证了超声诊断设备图像更清晰、更准确，分辨力更高，大大提高了超声诊断的准确率，直接决定着超声诊断设备的整体质量。在一定程度上可解决带宽、噪声、动态范围、暂态特性之间的矛盾，使超声成像系统具有更高的可靠性和稳定性。

从分析成像原理的角度出发，可以把 B 超分成发射单元、接收单元、信号处理与图像形成单元和系统控制单元等。如果从生产制造的角度出发，我们还可以把 B 超分成前端、信号处理和后端，如图 7-25A 所示。

波束合成器称为 B 超的前端，扫描变换器称为 B 超的后端，B 超的后端总是数字化的，即数字扫描变换（DSC）。最初 B 超的前端是模拟前端，当 B 超具有一个数字波束形成前端的时候，这样的 B 超才称为全数字 B 超，如图 7-25B 所示。

下面就全数字 B 超有别于模拟 B 超的几个关键问题进行探讨。

1. 数字波束形成　关键是波束合成，波束合成简单地说就是延时求和。延时是控制声束方

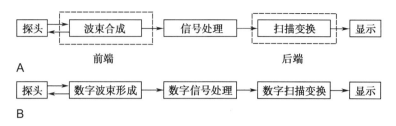

图 7-25　全数字 B 超基本构成

A. 模拟 B 超;B. 全数字 B 超。

向和聚焦所需要的,是 B 超前端的精髓。延时精度是 B 超最重要的指标之一,是图像质量的核心要素。延时的方法可分为两大类:模拟延时与数字延时。下面介绍两种数字波束形成器。

（1）控制采样脉冲方式:如图 7-26 所示,数字波束形成器通过控制 A/D 转换器的采样脉冲实现数字延时。

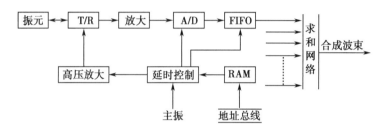

图 7-26　控制采样脉冲方式的数字波束形成器(一个通道)框图

这种波束形成器的数字延时精度等于主振周期 T。延时量以 T 为量化单位转换成二进制数码存放在各通道延时数据 RAM 中,以备实时扫描过程中随时调出使用。各通道的延时控制器主要由发射延时计数器和接收延时计数器组成。在延时数据装载期,发射延时数据装载发射延时计数器,接收延时数据 装载接收延时计数器。A/D 变换器的输出暂存于各通道的先进先出的数据缓存器(FIFO)之中,当各通道的 FIFO 都已收到它的第一个样本时,便可以启动各通道的 FIFO 移位输出。各通道的 FIFO 输出相加就是各通道信号的延时相加,也就是波束合成器的输出。

（2）基于双口 RAM 方式:如图 7-27 所示,数字波束形成器是基于双口 RAM 实现的。

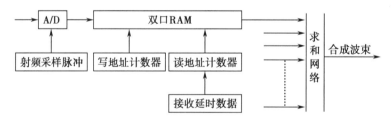

图 7-27　基于双口 RAM 方式的数字波束形成器(一个通道)框图

在这种数字波束形成器中,各通道回波信号被同一射频采样脉冲均匀采样,并按同样的地址将采样数据分别同步写入各通道的双口 RAM。从各通道双口 RAM 的不同地址单元取数求和即可实现波束控制与动态聚焦所需的延时,延时精度等于射频采样间隔。读地址计数器与写地址计数器的时钟频率都等于射频采样率,写地址计数器仅仅是周而复始的简单变化,但读地址计数器为了动态聚焦的需要不再有写地址那样简单的变化规律。在每一个接收聚焦段期间,它具有简单递增的变化规律,而从一个接收聚焦段跳到另一个接收聚焦段时,新的延时数据装载读地址计数器,使读地址出现一次"异动"的节拍,之后又是有规律地简单递增。

在不希望出现高射频采样率的情况下,可以通过插值提高数字延时的精度,如图 7-28 所示。当双口 RAM 的数字延时方案与插值滤波器配合使用时,双口 RAM 提供粗延时,而插值滤波器把延时精度提高到 1/4 或 1/8 的射频采样间隔,从而为获得高精度延时提供了实际可行的途径。

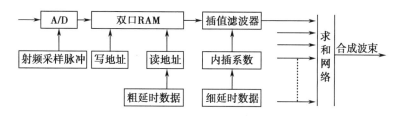

图 7-28 具有插值滤波器的数字波束形成器(一个通道)框图

2. 数字信号处理 全数字 B 超数字信号处理的核心内容是检波,用以完成这个任务的电路称为检波器。最简单的检波器仅需一个二极管,就可以完成。目前,集成射频检波器得到了广泛的应用,具有更高的灵敏度和稳定性。

全数字 B 超数字信号处理一般采用的检波器分为包络检波器和同步检波器。前者的输出信号与输入信号包络成对应关系,主要用于标准调幅信号的解调。后者实际上是一个模拟乘法器,为了得到解调作用,需要另外加入一个与输入信号的载波完全一致的振荡信号(相干信号)。

包络检波输入是高采样率的射频回波,输出是低采样率的视频信号。有两种包络检波器可供选择,一种是绝对值包络检波器,另一种是正交包络检波器。

(1)绝对值包络检波器:如图 7-29 所示。射频信号是一个带通信号,其中心频率为载波频率。在射频信号取绝对值之前必须把它的直流成分去除,取绝对值之后,信号频谱的能量中心位于零频、二倍载频、四倍载频,其中的低频成分就是我们要提取的回波包络。抽取滤波实际上是合并了两个信号处理步骤,其一是提取回波包络的低通滤波器,其二是低采样率电路,把高采样率的包络变为低采样率的包络。

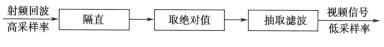

图 7-29 绝对值包络检波器框图

(2)正交包络检波器:如图 7-30 所示。正交包络检波的关键是把实射频回波变为复射频回波,称为正交化处理,可以通过一对正交的带通滤波器实现。由于射频回波正交化之后即可进行低采样处理,因此这对正交的带通滤波器可以用抽取滤波器实现。正交抽取滤波器输出两路信号,一路是复包络的实部 I,另一路是复包络的虚部 Q,它们在复信号取模电路中进行运算,即得我们要提取的回波信号包络。

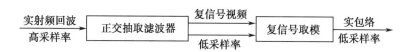

图 7-30 正交包络检波器框图实包络低采样率

(二)全数字 B 超分析

以 DP-9900 型 B 超为例分析全数字 B 超的基本结构和工作原理。它由探头板、脉冲板、整序板、波束合成板、数字板、控制面板、I/O 接口板、电源板等部分组成,如数字图 7-14 所示。其中数字板又包括以 CPU 为中心的系统控制部分,以包络检波为中心的信号处理部分和以 DSC 为中心的图像处理部分。母板与子板间的连接如数字图 7-15 所示。

DP9900 型 B 超系统结构图

母板与子板间连接图

1. 探头板 采用带有 128 个振元的探头和 48 个发射/接收处理通道。每条扫描线可以应用 48 个相邻的振元,需要通过切换电路来实现 128 个振元到 48 个振元的转换。这个切换电路根据信号处理板的命令执行相应的切换任务,通过高压模拟开关 HV20220PJ 和继电器组 TNZ-5V 实现转换。

探头板包括高压开关电路组模块、高压开关控制电路模块、探头选择继电器组及其控制模块、自检模块等。

2. 脉冲板 有两个功能:高压发射脉冲产生和回波信号放大。包括两个模块:发射脉冲电路模块与接收和放大回波电路模块。

（1）发射脉冲电路模块:用于生成高压发射脉冲,可以再分成数字总线信号缓冲电路、发射序列电路、发射驱动和高压脉冲输出电路。其工作过程是发自于发射序列电路的低压发射脉冲,经过发射驱动电路和驱动高压脉冲输出电路,然后触发探头开始发射过程。

（2）接收和放大回波电路:把高压隔离电路隔离后的回波信号送到 AD604 的输入端,在 VGA1 控制下,进行可控增益放大,为后面的整序电路提供足够的信号增益。可进一步划分为高压隔离电路、可变增益放大电路以及参考电压生成电路。

3. 整序板 核心是通过三级模拟开关实现的整序开关矩阵。MC14052 用作模拟开关。PECHO［48...1］是经脉冲板放大的超声回波信号。输入信号对应探头的 48 个通道。

该电路先去掉信号 PECHO［48...1］中的 DC 成分,然后将剩余的信号发送到一级开关矩阵,该矩阵由排序地址 A［1...0］控制,用以实现最多 4 个空间的排列转换。以此方式,1 至 4 的任何信道接收的任何信号都可以作为第一个信道的信号并进入二级开关矩阵。二级开关矩阵由排序地址 A［3...2］控制。根据一级开关矩阵实现的转换,二级开关矩阵可以实现最多 16（4×4）个空间的排列转换。这样,16 个信道中任何一个信道接收的信号都可以作为第一个信道的信号,并进入三级开关矩阵。二级开关矩阵的信号输出将被缓冲,然后被发送到三级开关矩阵。三级开关矩阵由高 4 位的排序地址 A［7...4］控制。根据前面两个级的转换,三级开关矩阵可以采用 48 个信道接收的任何信号作为第一个信道的信号,这样就能实现 48 个通道的中心对称排序。经排序的通道由加法器对称相加,经 TGC2 放大,然后进入波束合成板。

4. 合成板 其功能是信号的 A/D 转换和波束合成。波束合成板包括滤波电路、A/D 转换、FIFO 电路、波束合成控制接口电路、波束合成和数字低通滤波电路等。

（1）输入滤波和 A/D 转换电路:输入滤波电路的功能是对 A/D 转换器完成差分驱动,并构成低通滤波以防止采样造成的重叠。

（2）FIFO 电路:12 通道 FIFO 采用 FPGA（U96）内的 SRAM 实现,另外的 12 通道 FIFO 采用 FPGA（U97）内的 SRAM 实现。其存储容量为 512 字节,很好地满足了接收相位调整的要求。

（3）波束合成控制接口电路:该电路提供与主机 CPU 的接口。为了实现接收动态聚焦,不同通道的取样时钟需要不同的延时。波束合成电路中,波束合成控制电路由主 CPU 写入延时参数,存入 SRAM 中。

（4）波束合成和低通滤波电路:波束合成电路从 SRAM 获取动态参数,将缓冲在 FIFO 中的 12 信道回波信号数据加权求和并调整孔径。经计算的数据通过低通滤波后输出。

5. 数字板 主要由计算机系统、RF FPGA（UAI）、VF FPGA（UAZ）、电影回路 FPGA（U31）和 DSC FPGA（U32）等组成。

（1）计算机系统:采用 MCF5370（U1）作为中心,完成以下功能:①配置 FPGA 和初始化 FPGA;②处理超声扫描中断;③响应键盘中断;④执行操作界面相关的所有操作。

（2）RF FPGA（UA1）:直接与波束合成板相连,接收回波数据,完成动态滤波,生成后端测试信号、前端控制信号和前端总线。转换的信号直接被发送至 UA2。

（3）VF FPGA（UA2）:用于包络检波、二级取样、对数压缩和动态范围转换、奇偶数扫描线修正、中值滤波、平滑处理、边缘增强、多焦点连接、VGA1 和 VGA2 输出以及前端测试数字信号的生成。经处理的回波信号将被发送到电影回路 U31。

（4）电影回路 FPGA（U31）：用于回波再生、帧相关处理、电影回放、图形和图像显示、VGA 到 VIDEO 的转换。经处理的信号（Image）被发送到 DSC FPGA。它也接收由 DSC FPGA 处理的信号（RawB、RawM 等）。

（5）DSC FPGA（U32）：实现从极坐标到正交坐标的转换、PAN/ZOOM 功能、B/B 与 B/M 模式的切换等。它接收电影回路 FPGA 信号（Image），输出（RawB、RawM 等）到电影回路 FPGA。

6. 控制面板　此电路主要完成以下功能：①扫描和读取按键，并将其转换为键码值然后传输给主机；②接收轨迹球消息并发送给主机；③光电码盘接口控制，光电码盘输出的为 2 位的格雷码，控制电路对其输出进行方向判断和计数，并将计数值传送给主机；④单片机编码器（single chip microcomputer programmer，SCNP）消息传送，当检测到面板上的 STC 调节电位器发生变换时，读取当前的值发送给主机。

该电路主要包括单片机（ADUC812）、CPLD（EPM3128ATC100）、背光按键、轨迹球、机械旋转编码器以及滑动电位计等。

（王昌）

第四节　超声多普勒成像技术及彩超

超声多普勒技术是研究和应用由运动物体反射或散射所产生的超声波多普勒效应的一种技术。根据多普勒效应，结合声学、电子技术制成的超声成像系统，称为多普勒超声诊断仪（D 型超声诊断仪）。它能够无损伤性地检出运动器官、组织的情况和信息，广泛应用于血管、心脏、血流和胎儿心率等的检测。

一、多普勒效应及其在超声成像中的应用

（一）多普勒效应（Doppler effect）

当声源、接收器、介质之间存在相对运动时，接收器收到超声频率和声源的频率之间产生的差异，这种现象称为多普勒效应，其变化的频差称多普勒频移。

为简单起见，假设声源与接收器的相对运动发生在二者的连线上，声源相对于介质的速度为 v_S（声源趋近接收器为正值，远离接收器为负值）、接收器相对于介质的速度为 v_R（接收器趋近声源为正值，远离声源为负值），声源的振动频率为 f_S，声波在介质中的传播速度为 c，波长为 λ，接收器的频率为 f_R。下面分几种情况进行讨论。

1. 声源静止，接收器运动（$v_S=0$，$v_R\neq0$）

观察者相对声源作匀速运动，即观察者接收的频率为：

$$f_R=\frac{c+v_R}{\lambda}=\left(1+\frac{v_R}{c}\right)f_S \tag{7-9}$$

当接收器向着声源运动时，接收到的频率大于声源频率；当接收器远离声源运动时，接收到的频率小于声源频率。

2. 声源运动，接收器静止（$v_S\neq0$，$v_R=0$）

声源相对接收器作匀速运动，则接收器的频率为：

$$f_R=\frac{c}{c-v_S}f_S \tag{7-10}$$

当声源趋近接收器运动时,接收器的频率大于声源的频率;当声源远离接收器运动时,接收的频率小于声源的频率。

3. 声源和接收器都运动($v_S \neq 0$, $v_R \neq 0$)

当两者作相对直线运动时,接收器的频率为:

$$f_R = \frac{c+v_R}{c-v_S} f_S \qquad (7-11)$$

4. 当声源与接收器的速度不在一条直线上时,应将速度在连线上的分量代入公式,设v_S与连线的夹角为α,v_R与连线的夹角为β,则接收器的频率为:

$$f_R = \frac{c+v_R\cos\beta}{c-v_S\cos\alpha} f_S \qquad (7-12)$$

多普勒效应在医疗诊断、工程技术、交通管理和科学研究等方面有着广泛且重要的应用,如依据多普勒效应制成的流量计测人体血管的血流速度,在临床上用于心脏的超声诊断等,在道路上用于测量车速等。很多仪器和技术在多普勒效应的原理下应运而生,如多普勒胎心仪,多普勒彩超、多普勒超声定位导融技术等。

（二）多普勒技术的医学应用

1. 多普勒效应测定血流速度的基本原理　在医学超声多普勒仪器中,超声波发射器和接收器是固定的。两块平行并列放置的压电晶体,其中一块作为发射极,另一块作为接收极。通常在医学超声诊断中,换能器(包括收、发换能器)均静止不动,主要是介质在运动。当超声波入射到达血管内的血液颗粒时,由于血液颗粒是运动的,这时就出现了第一次多普勒频移现象;而被血液颗粒散射的超声波返回到接收器时,由于散射体的血液颗粒相当于超声波的声源,它是运动着的,就出现了第二次多普勒频移现象,如图 7-31 所示。

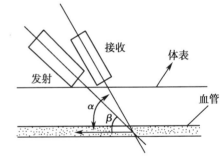

图 7-31　超声多普勒测血流

为了计算方便,作两点假设:①假定血液颗粒是向着发射器和接收器运动的,速度为v;②假定超声的入射线和散射线对于血液方向的倾角相同,都等于θ,则:

$$f_R = \frac{c+v\cos\theta}{c-v\cos\theta} f_S \qquad (7-13)$$

多普勒频移f_D为:

$$f_D = f_R - f_S = \frac{2v\cos\theta}{c-v\cos\theta} f_S \backsimeq \frac{2v\cos\theta}{c} f_S \qquad (7-14)$$

上式表明,多普勒频移与血液颗粒的流动速度v有关,只要测得多普勒频移就可以求得相应的血液流动速度。

2. 超声多普勒成像系统的发展　20 世纪 70 年代后,多普勒系统进入实用阶段,发展至今,常用的有三种模式,即连续波多普勒成像系统、脉冲波多普勒成像系统、彩色多普勒血流显像系统。

（1）连续波多普勒系统:由振荡器发出一定频率的高频连续震荡电信号,送至双片换能器中的一片,被激励的晶片发出连续超声波,遇到活动目标(红细胞)反射回来。由于多普勒效应超声波频率已发生改变,经双片探头的另一片接收后转化为电信号,此信号与本机信号(高频振荡期发生的)混频后,经高频放大器放大,然后解调出频移信号,此频移信号含有活动目标的运动信息。由于处理和显示的方式不同,可分为监听式、相位式、指向式等类型。此系统难以鉴别器官组织的位置,不具备距离选通的功能。

（2）脉冲波多普勒系统:该系统利用多普勒技术与脉冲回波技术相结合,可以获得选定距离内的多普勒信息,克服了连续波多普勒超声系统的缺点。发射脉冲由连续波振荡信号经门控制电路产生,接收电路中也附加一个电子门,以便在预定的时间间隔里把返回的信号变成多普勒信号。原则上,脉冲多普勒可检测心脏或大血管内的流动信号,并消除附近其他血管或运动结构的掩蔽效应。为了克服脉冲多普勒测速中由重复频率引起的模糊效应,采用把发射脉冲信号随机编码的技术,并使接收器接收的信号与所显示的发射信号类型相关,而后作频谱分析。随后又出现了采用随机噪声脉冲取代伪随机脉冲的装置,使脉冲多普勒的检测能力得到进一步提高。

（3）彩色多普勒血流显像系统(彩超):这是20世纪80年代在多普勒诊断领域中的一大进展,可在B型和M型超声心动图的基础上同时显示血流方向和相对速度,提供心脏和血管内血流的时间和空间信息。它如同X线心血管造影,提供给人直观循环的血流图像,被誉为无创性心血管造影术。该系统被简称为"彩色多普勒"或"彩超"。随着科学技术的发展,现代超声多普勒成像系统已经把连续波多普勒系统、脉冲波多普勒系统与彩色多普勒血流系统合为一体,也就是说在一台彩超上涵盖了多种成像模式,有利于彩超在临床中的广泛应用。

超声多普勒系统对于人体内的活动目标,如血流、活动较大的器官的检测有独特的功能,是一种很有发展前途的医学检测方法。近年来,利用微型电子计算机、数字信号处理技术、图像处理技术等相结合制成的各种系统,可以用来测定血流速度、血流容积流量和加速度、动脉指数、血管管径,判断生理上的供氧情况、闭锁能力、有无紊流、血管粥样硬化等,以提供有价值的信息。超声多普勒系统已广泛应用于临床诊断,例如心脏及大血管、消化系统、泌尿生殖系统、浅表器官(眼、甲状腺和乳房等)、外周血管以及颅内血管等多种部位疾病的诊断。

二、超声多普勒血流成像技术

（一）多普勒频移的解调原理

超声多普勒诊断仪接收器接收到的回波信号除有运动目标产生的多普勒频移信号外,还有静止目标或慢速运动目标产生的信号。这些不需要的波称为杂波,从复杂的回波信号中提取多普勒频移信号的过程称为多普勒频移解调。

由于血流的速度远小于发射波声速,且回波中杂波分量的幅度通常比有用的多普勒频移信号大得多,所以要求解调器既能检出频率在发射频率百分之一以下的多普勒频移信号,还能检出被杂波所掩盖的多普勒频移信号。如图7-32所示,发射波为频率为f_0的正弦信号,可见接收信息不是单一频率的射频信号,而是一个随机窄带信号。窄带谱的上边带包含正向流信息,下边带包含反向流信息。f_0附近(如f_0取5MHz,在5MHz+200Hz范围内)是血管壁等缓慢运动目标产生的多普勒频移信息,这是血流测量中不需要的。由血管壁产生的回波信号幅度远大于由血细胞产生的散射回波信号幅度。血管壁运动速度远小于血管中的血流速度,但与管壁内侧附近的流速比较接近,这给管壁内侧附近低流速信息的获取带来了困难。

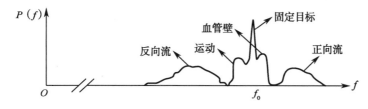

图 7-32　超声回波的多普勒信号的频谱图

完成这一任务的方法很多,非定向解调中有相干解调和非相干解调;定向解调中有单边带解调法、外差法和正交相位解调法等。下面简要介绍几种主要的解调方法。

1. 非定向型解调 非定向是指血流方向(顺向或逆向)不能确定,这类多普勒系统称为非定向型多普勒系统。

(1)相干解调:因为多普勒频移比超声发射频率要小得多,所以较方便的检测方法是将回波信号的频率与发射波频率进行比较,产生差频。由于杂波与发射波的频率相同、相位关系固定,所以杂波对差频输出只贡献一个直流电平,而有用的多普勒频移信号经处理后可被解调出来。这种采用发射信号作为参考信号,将它与被接收信号在相敏检测器中进行比较的过程称为相干解调,或称为相敏检测。

相干解调过程中,目标向着或背离换能器运动(定向运动)引起的正或负的多普勒差频,即上边带或下边带,都由于解调而移入基带的相同区域中,这就损失了方向信息,所以称为非定向性解调。

(2)非相干解调:这种解调方式是以杂波成分作为参考波,并与多普勒频移后的回波进行比较。因为这种方法提供的相位和频率参考源是回波本身,所以称为非相干解调。

只要杂波的幅度远大于血流回波的幅度,那么混合的被接收信号实质上是由多普勒频移对杂波做了幅度和相位的调制。这样,就可以利用一般的整流、滤波电路滤除载波,检出多普勒频移分量。因为发射换能器与接收换能器之间的泄漏信号是杂波的主要成分,所以这是参考信号的主要来源。由于参考信号中还有慢速运动目标的回波,因此多普勒差频波形能反映血流相对于周围介质的速度,而相干解调中获得的血流是相对于换能器的绝对速度。

2. 定向型解调 由于在多普勒信号中,不仅包含有目标运动速度大小的信息,同时也包含方向的信息。定向型多普勒系统除了能检测血流速度以外,还能确定血流的方向(顺流或逆流),这对心血管等的检测十分重要。定向型解调主要有单边带解调法和正交相位解调法等。

(1)单边带解调法:即用两个高精度的射频滤波器将多普勒上、下边带分离,一个作高通滤波器,一个作低通滤波器。分别只让超声回波中的多普勒上、下边带通过并在独立的通道中解调,最后得到正向和逆向的多普勒信号。

这是一种直接的定向型解调法。该方法的缺点是要求滤波器必须精密度高、稳定性高、品质因数高,这样才能有效地通过一个边带,而阻断另一个边带,并且使边带的频率能延伸到比载波频率小 4~5 个数量级。另外,还要求采用高稳定性的晶体主振器,以保证它的发射频率不至于漂移到任意一个滤波器频带中去,保证顺流与逆流通道之间不致引起交叉干扰。

(2)正交相位解调法:这是另一种方向检测技术。它将接收信号加到两个通道中,以正交的两个参考信号(频率相同、相位相差 90°)进行相干检测。

接收信号经放大后分两路进入两个相干解调通道:一个通道的参考波取自主控振荡器,称为直接通道;另一个通道的参考波取自主控振荡器输出经 90° 移相,称为正交通道。两个通道的输出混合后,得到"方向性"的信息。

(二)多普勒频移信号的显示

多普勒频移信号的输出与显示有多种方法,这里主要介绍振幅显示、频谱显示和彩色显示。

1. 振幅显示 即幅度-频率显示,如图 7-33 所示,横坐标用频率标定,从负最大频移值到正最大频移值;纵坐标以对数形式表示了不同频移的回声强度(采样区内不仅红细胞的速度不尽相同,而且具有相同速度的红细胞数目也不一样多,因而不同频移的回声强度是不同的)。它可以用来研究某一时刻血流速度的详细分布,帮助确定采样区的位置,协助判断异常血流的起源。

2. 频谱显示 即频率-时间显示,如图 7-34 所示。

频谱显示包含以下信息。

(1)频移时间:显示血流持续的时间,以横坐标的数值表示,单位为 s。

(2)频移差值:显示血流速度,以纵坐标的数值表示,代表血流速度的大小,单位为 m/s 或 kHz。

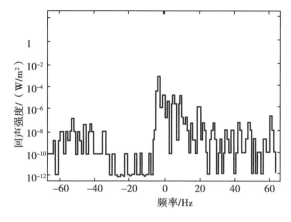

图 7-33 多普勒频移信号幅度-频率显示图

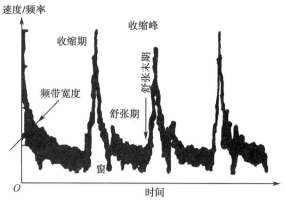

图 7-34 多普勒频移信号频率-时间显示图

（3）频移方向：显示血流方向，以频谱中间的零位基线加以区分。基线以上的频移信号为正值，表示血流方向朝向探头；基线以下的频移信号为负值，表示血流方向背离探头。

（4）频谱强度：显示采样区内速度相同的红细胞数量的多少，以频谱的亮度表示。速度相同的红细胞数量越多，回波信号的强度就越大，频谱的灰阶越高；相反，速度相同的红细胞数量越少，回波信号的强度就越低，频谱的灰阶越低。

（5）频谱离散度：显示血流性质，用频谱在垂直距离上的宽度表示，表示某一瞬间采样区内红细胞速度分布范围的大小。若速度分布范围大，则频谱增宽；相反，若速度分布范围小，则频谱变窄。在层流状态时，平坦形速度分布的速度梯度小，呈空窗型，故频谱较窄；抛物线形速度分布的速度梯度大，故频谱较宽；在湍流状态时，速度梯度更大，频谱更宽。当频谱增宽至整个频谱高度时，称为频谱充填。

频谱显示实际上是多普勒信号振幅、频率和时间三者之间相互关系的显示，准确显示了多普勒信号的全部信息，是反映取样部位血流动力学变化的较为理想的方法。

3. 彩色显示 在二维 B 型或 M 型超声图基础上，用不同的色彩表示血流方向及其相对速度等动态信息。血细胞的动态信息主要由速度、方向和分散三个因素组成。常用红色和蓝色表示血流方向，朝向探头运动的血细胞用红色表示，背离探头运动的血细胞用蓝色表示；用显示的亮度来表示速度的快慢，流得越快的血流色彩就越明亮，反之，流得越慢的血流色彩就越暗淡；用黄色、湖蓝色等其他色彩表示分散（血流的紊乱情况），血流为层流时其色彩变化小，为湍流时色彩变化大。

多普勒信号彩色显示原理如数字图 7-16 所示。应当注意的是，由于探头所放位置不同，因此同一血流有时用红色表示，有时用蓝色表示。

数字图7-16

多普勒信号
彩色显示原
理图

三、超声多普勒成像系统

多普勒成像在其发展过程中，出现了多种多样的成像系统，现就主要的几种加以简单介绍。

1. 连续波多普勒成像系统 其基本结构如图 7-35 所示。

主振器为一连续波正弦振荡电路，产生与发射换能器谐振频率相同的频率信号，去激励发射换能器产生超声束。活动目标反射和散射回来的回波信号（已包含那些位于两个换能器的波束叠合区中运动目标贡献出的多普勒频移信号），经低噪声的回波接收放大器放大，然后在解调器中加以检测，提取出多普勒频移信号 f_d，再经低通滤波器滤出纯的多普勒频移信号 f_d，经放大和进一步处理后，最后显示（或记录）结果。

连续波多普勒成像仪没有纵向分辨能力（距离分辨能力），如果有两条深度不同但平行的血管，并都在超声束的覆盖之中，则二维图像无法区分它们的深度。脉冲波多普勒成像仪能解决这个问题。

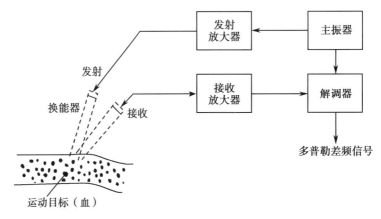

图 7-35　连续波多普勒系统的基本结构框图

2. 脉冲波多普勒成像系统　其基本结构如图 7-36 所示。其结合了脉冲回波系统的距离鉴别能力和连续波速度鉴别能力的优点,因而应用更为广泛。

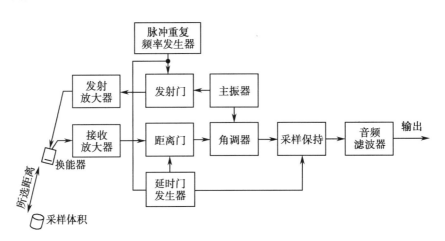

图 7-36　脉冲波多普勒成像系统技术结构框图

脉冲波多普勒成像系统除了能获得多普勒信号以外还可测出回波的时间与波束方向,据此确定运动目标的位置。这些信息是成像中所必需的,它所提供的距离信息,可以测定血管中某点的流速。但是脉冲波多普勒系统由于其最大显示频率受脉冲重复频率限制,在检测高速血流时容易出现混叠现象。

3. 彩色多普勒血流成像系统　是利用超声多普勒原理对心脏和血管进行探测的最新技术。它是根据多普勒效应和频移规律在超声显像和超声心动图的基础上,利用运动目标指示器(moving target indication,MTI)原理来计算出血液中的血细胞运动状态,根据血细胞的移动方向、速度、分散情况,调配红、绿、蓝三原色及其亮度,然后重叠显示在传统的 B 超图像上。它可以显示出血流方向和相对速度,提供在心脏和大、小血管内血流的时间和空间信息,从而能定性地了解血流特征(层流、湍流、涡流);还可以显示出心脏某一断面处的异常血流分布情况和测量血流束的面积、轮廓、长度、宽度,把血流信息显示在 B 型或 M 型图像上。

(1)MTI 法多普勒测量基本原理:如图 7-37 所示,探头发射一次超声波,从心脏的壁层和血细胞反射一次回波,当探头接收到两个回波后探头再发射下一个超声波。由于血细胞运动速度很快,因此回波的位置和第一次不一样。若将第一次和第二次接收到的回波相减,即形成第三种波形。因为心脏壁层几乎没有移动,第一次与第二次从心脏壁层反射的回波几乎相同,所以相减之后它们的波形相互抵消;血细胞快速运动,其回波位置不断变化,相减之后产生运动信息。如

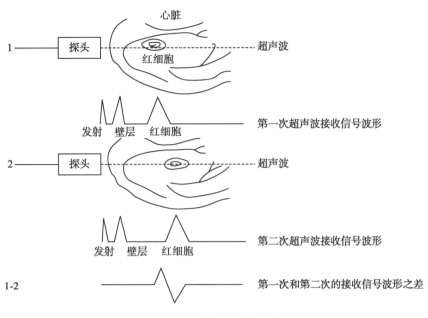

图 7-37　多普勒信号测量原理图

果朝同一方向多次发射超声波,且沿着回波的每一个点进行检测,即可得到不同距离上的目标运动速度,获得血细胞的运动信息。当多次重复上述发射时,获得的动态信息就更加准确。

（2）CDFI 的工作原理:如数字图 7-17 所示。

数字图 7-17

CDFI 的工作原理

CDFI 以脉冲超声成像为基础,在超声波发射与接收过程中,系统首先产生差为 90° 的两个正交信号,分别与多普勒血流信号相乘,其乘积经 A/D 转换器变为数字信号,经梳形滤波器滤波,去掉血管壁、瓣膜等产生的低频分量后,送入自相关器做自相关检验。由于每次取样包含了许多血细胞所产生的多普勒血流信息,因此经自相关检验后得到的是多个血流速度的混合信号。将自相关检测结果送入速度计算器和方差计算器求得平均速度,连同经傅里叶变换处理后的血流频谱信息及二维图像信息一起存放到数字扫描转换器（DSC）中。最后,根据血流的方向和速度的大小,由彩色处理器对血流信息做伪彩色编码,送彩色显示器显示,从而完成彩色多普勒血流成像。

（王昌）

第五节　超声成像新技术

随着科学技术的进步,超声成像设备取得了突破性的进展。出现了很多成像新技术,如三维成像技术、谐波成像技术、介入性超声技术、弹性成像技术等,为医学研究提供了高质量影像信息。

一、三维超声成像技术

20 世纪 70 年代中期人们开始探讨发展三维超声成像技术,自 80 年代后期开始,计算机技术的飞速发展,使得三维超声成像技术得以实现。三维成像起初用于胎儿诊察,目前已用于腹部肿瘤、动脉硬化以及心脏、脑、肾、前列腺、眼等器官疾病的诊断。从二维成像到三维成像是超声诊断设备技术的一次重大突破。

（一）三维超声技术的发展
三维超声的发展可分为三个阶段。

1. 自由臂三维 其成像方式是利用二维探头对目标进行一个面一个面的扫查,获得多个二维图像信息,再将二维图像信息重建为三维立体影像。

2. 容积三维成像 设计了专门的容积探头,提高了成像速度,可以瞬间重建,也称准实时三维。其探头的内部有一个小马达,带动晶片进行摆动,逐一扫过每一个层面,经过计算机处理,重建立体图像。有一定应用局限性,如在心脏诊察方面,由于是运动器官,通过重建方式来获得运动三维图像还须突破一些技术瓶颈。

3. 实时三维成像(四维) 其成像原理是通过探头发出呈矩阵排列的扫描线,一次采集得到容积体的成像信息,进而形成三维影像。主机接收的回波信号可以遍及三维的任意立体空间,覆盖的范围之内没有盲区。实时更新所覆盖范围内形态的变化,即实时三维的成像技术。

(二)三维超声成像原理

三维超声成像过程包含数据采集、三维重建、三维影像可视化和三维影像操作等步骤。

1. 数据采集 三维数据采集是实现三维成像的第一步,也是确保三维成像质量的关键一步。根据三维成像技术的发展过程可分为间接三维数据采集和直接三维数据采集。

(1)间接三维数据采集:以二维超声技术为基础,三维数据的采集是借助已有的二维超声成像系统完成的。即在采集二维图像数据的同时,采集与该图像有关的位置信息。再将图像与位置信息同步存入计算机,重建出三维图像。

(2)直接三维数据采集:保持超声探头完全不动,直接获得三维体积的数据。矩阵探头的出现实现了三维数据的直接获取,矩阵探头用电子学的方法控制超声束在三维空间的指向,形成三维空间的扫描束,进而获取三维空间内的回波数据,进行计算机处理后形成三维影像。

2. 三维重建 数据采集完成后,进行三维重建。三维成像技术有立体几何构成法、表面轮廓提取法、体元模型法等技术。

(1)立体几何构成法:将人体脏器假设为多个不同形态的几何组合,需要大量的几何原型,因而用于描述人体复杂结构的三维形态并不完全适合,现已很少应用。

(2)表面轮廓提取法:将三维超声空间中一系列坐标点相互连接,形成若干简单直线来描述脏器的轮廓,曾用于心脏表面的三维重建。该技术所用计算机内存少,运动速度较快。缺点是:①需人工对脏器的组织结构勾边;②不能对心脏瓣膜和腱索等细小结构进行三维重建;③不具灰阶特征。

(3)体元模型法:是目前最为理想的动态三维超声成像技术,可对结构的所有组织信息进行重建。在体元模型法中,三维物体被划分成依次排列的小立方体,一个小立方体就是一个体元,一定数目的体元按相应的空间位置排列即可构成三维立体图像。

3. 三维影像可视化 三维可视化就是将三维重建的影像信息映射到二维平面显示的过程,各种可视化模式直接决定了三维超声图像的显示情况。三维可视化分为灰度渲染和彩色渲染两大类。

(1)灰度渲染(gray render):这种可视化只使用了灰度数据。根据不同的算法,灰度渲染有不同的显示模式,包括表面模式、多平面模式、透明模式、倒置模式。

(2)彩色渲染(color render):对三维结构进行彩色渲染,有两种模式,即单色渲染模式(pure color render mode)和玻璃体渲染模式(glass body render mode)。单色渲染模式仅使用了彩色多普勒信号(速度或功率)的色彩信息,对血流的方向、范围进行三维成像。玻璃体渲染模式,联合应用透明灰度渲染与单色渲染模式,显示三维灰度结构和彩色多普勒信息,辅助医师观察血管,判断血管的走向及其与周围组织的关系,并对感兴趣部位的血流灌注进行评价。

4. 三维影像操作 临床医师对三维超声的认可在很大程度上与系统提供的用户界面有关。良好的人-机交互能快速响应用户的命令,保证用户非常方便地实现图像的旋转和大小、视角的变换,以便从最佳的位置来观察人体解剖结构,最好还能迅速地提取受检者诊断需要的各种参数。

(三) 三维超声影像优势

与二维超声影像相比,三维超声影像具有以下优势。

1. 图像显示直观　采集了人体结构的三维数据后,医师可通过人-机交互方式实现图像的放大、旋转及剖切,从不同角度观察脏器的切面或整体。这将极大地帮助医师全面了解病情,提高疾病诊断的准确性。

2. 精确测量结构参数　心室容积、心内膜面积等是心血管疾病诊断的重要依据。在获得了脏器的三维结构信息后,这些参数的精确测量就有了可靠的依据。

3. 准确定位病变组织　三维超声成像可以向医师提供肿瘤(尤其是腹部肝、肾等器官的肿瘤)在体内的空间位置及其三维形态,为体外超声治疗和超声导向介入性治疗手术提供依据。这将有利于避免在治疗中损伤正常组织。

4. 缩短数据采集时间　成功的三维超声成像系统在很短时间里就可采集到足够的数据,并存入计算机。医师可以通过计算机存储的图像进行诊断,而不必在受检者身上反复用二维探头扫查。

未来三维超声技术的发展将得益于计算机和相关领域技术的快速发展,新的算法研究将进一步提高重建速度和图像质量,为检查和诊断提供更准确的依据。

二、超声谐波成像及造影成像技术

传统的超声成像是接收和发射频率相同的回波信号成像,称为基波成像(fundamental imaging,FI)。基波成像采用线性声学原理,即认为人体是一种线性的传播媒质,发射某一频率的声波时,从人体内部反射或散射并被探头接收的回声信号也是该频率附近的窄带信号。这种成像的方式虽然不断有新技术的出现,但始终存在一定的缺陷:①频率依赖性衰减:远场图像质量随频率增高而下降;②旁瓣伪像:主声束成像的同时,旁瓣亦形成图像,即伪像;③杂波簇:近场声强变化较大,引起多重反射,使近场图像质量受到影响。

实际上,超声波在人体传播过程中,表现出明显的非线性。回波信号受到人体组织的非线性调制后产生基波的二次、三次等高次谐波,其中二次谐波幅值最强,用回波的二次等高次谐波成像的方法叫做谐波成像(harmonic imaging,HI)。谐波成像是非线性声学在超声诊断方面的应用。

如数字图 7-18 所示,谐波的特点:①谐波的非线性变化:谐波的强度随着深度的变化呈非线性变化,谐波在体表皮肤层的强度实际为零。随着深度的增加而增强,直到某个深度时组织衰减作用超过组织非线性参数的作用,该点就成为下降的转折点(图中箭头所指)。在所有的深度上,组织谐波的强度都低于基波。②谐波和基波能量关系如数字图 7-19 所示,弱的基波几乎不产生谐波能量,而强的基波产生相对强的谐波能量。这些特点有利于提高谐波成像的影像质量。

数字图7-18
谐波非线性
变化示意图

在谐波成像技术中又因是否使用超声对比剂而分为两种不同的成像类型,不使用对比剂的谐波成像称为组织谐波成像或自然谐波成像,而使用对比剂的则称为对比剂谐波成像或对比谐波成像。

数字图7-19
谐波与基波
能量关系图

(一) 组织谐波成像(THI)

临床上大约有 20%~30% 的受检者,由于肥胖、肋间隙狭窄、胃肠气体干扰、腹壁较厚等原因,而被超声称为显像困难受检者。THI 能很好地解决该问题。

THI 是利用宽频探头,接收组织对发射波非线性调制而产生的高频基波信号及谐波信号,采用滤波技术,去除基波信号,仅利用谐波来进行成像。在信号处理过程中常采用实时平均处理,增强较深组织的回声信号,改善图像质量,提高信噪比。

1. THI 技术　从工程技术的角度来看,THI 系统比传统超声成像系统更具先进性和复杂性,实现的难度也较大。由于来自组织的谐波能量远远小于基波能量。因此,成像技术的实现要解决以下四个主要问题。

（1）超宽的动态范围:谐波成像时,会损失 10~20dB 的信号强度,为保持信噪比,必须设定非常宽的动态范围来接收这种相当弱的信号来成像。

（2）足够窄的发射脉冲超声波:确保发射源在谐波频率上发射能量足够小,提高接收谐波信号的真实性和可靠性。

（3）锐利的滤波器:对于 THI 来讲,谐波信号是我们最需要的成像信息,滤去其他信号,提取谐波信号是组织谐波成像的关键技术之一。

（4）单纯组织谐波信号提取:用超声探头所接收回来的回波信号中的谐波信号并不都是组织谐波信号,系统本身也可能产生谐波信号,即在探头一定距离之后所探测的谐波信号事实上是由两种来源不同的谐波信号混合而成的,一种是超声波传播之前超声源产生的溢漏谐波信号;另一种是超声波传播过程中组织非线性引起的组织谐波信号。抑制溢漏谐波信号,提取单纯组织谐波信号,也是一个技术难点。

2. THI 特点 THI 技术决定了其影像特点。

（1）具有较好的对比解析度:在超声影像中,低旁瓣代表高对比解析度。谐波信号可在成像时提供较低的旁瓣强度,如数字图 7-20 所示,由于声波传播过程中,不管经过的是否是均匀介质,都可以观察到低旁瓣,因此组织谐波影像比基波影像有着更好的对比解析度,可以在诊断中给医师提供更明确的诊断信息。

数字图7-20

基波、二次谐波声束比较示意图

（2）有效地抑制了伪像,提高了影像质量:超声影像中大部分伪像来源于腹壁或接近于腹壁的反射和散射信号,超声波传播的初期谐波能量较低(数字图 7-19),决定了这些信号中含有极少的谐波能量,如果利用谐波成像,大部分近场伪像将被消除。另外,弱的基波几乎不产生谐振能量,也对消除伪像有一定的作用。

（二）对比谐波成像（CHI）

1. 超声对比剂 超声对比剂（ultrasound contrast agent,UCA）是一类能显著增强超声背向散射强度的化学制剂,其主要成分是微气泡。目前常用的是各种表面活性剂等材料包裹的微泡,内含氟碳或氟硫气体,由于氟碳或氟硫气体具有高分子量、低溶解度、低弥散度等特点,使得对比剂性质更加稳定,已广泛应用于临床中。

对超声对比剂的要求有以下四个方面:①安全;②可以通过肺循环;③稳定性好;④可以改变组织的声学特性。

2. 超声造影成像 利用超声对比剂的各种声学特性,已经研究出了一系列基于超声对比剂的血流灌注成像方法。包括对比剂基波成像、对比剂谐波成像(即对比谐波成像)、谐波功率多普勒成像等。超声造影成像是当前医学超声成像中的热门研究课题,超声对比剂与造影技术发展迅速,为超声造影成像的发展打下了良好基础。

（1）超声造影成像临床应用:超声造影成像能提高心脏、血管显示的清晰度;能提高病变组织与正常组织灌注的差异(包括肝脏、心肌等),在临床中得到了广泛应用。①超声造影成像对细小血管和低速血流的显示更加敏感,可动态观察肝、肾及其肿瘤的血流灌注,显著地提高了肝、肾肿瘤的检出率和诊断的准确率;②超声造影成像提高了外周血管及一些位置较深血管的显示率,如肾血管、颅内血管的显示率,这样可以有效地诊断血管狭窄、闭塞等疾病;③在心脏病变中,心肌造影超声心动图可用于诊断急性心肌梗死和评价危险区及梗死区心肌面积等;④在肿瘤介入治疗中,超声造影成像有助于准确地指导治疗的部位及范围,及时评价疗效。在治疗不完全的病例中,还可以观察残存的肿瘤血管及这些血管灌注的区域,为进一步超声定位及引导介入治疗提供可靠依据。

（2）超声造影成像操作:超声造影成像虽然属于有创检查,但操作比较简单,基层超声医师经过培训均可以胜任造影检查工作,以下是超声造影的步骤。①医师先向受检者解释超声造影过程,签署知情同意书;②检查前,先行常规超声、彩色多普勒超声检查;③将 5~10ml 生理盐水溶入对比剂瓶中,配成对比剂溶液(此溶液 6h 内是稳定的);④将对比剂溶液注入肘正中静脉,可以重复给药(两次给药间隔至少为15min);⑤将超声诊断仪设置在造影专用的模式下,调整相关参数。对造影过程全程录像,了解病变血流灌注情况。

(3)超声造影成像设备:较早推出的超声诊断仪的造影功能比较简单,一般主要是灰阶对比剂成像,没有对比剂的彩色能量显示和定量数据分析功能,主要通过超声造影前后图像的变化对病灶进行定性判断。根据应用部位分为常规对比剂成像与心脏对比剂成像。2000年之后,各大主要超声厂家推出的支持超声造影的彩超,都可以进行对比剂的定量数据分析,通过分析时间强度曲线,为临床和科研提供定量指标。

3. 对比谐波成像　是超声造影成像技术中最成熟、应用最广泛的成像技术,是通过提取对比剂的非线性谐波信号来进行成像的技术。

超声对比剂注入血管可改变组织的超声特性,其最基本性质就是增强组织的回波能力,可在B型超声成像中提高图像的清晰度和对比度。直径<10μm的气泡能明显增强散射信号(具有丰富的二次谐波),有效抑制不含对比剂的组织(背景噪声)回声。利用谐波成像技术可测量体内微小血管血流,能抑制不含超声对比剂的组织运动在基波上产生的杂波信号,大大提高了信噪比。在应用超声对比剂成像技术中,人为抑制回波信号中的基波信号,提取二次谐波信号进行成像,是对比谐波成像常用的技术。微气泡可产生比组织更强的二次谐波能量,可提高含对比剂组织的信噪比,有效地改善图像质量。常用的实现方法有脉冲反相法和交替移相法。

(1)脉冲反相法:是通过探头发射两束形状相同、相位相反的脉冲,使接收回声中的基频成分完全抵消,只剩下谐波成分。这一技术允许使用宽频带探头,可获得更佳的轴向分辨力,增加对比剂的灵敏度。

(2)交替移相法:是探头发射两束形状完全相同的脉冲,但第二个脉冲采用短暂延迟发射技术,当合成回波信号时,来自组织的线性信号因相位差极小而被删除,来自微发泡的非线性谐波信号呈明显的相位差而得以累积和保存。采用频域的方法处理信号还可减少运动伪像,使采集的信号更丰富,对比剂的敏感性和空间分辨力更高。

三、介入性超声成像技术

介入性超声(interventional ultrasound)是1983年在哥本哈根国际介入性超声学术会议上提出的。介入性超声成像是在超声显像基础上,通过侵入性方法达到诊断和治疗的目的。可在实时超声引导下完成穿刺活检、抽吸、插管、局部注射药物等各种操作。伴随着各种导管、穿刺针、活检针及活检技术的不断改进和发展,介入性超声学被推向了"影像和病理相结合,诊断与治疗相结合"的新阶段,在促进现代临床医学的发展中,发挥了不可替代的重要作用。

现主要应用的领域有超声引导下穿刺活检、经皮穿刺造影、经皮穿刺引流、手术中超声、腔内超声(直肠、阴道、食管、血管内超声)等。目前临床开展的有膀胱镜、直肠镜、阴道镜、十二指肠镜、腹腔镜等超声内镜检查。

(一)介入超声的发展

1853年已经有乳腺癌针吸细胞学形态的报道,并且在1880年首次出现了经皮肝穿刺活检技术。随着超声成像技术的不断成熟,人们就自然想到使用超声定位进行活检。1861年出现使用A型超声探伤仪和普通单声束探头导向对尸体肾脏进行定位穿刺。20世纪70年代B型超声导向技术迅速发展。1972年成功研制出穿刺探头,成功地在声像图上同时显示病灶和针尖,实现了预先选择安全的穿刺途径并监视和引导穿刺针准确到达"靶目标"的夙愿,从根本上解决了传统方法穿刺盲目性问题,提高了穿刺的安全性和准确性。80年代以后,实时超声导向等穿刺技术被广泛用于医疗实践,并对临床医学产生了重要影响。

早期的介入性超声通常是在超声引导下的各种穿刺诊断和引流等技术。随着技术的不断发展和进步,介入性超声的应用迅速扩展,如术中超声、腔内超声、肿瘤的热消融和化学消融,以及高强度聚焦超声治疗等。近年来,各种微创诊断与治疗技术的不断创新和进展对介入性超声技术的迅速发展起到了巨大的推动作用。目前,以超声定位、监控和治疗为一体的高强度聚焦超声技术在肿瘤治疗的临床应用研究中已经获得一定进展。在非肿瘤治疗方面,如前列腺增生和输卵管妊娠等疾病的治疗中,均有深入研究的价值。

(二) 超声引导穿刺技术

穿刺技术是指将穿刺针刺入体腔抽取分泌物做化验,向体腔注入气体或对比剂做造影检查,或向体腔内注入药物等诊疗技术的总称。由于其具有直观、简捷、微创等优点,在现代的医学诊断和治疗中得到了广泛应用。特别是随着超声成像技术的发展,超声引导下穿刺技术得到了更加广泛的应用。

1. 超声引导 超声仪器作为穿刺定位的影像设备,早在20世纪60年代就有应用实例。但当时由于超声成像技术的落后,其定位作用有限。70年代实时B超的出现,使得超声引导下的穿刺技术得到迅速发展并广泛应用于临床。

2. 穿刺针 是一种特殊的针具,其结构一般可分为针尖、针干和针座。根据不同的形状和临床用途可分为很多种,如根据形状可分为普通穿刺针、多孔穿刺针等;根据临床用途可分为骨髓穿刺针、肝穿刺针、甲状腺穿刺针等。

(三) 血管内超声

当前,血管内超声(intravascular ultrasound,IVUS)在冠心病诊断与治疗中发挥着非常重要的作用。近年来,出现了许多新技术,极大丰富了IVUS的临床应用。

1. 血管内超声三维重建 IVUS三维重建是近年来IVUS成像技术的研究热点,它利用IVUS实时地呈现血管横断面图像的特点,使超声探头在血管腔内轴向移动,扫描出一串连续的血管断面图像,从而重建出一段血管的三维形态,这样获得的血管腔及管壁的立体信息能更好地反映血管的真实形态,为冠心病的诊治提供更可靠的依据。

血管三维重建技术能提供血管和粥样硬化斑块复杂的纵向结构信息,很好地评价介入治疗前后血管的变化。IVUS三维重建可分为4个基本步骤:①图像的获得;②图像数据化和节段化;③三维重建;④显示和分析。

影像显示方式分为三种:①柱状显示模式,可以直接观察管腔表面;②矢状显示模式,可以直接估计管腔是否阻塞以及动脉壁的病理变化情况;③管腔显示模式,可以连续分析整个节段的管腔情况。

2. 血管内超声的前视功能 目前的IVUS仅能显示探头处横断面的图像,对于严重狭窄和闭塞的病变,若超声探头无法通过,则检查无法完成。采用直径为4mm的实时三维前视IVUS导管,根据需要能沿血管轴向远端"看到"数cm深度的影像,以显示不稳定斑块,故IVUS前视是可能的,并且能更方便全面地显示血管壁的结构。二维前视的IVUS导管可以"看到"迂曲的病变血管或完全闭塞的血管远段,且能应用多普勒原理对其进行测量。

3. 血管内超声弹性图 近年来,在IVUS基础上发展起来的血管内超声弹性图(IVUS elastography)可用于斑块力学特性的评价,是通过检测冠脉内斑块的机械学特性来评估其性质的一种技术。组织对机械性刺激的反应取决于其机械学特性,不同组织对机械刺激的反应不同,坚硬的组织(如钙化和纤维组织)受压和被牵拉的程度小于柔软的组织(如脂质),由此判断斑块的组成成分。张力增高的区域表明组织产生压缩,组织脆性增加,如存在脂质核或巨噬细胞浸润时。相比而言,张力很小的组织表明组织稳定,如纤维帽。斑块内巨噬细胞浸润与张力成正比,而平滑肌细胞和纤维帽厚度成反比。

IVUS弹性图是将IVUS图像和射频测量结果相结合的新技术,能够测定紧张度增加而倾向破裂的区域。利用IVUS导管收集不同压力作用下冠脉血管壁和斑块的射频回波信号,经局部置换建立反映组织受牵拉情况的横断面弹性图,从而区分不同的斑块成分。此技术弥补了标准

IVUS 区分脂质斑块和纤维斑块较困难的缺点。

四、超声弹性成像技术

组织弹性成像技术（tissue elastography）是以弹性作为成像因素而形成的影像。

超声弹性成像（ultrasonic elastography）最早由奥菲尔（Ophir）等在 1991 年提出。组织的弹性模量分布与病灶的生物学特性密切相关，且传统的 CT、MRI 及常规超声扫查无法直观地展示组织弹性模量这一基本力学属性的特征，而利用弹性成像可定量估计弹性模量的分布并将之转化为超声影像，目前此技术已得到迅速发展。

（一）超声弹性成像研究

1. 超声弹性成像　是对组织施加一个内部（包括自身）或外部的动态或静态/准静态的激励，在弹性力学、生物力学等物理规律作用下，组织将产生响应，例如位移、应变等。利用超声设备压缩组织，收集单位时间段内的各个受压迫组织释放产生的反射回波（RF）信号片段，然后利用对压迫前后发射的回波信号进行分析，提取出位移场信息，计算出变形程度等参量信息，以彩色编码成像，故名为"超声弹性成像"。

当组织内部弹性系数分布不均匀时，组织内的应变也会相应地有所差异。弹性系数小的区域，对应的应变比较大；反之，弹性系数较大的区域，相应的应变较小些。通过互相关技术对压缩前后 RF 信号进行延时估计，可以计算得到位移场信息，也可以得到组织内部的应变分布情况。近年来发展的实时组织弹性成像（real-time tissue elastography，RTE）则将受压前后回声信号移动幅度的变化转化为实时彩色图像。弹性系数小的组织受压后位移变化大，显示为红色；弹性系数大的组织受压后位移变化小，显示为蓝色；弹性系数中等的组织显示为绿色，以色彩对不同组织的弹性编码来反映组织硬度。一些研究结果表明，实时组织弹性成像能较有效地分辨不同硬度的物体，但所反映的并不是受检体的硬度绝对值，而是与周围组织相比较的硬度相对值。

2. 弹性图与声像图的区别　传统声像图是通过组织回波信息表达组织相应的解剖结构情况，弹性图则是与组织的局部应变、杨氏模量（Young modulus）及泊松比（Poisson's ratio）有关，通过组织的弹性特征反映出组织的质地变化。弹性图的建立一般需要三步：①计算组织应变量、杨氏模量及泊松比等；②逆运算；③图像重建。

（二）超声弹性成像的方法

弹性成像反映的是弹性特征信息，已应用的成像方法主要有以下两种。

1. 施以动态应力　对受检组织从外部给以低频振动（20~1 000Hz）来激发组织内部的振动，被周围软组织包绕的硬而不均质的组织在正常的振动特征的模式里产生干扰，应用多普勒探测计算程序形成实时振动图像。

2. 施以静态应力　给受检组织施加一定的静态或半静态压力，对加压前后的回波信号利用一定的方法进行分析，从而得出沿换能器轴向组织内的应变剖面图。

无论是静态应力还是动态应力，对于均质各向同性的弹性体都有一定的应变常数，但是当组织内部弹性分布不均匀时，其应变分布也会有变化。测量换能器表面所接触的应力范围并校正组织内非均匀应力范围，在得到应力和病变范围后，计算组织的弹性模量剖面图，将这些信息重建后显示为弹性图。

（三）弹性成像的相关技术

目前关于超声弹性成像的技术较多，被广为接受的分类是泰勒（Taylor）等提出的分类标准，即将超声弹性成像技术分为三种：①压迫性弹性成像；②间歇性弹性成像；③振动性弹性成像。

1. 压迫性弹性成像　首次提出的弹性成像方法便是压迫性弹性成像的技术方法。该方法是通过操作者手法加压，然后对组织受压前后的变化进行比较，得到相关的压力图。

2. 间歇性弹性成像　其原理是利用一个低频的间歇振动，使组织发生位移，利用该方法获得感兴趣区域中不同弹性系数的组织的相对硬度图。超声瞬时弹性成像就是利用该项技术,主要用于肝纤维化诊断,监测肝脏疾病的发展并评价治疗效果。

3. 振动性弹性成像 又称为超声激发振动声谱成像,于1998年由法特米(Fatemi)等提出,其利用低频振动作用于组织并在组织内部传播,把振动图像用实时多普勒声像图表现出来。

(四)超声弹性成像技术应用

不同的组织有不同的弹性,同一个组织中不同的病变时期也可能有不同的弹性。这种差异,对癌症的早期诊断、病变的良恶性判断、癌变扩散区域的确定、肿瘤放疗、化疗、治疗效果的确认有着临床意义。

1. 乳腺病变的超声弹性成像 临床上最常用的方法是应变弹性成像(SE)和剪切波弹性成像(SWE)技术。有研究报道,弹性成像预测乳腺癌治疗疗效的评估能力明显高于灰度超声、对比增强超声和MRI。弹性成像测量肿瘤硬度可以用于诊断,检测的肿瘤组织平均硬度越高,提示恶性程度越大。

2. 肝脏病变的超声弹性成像 SE由于无法准确测量施加的应力,特别是组织内部的应力,只能获得组织相对弹性应变信息,无法得到弹性模量绝对值,因此不能做出定量诊断。SWE利用聚焦超声束产生的声辐射力作用于组织产生剪切波,可得到组织弹性参数的绝对值,利用超声成像技术观察超声波在侧向上到达时的不同速度,就可以推断出内部组织的硬度。

3. 前列腺病变的超声弹性成像 由于各单位应用的超声设备不同,仪器性能有一定差异,且超声成像图的评分判定受一定主观性影响,故结果存在异质性。有文献报道弹性成像评分以3作为分界值时,诊断前列腺癌的灵敏度及特异度最佳。

4. 甲状腺病变的超声弹性成像 应用超声弹性成像对甲状腺良恶性结节进行硬度分级的评分标准不一,但大多采用5分评价标准。弹性分级以实性部分的弹性表现为主,而其中的囊性成分表现为"蓝-绿-红"分层现象,有学者将此特异性表现称为"BGR sign",此征象可作为囊性结构的特征性弹性图表现。弹性成像应变率比值(SR)比值作为超声弹性成像(UE)技术中的半定量方法,已经开始应用于组织硬度的估算。SR比值测量技术是UE技术中一种估算组织软硬度的新方法,它是采用超声仪器提供的弹性成像测量方法,选定甲状腺结节与周围正常组织范围为感兴趣区域,用周围正常组织应变率与病灶应变率相比得出比值,其评价病灶软硬度更为客观。SR比值越大,结节相对于参考的正常甲状腺组织越硬。

第六节　超声设备的基本设置及日常维护

超声诊断仪作为与人类健康乃至生命密切相关的特殊仪器,其质量控制是非常重要的环节。

一、超声设备的参数设置

(一)影响超声设备质量的主要参数

影响超声设备质量的因素有很多,除了表征设备性能的关键参数以外,还有一些可在操作面板上进行调节的操作参数。性能参数与操作参数的正确调节,是保证仪器在运行中处于最佳状态、提供正确的诊断信息的基础。

1. 性能参数

(1)盲区:是指超声诊断仪(主要是B超)可以识别的最近回波目标深度。盲区小有利于检查出接近体表的病灶,这一性能主要受探头的构造参数与发射脉冲放大电路的特性影响。可以通过调节发射脉冲幅度或发射脉冲放大电路时间常数等来影响盲区大小。

(2)最大探测深度:是指超声诊断仪在图像正常显示允许的最大灵敏度和最大亮度条件下,

能观测到的最大深度。该值越大,表明仪器的检查范围越大。影响性能的主要因素有:①换能器灵敏度;②发射功率;③接收放大器增益;④工作频率。

1)换能器灵敏度:换能器在发射和接收超声波过程中,灵敏度越高,探测深度越大。灵敏度主要取决于振元的转换性能和匹配层的匹配状况。

2)发射功率:提高换能器的声功率可提高探测深度,提高声功率可以通过增大发射电压来实现,但必须限制声功率在安全剂量阈值内,即声强$\not> 10mW/cm^2$。

3)接收放大器增益:提高接收放大器增益可提高探测深度。但是放大器增益的提高,在放大弱信号的同时,也放大了系统噪声信号,所以增益也要适中。

4)工作频率:生物体内组织的声衰减系数与频率成反比。频率越低,衰减越小,探测深度越大,但分辨力越差;相反,频率越高,探测深度越小,但分辨越好。为了提高整机的工作性能,一般采用动态滤波技术,来兼顾分辨力和探测深度的合理应用。

(3)纵向分辨力:也称为轴向分辨力,是指在图像显示中能够分辨纵向两个回波目标的最小距离。该值越小,声像图上纵向界面的层次越清晰。实际中纵向分辨力可达到2~3个波长数值。纵向分辨力与超声脉冲的有效脉宽(持续时间)有关,脉冲越窄,纵向分辨力越好。为了提高这一特性,目前换能器普遍采用多层最佳阻抗匹配技术,同时在改善这一特性时,为了保证脉冲前沿陡峭,在接收放大器中各厂家都采用了最好的动态跟踪滤波器。

(4)横向分辨力:也称为侧向分辨力,是指在超声束的扫查平面内,垂直于声束轴线的方向上能够区分两个回波目标的最小距离。该值越小,声像图横向界面的层次越清晰。因为横向分辨力与声束宽度有关,声束越窄,横向分辨力越强。声束宽度与振元直径和工作频率有关,常采用声透镜、可变孔径技术、分段动态聚焦等方法提高横向分辨力;另外,横向分辨力还和系统动态范围、显示器亮度以及媒质衰减系数等有关;所以在测量横向分辨力时,一定要将超声诊断仪的相应参数调到最佳状况。

(5)几何位置示值误差:是指超声诊断仪显示和测量实际目标尺寸和距离的准确度。在实际应用中主要测量纵向几何位置示值误差和横向几何位置示值误差。这个技术参数是用来测量生物体内病灶尺寸的准确度,涉及诊断与治疗的一致性。影响这一准确度的因素与声束设定和扫描规律形式有关,扇形图像的均匀性比平面线阵扫描几何位置准确度差些。

(6)声束切片厚度:声束切片厚度是换能器在垂直于扫描平面方向上的厚度。切片越薄,图像越清晰,反之会导致图像压缩,产生伪像。切片厚度取决于振元短轴方向的尺寸和固有频率。常用的解决方法是采用聚焦技术。

(7)对比度分辨力:对比度分辨力是指在图像上能够检测出的回波幅度的最小差别。对比度分辨力越好,图像的层次感越强,细节信息越丰富,图像越细腻柔和。影响这一因素的原因主要取决于声信号的频宽和显示灰阶。对于多普勒血流成像系统,除了上面的常用性能参数外,还有血流参数。

1)多普勒频谱信号灵敏度:是指能够从频谱中检测出的最小多普勒信号。

2)彩色血流灵敏度:是指能够从彩色血流成像中检测出的最小彩色血流信号。

3)血流探测深度:是指在多普勒血流显示、测量功能中,超过该深度即不再能检出多普勒血流信号处的最大深度。多普勒血流信号可以有三种表现方式:①彩色血流图像;②频谱图;③音频输出。

4)最大血流速度:是指在不计噪声影响的情况下,能够从取样容积中检测到的血流最大速度。

5)血流速度示值误差:是指彩超从体模或试件中测得的散射(反射)体速度相对其设定值的相对误差。

6)血流方向识别能力:彩超辨别血流方向的能力。彩色显示中用红色和蓝色区分,频谱显示中用相对于基线的位置表达。

2. 操作参数 为了便于调节,获取最佳的影像,超声设备的很多参数可以通过操作面板上的旋钮或按键进行调整。

(1)超声能量输出:常通过调节能量输出控制键来实现。一般标识为能量输出(energy output)键或输出功率(output power)键,不同厂家和型号的仪器各有不同的标示。仪器面板或显示屏幕上标注的能量输出单位并非标准的功率单位瓦特(W),而是分贝(dB)或最大输出功率的百分比。

超声诊断仪发射超声波的分贝数是换能器实际发射功率与换能器最大发射功率比值的常用对数再乘以 10。由于实际发射功率总是小于或等于最大发射功率,因此仪器上分贝数总是小于或等于 0。

超声波作用于生物组织,可以产生多种生物效应,有可能对人体产生伤害。合理地调节超声能量输出是正确操作的最基本要求。

(2)增益:超声诊断仪探头接收的反射信号很弱小,一定要经放大器放大后才能进行信号处理与图像显示。此放大器输出信号与输入信号功率比值的常用对数值乘以 10,即为增益(gain),单位为 dB。增益参数包括总增益、深度增益补偿、侧向增益补偿等参数。

1)总增益:每一台超声诊断仪都有总增益调节键,用于控制整个成像范围内的增益,同步调节各个深度、角度的增益。增益过高,会将噪声信号放大而出现假像;增益过低 . 则可能丢失有用的低回声信号。

2)深度增益补偿:超声波的强度随传播距离增加而衰减,深部的反射信号强度低于浅部,成像后将会产生深部暗淡、浅部明亮的效果。为了获得均匀一致的图像,必须对深部回声信号进行深度增益补偿(depth gain compensation,DGC)。超声成像的深度,仪器实际上按照发射-接收时间进行补偿,DGC 又称时间增益补偿(time gain compensation,TGC)。深度增益补偿的调节以图像深、中、浅部强度均匀一致为准。

3)侧向增益补偿:由于人体组织声学特性的复杂性,即使在同一深度,不同部位的回声强度也并不相同。因此,部分仪器除了在深度方向进行补偿外,还在水平方向进行补偿,即侧向增益补偿(lateral gain compensation,LGC)。

(3)动态范围:动态范围(dynamic range,DR)是超声诊断仪能接收处理的最高与最低回声信号比值的常用对数值乘以 20,单位是 dB。在图像中表现为所包含的"最暗"至"最亮"像素的范围,动态范围越大,信号量越大,声像图所能表现的层次越丰富;但是噪声亦会增加,而信噪比并不提高。人体反射的超声信号动态范围很大,一般在 40~120dB。这就要求超声诊断仪具有较大的动态范围,目前仪器接收信号的动态范围可以≥180dB。动态范围过大时,图像较朦胧;过小时,图像则显得锐利、对比度高、颗粒粗。腹部脏器和小器官一般为 65~70dB,心脏和血管一般为 55~60dB,成像较困难的受检者可适当降低动态范围。

(4)聚焦:超声仪器中,对超声束的聚焦是提高图像质量的重要手段。目前超声仪器中,主要采用实时动态电子聚焦来实现超声波在发射与接收过程中的全程聚焦。在控制面板上,发射聚焦的焦点位置和数量均可随时调节,将聚焦区域定于感兴趣深度,可获得更加理想的图像,同时设置多个聚焦区能使图像更均匀,但聚焦点设置过多会导致图像帧频下降。

(5)灰阶:B 型超声图像是以不同强度的光点反映回声信号的强弱,称作灰阶显示。由最暗到最亮可分成若干等级,称作灰阶(gray scale)。目前的超声诊断仪已经达到 64 级或 256 级灰阶,能完全满足诊断需要。显示屏的右上角或左上角显示有灰阶标尺,指示当前灰阶成像最暗到最亮的分级。适宜的灰阶设置使图像层次清晰,易于发现病变。

(6)多普勒角度:超声束与血流速度方向之间的夹角,称为多普勒角度(Doppler angle)。多普勒系统检测到的速度只是血流速度沿声束方向的分量,必须经角度校正(angle correction),即除以多普勒角度的余弦值后才能获得实际血流速度。考虑到余弦函数曲线在大于 60° 时明显变得陡峭,随角度增大余弦值变化更明显,因角度校正不当而产生的误差也将明显增加,测量重复性降低,故在测量血流速度时要求多普勒角度控制在 60° 以内。操作过程中应尽量侧动探头,使血流方向尽可能平行于声束,以提高血流检出的敏感性。

(7)取样容积:脉冲波多普勒取样容积(sample volume)大小的调整,主要指沿声束方向上的长度调整,一般具有 1~10mm 的可调范围。而宽度就是声束直径,一般不可调。取样容积大小的调节,本质上就是改变接收脉冲的持续时间,接收脉冲持续时间越长,取样容积就越大。取样容积过大,包含了血管壁结构甚至周围血管的血流,频谱中就会出现干扰、伪像或其他血管的血流速度信息。取样容积过小,仅能检测血管腔内某一层面的血流速度信息,所测血流速度代表性差。一般情况下,血管腔内近管壁的血流速度偏低,而管腔中心血流速度较高。

(8)壁滤波器(wall filter):探头接收到的多普勒信号中除了来自血细胞的频移信号外,也包含了来自房室壁、瓣膜或血管壁运动的低频信号,这些信号如不滤掉,将会影响检测结果。壁滤波器是一个高通滤波器,可将低速的血管壁、心肌运动信号及干扰滤除,只保留相对速度较高的血流信息。检测高速血流时,应调高壁滤波器滤波频率,尽量滤除血管壁、心肌的低速信号。检测低速血流时,应降低壁滤波器滤波频率,如壁滤波器滤波频率过高,将会把真实的低速血流信号滤除。

(9)速度基线:改变彩色或脉冲波频谱多普勒速度零基线(baseline)的位置,可以增大单向速度量程,从而克服混叠现象。当然,这减小了反方向的速度量程,导致反方向易发生混叠。

(10)速度量程:根据采样定理,彩色或脉冲波多普勒可测量的最大频移(速度)是脉冲重复频率(PRF)的一半。因此,调整多普勒可测量的速度范围(scale),也称作速度量程或速度标尺,本质上就是改变脉冲重复频率。大多数仪器以"scale"命名此键,少部分仪器以"PRF"命名此键。应根据受检血流速度的大小选择合适的速度量程。高速血流选用高量程,否则会产生彩色或频谱混叠,或增加干扰信号;低速血流选用低量程﹒以增加血流检测的敏感性。

为了扩大多普勒可测速度范围,减少混叠的发生,一般可采取以下方法。①减少取样深度:不论是彩色取样框还是脉冲多普勒取样容积,采样部位越浅,速度量程就越大。②选择低频探头或降低多普勒频率:取样深度不变时,探头多普勒频率越低,最大可测血流速度就越大。③增大多普勒角度:在多普勒系统速度量程并没有扩大的情况下,多普勒角度增大可使沿声束方向的速度分量减少,从而可以测量更大的血流速度但并不发生混叠,这相当于增大了速度量程。④移动零基线:改变零基线位置,可以单方向增大速度量程,但却牺牲了反方向的速度量程。

(11)多普勒帧频:帧频反映了多普勒系统的时间分辨力。增大帧频的方法包括,在获得足够信息的前提下尽量减小二维灰阶图像的成像范围(深度和角度)和减小彩色取样框,尽可能减小取样深度,关闭或减少不必要的各种图像处理功能(如降低帧平均等),减少焦点数,减少多普勒扫描密度,改变速度量程等。

(12)彩色取样框:彩色多普勒二维感兴趣区(region of interest,ROI)的调节包括大小(size)和倾斜角度(steer)两方面。在能覆盖检查目标的前提下取样框应尽量小,对于较大范围的检测目标,不应以取样框一次性覆盖,而应移动取样框分区检查。取样框过大,可降低彩色多普勒帧频和扫描线密度,时间分辨力和空间分辨力均受影响,从而在检查时漏掉短暂的、小范围的异常血流信号;深度方向上增大取样框,还会使多普勒速度量程降低,更易出现彩色混叠。

(13)余辉:余辉(persist,persistence)是用于调节前后连续的若干帧图像的叠加,二维灰阶成像和彩色多普勒成像都有余辉的调节。叠加越高,所获得的信息量比前帧图像的信息量就越大,每一个像素在屏幕上的存留时间就越长,灰阶图像表现越细腻,但对运动脏器"拖尾"现象越明显;叠加越低,则当前帧的信息量所占比例越大,每一个像素在屏幕上的存留时间就越短,灰阶图像颗粒就越粗,但对运动脏器的显示有较好的跟随性。在彩色多普勒显像时,增大余辉可使低速、低流量的血流更易显示清楚。

在临床应用过程中,以上阐述的参数并不是相互独立的。为获得最佳的成像效果或为达到特定目的而突出某一特别的成像效果,需要综合调节多个功能键。

(二) 超声设备相关检测标准

医用超声设备是整个医疗器械产业的重要组成部分,为了提高医疗质量,保证医疗安全,就需要加强医用超声设备的规范管理,对设备的质量控制和质量保证提出要求。超声设备相关标准化组织包括全国医用电器标准化技术委员会医用超声设备分技术委员会和全国声学标准化技术委员会超、水声分技术委员会。前者的职责是对国内医用超声产品通用标准、专用标准、产品标准的制订和修订,后者的职责是国内超声(包括医用超声)、水声领域基础标准的制订和修订。两者对口的国际标准化组织为 IEC 的 TC87 超声。另外,由国家质量监督检验检疫总局组织建立的全国声学计量技术委员会,负责声学(含超声)计量领域内国家计量技术法规的制定、修订和宣传贯彻,声学量值国内比对以及国家质量监督检验检疫总局委托的其他相关工作。本节罗列了部分标准、规程和规范,以供参考。同时,本节中介绍的标准、规程和规范,随时有可能被修订,请参阅最新的标准原文。与医用超声诊断类直接相关的现行国家和行业标准列举如下。

1.《B 型超声诊断设备》(GB 10152—2009)　该标准适用于标称频率在 2~15MHz 范围内的 B 型超声诊断设备。该标准规定了超声工作频率、探测深度、侧向分辨力、轴向分辨力、盲区、切片厚度、横向几何位置精度、纵向几何位置精度、周长和面积测量偏差、M 模式性能指标、三维重建体积计算偏差等性能要求。

2.《医用电气设备　第 2-37 部分:超声诊断和监护设备的基本安全和基本性能专用要求》(GB 9706.237—2020)　该标准规定了超声诊断设备的试验通用要求,设备标识和标记的文件,对电击危险的防护,对机械危险的防护,超声诊断设备结构和系统,以及电磁兼容性等内容。

3.《超声诊断设备可靠性试验要求和方法》(GB/T 15214—2008)　本标准规定了超声诊断设备可靠性试验的基本要求和试验方法,并提供了可靠性试验的统计试验方案和参数估计的方法。本标准适用于失效规律服从指数分布的超声诊断设备的可靠性试验。

4.《医用超声诊断设备声输出公布要求》(GB/T 16846—2008)　本标准确定了下列声输出资料公布的要求:制造商在技术数据表格中向设备的潜在购买者所提供的资料;制造商在随机文件/手册中所公布的资料;制造商在有关单位提出请求后,而提供的背景资料。本标准对于产生低值声输出水平的设备,给出了免予公布的条件。

(三) 超声设备检测装置

检测超声设备的装置主要有以下三类:①检测灰阶图像表征参数的装置;②检测彩超血流参数的装置;③检测安全参数的装置。

1. 检测灰阶图像表征参数的装置　常用检测灰阶图像表征参数的检测装置是仿组织超声体模,用于检测深度、纵向分辨力、横向分辨力、盲区、几何位置示值误差、声束切片厚度、对比度分辨力等性能参数。

仿组织超声体模是 20 世纪 80 年代研制出来的产品。它由与人体组织的声速、声衰减、背向散射参数数值相接近的材料制成,内嵌不同选材、布置的各种专用靶标,用以检测影响图像品质的性能参数。

仿组织超声体模的使用较简单,一般将受检超声诊断仪的配接探头通过耦合剂或除气泡水放置在体模声窗上,然后调节受检设备,使之呈现期望的图像,进行检测即可。下面介绍几款常用的仿组织超声体模。

(1) KS107 系列:KS107 系列产品与国家标准(GB 10152—2009)和检定规程(JJG 639—1998)配套。有 KS107BD 型、KS107BG 型、KS107BQ 型和 KS107-3D 型等系列产品。其中三款体模的外观如数字图 7-21 所示。

体模内充满仿人体组织材料,材料内嵌埋有满足不同检测需求的靶线群和仿囊、仿肿瘤、仿结石等模型,KS107BD 型超声体模内部分布如数字图 7-22 所示。

KS107BD 型、KS107BDL 型、KS107BG 型体模外观图

KS107BD 型超声体模内部分布图

数字图 7-22 中 A_1~A_5 为横纵向分辨力靶群,其横向分支分别距声窗 30mm,50mm,70mm,120mm 和 160mm;A1 和 A2 两群中两相邻靶线中心水平距离依次为 1mm,5mm,4mm,3mm,2mm;A3~A5 三群中则依次为 5mm,4mm,3mm,2mm。纵向分支中两相邻靶线中心垂直距离分别为 4mm,3mm,2mm,1mm。B 为盲区靶群,相邻靶线中心横向间距均为 10mm,至声窗距离分别为 10mm,9mm,8mm,7mm,6mm,5mm,4mm,3mm。C 为纵向靶群,共含靶线 19 条,相邻两线中心距离均为 10mm。D 为横向靶群,共含靶线 7 条,相邻两线中心距离均为 20mm。

（2）SONO403 和 SONO404 系列仿组织超声体模:SONO403 和 SONO404 系列仿组织超声体模符合 EN ISO 13485、FDA 21 CFR 820 和 IEC 60601-1 等国际标准,获得检验、鉴定、测试和认证机构 SGS 颁发的 ISO13485 认证。

SONO403 和 SONO404 系列仿组织超声体模适用于工作频率在 2~18MHz 范围内的超声诊断仪的性能检测。可为分辨力、探测深度和几何位置示值误差等提供精准测量。同时仪器还提供一个 10mm 无回声的囊袋用来评估系统噪声和几何失真。体模采用最先进的仿组织凝胶技术,能提供一个更为稳定的背景材质,能兼容最新的组织谐波设备和技术。

SONO403 和 SONO404 仿组织超声体模外观如数字图 7-23 所示。

数字图7-23

SONO403 和 SONO404 体模外观图

2. 检测血流参数的装置 彩色超声多普勒血流成像系统应用越来越广泛,其质量控制不仅要进行灰阶图像表征参数检测,还要对血流参数进行检测。血流参数检测装置主要是由恒流泵、恒流泵控制器、缓冲器、流量计、多普勒仿血流体模和仿血液储罐等组成。下面介绍几种检测装置。

（1）CDFT 100 型彩色多普勒血流检测仪:CDFT 100 型彩色多普勒血流检测仪是一种将微控电子系统、精密机械、高精度计量传感器相结合,能够实现精确模拟人体血液流速的仪器,主要用于医用超声诊断设备的血流参数的检测。其主要功能包括多普勒信号灵敏度测试、彩色血流灵敏度测试、血流探测深度测试、血流速度示值误差测试、最大血流速度测试、血流方向分辨力测试等。该仪器与 KS205D 血流流速体模配接使用。

（2）1425 型多普勒血流体模:1425 型是集 B 超性能测试和多普勒性能测试模体于一身的一套齐备的超声多普勒检测系统,其体模内置有 1 个 403GS LE 模体,可同时用于多普勒和 B 超系统测量的设备,包括流体系统、组织模拟体模和电子流量控制系统。组织模拟血管和血液模拟流体都与人体组织的超声特性近似,使用通常的扫描设定就可以进行测量,而且保证用体模测得的性能表现与其在临床检查中的表现一致。除了 403GS LE 模体可检测的项目以外,还可以进行多普勒信号灵敏度、彩色血流灵敏度、深度流动灵敏度、彩色血流与 B 模式图像的一致性、方向分辨力、流速读出精度、取样门控定位精度等项目的检测。

数字图7-24

1425 型体模外观及内部分布图

此体模材料模拟人体组织的衰减,有针靶用来测试穿透深度、纵向和横向分辨力以及电子卡钳精度。2mm、4mm、6mm 的无回声囊靶嵌在三个不同深度,用于图像质量分析。用于多普勒测试的 5mm 管路符合 FDA 灵敏度推荐值。一条血管模拟颈动脉,另一条用于测量多普勒灵敏度及开发扫描技术。1425 型体模外观及内部分布如数字图 7-24 所示。

3. 检测安全参数的装置 超声诊断仪安全参数主要有输出声强、机械指数（mechanical index,MI）、热指数（thermal index,TI）和漏电流等。

国际上,医用超声诊断设备的声输出用空间峰值时间平均声强折减值表示,所谓折减值是在水中测量空间峰值时间平均声强时,依照指定路途衰减折减后的数值。为最大限度地减小临床风险,将空间峰值时间平均声强转换为热指数,将负峰值声压转换为机械指数,并在仪器屏幕上予以显示,由临床操作者依据可合理达到的尽量低（as low as reasonably achievable,ALARA）原则,即在获得所需诊断信息的前提下,采用尽可能低的声输出和尽可能短的扫查时间,以保障受检者安全。彩超系统中的二维灰阶成像（黑白超）部分,原则上还是用 mW 级超声功率计检定输出声强;涉及彩超的多普勒功能时,检测空间峰值时间平均声强和负峰值声压,再换算出热指数和机械指数。

输出声强是针对受检仪器安全性能指标的检测,它的大小直接涉及人类的生命健康及生命繁衍。

机械指数指示受检仪器潜在的空化生物效应的程度,热指数则指示受检仪器的热生物效应,即超声波在体内产生的温升程度。热指数包括骨热指数(thermal index for bone,TIB)、颅骨热指数(thermal index for cranial bone,TICB)和软组织热指数(thermal index in soft tissue,TIST)。

(1)超声功率计:是用来检定各类医用超声诊断仪超声源(二维灰阶成像)输出声强的主要标准计量器具,是计量部门对生产、使用医用超声源输出的平均超声功率进行计量检定的依据。在全国质量检验机构和计量院所迄今所用的超声功率计中,常用的为 BCZ100-1 型(浮力靶电磁力平衡式)和 UPM DT-1 型(辐射力天平式)。

(2)超声声场分布检测系统:超声声场分布检测系统主要用来测量超声诊断仪工作时的声输出参数,如最大空间平均声功率输出(最大功率)、峰值负声压、输出波束声强、空间峰值时间平均导出声强、-6dB 脉冲波束宽度、脉冲重复频率或扫描重复频率、输出波束尺寸、声开机系数、声初始系数、换能器至换能器输出端面距离、换能器投射距离等。超声声场分布检测系统的核心部件是水听器和三维定位水箱。医用超声诊断设备的探头发射超声,用水听器接收信号,放大后送至示波器和数字仪表。

Sonora 超声声场分布检测系统是一套高度集成的超声实验和测试设备,由硬件和软件组成,用来测量超声诊断设备和理疗设备的声输出参数。可出具 IEC60601-2-37、FDA track L FDA trackⅢ格式报告,并支持各种类型的医用超声诊断设备的超声探头,包括线阵、凸阵、扇扫等各种常见类型。该检测系统由三维超声测量水箱系统(包含三维步进电机控制器、水箱、水听器固定装置等)、水听器(带前置放大器)、专用测量软件、数字示波器和连接电缆组成。

(3)医用漏电流测量:医用漏电流测量仪主要用来测量超声诊断仪的机壳漏电流和受检者漏电流。由于医用超声诊断类设备接触受检者的器件为换能器(探头),因此对受检者漏电流的检测工具就需要其与探头有良好的接触。

国产 YDI 型医用漏电流测量仪就是一款常用的漏电流测量仪器,它最大的特点为顶部有一极板,上面涂上超声耦合剂就可以与超声诊断设备的探头进行良好接触。其测量范围为 0~199.0μA,最大允许误差为 ±1%,分辨力为 0.1μA。

(四)超声设备质量控制参数检测

依据相关标准,运用质量控制仪器对质控参数进行检测是超声设备质量控制的重要内容。

1. 灰阶图像表征参数检测 常用 KS107 或 SONO 系列体模进行检测。检测前,按规定程序开启受检超声诊断仪。将受检诊断仪探头经耦合介质置于体模声窗上,并使声束扫描平面与靶线垂直。

(1)探测深度(最大)和盲区检测

1)探测深度(最大)检测:①将探头对准纵向靶群,对于机械扇扫(包括环阵)探头、凸阵探头、相控阵探头,应将其顶端中心对准该靶群。②提高总增益,调整 STC,提高远场增益,近场增益调至适当。③提高对比度(对可调者,下同)至适当程度。④提高亮度(对可调者,下同),但以全屏幕上无散焦和光晕为限。⑤聚焦调节(对可调者,下同),置于远场聚焦或多段、全深度同时聚焦状态。⑥通过上述调节,获得受检仪器所能达到的最大深度范围内的均匀画面。⑦微动探头,读取所观测到的最大深度靶线所在深度(mm),即为(最大)探测深度,如数字图 7-25 所示。

2)盲区测量:①将探头对准盲区靶群,若不能一次覆盖全部,则平动探头分段观测;②适当降低总增益、近场增益和亮度,减弱 TM 材料背向散射点,使靶线图像清晰可见;③聚焦调节置于近场聚焦状态;④读取所能观测到的最小深度靶线所在深度(mm),即为盲区,如数字图 7-26 所示。

(2)侧向分辨力和轴向分辨力测量:侧向分辨力和轴向分辨力是反映成像性能最重要的指标之一,它反映了图像的清晰度。

最大探测深度检测图

盲区检测图

侧向/轴向分
辨力测试图

1）侧向分辨力（阈值）测量：①将探头对准某个侧向分辨力靶群；②降低总增益,根据靶群所在深度减弱 TGC（或 STC、DGC）；③降低亮度；④保持较高的对比度；⑤聚焦调节置于或靠近被检靶群度或置于多段、全深度同时聚焦状态；⑥通过上述调节,将所测深度附近体膜材料背向散射光点隐没,并保持靶线图像清晰可见；⑦小范围平动探头,并可轻微俯仰,读取所能分辨（即靶线图像之间亮度与背景相同）的最小靶线间隙（mm）,即为该深度处的侧向分辨力（阈值）,如数字图 7-27 所示。

2）轴向分辨力（阈值）测量：①将探头对准某个轴向分辨力靶群或轴侧向分辨力靶群的轴向分支；②受检仪器调节同"侧向分辨力（阈值）测量",在检测完某深度侧向分辨力后,即刻检测同深度轴向分辨力；③读取所能分辨的最小靶线间隙（mm）,即为该深度处的轴向分辨力。必须注意,由于遮挡效应的存在,有时需将增益、亮度适当提高,方可看清 1mm 以下间隙,如数字图 7-27 所示。

2. 血流参数检测　常用 CDFT 100 型彩色多普勒血流检测仪或 1425 型多普勒血流体模进行检测。下面以用 1425A 体模检测为例,介绍几种血流参数检测方法。

（1）多普勒信号灵敏度（血流探测深度）检测：将 1425A 体模设置到产生中等流量的脉动或连续的流动模式,设置到多普勒模式,向体模水槽内倾入适量蒸馏水或涂抹适当耦合剂。扫描有角度的血管,从窄的一端开始并沿着血管移动,直到流动波形消失在噪声中。扫描过程中,恰巧信号消失的深度就是多普勒信号的灵敏度（血流探测深度）,在流量从低到高的范围内,重复上面的测试。

（2）彩色血流灵敏度检测：将 1425A 体模设置到产生中等流量的脉动或连续流动模式,扫描5cm 深度上有角度的血管。降低流量直到多普勒显示消失,多普勒信号能够获得的最低的流量就是流动灵敏度,在体模的各个深度上重复上面的测试。

（3）方向识别能力检测：将 1425A 体模设置到连续流动模式,保证流动速度足够低而处于层流状态并保证湍流现象不会发生,用扇形探头扫描水平血管,放置探头时,保证彩色图像的中心声轴垂直于血管轴。穿过血管图像,正向的血流部分应该与负向的血流部分呈镜像,频谱显示正向和负向相等,通过基线镜像,改变多普勒声束的角度使得血流仅在一个通道显示,在其他通道没有明显的血流。

（4）血流方向分辨力检测：将探头对准体模的方向分辨力靶群,调节受检仪器的总增益、TGC、对比度和亮度等,将体膜材料背向散射光点隐没,并保持靶线图像清晰可见；对具有动态聚焦功能的机型,使其在受测深度聚焦。读取方向分辨力靶群图像中可以分辨出不同血流流向的最小靶群间距,即为受检仪器配接该探头时的方向分辨力。

二、超声设备的日常保养与维护

为保障超声设备安全、可靠地运行,使设备处于良好的技术状况,应对设备进行预防性的日常维护。

（一）超声设备使用注意事项

1. 操作环境及场所要求　超声设备使用时,对其操作环境及场所有以下基本要求（这里给的是一个大体的参考值,因各生产厂家设计不同,会有一些差别）。

（1）温度：10~30℃。

（2）压力：70~106kPa。

（3）湿度：30%~80%。

（4）检查室：无太阳直接照射,空气对流良好,周围无大功率的电磁场干扰源。

（5）电源：独立使用插座,且插座具备接地条件。

2. 开机前准备

（1）确认设备及稳压器上电源开关置于"OFF"后,方可将插头插入电源插座。

（2）检查连接电缆、电线等连接状态和设备控制键的设定位置，以确认仪器是否处于可正确动作的状态。

（3）电源电压是否稳定，是否与其他电气装置连同使用，这些都会影响超声设备的性能。

3. 使用中注意事项

（1）开机后，应注意设备发出的机械声音是否正常，并观察自检程序是否运行正常。

（2）操作前，要与受检者进行沟通，告知检查过程中可能出现的不良反应，如轻微的疼痛等，检查过程中，力道适中，认真仔细，密切观察受检者反应。

（3）操作时，应经常监视主机、监视器，是否处于正常状态。

（4）一旦出现突然断电现象，应立即将仪器电源置于"OFF"位置，待电压稳定后，再重新开机。

（5）设备突然自动停机，应断掉电源，请专业维修人员帮助。

4. 关机后注意事项

（1）设备使用完，按说明书流程有序关机，不得强行切断电源。

（2）先关闭设备电源开关，再关闭稳压器电源开关，最后切断电源。

（3）待设备充分散热后，用仪器罩将其盖好。

（二）保养与维护前准备工作

1. 设定工作区域　保养与维护超声设备也需要一个合适的环境与场所，除了要满足与使用环境差不多的环境条件和电源条件（其中要说明的一点是，环境湿度应在 50%~70% 之间，以免产生静电而击穿芯片等器件）以外，还要有合适的场所。场所内要有防静电工作台，保养与维护区域的地面也要进行防静电处理，场所还要放置指示牌。

2. 加标锁定　超声设备在保养与维护间歇期或维修人员离开时应进行加标锁定，达到警示他人、设备与电源有效隔离的作用。

（1）加标锁具：加标锁定的标牌和锁具根据加锁对象不同各异，如空气开关锁具、插头锁具等。锁具并不是单人使用的，解锁后放到指定的地方，以备需时使用。

（2）加标锁定顺序：通常的顺序是关机，切断电源（包括清除残留能源），上锁，填写加标锁定警示牌（包括锁定人员姓名工号、锁定人员联系方式及锁定原因），核查。

3. 备份

（1）备份的作用：备份是容灾的基础，是指为防止系统出现操作失误或系统故障导致数据丢失，而将全部或部分数据集合从应用主机的硬盘或阵列复制到其他的存储介质的过程。

（2）备份分类：可以分为系统备份和数据备份。

1）系统备份：指的是为了避免用户操作系统因磁盘损伤或损坏，计算机病毒侵入或人为误删除等原因造成计算机操作系统不能正常引导，而将操作系统事先贮存起来，用于故障后的后备支援。

2）数据备份：指的是用户将数据（包括文件、数据库、应用程序等）贮存起来，用于数据恢复时使用。超声诊断仪保养和维护时，要进行开机密码、用户配置文件、用户数据等备份。

（三）超声设备使用外部环境的日常保养与维护

1. 供电电源　开机前检查电源电压是否在正常范围内（220V±10%），尤其是配有不间断电源的机器，一定要在不间断电源正常工作后再打开超声仪器。当电源电压波动超过 220V±10% 时，应马上关掉电源，停止工作。

2. 保护地线　定期检查保护地线，由于操作者和受检者都要直接接触超声仪器，为防止漏电伤及人员，必须定期检查保护地线是否连接正常以及接地电阻是否达到安全要求（一般要小于4Ω）。

3. 环境卫生　定期清洁诊断仪及其周边卫生。机器外部应坚持每天进行清洁，不能用具有腐蚀性的物质和有机类物质擦拭仪器。当清洁仪器键盘和显示屏时，注意不要将液体流至仪器内部,并警告不要刮擦显示屏及探头表面。

4. 电缆维护 在确认仪器没有通电的情况下,进行电缆的可靠连接检查和导电接触面的清洁。当导电接触面有锈蚀或污物时应用专用清洗剂清洗,严禁用砂布或其他金属物件打磨,并且不能用手直接接触,以免汗渍造成锈蚀。

(四)超声设备的日常保养与维护

超声设备主要由探头、显示器、控制面板和主机组成。

1. 探头的保养与维护

(1)使用注意事项:超声探头是超声设备最重要的部件,使用前认真阅读探头使用说明书,严格遵守探头的使用规定,在安装和拆下探头时应首先关闭整机主电源,然后小心地进行操作;应认真检查探头外壳、线缆是否有破损,以防探头工作高压电击伤人;在使用过程中必须小心轻放,不得碰撞探头。

(2)探头清洁:探头使用后,将超声耦合剂擦拭干净。清洁探头时,可用较温和的洗涤剂和湿润柔软的抹布清洁,探头应经常保持清洁。

(3)探头消毒

1)流程:超声探头消毒流程如数字图7-28所示。

数字图7-28

超声探头消毒流程图

2)注意事项:①不要使用含酒精、漂白粉、氯化铵或氧化氢的溶液来清洗消毒探头的任何部分,此类物质将对探头造成不可修复的损坏;②避免将探头与含有矿物油或羊毛脂的溶液或耦合剂接触;③清洗水温不应超过55℃;④如果采用浸泡方法进行清洁或消毒,浸泡液面不能超过探头与外壳结合部;⑤清洗消毒过程中避免对探头造成震动或冲击,也不要使电缆过度弯曲或拉伸;⑥清洁消毒人员应做好个人防护。

2. 显示器的保养与维护

(1)日常使用注意事项

1)在符合要求的温度和湿度环境下工作。

2)保持使用环境的清洁卫生。灰尘会引起内部电路失效,灰尘过多还可能影响散热,导致原件老化,影响显示器的使用寿命。

3)不要让液体溅入显示器内部,不要在显示器上方进食。

4)避免与化学药品的接触,腐蚀性气体可能导致主板元件损坏。

5)液晶显示器表面有多层薄膜,严禁用锐器刻划。液晶显示器是玻璃制品,搬动时应避免碰撞、震动。

6)严禁随意拆卸液晶显示器,如遇故障务必请专业人员维修。

7)长时间不用请关闭显示器电源,拔掉电源插头。

(2)显示器清洁

1)清洁显示器:应选合适的清洁液和清洁工具。因为酸性或碱性的溶液对屏幕都有损害,所以要选pH酸碱度为中性的清洁液,千万不能使用含氨或酒精的清洁液;清洁布要选用超细纤维原料制成的,要封边、原色,不能有磨毛;还要备一个软毛刷,用于清洁外壳。

2)清洁前:要关闭电源,拔下电源线,不要带电清洁。

3)显示屏清洁时:屏上灰尘较多时,先用干的清洁布将灰尘弹去,再把清洁液均匀喷洒在清洁布上,静待几秒,让清洁液完全渗入清洁布,然后轻轻顺着同一个方向擦拭。遇到顽渍,则向同一个方向多擦拭几次,不可来回反复擦拭,力度不能过大。要注意的是清洁剂不能喷洒太多,否则擦拭时会有液体溢出;不要用力挤压显示屏。

4)清洁外壳时:先用软毛刷清洁灰尘,要留意散热孔的灰尘。去除灰尘后,用清洁布加清洁液仔细擦拭,注意清洁布的湿度,避免液体流入散热孔。

3. 控制面板的保养与维护 超声设备的控制面板是人机对话的媒介,使用频繁,其保养与维护非常重要。

（1）控制面板使用注意事项

1）日常使用时：注意控制面板的清洁卫生，控制面板的键盘四周有很多缝隙，很容易进入灰尘，严重时会造成键盘失灵，甚至会出现系统故障。

2）点击按键或调整旋钮时：注意不要用力过猛，避免出现机械故障。

3）使用时：注意不要让液体进入控制面板内。

（2）控制面板的日常保养与维护

轨迹球拆卸、清洁和安装示意图

1）超声设备每天使用后：都要对控制面板进行日常清洁，常用的方法是用电吹风冷风吹或用清洁布擦拭，并用罩布盖上。

2）内部清理：超声设备使用 3~6 个月（根据使用环境不同）要进行内部清理，即按照保养手册上的规范步骤拆下轨迹球、编码器旋钮上盖，对轨迹球、键盘内部、编码器等部位进行清洁。下面以 MINDRAY DC-3 型彩超为例介绍轨迹球的保养方法。

①拆卸：用双手按住轨迹球压圈上凸点，顺时针旋转 45°，压圈升起，即可取出压圈和轨迹球球体，如数字图 7-29A 所示。②清洁：用干净柔软的干布或纸清洁轨迹球内的长轴和轴承，同时清洁球体，如数字图 7-29B 所示。③安装：把轨迹球球体放入凹处，将压圈的卡扣对准轨迹球上盖缺口放入，用双手压住压圈上凸点逆时针旋转压圈 45°，此时卡扣会卡住压圈左右凸点处于水平位置，恢复安装完成，如数字图 7-29C 所示。

超声设备主机清洁流程图

4. 主机保养与维护　　主机是超声设备的核心，超声的发射和接收、信号处理、图像形成与处理、系统控制、图像传输与显示等都是在此部分完成。

（1）主机清洁：超声设备主机部分清洁流程如数字图 7-30 所示。

（2）整机检测与维护

1）功能检测：超声诊断仪功能检测也是日常保养的重要环节，具体流程如数字图 7-31 所示。

功能检查流程图

2）安全检测：①电气安全检测：具体步骤如数字图 7-32 所示。进行各个电气安全参数检测时，应使用符合国家或国际标准的检测仪器，采用的检测仪器不同，检测的方法也有所不同，请仔细阅读仪器使用说明书，规范检测。另外，数字图 7-32 中的标准限值根据各生产企业的标准不同可能略有差异，但都应满足国家或国际标准。②机械安全检查：具体步骤如数字图 7-33 所示。

电气安全检测流程图

3）图像检测：指检测超声设备的性能参数，这些参数的好坏会直接影响成像质量。检测标准应依据相关组织颁布的国家或行业标准，与超声设备相关标准化组织包括全国医用电器标准化技术委员会医用超声设备分技术委员会和全国声学标准化技术委员会超、水声分技术委员会的相关规定。

（郝利国）

机械安全检查流程图

思考题

1. 简述超声设备的成像基础。
2. 简述 B 型超声设备的基本组成。
3. 全数字 B 超的关键技术有哪些？
4. 超声成像新技术有哪些？
5. 超声设备的基本设置有哪些？
6. 简述超声设备日常维护的注意事项。

第八章 核医学成像设备

核医学成像设备是指在医学中用于探测和记录放射性核素发出射线的种类、能量、活度、随时间变化的规律以及空间分布的设备统称，是完成核医学工作必不可少的基本工具，是临床核医学最重要的设备。随着计算机技术的进步，核医学成像设备有了飞速的发展，同时推进了核医学的诊疗水平。核医学成像设备通过探测受检者体内放射性示踪剂的摄取、分布和代谢情况，并以图像形式显示测定结果。按使用的放射性药物分类，核医学成像设备可分为：①单光子药物成像设备：γ相机、SPECT、SPECT/CT；②正电子药物成像设备：PET、PET/CT、PET/MRI。

第一节 核医学设备发展简史

一、放射性的发现

核医学成像设备的研制得益于放射性的发现。1895年伦琴发现了X线，打开了医学影像的大门。1896年贝克雷尔（Becquerel）发现了天然放射性核素铀（^{238}U），1898年居里夫妇提炼出放射性核素镭（^{226}Ra）和钋（^{218}Po），1903年贝克雷尔和居里夫妇共同获得了诺贝尔物理学奖，为表彰几位科学家的贡献，放射性活度单位以贝克和居里命名。

二、示踪技术

1926年，卢姆加特等人应用放射性氡研究人体动、静脉血管之间的循环时间，首次将示踪技术应用于人体，开创了临床核医学。后伴随着国内外多种放射性药物的研发，放射性核素在临床诊断和治疗的应用得到拓展，这为核医学分子功能影像发展奠定了坚实的基础。

三、放射线探测技术的发展

1904年由威尔逊发明的"威尔逊云室"，是最早的带电粒子径迹探测器。1908年盖革设计了一台α粒子计数器，1920年盖革和他的学生米勒对计数器进行多次改进，制成了灵敏度高的盖革-米勒计数器，现是一种专门探测电离辐射强度的计数仪器。1951年卡森（Cassen）研制出第一台可获得脏器放射性分布的扫描机，主要用于甲状腺和肝脏的核素检查。1957年安格（Anger）研制出第一台γ相机，核医学成像从单纯的静态扫描进入了动态扫描的时代。在19世纪60年代曾有人提出体层扫描的设想，但由于图像采集和重建方法不完善未能应用于临床。随着CT的问世，核医学体层成像技术也得到了发展，1975年利用正电子湮灭技术发明了正电子发射体层成像（positron emission tomography，PET）设备，在此基础上1979年库尔（Kuhl）研制成功第一台单光子发射计算机体层成像（single photon emission computed tomography，SPECT）设备。同年，研制成功第一台专用型头部SPECT，自此核医学从多平面重叠成像进入到体层成像时代。到21世纪SPECT/CT、PET/CT、PET/MRI等多模态成像设备的出现又带领核医学进入到一个新的时代：单纯的功能影像到功能与解剖结构融合的多模态影像，克服了核医学成像定位不准、分辨力不高等不足，优化提升了核医学诊断的灵敏性和特异性。

核医学成像设备的发展推动了核医学在临床疾病诊断方面的应用,从分子水平显示疾病的特点,为临床提供了一种无创可视化检查手段,在医疗卫生健康领域中逐渐占据重要地位。

第二节 γ相机

γ相机(gamma camera)又称闪烁照相机(scintillation camera),该设备可以对脏器中放射性药物的分布进行一次成像和连续动态成像。γ相机使得静态成像提升为连续动态成像,将脏器成像和功能测定结合起来观察。由于γ相机的成像基本原理、基本性能和基本功能是单光子发射计算机体层成像(single photon emission computed tomography,SPECT)设备的基础和核心内容,因此,γ相机的发明是核医学发展史上重要的里程碑。

一、结构与工作原理

放射性探测(radiation detection)是核医学的基本技术之一,是用探测设备把射线能量转换成可记录和定量的光能、电能等,通过一定的电子学线路分析计算,表示为放射性核素的活度、能量及分布的过程,其基本原理建立在射线与物质相互作用的基础上。在核医学领域,主要是利用激发-荧光现象、电离作用及感光作用三种现象作为放射性探测的基础,核医学成像设备就是依据激发-荧光现象原理制成的。

核医学成像设备的外观、体积、功能各不相同,但其结构基本一致,与γ相机类似。γ相机主要由放射性探测器、电子学线路、显示记录装置、机架和成像床等部分组成,如数字图8-1所示。

γ照相机

探头

二、放射性探测器

放射性探测器亦称为探头(detector),是核医学设备最重要的部分,其功能是利用射线和物质相互作用产生的各种效应,将射线的辐射能转化为电信号,其性能好坏决定了整台设备的性能指标,如数字图8-2所示。

按照射线探测的原理,放射性探测器可分为闪烁探测器、气体电离探测器、半导体探测器、感光材料探测器等。

(一)闪烁探测器

闪烁探测器(scintillation detector)利用射线使闪烁探测材料的原子激发,原子从激发态回到基态或较低能态时发出荧光,即探测器将射线的辐射能转化为闪烁荧光。进而闪烁荧光被光电倍增管探测转换成电脉冲信号。电脉冲的幅度取决于荧光强度,与闪烁探测材料吸收的射线能量成正比。记录电脉冲的数量、幅度、位置信息可以获得射线的强度、能量、种类和位置等信息。

核医学成像设备通常采用闪烁探测。γ相机、SPECT、PET、肾功能测定仪、甲状腺功能测定仪及放射免疫测定仪等都采用闪烁探测。

目前,核医学成像设备常用固体材料的γ闪烁探测器。γ闪烁探测器是成像设备的核心部件,主要由准直器(collimator)、晶体、光收集系统、光电倍增管、前置放大器等部件组成,如图8-1所示。

1. **准直器** 在γ相机和SPECT中,准直器安装在晶体的前方,具有准直探测和定位射线的功能。在PET中,因采用电子准直,故不需要准直器。准直器是由铅或铅钨合金等重金属制成的一种特殊装置,有若干个形状相同的小孔贯穿其中,称为准直孔。放射性核素发射出的γ射线是向各个方向发射,准直器的作用就是限制进入晶体的γ射线的范围和方向,只允许与准直孔角度相同的γ射线通过,到达晶体并被探测,其他方向的射线则被吸收或阻挡。准直器起到空间定位选择射线的作用,即把人体三维放射源分布投影成平面图像,保证了γ相机的分辨力和定位的准

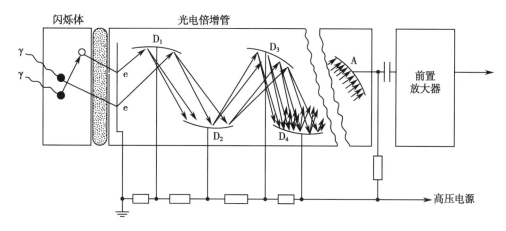

图 8-1 γ闪烁探测器构造示意图

确性。准直器的性能一定程度上决定了探头的系统性能。

（1）准直器的性能参数

1）几何参数：包括准直器的孔数、孔径、孔深及孔间壁厚度等参数，决定了准直器的空间分辨力、灵敏度和适用能量范围等性能指标。准直器几何参数与其他参数的关系，如表 8-1 所示。

表 8-1 准直器几何参数与其他参数的关系

几何参数	孔径越大	孔深越深	孔间壁厚度越厚	成像距离越远
空间分辨力	越低	越高	—	越低
灵敏度	越高	越低	越低	—
适用能量范围	—	越高	越高	—

注："—"表示无影响。

2）空间分辨力：指准直器对两个邻近点源加以区别的能力。假设放射源是单个发射点，经准直器成像后，在闪烁晶体得到特殊分布的影像，这个影像称为点扩展函数（point spread function，PSF）（图 8-2）。因为当距离大于两个点扩展函数在半高处重叠时，观察者才能断定它们是两个点，所以常用准直器一个孔对点源或线源响应曲线的半高宽（FWHM），也称半峰值宽度，作为空间分辨力的指标（图 8-3）。对某个特定的准直器而言，由于空间分辨力随受检物与准直器外口距离的增加而减低，因此成像时应尽量将探头贴近受检部位。另外，准直器越厚（孔深越长）、孔径越小，分辨力也越高。

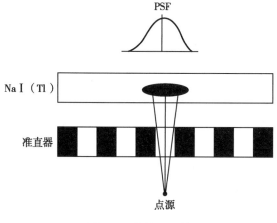

图 8-2 点扩展函数

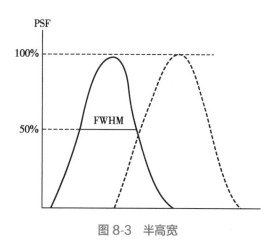

图 8-3 半高宽

3）灵敏度：是指为配置该准直器的探头收集到单位活度（如 1MBq）点源的计数率。它反映了通过准直器的 γ 光子占入射到准直器的 γ 光子的比率。准直孔径越大，灵敏度越高；准直器越厚，灵敏度越低；孔间壁越厚，灵敏度也越低。

在同样的 γ 射线能量下，准直器的空间分辨力与灵敏度不能同时提高，空间分辨力的提高会导致灵敏度的降低，灵敏度的提高会导致空间分辨力的降低。这就需要根据检查的目的，正确处理好这对矛盾，取得相对最佳的效果。

4）适用能量范围：由准直器材料对 γ 光子的衰减能力决定，主要与孔间壁厚度、孔深有关。高能准直器的孔间壁更厚，孔更深。孔间壁厚度在 0.3mm 左右者适用于低能（<150keV）γ 射线的探测，孔间壁厚度在 1.5mm 左右者适用于中能（150~350keV）γ 射线的探测，孔间壁厚度在 2.0mm 左右者适用于高能（>350keV）γ 射线的探测。

（2）准直器按几何形状主要分为平行孔型准直器和针孔型准直器。

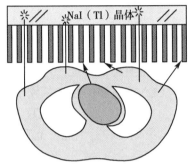

图 8-4　平行孔型准直器

1）平行孔型准直器：平行孔型准直器是临床中应用最广泛的准直器，适用于各类脏器成像（图 8-4）。准直器的孔互相平行，并垂直于探测晶体表面，孔均为柱形。由于不同的孔径大小、孔间距及孔长度，有不同的灵敏度及空间分辨力，适用于不同能量的 γ 射线，因此平行孔准直器又可分为低能高灵敏准直器、低能通用准直器、低能高分辨准直器、中能通用准直器、高能通用准直器、超高能高分辨准直器等（表 8-2）。平行孔准直器越厚，孔径越小，分辨力越好，适合于更高能核素成像，而灵敏度越低。准直器可按照需要从探头上卸下更换。

表 8-2　不同类型的平行孔准直器类型及适用范围

准直器类型	适用的能量范围/keV	临床应用
低能高灵敏准直器（LEHS）	75~170	^{99m}Tc 标记的放射性药物
低能通用准直器（LEGP）	75~170	^{99m}Tc 标记的放射性药物
低能高分辨准直器（LEHR）	75~170	^{99m}Tc 标记的放射性药物
中能通用准直器（MEGP）	170~300	^{67}Ga 标记的放射性药物
高能通用准直器（HEGP）	270~360	^{131}I 标记的放射性药物
超高能高分辨准直器（UHEHR）	511	^{18}F-FDG 代谢类示踪剂

成像脏器通过平行孔准直器投影在晶体上的分布及大小与脏器本身相同，准直器与成像脏器之间的距离对空间分辨力、视野和影像大小影响不大，但随着距离的增加，分辨力下降。

在实际工作中，应根据不同的检查目的选择合适的准直器。因为目前主要用低能核素（如 ^{99m}Tc），所以应用最广泛的是低能通用平行孔准直器（LEGP），它兼顾了灵敏度和分辨力，能满足大多数的临床工作的需要；其次为低能高分辨（LEHR）或低能高灵敏（LEHS）准直器（均为平行孔）。如果需要进行甲状腺或其他小器官成像，或小动物成像，最好能配置针孔型准直器；如果需要 ^{131}I 进行成像，则还需配置高能通用准直器（HEGP）。

2）针孔型准直器：针孔型准直器的孔只有一个，为圆锥筒形，外口孔径为 2~5mm，外口与晶体间距为 15~20cm。其成像原理与光学中的小孔成像原理相同，图像倒置、灵敏度低（图 8-5）。图像大小与受检物到准直器的距离有关，距离减小，则图像放大，视野缩小；反之则图像缩小，视野放大。通常使用时，尽量使探测器表面与人体表面接近，由此得到放大图像。源的立体分布导致不同深度的源有不同的放大或缩小倍数，叠加在一起，产生不同深度图像的分布失谐。

2. 晶体 其作用是将γ射线的辐射能转变为荧光光能。因在γ射线作用下,晶体发生闪烁现象,故又称闪烁晶体(scintillator)。为了取得更高的探测效率,探测γ射线时常采用较高密度和原子序数的无机单晶闪烁体。目前基本上都采用NaI(Tl)晶体,其作用是将入射的γ射线转换成荧光光子,只有一定范围和方向的γ射线能通过晶体前方的准直器入射到晶体上。晶体发出的荧光能量和荧光光子数量分别与γ射线的能量和γ光子数量成正比。荧光能量经光电倍增管转化为电信号并放大,经电子学线路处理分析,即可测得自受检部位辐射出的γ射线的性质和活度。NaI(Tl)晶体具有密度大、对γ射线阻止本领高、吸收率高、荧光转换效率高、荧光衰减时间短、时间分辨力高等优点。

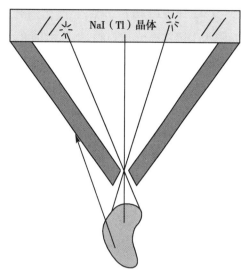

图 8-5 针孔型准直器

(1)晶体成分:用于单光子成像探测最常用的晶体是碘化钠晶体,它是以NaI为基质材料,按0.1%~0.4%的比例掺以适当浓度的碘化铊(Tll)生成,其中Tl^+作为激活离子,在吸收射线能量后成为发光中心,可以提高探测效率,碘化钠晶体通常表示为NaI(Tl)。

(2)晶体几何参数:①形状和大小。晶体分为圆形和矩形两种;晶体的大小与探头的有效视野有关,圆形直径多为300~400mm,适用于较小的器官成像;矩形多为520mm×400mm,适合较大器官成像、多器官联合成像以及全身成像。目前普遍应用的大视野通用型γ相机,圆形晶体的直径范围可达564mm,矩形晶体尺寸可达到600mm×500mm。②厚度。晶体的厚度则与探测效率和固有分辨力有关。晶体厚度从6.4mm(约1/4英寸)到25.4mm(1英寸)。厚晶体可增加γ射线被吸收的概率,提高中、高能量放射性核素的探测效率(灵敏度),但是同时也会增加康普顿散射的概率,降低设备的固有空间分辨力,得到的图像质量较差。因为目前临床最主要的示踪剂是低能(140keV)放射性核素锝(^{99m}Tc)标记放射性药物,所以γ相机基本上都采用较薄的晶体,以提高γ相机的分辨力。目前γ相机多使用厚度为9.5mm(约3/8英寸)的晶体,既可获得较高的灵敏度,又能保证低能核素成像的分辨力。

(3)晶体的环境要求:由于NaI(Tl)晶体易潮解,使其透明度降低,因此NaI(Tl)晶体须密封在具有玻璃窗口和氧化镁反射层的金属壳内以防潮解。温度剧变可致晶体破裂,要求环境温度保持在23℃左右,温度变化不应超过3℃/h。机房要保证干燥恒温。

3. 光收集系统 主要位于晶体与光电倍增管之间,避免了荧光从与光电倍增管接触的晶体表面反射回晶体,包括反射层、光学耦合剂和光导。

晶体通常是被封闭在一个铝盒中,面向光电倍增管的一面由透光材料如玻璃或石英制成。铝盒内面衬有薄层氧化镁作为反射层,其作用是把闪烁晶体内向四周发射的荧光光子有效地反射到光电倍增管的光阴极上。

光学耦合剂的作用是有效地把光传递给光电倍增管的光阴极,以减少全反射。常用的光学耦合剂是硅油、硅脂等折射率较大的材料。

光导的作用也是有效地把荧光光子传递到光电倍增管的光阴极上,主要是在闪烁体不能与光电倍增管直接耦合时使用。常用的光导材料有:有机玻璃、聚苯乙烯、聚四氯乙烯等。

4. 光电倍增管 光电倍增管按照阵列方式均匀地排列在晶体的后面,其功能是把晶体产生的微弱荧光信号转换成电信号并将之放大,放大倍数高达10^6~10^9。经光电倍增管放大的电信号分别输入位置电路和能量电路进行定位、能量归一和能量甄别。

（1）主要结构及功能：光电倍增管主要由光阴极、电子聚焦系统、多级倍增极和阳极组成。光阴极上喷涂有光敏材料，将入射的光子转换成光电子。光电子经电子聚焦系统聚焦和加速后，打到倍增极上二次发射，产生更多的电子。倍增极有多个，各个倍增极上加了依次递增的电压。从阴极发射的电子逐级倍增，达到足够数量后，飞向阳极被收集形成脉冲电流输出，此信号再由后续电子线路处理。

（2）数量：光电倍增管的数量多少与定位的准确性有关，数量多可增加成像的空间分辨力和定位的准确性。另外，依据探头尺寸大小其数量也不等，从十几个到几十个甚至上百个。γ相机圆形探头使用的光电倍增管一般为37~91个，矩形探头则一般为55~96个。

（3）形状：光电倍增管根据其横截面的形状可分为圆形和六角形两种。圆形光电倍增管需要通过六角形的光导与晶体紧密相贴，光电倍增管之间有较大的"死区"，影响其空间分辨力，因此现在较少使用。六角形是最有效的几何形状，六角形的光电倍增管在探头中呈蜂窝状排列，可以减少死区，最大限度地消除探测间隙，且不需要使用光导，直接与晶体相贴，提高了探测灵敏度和空间分辨力。

（4）性能：光电倍增管列阵的稳定性取决于各个光电倍增管的性能参数是否一致、各个光电倍增管的工作电压是否稳定，它们直接影响着系统的均匀性、分辨力和线性度。对光电倍增管性能影响最大的是直流高压的稳定性，而高压又是由低压交流电经升压整流获得的，所以γ相机都要求有稳压电源。在经常停电的地方，需要配备不间断供电电源（UPS），以保证工作的稳定性和连续性。

5. 前置放大器 前置放大器一般紧跟在光电倍增管的输出端，对信号进行跟踪放大，同时与后续分析电路的阻抗相匹配，以减少信号在传输过程中由于衰减而导致的畸变和损失，便于后续电路的分析处理；前置放大器的放大倍数需要十分稳定，并且线性要好，不受输入脉冲幅度的影响。前置放大器可以将光电倍增管输出的几毫伏至几百毫伏的脉冲信号放大到几伏至几十伏。

（二）气体电离探测器

电离辐射（γ射线、电子、α粒子等）可直接或间接引起气体原子的电离，产生正负离子对。电离产生的正负离子对的数目与电离辐射传递给气体的能量成正比。通过外加电场收集和计量电离的次数和电量信号，可以测定射线的放射性活度及能量。

气体电离探测器（gas ionization detector）主要组成部分为一个具有两个电极的容器，其内充以工作气体，通常为惰性气体、氮气和空气。两个电极加上电压，随着外加电压的增加，电流的变化有不同的形式，随电压从低向高变化，电流-电压曲线可分为以下三个工作区域：饱和区、正比区和盖革区（G-M区）。饱和区的电流与入射γ光子或粒子的数量成正比，电流大小代表了放射性样品的活度，工作在该区域的气体电离探测器称为电流电离室。核医学工作中常用的活度计电离室即为电流电离室。

（三）半导体探测器

半导体探测器（semiconductor detector）是以半导体材料为探测介质的探测器，射线在半导体材料中产生电子-空穴对，电子-空穴对在外加电场的作用下形成电流，被半导体探测器的两个电极收集，从而在外电路产生电脉冲信号。电脉冲信号的幅度与射线的能量成正相关，因此可用作探测射线。

在半导体探测器中，由于射线产生一个电子-空穴对所须消耗的平均能量为气体电离室产生一个离子所须消耗能量的十分之一左右，因此半导体探测器具有能量分辨力高，且脉冲时间短、能量线性好、体积适中、工作电压低等特点，目前多用于高分辨力小型或便携式SPECT。心脏专用型SPECT常采用碲锌镉（CZT）晶体。CZT晶体能在室温状态下工作，且灵敏度极高，单位时间内可处理百万级至千万级光子，具有优异的光电性能，可直接将光子变为电子，无需光电倍增管和光电转化过程，探测效率大幅提升，总体上使扫描更快、剂量更低，图像质量更好。

（四）感光效应探测器

射线对感光材料曝光,形成与射线强度相关的影像,根据影像在受检样品中的部位和灰度,对受检样品中的放射性做出定位和定量的判断。放射自显影技术及胶片剂量计原理就是依据射线的感光效应制成的。

三、电子学线路

主要功能是接受并处理探测器输出的电脉冲信号,并得到实际所需的结果。用于放射性测量的电子学线路主要包括以下几部分。

1. 主放大器 是介于前置放大器和脉冲高度分析器之间的单元,由放大、整形等电路组成,其主要作用是将前置放大器输出的信号通过整形或倒相转换成最适合记录的脉冲形状,减小基线涨落,以提高信噪比;其次是进一步放大前置放大器输出的信号。放大器的脉冲整形功能实际上是通过滤波进行频谱筛选的过程。

固体闪烁计数器多采用线性放大器。探测器输出的脉冲信号比较弱,不能直接被有效地记录,放大器能够将信号进一步放大、传递并被设备记录下来。要求其输出端的脉冲信号幅度与输入端脉冲信号幅度保持正比关系,放大倍数不受脉冲高度的影响,即放大器的幅度特性有良好的线性,故称作线性放大器,线性稳定性要求低于1%。

2. 脉冲高度分析器 探测器和主放大器输出的脉冲信号高度与射线能量成正比,不同放射性核素发射的射线能量不等,主放大器输出的脉冲信号高度也高低不等。脉冲高度分析器(pulse height analyzer,PHA)的主要作用就是有选择地让有记录价值的脉冲通过,使之输入计算机进行分析和记录,从而达到分析放射性核素射线能量和降低本底的双重目的。

脉冲高度分析器的基本电路是甄别器(discriminator),其主要作用是甄别脉冲幅度,即将幅度在某一预置阈值范围内的输入脉冲转化为标准的数字脉冲输出,而把幅度小于或大于预置阈值的脉冲"甄别"掉。这个预置阈值范围的上、下限就成为甄别阈,甄别阈的电位是连续可调的,其调节范围决定了测量幅度的上、下限。由于设备的暗电流及本底计数也可产生脉冲信号,但其高度明显低于射线所产的脉冲信号,因此设置适当的阈值可减少本底对测量的影响。

脉冲高度分析器的类型很多,按分析道的多少可分为单道脉冲高度分析器(single channel pulse height analyzer)和多道脉冲高度分析器(multichannel pulse height analyzer)。最简单和最常用的是单道脉冲高度分析器,它用来选择可以落入甄别阈电位范围内的脉冲并进行计数。单道脉冲高度分析器由上甄别器、下甄别器和反符合电路三个基本电路单元组成。假设下限甄别器的阈电压设置为V,上限甄别器的阈电压设置为$V+\Delta V$,只有当输入脉冲的高度大于V同时小于$V+\Delta V$时,才能触发反符合线路而输出,超出这一范围,则不能触发反符合线路而被阻塞,这种测量方式称为微分测量。其中上、下甄别阈电压的差值ΔV称为能量窗宽(channel width),实际上可以将下限阈值V与上限阈值$V+\Delta V$之间形成的阈值差ΔV看成一个通道,故也称为道宽。图8-6为脉冲甄别原理示意图。

多道脉冲高度分析器采用多个甄别器,设置多道能量窗,可以同时记录不同高度的脉冲在各自道宽内的计数,给出脉冲分布图用于核素的能谱分析。但在实际工作中是采用数字式多道分析,可以将来自放大器的脉冲高度转化成数字量,并以高度作为存储器的地址码去打开相应的存储单元,在该存储单元记录脉冲个数。因此,存储器单元的地址数就是道数,存储器单元的内容就是落入该道的脉冲数。整个存储器记录的内容可按地址数顺序读取送到显示器。数字式多道脉冲高度分析器具有测谱速度快、精度高等优点。多道脉冲高度分析器主要用于核素能量分析,如多种核素测量和多种核素成像。

3. 定标电路 用以预置成像计数量,用于静态成像。

4. 定时电路 预置一次或连续多帧成像的时间。

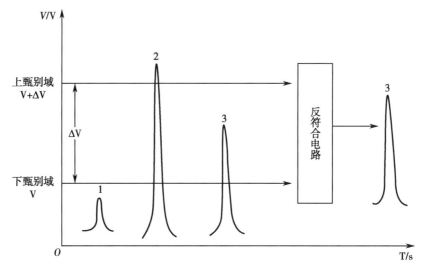

图 8-6　脉冲甄别原理示意图

5. 门电路　用生理信号触发采集和停止采集,如心电门控电路。

6. 定方位电路　不论受检者体位如何,使影像总是保持正位像,避免诊断定位错误。

7. 显示选择电路　在全视野图像中选取一个或若干个"感兴趣"的局部信息进行积分处理,以比较不同"感兴趣区"内的放射性计数。在连续动态图像中,可根据同一"感兴趣区"内的放射性计数在不同时间的变化,绘出时间放射性曲线,如肾图、左心容积曲线等。

8. 电源电路　包括一般的供电电源和光电倍增管高压电源。

9. 探头运动和制动电路　控制探头的运动和制动。

四、显示记录装置

显示记录装置的作用是显示、记录由脉冲高度分析器输出的信号。位置信号 x、y 分别传输给显示器的水平(x)和垂直(y)偏转板,使同时输入的能量信号 z(启辉信号)定位触发显示器启辉,在与 γ 光子闪烁中心的对应位置显示闪烁光点。显示器逐个累积光点达到一定量,即可形成一幅闪烁图像。图像中光点的亮度(俗称辉度)可调,以满足观察者的要求。常用的显示、记录装置包括:显示器、打印机、磁盘或光盘等。

1. 显示器　可以实时或反复显示图像,可供工作人员观察、分析图像,并且可对图像的色彩、亮度、对比度进行调节,有以下几种。

(1)余辉显示器:直接在显示器上实时呈现闪烁图像,供工作人员初步观察影像。余辉显示器能够实时观察影像,但较为粗糙,用于受检者体位监测和粗略的影像观察。

(2)高分辨显示器:用于实时或重放时的精细观察和照相。数字化图像可以在高分辨显示器上直接进行分析诊断,临床医师可以自由调节计数和亮度之间的关系,以便在最佳的对比度和亮度下细致观察图像。

(3)彩色显示器:将不同的计数范围用不同的相关颜色显示。彩色显示作用可以显示功能性影像,用很容易区别的颜色来代表各种不同功能系数值。彩色显示的颜色并不是自然色彩,仅仅是为了更明显地区分计数率不同的区域,故又称为伪彩。

2. 打印机　可以将显示器显示的图像打印在纸张或胶片上。

3. 磁盘或光盘　可以将显示器显示的图像长期保存。

4. 专用计算机系统　所配备的专用计算机除对硬件方面(如计算机的稳定性、硬盘速度、图像显示的准确度等)有较高的要求外,还配置了为满足档案管理和成像功能而设置的专门软件系统。硬件设备能够支持同时运行多个程序,可同时运行图像采集程序和重建处理程序,提高成像工作的效率。专门编制各种检查方法的软件包,方便临床操作,如脏器静态成像、全身成像、脏器动态成像及定量分析等。

五、主要性能参数

γ相机的主要性能参数分为三类,分别表征其能量响应特性、空间特性和放射性计数特性。不带准直器时测得的探头性能参数称为固有性能(intrinsic performance),它是评价探头性能的主要依据;带准直器后测得的探头性能为系统性能(system performance),它反映了探头和准直器两者的综合性能。因准直器有不同类型,故系统性能具有限定意义。

目前,在各种性能测试方案中,以1980年美国电器制造商协会(National Electrical Manufacturers Association,NEMA)、国际电工委员会和1984年国际原子能机构(International Atomic Energy Agency,IAEA)制订的标准方案最为权威,实际工作中以后者较为适用。目前,我国国家市场监督管理总局制定的《放射性核素成像设备 性能和试验规则 伽马照相机》(GB/T 18989—2013)主要参照IEC 60789:1992。γ相机需要测试的性能参数共3类:固有特性、系统特性和探头屏蔽效果。

1. 固有能量分辨力 固有能量分辨力(intrinsic energy resolution)是描述探头对γ射线能量分辨的能力,用光电峰的半高宽与峰值处能量的百分比表示。探测器的能量分辨力是一项基本性能参数,它直接影响空间分辨力。若此参数出现下降趋势,预示探测器的老化。

2. 固有均匀性 固有均匀性(intrinsic uniformity)是指有效视野内各部位对一均匀分布的放射源响应的差异,即各部位计数率的离散度,是γ相机最基本和最重要的性能参数,直接关系到是否能如实反映所测体内放射性分布的情况。

3. 固有空间分辨力 固有空间分辨力(intrinsic spatial resolution)是指系统所能分辨的两个相邻物体间的最小距离,主要取决于晶体、光电倍增管的能量分辨力和电子线路的性能等。

4. 固有空间线性 固有空间线性(intrinsic space linearity)是描述图像的位置畸变程度的,即γ相机对入射γ射线产生位置偏差的程度。空间线性差将使均匀性下降、图像失真和定量失效。

5. 固有计数率特性 用于描述γ相机对γ闪烁事件精确计数的能力,在进行高计数率成像和定量时极为重要。当探头视野中活度较低时,γ相机计数率随活度的增加而增加;当活度增加到一定值时,计数率开始随着活度的增加而减少。主要有以下两个参数。

(1)最大计数率:指γ相机功能达到的最大计数率,描述系统对高计数的响应,反映系统的死时间和计数率特性。

(2)损失20%的计数率:指γ相机只能记录其80%的计数率。

6. 多窗空间配准度 又称多窗空间位置重合性,是指γ相机不同能窗所致影像位置偏移的程度,用以度量γ相机同时进行多能量(或多核素)成像的能力。如配准度差,则多能核素用单窗成像可能得到清晰的图像,改用多窗成像则可能图像十分模糊,双核素成像所得两个图像的位置关系将失真,影响成像结果的正确性。

7. 系统均匀性 系统均匀性(system uniformity)是指γ相机配置准直器时,在全视野范围内对均匀泛源成像时获得的不均匀程度。测试系统均匀性更有实际意义,有助于发现某些准直器存在的问题,故有的单位将它们作为每日常规测试的内容。

8. 系统空间分辨力 系统空间分辨力(system spatial resolution)指γ相机对发生在不同位置的闪烁事件的分辨能力。这也是很有实际意义的性能参数,受准直器类型影响最大。

9. 系统平面灵敏度 灵敏度描述探头对源的响应能力。系统平面灵敏度指入射探头的γ光子被探测到的概率,用单位放射性的计数率表示。系统平面灵敏度与准直器的类型、窗宽、源的种类及形状有关,主要反映γ相机的探测效率。

10. 探头屏蔽性能 探头屏蔽性能（shield ability）用于描述探头对视野之外的放射源的屏蔽能力。在临床工作中，探头有效视野之外的放射线（如探测心脏时膀胱的放射线）及可能存在于探头周围的其他放射线（如候诊受检者）会对探测造成影响。探头屏蔽性能反映了探头对于周围放射源的抗干扰能力。

六、γ相机图像特点

γ相机所采集的图像为探头视野范围内所有脏器和组织放射性分布的二维平面重叠影像，故其有以下几点不足：①组织深部的病变或放射性浓度改变较小的病变，常可被病变前后的放射性掩盖而无法显示；②无法对病变进行三维立体定位；③无法对放射性分布进行精确的定量计算。这些可通过体层成像得以解决，如单光子或正电子发射型计算机体层成像。

第三节　单光子发射型计算机体层成像设备

SPECT 是在 γ 相机的结构基础和 CT 体层成像理论基础上发展起来的核医学成像设备，在 γ 照相机原有功能基础上增加了全身成像和体层成像。体层成像解决了不同体层放射性的重叠干扰问题，可以单独观察某一体层内的放射性分布，这不仅有利于发现组织深部的异常和较小的病变，还使得局部放射性核素定量分析进一步精确。SPECT 的研制成功极大程度上促进了核素脏器成像技术的发展。目前，SPECT 已成为常规的核医学成像设备。

一、结构与工作原理

SPECT 体层成像的基本原理是：探头围绕受检者从不同角度采集体内某脏器放射性核素分布的二维图像数据，经过数据的处理、校正、图像重建获得三维体层图像，根据需要可获得脏器的水平切面、冠状切面、矢状切面或任一角度的体层图像。

SPECT 主要由探头、电子学线路、旋转运动机架、扫描床、计算机及其辅助设备等部件构成。双探头 SPECT 如数字图 8-3 所示。由于 SPECT 除了具备 γ 相机功能成像之外，全身成像和体层成像都是在探头和机架的运动过程中完成数据采集的，因此需要有高精度和良好稳定性的运动系统和定位系统，这是 SPECT 质量控制的关键环节。

双探头
SPECT

（一）探头

SPECT 是以 γ 相机结构为基础，其探头的结构与 γ 相机基本相同，主要区别在于 SPECT 探头可借助机架围绕旋转中心旋转 360° 或 180° 进行放射性探测，然后利用专用的计算机软件处理，可以获得符合临床要求的各种体层图像。SPECT 同时兼有平面成像、动态成像、体层成像和全身成像的功能。按照探头的数目可以将探头分为单探头、双探头和 L 形探头。

1. 单探头 SPECT 只有一个可旋转的探头，其体层成像的空间分辨力较平面成像差，成像速度慢，不能进行较快速的体层采集；但结构简单，价格相对便宜。此外，它还能比较方便地配置针孔型准直器，适用于小器官或小动物的成像。

2. 双探头 SPECT 有一对可旋转的探头，两个探头可设为固定角度（90°）或可变角，可以大大缩短成像时间和提高系统分辨力。配置符合线路或超高能准直器的双探头 SPECT 称为复合型 SPECT（hybrid single photon emission computed tomography，hSPECT）成像设备，hSPECT 既可以实现正电子符合成像，又能完成单光子发射成像，一机多用、价格低廉是它的主要优势，适合我国中小型医院采用。鉴于以上优点，双探头 SPECT 是当今单光子成像的主流机型。

L 形探头
SPECT

3. L 形探头 SPECT 探头形状呈 L 形，是专门用于心脏采集的专用型 SPECT，采集图像时探头沿胸前区做 180° 旋转（数字图 8-4）。探头采用了新型的半导体探测器，与传统的 NaI（Tl）

闪烁晶体探测器相比,具有以下优点:①提高了探测器对射线的探测能力,具有更高的能量分辨力和灵敏度。高的能量分辨力对于提高病灶的对比度非常重要;高的灵敏度不但可以缩短检查时间,也可以降低受检者注射放射性药物的剂量。②直接探测γ光子的能量和位置,避免了信息的丢失。③高度集成化的探测器缩小了探头的体积。由此可见,基于半导体探测技术的SPECT将成为SPECT发展的主流和方向。

(二)SPECT的运动机架

1. 结构和功能

(1)机架结构:由机械运动组件、机架运动控制电路、电源保障系统、机架操纵器及其运动状态显示器等组成。

(2)机架功能:①根据操作控制命令,完成不同采集条件所需的各种运动功能。如沿人体直线轨迹全身扫描运动、圆周体层扫描运动、预置定位运动等。②把心电R波触发信号以及探头的位置信号、角度信号等通过模数转换器传输给计算机,并接收计算机指令进行各种动作。③保障整个系统(探头、机架、计算机及其辅助设备等)的供电,提供稳定的各种电压的交、直流电源。

2. 机架运动模式分类

(1)按运动形式可以分为四种:①探头及其悬臂圆周运动:该模式探头及其悬臂以支架机械旋转轴为圆心,作顺时针或逆时针圆周运动,主要适用于体层采集;②探头及其悬臂向心或离心运动:该模式探头及其悬臂沿圆周运动半径做向心或离心直线运动,主要作用是使探头在采集数据时尽可能贴近受检者体表;③探头沿自身中轴作顺时针和逆时针倾斜或直立运动:主要适用于静态或动态成像时特殊体位的数据采集;④整体机架直线运动:该模式探头处于0°或180°,机架沿导轨做直线运动,扫描床与导轨平行,主要适用于全身扫描。目前,大多品牌的SPECT进行全身扫描时机架不动而扫描床移动。

在实际工作中,往往是第一种和第二种或第二种和第四种联合运动。在全身扫描或体层采集过程中应使探头尽量贴近受检者的体表,以提高探测效率和空间分辨力。

(2)按控制方式可以分为手动控制和自动运行两种:①手动控制主要适用于数据采集前,根据检查部位、体位、倾斜角、旋转角等要求,把探头运动到指定位置。在全身或体层扫描前,必须将预定探头运动轨迹的数据输入计算机控制系统,如扫描床的高度定位、预定全身扫描的起始位置等。②自动运行主要适用于:全身或体层采集。根据预置运动条件(起始角度和位置、旋转的总角度和运行的总距离等),在计算机的控制下自动运行并同时采集每个角度和位置上的投影数据。

3. 机架控制系统
探头及机架的各种运动方式和速度受机架内定位控制系统的控制。定位控制系统主要由3部分组成:①驱动电机控制电路;②位置信息存储器;③定位处理器。在主计算机的只读存储器中有一组标准的位置编码。每次开机后,主计算机把标准位置编码传输给机架定位处理器,并储存在定位存储器中。为了保证体层扫描和全身扫描运动时,探头转动角度和机架移动距离的精确度,在每次开机后、紧急停止运动后或机架运动出错后,都要利用计算机机架位置检测和校正程序进行校准。

二、图像采集

(一)采集参数

1. 能窗选择
SPECT的探头能够根据应用放射性核素发生γ光子的能量选用不同的能窗。一种放射性核素具有多种γ光子能量,成像时可以设置1~3个能量窗,实现单核素多能量采集;或多种放射性核素发射γ光子能量,成像时设置多个能量窗实现多核素采集。

2. 矩阵
矩阵是指将视野分割成很多个正方形单元,以x方向和y方向分割数表示,如128×128矩阵。通常矩阵越大,分辨力越高,但是它受探头系统分辨力的限制,临床应用时像素的大小等于 1/2FWHM(半高宽)最为合适。旋转型 γ 相机的 FWHM 常为 12~20mm,要求像素为 6~10mm,对大视野探头采用的是 64×64 矩阵。此外,矩阵增大到 128×128,每一像素的计数将会下降为原来的 1/4,这会大大降低统计学的可靠性。就单独为贮存所采集的数据来说,贮存容量就需要增加 4 倍。再加上图像重建、滤波、衰减校正等运算量的增加,以及全部体层数据量的增加,就更需要增加贮存容量和处理的时间。

(二) 采集模式

SPECT 的数据采集模式包括静态采集、动态采集、门控采集、全身采集和体层采集。

1. 静态采集 预置计数或预置时间采集,最后由存入众像素中的总信息量组成一帧图像。通常采用较大的矩阵,一般为 256×256 或 128×128。图像为平面图像。

2. 动态采集 帧模式或表列式采集。帧模式是将收集的计数信号直接按位置信号存入相应的像素,预置帧率及总帧数,一次采集最多可设置三个时相的帧率和帧数,连续自动采集,逐帧直接成像。表列式采集是将采集的计数信号同位置信号一起按时间先后排列贮存,然后根据需要重新排列成像,较为灵活,但所用容量大。通常采用较小的矩阵 64×64,增加处理速度。图像一般为随时间分布的多帧平面图像。

3. 门控采集 门控采集是以生理信号对动态帧模式采集进行门控。例如用心电图 R 波触发 R-R 间期内等时(如 1/15、1/32、R-R 间期)动态采集。由于 R-R 间期时间很短,计数不多,故不可能只采集一个 R-R 间期的信息即能成像,而需重复上述采集数百次,将各次采集到的相同时相的信息都按像素贮存;当计数足够时停止采集,用各像素累积的信息可以构建成一个心动周期不同时相的心脏影像。通常采用较小的矩阵 64×64,图像总计数不小于 5 000K。

4. 全身采集 根据身体指定部位的计数率,自动确定床速或探头移动速度,进行从头到足或从足到头的采集。总计数一般不小于 1 000K。

5. 体层采集 SPECT 探头围绕受检者旋转 360° 或 180°,获得不同角度的一维放射性分布曲线,称投影截面。信号经放大和模数转换后送入计算机,按预定程序重建图像后,由横向体层影像的三维信息再经影像重新组合可以得到矢状、冠状体层或任意斜位方向的体层影像。矩阵一般采用 64×64 或 128×128,每帧计数应不小于 100K。

三、图像重建

图像重建是指将物体在多轴位投影图重建成目标图像的过程,其将图像的投影视为退化过程,将重建的过程视为恢复。SPECT 体层图像重建是由已知的每个角度的平面投影值,求出体层平面的放射性分布值。目前图像重建的方法主要有两种:滤波反投影法(filter back projection,FBP)和有序子集最大期望值法(ordered subset expectation maximization,OSEM)。

1. 滤波反投影法 反投影法就是将原始图像在各个方向上的投影数值反向投影回图像矩阵中去,其先将原投影值沿投影方向填充到图像矩阵中的各个单元中,然后将单元中的值相加。

直接反投影系统的缺点是,在重建过程中会丢失许多高频成分(图像的细节、物体的边缘、噪声等在频域中通常表现为高频成分),换言之它可以使得点源发散,使周围产生许多本底影,导致中心值的相对降低,在图像上的直观表现为星状伪影。

为了保证图像的复原,需要在投影之前,对高频成分进行加强。在临床应用时,引入了恢复滤波函数,利用褶积(卷积)计算,将投影数据高频部分过度放大后,再进行反投影,从而形成滤波反投影法。

由于高频成分中包含大量的噪声数据,如果简单地依照恢复滤波函数的标准进行选择,重建后图像的品质会很低。在临床应用时,需要使用者结合具体成像过程,合理选择函数及其参数来保证图像的精度与分辨力。

2. 迭代重建算法 又称代数重建法、级数展开重建法。其基本做法是:先假设一个体层图像的计数分布,然后将其与实测数据相比较,对不符的部分进行修正得一修正影像,再将其与实测值比较,如此逐步逼近。与计算量较少的滤波反投影法相比,迭代重建法有着如下特点:可以重建出对比度较高的图像,这对于内部密度突变或中心与周围计数率相差较大的影像尤其重要。对于投影面较少的图像,可以借助多次迭代手段,重建出清晰的图像。但由于其计算量较大,对于硬件的要求较高,目前仅在 PET 或 3D 重建中应用。SPECT 系统仍广泛使用滤波投影。

(1)最大似然最大期望值法(MLEM):每帧图像都要与各方向的投影多次比较多次迭代,计算烦琐,时间耗费长。

(2)有序子集最大期望值法(OSEM):OSEM 的收敛速度取决于每次迭代子集的数目。如投影方向为 N,则 OSEM 较之 MLEM 运算速度快 N 倍。

四、校正技术

(一) 均匀性校正

均匀性是指 γ 射线均匀照射探头时,在其所产生的平面图像上计数的均匀分布情况。SPECT 的均匀性分为 γ 相机平面系统的均匀性和体层的均匀性,是决定图像质量的最主要技术指标。

如果 γ 相机的均匀性不良,在重建的体层图像中会产生同心圆状伪影,伪影的大小取决于不均匀的程度、大小及成像组织的大小。为避免这种伪影,应对 γ 相机的均匀性做定量描绘,并应用到体层重建过程。体层均匀性校正要达到与 γ 相机平面图像相当的水平。应根据系统的稳定性确定均匀性校正的频度,一般要求每周一次。

(二) 旋转中心校正

体层图像的重建算法要求探头的旋转中心与图像矩阵的中心重合。如果不重合会表现为旋转轴倾斜和旋转中心漂移,导致图像模糊或出现环状、拖尾状伪影,影响图像的均匀性和分辨力。SPECT 都有专用的校正软件,通过采集点源或线源的投影,得到旋转中心的校正数据。在重建体层时,根据校正数据做必要的校正,频度为每周一次。

(三) 多探头匹配

在多探头 SPECT 系统中,应通过多探头匹配使各个探头相关联,保证各探头在同一位置拍摄时,同一物体的图像在相同的位置。如果校正得当,各探头旋转中心和像素尺寸完全相同,则不必再对各探头做单独校正。

(四) 衰减校正

组织脏器会对从体内发射出的 γ 射线造成一定程度的衰减,从而使可探测到的有用的光子数减少。为了能更真实地反映脏器的代谢功能,重建图像要进行衰减校正,即将脏器丢失的放射性补偿上去。目前均匀性衰减校正最为常用。

(五) 散射校正

SPECT 成像过程中会产生散射效应,即无用的光子数增加,会降低图像对比度,须采取一些校正措施。

五、性能参数

SPECT 的性能参数除了 γ 相机测试的性能参数外,还包括以下体层性能参数和全身成像性能参数。

1. 体层均匀性 指均匀体源照射到探头所形成的体层图像中放射性分布的均匀性,它是 SPECT 对核素在体内三维分布能否真实再现的评价指标。体层均匀性实际上与重建算法及总计数有关,可用肉眼评估重建均匀性,也可用体层图像上的像素计数值的相对误差来表示。

由于探头旋转可造成均匀性降低,加上重建过程对非均匀性有放大作用,因此,体层图像的

均匀性比 γ 相机平面图像的均匀性差。用于 SPECT 的 γ 相机平面均匀性应 <±4%，进行均匀性校正后可望接近 ±1%，只有这样才能获得满足临床要求的重建图像。平面均匀性 >±6% 不宜用于体层成像。

2. 体层空间分辨力 指 SPECT 体层成像的分辨力。将点源分别置于 z 轴中心横断面的中心、x 轴方向距中心 10cm 处和 y 轴方向距中心 10cm 处，分别计算这三个点源位置体层图像上点源的径向和切向分辨力。中心点的径向与切向分辨力大致相同，10cm 处的径向分辨力优于切向分辨力。SPECT 的分辨力与多种因素有关，准直器的类型、衰减校正、散射、晶体厚度、重建算法等都会影响空间分辨力。

3. 旋转中心 SPECT 的旋转中心（center of rotation，COR）是指探头的机械旋转中心，正常时应与计算机矩阵中心相一致，表现为置于矩阵中心的点源的重建图像成点状，其中心与矩阵中心重合。任何不重合都表现为旋转轴倾斜和旋转中心漂移，旋转轴倾斜及旋转中心漂移会在 SPECT 图像上产生伪影，将大大降低空间分辨力。事实上由于机械和重力的原因，旋转中心漂移是旋转型 γ 相机的固有缺点，因此需要定期对 COR 进行测试并加以校正。

4. 系统容积灵敏度 反映 SPECT 体层成像的计数效率。对一均匀体源成像，SPECT 系统容积灵敏度为总体积内单位放射性浓度在单位时间内所测得所有体层的计数之和。SPECT 的灵敏度与多种因素有关，源模型的大小、形状、衰减、散射、晶体厚度、核素能量、准直器的类型等都会影响灵敏度。

5. 全身显像空间分辨力 通过移动探头或检查床进行全身显像，获得全身显像图像。全身显像空间分辨力描述全身显像图像的分辨力，分为平行于运动方向及垂直于运动方向的分辨力，分别用垂直及平行于探头或检查床运动方向的线源扩展函数的半高宽（FWHM）和十分之一高宽（FWTM）表示。

全身显像空间分辨力不仅与 γ 相机探头性能有关，而且与系统的机械性能、精度及显像速度等因素有关。

第四节 正电子发射型计算机体层成像设备

一、结构与工作原理

PET、CT

PET 的探测器排列

PET 成像基础是正电子与物质的相互作用。由正电子核素衰变发射出的正电子（β⁺）在周围介质中运行极短距离（1~2mm），失去动能的瞬间即俘获邻近的自由电子而形成正负电子对并发生质能转换，转化为两个能量相等（511keV）、方向相反的 γ 光子，这一过程称为湮灭辐射（annihilation radiation）。在湮灭辐射中产生的两个 γ 光子几乎同时击中探头中对称位置的一对探测单元，从而来确定闪烁事件位置，这种方法称为电子准直（electronic collimation），这种探测方式称为符合探测（coincidence detection）。PET 成像就是将发射正电子的放射性核素引入人体，利用湮灭辐射产生一对 γ 光子，由 PET 的成对符合探测器采集成像。

PET 较 SPECT 在分辨力及灵敏度方面均有大幅度的提高，已成为目前非常重要的医学影像设备之一。

PET 的基本结构与其他核医学影像设备相似，由探测器（探头）、电子学系统、机架、计算机数据处理系统和显示记录装置、检查床等部分组成，如数字图 8-5 所示。

（一）探测器

PET 的探测器（探头）是由若干探测器环形排列构成一个探测器环，多个探测器环再沿轴心纵向依次排列形成的一个圆筒（数字图 8-6）。探测器环数的多少决定了 PET 轴向视野的大小和体层面的多少。PET的轴向视野是指与探测器环平面垂直的PET长轴范围内可探测真符合事件的最大长度。探测器环数越多,探头的轴向视野越大,一次显像可获得的体层面数也越多。在每一对探测单元之间都连接着符合电路,可以确定湮灭点所在的响应线,即同时有输出信号的两个探测单元的连线。探测单元数越多,响应线密度越大,体层图像的空间分辨力越好。

探测器是PET设备的核心部分,它由闪烁晶体、光电倍增管和高压电源组成。探测器的性能优劣直接影响PET的整体性能好坏,探测器的结构、晶体材料及电子学线路的研究和改进是PET设计的重要内容之一。

1. 晶体　晶体是组成探测器的关键部件之一,其主要作用是能量转换,即将高能γ光子转换为可见光光子,再由光电倍增管将光信号转换为电信号,再经一系列电子线路系统完成记录。用于PET的理想闪烁晶体应具有良好的物理探测性能和合理的排列结构。

(1)主要性能

1)发射光谱:是指闪烁晶体所发射的光子波长的分布曲线。发射光谱越窄,在光电倍增管中的光电转换越好。

2)发光效率:表示闪烁晶体将入射γ光子能量转变为闪烁光子能量的性能,用光产额表示。光产额指吸收入射γ光子单位能量所引发的闪烁光子数,光产额高,则能量分辨力好。

3)衰减长度:指入射γ射线强度衰减到初始值的1/e时所走的距离。衰减长度短,则阻止本领强,探测效率高;晶体尺寸越小,空间分辨力越高,不同位置的空间分辨力也均匀。

4)闪烁衰减时间:指晶体激发后的发射光子速度下降到初始值的1/e时所需的时间,也称退光常数。衰减时间短,则时间分辨力好,可使随机符合事件下降,而且系统死时间缩短。

5)光电效应分支比:指入射γ光子在晶体中发生光电效应的概率。发生光电效应时,入射光子的能量全部沉积在晶体的作用点,使闪烁光子位置集中。而康普顿散射光子,使晶体的闪烁光子位置分散,或飞出晶体(尤其小晶体块)致使闪烁光子数量减少。光电效应分支比越高,则定位精度越好,能量分辨力越好。

(2)种类:用于PET的闪烁晶体,要求光产额高、时间分辨力好、阻止本领强,大多采用高原子序数或高密度的晶体材料制成。目前临床PET设备中,使用锗酸铋($Bi_4Ge_3O_{12}$,简称BGO)、掺铈的氧化正硅酸钆($Gd_2SiO_5[Ce]$,简称GSO)、掺铈的氧化正硅酸镥($Lu_2SiO_5[Ce]$,简称LSO)及掺铈的硅酸钇镥(简称LYSO)晶体。表8-3给出了这几种晶体的性能。

表8-3　PET系统中常用的一些晶体的性能

晶体	物理密度/ (g/cm^3)	光产额/光子数/ MeV	发射波长/ nm	衰减时间/ ns	吸收系数/ (/cm)	衰减长度/ mm
BGO	7.13	9 000	480	300	0.96	11
LYSO	7.15	27 000	418	50	0.87	12
LSO	7.35	25 000	420	40	0.87	12
GSO	6.71	8 000	440	60	0.70	15

(3)排列方式:晶体和光电倍增管是探测器的核心部件,它们排列的方式决定了探测器的结构。因PET的生产厂家、型号、晶体材料不同,故晶体的尺寸、小晶块的数量及排列方式也有差异。多数专用型PET探头的组成是先由晶体组块(crystal block)组成晶体环,其后通过光电耦合接光电倍增管光电阴极。每一晶体组块又被分割成多块小晶体,其中每一个小晶体块为一个探测器(图8-7)。成像时,接收到的射线均定位在小晶体探测器的中心。这种结构的优点是可以用较少的探测器得到较多的环数、较大的轴向视野、较高的空间分辨力和系统灵敏度,即以较低的制造成本获得更好的系统性能。衡量这种结构的水平一般是看光电倍增管与晶体数量之比的系

数,系数越小,性能越好。

常用的探测器结构组合多为 4×64 组合,即 4 个光电倍增管与 64(8×8 矩阵)个微晶体块组合为一个单元。一组探测器组合叫组块(block),几个组块可组成探测器组(bank),若干组探测器组又组成 PET 环(ring)。

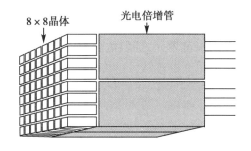

图 8-7 晶体和光电倍增管排列方式

(4)晶体的几何参数对探头性能的影响:探测器晶体的几何参数是影响 PET 系统性能的关键因素之一。

1)晶体的薄厚影响探测效率和能量分辨力:晶体加厚使入射 γ 光子与晶体的相互作用机会增加,探测效率提高,灵敏度增加;但晶体所产生的闪烁光在到达光电倍增管之前,被晶体自身吸收或散射的机会也增加,使光电倍增管产生的脉冲能谱变宽,能量分辨力下降。

2)晶体块的表面积影响空间分辨力,晶体块上任何位置接受的入射 γ 光子均被定位到晶体块中心,晶体面积大使空间分辨力下降。目前,多数 PET 设备的每个小晶体块表面积在(4.0mm×4.0mm)~(6.5mm×6.5mm)之间。

但对于动物 PET 来说,由于对象是小动物,因此采用的是小晶体块、薄晶体块、尽可能小的探测器孔径,来追求高分辨力。

2. 光电倍增管(photo-multiplier tube,PMT) 是组成探测器的另一关键部件。其作用及工作原理与 SPECT 相同。目前,PET 探测器采用位置灵敏光电倍增管(position sensitivity photo-multiplier tube,PSPMT),这种光电倍增管的定位更准确。

(二)电子学系统

PET 的电子学系统包括信号放大器、采样保持、能量甄别、时间甄别、符合逻辑、模数转换(A/D 转换)、定位计算和数据缓存等电子学线路。它们的主要功能是把两组光电倍增管输出的微弱电脉冲信号进行必要的放大、采样保持、求和、甄别后送入符合线路。符合线路输出的符合信号经模数转换器(analog digital converter,ADC)转换成数字信号后,连同定位计算获得的地址(x,y)送入数据缓存器。计算机以此为依据进行一系列数据处理和图像重建。对电子学线路的要求是:符合时间宽度尽可能小,以利于抑制散射和随机噪声;线路响应速度尽可能快,从而减小通道的饱和率和系统的死时间,以利于提高系统的分辨力。

PET 的数据处理系统和显示记录装置与 SPECT 相似,这里不再详细介绍。

(三)机架、检查床和操作控制台

机架是最大的部件,其内部容纳和固定透射源、激光定位器、隔板、探测器环、探测器电子线路、符合线路、分拣器、移动控制系统等。

检查床配有移动控制系统,控制检查床的平移和升降,对移动精度有严格的要求。

主机柜主要由 CPU、输入输出系统、内外存储系统等构成。主要功能是数据存储、处理和图像重建。

操作控制台主要由一台计算机和软件系统组成。它主要用于整个检查过程的指挥控制、图像显示和分析等。

二、图像采集

1. PET 图像采集 按照成像模式主要包括静态采集、动态采集、门控采集、局部采集和全身采集。

(1)静态采集:是临床常用的成像方式。静态采集是将示踪剂引入体内一段时间,待示踪剂在体内达到平衡后进行采集的一种成像方式。一般静态采集有充足的时间采集到足够的信息。

(2)动态采集:是注射示踪剂的同时进行的一种连续、动态的数据采集方法,可获得连续、动态的图像序列,可以观察示踪剂在体内的时间和空间变化,研究示踪剂的体内动态分布过程。动态采集每帧采集的时间短、信息量低,获得的图像一般需要进一步处理,才能显示研究部位内示踪剂随时间变化的趋势或规律。

（3）门控采集:用于心脏和肺成像检查。心脏的舒缩运动具有明显的周期性特点,可利用门控方法采集心动周期同步信息,以消除心脏运动对采集的影响。具体方法是以受检者自身心电图 R 波为触发信号,启动 PET 采集开关。将 R-R 间期分成若干等时间间隔,连续等时地采集 1 个心动周期各时相内心脏的系列影像数据,将足够的心动周期的各个相同时相的数据叠加起来,即生成具有代表性的 1 个心动周期的系列影像。同时,门控采集通过呼吸门控用于肺成像检查,以减少呼吸运动对肺癌病灶显示的影响。呼吸门控主要用于肺癌的精确放疗。

（4）局部采集:多用于某些脏器(如大脑、心脏等)成像检查,如果已知病灶可能局限于身体某个区域,可进行身体某些部位的局部成像检查。

（5）全身采集:主要用于恶性肿瘤的诊断及了解全身的转移情况。全身采集是连续分段静态采集的组合,经过计算机处理将多个相邻的静态采集连接起来,获得全身图像。通常全身采集扫描范围应包括从颅顶至大腿中段或从颅底至大腿中段(脑部单独进行 3D 采集),获得脑以及从外耳道至大腿中部的病灶分布情况。对于可能累及头皮、颅骨、脑组织或下肢的肿瘤,扫描范围应当从头顶至足底,为探查肿瘤全身累及范围提供依据。

2. 按投影的空间分布采集　PET 图像采集又可分为 2D 数据采集和 3D 数据采集。

（1）2D 数据采集:早期的 PET 主要应用 2D 数据采集。2D 数据采集是在每一探测器环之间装备约 1mm 厚的钨制环状隔板,避免斜入射光子进入探测器,可有效减少随机符合事件和散射符合事件。

（2）3D 数据采集:目前 PET 大部分采用 3D 数据采集。3D 数据采集在撤除隔板的条件下进行采集,探测器能够探测到轴向任何角度的入射光子。与 2D 数据采集比较,3D 数据采集探测到的 γ 光子对信号可提高 8~12 倍,有利于缩短采集时间,减少放射性药物注射剂量,提高图像信噪比。但是,由于散射符合及随机符合量也明显增加,因此,要获得较好的图像,必须进行有效的校正。另外,3D 数据采集由于数据量大,对计算机处理的要求也非常高。

三、图像重建

图像重建算法是决定 PET 图像质量的关键因素之一。PET 使用的重建算法主要包括解析算法、迭代算法、飞行时间技术。

1. 解析算法　主要基于雷当(Radon)线积分模型。建立投影数据的二维傅里叶变换与图像的三维傅里叶变换之间的关系,求得图像重建问题的解析。解析算法具有重建速度快的优势,但 PET 数据的统计噪声严重,重建图像的精确度受到限值。

2. 迭代算法　采用泊松随机模型描述 PET 成像过程,能够更好地解决统计数据噪声对图像质量的影响问题,但重建速度慢。目前,最常用的迭代重建算法是有序子集最大期望值法(ordered subset expectation maximization,OSEM)。其优点是具有较好的分辨力和抗噪声能力,重建的图像解剖结构及层次清楚,伪影少,病灶变形少,定位、定量较准确。

3. 飞行时间(time of flight,TOF)技术　TOF 技术是降低图像噪声的有效图像重建方法。利用 TOF 技术,PET 在探测到一对 γ 光子时,能精确探测出两个光子到达两个探测器的时间差,根据光子的飞行速度,精确计算出湮灭事件发生的位置,得到湮灭事件发生位置的直接分布图像,获得的 PET 图像清晰、噪声低。TOF 技术需要测量出光子的精确飞行时间,对 PET 系统的硬件提出了更高的要求。目前,最新的 PET 系统对光子飞行时间的测量精度,即时间分辨力为 580ps(580×10^{-12}s),反映在湮灭辐射的定位上是 8.7cm 范围以内的定位精度。因此,可以完全消除 8.7cm 以外的图像噪声影响,实现局部重建。TOF 技术的应用降低了图像噪声,提高了图像信噪比、对比度、系统的灵敏度,缩短了显像时间。

四、校正技术

PET 图像采集过程中,有多种因素影响图像质量,无法保证定量分析的精确度,故必须在进行图像重建之前对这些影响因素进行校正。

(一)随机符合校正

随机符合计数率正比于活度的平方,在活度较高时,将是一个严重的影响因素,会降低图像的对比度。随机符合校正方法分三类:背景减除法、单计数率法、延迟符合窗法。

(二)死时间校正

不是所有入射到探测器晶体的光子都能被记录下来,当两个光子几乎同时到达晶体时,由于间隔时间过短或虽稍长但仍未达到需要的间隔时间,一种情况会导致两光子在晶体内的闪烁光重叠,重叠的能量超出能窗限值,两个光子都丢失;另一种情况会导致一个光子被接收处理,另一个光子由于系统处于不应期未能被接收而造成丢失。以上两种情况中,两个光子到达晶体的间隔时间即为死时间,可以以理想的无死时间计数丢失曲线来计算得到校正系数,从而进行死时间校正。

(三)衰减校正

衰减与穿行的介质和路径有关。为了保证图像不失真、定量分析准确,需要对衰减进行补偿。可采用的方法有透射扫描或 CT 扫描。

(四)散射校正

光子在介质中通过与物质相互作用会发生康普顿效应产生散射光子,散射光子会发生能量损失和方向改变,部分能够不被探测,但对于一些散射角度小的光子可被记录形成散射符合。散射符合会造成图像的背景噪声不均匀,降低图像对比度、分辨力,不利于定量分析。可采用模型模拟实验进行校正。

(五)探测效率的归一化

各符合线上的计数可反映探测器的探测效率,所有符合线上计数的平均值与该符合线的计数值之比为各对探测器的归一化因子。PET 每日空白扫描可监测探测器均匀性随时间的漂移情况。

五、性能参数

目前,应用于临床的 PET 品种繁多,探头的晶体类型、大小和数量,探测器的环数,计算机软件方面(图像重建)等也存在一定的差别。但不管各种 PET 配置有什么不同,其性能指标和质量控制要求是一致的,并且这些性能参数决定了 PET 的成像质量、档次和级别。主要包括以下几种。

1. **能量分辨力**(energy resolution) 入射 γ 光子所产生的脉冲能谱分布称为能量响应。γ 光子入射晶体后,到被转换为脉冲输出,经历了多种统计性过程,致使输出脉冲能量分布展宽。能量分辨力是以某一能量 γ 射线的能量分布曲线的 FWHM 与该曲线峰位值的百分比来表示,反映了探测器对射线能量甄别的能力,是用来衡量 PET 精确分辨光电事件能力的一个参数(图 8-8)。

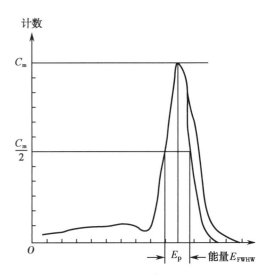

图 8-8 能量分辨力示意图

$$E_{Res}=(E_{FWHM}/E_P)\times100\%$$

式中，E_{Res} 为能量分辨力，E_{FWHM} 为能量分布半高宽。E_P 为能量分布峰位值，该值越小，能量分辨力越高。

所有核医学成像设备探测器的能量分辨力都是一项非常重要的指标，其好坏直接影响探测器的其他性能。PET 的能量分辨力主要取决于所用晶体的光产额、光阻止能力及光电倍增管的性能，它的好坏会影响空间分辨力、噪声等效计数率等指标。能量分辨力降低会影响对散射符合甄别的能力，进而影响图像质量，并使 PET 定量分析的精度变差。

2. 空间分辨力（spatial resolution） 是指探测器在空间能分辨最小物体的能力，即两个相距很近的点源刚好能被分辨开时的两点源之间的距离。一个点源的 PET 重建图像上不是一个点，而是扩展为一个分布曲线，该分布称为点扩展函数（point spread function, PSF）。空间分辨力是以点源图像在 x、y、z 三个方向空间分布函数曲线的半高宽（FWHM）来表示，单位是 mm。图 8-9 为 PSF 的一维示意图，图中 A_i 为 PSF 的最大活度。空间分辨力有径向、切向和轴向分辨力之分，分别由 PSF 的径向、切向和轴向的半高宽（即 $FWHM_{径向}$、$FWHM_{切向}$、$FWHM_{轴向}$）来描述。$FWHM$ 越大，说明点源的扩展程度越大，分辨力也就越低。

影响空间分辨力的有以下因素。

（1）飞行时间不等：在 x-y 平面（横断面）上，视野中心的空间分辨力最好，越靠近边缘空间分辨力越差。这是因为位于视野边缘的一对光子到达相应晶体的飞行时间不等，这样的不对称性会造成空间分辨能力降低。

（2）正电子的飞行距离：受正电子最大飞行距离（数毫米）的限制和光子对存在反向飞行的偏差角，使得 PET 的空间分辨力存在 2mm 左右的物理极限。达到物理极限前，探测器的固有分辨力取决于晶体把高能 511keV 光子转化为低能光子的转换效率、单个探测模块的尺寸和光电倍增管与晶体的耦合质量。

（3）其他因素：PET 固有空间分辨力的大小还受组织散射、采集计数有限、衰减校正及图像重建等因素的影响，而且正电子示踪剂的种类及病灶摄取示踪剂的程度等，也会影响到图像的实际分辨力。

3. 时间分辨力（time resolution） 指正电子探测器可计数的一对 γ 光子之间的最短时间间隔。湮灭光子从入射到被探测记录的时间间隔称为时间响应。γ 光子从入射到探测器晶体表面到转换为最后的脉冲信号并被记录，需要经历多种不确定的延迟，所以各个光子的时间响应并非相等，总体上是按高斯（Gaussian）分布。时间响应曲线的半高宽（FWHM）就是时间分辨力（图 8-10），单位是 ns。时间分辨力与晶体、光电倍增管、电子线路及探测系统的设计有关。

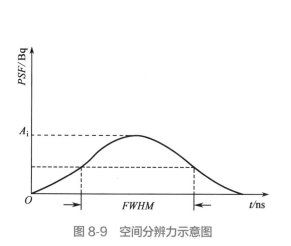

图 8-9 空间分辨力示意图

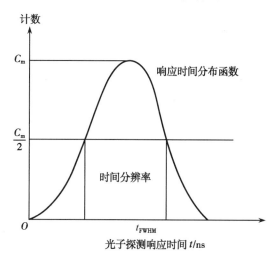

图 8-10 响应时间分布函数及时间分辨力示意图

虽然湮灭光子对是同时产生的,但因飞行路线、时间响应的影响,这两个光子并不能在同一时刻被记录,常有一个时间差。符合时间窗(coincident time window)就是为这个时间差所设的限,即两个光子被记录的时间差小于符合时间窗时,就被记作一次符合探测。符合时间窗宽度取决于时间分辨力,一般选择为时间分辨力的 2 倍,它表明 PET 系统排除随机符合计数的能力。符合窗过宽会使系统的随机计数增加;符合窗过窄会漏计真符合数。

4. 均匀性(uniformity) 理想的 PET 对视野中任何位置的放射源有相同的探测能力,即对视野中一均匀源的成像,应为各点计数相同的均匀图像。但是,由于计数的统计涨落及探头的非均匀响应,在均匀源的图像上会造成计数偏差,该偏差越小,均匀性越好。用视野中最大计数和最小计数与平均计数的相对偏差(非均匀性)大小来描述 PET 均匀性,相对偏差越小,均匀性越好。均匀性分体层均匀性、体积均匀性和系统均匀性。一般的 PET 都提供专用的程序,可自动完成均匀性测定,图像的非均匀性应 <10%。

5. 灵敏度(sensitivity) 是指 PET 系统在单位时间内单位活度条件下所获得的符合计数。影响灵敏度的因素包括探测器所覆盖的立体角和探测器效率。系统灵敏度取决于 PET 的设计构造及数据的采集方式,如 3D 采集比 2D 采集的灵敏度可增加约 5 倍。

在一定的统计误差(总计数)条件下,灵敏度制约扫描的时间和所需的示踪剂剂量。

(1)示踪剂剂量一定时,灵敏度越高,所需的扫描时间越短。这对动态采集有重要意义,因为示踪剂在刚注入时在体内的分布随时间迅速变化,要求扫描的时间很短。在静态采集时,灵敏度高,可有效地缩短采集时间。

(2)当扫描时间一定时,灵敏度越高,所需示踪剂剂量越小,这样可降低受检者所接受的辐射剂量,也有利于辐射防护。

此外,灵敏度与空间分辨力之间存在矛盾,提高灵敏度往往以降低空间分辨力为代价。

6. 噪声等效计数率(noise equivalent count rate,NECR) PET 的符合计数中包括真符合计数、散射计数和随机计数,除真符合计数之外的计数都属于噪声。对于一个含有一定比例的散射符合和随机符合的数据而言,它的噪声等效计数是在没有散射和随机符合条件下达到同样信噪比所需的真符合计数,是衡量信噪比的标准。即噪声等效计数率是所采集的符合数据中真符合计数所占的比例。这一比例越高,采集到的数据信噪比越高,图像的对比度越好,符合成像质量也就越高。

符合采集与 SPECT 采集不同,并非所用放射性活度越高越好,只有在获得最高 NECR 时的活度才是最佳活度。实际测量证明,NECR 随放射性活性的增加呈上升、饱和、下降三个阶段。其中,饱和期是理想的工作区域。辐射强度由小到大逐渐增加,开始时真符合计数率的增加高于散射和随机计数率,NECR 逐渐趋于饱和。随着辐射强度的进一步增加,散射和随机计数率的增加高于真符合计数率的增加,此时采集数据的信噪比下降,图像质量变差。临床应用时注入的剂量应以可获得最高的噪声等效计数为原则。

7. 最大计数率(maximum count rate) 是指探测器在单位时间能计量的最大计数值。探测器计量的计数率是随辐射剂量的增加而增大的,由于受时间的影响,到达较高的计数率时,探测器的时间响应限制了计数率的增加,这时就出现漏计现象。随着漏计现象的增加,计数率达到饱和。在系统达到饱和之后,辐射强度继续增加,计数率不增反降,同时 NECR 也会下降。

8. 散射分数、计数丢失及随机符合 散射分数(scatter fraction,SF)、计数丢失(count loss)及随机符合(random coincidence)是一组相互关联的 PET 性能指标,表征了 PET 在高计数率状态下,对符合事件的处理能力。由于正电子符合计数技术本身的局限性,PET 的采集计数实际上仅能记录其测量视野中较小比例的符合事件,其他大部分符合事件被丢失。在所获得的采集计数中不仅包括了真实的符合计数,也包括了由散射及随机符合所造成的错误计数。散射分数是指散射符合计数在总符合计数中所占的百分比,表征 PET 对散射计数的敏感程度,SF 越小,系统剔除散射线的能力越强。计数丢失和随机符合率则主要用于评估 PET 对高活度、高符合计数率采集的耐受能力,与 PET 探测器的死时间、脉冲堆积和符合时间窗宽度有关。

在 PET 的采集计数中,散射比例、计数丢失及随机符合率受多重因素的影响,其中包括 PET 机型(包括晶体的种类及其形状、厚薄和外置准直器的配备)、测量视野中放射性活度的大小和分布、受测量体的形状和组织密度以及采集窗设定条件和校正系统等因素。上述关联指标不仅制约了 PET 的图像质量,而且制约了 PET 的成像方式以及 PET 示踪剂的选择性应用。

9. 校正精度指标　多数专用型 PET 都配备有外置的衰减校正装置以及相关的计算机软件系统和图像处理程序,用于计数丢失和随机符合校正、衰减校正、散射校正,以保证 PET 在定量分析方面的准确性。这些校正的精度及图像质量的评价也需要通过模型测试加以检验。常用的校正精度指标包括计数丢失和随机符合校正精度、散射校正精度、衰减校正精度等。

第五节　双模态分子影像设备及日常质控保养

一、SPECT/CT

(一)结构特点

通过对 SPECT 与 CT 的同机整合,达到图像同机融合的目的。将 CT 的 X 线球管和探测器安装在 SPECT 系统的旋转机架上,使受检者一次摆位获得 CT 图像和 SPECT 图像,实现同机 CT 图像与 SPECT 图像的融合。并且同机融合对位准确,可获得精确的融合图像。

通常 X 线球管和 SPECT 探头并排安装在系统的旋转机架上,X 线球管在后方,SPECT 探头在前方。扫描过程中,系统会自动移动扫描床的位置,使检查部位位于 X 线球管下或 SPECT 探头下。

(二)SPECT/CT 的分类及性能

按照 SPECT/CT 中 CT 的级别可分为配备低剂量 CT 的 SPECT/CT 和配备诊断级 CT 的 SPECT/CT。前者优点是具有较高性价比,且对运动器官的衰减校正更准确;缺点是 CT 图像欠清晰和缺乏高端 CT 应用,只能起到定位和 SPECT 图像衰减校正的作用。后者优点是具有更好的 CT 图像质量和高端 CT 应用,除了可以为 SPECT 图像提供病灶定位和衰减校正之外,还可提供更多的 CT 诊断信息;缺点是价格较高,对运动器官衰减校正的效果反而不如前者。

(三)SPECT/CT 中 CT 的作用

1. 衰减校正　SPECT 图像是 γ 射线衰减后的图像,如果不经过衰减校正会产生伪影。由于射线衰减主要与其路径上的组织密度有关,只要知道了组织密度就可以进行精确的非均匀性衰减校正。由 CT 图像可以很容易地得到 SPECT 采集时的人体组织密度,因此可以方便地进行衰减校正。这种方法的优点是采集时间短,使用方便,图像质量好,可以进行全能量衰减校正。

2. 病灶定位　SPECT 主要是显示人体功能信息,其缺陷是不能清晰显示人体解剖结构。CT 有助于 SPECT 显示病灶的精确解剖定位及与周围脏器的解剖关系,对疾病的诊断及治疗发挥重要作用。此外,病灶的精确定位有助于定性诊断,例如骨成像时位于椎弓根和椎小关节的单发浓聚灶具有不同的临床意义。

3. 疾病诊断提供帮助　任何一种诊断信息都是不全面的,医师掌握的信息越全面,越能得到正确的临床诊断,这也是图像融合技术的根本所在。

二、PET/CT

（一）结构特点

PET/CT融合成像系统由PET和CT组成,具有同一机架、扫描床和图像处理工作站。有的厂家是将二者安装在同一机架上,CT的X线球管和探测器位于PET成像设备的前方,两者组合在一个环形机架内,后配PET、CT融合对位工作站。有的厂家则将PET探头和CT探头分别装在不同的机架上,使之能单独移动。一次成像同时完成CT及PET扫描,PET/CT融合工作站通过识别图像的位置标志进行对位、融合。PET/CT是先进行CT扫描,然后扫描床自动移动到PET视野,进行PET扫描。把CT扫描得到的图像和PET扫描得到的图像通过软件进行融合,获得PET/CT融合图像。

（二）PET/CT的性能

目前,PET/CT使用的基本上都是诊断级的多排螺旋CT,因此CT还可以单独使用进行临床诊断。CT图像不但可用于病灶定位,还可用于PET图像衰减校正,使全身成像时间缩短约40%。

扫描床的移动精度:如果扫描床水平重复定位及在PET和CT视野垂直方向有偏差,会导致PET图像和CT图像融合时的位置错位。因此PET/CT对扫描床的水平及垂直偏差有较高的要求。通常要求承重180kg时水平及垂直偏差小于0.25mm。

（三）PET/CT中CT的作用

1. 衰减校正 PET的衰减校正是必需的,没有衰减校正的图像会产生伪影。PET/CT以CT图像进行衰减校正,比传统PET的透射扫描节省80%的时间,同时提供了更高的精度。这样不仅提高了设备的利用率,还大大提高了衰减校正的准确性。

2. 病灶定位 CT有助于PET显示病灶的精确解剖定位及与周围脏器的解剖关系,对疾病的诊断及治疗发挥重要作用。

3. 疾病诊断 为疾病诊断提供帮助。

4. 有助于开展特殊检查 若多排螺旋CT时间分辨力足够高的话,可进行门控体层采集,如心脏门控体层的采集和衰减校正。采用PET功能代谢图像和CT解剖结构图像相结合的方式来确定放射治疗靶区的方法已经广泛被临床接受和认可。

三、PET/MRI

MRI是一种多参数成像技术,在反映解剖形态和生理功能信息方面具有很大的优势:无射线,极佳的软组织分辨能力,除了形态学检查之外还可以提供多种功能成像选择,例如波谱成像分析(MRS)等。其功能测定不足之处是灵敏度较低。而PET能够极为敏感和准确地探测到人体组织新陈代谢方面的分子影像信息,但解剖分辨力较低。若将MRI与PET融合在一起,便可获得人体解剖结构、功能和代谢等方面的全方位信息,对于提高疾病的诊断和治疗效率具有重要价值。PET和MRI的融合在技术上需要解决一些问题,包括避免磁共振高磁场的不良影响、PET和MRI射频场的互相影响等。

2010年11月全球首款全身型PET/MRI一体机研制成功,实现了PET和MRI数据的同步采集,并且其可通过一次扫描得到PET和MRI融合信息的全身成像。现结合该机型对PET/MRI做简要介绍(数字图8-7)。

（一）结构特点

1. PET探测模块 PET/MRI实现一体机融合的关键是需要开发一种PET探测模块,既能在强磁场中正常工作,又不会影响磁共振成像,还能承受射频场的影响。目前研制的PET/MRI系统主要采用两种方法来解决这个问题。

第一种方法是保留传统的对磁场敏感的PMT而调整PET和MRI系统的其他特性,采用

数字图8-7

PET、MRI
一体机

3~5m 长的光纤将磁场内闪烁晶体产生的光子信号传输至放置在磁场外的 PMT 和电子元件。虽然闪烁晶体仍然放置在磁场中,但所有 PET 数据读取电子元件在磁场外,这样可将电磁场的互相干扰作用最小化。

第二种方法是采用对磁场不敏感的光子探测器,如雪崩光电二极管代替传统的对磁场敏感的 PMT。

2. MRI 矩阵线圈　允许在 32 个射频信道中最多组合 102 个线圈元件,通过增长的并行接收链来形成全身成像矩阵、自动检查床移动、自动线圈开关控制以及在线技术,不需要受检者或线圈重新摆位,可提供极其准确和大量信息的全身 MRI 图像,数据一次采集完成。矩阵线圈使从头到脚的全身 MRI 扫描变为现实,并能获得高分辨力的 MRI 图像。该技术称为全景成像矩阵(total imaging matrix, TIM)技术。

3. 组件性能和空间布局　为了将 PET 探测器置于 MRI 的同一机架中,全身型 PET/MRI 一体机在以下方面进行了改进:①为容纳 PET 组件,扩大磁体孔径以提供足够空间,采用了直径为 70cm 的大孔径短磁体;②PET 探测器晶体选用紧凑型快速高性能掺铈的氧化正硅酸镥(LSO)晶体;③研发了特殊的屏蔽系统来有效消除磁场对于 PET 数据处理链的干扰;④为了减少组件对 PET 信号的衰减,线圈和扫描床等组件全部使用低衰减材料。

(二) PET/MRI 的优势

1. 准确性　PET/MRI 同时兼备 MRI 高空间分辨力和高组织分辨力的特点,与 PET 的高探测灵敏度和高示踪特异性相结合,具有高度互补性。同时 MRI 成像软件可保证多次扫描的 100% 定位一致性,便于治疗前后的随访观察,从而为临床诊断的准确性提供了最为可靠的保障。

2. 灵活性　PET 和 MRI 均可以单独使用,MRI 配备有功能齐全的各种线圈,具有高度的灵活性,以满足不同需要。

3. 经济性　二机合一,不仅节省了宝贵的空间,并实现了两种设备共用同一套冷却系统和同一个操控台,降低了医院的运营成本。

综上所述,在医学影像设备的发展过程中,将功能、代谢图像和解剖结构图像融合是一个重要的方向,可以发挥两者的优势互补作用,产生 1+1>2 的效果,显著提高了诊断的准确性。图像融合技术在临床诊断、治疗方案制订、治疗效果观察及确定放射治疗生物靶区方面发挥着越来越重要的作用。

四、质量控制

质量保证(quality assurance, QA)对于影像医师来说,就是在尽可能降低照射剂量的同时,通过一系列手段获得高质量的病灶图像,达到更准确诊断的目的。设备的质量控制(quality control, QC)是日常工作中必不可少的一个重要环节。

设备的质量控制分为常规质控、验收测试、参考测试。

(一) 常规质控

常规质控指日常定期对设备进行的性能测试,确保设备工作在最佳状态。按照测试的频度分为:日质控(daily QC)、周质控(weekly QC)、月质控(monthly QC)、年质控(yearly QC)。一般按照厂家提供的程序要求完成即可。

(二) 验收测试

验收测试指设备安装后进行的全面性能测试,确保达到厂家标定的技术及操作性能指标。未能达到指标,设备不可使用,须调试达标才能使用。SPECT、PET 的性能指标与探测晶体、采集条件、重建条件等有关。有些组织机构针对一些影响因素制定了性能测试标准,采用标准模型,用标准采集条件、方法步骤及重建方法对性能指标进行测试。

（三）参考测试

参考测试是对设备进行的全面测试,参考测试后可得到作为全面性能指标的参考数据,常规测试数据与之比较,评估设备性能。在设备出现较大故障、大修或重新调试后,必须进行参考测试。

五、安装调试日常保养

（一）γ相机的日常保养维护

γ相机是一台较为复杂的高精密设备,只有按规定做好日常维护和保养,才能保证设备稳定、可靠的工作和延长使用寿命。

1. 电源电压的稳定性 光电倍增管的高压要尽可能不中断,采用不间断电源可以避免或减少普通电源突然中断对γ相机可能带来的伤害。

2. 晶体的保护 机房应保持干燥,温度恒定,室温每小时变化≤3℃,以防止晶体碎裂。当不进行成像时,探头应置于水平位,晶体向下,这有助于防止光导与晶体分离。除非为了进行固有性能测试,准直器须一直配置在探头上,以防止机械和温度对晶体的损伤。

3. 显示装置保护 晚间或白天较长时间不用时,显示器及其他显示装置应该关闭。在每一项临床检查之前,应减低显示器的光亮度。这些措施可延缓显示器老化。

4. 防止放射性物质污染探头和准直器 当需要将放射性物质放在晶体或准直器上时,先用一次性医用单将晶体或准直器覆盖。

（二）SPECT的日常保养维护

SPECT系统除了一般γ相机的性能测试指标外,还需增加一些有关体层成像的性能指标测试,包括:像素大小、探头旋转中心、体层均匀性、体层分辨力等。每日操作前的检查与γ相机相同,此外还应对机械部分和整体性能进行仔细检查。

（1）检查整机各部件有无损坏。

（2）检查紧急制动钮及所有安全装置的功能。

（3）支架是否垂直:将水平仪分别放在探头位于0°和180°时的探头y轴上,两个读数应相同。

（4）探头y轴应平行于床的水平长轴:可以分别测定探头位于90°和270°时床与探头的间距,两者之差应<1cm。

（5）显示器上的探头角度读数应与实测值一致。

（6）探头旋转检查:检查旋转速度是否稳定,观察探头在旋转中有无颤动,有无机械噪声,旋转停止是否平稳。同时,应检查设备周围是否有障碍物,避免探头在旋转过程中受碰撞而损坏设备。

（7）总体性能:该检测有助于观察在近似临床实际情况下SPECT的整体性能。SPECT系统在与临床相似的条件下,对特定总体性能测试模型进行体层图像采集和重建,以此判断系统性能的优劣;同时检测系统各项校正、临床采集参数、图像重建处理、衰减校正和滤波函数运用是否正确。

（三）PET的日常保养维护

PET作为一种技术先进、价格昂贵的现代化高新尖影像设备,进行日常的维护和保养,不仅对设备的正常运行和延长使用寿命有重要意义,而且对诊断质量也起重要作用。除了与γ相机、SPECT环境条件相同的要求外,还须定期进行质量控制测定和预防性维护和保养。常规测试包括以下项目:本底计数测定、空白扫描、均匀性测试及归一化校正等。

六、常见故障检修

SPECT的发展历史悠久,且在临床应用广泛、成熟,其已在设备故障检修方面积累了丰富的经验,本部分以 SPECT 为例进行介绍。

SPECT 主要是由运动系统、图像数据采集系统、图像重建系统等部分组成,任何系统出现问题都有可能影响 SPECT 检查。

常见故障可发生在探头、准直器等大质量部件。如:探头自动跟踪系统出现故障,要检查传感器是否有异物或灰尘;探头计数极低,需要排除是否有通信故障、采集电路板硬件故障、图像校正参数故障;准直器装卸故障,要检查准直器及其传感器,抽屉手柄是否松动;电器件老化,环境温度、湿度改变会影响图像质量。质控结果超标也是比较常见的一种故障,在进行探头全面校正之前,先排除硬件问题,如光电倍增管性能是否超出限值,晶体的物理、化学性质是否发生改变等。

熟悉核医学成像设备的结构和工作原理,定期检测环境、保养设备,掌握常见故障的分析和处理方法,出现故障及时、准确判断并进行维修,保障设备的高效运行。

(段炼)

思考题

1. 核医学成像设备的探测原理是什么?
2. 核医学成像设备的基本结构是什么?
3. 核医学成像设备中放射性探测器包括哪些?
4. 核医学成像设备与 CT 有何区别?
5. 核医学成像设备图像采集与重建方法有哪些?

第九章　放射治疗设备

放射治疗设备是用于放射治疗所需的各种硬件和软件的总称,主要包括治疗束产生装置(治疗机)、模拟定位机、治疗计划系统、以及各种辅助设备等。1895年德国科学家伦琴发现了X射线,1898年法国物理学家居里夫妇成功分离了放射性核素镭,之后放射线很快被应用到肿瘤治疗,并发展成为放射治疗学这一学科。放射治疗设备是放疗技术发展的主要推动因素。医用电子直线加速器是最常见的外照射治疗设备已经得到了普遍应用,质子与重离子加速器已开始投入临床使用,并陆续在全国各个地区进行安装。近距离后装治疗机、术中放疗机、立体定向放疗设备也已大量安装并服务临床。计算机的发展进一步推动了放疗设备的进步,尤其是计划系统的算法、算力得到了很大的提高,可以用于调强放疗、自适应放疗、立体定向放疗等更加复杂放疗技术的优化和计算。医学影像设备被大量引入放疗领域,包括X线机、CT、MRI、超声等,除了用于模拟定位之外更多地与治疗机同室安装用于图像引导,有力地推动了放射治疗进入精准治疗时代。本章将系统地介绍各种模拟定位机、计划系统、图像引导设备、体位固定装置、放疗质控设备等放疗辅助设备,并详细介绍医用电子直线加速器、质子与重离子加速器等主要治疗设备的基本结构与原理、技术指标、维修和临床应用等知识。

第一节　放射治疗辅助设备

一、模拟定位机

模拟定位机(simulated positioner)是在肿瘤放射治疗中制定放疗计划的关键设备之一。常用作放射治疗之前的需放射部位的定位。

(一)模拟定位X线机

数字图9-1

模拟定位X线机

模拟定位X线机(数字图9-1)的基本功能是用于肿瘤放射治疗的定位、模拟和验证,是模拟放射治疗机(如医用直线加速器、^{60}Co治疗机)治疗的几何条件而定出照射部位的放射治疗辅助设备,实际上是一台特殊的X线机。当病人被诊断患有肿瘤并决定施行放射治疗时,要在放射治疗前制定周密的放疗计划,然后在模拟定位机上定出要照射的部位并做好标记后才能到医用直线加速器或^{60}Co治疗机上去执行放疗。

1. 结构　由主机、支臂、机柜、诊断床、操作台、X线高频高压发生装置、X-TV系统、专用图像处理系统、多功能数字化工作站等构成。其基本结构如图9-1所示。位于C形机架上方的X线管模拟定位时发出X线束,通过准直器的铅门对拟放疗的区域形成照射野。照射野内的X线束穿透受检体照射到I.I的输入荧光屏上,获得增强的荧光图像。然后经TV系统,可在电视监视器上显示透视图像。当C形机架做旋转时,如果受检体低于C形机架的旋转轴,则在显示器上的图像就会下移;反之,则上移。如果将受检体置于模拟定位机的各种运动和照射束基准轴线的汇交点上,则显示图像位置不变,这个汇交点就是等中心。

实际上,X线模拟定位机是模仿医用直线加速器或^{60}Co机改造的X线机,用X线管来代替^{60}Co源或加速器X线源的位置,将I.I置于治疗机架的平衡锤位置,采用类似于治疗机治疗床的运动功能和结构尺寸,以解决普通X线诊断机做定位时射野设计较为困难的问题。X线模拟定位机的机架除能模拟治疗机的等中心旋转功能外,还能上下调节(80~100cm),以适应不同治疗机、不同源轴距的要求。I.I一般为12″(1″=2.54cm)或14″,14″的I.I用于特殊目的,如模拟CT等。I.I的信号通过电视监视器显示,而且I.I能做上下、左右、前后三维运动,并带有暗盒及透视-照相联锁结构。模拟定位机床的运动方向和范围要与治疗机的治疗床完全一致,应符合IEC对治疗床的要求。

2. 技术参数 所有运动部件均具有自动设置功能。主要运动部件(机架、影像增强器、光野组件等)具有自动复位功能。具备数字化图像处理系统,具有标准的DICOM RT接口,可输出DICOM RT图像文件至符合DICOM RT标准的网络或设备。字线有对称操作跟踪、修正功能,也有非对称野模拟,以可满足不同肿瘤病人的定位要求。

主要功能参数有机架类型、等中心精度、X线管参数、精确治疗床参数等。治疗床等中心旋转范围:±105°。界定器旋转范围:±105°。辐射野尺寸:在$SAD=1\,000$mm时,20mm×20mm~400mm×400mm。非对称野:在$SAD=1\,000$mm时,单边-100mm~+200mm。#字线独立移动,#字线转换,准直器旋转角度。X线检查参数:50kW的高频高压发生器,具有正、侧位选择多项摄像条件,IBS控制、管电流优先、管电压控制、自动亮度调节、故障自动诊断等。透视管电压为40~125kV;管电流为25~630mA;曝光时间,0.003 5~6s。双焦点旋转阳极X线管,焦点为0.3~1.0,X-TV系统配备高清晰度CCD摄像机,TV系统图像分辨力≥1.4lp/mm。

3. 性能与临床应用 模拟定位机具有六大重要功能:①靶区及重要器官的定位;②确定靶区(或重要器官)的运动范围;③治疗方案的选择(治疗前模拟);④勾画辐射野和定位/摆位参考标记;⑤拍摄辐射野定位片或证实片;⑥检查辐射野挡块的形状及位置。这些功能的实施通过以下两个步骤来完成。一是为医师和计划设计者提供有关肿瘤和重要器官的影像信息,这些信息区别于来自常规诊断型X线机的影像信息,能直接为治疗计划设计所用,如治疗距离处射野方向的射野视窗(beam eye view,BEV)片或正侧位X线片等。根据BEV片,计划设计者可以设计出射野挡块;或通过垂直于射野中心轴方向的X线片,设计出组织补偿器等。这些X线片可以通过扫描或网络系统进入治疗计划系统,也可直接用于直观比较。二是用于治疗方案的验证与模拟。经过计划评估后的治疗方案在形成最后治疗方案前必须经过验证与模拟。验证与模拟是附加上治疗附件如射野挡块等之后,按治疗条件如机架转角、准直器转角射野"#"形界定线大小、SSD(或SAD)等进行透视的模拟和照相的验证,并与治疗计划系统给出的相应的BEV图(通过DRR)进行比较,完成治疗方案的模拟与验证。一旦治疗计划被确认,医师在病人皮肤或体位固定器上标出等中心的投影位置。等中心的投影位置为分次摆位照射的依据,标记必须可靠,在整个疗程中不能改变。

模拟定位机除了上述功能外,还有测量靶区深度的功能。将靶区置于模拟定位机机架旋转轴心上,在病人的皮肤上可见射野的十字中心点,开启测距灯可读得源皮距,将源轴距减去读得的源皮距即为靶区深度;病人坐起则从床上或体模内可读得射线自靶区穿出皮肤深度,所以利用模拟定位机可精确地测定病人的体厚、肿瘤深度等数据。

此外,利用同样的原理,对拟做穿刺活检的病人,可将穿刺目标置于模拟定位机机架旋转轴心上,则立刻可在皮肤上读出穿刺点、穿刺方向及正确的穿刺深度,可以保证穿刺方便而顺利地完成。还可以开展其他临床诊断工作,如:放射治疗模拟定位机可做放射科的胃肠检查;骨科三翼钉定量推进或定量取出;人体肌肉内异物取出,异物定位精确,异物到皮肤距离定位准确,这使取出异物的手术操作更加容易。

4. 设备安装与检测 按照说明书要求,参照普通X线机安装调试、验收步骤,验收后方可交付使用。

CT 模拟定位机

（二）CT 模拟定位机

CT 模拟定位机（数字图 9-2）是兼有常规 X 线模拟定位机和诊断 CT 双重功能的定位系统，通过 CT 扫描获得病人的定位参数来模拟治疗的机器。它有三大功能：①重构治疗部位的 3D 图像（3D 假体）；②在 3D 图像上实现类似 X 线模拟定位机的肿瘤定位（透视与照相）；③在 3D 图像上实现类似 X 线模拟定位机的肿瘤治疗模拟。借助复杂的计算机软件，将计划设计的照射野三维空间分布结果重叠在 CT 重建的病人解剖资料之上，在相应的激光定位系统的辅助下，实现对治疗条件的虚拟模拟（virtual simulation）。现代的 CT 模拟定位机综合了部分影像系统、计划设计系统和传统 X 线模拟定位机的功能，已经融合成为现代放射治疗技术不可分割的一部分。从肿瘤的定位、治疗计划的设计、剂量分布的计算，到治疗计划的模拟、实施，CT 模拟定位机的应用贯穿了放射治疗的全过程。

1. 结构 一个完整的 CT 模拟定位机由三个基本部分组成：①一台扫描孔径大的、视野（FOV≥70cm）的 CT 扫描机，以获取病人的 CT 扫描数据。②一套具有三维重建、显示及射野模拟功能的软件。这种软件可独立成系统，也可融入三维（3D）治疗计划系统中。③一套专用的激光灯系统，最好是激光射野模拟器。在精准放疗体系中，上述设备均不可或缺且须满足一定要求。进行体部 CT 模拟定位时，还应尽可能配合呼吸控制系统进行。在精准放疗中，靶区控制相对严格且适形度高，稍有偏差即可导致治疗的失败。治疗机配备实时验证系统也是非常必要的。

2. 技术参数 CT 模拟定位系统能通过数据传输系统在线连接。扫描床床面水平移动范围为 2 180mm，最大无金属可扫描范围为 2 150mm；床面最大水平移动速度为 220mm/s；最大承重下的移床精度为 ±0.25mm。具有放疗专用模拟定位碳纤维平板床，提供放疗专用扫描系统，病人定位精度≯2mm。机架系统：机架孔径≮80cm，扫描时间为 0.5s/360°，扫描成像为 256 层/360°，滑环类型为低压滑环，驱动方式为线性马达驱动（磁悬浮驱动）或皮带驱动，数据传输方式为射频信号传递方式。探测器物理排数须达到要求，具备现场升级更多层的扫描能力。在 X 线发生系统中，高压发生器功率≮200kW，管电压调节具有四挡：80kVp、100kVp、120kVp、140kVp。

（1）X 线管：靶角为 14°，小焦点为 0.4，大焦点为 0.8；X 线管热容量为 6MHU。

（2）非晶硅平板探测器：图像尺寸为 30cm×40cm。

（3）机械臂可在 x、y、z 轴上移动。

（4）图像采集速率为 15~30f/s。

（5）图像矩阵为 2 048×1 536、1 024×768。

（6）图像分辨力为 13lp/cm。

3. 性能及其临床应用

（1）数据转储：用于获得病人的 CT 数据并在系统数据库中做登记。数据来源有两种形式——DICOM 网络和磁盘介质。

（2）病人管理：作为用户浏览、增加、编辑、删除影像数据和计划数据的窗口，同时也是 DICOM 协议的解析模块。

（3）权限管理。

（4）图像配准：与定位设备接口，坐标转换等。

（5）勾画和定位：包括自动和手工对器官边缘的提取；对点、距离、面积、体积以及 CT 值的测算等。

（6）图像处理和重建：包括二维的缩放、移动、窗宽/窗位处理；边缘提取、曲线填充等图形处理；三维的以多平面重建（multiplanar reconstruction，MPR）、体绘制、面绘制和数字放射影像（DRR）为主的重建、布野，等等。

（7）计划输出：CT 模拟过程为借助复杂的计算机软件进行治疗计划设计，将虚拟的照射野在三维空间分布的结果重叠在 CT 重建的"数字化病人"解剖资料之上，并利用相应的激光定位系统在真实病人的身体上标记射野设计的结果,实现对治疗条件的虚拟模拟定位设计。具体步骤是:①CT 扫描,病人摆位和固定;②治疗计划设计与虚拟模拟定位,包括靶区及周围组织的勾画、等中心的设置、直接设置摆位标志点或预设置参考标志点、照射野的设置等;③CT 模拟设计的验证。

4. 安装与检测

(1)安装调试:按照说明书要求,参照 CT 安装调试、验收步骤,验收后方可使用。

(2)检测:CT 模拟定位机除了具有诊断性 CT 机的功能外,还具有一些独特的功能,主要是关于 CT 模拟定位机定位精度检验的一些参数标准与常规 CT 有所区别。

1)定位光精度:CT 模拟定位机的激光定位系统用于为病人摆位和在病人体表标记射野中心位置,但由于 CT 孔径的限制,无法仅利用机架激光来确定照射靶区或射野中心的位置,因此 CT 模拟定位机通常均配有安装在两侧墙壁和天花板上的外部激光定位系统,用以进行病人的摆位和设置病人体表的初始标志和射野中心标记点。另外,由于 CT 模拟定位机的床面不能做横向运动,因此,目前大多数 CT 模拟定位系统的头顶激光和两侧激光灯都可以进行上下步进运动,以解决当靶区中心在垂直方向偏离原始标记过多时床面运动受 CT 机孔径限制的问题。CT 模拟定位机的定位激光必须与治疗机房的激光系统一样能准确确定等中心的位置,并且要求与治疗机房的激光系统一样具有良好的重复性。其定位的准确性直接影响治疗的准确与否和成败,其精度要求不能低于治疗机房的定位激光系统,各部分激光定位的基本要求如下:①机架激光必须能精确地定位扫描层面,它们安装于旋转机架的扫描环内,扫描环上部的机架激光用于定义矢向和轴向平面,两侧的臂架激光则定义冠状平面和轴向平面。2 组激光束应当分别与扫描平面平行和正交,并相交于扫描平面的中心。②两侧墙壁垂直激光束定义的平面应当平行于扫描平面,并且与扫描平面间隔的距离准确(通常为 500mm)。③墙壁的固定激光定义冠状平面和轴向平面,2 组激光束应当分别平行和垂直于扫描层面,并相交于某一扫描平面中心。④头顶矢向激光束必须垂直于扫描平面。⑤头顶矢向激光的移动必须具备精确性和可重复性。运动轨迹应为直线。

2)定位床:CT 模拟定位床的质量检测是目前质量检测工作中容易被忽视的问题。诊断 CT 机的标准床面形状是弧形凹面,而用于 CT 模拟定位扫描的床面必须是与加速器治疗床面一致的平面形状,以保证治疗摆位的可重复性。由于定位床的几何位置精度误差将会导致治疗摆位的误差,而床的位置和步进运动的精度会影响 CT 影像的空间几何失真度,床面的垂直和轴向运动和数字显示刻度误差也会导致体表标志点设置错误,这些都会最终影响放射治疗的质量,因此临床物理师和检测机构应当格外重视 CT 模拟定位床的质量检测。进行定位床质量检测的目标应能够保证 CT 模拟定位床面的几何位置和运动精度在放射治疗设计允许的误差范围以内,其基本内容应包括:①定位床床板必须保持水平,并且垂直于影像扫描平面;②定位床垂直及轴向运动指示仪读数必须具备良好的准确性和重复性;③定位床步进误差应小于 1mm;④定位床水平床板不应含有金属物等可能造成伪影的物质。

(三)MRI 模拟定位机

MRI 扫描提供了良好的软组织分辨力,可以清楚看见肿瘤侵犯软组织的范围,在判断肿瘤靶区(gross tumor volume,GTV)上有明显优势。MRI 较 CT 图像的优势主要体现在即使是平扫 MRI 也能提供更好的肿瘤及正常组织边界。强化 MRI 图像在分辨脑部及头颈部肿瘤或神经周围的侵犯时更有优势。脑部的 fMRI 在治疗颅内肿瘤时能区分语言、视觉、听觉等区域。新的 MRI 技术,如 MRS、DWI、动态强化对比序列等已在前列腺肿瘤治疗过程中得到应用性研究。MRI 能把肿瘤从周围肌肉和血管中区别开来,对肿瘤进行精确定位,并勾画出肿瘤与周围组织和脑组织的交界面。

1. 结构功能 MRI 模拟定位机是在 MRI 设备的基础上,通过增加一套三维可移动激光定位灯和一套图像处理工作站而构成的虚拟模拟定位系统。其本质是 MRI 设备,与影像科的 MRI

设备相似(有的单位就直接使用影像科的 MRI 设备进行扫描)。为完成模拟定位工作,扫描床更换为平板床,另配外置三维激光灯系统。由于 MRI 图像无法提供电子密度信息,因此在进行计划设计(剂量计算)时,还是需要用到 CT 影像,目前主要是将 MRI 图像与 CT 图像进行融合,从而进行靶区勾画和计划设计。它由大孔径 MRI 设备、三维可移动激光定位灯、平板床面、放疗摆位辅助装置、图像处理工作站和其他配套设备组成。

放疗科引进大孔径 MRI 模拟定位机,配有放疗专用线圈,专用于模拟定位。与普通 MRI 线圈相比,放疗 MRI 线圈的设计更考虑摆位重复性及固定膜的影响,如头线圈由常规封闭式改为开放式,体部线圈配合前置阵列支撑架使用以及后置阵列套件、开放阵列套件与线圈的配套使用等。

2. 技术参数 主磁体强度为 3.0T,孔径为 70cm;主磁体强度为 1.5T,孔径为 70cm;或主磁体强度为 3.0T,孔径为 75cm。

3. 性能与临床应用 磁共振模拟定位系统,在提高肿瘤定位精确性的同时,可随时动态观察放疗过程中,肿瘤对放射线的敏感程度、肿瘤的消退情况,便于在临床治疗过程中不断修正优化治疗方案,达到最好的放疗效果。相对于传统的 CT 模拟定位机,磁共振模拟定位系统可提供更加高质量、高清晰的影像学图像,且不增加病人的任何辐射量。实际应用中,MRI 模拟定位机根据是否结合 CT 模拟定位可有两种实现方式,目前应用于临床的主要为结合 CT 的方式,其定位流程如下。

(1)病人综合检查,确定是否符合 MRI 扫描标准。

(2)确定病人治疗体位,选择体位固定方法。

(3)病人摆位,制作固定膜。

(4)用 3D 激光灯确定参考点位置,用十字交叉线标记,贴体表参考标记点行 CT 扫描。

(5)病人下床,CT 定位过程结束。

(6)病人佩戴相同固定膜,使用相同参考标记点行 MRI 扫描。

(7)病人下床,MRI 定位过程结束。

(8)将病人 CT、MRI 扫描图像传至计划系统。

(9)将 CT、MRI 图像融合,利用 MRI 图像确定肿瘤范围,勾画靶区和重要保护器官;利用 CT 图像进行剂量计算,制定治疗计划。

(10)病人回到 CT 校位。

另一种方式为独立使用 MRI 模拟定位机,MRI 缺少的组织密度信息可通过分割组织分配容积密度来获得。需要注意的是由于 MRI 强磁场影响,MRI 模拟定位机中 3D 激光定位系统应选择为 MRI 专用。对于 MRI 的体表标记既可以使用无磁标记点,也可以通过后期 MRI 图像与 CT 图像配准来实现图像结构的统一。不过,利用 MRI 模拟定位机独立定位需要注意的是 DRR 图像重建的问题。MRI 数据用于放疗计划之前,必须解决 MRI 图像没有组织密度信息这一问题。由于 MRI 缺少组织密度信息,因此,目前的研究基于 MRI 模拟定位机的 DRR 图像生成方法主要由操作者勾画骨组织的轮廓,然后赋予这些轮廓骨密度来重建 DRR 图像。利用 MRI 进行计划设计,还有一个要解决的重要问题就是 MRI 图像的形变问题。MRI 成像因其特殊的成像原理,总会存在图像失真。图像失真影响图像空间位置准确性,不利于重现病人脏器的准确位置,这成为 MRI 图像在放疗计划中广泛应用的主要障碍之一。

4. 安装与检测 MRI 模拟定位机的安装和前面 MRI 安装相同,主要区别是选型安装。MRI 模拟定位机的安装检测要满足两点:一是为放疗提供优质的 MRI 图像,二是保证 MRI 模拟定位的精确度和流程的顺畅。随着 MRI 的发展,封闭式 MRI 克服了磁场均匀性等技术上的限制,最大孔径可达 70cm,能满足放疗摆位的空间要求。为了更好地发挥 MRI 的优势,这种大孔径的封闭式 MRI 成为模拟定位机的主流。

（1）磁场选择：目前临床常用的 MRI 主磁场强度为 3T 和 1.5T，其中 1.5T MRI 可满足常规的基本扫描。3.0T 与 1.5T 比较，氢质子具有更大的宏观纵向磁化强度矢量，提高了图像信噪比，从而改善了时间和空间分辨力，在脑功能成像、多期动态成像和血管成像等方面更具优势。另外由于 3.0T 具有更好的化学位移效果，在波谱成像方面也能更加精准和快速。MRI 模拟定位，病人需要使用热塑膜等摆位固定装置进行扫描，3.0T MRI 能实现更快的扫描速度，提高病人舒适度，并能提供更加优质的功能图像。但需要注意的是，高场强会在一定程度上导致磁敏感伪影和化学位移伪影增加，使病人接受更高射频能量，应对设备和人员实行更加严格的安全管理措施。

（2）扫描床选择：MRI 模拟定位需要按病人治疗时的体位和固定方式进行摆位，要求扫描床面采用与放疗治疗床面相同的平面结构，并能与标准的放疗摆位装置相兼容。设计一款符合放疗模拟定位标准的 MRI 扫描床，以确保定位精确。针对放疗科的病人，MRI 模拟定位用扫描床的设计分为移动式和固定式两种。移动式扫描床便于直接转运卧床的病人，但是这种移动式的设计，采用 4 个橡胶万向轮支撑，易晃动且稳定性差，很难保证病人定位精确和摆位重复性。综合考虑，不建议 MRI-Sim 扫描床采用移动分离式设计，如需要转运病人可以配备 MRI 专用转运床。

（3）射频线圈选择：为配合放疗摆位辅助装置，MRI-Sim 应配备放疗专用射频接收线圈或线圈固定架。表面相控阵线卷是目前主流产品，由多个子线圈单元和多个采集通道组成。体部 MRI 模拟定位，由前后 2 个线圈组成，前部线圈可配合放疗专用支撑架使用，后部线圈内置于扫描床板下，与放疗摆位固定装置兼容。头部和头颈部 MRI 模拟定位扫描，因诊断用 MRI 的射频线圈与放疗摆位装置不匹配，所以须配备放疗专用的头部分体式表面相控阵线圈。对于头颈部肿瘤放疗，头颈联合扫描解决方案中的问题有待进一步解决。放疗专用表面头线圈，由于近线圈效应影响，在一定程度上会降低图像均匀性，造成与线圈距离近的区域信号强度高，距离远的成像区域信号低。应用厂家提供的两种校准算法，均能使图像均匀性得到提高，但仍略差于诊断头线圈的成像质量。

（4）其他放疗辅助设备选择：为精准完成 MRI 模拟定位，场地须安装具有磁屏蔽特性的三维可移动式激光灯，利用正交激光面投射出一个坐标系统，在 MRI 环境中实现模拟定位。目前常用的 MRI-Sim 兼容激光灯为桥架式设计，安装时注意与地面屏蔽工程配合，保证其固定的稳定性。为避免对 MRI 信号产生干扰，数据通信采用光纤传输，电路控制系统均在设备间，电源线配合滤波器使用。MRI-Sim 须配备 MRI 专用的摆位辅助装置。

（5）虚拟模拟定位系统检测：检测内容包括外置和内置激光系统机械及定位扫描特性，以及扫描床板水平度及位移精确度等机械运动特性。使用 MRI 专用扫描模体测量激光定位平面与 MRI 扫描平面的一致性。

（6）MRI-Sim 主机检测验收：MRI-Sim 主机验收包括通用系统和 MRI 扫描系统，通用系统检测包括机械系统、应急系统、病人监控系统及门控系统等项目。MRI 扫描系统的验收，包括对主磁场、射频系统和梯度系统进行校准测试及数据采集，可与厂家工程师共同完成。图像质量验收测试中，ACR 的 MRI 认证模体是推荐的模体，其内置多种扫描插件可完成图像指标综合测试；它分为两种规格，大号模体规格为 190mm×190mm×148mm 圆柱体，小号模体规格为 100mm×100mm×100mm 圆柱体。由于 MRI-Sim 常规采用大视野扫描，因此推荐使用大号 ACR 模体作为 QC 工具，其内填充 $NiCl_2$ 和 NaCl。NaCl 可模拟人体电导特性；用 $NiCl_2$ 替代以前常规使用的 $CuSO_4$，可减少 T_1 弛豫时间对溶液温度的依赖效应。对高对比空间分辨力、低对比分辨力、几何精度、扫描层位置和层厚准确性等指标，使用 ACR 模体内置插件进行扫描测试。对信噪比、百分信号伪影、图像均匀性等指标，可使用 ACR 模体或模拟头部和腹部尺寸的均匀性模体完成测试。对高场强 MRI 图像验收时，用填充水的模体测量射频均匀性；由于射频穿透效应和电解质效应的存在，须对验收标准做适当调整，或用油、凝胶等填充材料替代水进行测量。

383

（7）针对 MRI-Sim 图像几何失真检测验收：大孔径 MRI-Sim 在放疗领域的应用，对图像几何精度提出了更高要求，可使用专门设计的大视野 MRI 模体，以满足模拟定位大 FOV 要求。使用 MRI 和 CT 兼容的模体，将 MRI 与 CT 进行配准，对几何失真进行测试，在三维方向偏离中心距离越远几何失真程度越大。

二、放射治疗计划系统

放射治疗计划系统（treatment planning system，TPS）是放射治疗的重要设备之一，用以设计放疗计划，同时兼备靶区及正常结构勾画，多种图像融合以及剂量评估、对比、验证等功能，它实际上是一套计算机软、硬件系统。放射治疗计划系统的好坏直接决定了放疗的剂量分布优劣及准确性。通常由医师在该系统上勾画靶区和危及器官，确定临床剂量要求；物理师设计治疗计划，模拟出病人体内的剂量分布；最终由医师和物理师一起评价治疗方案，将满意的治疗计划输出到治疗机用于治疗。

1. 硬件配置 TPS 是医学影像学和计算机技术发展的产物。它的硬件配置，主要部分是一套专门用来进行放射治疗计划设计的计算机工作站。该工作站主要为一台高性能大存储的微型计算机，还要配备医学图像的输入、输出设备等。该工作站可以为临床医师提供交互式的体层图像的三维构建工具；可以精确测量靶区，提供相应的定量数据，并计算剂量在体内组织间的空间分布并直观显示；打印输出治疗报告等。

此外，随着计算机网络技术的不断发展，为了适应通过网络直接从 CT、MRI 和 PET 等影像检查设备或者医院局域网的服务器上获取数字图像信息的需求，须通过网络将设计好的放射治疗计划直接输入到加速器等放射治疗设备的控制系统；文件传输的主要内容是病人治疗数据，其包括加速器参数，如照射野方向、照射野尺寸、动态及静态多叶光栅（MLC）形状、治疗床位置、剂量及治疗附件等。这种传输可以通过采用 DICOM 标准的网络传输或采用 DICOM 标准文件格式以磁盘方式进行。

2. 软件功能 放射治疗计划的软件系统是一套三维可视化工具，可以作为术前的计算机仿真平台和术后验证工具，是粒子植入内放射治疗的重要组成部分。它具有友好的用户界面和极佳的图像显示效果。主要功能包括：影像设备的图像数据输入和整理、图像数据处理与测量、三维重建显示、粒子植入计划设计（包括手术路径、粒子分布等）、剂量评估和优化、治疗计划输出和病例数据库管理等功能模块。

（1）图像数据输入：该系统支持 DICOM 3.0 标准、视频采集和扫描输入；支持电子数据图像和扫描图像并存，CT、B 超和 MRI 等图像并存；引入图像序列的概念，可同时或分阶段输入不同检查设备的不同序列图像。

轮廓线定义和三维重建界面

（2）图像数据处理和三维显示功能：该系统支持图像缩放、平移、翻转、漫游、窗宽和窗位调节，支持图像的多窗口显示及多模式显示；支持有框架和无框架定位方式，可自动探测图像定位标记点并进行定位误差的评估及报警提示；支持自动探测体表轮廓线，靶区和重要器官等目标轮廓的自动或交互提取；支持图像的灰度、直线距离、角度和面积的测量和显示；支持不同体层图像序列间的交互重建和剖切显示；支持体表、靶区和重要器官等多目标的三维重建以及原始图像数据的融合显示，如图数字 9-3 所示，支持透明和半透明显示；支持图像序列的插值与重建。

治疗计划设计和剂量显示

（3）剂量评估功能：该系统可以在不同的图像序列的体层图像上直观地显示等剂量分布，实现多个等剂量线、等剂量面的同时显示，如数字图 9-4 所示，可以显示等剂量面与靶区及体层图像在三维空间中各个角度的吻合情况和相互关系。支持多种剂量评估方法，如等剂量曲线、剂量体积直方图（DVH）适形度指数（CI）和均匀度指数（HI）等。

（4）计划报告输出：系统可以打印输出所有的治疗计划数据、评估图形和图像。验证报告输出包括剂量分布、粒子位置和粒子描述。该系统具备完善的病例数据库管理、计划数据和图像序列管理功能,可以实现病例、计划和图像序列的新建、编辑、修改、删除等各项功能。

三、体位固定装置

1. 临床意义　在放射治疗中,病人治疗体位的选择是治疗计划设计中极其重要的环节之一。放疗体位的要求,一方面要使病人得到正确的治疗体位,另一方面还要求在照射过程中体位保持不变,或每次摆位能使体位得到重复。使用固定装置可减少随机摆位误差,降低正常组织的受照剂量,同时保证靶区得到充分的照射。固定装置可建立并维护病人治疗体位,并可防止治疗中病人的移动。对病人治疗体位而言,应考虑舒适性、重复性、在一段时间内维持该体位的可能性和射线的入射方向,这些因素相互联系,其中病人的舒适性可能是一个相对重要的因素。错误的摆位或者位置不准确,不仅靶体积会因为未受到射线的照射而得不到有效治疗,而且,正常组织甚至重要器官会由于意外照射而受到伤害,大大影响了治疗效果,这是医患双方最不愿意看到的结果。在放射治疗的整个过程当中,先进的体位固定技术、精确的体位固定装置,是保证靶体积与射线束在空间位置上的一致性的重要手段。

2. 功能和类型　根据不同的放射治疗技术水平和不同的治疗精度要求,体位固定装置可以分为常规摆位设备和三维坐标定位体系等多种类型。

（1）一般的头颈部摆位设备:常规放射治疗使用的体位固定装置,称为常规摆位设备,通常包括头部、颈部、头肩部等多种类型和多种规格。通用枕头包括不同大小、形状的枕头,由聚氨酯泡沫铸造而成,底座通常是碳纤维或有机玻璃材料,其形状根据病人头颈部结构设计,如数字图 9-5 所示。由于这些枕头的形状和高度不同,其对射线的衰减也不同。泡沫楔形枕垫于病人的肩部,使肩部抬高,以便充分暴露病人的颈部。虽然它们一般不能提供摆位的标识,但是它们可提供给病人一个较为舒适、稳定的体位。对于头颈部病变病人的固定,一般有头枕、托架并辅之以热塑材料的面膜,在这基础上,还可以附加鼻夹、口咬器等来提高固定效率,如数字图 9-6 所示。固定器的底座或者可以与治疗床面的某一网孔固定以保证每次治疗有相同的床面位置参数,或者可以伸出床面以避免动态治疗时与机头的碰撞和减少照射野选择限制。考虑到须固定的范围,这种热塑面膜可仅限于头部,也可以扩展到肩部。

数字图9-5
头部摆位设备

数字图9-6
常规头肩部摆位设备

（2）乳腺体位辅助托架:乳腺癌病人放疗时应使用乳腺体位辅助托架,如数字图 9-7 所示。其目的是:①人体上胸壁表面是一个斜面,乳腺体位辅助托架的使用可减少或避免切线野照射时光阑转动,有利于与锁骨上野的衔接;②使内切线野在皮肤上的投影尽量平直,避免与内乳野皮肤衔接出现冷点和热点;③避免仰卧后乳腺组织向上滑动。常用的乳腺托架材料为碳素纤维,具有高强度、无伪影、不阻挡射线的特点。这种辅助体位托架一般有两联体部分构成,一部分为软垫部分,一部分为托架板面。托架板面可以任意根据病人摆位要求调整仰角,托架板上部两侧有上臂及前臂鞍形臂托架,这两个鞍形臂托架的高度、外展角度、位置也可以根据需要调整。在 X 线模拟定位机(或 CT 模拟定位机)上给病人定位时,让病人取仰卧位臀部落在软垫之上,后背靠于托架板上,调整头部垫枕位置至病人舒适状态;调整托架板仰角,使胸壁与治疗床面平行;患侧上肢向头部上方自然弯曲上举并置于臂托架内,使上臂与前臂约呈 90° 角,调整臂托架高度、外展角度、位置,使病人尽量感到上肢自然、舒适。放疗时病人体位要根据定位环节中的摆位记录复原,保证病人每次治疗时体位的重复性与一致性。

数字图9-7
常规乳腺摆位设备与摆位

（3）真空成形固定袋:真空袋是一个装有小的聚苯乙烯（polystyrene）珠子的氨基甲酸酯（urethane）袋,袋口有一单向气阀,使用时通过气阀将袋抽成真空来固定病人体位,如数字图 9-8 所示。它的优点是可以重复使用,缺点是遇尖锐物容易漏气,导致真空体模变形,经过一段时间后可能需要再次抽气。在使用过程中须避免与尖锐物件相碰,另外,也需要相对大的存储空间。体部固定也有采用热塑材料的,其机理与头面部固定一样。一般来讲,体模和真空袋固定体模仅是作为病人身后(假若病人取仰卧位)固定的装置,而热塑材料则能固定病人的体表。在有些场

数字图9-8
真空成形固定袋

合,如病人比较肥胖或腹部脂肪较多,采用这种固定不但能固定病人的体位,还能相对固定照射范围内病人的体型,避免了治疗过程中体厚或深度随呼吸发生变化。

病人常见摆位的误差范围如表 9-1 所示。

表 9-1　病人常见摆位的误差范围

部位	固定技术	平均误差范围/mm
头颅	未固定	<3
	面罩	2.0~2.5
	颅内固定(立体定向治疗)	<1
头颈部	面罩	2.5~4
	机械固定	<3
	牙托	<4
胸部	未固定	<4
乳腺	真空垫	<4
盆腔腹部	热塑料网罩	3~4
	未固定	5~7

四、放疗验证与剂量检测设备

放疗验证与计量检测是整个放射治疗质量保证体系的重要组成部分,作为一个医疗机构的放射治疗科室或放射治疗中心,都需要配备放射治疗验证设备及放射剂量检测设备。

1. 放疗验证设备　放射治疗是利用放射线治疗肿瘤的一种局部治疗方法。大约 70% 的癌症病人在治疗癌症的过程中需要进行放射治疗,约有 40% 的癌症可以用放疗根治。但以现有医疗条件,医患双方都无法直接有效地观察放射治疗的效果。治疗验证是放射治疗中必须进行但也是目前仍未解决的问题之一,目前,一般是通过治疗验证设备,间接进行分析与验证。下面对常用的放射治疗验证分析设备进行简单介绍。

(1)热释光剂量计:热释光剂量计(thermoluminescence dosimeter)是利用热致发光原理记录累积辐射剂量的一种器件。热释光剂量计是 20 世纪 60 年代发展起来的一种剂量计,它能长时间地储存电离辐射能,在受热升温时,能放出光辐射,这种特性称为热释光。它的基本验证原理是,将"热释光"材料按照需要制成大小不同的片状小块,放置在病人病灶周围,经过射线照射之后,再将这种"热释光"材料块拿到专用热释光剂量计上测量其吸收剂量,从而间接分析被照射病灶的吸收剂量。热释光剂量计一般可以用在近距离放射治疗时的核素放射源周围,用来监测并验证分析病灶的吸收剂量。另外,热释光剂量计还可以用于监护放射工作人员可能受到的辐射剂量。该仪器体积小巧,可戴在在人体躯干上用来测定佩带者所受外照射个人辐射剂量当量和个人剂量当量率,主要用途是用于放射性工作人员的个人防护,如数字图 9-9 所示。它可以探测佩带位置当时的剂量当量率,也可以探测所设定的一段时间内的剂量当量,并能设置报警值以声、光或振动进行报警,以便随时掌握工作人员的吸收剂量情况,必要时采取适当的措施,保证工作人员的放射安全。

热释光剂量计

(2)胶片剂量仪:近年来,随着调强适形放射治疗(intensity-modulated radiation therapy,IMRT)的开展,为了确保 IMRT 的高梯度变化的剂量准确实施在病人身上,治疗前的剂量验证成为质量保证(quality assurance,QA)和质量控制(quality control,QC)的重要部分。胶片剂量仪由于其空间分辨力高,获取图像方便,利于长期保存以及具有极高的性价比等优点在 IMRT 的剂量验证中得到了广泛地应用。胶片与其他探测器相比,具有使用方便,空间分辨力高,能记录完整的二维剂量分布,还能够放置在各种模体中而不用考虑侧向电子不平衡问题等优点。因此胶片是验证先进放射治疗技术,例如立体定向放射手术(stereotactic radiosurgery,SRS)、动态楔型板和 IMRT 等的剂量分布不可缺少的工具。

对于同一型号的胶片其灵敏度与射线质(射线能量)、射线入射角度、照射剂量、洗片条件、胶片的批号等因素有关,与照射剂量率无关。胶片在剂量学中的应用主要有三个方面:①检查射野的平坦度和对称性;②获取临床剂量学数据,包括高能 X(γ)射线的离轴比、电子束的百分深度剂量和离轴比;③验证剂量分布,包括相邻射野间剂量分布的均匀性、治疗计划系统剂量计算的精确度。

测量时胶片与模体紧密贴合,以免空气间隙造成不规则的花斑和条纹。与其他类型剂量仪相比,胶片剂量仪的优点是:可同时测量一个平面内所有点,减少了照射时间和测量时间,并且有很高的空间分辨力,可以同时测量不均匀固体介质中的剂量分布。胶片灵敏度显著地受 X(γ)射线能量和洗片条件的影响。近年来,新型胶片了引起广泛的研究兴趣,其具有较好的组织等效性,并且具备不需要暗室操作,不需要显影、定影等优势。但也存在一些缺陷,如灵敏度受环境温度和湿度的影响。尽管如此,由于简单适用,胶片剂量仪仍是目前临床上应用比较普遍的治疗验证设备之一。

（3）半导体剂量仪:半导体剂量仪是新型的辐射剂量仪器,如数字图 9-10 所示,半导体剂量仪使用的探测器是一种特殊的 PN 型二极管。根据半导体理论,P 型晶体和 N 型晶体在结合面(界面)两边的一个小区域里形成 PN 结。N 型晶体一侧由于电子向 P 型晶体扩散而显正电,P 型晶体一侧由于空穴向 N 型晶体扩散而显负电,受到电离辐射照射时,PN 结内会产生新的载流子——电子和空穴对。在电场作用下它们很快分离并形成脉冲信号,半导体探测器称为“固体电离室”。硅晶体半导体探测器,主要用于测量高能 X(γ)射线和电子束的相对剂量。半导体探测器的输出信号可以通过静电计放大后测量,其优点主要表现为,辐射剂量与半导体探测器的输出信号有很好的线性关系。

数字图9-10

半导体剂量仪

用硅晶体制成的半导体探测器与空气电离室相比较具有极高的灵敏度,且半导体探头可以做得非常小($0.3\sim0.7mm^3$),常规用于测量剂量梯度比较大的区域、剂量建成区、半影区的剂量分布,也用于小野剂量分布的测量。

近十年来,半导体探测器被越来越广泛地用于病人治疗过程中的剂量监测。但是半导体探测器的一个主要缺陷是高能辐射轰击硅晶体,会使晶格发生畸变,导致探头受损,灵敏度下降。对于给定的探头,受损程度依赖于辐射类型和受照历史。例如:20MeV 电子束对探头的损伤要比 8MV X 线的损伤大 20 倍左右。此外,半导体探测器的灵敏度还受到环境温度、照射野大小、脉冲式电离辐射场中的剂量率的影响。对于每一个具体的探头,其数值也有较大的差异,因此,在实际使用中,对每一个半导体探头都应做上述诸多因素的修正,并定期校验。

（4）电子射野影像系统:近年来发展的电子射野影像系统(electronic portal image device,EPID)是为了解决治疗验证问题。传统上采用射野照相作为射野影像工具,其最大缺点是不能进行实时验证与控制。1970 年代出现光激荧光影像系统,提高了分辨力,可数字化处理,但仍不能进行实时验证与控制。1958 年出现了第一个 EPID,当时图像对比度很差。1980 年代固体探测器和液体探测器开始用于电子射野影像系统。1986 年莱姆(Lam)设计了由 256 个半导体探头构成的线阵,相邻探头间距 2mm,线阵以 2mm 步距扫描整个射野。该技术中半导体的体积限制了分辨力的提高,线阵扫描速度决定了其效率较低。为克服半导体线阵探测器的缺点,有人设计了非晶硅影像阵列探测器,即由光电二极管对应耦合到场效应管组成阵列贴在金属/荧光转换板上,射线转换成荧光再由光电二极管转换成信号电荷并由电容存储,光电二极管产生的信号电荷正比于该处射线强度。当一幅图采集完成后,改变场效应管控制信号可读出该幅图像并将电容器中存储的电荷清除。由于金属/荧光转换板限制了分辨力的进一步提高,类似于平行板电离室,有人直接用非晶硒制成光导体将 X 线转换成电荷,用一个有源矩阵读取电荷,收集的电荷数与该处的射线强度成正比,并将电荷分布转换成图像,这种探测器称为自扫描非晶硒探测器。类似的做法还有,如芬兰癌症研究所,他们在平行板电离室中采用了 1mm 厚的异辛烷液体代替非晶硒作电离介质,制成了电子射野影像系统中的液体探测器。EPID 可安装于可收回臂上。

使用 EPID,首先要进行射野图像套准,一方面自动识别出射野边界,并与参考图像中的射野比较;另一方面识别病人的解剖特征,如解剖标记点、人工设置标记点、标记线,并与参考图像的同类特征进行比较。射野边界识别较为困难,一般以图像的 50% 密度为标准判别,也可通过直方图分析分辨最大梯度区域或用高斯算子的导数增强边缘。参考图像可以是三维治疗计划系统生成的数字重建图像(DRR),也可以是模拟定位时拍的定位图像或验证后的第一次治疗图像。有文献报告 50% 的射野摆位误差超过 5mm,摆位误差分为系统摆位误差和偶然摆位误差。系统摆位误差包括病人诊断影像和治疗设计与实际治疗摆位间的数据传输误差、不正确设计、标记或治疗辅助设备如补偿器、屏蔽 X 刀和固定装置的错误设置。系统摆位误差较易校正。偶然摆位误差包括操作者在每次治疗摆位中的公差及病人本身体内器官的位置改变。可以先给几个机器跳数剂量,通过在线 EPID,采用快速傅里叶变换技术完成图像处理,进行射野图像登记,判断该次照射的总误差。低对比度图像中常采用人工放置标记物,增强对比度以便识别。莱姆等放置 14 个直径为 2.4mm 的炭化钨小球,其中头骨表面 6 个,颅内 8 个,定位精度可达平面上 1mm 和旋转方向上 0.3°。高尔(Gall)等使用钽螺丝、钽籽或金籽,获取三个正交图像进行三维定位,精度为平面 1mm 及在旋转方向上 1°误差。

验证病人体内剂量分布最好的方法是采用凝胶体(BANG 凝胶)剂量仪。凝胶体能将所接受的剂量存储,MRI 技术能显示出凝胶体内所接受的剂量分布。可以将凝胶体制成所需形状按预定方式进行照射,再测量其体内剂量分布。

可见,EPID 是目前最有发展潜力的治疗验证设备,被越来越多地应用于多功能治疗验证和剂量测量分析。但是不管是哪种系统、哪种技术都有许多的课题需要进一步研究,还有大量的工作要做,这些软、硬件系统目前的实际应用还不普遍。

2. 剂量检测设备　要进行放射治疗,首先要保证医用直线加速器等射线装置输出剂量的准确性和稳定性,而剂量检测设备就是用来检测医用直线加速器等射线装置输出射线特性的仪器设备。我们要检查与测量各种射线和不同能量射线的输出特性,以保证加速器稳定,剂量准确。

现在医疗卫生机构常用的剂量检测设备有三维水箱系统、法默尔(Farmer)剂量仪、固体水剂量仪和二维阵列探测器等。

三维水箱系统

(1)三维水箱系统:三维水箱系统也称为三维水模辐射场测量分析系统,如数字图 9-11 所示,三维水箱测量系统是由计算机控制的自动快速扫描系统,它主要由大水箱、精密步进电机、电离室、控制盒、计算机和相应软件组成,能对射线在水模中的相对剂量分布进行快速自动扫描,并将结果数值化,自动算出射线的半高宽、半影、对称性、平坦度、最大剂量点深度等参数。它不仅可以在医院放疗设备的日常质量保证和质量控制中使用,而且在医院放疗设备的新安装验收或大修后的检测和为治疗计划系统采集准备大量的物理数据时将发挥更大的作用。

具体的测量方法如下。①准备:将三维水箱(水模体)安放在加速器射野照射范围之内,按照水箱刻度注满清水,调整水模体(水箱)高度,使水模体的中心部位对准加速器的机械等中心,并将信号放大处理系统和计算机操作分析系统放在控制操作室内,然后接通控制电源和信号线路,标定测量用指形电离室的机械位置,这样,就做好了测量前的准备工作。②测量过程:根据射线的不同能量,在射线照射的同时,让测量用指形电离室在水面下特定深度分别沿横向和纵向扫描或沿加速器射线的中心轴线上下扫描,这样就可以分别测量并显示出射野内射线的对称性和平坦度等均匀性指标和百分深度剂量曲线指标。以此为依据,就可以调整并确定加速器各个能量输出射线的相关技术指标。

由于水箱和垂直扫描臂经常被水浸泡，因此要对它们进行定期清洁，在每次使用完后，还要擦干扫描臂的水并在齿轮和导轴上打润滑油，然后把它们放置于专门的贮存箱中保存。电离室、控制盒和各种联接电缆要注意防尘、防潮，以免发生漏电和漂移。在每次使用完后要把它们放入干燥箱中妥善保存，并且对各处联接电缆不要过分折叠盘绕，以免影响其使用寿命。要定期对扫描臂的运动精度和平稳度作校验和审核，保证其运动精度可靠和平稳。

（2）Farmer 剂量仪：剂量仪在电离辐射的研究与应用中使用十分广泛，它是测量 X 线或 γ 射线照射剂量的专用仪器。Farmer 剂量仪是一种早期的电离室剂量仪。其作用是测量医用直线加速器的输出剂量，并以此为标准来检验加速器输出剂量的显示数据是否一致，必要时可对加速器的参数进行适当调整。一般情况下，每周测量一次，要对不同射线和各挡能量分别测量，并根据需要进行适当调整，以保证输出剂量的准确性与可靠性。Farmer 剂量仪的基本结构如数字图 9-12 所示。

Farmer 剂量仪

当 X 线或 γ 射线照射电离室时，在电离室壁产生次级电子，次级电子进入电离室内的空气腔，使空气发生电离。正负离子在电场的作用下，分别向电离室收集极或壁运动，到达收集极的离子电荷通过信号电缆被送到测量系统，测量系统对离子电荷进行定量测量，并把它们转换成吸收剂量显示出来。不难看出，剂量仪至少由两部分组成，即电离室和测量系统。但是由于剂量仪的特点和对长期稳定性的要求，应当与把剂量仪配用的检验源和专用技术资料也包括在内。因而严格来说，要正确使用 1 台剂量仪，以下 4 个部分都必须齐备。①作为探测元件的空气电离室；②测量电离电荷或电流的电测系统；③检验源或称监督校准源；④仪器的说明和校准的证书。

（3）固体水模体剂量仪：固体水模体剂量仪应具有与水等效的电子密度。测量放射线时，固体水模体的准确性是不同的，能量不同时，也具有一定差异。应将固体水模体在 CT 下扫描获得其图像，利用其 CT 值评估固体水模体的等效性、均匀性以及伪影；测量时应保证各板累叠顺序与 CT 扫描时一致，如数字图 9-13 所示。当加速器数据采集完毕，应由工作人员输入治疗计划系统，并建立剂量计算模型。当计算模型建立后，将治疗计划系统计算结果与加速器下测量结果比对，这是质控的主要部分。剂量学测试采用固体水模体和仿真模体。

固体水模体剂量仪

（4）二维阵列探测器：在放射治疗中，质量保证工作就体现为对探测器接收到的辐射的剂量验证。上述几种剂量仪都是采用一个独立的指形电离室作为剂量探头，一次只能测量一个点。由于二维阵列探测器既可以测量某点吸收剂量大小（即绝对剂量），又可以测量阵列平面剂量分布（即相对剂量），还可以实现快捷、高效、稳定的剂量测量，因此被越来越多地应用在剂量验证工作中。

二维阵列电离室探测器，如数字图 9-14 所示，可以在加速器发射的 X 线照射时产生电信号，经过前置放大器、前放控制器、数据采集控制器的数据传输及预处理，传送至计算机进行最终的数据处理。二维阵列电离室探测器系统包括探测器阵列和数据采集系统两部分，其中探测器阵列包含 1 024 路电离室探测单元，数据采集系统包含前置放大器、前放控制器、数据采集控制器和系统管理软件几个部分。作为前置放大器，该采集系统使用 8 片 128 路专用集成电路（ASIC）处理器，完成对 1 024 路电离室探测器单元信号的同步放大和读取。使用电离室作为辐射测量的探测器，具有灵敏度高、线性范围大、可靠、稳定、工作寿命极长、承受恶劣环境条件能力强、能量响应特性较好等优点。数据处理系统能够将二维阵列电离室探测到的辐射信息转化为电信号，并经过处理最终传输到客户端上显示为一维或二维图像，实现对放射治疗剂量验证时探测器产生信号的在线测量、数据存储、离线分析等功能。该数据采集系统具有层次分明、逻辑清晰的特点。本系统可进行实际加速器照射下的数据采集及处理测试，并具有一定的可靠性和异常处理验证。

二维阵列电离室探测器

（石继飞）

第二节　医用电子直线加速器

一、基本结构及其工作原理

医用电子直线加速器是一种复杂的大型医疗设备,主要的工作原理是微波功率源为加速管提供微波功率,不同的加速管会产生不同特点的加速电场。电子枪在高压脉冲调制系统的统一协调控制下,注入的电子与动态加速电场的相位和前进速度(行波)或交变速度(驻波)相匹配。电子在加速管中沿直线路径被加速电场加速,从而获得不同能量的电子束流。加速后的电子束流可以直接从辐射机头的窗口输出作为高能电子线,或者打靶产生不同能量的 X 线应用于临床放疗。医用电子直线加速器根据加速管类型的不同分为行波加速器和驻波加速器,但是不论行波还是驻波,两种类型加速器的基本结构和原理是相似的,其构造主要包括加速管、微波功率源、微波传输系统、电子枪、束流系统、真空系统、恒温水冷系统、电源及控制系统、偏转系统、照射机头、治疗床等。

(一) 加速管

加速管是医用电子直线加速器的核心部件,电子在加速管内通过微波电场加速。加速管根据加速模式不同分为行波加速管和驻波加速管。

1. 行波加速管　行波加速管又称为盘荷波导管,是在一段光滑的圆形波导上周期性地放置具有中心孔的圆形膜片而组成的,盘荷波导实际是通过膜片给波导增加负载,使通过的微波速度减慢下来,是一种慢波结构。行波加速管在轴线附近形成电子沿 z 轴直线加速的电场,通过调节膜片孔洞的大小和间距,来保持此形态的电场沿 z 轴的传播速度始终与电子速度同步,该电场就能不断推着电子沿着 z 轴前进,人们把这种加速原理称为行波加速原理。假设行波电场的强度为 Ez,电子一直处于电场的波峰上,则经过长度为 L 的加速管之后,电子所获得的能量为:$W=e×Ez×L$,如图 9-1 所示。

假设有一电子 e 在 t_1 时刻处于 A 点,此时波导管内的电场如图 9-2A 所示,此时电子正好处于电场加速力的作用下,开始加速向前运动。至 t_2 时刻电子到达 B 点,此时由于电波也在"向前"移动,电

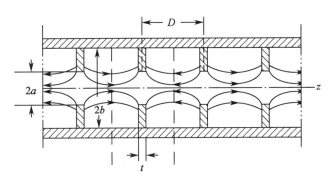

图 9-1　TM01 型盘荷波导加速管示意图

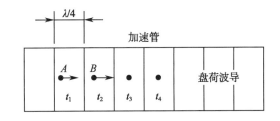

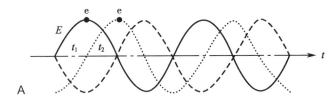

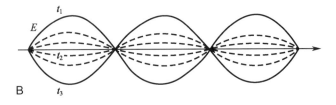

图 9-2　加速管加速原理
A. 行波加速原理;B. 驻波加速原理。

子正好在 t_2 时刻,又处于加速场的作用下,如果波的速度和电子运动速度一致,那么电子将持续受到加速。但由于这种波的传播速度(相速度)大于光速,即永远大于电子运动的速度,因此在波导管内加上许多中间带孔的圆盘状光栏来减慢行波相速度。在开始阶段由于电子速度较小,因此圆盘状光栏间距小些,使波的传播速度慢些,随着电子速度的增加,慢慢增加其间距,当波速很快达到光速后,间距可保持不变。这种传播速度近似光速的波称为行波,利用这种波加速电子的加速管称为行波加速管。

2. 驻波加速管 驻波加速管又称边耦合加速管,是由一系列相互耦合的谐振腔链组成。边耦合结构是把不能加速电子的腔移到轴线两侧,轴线上的腔都是加速腔,缩短了加速距离,加速电场强度可以达到 140kV/cm。工作时在加速管左右两端适当位置放置短路板(面),形成一种电磁振荡的驻波状态,加速管结构中所有的腔体都谐振在这个频率上,相邻两腔间的距离为 D,而腔间电场相位差刚好为 180°,即腔间电场刚好方向相反。接近光速 c 的电子在一个腔的飞(渡)越时间 $T=D/c$,等于管中电磁场振荡的半周期,因此电子的飞跃时间刚好和加速电场更换方向时间一致,从而能持续加速电子,如图 9-3所示。

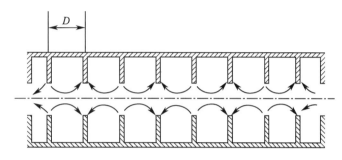

图 9-3 盘荷波导形成的驻波电场分布

如图 9-2B 所示,t_1 时刻电子受电场的作用向前加速运动;t_2 时刻电场处处为零,电子此时并不加速;t_3 时刻电场正好反向,但电子已经运动到它的后半周,又处于加速电场作用下得到加速;t_4 时刻(与 t_2 时刻在同一位置)电场由反向恢复到零,电子不被加速;直到 t_5 时刻(与 t_1 时刻在同一位置)电场恢复到使电子向前加速运动。在 t_1 与 t_2 时刻之间,由于电场由正向零变化(即幅值变小)而相位不变,此时位于 t_1 与 t_2 间的电子仍然受着加速场的作用而累增其能量,在其他时刻的电子与此类似。利用驻波来加速电子的加速管称为驻波加速管。

(二)束流系统

束流系统由聚焦系统、导向系统及偏转系统组成,其束流功能主要应用洛伦兹力原理。电子束在加速过程中因受到射频电磁场作用以及束流内部电子之间电荷作用力,会出现"散"焦现象,因此需要在加速管的周边增加聚焦线圈,建立聚焦磁场;加速电子在运动过程中受外部杂散磁场的影响会发生路径偏离,表现为射线束平坦度和对称性的变差。需要设置电子束流的导向线圈,伺服电路根据电离室的反馈信号自动地调节导向线圈的电流强度,及时纠正束流的轨迹偏移;偏转系统的作用是改变电子束流的轨迹方向以适应临床需要,另外偏转系统还可以筛选不同能量的电子,具有"消色差"和"聚焦"作用。医用电子直线加速器的偏转系统可以分为 90° 和270° 偏转两大类。90° 偏转系统适合于散度不大,大约在 5% 以内的行波加速器。由于驻波加速器束流能谱较宽,则需要应用 270° 偏转系统。

(三)电子枪

电子枪是医用电子直线加速器的核心器件,为加速管提供电子来源。电子枪的主要结构包括阴极和阳极,阳极相对于阴极处于高电位,两者形成直流电场,阳极灯丝通过加热增加自由电子的活性,自由电子在直流电场的作用下,向阳极移动,从而获得一定的动能,从阳极端的空洞处发射出去。对于医用电子直线加速器,电子枪的基本技术性能主要包括电子发射的数量、发射角度、发射时机和电子射程。应用在医用电子直线加速器上的电子枪包括二极电子枪和三极(栅控)电子枪。

1. 二极电子枪 二极电子枪的阴极灯丝位于阴极的凹槽内(图 9-4),通电加热后会产生电子,阴极的凹槽结构对灯丝产生的电子起聚焦作用。阳极与底座的金属外壳接地,在阳极和阴极间施加脉冲负高压,使电子团以脉冲的形式发射到加速管中加速。脉冲负高压的频率、幅度和宽度受到高压调制系统的控制,并且与加速波形的相位相匹配。高压脉冲的幅度决定电子枪的电子射程,脉冲的起始时间决定电子枪的发射时机,脉冲的宽度决定电子发射的数量。行波加速电场本身具有"聚束特性",对电子团的俘获效率较高,对电子枪的发射能力要求不高,多配备二极电子枪。

2. 三极电子枪 三级电子枪除了具有阴极和阳极之外还增加了一个栅极,如数字图9-15所示。阴极灯丝缠绕在凹形的阴极上,但是阴极灯丝通电后只为阴极

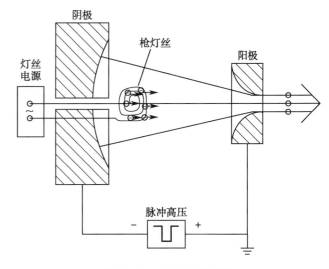

图9-4 二极电子枪结构

三极电子枪结构

加热,加热后的阴极凹面上储备了大量的电子,栅极安装在阴极凹面的前方,当栅极上的电压低于阴极时,电子不能发射,储备在阴极表面,一旦除去栅极上的低电压,电子就会在正脉冲的作用下注入加速管。由于三极电子枪的阴极具有储能功能,因此电子的发射效率比二极电子枪高。驻波加速电场具有"散焦特性",对电子团的俘获效率较弱,一般配备具有电子储能功能的三极电子枪。

（四）微波功率源

微波是指频率在300MHz~300GHz之间的电磁波,是无线电波中一个有限频带的简称,即波长在1mm到1m之间的电磁波,是分米波、厘米波、毫米波的统称。通常,微波分成许多波段,绝大多数的医用电子直线加速器工作于S波段,标称频率为2 998MHz或2 856MHz。目前用于医用电子直线加速器的微波功率源主要有两种:磁控管和速调管。磁控管主要用于行波医用电子直线加速器或低能驻波医用电子直线加速器;速调管主要用于中高能驻波医用电子直线加速器。

1. 磁控管 磁控管是自身可以产生微波并进行功率放大的大功率微波器件。磁控管系统的基本结构包括管体和管外磁铁两大部分,如数字图9-16所示,而管体又可分为阴极和阳极两个主要部分。管体是微波产生与发射的主体结构;管外磁铁的作用是为管体提供轴向磁场,是磁控管微波振荡系统不可或缺的重要组成部分。阴极位于磁控管的正中央具有电子发射能力,工作时阴极电流脉冲值可以达到数十毫安甚至数百毫安。阳极相对于阴极处于高电位,环绕阴极同轴安装,起到收集电子的作用,构成圆柱形谐振腔,是磁控管自激振荡的振荡系统,整个系统等效为一系列谐振腔形成的耦合腔链,如图9-5所示。腔体尺寸越大,谐振频率越低,波长就越长。工作时阳极和阴极之间要施加直流高压或脉冲高压,阳极和阴极之间产生径向直流强电场,与磁场共同作用起振产生微波。由于阳极位于磁控管的外围,为了保证安全一般会将阳极接地,阴极接直流脉冲负高压。应用于医用电子直线加速器的磁控管频率是可调的,一般在阳极谐振腔内插入金属杆来干扰内部的谐振条件,通过调节插入金属杆的深度,改变微波输出的频率。磁控管工作时大约50%的

磁控管

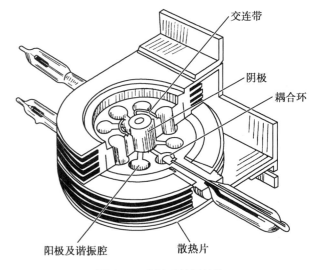

图9-5 多腔磁控管结构

能量会消耗在阳极上,需要采取自然冷却、水冷却和油冷等措施进行冷却,保证磁控管工作的稳定性,医用电子直线加速器一般采用水冷模式。

磁控管的工作原理:磁控管作用空间中的电子同时受到 3 个场的作用,即恒定电场、恒定磁场和高频电磁场。恒定电场将阳极电源(从脉冲调制器输出)的能量转化为电子的动能;恒定磁场使电子运动轨迹弯曲,作旋转运动,进而激发耦合腔链,产生微波频段的交变电磁场;高频交变场将进一步与电子相互作用,使电子减速,将电子的动能转换为微波能。

2. 速调管　速调管是一种微波功率放大器,前端由微波驱动器产生小功率的微波,经速调管放大后为加速管提供大功率微波。目前广泛采用的是一种多腔结构的速调管,如图 9-6 所示,它的主体部分是中间的四个谐振腔:输入腔、第二腔、第三腔和输出腔。另外还有阴极、灯丝、阳极、收集极和微波输出窗等结构,外围安装有聚焦线圈和冷却水路。微波输出窗的波导上安装有真空离子泵,即钛泵,主要的作用是监测和保持速调管内部的真空状态。

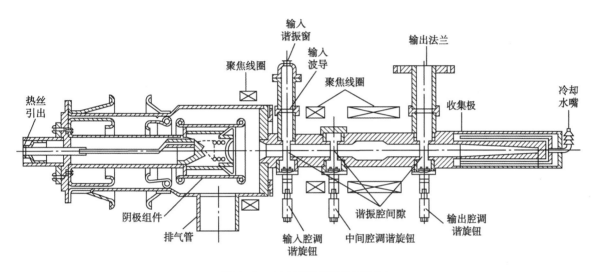

图 9-6　多腔速调管结构示意图

速调管的工作原理:当速调管工作时,首先要注入低功率微波源,让四个谐振腔受激产生共振。起初电子枪注入的电子束流处于相对松散的状态,当束流高速运动经过输入腔槽口时,相位合适,会通过能量交换来加强腔内的初始振荡功率,而电子本身的动能会降低,其结果是处于正半周的电子被减速。同样原因,处于负半周的电子会被加速,即电子速度被"调制",经过速度调制的电子群,处在前边的电子速度降低,而后面的电子速度增加。在经过"漂移管"时,前边的电子与后边的电子会进一步向一起靠拢,这种电子向一起汇聚的现象称为电子的"群聚"效应。另外,因大量电子聚在一起具有散焦作用,因此,在速调管外围套一个大功率的聚焦线圈,以便对高速运动的电子产生更大的径向群聚作用。如果能让"群聚"过的电子在漂移管内的渡越时间正好等于高频场振荡的半周期,即经过第二腔和第三腔时,高频振荡方向正好反向,则这些电子会受到进一步的"群聚"作用,形成一个个体积很小,但能量很高的电子束群。当达到最后一个谐振腔,即输出腔时,可将"群聚"电子团看成一个携带巨大电量与能量的小"电子球",这些球与球之间的距离正好就是电磁振荡的一个周期,于是,就可以在最后一个腔的出口处输出功率被巨幅放大的微波能量。由于经过"速度调制"才能获得"群聚"电子,并最终产生微波功率放大效应,所以,这种微波源被称为"速度调制微波管",简称"速调管"。一定的增益条件下,速调管输出的功率、频率、带宽和频率稳定性取决于微波驱动器的输出功率、频率及带宽。

(五) 高压脉冲调制系统
高压脉冲调制系统的作用包括两方面,一方面是为磁控管和速调管等微波功率源的阴极提供一定频率的方波脉冲负高压,以便产生微波功率;另一方面是协调电子枪发射电子的时机与加速电场相位的同步性。高压脉冲调制系统的构成主要包括充电回路、放电回路、反峰电路、RC 匹配电路、低 Q（DeQ）稳幅电路、仿真线。

1. 充电电路 充电电路是由电源、储能元件和负载电阻(或脉冲变压器的初级绕组)组成,其作用是为高压脉冲调制系统充电并储能。充电结束 PFN 具有最高的充电电压,并保持,直到进入放电脉冲为止。相关电路见图 9-7。

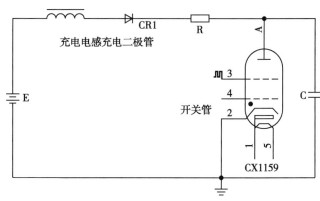

图 9-7 充电回路

2. 放电电路 放电电路是调制器的输出电路,由脉冲形成网络、开关管、脉冲电缆、脉冲变压器和负载组成。其作用是放电形成高压方波负脉冲。相关电路如图 9-8 所示。

3. 反峰电路 反峰电路由一只二极管和一个电阻串联后,并联连接在闸流管的两端。闸流管只有正向导通特性,反峰电路只有反向导通特性。当放电电路出现严重负失配时,通过反峰电路消除反峰电压,保护器件。相关电路如图 9-9 所示。

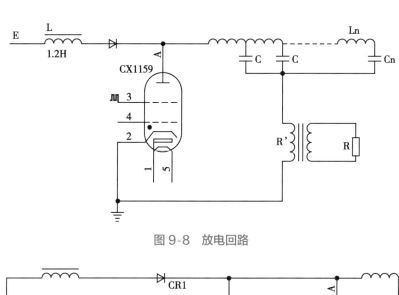

图 9-8 放电回路

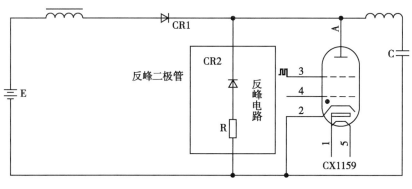

图 9-9 反峰电路

4. RC 匹配电路 RC 匹配电路又称前沿钝化或瞬时匹配电路,并联在脉冲变压器的原边绕组上,由一个电容 C 和电阻 R 串联构成。当仿真线与负载出现严重的正失配,会引起输出脉冲前沿出现上冲尖峰,严重时会引起跳模现象,RC 匹配电路可以起到消尖峰作用。相关电路如图 9-10 所示。

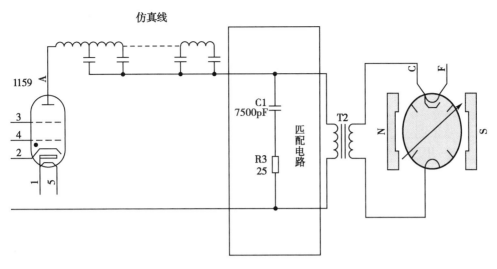

图 9-10 RC 匹配电路

5. 高压脉冲形成网络（pulse forming network,PFN） 高压 PFN 也被称为仿真传输线,简称"仿真线"。主要功能是充电储能和放电形成高压方波负脉冲。高压脉冲调制系统的关键器件包括高压脉冲形成网络、高压开关(氢闸流管)、充电电感(充电变压器)、充电二极管、脉冲变压器等。相关电路如图 9-11 所示。

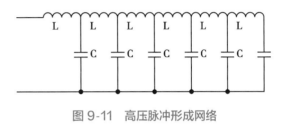

图 9-11 高压脉冲形成网络

6. De-Q 稳幅电路 De-Q 稳幅电路的作用是通过调节高压 PFN 的充电电压来保持微波输出能量的稳定性。相关电路如图 9-12 所示。

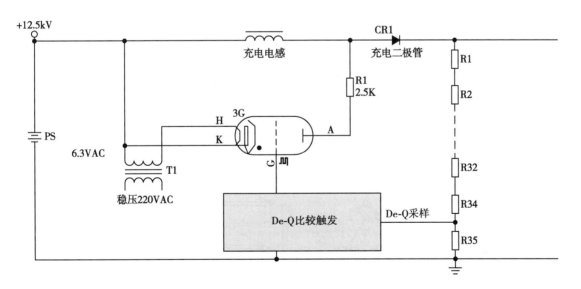

图 9-12 DeQ 稳幅电路

（六）微波传输系统

微波功率源输出的微波功率需要经过一个固定的路径传输给加速管才能加以利用,医用电子直线加速器的微波传输系统主要由隔离器、波导窗、波导、取样波导、输入输出耦合器、三端或四端环流器、终端吸收负载、微波频率自动控制系统等组成。行波加速器和驻波加速器的微波传输系统略有不同,如图 9-13 和数字图 9-17 所示。

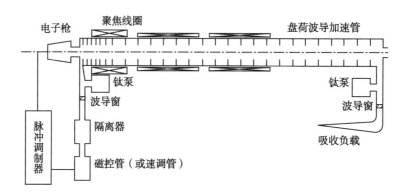

图 9-13　行波加速器微波传输系统

1. 波导窗　医用电子直线加速器的微波功率源(磁控管或速调管)和加速管中都是真空的,而连接两者的波导管中却充满了绝缘气体,需要在微波传输系统的接口处设置波导窗。功能上既要承受一定的压力差,来维持微波功率源和加速管的真空环境,又要保证微波功率可以顺利通过。波导窗的隔离片通常选用高频玻璃或高氧化铝陶瓷材料。波导窗的整体结构与模式转换接口类似,如图 9-14 所示,由矩形波导转换为圆形波导再转换为矩形波导,整体结构与尺寸需要满足模式转换接口的要求,隔离片安装在圆形波导内,厚度一般为 2~3mm,真空侧镀上一层钛镍合金,可以避免次级电子的倍增效应。

2. 波导管　大功率的微波能量必须通过波导管进行传输,医用电子直线加速器一般采用矩形波导管(图 9-15)。选用矩形波导管的边长取决于传输微波的波长。由于机械安装的需要,加速器上还会用到弯曲波导管(数字图 9-18)、扭曲波导管和柔性波导管(数字图 9-19)。为了避免传输损耗,波导弯角的横断面必须均匀一致,并且弯角半径越大越好。波导管的扭曲角度必须均匀,并且扭曲段的长度应大于微波长度。对于 90° 的扭曲波导管,扭曲长度应是波长的 4 倍。柔性波导管弯曲度比较灵活,主要用于对接刚性的微波器件,以补偿微小偏差,并且可以减少联接器件之间的机械应力。

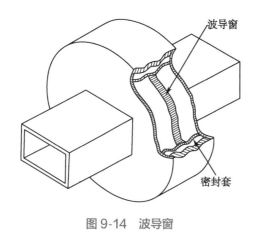

图 9-14　波导窗

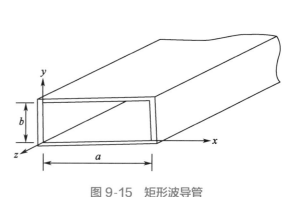

图 9-15　矩形波导管

3. 波导充气系统　为了防止微波传输时出现打火,一般会在波导管中充入 0.18~0.22MPa 的六氟化硫绝缘气体,充气系统一般安装有压力表,通过压力表可以显示波导管内绝缘气体的压力,当压力值低于需求值时,可以通过手动或自动操作进行充气,操作时需要谨慎小心,以免压力过大导致波导管充鼓,如数字图 9-20 所示。

4. 波导接口　医用电子直线加速器常用的波导接口有固定波导接口和旋转波导接口两种。固定接口一般用法兰连接,包括三种设计:接触式平面法兰接口、抗流(扼流)法兰接口、铟丝连接法兰接口(图9-16)。接触式平面法兰接口的优点是结构简单、体积小、重量轻、工作频带宽;缺点是要求加工精度高,易氧化,通常只用于低功率波导传输系统。抗流法兰接口的优点是允许较低的加工精度,装配方便,适合较大功率的微波传输。铟丝连接法兰接口结构与接触式平面法兰接口类似,在矩形波导口的长边安装两根柔软的金属铟丝来保证接触良好,外围放置密封圈,可用于充气和真空系统的波导联接,适合大功率微波传输,最高传输能量可以达到10MW以上。旋转波导接口主要用于连接波导的固定段和旋转段,可分为同轴线型和圆波导型两种,前者用于低功率的微波传输,后者用于高功率的微波传输。

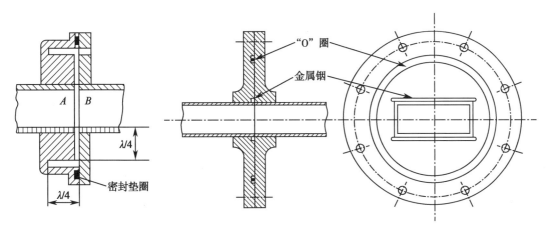

图 9-16　铟丝连接法兰接口

5. 定向耦合器　定向耦合器是一种具有方向性的微波功率或微波信号分配器,可以对微波进行耦合叠加和耦合抵消,达到定向传输的目的;也可以对主传输系统中的入射波和反射波范围分别取样,用于监测微波传输系统的频率、相位或频谱特性,为自动控制电路提供所需的信号。加速器中安装有微波功率定向耦合器和微波取样定向耦合器,如图9-17所示。微波功率定向耦合器主要的功能是在微波能量传输过程中,对微波功率进行合成、分配和定向传输,常见的分支耦合波导有E-T分支波导、H-T分支波导和双T分支波导,如图9-18所示。微波取样定向耦合器的主要功能是在微波传输路径上获取微波特征的信号,结构上看有波导型、同轴型、微带元件等。医用电子直线加速器中常用的是环形桥和4端双孔定向耦合器。

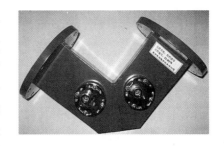

图 9-17　定向耦合器

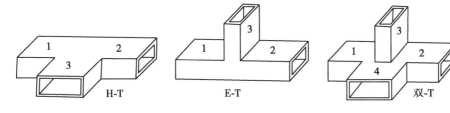

图 9-18　各种分支波导

6. 模式转换波导口　模式转换波导口主要用于不同形状波导结构的连接,例如磁控管的微波输出窗是圆形的,而微波传输系统采用矩形波导,这就需要一个一端为圆形,另一端为矩形的

数字图9-21

模式转换波导口

模式转换波导管,如数字图 9-21 所示,并且在技术性能上具有对传输的微波反射小、损耗小、匹配性好的特点。

7. 隔离器和环流器 当从微波源向加速管输送微波能量时,为了防止微波反射影响微波源的正常工作,在微波源与加速管之间安装微波隔离器,其作用是只允许正向微波能量通过,禁止反射波的通过。隔离器与环流器就是对传输的入射波和反射波呈现方向性的元件,都使用了铁氧体材料,如图 9-19 所示。铁氧体是由铁氧化物和金属氧化物混合烧制而成的黑褐色陶瓷状磁介质材料(又称黑磁),与金属材料相比,它具有很高的电阻率,因而电磁波可以伸入到铁氧体内部产生磁效应,微波能量在其内传输时介质损耗很小。铁氧体加上恒定磁场后,会在各个方向上对微波表现出不同的磁导率,利用这种特性可以制造各种微波定向传输器件,包括两端口单向传输的隔离器和多端口定向传输的环流器,常见的是三端口和四端口环流器。①单向传输隔离器的种类很多,包括波导型、同轴型和微带型等。波导型适用于微波能量的传输,其他两种主要用于微波信号的传输。②三端口环流器属于波导型环流器,如图 9-20 所示,传输的微波遵循顺序是由端口 1 注入时,它将向端口 2 方向传输,端口 3 方向没有能量输出;

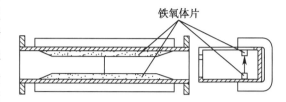

图 9-19 谐振场移式铁氧体微波隔离器

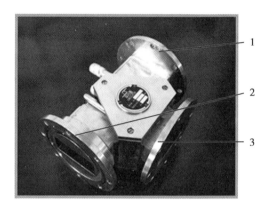

图 9-20 三端口环流器

同样道理,当微波能量由端口 2 方向注入时,它将向端口 3 传输,端口 1 没有能量输出。将三端口环流器的一端用匹配负载短接,就可以构成一个微波能量隔离器。③四端口环流器由一个双 T 接口、一个移相器和一个耦合器构成,如数字图 9-22 所示。微波能量传输规律是端口 1 入,端口 2 出;端口 2 入,端口 3 出;端口 3 入,端口 4 出。如果外加磁场方向反转,传输顺序也将反转。四端口环流器接入驻波加速器微波系统中,加速器工作时,微波功率源发射的微波功率经波导管从端口 1 进入四端环流器,然后从端口 2 输出,注入加速管建立驻波加速电场;当有微波反射时,反射功率自端口 2 输入,会进入端口 3 所连接的大功率吸收负载内消耗掉,有小部分微波功率会从端口 3 再次反射,传输到端口 4 消耗。这样反射微波功率不会从端口 1 进入微波功率源,对其工作造成影响。

8. 衰减器和移相器 衰减器是在波导中放置一片与电场方向平行的微波吸收介质片,用于调节微波功率。移相器是在波导中按特定方向插入一种不吸收微波功率的介质片,由介质系数的变化引起相移常数的变化,而达到移相的目的,如数字图 9-23 所示。

9. 终端吸收负载 医用电子直线加速器工作时产生的一些无用的微波功率,需要使用负载吸收掉,以免对整机工作性能造成影响。吸收负载一般为矩形波导结构,通过波导窗与微波传输系统相连,包括全水微波吸收负载和水冷干式微波吸收负载,如数字图 9-24 所示。①全水微波吸收负载内充满了冷却水,输入的微波功率被全部吸收转变成热量,经冷却水循环将热量带走,全水微波吸收负载的处理能力可以达到 10kW,但是只适合固定安装;如果随机架旋转,水中会产生气泡,引起微波反射,造成阻抗失配。②水冷干式微波吸收负载一般采用碳化硅材料制成,吸收体的周围注入冷却水并接入冷却循环,它的微波吸收处理能力一般只能达到 3kW 左右,但是可以安装在旋转机架上,性能牢固可靠。

10. 微波频率自动控制系统 微波频率自动控制(auto frequency control system, AFC)系统

数字图9-22

四端口环流器

数字图9-23

衰减器与移相器

数字图9-24

终端吸收负载

是为了协调微波源与加速管之间电磁振荡频率一致性而设计的。医用电子直线加速器工作时，微波功率源的振荡频率必须适合加速管的工作频率，否则会导致加速器输出剂量率的降低，甚至无射线产生。它的工作原理是系统通过微波取样，获得微波的频率与相位数据，与设定值进行比较，读取比较结果，误差在一定范围内则对磁控管或速调管进行稳频控制调节，如超出一定范围则会自动停止工作。目前常用的自动稳频系统有两种：双腔型、锁相型。行波加速器可以采用双腔型或锁相型，驻波加速器一般都是采用锁相型。

（七）真空系统

医用电子直线加速器的加速管、磁控管或速调管、闸流管等器件需要保持高度真空状态，原因是：①避免加速管内放电击穿；②防止电子枪阴极中毒、钨丝材料的热子或灯丝氧化；③减少电子与残余气体的碰撞损失能量。加速器常用来获得真空的器械被称为真空离子泵，又称钛泵，如数字图 9-25 所示，他的抽气作用基于新鲜钛膜的吸附作用和电清除作用。

数字图9-25
钛泵实物图

（八）恒温水冷系统

在医用电子直线加速器工作时，加速管、磁控管（速调管）、聚焦线圈、导向线圈、偏转线圈、脉冲变压器、X 线靶和吸收负载会产生大量的热能，温度变化会影响其工作稳定性。加速器会安装冷却系统来自动控制各器件处于恒温状态。一般采用两级冷却循环系统。一级循环也称内循环，一般采用水冷方式，由冷却水直接与各器件接触进行冷却，为避免器件腐蚀和堵塞管路，注入的是高纯度的去离子水。二级循环被称为外循环，根据各种机型设计的不同，采用水冷或风冷的方式。外循环水冷机安装在机房外或设备机房，对水质要求不高，可以采用市政自来水，内外循环通过热交换器进行热量传递，由自动温控系统控制，根据温度传感器的反馈电路自动调节进入热交换器的外循环水量，来对内循环水进行冷却并保持恒温。内循环水会根据各个器件的散热需求，通过阀门调节各路冷却水的压力与流量，来保持整个系统处于恒温状态，如数字图 9-26 所示。风冷方式与水冷方式类似，通过风扇向内循环热交换器吹风来降温，但是对室温要求很高，需要安装专用大功率空调。

数字图9-26
恒温水循环系统结构图

（九）剂量监测系统

医用电子直线加速器辐射机头内安装有可以测量和显示与吸收剂量有关的辐射剂量的装置，当监测剂量达到预选值时可以自动终止辐照的系统被称为剂量监测系统。剂量监测系统显示的量的单位是机器单位（machine unit，MU），俗称"跳数"。加速器显示出束 1MU，对应不同能量射线在水中特定深度测量点的吸收剂量为 1cGy。剂量监测系统由可控制计算机、隔离/缓冲处理电路、信号测量电路和备用剂量计数电路四个部分组成，如数字图 9-27 所示。它的核心器件是一种探测电离辐射的气体探测器，被称为电离室。当探测器受到射线照射时，射线与气体中的分子作用，产生一个电子和一个正离子。这些离子在电场作用下分别向正负两极运动并被收集形成电离电流，电离电流正比于射线强度，静电计读取并放大电流，便可定量进行剂量监测。医用电子直线加速器的电离室的收集极被分成若干区域，一般中间监测区监测的 MU，用于剂量和剂量率的测量，周边呈十字对称的四个区域监测的 MU，用于比较评价射线束的平坦度与对称性，如图 9-21 所示。国际电工委员会建议一台医用电子直线加速器至少要有两套独立的剂量监测系统，并且电离室的性能需要满足国家标准对剂量的准确性、线性和重复性

数字图9-27
剂量监测系统方框图

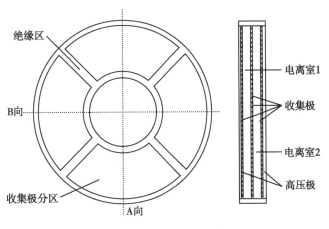

图 9-21　电离室结构示意图

要求,功能上要求每个电离室的高压电路独立供电,并且内部可以监测极化电压的变化;电离室不同分区的输出测量电路也是多通道的,独立显示或反馈控制。

(十)辐射机头

辐射机头的主要功能包括射线均整、射线准直和光学指示。经典的辐射机头结构如数字图9-28、数字图9-29所示。按照束流传输的方向依次是X线移动靶、初级准直器、X线均整器(或电子散射箔)、电离室、次级准直器、多叶光栅、射野指示灯、附件接口等。X线移动靶均选用高原子序数材料,如钨、金等。多挡光子能量的加速器,会在靶面上设置多个打靶位点,根据光子能量移动到相应的打靶位点,使用电子线时靶面可以完全退出避开电子束流。X线均整器的作用是将打靶产生的中间高四周低的X线剂量分布转换成为临床需要的具有一定均匀性和对称性的平坦剂量分布。散射箔将加速管加速的电子束流扩散到可供临床使用的面积。多叶光栅通过每个叶片的独立运动,将次级准直器准直的方野改造成为不规则形状的射野。附件接口可用于外挂和识别电子线限光筒、物理楔形板、X刀限光筒、铅挡支架以及质控设备等。

(十一)治疗床

治疗床是医用电子直线加速器的主要组成部分之一,主要用于承载病人进行放疗。包括旋转基座、底座、升降架、水平结构、床板、床控制面板等。

二、技术参数及其性能指标

医用电子直线加速器一般会配置一挡、两挡或三挡不同能量的光子和多挡电子束射线。比较典型的X线能量选择为低能4MV或6MV;高能10MV或15MV。电子射线能量为4MeV、6MeV、8MeV、10MeV、12MeV、15MeV、18MeV、21MeV等。随着调强放疗技术的应用,光子一般会选用6MV或10MV。为了能够实现多角度照射,机架、辐射机头和治疗床都可以做360°旋转。常规加速器配备有五维床,可以实现三个平移和两个旋转方向的运动。部分高性能加速器还配备了六维床,可以实现三个平移和三个旋转方向的运动,更加有利于摆位误差的调整。

医用电子直线加速器为了满足临床需求对设备的性能有严格的要求,参照《医用电子直线加速器质量控制指南》(NCC/T-RT 001—2019),主要包括机械性能指标、剂量学性能指标、图像引导性能指标、特殊照射用途性能指标的相关要求。图像引导性能指标属附加设备,本节介绍中省略。

(一)机械性能指标

对加速器机械性能指标的精度要求,如表9-2所示。

表9-2　医用电子直线加速器机械性能指标

项目	性能指标
光距尺精度	≤2mm
激光灯定位精度	2D或3DCRT:≤2mm IMRT或VMAT:≤1.5mm SRS或SBRT:≤1mm
钨门到位精度	≤1mm
十字叉丝中心位置准确度	≤1mm
托架附件到位精度	≤2mm
机架和准直器角度指示准确度	≤0.5°
治疗床角度指示准确度	≤1°
治疗床到位准确度	2D或3DCRT:≤2mm IMRT或VMAT:≤2mm SRS或SBRT:≤1mm

项目	性能指标
光野和辐射野一致性	2D 或 3DCRT：≤2mm IMRT 或 VMAT：≤2mm SRS 或 SBRT：≤1mm
多叶准直器到位精度	≤1mm
静态调强多叶准直器到位精确度	RMS≤1.5mm 95% 的误差计数≤1.5mm
动态调强多叶准直器到位精确度	RMS≤1.5mm 95% 的误差计数≤1.5mm
准直器旋转同心度	≤基准值 ±1mm
机架旋转同心度	≤基准值 ±1mm
X 线辐射野等中心与机械等中心一致性	2D 或 3DCRT：≤基准值 ±2mm IMRT 或 VMAT：≤基准值 ±2mm SRS 或 SBRT：≤基准值 ±1mm
治疗床旋转同心度	≤基准值 ±1mm
治疗床床面负重下垂幅度和水平度	下垂幅度≤2mm 水平度≤0.5°
治疗床极限到位精度	≤基准值 ±2mm

注：RMS，日志文件中读取多叶准直器各叶片末端在整个执行过程中的位置误差大小，计算的均方根值；2D 或 3DCRT（2 dimensional/3 dimensional conformal radiotherapy），二维或三维适形放疗技术；IMRT（intensity modulated radiation therapy），调强放射治疗技术；VMAT（volumetric modulated arc therapy），容积调强放疗技术；SRS（stereotactic radiosurgery），立体定向放射手术技术；SBRT（stereotactic body radiotherapy），体部立体定向放射治疗技术。

（二）剂量学性能指标

包括 X 线和电子线的性能指标，主要包括射线绝对剂量的线性与稳定性、射线剂量分布特性以及楔形板、多叶光栅和限光筒的影响因子等。具体的剂量学性能指标如表 9-3 所示。

表 9-3　医用电子直线加速器剂量学性能指标

项目	性能指标
X 线束输出剂量稳定性	≤基准值 ±3%（日检要求） ≤基准值 ±2%（月检要求）
加速器通道 1 和通道 2 监测电离室稳定性	≤2%
X 线束各剂量率下的输出剂量稳定性	≤2%
X 线束离轴剂量曲线稳定性	≤基准值 ±2%
X 线束能量稳定性	≤基准值 ±1%
X 线束射野平坦度稳定性	≤106%
X 线束射野对称性稳定性	≤103%
楔形因子稳定性	≤基准值 ±2%
多叶准直器穿射因子	≤基准值 ±0.5%
X 线束 MU 线性	≤2%
不同机架角度 X 线束输出剂量稳定性	≤3%
不同机架角度 X 线束离轴剂量曲线稳定性	≤2%

续表

项目	性能指标
电子束输出剂量稳定性	≤基准值 ±3%(日检要求) ≤基准值 ±2%(月检要求)
电子束离轴剂量曲线稳定性	≤基准值 ±1%
电子束能量稳定性	≤基准值 ±2%(月检要求) ≤基准值 ±2mm(年检要求)
电子束射野平坦度	≤106%
电子束射野对称性	≤105%
电子束射野输出因子抽验	≤基准值 ±2%
电子束 MU 线性	≤2%

(三)特殊照射用途性能指标

加速器用于全身照射等超出常规照射范围与距离的照射技术,应达到的性能指标如表9-4所示。

表9-4　医用电子直线加速器特殊照射用途性能指标

项目	性能指标
全身照射/全身皮肤电子束照射功能检测	功能正常
全身照射/全身皮肤电子束照射附件检测	功能正常
全身照射/全身皮肤电子束照射输出量校准	≤2%
全身照射/全身皮肤电子束照射能量和离轴剂量曲线稳定性	离轴剂量曲线与基准值偏差≤1% PDD 与基准值偏差≤1mm

注:PDD(percentage depth dose),百分深度剂量,模体内中心轴上某一点的吸收剂量与参考深度处的吸收剂量之比的百分数。

三、临床应用

放射治疗是肿瘤治疗的主要手段之一,据统计,一半以上的肿瘤病人在治疗过程中会应用放射治疗,从 WHO 公布的数据看,肿瘤的总体治愈率为 45%,其中手术的贡献占 22%,放疗占 18%,化疗占 5%。放射治疗的应用方式很多,部分肿瘤通过单纯放疗就可以获得根治;术前放疗可以缩小肿瘤的体积,增加肿瘤的切除率和保留重要器官的功能;术后放疗可以减少肿瘤的复发率,延长生存时间,提高生存质量;放疗与药物和热疗的联合应用也会提高疗效;姑息性放疗可以提高局部控制率,缓解症状,改善病人的生存质量,是晚期癌症病人的重要治疗手段。目前医用电子直线加速器是开展外照射放疗的主流设备,适应证广,技术多样,疗效显著。

医用电子直线加速器产生的高能电子线的物理学特性表现为从表面到一定深度,剂量分布均匀,达到一定深度后剂量突然降低,通常用于皮肤和表浅肿瘤的治疗,例如瘢痕、乳腺癌术后的胸壁照射,肿瘤会获得比较均匀的剂量,位于其后方的正常组织将受到保护。但超过 45MeV 的电子束,此特性消失,临床应用的电子线能量一般不超过 35MeV。

高能 X 线具有“建成效应”,即建成区内的组织吸收的剂量较少,受到了保护,位于建成区后的肿瘤受到了较高剂量的照射。早期放疗的常规照射技术主要利用高能 X 线的这种特性对深部肿瘤进行治疗,保护表浅组织,但是在体内形成高剂量区的范围非常大,与肿瘤相邻的正常器官受到了与肿瘤几乎相同的照射剂量,毒副作用很大,也限制了肿瘤照射剂量的进一步提高。

随着计算机技术、机械工程技术的发展,CT、MRI、PET/CT 等高端影像设备陆续应用于放疗定位,基于 AI 技术的计划系统计算速度更快,性能更加优越,放疗已经由二维时代发展到了三维和四维时代。医用电子直线加速器性能也有了突飞猛进的发展,设备运行稳定性提高,机械精度高,可以达到亚毫米级,剂量率进一步提高,非均整(flattening filter free,FFF)模式剂量率可以高达 1 000MU/min 以上,临床应用自动化程度高,安全性能可靠。基于医用电子直线加速器开展的调强技术可以形成与靶区高度适形的剂量分布,尤其是应对肿瘤包绕重要器官的凹形靶区时更有优势,例如盆腔肿瘤放疗保护膀胱和小肠,椎体转移放疗保护脊髓,全脑放疗保护海马等。调强放疗技术因为出色的剂量调制能力已成为现代肿瘤放疗的主流技术。

现代医用电子直线加速器配备了各种各样的图像引导设备,包括电子射野验证设备、机载 kV 级影像设备或同室安装的大孔径 CT 设备等,可以在治疗前为病人拍摄二维平片或进行 CT 扫描,来进行位置验证和误差纠正;也可以观察病人内脏器官的变化,避免脱靶和正常组织的误照,来实现精准放疗。基于医用电子直线加速器的图像引导设备还可以开展在线自适应放疗技术,即在每次放疗前应用机载或同室影像系统采集病人的图像,通过 AI 技术进行快速的靶区和危及器官勾画,现场进行计划设计,实施放疗,这样可以完全避免病人分次间的位置误差以及靶区和危及器官的变化导致的剂量学误差。呼吸运动会导致肿瘤在治疗期间的位置变化,例如肺癌,传统的方式是进行 4D CT 扫描,勾画内靶区(interal target volume,ITV)包裹全部时相肿瘤的范围,这样会导致靶区范围的扩大,增加了周边正常组织的照射剂量。医用电子直线加速器配备了多种呼吸门控装置,包括主动呼吸门控、被动呼吸门控和体表光学辅助摆位系统等,病人可以保持自由呼吸,当肿瘤进入照射区时,出束照射,偏移照射区则停止出束。病人也可以在屏气条件下接受定点照射,既保证了照射的准确性也减小了正常组织被照射的范围。立体定向放疗最早使用 γ-刀进行神经系统肿瘤的治疗,现在基于医用电子直线加速器的 6~15MV X 线非共面多弧度等中心旋转实现了多个小野三维集束照射肿瘤,起到与 γ 刀一样的作用,被称为 X 刀。放射生物学的研究表明,对于部分肿瘤少分次、大分割照射更加有利于杀灭肿瘤,并且不会增加毒副作用,单次大剂量照射还会引起免疫反应,增加免疫细胞对肿瘤细胞的杀伤作用,起到远隔效应。目前基于医用电子直线加速器的单次大剂量照射(SBRT)受到热捧,应用范围也从颅内肿瘤扩展到了全身各个器官的肿瘤治疗。

目前医用电子直线加速器已经突破了传统的设计模式,为了突出部分临床功能,正在走向多样化。例如局部体层放疗系统的滑环式机架设计,实现了螺旋调强放疗功能,调制强度是传统加速器的几十甚至上百倍;射波刀独特的机械臂结构,可以开展空间多点聚焦照射;术中放疗加速器可以在手术室内自由移动等。影像设备与加速器的融合越来越深入,CT 引导加速器已经成熟,MRI 引导加速器也已经投入临床,PET 引导加速器也在研制中。未来不但可以开展图像引导,还可以开展生物引导放疗技术。随着放射生物学研究的发展,对临床应用的放疗技术提出新的要求,也会推动加速器的进一步发展。

四、设备安装与检测

医用电子直线加速器属大型医疗设备,结构复杂,体积庞大,配套用房与辅助设备多,对安装空间、辐射防护条件、电力供应条件、温度、湿度均有非常严格的要求。由于各厂家对加速器的设计风格不同,以及配套安装的辅助设备各不相同,对机房的面积和安装条件要求差异较大。加速器安装与验收检测是一个复杂而长期的过程,一般由厂家负责安装,医院与厂家、施工方保持密切联系,提前了解设备的结构、布局及环境要求,做好相应的准备。

(一)设备安装

1. 建筑要求 ①应设计足够的设备与工作用房,包括加速器机房、控制室、设备间、配电间、信息机房,以及辅助设备用房等,并确保各房间的间距不超过设备各种电力和通信线缆以及管道的最大允许长度。各机房的使用面积应满足设备安装及日常使用的基本要求。②医用电子直线加速器机房的布局构造应满足预装设备转运、安装、使用的基本面积和宽度要求,并且须经卫生行政部门的职业病危害预评价,墙体与防护门应满足最基本的辐射防护条件。按照国家标准加速器机房的面积须大于45m²,并配有迷路结构,迷路的宽度应符合设备转运要求。③厂家与施工方应密切配合,对加速器和治疗床的底座进行预埋,合理设计电缆沟的位置、宽度、深度和走向,避开大型笨重设备转运的路径。安装于墙体或天花板的激光灯、图像引导设备、呼吸运动管理设备应提前埋置底座,预留电源。④机房及转运沿途的建筑地面及沟槽的承重能力应满足厂家提供的设备重量要求。设备基坑的水平度应≯5mm/m²。

2. 电气要求 ①医用电子直线加速器的设备电源一般要求三相五线制(三根相线、一根零线、一根地线)。要求电压稳定,相序准确,必要时配备稳压装置进行稳压。②设备供电要求从一级配电或主电源变压器直接铺设高质量铜芯电力电缆至现场配电柜,为保证电源内阻符合要求,应按照厂家要求根据变压器与配电箱的距离计算多股铜芯电缆的截面积。③设备用电应与空调、照明及各种插座的电源分开取电,避免应用过程中相互干扰。④设备总电源须独立接地,接地电阻≯1Ω,接地线应为≮35mm²的铜线。⑤在治疗室、控制室和迷路合适的位置安装急停开关,急停开关的位置不得高于2m。⑥防护门上方安装警示灯,并按照厂家要求的接线方式预留电缆。⑦治疗室和控制室墙面预留足够的220V/10A插座,用于辅助设备的安装及维修使用。

3. 网络要求 服务器需要安装在单独的计算机机房内,服务器机房空间面积与层高须满足服务器及配套网络交换机等设备的安装、调试和检修。配备不间断电源以保证数据安全。架设内外网,按厂家要求提前预留足够的网络端口,铺设光纤和网线,满足网络流量、通信协议,具备DICOM接口功能等。

4. 第三方辅助设备要求

(1)空调系统:治疗室、设备间、服务器机房应单独安装空调,避免使用大厦的中央空调。空调的性能根据各厂家设备的散热需求配置。安装位置及出风口应合理设计,避免冷凝水泄露损坏设备。一般治疗室内的温度要求是20~24℃,相对湿度为30%~60%。采用风冷冷却的加速器通常还需要在特定的区域安装大功率空调为风冷散热器降温,区域环境温度要求不高于18℃。服务器机房的空调应保证室温不超过20℃,相对湿度为30%~60%,应安装温湿度报警仪,避免温湿度超标影响服务器工作,造成数据丢失。

(2)新风与排风系统:由于空气在强电离辐射的照射下会产生少量对人体有害的臭氧和氮氧化物,因此机房内通风次数应≮4次/h,确保工作场合臭氧的浓度小于0.3mg/m³。送风口与排风口在机房内应呈对角线排布,上送下排,送风口靠近迷路口,排风口距离地面的高度不得超过30cm。

(3)水冷机:采用水冷方式冷却的加速器需要配备水冷机,水冷机的性能参数根据各家设备的散热需求选择。水冷机的室外散热器应安装在阴凉的开阔地,以保证散热效率。机房建设时应提前预留加水口和排水口,与设备相连的水管应采用水电分离的原则,单独设置地沟铺设,并做好保温措施防止冷凝水的产生,加速器基坑内设置地漏并安装水路泄露探测器,以便及时发现漏水。

(4)空气压缩机:部分加速器需要使用高压气体为某些器件提供驱动或锁定动力。压缩气体的压力、流量、水分含量、油含量、过滤净化程度均要达到厂家要求。

(二)设备的验收检测

加速器安装完成后必须经过严格的验收测试,保证各项性能指标符合国家相关标准、厂家承诺标准和开展技术的性能要求,才能投入临床使用。验收时医院和厂家共同制定验收手册进行逐项验收。

1. 设备与资料清点 对照设备清单清点配套设备、手册、软件及许可、基础的维修备件与工具等。

2. 加速器基本情况的检查　检查加速器的外观是否完整无损,各部件线缆的连接是否正确、牢固、规整,机械运动与出束是否正常,控制台按键与仪表显示是否正常,各种安全联锁、急停开关、警示灯工作是否正常,第三方设备运行是否正常等。

3. 机房的防护性能检测　一般邀请卫生行政部门指定的专业部门进行检测,并出具辐射防护效果评价报告。

4. 加速器的性能指标检测　一般由厂家工程师与医院物理师共同完成。使用合格的质控测量设备,按照标准的质控流程对照验收报告对加速器的机械性能、剂量学性能、图像引导性能和特殊照射性能进行检测,具体的性能指标见本章"技术参数及其性能指标"部分。螺旋体层放疗系统、机器人机械臂加速器、MRI加速器等特殊用途的加速器,需要参考相关的技术质控标准增加相关的验收项目。

五、常见故障与检修

现代医用电子直线加速器结构复杂,与附带的图像引导系统、呼吸门控系统以及其他辅助设备高度集成,数字化程度高,多具有自我诊断报错功能。对维修技术的要求高,一般由厂家专业维修工程师负责。常见故障主要有剂量系统故障、充气系统故障、多叶光栅准直器故障、真空系统故障、高压脉冲调制系统故障、水冷系统故障等。

(一)剂量监测系统故障维修

当发生剂量监测系统故障时,加速器会出现电离室监控电压故障,出束剂量异常,对称性、均整度异常等错误提示。调制器系统故障、微波系统故障、加速管系统故障均会引起剂量监测系统的报错,首先确认加速器束流相关部件是否正常,如束流相关部件正常,则主要对电离室进行排查:①排查电离室电源工作状态是否正常。②使用万用表排查电离室电源的输入电源是否正常。③使用万用表排查电离室电源的输出是否正常。④排查电离室和电离室电源之间的线缆是否有损坏,连接器是否有脱落或固定不牢的情况。⑤排查电离室上下两面的镀膜是否有破损。电离室年久老化容易出现靠近加速管一侧镀膜破裂的情况。⑥排查电离室电源监控电路板是否正常。加速器的电离室通常有两套独立的监控系统,可以采用互换法,交换两块电离室的信号线与信号监控电路板来进行故障定位。对于连接器松动的情况,重新拔插连接器即可解除故障。如有损坏的电离室、电源等器件则需要进行更换。剂量监测系统是加速器重要的安全保障系统,相关维修后,需要由物理师进行全套剂量学校准和质控检测。

(二)充气系统故障维修

医用电子直线加速器充气系统的作用是为波导管的含气部分填充六氟化硫(SF_6)气体并保持在正常的压力范围之内。常见的故障是SF_6气体压力过低或过高。气压的监控通常由传感器和气压表两套独立监控系统完成,若气压表与传感器显示不一致,可通过充气或放气,观察气压变化,确认故障部件。若是传感器反馈异常,可通过测量电气参数,交换监测电路板,检查线缆是否损伤,重新连接线缆连接器等操作进行故障定位。若传感器和气压表均显示气压低,说明SF_6充气系统有漏气点,常见的漏气点多位于波导垫圈或波导连接面,可以使用SF_6检漏仪定位漏气点。维修方法主要是更换存在漏点的波导及连接器件,更换压力气表或压力监测传感器。维修结束后应定期观察SF_6压力。

(三)多叶光栅准直器故障维修

多叶光栅是加速器临床应用过程中运动最为频繁的装置,故障率较高,主要表现为叶片未到达目标位置或初级和次级位置传感器位置偏差超标。故障定位方法:①叶片未到位故障的排查。首先可以通过分析错误记录文件或查看报错代码来确认是否有马达过流的情况,然后给叶片驱动马达发送运动命令,查看马达电流监控是否有电流值反馈,若无电流数据的变化,则有可能是马达驱动环路故障,可以通过重新拔插线缆或与正常电路交换马达、控制板、测量板和驱动电源等方法来定位故障器件。②叶片位置传感器的排查。首先可以参考光野的位置,进行排查,误差大的反馈回路可能有问题。另外还可以通过重新拔插线缆,交换马达和控制板的方法,观察故障现象是否随之转移,来确认故障来源。维修方法:如果因为马达过流导致的叶片无法到达指定位置,可以对叶片的丝杠、马达进行保养,如对叶片运动接触面进行除尘和涂抹专用润滑剂等;如果存在线缆连接异常,重新拔插线缆即可恢复;如有马达、驱动板、位置反馈传感器故障,则需要更换故障器件。维修结束后需要对叶片马达的性能进行测试,确认叶片马达的驱动电流符合设备性能要求。如果进行了器件更换,则需要执行对应的机械校准,如叶片零位校准、位置传感器线性校准和运动增益校准等。若校准验证不通过,则需要进一步维修后再次执行校准程序。多叶光栅准直器维修后,应执行加速器内多叶光栅的相关质控程序,测试的结果应全部通过,否则需要进一步排查维修。

(四)真空系统故障维修

医用电子直线加速器的真空泵(钛泵)主要用于维持加速管的真空环境,如系统报告真空异常,并且观察到真空泵的电流持续超过标准值,则可判断真空系统故障。对于安装有两个真空泵的加速管,另一个真空泵可以辅助排查,如果另一个真空泵电流正常,则表明真空泵相关器件出现故障;若另一个真空泵也存在同样的报错,则证明加速管存在漏点。部分加速器移动靶位于真空环境内,有可能发生移动靶被击穿或出现裂痕导致冷却水泄漏,从而破坏真空环境。可以通过多次断路移动靶的冷却水来进行排查,如接通冷却水,真空泵电流持续升高,断路则持续降低,便可确定。另外常见的漏点多位于射线输出窗、偏转磁铁和微波输入口接口,可以在怀疑泄露点附件涂抹丙酮,如果真空泵电流瞬时增高,则可确定。如果加速管不存在漏点,而是真空泵系统的故障,可以通过拔插线缆来排查线缆故障,也可以通过测量真空泵的电源输入,查看真空泵的工作指示灯来排查真空泵的工作是否正常。另外还可以通过交换相同类型真空泵的相关电路板或使用测试电路板进行测试来确定相关电路板的故障。通过故障定位,若发现真空泵电源或相关电路板故障则通过更换故障器件来解决;若没有发现漏点,真空泵也没有发现故障,可以通过外接分子泵抽真空后重启真空泵;如真空泵依然无法维持加速管要求的真空度,则需要更换真空泵。维修工作结束后,操作加速器出束,出束过程中观察真空泵的电流值是否稳定且符合要求。

(五)高压脉冲调制系统(闸流管)故障维修

高压脉冲调制系统最常出现的故障是闸流管损坏,表现为剂量率过低或无射线产生,以及系统显示闸流管相关错误报告。故障排查:①是否有其他联锁导致加速器没有达到出束状态,例如屏蔽门联锁、设备间门联锁、高压部件的屏蔽罩开关联锁。②使用万用表测量闸流管灯丝电压、电流,如灯丝电压异常应排查灯丝电压的供电回路,来确认是供电回路的问题还是闸流管灯丝的故障。③排查高压触发使能信号是否正常,若没有触发使能信号须排查相关线缆和电路板。④使用示波器观察闸流管触发板的触发信号输出是否正常。⑤若闸流管灯丝电压正常,闸流管触发板触发信号输出正常,则说明闸流管故障。

故障维修:①若防护门、高压柜屏蔽罩未关闭,关闭后故障可以解除。如防护门和保护开关联锁故障则需要更换故障开关、电路板。②若确认闸流管灯丝电压电源或触发板异常,则需要更换对应的器件。③若闸流管异常,则须更换闸流管,闸流管更换后应进行剂量学质控检测,如不符合性能要求,应进行调试和校准。

(六)水冷系统故障维修

水冷系统故障是医用电子直线加速器临床应用中常见的故障,故障出现时会显示系统水温超标错误或某一分支水路的水温、水流量超标错误。故障排查:①关于系统水温超标的排查。首先可以通过手摸循环水管,或观察外循环水冷机的温度和流量表显示的数值,来检查外循环水冷机的供水温度与流量是否正常。观察系统水温和分支水路的温度反馈值是否一致,若所有分支水路的水温均正常,则说明系统水温反馈器件故障,可以使用万用表测量传感器、水温监控电路板的供电和电气参数。若内外水循环系统的温度传感器均正常,则可能是内外循环热交换器的三通阀故障,需要对三通阀的自动温控电路板和相关接线进行排查。②关于分支水路水温或水流量异常的排查。将故障分支水路的监控线与正常支路进行互换,来排查是温度传感器故障还是监控电路板的故障。

　　故障维修:①关于系统水温超标故障的维修。外循环水冷机故障的维修包括补充储水罐的水量,表冷器除尘,如有硬件故障及时更换。内循环水系统故障的维修包括重新拔插紧固传感器的线缆;更换故障传感器或监控电路板;更换三通阀门整机器件。②关于分支水路水温和水流量异常的维修。传感器故障时可拆开水路确认是否有杂质堵塞水路或传感器,如有,可进行清理。若传感器、监控电路故障可进行更换。维修结束后观察各路仪表显示水压、水温是否均正常,并操作加速器出束观察水温是否保持稳定。

(孙显松)

第三节　螺旋体层放射治疗系统

　　螺旋体层放射治疗(tomotherapy,TOMO)系统是利用 CT 成像原理,将兆伏级射线源集成于滑环结构上,按照 CT 扫描的方式用扇形射野进行螺旋照射,开展调强放疗的设备。它集 IMRT 和图像引导放射治疗(image guide radiotherapy,IGRT)于一体,采用快速二进制(开/关两种状态)多叶光栅(multi-leaf collimator,MLC)进行束流调制,机架采用滑环技术可 360° 连续旋转,治疗过程中治疗床按照一定的速度连续进床,一次治疗靶区长度可以达到135cm,适用于全身各个部位肿瘤的治疗。

一、基本结构及其工作原理

(一) 设备构成

　　TOMO 系统的总体结构包括主机、治疗床、激光定位系统、电源分配单元、操作工作站、状态控制器、计划工作站和服务器集成柜等八大部分。

　　1. 主机　TOMO 的主机外观与 CT 扫描仪类似,治疗孔径为 85cm,源轴距为 85cm,摆位中心(虚拟等中心)到治疗中心距离为 70cm。

　　2. 治疗床　用于治疗或图像扫描过程中承载病人,可以进行上下、左右、前后三个方向的运动,其运动可以通过治疗床控制键盘(couch control keypad,CCK)进行手动调节,也可以通过位置控制面板(positioning control panel,PCP)控制其运动到指定位置。与常规加速器不同,TOMO 治疗床的基座在升高的同时会向前运动,降低时会向后运动,被称为“眼镜蛇运动”。这样的设计,当治疗床处于治疗高度时,延长了治疗床前伸的长度,降低时可以避免床的基座与机架发生碰撞。最新一代的 TOMO 平台在机架孔洞的对侧增加了一套与治疗床同步升降的床板承接架,可以避免在进床过程中治疗床面的沉降。

　　3. 电源分配单元(power distribution unit,PDU)　电源分置单元输入电压为 480VAC,可以按照不同子系统的需要转换输出不同的电压,并且为这些子系统提供断路保护。PDU 的电源控制面板位于主机壳的左侧,控制界面用于系统安全上电,并且可以通过 LED 灯显示电源状态、入口联锁状态、紧急停止状态等。由于数据接收服务器的工作非常重要,为了防止突然断电导致重要的过程数据丢失,在数据接收服务器与电源分配单元之间安装有不间断电源(uninterruptible power supply,UPS),可以在断电后提供 20min 的电力支持。PDU 集成控制板用于连接 PDU 和 PDU 电源控制面板,并且可以监视固定机架端的联锁和处理急停开关信号。

　　4. 激光定位系统　TOMO 有两套激光定位系统,一套为固定的绿激光灯,指示虚拟等中心

(治疗中心向外 700mm 处),用于维修和质控;另一套为可移动的红激光灯,初始位置和绿激光灯重合,调取计划后与治疗计划联动,用于病人摆位。

5. 操作工作站 是一台带有专用软件的工作站,为操作者提供用户界面,来完成图像的扫描与配准,调取治疗计划并完成治疗,还可以显示设备的各种重要状态参数。

6. 状态控制器 配合操作工作站软件使用,包括启动出束按钮、停止出束按钮,操作类型确认钥匙、急停开关、辐射警示灯和蜂鸣器等功能设置。

7. 计划工作站 是一台带有专用软件的工作站,为操作者进行计划设计提供用户界面,来完成靶区和危及器官的勾画、计划设计与优化以及剂量评估等操作。

8. 服务器集成柜 TOMO 将不同的计算机和网络设备集成安装在一个集成柜中,包括可以在紧急断电情况下,为集成柜内所有设备提供 15min 电力的不间断电源、刀片式集成计算机、存储区域网络、数据服务器、iDMS 数据管理系统等,用来进行计划优化和剂量计算、通信和数据存储与备份。

(二)主机结构

TOMO 系统实物图

TOMO 主机包括固定部分和旋转部分,旋转机架安装在固定机架上,旋转部分的各个系统通过滑环结构与固定部分或外围设备进行电能输送和信号传输。主机部分结构包括束流发生系统、照射执行系统、射野准直系统、剂量监视系统、成像系统、温度控制系统和主射线自屏蔽装置,如数字图 9-30 所示。

1. 束流发生系统 TOMO 使用驻波加速器产生 6MV 无均整模式(flattening filter free, FFF)的 X 线束,与其他医用直线加速器构成类似,包括高压电源系统、固态调制器、微波功率源(磁控管)、自动频率控制器、波导管、四端环流器、注入系统(电子枪)、加速管、固定靶等。TOMO 的早期版本使用旋转靶,旋转靶安装在靶基座内,在冷却水的推动下旋转。由于旋转靶直接暴露在冷却水中,因此靶面材料(一般为钨)损失较快,寿命较短。高压电源(high-voltage power supply, HVPS)系统、固态调制器(solid state modulator, SSM)、自动频率控制器(automatic frequency controller, AFC)、电子注入控制系统(electron injection control assembly, EICA)为束流的产生和控制提供服务。高压电源在程序的控制下产生 37~48kV 的直流电为固态调制器充电。固态调制器的主要作用是作为开关为磁控管的阴极提供直流高压脉冲,当输入 37~48kV 的直流电时,固态调制器会做好向磁控管放电的准备,放电脉冲的重复频率(pulsed repetition frequency, PRF)有 80Hz、200Hz 或 300Hz 三个挡位,三个挡位的脉冲重复频率分别对应 MV 级 CT(MVCT)图像扫描模式、物理模式和治疗模式。磁控管组件主要包括磁控管、电磁铁、脉冲形成器、自动频率控制器(AFC)和协调马达。电子注入控制系统的作用是根据加速器的输出模式控制电子注入的数量、时机和初始能量。输入电压为 120kV DC,输出阴极高压最大值为 −15kV DC,灯丝加热电压为 −4~−6V DC(参照阴极),栅极脉冲电压为 0~340V DC(参照阴极)。

2. 照射执行系统(radiation delivery system, RDS) RDS 包括机载控制器(on board controller, OBC)、固定控制器(stationary controller, STC)、数据接收服务器(data receiver server, DRS)。机载控制器计算机安装在旋转机架上,用于控制和监测安装在旋转机架上的各种设备组件。固定控制器计算机安装在固定机架上,用于控制和监测安装在固定机架上的各种设备组件以及外围设备。数据接收服务器计算机安装在固定机架上,用于数据的采集和处理、系统监控、指令和控制。

3. 射野准直系统 其主要作用是精准地控制照射野的形状与照射范围,从而实现特定的剂量分布,并且可以起到辐射屏蔽作用,减少无用射线的泄露。从加速器靶面开始,由近及远依次是初级准直器、铅门、多叶光栅。初级准直器和可运动的铅门总厚度为 23cm,其主要作用是对电子打靶产生的初始射线束进行限制,形成不同厚度的扇形射束,减少辐射泄露量。铅门由一对可以在头脚方向上移动的钨块组成,由液压驱动杆控制开口宽度,在等中心位置可形成厚度为

1cm、2.5cm 和 5cm 的扇形束射野,铅门的位置和运动是由位于机载控制器和铅门致动器之间的铅门控制器控制和监测的。二元多叶光栅由 64 片钨钢合金叶片组成,如数字图 9-31 所示,每个叶片沿着射线传输方向的厚度为 10cm,在等中心的投影宽度为 6.25mm,可以把铅门形成的扇形束照射野进一步沿 IEC-X 方向分割成 64 个单元进行调控。每个叶片仅有"开"或"关"两种状态,由压缩空气驱动双向运动电磁阀进行控制,叶片移动速度为 250cm/s,开关响应时间 10ms。根据不同计划参数,机架每旋转 1 周的时间为 10~60s,每周设 51 个控制点,每个控制点 64 个叶片均可以改变一次开闭状态,可形成 51×2^{64} 个子野,因此 TOMO 可以提供强大的射线调制能力。

二元气动多叶光栅实物图

4. 剂量监视系统　TOMO 与常规加速器一样使用了密封双层透射电离室,包括多个通道,便于相互验证和监测射野的剂量分布。电离室安装在初级准直器的上方,上层为主电离室,下层中心区域为副电离室,外周区域均分为 6 个通道用于监测束流能量及剂量分布情况。

5. 成像系统　TOMO 加速管同源双束,可以产生 6MV 和 3.5MV 两种能量的射线,3.5MV 的 X 线可用于采集体层影像(MVCT)。射线探测器安装在旋转机架上,加速管的对侧。该探测器是由 640 个充氙气的探测单元构成的双通道探测器阵列,氙气的气压为 5 个大气压(1 个大气压=101.325kPa),每个探测器单元被钨隔片分成两个间隔,相邻两个间隔合并成为一个电离室信号通道,每个信号通道的大小为 1.18mm×25mm。源到探测器的距离为 132cm,等中心处成像射野直径(FOV)为 39cm。探测器阵列的弧度半径为 110cm,640 个电离室中的 520 个用于成像,探测器阵列正对扇形束射野,沿 IEC-X 轴方向呈弧形排布。工作时每个探测器单元加载了 200V DC 的偏电压,产生的电信号强度与接收射线剂量成正比。探测器集成板安装在探测器的后方,作用是连接探测器的通道与传输电缆,探测器信号通过传输电缆传输给数据采集系统(date acquisition system,DAS)。数据采集系统将探测器产生的电信号转换成数字信号,通过固定机架上的高速射频传输链接来将数字信号传输至服务器。TOMO 探测器的作用有三个:①通过系统内集成的软件分析探测器接收的数据,完成机器日常质控,包括机械精度、束流稳定性和其他性能状态;②治疗前对病人进行 MVCT 扫描,用于监测体内器官状态,修正摆位误差,实现图像引导功能;③探测治疗过程中的穿射剂量,对执行剂量进行分析,对分次间的剂量进行叠加,从而实现剂量引导放疗(dose guided radiation therapy,DGRT)。新一代的 TOMO 平台在加速管的正交位置,搭载了 kV 级 X 线成像系统,可快速获得高质量的 kV 级 X 线 CT 图像(kVCT),根据肿瘤位置和器官变化进行治疗计划的调整,实现自适应放射治疗(adaptive radiation therapy,ART)。

6. 温度控制系统(temperature control system,TCS)　TOMO 的温控系统采用水冷与风冷相结合的设计结构。水冷系统安装在旋转机架上,形成内循环,将加速管、微波传输系统、磁控管和固态调制器的子系统等产生的热量带至风冷交换器,通过风冷系统将热量散发至室内空气中,从而达到整机冷却的目的。因此 TOMO 机房内一般需要安装大功率制冷空调,以控制室温不超过 20℃。同时机架内也设计有专用风道,直接将空调制冷的空气送到机壳内用于设备降温。内循环水共有 7 个循环通路,每个循环通路上均安装有限流阀门和流量计,用于控制水流的分配和监测。

7. 射束遮挡器　射束遮挡器为 12.7cm 厚的铅挡块,安装在探测器的后方,用于遮挡主射束,可将主射束衰减至 1/100 以下,有效地降低了机房主屏蔽墙的厚度,节约机房建设成本

二、技术参数及性能指标

(一)机械部分

主要涉及 X 线源安装精度、铅门安装及到位精度、MLC 的安装精度、机架到位精度和旋转过程中的一致性、治疗床到位精度和匀速运动精度、床和机架同步性、红绿激光灯精度及红激光灯运动精度等。TOMO 的坐标系应用 IEC 标准,如数字图 9-32 所示。

1. X 线源安装精度　①在 IEC-*x* 方向上相对于 MLC 的对齐,确保 X 线源处于 MLC 的中

TOMO 系统坐标系示意图

心,并且在旋转过程中保持稳定,失焦百分比偏差要求小于2%。②在 y 方向上相对于铅门对齐,确保源处于 IEC-y 方向的中心位置,要求偏差小于0.34mm。

2. 铅门安装及到位精度 ①IEC-y 方向上铅门相对于旋转平面的平移及扭曲偏差,确保射束 y 方向上是在机架的旋转平面内,没有平移及扭曲,偏差要求小于0.5mm和0.5°。②不同机架角度下,铅门形成不同射野开口精度及不同射野开口中心一致性,确保预设铅门开口大小符合要求且不受重力影响,改变开口大小时铅门运动中心相同,射野开口大小偏差要求小于1%或1mm,三个铅门开口共中心性偏差要求小于0.5mm。

3. MLC安装精度 要求在 IEC-x 方向上 MLC 相对于旋转中心居中,相对于旋转平面无扭转,横向居中位置偏差和扭曲偏差分别要求小于0.5mm和0.5°。

4. 机架到位精度和旋转过程中到位一致性 量化评价机架角度的到位能力,并且要求经过若干旋转后依然保持到位的一致性,对于定角照射(Direct)和旋转照射(Helical)技术(见临床应用部分),要求偏差均小于1°。

5. 治疗床精度及匀速运动控制精度 ①治疗床精度:包括 IEC-x 和 IEC-y 两个方向水平度、刚度(负重横向倾斜及沉降)、治疗床三个方向平移运动时到达预设位置的精度以及蛇形走位时的到位精度,水平度和沉降(负重75kg)要求小于0.5°和5mm,到位精度要求小于1mm。②匀速运动精度:治疗计划执行过程中,治疗床以特定速度进床,直至治疗完成。进床速度的变化会影响剂量投照的均匀性,要求床运动均匀性引起的剂量变化应小于2%。

6. 机架和床运动控制同步性 计划执行过程中系统控制机架旋转和床运动,二者之间应实时动态同步,在同一计划中,连续旋转相同圈数后,床运动距离应相等,这种同步性控制差异导致的距离变化误差应小于1mm。

7. 红、绿激光灯精度 绿激光灯为固定激光灯,始终指示虚拟等中心位置,在维修和质控中应用较多;红激光灯为可移动激光灯,单侧行程约18cm,初始位置和绿激光灯重合。计划中含有红激光灯相对于绿激光灯的位移值,调取计划时,该值自动发送至红激光灯进行走位,指示最终的摆位位置。要求两套激光灯的平移和旋转误差分别小于1mm和0.5°。

(二)束流部分

主要涉及射线质、横向和纵向离轴曲线。

1. 射线质 高能射束采用百分深度剂量(PDD)曲线上10cm和20cm深度处的剂量比作为射线质的量化指标,对于6MV FFF射束40cm×5cm照射野下,最大剂量深度一般位于水下12mm,D20/10约为0.525,偏差要求小于1%,如图9-22所示。

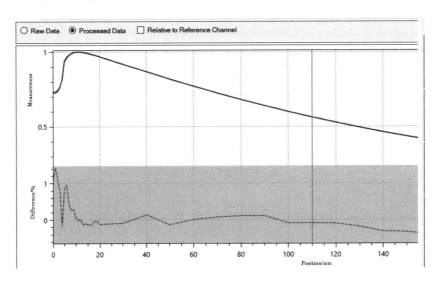

图9-22 三维水箱采集的 TOMO 系统 PDD 曲线

2. 横向和纵向离轴曲线（profile） ①横向离轴曲线表征射束在 IEC-*x* 方向的分布,因 TOMO 没有均整器,所以横向离轴曲线为中间高、两肩部低的"钟形"分布,无平坦度要求,对称性同建模数据相比,1/4 最大高度宽度（FWQM）处偏差不超过 1%。②纵向离轴曲线表征射束在 IEC-*y* 方向的分布,与铅门到位精度高度相关,无平坦度要求,对称性同建模数据相比,1/2 最大高度宽度（FWHM）处偏差不超过 1%。（图 9-23）

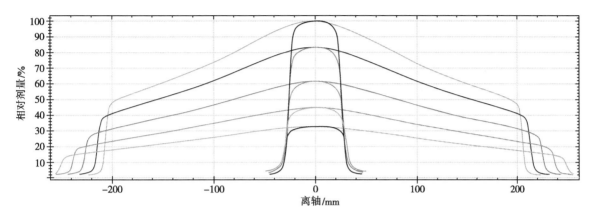

图 9-23　三维水箱采集的 TOMO 系统离轴曲线

（三）剂量部分

主要包括绝对剂量输出精度、重复性、线性和随机架角度的变化等。

1. 绝对剂量输出精度 常规直线加速器剂量刻度的目标根据能量的不同,最终要在标准条件下（SSD=100cm,10cm×10cm 照射野大小）最大剂量深度处,1MU 的输出等于 1cGy。TOMO 无法给出标准输出条件,因治疗计划系统采用标准数据建模,所以通过计划系统对加速器的输出进行量化。计划系统在标准圆模体（cheese phantom）图像上生成测试列（5 个 Helical 计划和 5 个 Direct 计划,都包括 5 个铅门:5cm 静态铅门、5cm 动态铅门、2.5cm 静态铅门、2.5cm 动态铅门、1cm 静态铅门）,每个测试计划给出六个点剂量,机器端根据相同条件下,电离室的测量结果与计划值的偏差调节加速器的输出,至所有测量点实测剂量和计划剂量相吻合,使用长条水模体对此时刻设备的输出剂量进行标定。采用 40cm×5cm 照射野,SSD=85cm,电离室位于水模体表面下 1.5cm,记录 60s 的测量剂量作为基准值,后续测量数据与该数值相比,偏差应小于 3%。

2. 剂量重复性 在上述测量条件下,重复测量若干次,所有测量结果之间的偏差应小于 2%。

3. 剂量线性 在上述测量条件下,分别测量不同的出束时长,对所有测量结果进行线性拟合,各测量结果偏离拟合线的程度区最大值作为量化剂量线性误差结果,偏差应小于 2%。

4. 不同角度剂量输出差异性 随机架角度的变化,不同机架角度,在相同输出和测量条件下,在等中心处进行测量,主要考察的是束流发生和控制系统的空间稳定性。要求不同角度下输出差异应小于 2%。

（四）图像部分

TOMO 每次成像都需要选择扫描长度和层厚。系统有三个层厚选择模式,精细（fine）、普通（normal）和粗糙（coarse）,分别对应着 2mm、4mm、6mm 的图像重建层厚。系统也可以对扫描图像进行后处理,分别内插出 1mm、2mm、3mm 的图像层厚。扫描时铅门开口宽度为 4mm,旋转周期固定为 10s,每扫描 1 周可重建 2 幅图像,每次扫描的多层平均剂量为 1~3cGy。图像部分的技术指标包括成像精度和图像质量,如空间分辨力、密度分辨力、HU 准确性和均匀性、畸变及噪声等。

三、临床应用

TOMO 的照射方式与常规加速器的差异很大,要根据设备自身特点及技术特性合理选择临床适应证,保证临床应用的质量与安全。

(一) TOMO 特性

1. 高调制力 剂量率可以达到 850~1 000cGy/min,铅门形成的扇形射束经 64 个二元叶片进行调制,机架每 7° 为一个控制点,结合叶片不同的开关状态,可形成庞大的子野数量,选择不同的螺距因子(螺距因子表示机架旋转一周,进床距离和射野宽度的比),每个层面又可以受到多次投照。TOMO 这些特点决定了体层调强放疗技术相比于常规加速器的调强放疗技术可以形成更好的剂量分布,包括剂量分布的均匀性和适形度;并且靶区的边缘剂量跌落快,可有效降低靶区毗邻的重要器官的受照剂量,从而提高疗效,降低毒副作用。

2. 治疗范围广 TOMO 单次照射范围可以达到 40cm×135cm,相比于常规加速器长轴方向上的照射范围更大,同时在横向靶区的剂量调制上表现的更优越,囊括了大多数临床应用情景,特别是对于中枢神经系统肿瘤(全脑脊髓照射)、淋巴瘤(淋巴系统照射)等需要大范围照射的疾病,避免了拼接射野导致的剂量不均匀,提高了治疗精度。

3. 治疗精准度高 每次治疗前采集 MVCT,与计划图像进行配准,获得摆位误差,平移误差可以通过自动移动治疗床进行修正,绕 IEC-y 轴方向的水平旋转(roll)误差可通过自动校正照射起始机架角度进行修正。同时,可以观察肿瘤分次内/分次间的体积变化,以及周围正常组织的位置和充盈情况,实现精准放疗。此外,MV 级 X 线与人体的作用以康普顿散射为主,在图像引导放疗过程中可显著降低金属伪影,对于股骨头置换、植入钢钉等病人的治疗有优势。另外,治疗完成后,还可以通过自适应分析软件,将探测器收集到的注量信息叠加至当次 MVCT 和计划 CT 的融合图像上,反算出靶区和危及器官的实际受照剂量,来指导后续治疗决策,实现离线自适应(offline adaptive)放疗。

(二) TOMO 的照射方式

1. 径向照射(Tomo Direct) 该项技术是通过 1~12 个固定照射野,结合 MLC 对射束的调制和治疗床的匀速前进,来实现剂量的投照。每个照射野执行完成后,治疗床退回到起始位置,为配合下一个治疗野的执行做好准备。利用此种方式可实现三维适形(3D-CRT)、固定野调强(FF-IMRT)及切线野照射技术。与 Helica 方式相比,可简化优化过程,缩短治疗时间,适用于远离体中线的肿瘤或四肢肿瘤的治疗,如软组织肉瘤、乳腺癌、骨转移等疾病的治疗。另外由于径向照射的散射量低,低剂量区域相比 Helical 模式有所减少,可用于中心型肺癌的治疗。

2. 螺旋体层照射(Helical) 该技术是 TOMO 临床应用最为广泛的照射方式,通过机架连续旋转,配合进床和 MLC 的快速调制,可实现复杂且高度适形的剂量分布,适用于大多数肿瘤的治疗,但是对于胸部肿瘤需要考虑肺低剂量区域体积过大导致放射性肺炎发生的概率增加。计划系统中影响 Helical 计划质量的两个重要参数是调制因子(modulation factor,MF)和螺距(pitch)。MF 为单个叶片打开时长与非关闭状态下所有叶片打开时长均值的比,为实现叶片调制,该值通常大于 1,通过增加该值的设置,允许计划系统提高调制程度,但会增加计划复杂度和执行时间。而螺距为机架旋转一周进床距离与所选铅门开口宽度的比,为达到进床过程中每层病灶受到重复照射的目的,该值通常小于 1,设置偏低会导致机架单圈旋转时间过短,造成设备无法运行。

(三) TOMO 可实现的放疗技术

TOMO 借助 Helical 和 Derict 照射方式,可以完成大多数临床常用的放疗技术;如固定野 3DCRT 技术、FF-IMRT 技术、体层调强技术、共面 SBRT 技术、同步推量技术等。TOMO 治疗床为三维床,无法旋转,不能执行非共面照射技术。一些较为先进的机型还可实现一些独特的照射技术,如动态铅门技术和呼吸运动追踪技术。

1. 动态铅门技术　当选择 2.5cm 或 5cm 铅门开口进行计划设计时,靶区进入和移出照射野时,在靶区的头、尾部会存在剂量外溢的现象,为此技术人员开发了动态铅门技术。首先设置铅门开口为 1cm,在靶区进入照射野后,动态调节后铅门(back jaw)位置,使其随靶区的进入而打开,直至铅门开口达到设定值。而当靶区移出照射野时,前铅门(front jaw)逐渐闭合直至射野开口为 1cm。该项技术可显著改善靶区头、尾端剂量溢出现象,降低该区域的正常组织受量。

2. 实时运动追踪与修正技术　治疗过程中,部分肿瘤会因呼吸、心脏搏动、脑脊液循环等因素而发生规律性运动,导致照射精度的下降。TOMO 采用体表呼吸追踪或 X 线平片影像追踪靶区("金标准")的方式,治疗过程中,系统通过改变钨门开口的相对位置来补偿靶区头脚方向的运动,通过改变 MLC 开合的位置和状态来补偿靶区左右方向的运动。该技术可降低呼吸运动及靶区内运动引起的剂量误差。由于运动的追踪与修正和治疗是同时进行的,因此该技术不会增加治疗时长。

四、设备安装与检测

TOMO 的功能用房包括治疗室、操作室、设备间、服务器机房和计划室。各机房出入口以及通道必须满足设备的运输空间,通道地面要能够承受 4 吨货物的压力。还应提前考虑供电、通风(含机架内送风)、供气等方面的要求。

(一) 布局及要求

1. 机房　TOMO 系统的治疗床不能旋转,对空间的需求相对较小,但静空间最少需要 4 521mm×6 013mm×2 743mm,机房内安装有主机、治疗床、红绿激光定位系统(7 套)及电源分配系统 PDU。须提前预留线缆地沟和基坑(1 892mm×699mm×254mm),基坑内安装有排水孔,用于紧急排水,或安装湿度报警器;机架下出风口温度要求为 12.8℃,流量为 70~140cfm(33~66lps);室内温度不超过 20℃;由于设备自带屏蔽挡块,厚度为 1 500mm 的主防护墙即可满足要求;设备要求有独立接地,接地电阻小于 1Ω。

2. 操作间　工作台应满足三个工位需求,安装操作工作站,同时应考虑测量电脑及测量静电计以及固定式射线报警仪的安放位。

3. 设备间　内置电源分配柜、变频器(50Hz 电源频率转换为 60Hz)、空气压缩机(产生驱动叶片的气压)、干燥机、储气罐及空气过滤装置应靠近机房,方便后期运行和维护。

4. 计划室　用于安装计划系统工作站、胶片扫描仪等。

5. 服务器机房　与其他功能用房连接的通信电缆距离小于 100m,服务器室内温度不超过 20℃,应配备 UPS 防止突发断电后异常关机损坏数据库。

(二) 安装注意事项

1. 机架落位　重点关注头脚及左右方向的水平度。

2. 治疗床　重点关注基座头脚及左右方向的水平度、床面的水平度与治疗平面的垂直度,并且须保证进床过程中不产生横向偏移。

3. 激光灯　激光灯光源位置应居中安装,可移动激光两侧的运动行程使其对称;两侧激光灯全程重合且交汇于虚拟等中心点,不应存在角度和旋转。

(三) 安装验收检测

1. 辐射防护验收　防护墙外、防护门、控制台等测量点位距离表面 30cm 处(等中心高度附近)瞬时剂量率要求不超过 2.5μSv/h;各急停开关有效,紧急退床/降床操作有效。

2. 机械精度、束流精度、剂量输出等项目的检测　应符合本节第二部分介绍的性能指标要求。采用的工具包括长条固体水、圆模体、二维水箱及胶片等。

3. 物理技术团队应做好临床验收工作 包括对计划系统模型的验证、端到端（E2E）全流程测试，以及开关机和治疗流程等标准操作程序的建立和更新。

五、常见故障与检修

TOMO加速器结构复杂，常见故障主要包括磁控管打火、MLC或铅门位置错误、冷却系统水流不足或过热、程序软件故障等。

（一）磁控管打火

磁控管为加速管提供微波功率以建立为电子加速的加速电场，TOMO治疗时，出束时间较长，对磁控管的消耗较大。磁控管打火会导致剂量率不稳定，从而引发系统报错。磁控管轻度打火时可执行3~5次预热程序对磁控管进行简单老练，通常故障可以解除；如打火严重，须请维修工程师对磁控管执行专门的老练程序；如故障依旧，则需要更换磁控管。磁控管更换后需要请物理师进行剂量学相关质控，满足性能指标要求则可以投入临床使用。

（二）MLC或铅门位置故障

1. MLC驱动系统故障 当系统报错信息为："叶片驱动失败导致最终位置检测超出误差范围（final leaf activational error puts the occurrences over the tolerance）"，提示MLC驱动系统的供气系统故障、MLC器件及叶片位置验证板故障。维修时可通过在操作工作站查看压缩气体的气压值是否正常进行判断，正常值为53.3psi，静态时上下浮动不超过2psi，动态时上下浮动不超过5psi。如不正常应排查空气压缩机、干燥机等供气设备是否启动，以及供应管路、缓释阀门等是否通畅。适当调节阀门查看是否能够恢复正常供气气压。如供气系统正常，可进一步排查MLC器件及叶片位置验证板等，发现损坏则进行器件更换。

2. MLC位置错误 当系统报错信息为"MLC叶片位置错误（MLC leaf in wrong position）"，首先查看气压表排除压缩空气压力是否正常，如有问题须进行相应的气压调整或维修。给MLC叶片发送运动指令，查看叶片是否整体移动，来排除MLC控制器故障。如系统报错显示单个叶片位置错误，可对比观察问题叶片的开关运动速度，如运动速度正常则须更换MLC位置验证版，如运动速度明显异常，则高度怀疑叶片故障，需要整体更换MLC组件。维修结束后需要进行全套机械精度和剂量学性能指标的校准与检测。

3. 铅门位置错误 铅门位置错误可能是铅门驱动器或用于识别铅门位置的电位器故障引起的，可通过互换两侧的铅门驱动器或电位器进行故障定位。因铅门在MLC的后方，需要移除整组MLC组件方可进行铅门故障的维修。所以维修结束后需要进行全套机械精度与剂量学性能指标的校准与检测。

（三）温度控制系统故障

1. 内循环水流错误 当系统报错信息为"电子枪逻辑电路问题，水流错误（gun board logic problem detected, water flow fault）"，一般是由系统内循环冷却水流分布异常导致的。可尝试重启设备，排除偶发故障；如通过重启无法排除故障，则需要通过系统查看各分支水流的流速是否符合标准，如出现流速异常，可以通过调整相应分路的阀门进行纠正，如无法纠正，则需要排查管路是否存在堵塞或流速传感器的故障。

2. 内循环水温过高错误 当系统报错信息为"磁控管温度过高（magnetron overtemp fault）"，一般是内循环水水温过高导致的。可以在操作系统设备状态栏中勾选"供&回水温"状态栏（supply&return）确认此故障，水温的正常值为（40±3）℃，发生此故障时水温一般会超过45℃。通常需要关机散热，等待内循环水温降低至正常值，可重启设备。由于TOMO的二级冷却系统依靠风冷进行降温，因此需要检查主机专用风冷管道以及室温是否合格，如有异常需要对相应的空调系统进行检修；如无异常须继续排查内循环水冷系统各部件故障，发现异常须进行调整或更换损坏器件。

（四）治疗工作站无法进入治疗界面故障

开机后长时间无法进入治疗操作软件界面，多数情况是由于前一次关机没有关闭 PDU 上的 UPS 造成的，可长按 UPS 开机键查看液晶屏是否显示电量低或无显示。处理步骤：开启 PDU 主闸，系统机架侧面钥匙转到"ENABLED"的位置，并按下绿色"ON"按钮，这时系统会自动给 UPS 充电。等待 30min 后，再整机关机，重新按开机流程开机，机器正常启动。如果充电后依然无法正常启动，须请维修工程师排查软硬件故障并进行相应的维修。

（孙显松）

第四节　立体定向放射治疗系统

立体定向放射治疗是一种少分次大剂量的精准照射技术。首次是由瑞典神经外科专家拉尔斯·雷克塞尔（Lars Leksell）在 1951 年提出，即利用类似神经外科立体定位设备和三维定位图像，对欲治疗的病变进行精确定位，然后使用射线（X 线或 γ 射线）给予三维集束治疗，将射线准确聚焦于肿瘤靶区，以达到外科手术切除或治愈病变的目的。除了上述的优势，其另一个显著的特点是射束的高精度。为了实现上述目的，专门的高精度立体定向装置、精准三维成像设备、高精度目标定位和头部固定等各个步骤缺一不可。γ 刀设计之初主要针对颅脑肿瘤，现已可用于全身小体积肿瘤的治疗。γ 刀一般用于大分割、高剂量治疗，要求设备具有较高的定位精度（0.2mm±0.1mm）和更为严格的质量保证体系。数字图 9-33 与数字图 9-34 分别是 γ 刀和 X 刀的实物图。

γ 刀实物图

新一代 X 刀

第一代 γ 刀是在 1967 年问世，拉斯·雷克塞尔（Lars leksell）将 179 个 ^{60}Co 源按照不同角度排列在半球面上，通过准直器将 179 束 γ 射线聚焦于靶点上，经照射后的靶点坏死组织边界清晰，仿若刀切，俗称 γ 刀。第一台商用的 γ 刀设备于 1968 年推出，第三代 γ 刀具有 201 个沿半球源体环形排列的 ^{60}Co 放射源，采用了静态聚焦方法，利用准直器使 γ 射束聚集于半球源体的球心上，治疗时可一次性杀死病变组织，而对正常组织的照射很小，达到手术治疗的效果。我国第一台 γ 刀于 1994 年生产，它由 30 个源组成，如数字图 9-35 所示。在第三代 γ 刀应用于临床之后，"X 刀"概念被学者提出，其主要原理是通过在医用直线加速器上安装不同直径的限束筒，经过在不同平面内的连续拉弧照射，将直线加速器产生的高能 X 线从空间三维方向上聚焦在肿瘤组织上，起到精准杀灭肿瘤细胞的作用。X 刀治疗是在 CT 图像引导下，经过治疗计划系统的精确设计，定位系统准确定位后进行计划实施。通过上述步骤，肿瘤组织与正常组织之间形成了一个明显的剂量跌落区，从而可在肿瘤组织和正常组织边缘形成刀切样，因此人们形象地将这种 X 线三维立体定向放射治疗称为"X 刀"。上述两种技术被统称为 X（γ）射线 SRS，该技术的主要特征是小野三维集束单次大剂量照射。随着 SRS 技术在肿瘤治疗中的推广应用及放射治疗对定、摆位精度的要求，出现了它们的结合，称为立体定向放射治疗（stereotactic radiotherapy，SRT）。

国产头部γ刀治疗图

在 SRT 剂量学中，需要注意的量通常有三个：百分深度剂量、束流分布（离轴比）和输出因子。但探测器的大小和带电粒子平衡的缺乏使得上述三个量的测量变得更为复杂。基于上述因素，探测器必须尽可能与射野面积一样小。对于百分深度剂量的测量，一个必要的原则是探测器的敏感区必须受到剂量均匀的电子线的照射。因为在一个小圆形射野内，强度一致的中心轴面积的直径不超过几毫米，这对探测器的直径提出了严格的要求。对于离轴比的测量，由于射野边缘剂量分布很陡，探测器的大小同样重要。在这种情况下，剂量测定必须有较高的空间分辨力，从而可以精确地测量射野半影，这对于 SRS 是至关重要的。

以下几种不同类型的探测系统已用于 SRT 的剂量测定中：电离室、胶片、热释光剂量仪和半导体剂量仪。这些系统每一个都各有优势和缺点。例如，电离室是最精确和最不依赖能量的系统,但通常有大小的限制;胶片有最好的空间分辨力,但具有能量依赖性和更大的统计涨落;热释光剂量仪具有较小的能量依赖性,而且体积较小,但与胶片有同样程度的数据涨落;半导体剂量仪体积较小,但具有能量依赖和方向依赖的可能性。因此,任何 SRS 的剂量探测系统的选择都取决于需测量的数量和测量条件。

在本节主要描述立体放射治疗的两种主流技术:X 刀和 γ 刀。其中会详细描述两种技术的基本系统结构和对应临床应用。

一、基本构造及其工作原理

1. X(γ)刀系统的基本结构 γ 刀的问世要早于 X 刀,为肿瘤的精准治疗带来了革命性的变化,但是其也存在显著的缺点,主要表现在适应证窄和价格昂贵,这严重限制了其普及应用。为了克服上述缺陷,20 世纪 80 年代,欧美开始探索立体定向放射治疗的其他方式。科伦坡(Colombo)和贝蒂(Betti)等人将用于常规放射治疗的医用电子直线加速器加以改进,通过电子计算机和专用的准直器与立体定向系统,使照射源围绕病人头部等中心点移动旋转,这样射线会集中于一点,而取得与 γ 刀同样的治疗效果,但其价格仅为 γ 刀的 1/6~1/5。

基于直线加速器的 SRS 技术主要是使用多个非共面拉弧(动态射野)光束聚焦到机器等中心即成像目标的中心。通过该技术获得的剂量分布可以实现更好的靶区适形度。通过精确选择弧形照射的遮挡、多叶光栅动态调整射束孔径、多等中心位置来精确改变各个射野和权重来实现。实现方式中的参数优化是由计划系统自动完成的。

直线加速器主要优势是设备的易得和适应证广。医用直线加速器既可以产生治疗深部肿瘤的 MV 级 X 线,也同样可产生治疗浅表肿瘤的 MeV 级别的电子射束。X(γ)刀就是在直线加速器的基础上通过加装部分装置实现的,因其简便、经济、易得,近年来获得了显著的发展。X(γ)刀主要是通过在直线加速器上配备外形、大小不同,中心孔径在 5~50mm 的准直器(亦称限光筒)实现的。限光筒的主要作用是二级准直 X 线,根据病灶的大小配备不同孔径的准直器,通常选择的准直器应该与病灶大小一致,同时 X 刀准直器是加装在加速器机头上面的,相较于 γ 刀准直器孔径(4~18mm)有更大的选择范围(即可以选择治疗更大的肿瘤)。为了获得更为准确的靶区照射精度,就需要精确的靶区图像引导和勾画,X(γ)刀主要是利用 CT、MRI 或血管造影的图像数据,在计划系统上对病灶解剖结构进行勾画和三维重建,从而设计出精确的放射治疗方案,然后通过电子系统精确控制直线加速器,使用大剂量窄射束准确地瞄准靶区,从而实现更好的剂量跌落效果,减少周围正常组织的损伤,实现在不做手术的情况下对肿瘤和病灶经过一次性照射达到治疗的目的。

X(γ)刀硬件组成部分主要包括:①CT/MRI/血管造影等图像的靶区定位系统;②靶区、正常组织以及危及器官的识别、标记系统;③照射弧(动态野)的选择系统;④三维剂量计算系统;⑤治疗计划的制订和优化系统;⑥定位架及定位头环系统;⑦等中心定位及靶中心定位校验装置。X 刀的基本架构如数字图 9-36 所示。

数字图9-36

X 刀的基本架构

2. X(γ)刀系统的工作原理 X(γ)刀主要利用直线加速器单平面旋转形成空间剂量交叉分布,由于加速器单平面旋转形成的空间剂量分布较差,目前 SRT 通常采用 4~12 个非共面小野绕等中心旋转达到 γ 刀集束照射的同样剂量分布。每个旋转代表治疗床的一个位置,即治疗床固定于不同位置,加速器绕其旋转一定角度,病变(靶区)中心一般位于旋转中心位置。但是上述方法也存在一定的缺点,每次旋转治疗结束后,必须进入治疗室,变换治疗床的位置,摆位时间和治疗时间也会相应地加长。

X(γ)刀进行 SRS 过程中一个不可缺少的步骤是使立体框架中心和直线加速器的等中心重合,直线加速器等中心精确度在 1.0mm 范围之内时可用于 SRS。同时要求立体定向框架确定的靶区中心与直线加速器等中心的误差在 ±1mm 之内。在美国医学物理学家协会(The American

Association of Physicists in Medicine,AAPM）第 40 号和 45 号报告中,详细介绍了检测加速器的各项指标等中心精度的方法,它们是直线加速器进行 SRS 时的质控基础。

　　X(γ)射线 SRT 的等中心精度决定于医用直线加速器的等中心精度。常规放疗用的医用直线加速器的等中心精度只能达到 ±1mm,X 线 SRT 的 6MV X 线单光子直线加速器,等中心精度可达到 ±0.5mm。X 线 SRT 的精度,不仅决定于机械等中心精度,还决定于靶区定位精度(包括影像系统的重建)、基础环固定系统的可靠性以及治疗摆位时的准确性三个重要因素。从治疗精度看,X 线 SRT 和 γ 射线 SRT 的相同。X(γ)刀加速器选择能量为 6~15MV 的 X 线较为合适。加速器的机械等中心,总体误差≤1mm,机械等中心与激光等中心吻合度误差应 <0.5mm,限光筒半影区应≤10mm,否则等中心剂量线将以 10%/mm 的概率发生偏差。采用三级准直器的目的是进一步减少 X 刀射野的半影区宽度,以增加 X 刀剂量分布的锐利度。延长源到准直器底端的距离可有效地减少射野的半影区宽度,三级准直器下端距离等中心一般取 30~35cm,准直器直径取 2~40mm,以 50% 剂量线作为准直器边界线。X 刀治疗计划精度是治疗成败的关键,制定计划者必须具有相当的放射生物、放射物理知识及放疗临床经验。一个好的计划系统,必须具备三维图像重建、三维剂量计算、剂量归一方式及参考剂量线选取等功能,必须遵循国际辐射单位和测量委员会(International Commission on Radiation Units and Measurements,ICRU)有关规定。而一个好的治疗计划,应该使靶区内参考剂量线水平的剂量体积不小于靶区总体积的 90%,治疗计划包括选择靶点的数量、等中心数、剂量、限光筒大小、旋转弧的度数、床偏转角、靶区周边危险器官、危机器官体积积分剂量、估计并发症的危险度、计算靶区受量。

　　X(γ)刀的另一个重要的装置是准直器,SRS 或 SRT 通常用于治疗较小的病变,这就要求 SRT 的射野比常规放射治疗的射野要更小,此外几何半影也必须尽可能小。通过设计 SRS 的三级准直系统,使准直器的大小与靶区更为接近,这一点可以通过使用铅挡块制成的 15cm 长的圆形筒来实现。下面是安装的圆锥体的 X 线挡板,从而提供一个大于锥内径的正方形开口,但开口应足够小,以防止锥侧壁辐射出射线。SRS 治疗的病变需要锥直径变化范围在 5~30mm,直径较大的锥形束可通过 SRT 治疗更大的病灶。如前所述,X 线挡板下的锥形束的附件增加了 SSD,从而减少了几何半影。锥形束的中心轴与射线束的中心轴是一致的。射线束的等中心位于锥形束开口的中心,机架的旋转误差保持在 ±1mm。

二、X(γ)刀技术参数及其性能指标

　　X(γ)刀主要治疗参数的选择:①旋转弧的选择:4~12 道弧/野为最佳,太多太少均无益,每道弧均应在 40° 以上,全野总弧度不应 <600°,尽量非共面对称拉弧。②限光筒选择:选择小口径的限光筒比选择大口径的靶区周边剂量衰减更为陡峭。在 X 刀治疗听神经时,小限光筒可在有效损毁肿瘤的同时,较好地保护面神经和三叉神经。③等中心数选择:周边正常组织高受量是导致脑水肿等并发症的高危因素。多等中心照射及小口径限光筒可有效地损毁肿瘤,而无严重地并发症。在 X 刀治疗胶质瘤时,单个等中心与多个等中心没有区别,而多个等中心后期水肿更为多见。等中心数量选择应因人而异,需要结合临床灵活掌握。在减少并发症的同时,尽可能地适形肿瘤的形状。④床转角:以 30° 为基本的转角,最小转角≮15°,否则等剂量曲线将失去锐利度。⑤剂量:剂量选择是放疗计划的核心,根据对放疗生物效应经验的积累,近十年来 X 刀的剂量一般在 10~35Gy 范围内。

三、临床应用与新技术发展

　　X(γ)刀适应证广泛。它不但用于颅内良性肿瘤如动静脉畸形、垂体瘤、听神经瘤的治疗,也可用于脑内恶性肿瘤的治疗。X(γ)刀治疗系统结合医用直线加速器用于常规放疗,实现一机多用,便于病人综合治疗。X(γ)刀出现之初,主要应用于颅内肿瘤的治疗,随着治疗设备的改进

调强放射治
疗原理图

和临床治疗技术的日益成熟,X(γ)刀治疗的适应证也越来越多。

1. 适形调强放射治疗系统 如数字图 9-37 所示,从理论上说,适形调强放射治疗是三维适形放疗的一种,主要指的是通过对加速器束流精确调整和动态多叶光栅技术实现在每个射野角度下非均匀强度的射野分布,从而达到最优化剂量的一种放射治疗技术。一般简称适形调强放射治疗为调强放射治疗(IMRT),IMRT 相比于常规的适形放疗最大的优势是:①采用了精确的体位固定和立体定位技术,提高了放疗的定位精度、摆位精度和照射精度。②采用了精确的治疗计划:逆向计划(inverse planning),即医师首先确定最大优化的计划结果,包括靶区的照射剂量和靶区周围敏感组织的耐受剂量,然后由计算机给出实现该结果的方法和参数,从而实现治疗计划的自动最佳优化。③采用精确照射:能够优化配置射野内各线束的权重,使高剂量区的分布在三维方向上可在一个计划内实现大野照射及小野的同步补量照射(simultaneously integrated boosted,SIB)。IMRT 可以满足靶区的照射剂量最大、靶区外周围正常组织受照射剂量最小、靶区的定位和照射最准、靶区的剂量分布最均匀。其临床结果是:明显提高了肿瘤的局控率,并减少了正常组织的放射损伤。

IMRT 计划优化的准则由计划制定者来确定,通过计划系统逆向计划每一个射野方向上的最佳通量,生成的射野通量文件以电子文档的形式传到具备调强功能的加速器上,在计算机系统的控制下进行多叶光栅运动,按照计划实施调强放射治疗。

调强放射治疗一般需要至少两个系统:①放疗计划系统,计算出各照射野的非均匀剂量分布,各个射野从不同的方向照射靶区,以使得正常组织的受照剂量最小,靶区受到的剂量最大;②一套可以按计划要求进行非均匀剂量分布照射的投照系统。

调强放疗的原理是用不均匀强度分布的射野从大量不同的方向(或连续旋转)来治疗病人,这些被优化过的射野,可以使靶区受到高剂量照射,而使周围正常组织的受照剂量在耐受范围之内。治疗计划系统可将每个方向射野分成大量的小子野,各个小子野的强度或权重由计划系统来确定。射野的优化过程即逆向计划计算的过程,通过调整使各子野的权重或强度达到最优化,以最大程度地满足预期剂量分布的要求。下面详细地介绍逆向调强治疗计划的原理。

逆向优化就是目标函数的选择。目标函数将候选优化条件进行量化,而函数的优化则会在目标条件下生成最佳的参数。在传统的治疗计划设计中,目标函数依赖于射线权重、楔形板角度和射野方向。而在 IMRT 中,目标函数则是一个线束子野权重函数。放疗计划优化的结果在很大程度上取决于目标函数,各种优化方法的主观性不可避免。在确定好最优计划后,临床医师应该根据实际临床情况进行决策,只有真正适应临床的计划才是最优计划,而不仅仅是数学中的最优模型。

放疗的优化方案要真正影响临床实践,必须充分地考虑剂量和临床的实际病人情况,还要考虑模型采用的优化算法。尽管随着计算机技术的发展和算法的持续进步已经很大程度上提高了 IMRT 计划的优化设计、速度和精度,但是真正生成一个适合临床的 IMRT 计划还是需要较多的工作。一般我们会将计划的优化方法按照上述的要求分成四类:①剂量为基础的优化;②临床知识为基础的优化;③等效均匀剂量(equivalent uniform dose,EUD)为基础的优化;④肿瘤控制概率(tumor control probability,TCP)或正常组织并发症概率(normal tissue complication probability,NTCP)模型为基础的优化。

这些模型之间的根本区别在于,用于评价治疗计划的终点(指标)不同,或用于确定最佳治疗计划的评价指标不同。在现实中,每一种逆向治疗计划在临床决策的制定过程和实施过程中均有利弊,应该谨慎的选择。

2. 适形调强放射治疗新技术及应用

(1)静态野调强技术:病人接受多射野照射时,每个射野又被细分为一系列强度水平均匀分布的子野。子野由多叶准直器形成,并在一批计划中以无须操作员干预的序列方式一次性生成。在叶片移动到下个子野的过程中,加速器停止出束。每个子野生成的剂量逐渐累加,复合后得到由 TPS 计划的调强射线束。完成一个射野的照射后,机架转动到下一个射野的入射角,开始该射野若干子野的照射,这就是所谓的"静态调强"。博特菲尔德(Bortfeld)等已对创建子野和设置叶片序列来生成所需的强度调节的理论进行了论述:一维调强以离散的剂量间隔形式产生,故 MLC 形成了大量子野,每个静态子野照射设定剂量。10 个单独的子野通过叶片指定方法生成即"叶片收缩"方法,另外的方法即所谓的"叶片扫描"。这两种方法是等价的,累积的 MU 数目相同。事实上,如果 N 为子野的数目,则它已被证明有 2 种可能等效的序列。二维调强通过整个多叶准直器创建的许多大小不同和形状各异的子野组合来实现,静态射野的剂量分布如数字图 9-38 所示。

静态调强放射束的强度分布

静态方法的优势在于减少了实施过程中工程学和安全方面的问题,实施简单、易于质量控制等。其存在的一个可能的缺陷是当射线束在不到一秒的时间内进行开关转换时一些加速器会存在稳定性的偏差。还有一种动静态结合的调强模式,在这种模式中,叶片从一个固定的子野位置移动到下一个位置,射线始终都在连续照射。这种技术的优势在于可以"模糊"单纯静态子野照射时的剂量阶梯效应。Bortfeld 等展示了一套使用相对较少的步骤(10~30 个,覆盖 20cm 宽的射野),可实现误差在 2%~5% 范围内的调强剂量分布方法。在不到 20min 内可以进行九野调强照射,包括机架旋转时间。

(2)动态叶片调强技术:这种技术相对应的叶片同时单向移动,每个叶片以各自不同的速度运动,从射野的一端移向另一端,并分别为时间的函数。在叶片之间存在空隙即开放的时间内,使射野内不同的点获得不同强度的剂量。这种调强方式有以下几个名字:"滑窗技术""叶片跟随技术""相机快门技术"和"多间隙扫描"。

动态多叶准直器的叶片由马达驱动,移动速度超过 2cm/s。叶片运动由计算机控制,可精确控制叶片的位置及运动速度。通过优化算法,使叶片以尽可能大的速度移动并用最短的治疗时间提供调强计划。

动态调强的基本原理可以理解为,一对叶片形成一个空隙,引导叶片以一定速度移动,跟随铅门以另外速度移动。假设射线输出时未穿过叶片,无半影,无散射,则加速器中时间用剂量仪的跳数表示,叶片位置是时间的函数。为尽量减少总的治疗时间,优化技术是以允许的最大速度移动其中一个较快的叶片,调节较慢的叶片的速度。

总之,动态多叶准直器的算法基于以下原则:一是如果强度曲线的变化率是正值(能力增加),引导叶以最大速度移动,跟随叶提供必要的调强。二是,强度曲线的变化率是为负值(能力降低),跟随叶以最大速度移动,引导叶提供所需要的调强。

(3)旋转调强技术:旋转调强技术(intensity-modulated arc therapy,IMAT),通过使用动态多叶准直器形成射野,同时以旋转机架的方式进行治疗,不同方向上的射束形状和强度不断进行动态变化实现射束强度调整。该方法类似于静态调强,将一个射野分为强度一致的多个子野,通过子野剂量叠加来产生所要的剂量分布。但是,多叶准直器动态形成的每个子野,在机架连续旋转时都会被射线束一直照射。叶片会以相同的时间间隔移动到一个新的位置,这可以提供多次重叠的旋转扫描。每次旋转扫描在每个机架角度提供一个子野,继而在一个新的旋转扫描下开始提供下一个子野,直到所有的旋转扫描完毕和子野结束。每个旋转角度的强度等级和所需的角度数目取决于治疗的复杂程度,一个典型的治疗需要三到五次旋转,操作的复杂性与传统的旋转扫描相似。

IMAT 算法将二维强度分布(通过逆向治疗计划获得)分为数个多对叶片生成的一维的强度曲线。强度曲线被分解为使用多次旋转的子野生成的不相关的强度水平。每个子野的叶片位置取决于所选择的分解模式。如前所述,对于只有一个峰的 N 种水平的强度分布需要有(N!)2 种可能的分解模式。这种分解模式由计算机算法决定,其在每个叶片的左右边缘会产生射野的间隙。为了提高效率,对于叶片定位每一边使用一次。对于大量可用的分解模式来说,这种算法适用于需要多叶准直器叶片移动最短距离的子野。

如前所述,子野的叠加实现了每个照射方向的射野强度调节。一对叶片的运动可实现沿叶片运动轨迹上的一维强度调节,所有叶片的运动则可实现整个射野面上的二维强度调节。

(4)体层治疗技术:体层治疗是一种调强放射治疗技术,病人由调强射束逐层进行治疗,其方式类似于 CT 成像,由一个特殊的沿着机架围绕病人纵轴旋转的准直器来产生调强射束。对于有些设备,治疗床一次步进一到两个体层,而对于其他设备,治疗床能够像螺旋 CT 一样一直移动。

1)步进式体层调强治疗系统:由一套专用超薄多叶准直器与治疗计划系统组成,其他重要的配件包括:一个特殊的步进床、病人固定装置、超声波定位系统。

调强多叶准直器包括一个长的横向的孔径,有两组叶片,每组 20 个。每个叶片可独立运动,并能形成一个开口(在等中心处),大小为 1cm×1cm 或 1cm×2cm。因此每组可以治疗 1cm 或 2cm 厚的组织层(组织直径为 20cm),因为有两层,2cm 或 4cm 层厚的组织可在同一时间进行治疗。治疗长度超过 4cm 的靶区,需要步进移动治疗床以进行相邻层的治疗,但需注意射野交叉问题。

调强多叶准直器的叶片由钨组成,沿线束方向大约 8cm 厚,对于 10MV 的 X 线通过一个叶片透射的强度大约为 1%,叶片的分级面是多级的,以将相邻叶片间的漏射控制在 1% 以内,每个叶片的移动可以在 100~150ms 内切换,从而允许线束孔径随着机架的旋转发生迅速的变化。考虑到每个机架角度可能的射野孔径的数目和每个机架位置提供的强度级别的数目,每次旋转可以产生超过 1 013 个线束形状。因此,线束的调强,可以用多叶调强准直器技术很好的控制。

当需要治疗一个较长的靶区时,相邻体层不能配准的可能性是基于调强多叶准直器的体层调强放疗的一个潜在的问题。体层未配准时,在交界面会引起 2%~3% 的剂量不均匀性。当治疗床步进存在 2mm 的误差时,会导致高达 40% 的剂量不均匀性。通过精准控制步进治疗床和病人固定装置,可有效解决此问题。

2)螺旋体层调强治疗系统:利用直线加速器机头和机架旋转,使病人通过类似于螺旋 CT 扫描的圆形孔。在这种体层放疗中,射线束不断围绕病人的纵轴进行螺旋扫描,因此中间层面的配准问题被最小化。同时,检查床缓慢地通过孔径,进而形成了射线束相对病人的螺旋扫描。该机器还配备了用于靶区定位和治疗计划诊断用 CT 扫描机,该设备能够进行 CT 诊断和兆伏级射线的输出。

扇形束的调强由一个特殊设计的准直器产生:一个瞬时调强准直器,它包括一个狭长的带有一套有适当角度的多个叶片的开口。叶片在计算机控制下可以进行移动,通过进出该开口来形成具有调强多叶准直器的调强束的一维分布。基于调强多叶准直器的体层放疗和螺旋放疗之间的主要区别为:前者,机架旋转治疗每个体层时,承载病人的治疗床固定不动,一个层面治疗完成,治疗床步进到下一层面;后者,承载病人的治疗床匀速进入机架的圆形治疗孔,螺旋放疗时射野配准的问题被最小化。

3. 影像引导放射治疗系统

(1)影像引导放射治疗原理:图像引导放射治疗(IGRT)主要指的是病人在治疗的整个治疗过程中或病人治疗前利用各种影像设备(超声、CT、表面成像、CBCT、MBCT)对肿瘤及周围正常组织进行的监控,这种监控可以是实时监控也可以是短时离线监控,并根据当前监控到的危及器官和肿瘤的位置情况调整计划投放的位置,使得射野紧紧"跟随"靶区,可做到精确射线导航。

从另一个方面可以说,IGRT 是一种四维的放射治疗技术,因为其在原来的基础上引入了时间的概念,充分考虑了肿瘤组织和周围危及器官的位置信息,将诸如呼吸运动、器官蠕动、摆位误差、靶区收缩等会影响剂量投送准确性和可靠性的因素都进行了引入;在病人治疗前和治疗中利用各种先进的影像设备对肿瘤及正常器官进行监控,并根据监控到的位置信息进行配准或者修改计划以更好地使其适应靶区的形状,使得整个系统的完整性得到了显著的提高。

为了验证治疗过程中病人摆位是否正确,以往生产的加速器直接利用加速管产生的低能的X线进行对应解剖位置的成像,但是由于胶片的冲洗需要时间,所以该功能仅仅能验证摆位并进行记录,不能起到即时修正摆位的作用。

现在迅速发展的实时影像跟踪系统可以克服上述的缺点,可以在治疗前和治疗的过程中更为精确地观察器官的运动,通过上述系统的介入,可以更大程度上减少由于摆位或器官的运动造成的肿瘤位置的变化带来的放射治疗误差,显著提高放射治疗的精度。

放疗中如何消除器官的运动或者肿瘤收缩、增长带来的靶区的变化,始终是困扰精准放射治疗进步的一个重大难题。现有的研究发现上述方面带来的误差已经远远大于摆位带来的误差。当然,现在已经有很多好的技术去进一步解决这些问题。解决呼吸运动带来的运动变化目前常用是门控系统和红外跟踪系统等;而 IGRT 在 3D CRT 基础上加入了时间因素,充分考虑了解剖位置或器官在放疗中的运动和放疗分次间的摆位误差,而做出了运动位置调整。IGRT 引导的4D CRT 涉及放射治疗过程中的所有步骤,包括病人 4D CT 图像获取、制订治疗计划、摆位验证和修正、计划修改、计划给予、治疗保证等各方面。其目的是减少靶区不确定性因素,将放疗过程中器官/靶区随时间而运动的全部信息整合到放疗计划中,提高放疗过程的精确性。

（2）影像引导放射治疗新技术及应用: IGRT 技术作为精准放疗的有力工具得到了越来越快的发展,下面主要介绍当下流行的影像引导放射治疗技术及其在临床中的应用。

1）电子射野影像系统（electronic portal imaging device,EPID）:如数字图 9-39 所示,这是应用较为早期的影像引导技术,主要是利用加速器自带的 MV 级的 X 线加上平板采集器对在床病人进行实时在线影像采集,可用较少的剂量获得较高的成像质量。主要成像优点是临床操作简单、成本低、体积小、分辨力高、灵敏度高、能量范围宽等,也相对来讲更为容易实现。既可以离线校正,验证射野的大小、形状、位置和病人摆位,也可以直接测量射野内剂量,是一种简单实用的二维影像验证设备。

数字图9-39
EPID 系统

EPID 用于放疗摆位误差和靶区外放的校正主要分为在线和离线两种方式:在线即在每次放疗前低剂量成像后立刻分析和校正摆位误差后实施治疗;离线是对配对图像进行再次分析,包括分析在线校正的准确性,统计分析摆位误差、靶区外放等。由于 EPID 具有可实时获取治疗时的射野图像以及对病人无额外照射的特点,近年来开始用于实时追踪靶区运动变化的研究。EPID主要有植入基准标记和无基准标记软组织两种图像追踪方式,基准标记追踪对正常组织有一定损伤,是 MV 图像追踪的"金标准";无基准标记追踪主要依据肿瘤和周边组织对比度差异,对正常组织无损伤。有文献报道,EPID 用于靶区追踪在模体内的误差在 1mm 以内,在人体内的误差在 2mm 以内,但只能提供射野内的图像信息且分辨力受呼吸及其他组织叠加影响。因此,研究主要集中在肺癌靶区的追踪,相关研究结果表明通过肿瘤的追踪和预测可以使靶区外放降低21%,进而使周围正常组织的平均剂量降低 10.7%。此外,EPID 也为实时图像引导 IMRT 提供了可行性,鲁特曼（Rottmann）等把动态多叶准直器和靶区作为一个功能单位,通过预测系统延迟时间的方法实施无基准标记肺癌立体定向放疗计划,其系统延迟时间为（230±11）ms。

虽然 EPID 具有各种优点,但是其缺点也较为突出。因为其采用 MV 级的射线进行图像的采集,因此必将显著降低图像的软组织分辨力,影响图像的质量,图像对应的靶区识别也太依赖操作人员的主观判断。EPID 探测器虽有较高抗辐射的特性,但剂量学特性会受辐射影响,探测分辨力会随照射时间降低,使用时须做好探测器的质量控制。同时,由于人体生理运动、解剖结构和放疗实施过程复杂,图像获取和准确的剂量影响因素众多,因此,准确性和可行性需要进一步的临床研究证实。其中,验证图像获取、存储读取、分析以及进一步的匹配反馈调整,整个过程时间仍较长,需要计算机技术和相关算法的进一步发展,这也是目前研究的热点。另外,治疗中实时验证时为保证安全性,只能获取射野内的图像,图像质量和探测范围也存在局限性。随着技术的发展,基于非晶硅平板探测器的 EPID,可以直接测量射野内剂量,是一种快速的二维剂量测量系统,用 EPID 系统进行剂量学验证的研究开始不断增多,逐渐兴起并推向临床。未来 EPID 技术可能迎来快速的发展。

数字图9-40

CBCT 成像示
意图

2)kV 级锥形束 CT(cone beam CT,CBCT):IGRT 中提及最多的可能是 CBCT 引导技术,该技术也是应用最广的图像引导技术,它使用大面积非晶硅数字化 X 线探测板,机架旋转一周就能获取和重建一定体积范围内的 CT 图像。这个体积内的 CT 影像重建后的三维影像模型,可以与治疗计划的病人模型匹配比较,并自动计算出治疗床需要调节的参数。CBCT 本身具有体积小、重量轻、开放式架构的特点,可以被直接整合到直线加速器上,如数字图 9-40 所示。CBCT 的图像的分辨力很高,操作简单快捷,可以在几分钟内快速重建病人的三维结构,可以快速地完成对治疗位置的在线校正。

当前 CBCT 扫描视野孔径只有 25cm,随着探测器的升级其孔径已可达到 35cm。因 CBCT 图像体素是各向同性的,故其纵轴方向的空间分辨力与横轴方向的基本一致。CBCT 可通过直线加速器提供的治疗用 MV 级的容积图像获得。这种图像投影是通过射线束与 EPID 相结合获得,与 kV 级的 CBCT 图像相比,其有以下的特点:①无须对衰减系数进行从 kV 级到 MV 级的校正。②可减少高密度组织(金属髋关节或义齿等)造成的伪影。③图像数据无须进行电子密度转换,可直接用于治疗剂量的计算。

它的缺点是密度分辨力较低,尤其是低对比度密度分辨力与先进的临床诊断 CT 相比,还有一定差距。和其他的体层成像系统一样,CBCT 图像的获取受运动影响较大。3D-CBCT 数据可以显示运动器官的模糊边缘。相对于传统 CT 图像那样一层一层扫描造成较大伪影的方法相比,运动可造成 CBCT 图像较模糊。在图像重建前可根据时间分辨数据将获得的投影图像分割为多个时相 CBCT,形成所谓的 4D-CBCT。

3)CT 和直线加速器一体机:这种技术从实现层面上就是一台直线加速器加一台诊断用多排 CT 共同完成病人的治疗,在治疗的间歇可以实时采集病人的诊断 CT 图像,可以快速获得病人的诊断级的 CT 影像,更加有利于肿瘤位置的诊断和实时调整放疗计划。其特点就是诊断 CT 和直线加速器共用一个治疗室和一台治疗床,在做放射治疗的间歇可以通过导轨的形式将治疗床推动到诊断 CT 位置,不需病人移动体位,就可进行扫描。该方案保证了治疗的精度和影像采集的可靠性,同时也大幅度提高了影像的空间分辨力和成像质量;但是其造价和运行不方便是制约其快速发展的一大问题,没有进行广泛的推广。

4)kV 级 X 线摄片和透视:这种成像技术把 kV 级 X 线摄片和透视设备与治疗设备结合在一起,在病人体内植入金球或者以病人骨性标记为配准标记。与 EPID MV 级射线摄野片相比,骨和空气对比度都高,软组织显像也非常清晰。

射波刀(cyber knife),又称"立体定位射波手术平台",又称"网络刀"或"电脑刀",是全球最新型的全身立体定位放射外科治疗设备。射波刀是由美国斯坦福大学在吸取了以往肿瘤治疗技术的基础上研制出的治疗肿瘤的全新技术,是医学史上唯一精准度在 1mm 以下、不需要钉子固定头架而能治疗颅内与全身肿瘤的放射外科设备,是治疗肿瘤领域的重大突破。

在有些病人,肿瘤会随着呼吸运动而运动,此时,射波刀可利用巡航导弹卫星定位技术,追踪肿瘤在不同时间点的运动轨迹,然后指令机械手随着肿瘤运动同时运动,确保照射时加速器始终对准肿瘤,最大限度地减少正常组织的损伤。在外形上,射波刀最大的特点是拥有精密、灵活的机器人手臂。这个有 6 个自由度的机械手臂,为治疗提供了最佳的空间拓展性及机动性。能有多达 1 200 条不同方位的光束,从而将照射剂量投放到全身各处的病灶上,真正实现从任意角度进行照射,既大大减少了肿瘤周围正常组织及重要器官的损伤,又有效减少了放射并发症的发生。

5）螺旋体层 MV 级影像跟踪系统：因为螺旋体层治疗图像是由实际治疗中使用的相同的兆伏级 X 线束重建而来，所以其为 MVCT 影像。研究显示，比起诊断性 CT 影像，MVCT 影像中的噪声水平比较高，且低对比分辨力较弱。然而，尽管影像质量比较差，但这些相对低剂量 MVCT 影像为验证病人在治疗时的位置提供了足够的对比度。此外，这些影像较少产生由于高原子序数物质如手术金属夹、髋关节植入物或者牙齿填充物所致的伪影。因为康普顿效应在兆伏级 X 线能量范围中起主导作用，故 MVCT 值与成像材料的电子密度呈线性关系。

6）三维超声图像引导：这种成像技术是将无创三维超声成像技术与直线加速器相结合，通过采集靶区三维超声图像，辅助靶区的定位并减小分次治疗的摆位误差、分次治疗间的靶区移位和变形的技术。

超声图像（ultrasound-graphy，USG）对多种肿瘤的诊断是非常有用的，特别适合腹盆部肿瘤诊断。经直肠超声成像可发现前列腺异常并可引导组织活检和放射性粒子的植入。在超声引导下进行放疗，尤其是在进行前列腺三维适形放疗中每日位置验证中的效果明显。超声引导在乳腺癌、前列腺癌、妇科肿瘤和膀胱癌治疗中也具有非常大的优势。

7）MRI 引导技术：目前主要有核磁加速器和核磁 γ 刀。MRI 图像比 CT 具有较高的软组织分辨能力，特别是在中枢神经系统方面，MRI 较 CT 对脑内异常的检测更加敏感。对头部极后区因射线硬化造成伪影较多的部位和 CT 难以区分边界的低级别胶质瘤等成像方面更加明显。临床医师通过图像配准技术将基于 CT 和 MRI 勾画的靶区进行分析和融合。多模态影像技术在腹盆部肿瘤中的应用可以提高组织的对比度，更加准确地勾画出恶性肿瘤的范围，如数字图 9-41 所示。

数字图9-41

磁共振医用直线加速器

MR 成像过程中磁场的不均匀性、射频脉冲的空间分布、磁场梯度的快速变化等都会导致伪影的产生。磁场的不均匀性可造成被扫描物体的几何失真，产生枕形或桶形的扭曲，导致在图像长轴方向上产生轻微的差异。外来物体（如术后留置的银夹）亦可造成局部的几何失真。这些外来物质小到普通的 X 线无法发现，在 MRI 图像上造成的伪影主要表现为信号的缺失和空间的扭曲。在扫描过程中病人的移动可以造成图像上出现多个异常的点。用 MRI 进行模拟定位时，必须考虑几何失真。由于活体内进行 MRI 图像信息校正不现实，因此基本上都是采用模体进行校正。MRI 因对钙组织不敏感，不能对骨骼的细节进行成像（有骨侵犯的肿瘤），同时运动造成的伪影也降低了图像质量，因此用 MRI 进行计划制定时应考虑此问题。

MRI 技术有高于 CT 数倍的软组织分辨能力，软组织的对比度可以提高 1~3 个等级；MRI 不会产生 CT 检测中的骨性伪影；不用造影剂就可得到很好的软组织对比度，而且还避免了造影剂可能引起的过敏反应；不会像 CT 那样产生对人体有损伤的电离辐射。MRI 具有形态和功能成像，可以获得分子影像，MR 弥散加权成像（DWI）、MR 弥散张量成像（DTI）等功能是当前热门诊断方式；另外，MRI 也可以与放射治疗相结合。

四、设备安装与检测

安装需按说明书组装控制室内的带控制面板的操作控制台、图像监视器、治疗观察监视器；治疗室内的 Perfexio 主机、医用机柜（含扇束塞驱动装置、医用不间断电源、ELEKTA 控制单元）、加速器、携带并定位加速器的六关节机械手臂、X 线图像目标定位系统（高压发生器、X 线管、探测器）、治疗床、图像处理系统、治疗计划系统、控制工作站和操控台、电气系统、Synchrong 呼吸追踪系统、Xsight 脊骨追踪、Xsight 肺部追踪、RoboCouch 增强型治疗床、Xchange 准直器更换器等。立体定向放射治疗计划系统安装调试应使治疗摆位的等中心误差≯2.5mm，分次治疗定位重复性误差≯1.5mm，治疗靶点定位系统误差≯3mm，立体定向放射治疗计划系统相对剂量及绝对剂量误差均≯5%，圆形准直器在等中心处射野偏差≯1mm，多叶准直器在等中心处射野偏差≯1.5mm。检测项目如表 9-5 所示。

表 9-5　检测项目

检测项目	验收检测		状态检测		稳定性检测		周期
	检测条件	要求	检测条件	要求	检测条件	要求	
定位参考点与照射野中心的距离	最小准直器	≤0.5mm	最小准直器	≤0.5mm	最小准直器	≤0.5mm	1周
焦点剂量率	头部治疗最大准直器	≥2.5Gy/min	头部治疗最大准直器	>1.5Gy/min	头部治疗最大准直器	≥1.5Gy/min	1年
	体部治疗最大准直器	≥2.0Gy/min	体部治疗最大准直器	≥1.0Gy/min	体部治疗最大准直器	≥1.0Gy/min	
焦点计划剂量与实测剂量的相对偏差	各准直器	±5%	1挡常用准直器	±5%	各准直器	+5%	6个月
照射野尺寸偏差	头部治疗各准直器	±1.0mm	头部治疗1挡常用准直器	±1.0mm	头部治疗各准直器	±1.0mm	6个月
	体部治疗各准直器	±2.0mm	体部治疗1挡常用准直器	±2.0mm	体部治疗各准直器	±2.0mm	
照射野半影宽度	照射野尺寸≤10mm	头部治疗,≤6mm;体部治疗,≤标称值	照射野尺寸≤10mm	头部治疗,≤6mm;体部治疗,≤标称值	照射野尺寸≤10mm	头部治疗,≤6mm;体部治疗,≤标称值	6个月
	10mm<照射野尺寸≤20mm	头部治疗,≤8mm;体部治疗,≤标称值	10mm<照射野尺寸≤20mm	10mm<照射野尺寸≤20mm;头部治疗,≤8mm;体部治疗,≤标称值	10mm<照射野尺寸≤20mm	10mm<照射野尺寸≤20mm;头部治疗,≤8mm;体部治疗,≤标称值	
	20mm<照射野尺寸≤30mm	头部治疗,≤10mm;体部治疗,≤标称值	20mm<照射野尺寸≤30mm	头部治疗,≤10mm;体部治疗,≤标称值	20mm<照射野尺寸≤30mm	头部治疗,≤10mm;体部治疗,≤标称值	
	照射野尺寸>30mm	≤标称值	照射野尺寸>30mm	≤标称值	照射野尺寸>30mm	≤标称值	

（石继飞）

第五节　质子与重离子放射治疗设备

1990 年开始,粒子加速器逐渐变为由医院运营,开展病人的粒子放射治疗。商业公司也开始开发加速器设备并提供完整的治疗设施,包括旋转机架。目前质子加速器系统可以使用回旋加速器和同步加速器,而目前用于治疗的碳离子加速器装置仅有同步环加速器。粒子加速器装置可以将粒子加速到一定能量,通过加速磁场、弯转磁铁,将粒子加速到适用于病人治疗的能量,利用四级和六级磁铁聚焦,利用扫描磁铁将粒子打入病人体内指定位置。对于用于粒子治疗的加速器来说,能量的增加,意味着穿透病人体内深度的增加。本节的重点将放在质子和碳离子治疗加速器系统的相关介绍上,以便了解加速器的典型设计,并在过程中讨论加速器相关物理问题、质量保证过程与临床应用。

一、基本构造及其技术参数

用于临床的质子及重离子治疗装置一般由以下组件构成:粒子加速器,束流输运线,束流传输系统,影像定位系统,病人摆位系统等。所有这些系统在一定程度上都是成套的集成模块,质子及重离子治疗设备由各个组件模块组成,每个组件模块都有特定的任务,但模块之间并非独立。模块部件的设计与病人的束流输送系统的类型和质量之间存在很强的相互依赖关系。另外,所有组件的系统设计必须以安全为第一要务,并且必须满足临床使用设备的需求。

加速器物理主要与带电粒子和电磁场的相互作用有关。对这种相互作用的基础知识的理解,有助于预测带电粒子束在粒子加速器中的输运过程,从而在加速器设计和使用中,达到满足临床预期的特定目标。粒子和场之间的相互作用称为光束动力学。这里我们简要回顾粒子加速器物理的一些特征,以及与粒子束动力学相关的经典力学和相对论力学的基本过程,对粒子加速器技术进行简要介绍。

(一) 加速器物理

几乎所有涉及加速器和光束传输设计的物理学都体现在洛伦兹力定律中,洛伦兹力定律描述了加速器物理以及束流加速的过程。洛伦兹力定律公式如下:

$$\vec{F}=q\vec{E} \tag{9-1}$$

$$\vec{F}=q\vec{v}\times\vec{B} \tag{9-2}$$

式 9-1 描述了电场 E 对带电粒子的电荷 q 产生了力 F,其方向与电场 E 方向相同。因此在此情况下,带电粒子在其运动方向上被加速,粒子能量不断增加。式 9-2 解释了一个初速度为 v 的带电粒子在磁场 B 中,受到垂直于初始运动方向和磁场方向的力 F,该力不会改变粒子在该运动方向上的动力,而是增加一个横向于初始运动方向的分量,或者在不改变粒子能量的前提下,弯曲粒子的运动轨迹。简言之,电场增加粒子的能量,磁场描述粒子运动方向。

对病人进行粒子治疗的过程,是对指定位置输送适当能量、数量带电粒子的过程。首先加速器加速该粒子,然后将粒子轨迹弯曲引出,并聚焦在病人肿瘤位置。实际上,粒子束是一个概率分布,粒子集中在一个位置、角度和速度的小范围内,粒子束的大部分粒子到达指定目标。

粒子束的形状会影响束流的输运技术。粒子束的相空间分布包括粒子束的位置和横断面动量的分布。相空间分布随着对束流需求的变化而变化,点扫描束流一般可以采用高斯分布的形式进行描述,而被动散射束或其他受到准直器影响的均匀射野,可以采用长方形分布形式进行描述。需要注意,高斯分布的粒子束流可以更容易地在边缘间进行匹配,但束斑边缘越尖锐(束斑越小),这些束斑之间的间距(扫描间距)就越重要。一方面,扫描间距越小,得到的剂量分布平坦性越好;另一方面,如果两束粒子束发生相互偏移,两束粒子中间会因此导致分布不均匀的情况,而扫描间距越小的高斯光束之间的剂量分布受到位置的影响越小。对于矩形粒子束,两束粒子发生偏移,可能导致出现中间超低或超高剂量区域。

质子与重离子加速器以及束流输运系统的尺寸,往往受到洛伦兹力定律的影响。如果需要改变粒子束的方向或聚焦程度,必须使用磁铁进行。磁铁的曲率半径遵循洛伦兹力定律,并且可以简化为公式 9-3。

$$B(\text{kgs})\rho(\text{m})=33.356P(\text{GeV/c}) \tag{9-3}$$

式 9-3 中,1 个带 1 个电荷的粒子,动量为 $P(\text{GeV/c})$,在磁场 $B(\text{kGs})$ 中受到磁场力发生偏转,磁铁曲率半径为 $\rho(\text{m})$。用于临床治疗的粒子束,能量要求在水中射程达到 30cm 的范围。对于质子,动能要求达到 230MeV;而对于碳离子,每个核子的动能需要达到 440MeV,碳离子的核子数为 12。在上述最高的质子和碳离子能量下,粒子速度达到相对论速度,分别约为 0.6 倍和 0.5

倍光速。而动量与粒子质量成反比,上述能量的粒子动量分别约为 0.70GeV/c 和 6.14GeV/c。按照公式,弯曲半径与动量成比例,我们就可以了解重离子(比质子重)治疗设备的规模是如何增长的。举例来说,普通的电磁铁在饱和前可以达到 16kGs 的磁通密度,根据式 9-3,在 16kGs 磁场中,230MeV 质子具有 1.45m 的弯曲半径,而 440MeV/u 的碳离子具有 12.8m 的弯曲半径。当然,超导技术的发展为加速器磁铁小型化提供了方案,可以达到几个特斯拉(1T=10kGs)的磁场强度,相应地可以减少弯曲半径。

(二) 加速器技术

加速器是通过产生和形成电场,来加速带电粒子的装置。基于洛伦兹定律,我们知道电场是粒子加速的关键。然而,电场可以以不同的方式形成。从 Maxwell 方程组可以知道,变化的磁场可以产生电场,此原理被用在电磁感应加速器中;然而对于粒子加速器,仅限于加速一些低能粒子以及质量较轻的粒子。也可以直接施加高电压,所施加的高电压可以是直流或者交流。要达到加速粒子到相对论速度的目的,电压需要达到百万伏特级别。

粒子加速的方案也可以有两种选择:一种方案是通过离子源,向加速器发送一次或多次粒子。直线加速器(linear accelerator,LINAC)通过电场在直线路径上加速粒子束,且仅可以对粒子束加速一次(单程加速)。因此,被加速的粒子增益的能量与直线加速器的长度和电场的强度成正比。换言之,在指定预期加速能量的情况下,所需电功率与直线加速器的长度有关。传统的直线加速器(某些射频类型),在产生临床需要的粒子能量的前提下,很难达到需要的电场强度来构建紧凑的重粒子治疗系统。非常规的直线加速技术正在研究中。当然,加速器不一定要求具有严格线性,但加速系统的总长度仍然是由加速梯度(以兆伏/米为单位)决定的。另一种方案是,通过电场的有效再利用来减小机器尺寸并且达到加速带电粒子所需能量的目的(多级加速)。回旋加速器、同步加速器以及一些新型加速装置属于此类装置。但从目前的技术角度来看,不管使用何种加速技术,为了达到临床治疗粒子能量加速的目的,粒子加速器装置比电子直线加速器尺寸要大。

通过结合不同的加速技术,在粒子束能量、设备成本和设备尺寸之间取得平衡,获得最优化的设备解决方案。例如使用直线加速器或回旋加速器,将粒子加速到更高的初始能量,再通过回旋加速器或同步加速器来进行最终加速,到临床需要的能量。这种典型的组合已经应用在目前临床使用的粒子加速器中。图 9-24 为质子重离子医院加速器装置示意图。经直线加速器加速后,能量 7MeV 的粒子注入同步环进行再程加速。

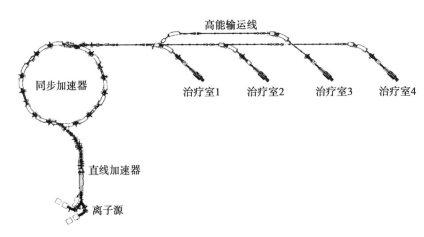

图 9-24　质子重离子医院粒子加速器装置示意图

(三) 回旋加速器

用于质子治疗的回旋加速器可将质子加速至最高 230MeV 或 250MeV。与实验室中的经典的回旋加速器相比,用于治疗的回旋加速器相当紧凑。磁体高度约为1.5m,典型直径在3.5~5m之间,分别配备超导线圈或常温线圈。通常在回旋加速器的上方或下方会预留一些额外的空间,用于离子源和设备的支撑装置,以对机器进行维修和保养。数字图9-42是一种回旋加速器,它采用磁场强度3T的常温线圈,重220t,直径4m。

随着粒子动量的增加,包括束流能量和粒子质量,回旋加速器的弯曲半径必须增大。使用超导磁铁的回旋加速器的总重量和尺寸可以有所减小;然而,截至目前,研究者认为使用回旋加速器加速较重的粒子进行治疗过于昂贵,因此暂未开发出用于治疗的碳离子回旋加速器装置。

回旋加速器最突出的优点是粒子束的连续特性,而且,它的强度可以很快调整到几乎任何期望值。虽然回旋加速器本身不能调节能量,但治疗所使用的能量可以精确、快速地通过降能器,通过合适的束流输运线来打到病人体内。紧凑型回旋加速器的主要组成部件,主要有以下几部分:射频(radio frequency,RF)系统,来提供加速质子的强电场;强磁体,使粒子轨迹变成螺旋形轨道,这样它们就可以被RF的电场反复加速;回旋加速器中心的质子源,氢气被电离并从中提取质子束流引出系统,将已达到最大能量的粒子引导出回旋加速器进入束流传输系统,如数字图9-42所示。

1. 射频系统 射频系统是回旋加速器最具挑战的子系统之一,因为需要处理许多有冲突的需求。它通常由两个或四个连接到射频发生器的电极组成,驱动的振荡电压在30~100kV,频率范围为50~100MHz。每个电极由一对铜板组成,两个铜板之间有几厘米的距离。顶板和底板在回旋加速器的中心附近彼此连接并靠近回旋加速器的外半径。电极放置在磁极之间,电极外面的磁铁处于地电位,当质子穿过电极和地电位之间的间隙且电极电压为正值时,质子会向接地区域加速。当电极电压为负值时,质子朝两个板之间的间隙方向加速。磁场迫使粒子沿着一个圆形轨道运动,粒子运动方向偏转180°,使它在圆周内多次穿过电极和地电位,直到加速至治疗所需能量。

射频系统有两个重要的工作参数,分别是射频电压和频率。射频电压的最小值要求粒子从中心的离子源开始加速,直至发生第一次180°偏转。推荐采用较高的射频电压,这样可以增加偏转的冗余,降低粒子束受磁场变化的敏感性,同时,也可以提高束流引出效率。另外每个电极的射频电压的周期(1/frequency,T)必须与所有偏转处质子的方位角同步。对电荷为q,质量为m的粒子,需要完成一次半径为r的180°偏转,取决于粒子的速度v和磁场强度B。射频电压的周期不依赖于质子偏转半径和质子能量,所以回旋加速器里所有的质子方位角均完全相同。

2. 回旋加速器磁体 磁场的特性由束流动力学决定。首先,磁场必须是等时(isochronous)的:在每个半径r处,必须调节场强以匹配质子旋转一圈所需的时间T。如果q和m是常数,那么T和B也就是常数,并且与粒子的能量无关。其次,电场线的形状必须提供一个向心力,以限制粒子束运动的空间。降低上下电极之间的间隙有助于限制主磁铁线圈中的电流,同时也有利于电场的成形和减少电极外的射频场效应。

磁场必须在10^{-5}s内完成校正,在某些位置较小的局部偏差是可以接受的,但如果重复遇到这种偏差,就往往会导致粒子束系统的轨迹失真、产生不稳定性并造成束流损失。因此,选择和塑造磁铁的形状是回旋加速器设备建造的关键。一旦回旋加速器的磁场完成调试和优化,通常不再需要关心磁场问题。有时需要对通过磁铁线圈的电流进行微小的调整,以补偿一次使用后铁的温度变化或元件位置的变化。需要注意,磁体的设计和制造可能对回旋加速器的运行质量和未来的升级产生极大的影响。

(四) 同步加速器

1990年,美国加利福尼亚州Loma Linda医学中心开始采用质子加速器治疗病人,这是第一个以医学为主体的加速器装置,同时,它使用的加速器应用的是同步加速技术。

对于质子治疗,同步加速器和回旋加速器的竞争力可谓旗鼓相当。然而,对于重离子治疗,同步加速器是目前唯一可用的重离子加速方式。同步加速器公认的优点是质子被加速到所需的能量，束流损失极小，而几乎不产生感生放射性，并且低能质子具有与高能质子相同的流强。

同步加速器所需的安装空间大于回旋加速器。同步加速器由注入器系统、加速器、射频系统以及引出系统组成。其中，注入器系统一般由离子源、串联的一个或两个直线加速器、注入器和束流输运系统组成。在 Loma Linda 质子治疗中心，通过将注入器安装在同步加速器的顶部，实现了相对较小的占地面积。

同步加速器中粒子束从同步加速器外部离子源注入，经过直线段加速后，注入同步环，通过同步环加速结构在环周围反复循环。为了使粒子束保持在同步环内，磁体的磁场必须随着粒子束能量的增加而增加强度。当光束达到所需能量并需要引出时，通过弯转磁铁将束流引出，再通过弯转磁铁进行偏转，把粒子输送到临床指定的位置。粒子循环一圈所需要的时间与粒子能量相关，一般小于 1μs。

同步加速器本身主要由具有弯转磁铁和聚焦磁铁的模块组成。四极磁铁用于聚焦和散焦粒子束，六极磁铁用于降低粒子束能量的色散程度。在一些同步加速器中，使用特殊的弯转磁铁的形状，使得弯曲磁场中加入了聚焦的特性。通过应用这种强聚焦方案，可以实现更小的粒子束斑。

质子重离子医院的同步环加速器

用于加速重离子的同步加速器比质子同步加速器体积大，HIMAC 加速器可以将硅离子加速至最大束流能量 800MeV/u，达到等效水深 30cm。它由两个同步加速器组成，直径约为 41m。上海市质子重离子医院的加速器系统，采用了 12 块 30° 的弯转磁铁，同步环直径 21m，可以将碳离子能量加速到 440MeV/u。数字图 9-43 为质子重离子医院的同步环加速器系统的同步环粒子加速部分。德国海德堡粒子治疗中心的同步加速器于 2010 年开始进行临床病人治疗，这也是全球第一个采用旋转机架进行碳离子治疗的中心，数字图 9-44 为碳离子旋转机架。

碳离子旋转机架

1. 离子源和注入器 对于质子离子源，通常基于微波电离和线圈或特殊配置的永磁体来剥离电子。离子源通常设置为正电位，将质子预加速到一定能量后引入到射频四极杆（radio frequency quadrupole，RFQ）或直线加速器中。RFQ 电场沿粒子束流方向的分量提供加速度，径向分量提供聚焦，将质子加速到 2MeV，随后粒子可以在 DTL 中被加速到 7MeV（质子）或 6MeV/u（碳离子）。DTL 的加速过程也是基于调谐结构中的电磁振荡，粒子在其间被加速，电极长度随着加速粒子的速度而增加。

在直线段被加速后的粒子，通过注入器注入同步环内。注入必须在相对于同步环射频的正确相位进行。可以一次注入所有粒子（单圈注入）或将粒子逐渐注入同步环中。为了减少治疗时间，需要将尽可能多的粒子注入同步环，从而提高束流引出效率以及减小脉冲引出时出现的时间间隔。然而，机器的最大流强受空间电荷或库仑斥力的影响。注入能量越高，这些散焦的空间电荷力越低，储存在环中的粒子数量就越高。而对于单圈注入方式，注入的粒子数量也可能受到从注入器一次注入的最大束流流量的限制。

2. 加速器和射频系统 加速阶段通常持续大约 0.5s，需要加速许多圈（约 10^6）。循环粒子束的能量在位于环中的射频腔中增加。随着粒子动量的升高，环中的磁场强度也需要同步增加，因为粒子必须保持在具有恒定平均半径的轨道上。射频腔由环绕在真空管中的铁氧体磁芯组成，每个磁芯周围缠绕线圈，从而在环内产生磁场。通过线圈的电流以射频的频率驱动，并在铁氧体磁芯中产生出感应射频磁场。反过来，这种变化的电场在作为内部导体的真空管中产生感应电流，围绕核心的外部导体成为驱动电流的闭合环路。设备中心的内部导体是有间隔的，在间隙中，射频电流形成几百伏特的射频电压，穿过间隙的质子如果在合适的射频相位上就会加速。质子在加速阶段会多次通过间隙，所施加的频率和电压需要根据环内的磁场来控制。该系统比用于回旋加速器的高功率、窄带宽系统简单得多。射频功率可以用可靠的射频固态功率放大器产生。

3. 引出系统　从临床应用的精确性来说,相比较一次快速提取而言,慢速提取方案能够精准地通过扫描技术或附加的射程调制器将粒子束能量沉积在肿瘤上。提取粒子的时间在0.5~6s之间变化,主要取决于需要提取的粒子数,提取的粒子束强度可以调节。引出系统的流强监测器,可以实时对引出流强进行反馈。同步加速器的粒子束水平发射度和动量扩展通常比回旋加速器粒子束的发射度低一个量级。然而,发射度随着束流方向不同,可能表现出较大的不对称性,在使用旋转机架系统时,必须充分考虑其影响,考虑粒子束角度独立性的特性。

二、质量保证与检测

质量保证(quality assurance,QA)对于质子重离子放射治疗设备的治疗安全、有效至关重要。粒子治疗加速器的质量保证程序与传统直线加速器有许多类似之处,但也有诸多不同,特别是束流参数部分,由于光子与带电粒子之间物理特性的差异,所需要监测的束流参数有本质区别。医疗加速器质量保证的基本原则之一是基于ICRU的建议,即输送至病人目标体积的剂量在规定剂量的5%~7%之间。AAPM的几个报告中已经制定了基于光子/电子的直线加速器及其图像引导部件的质量保证建议。2019年又针对性地提出了质子放射治疗设备的质量保证建议和指南。

粒子治疗设备质量保证的主要目的是安全、准确地输送粒子。粒子治疗质量保证程序需要对加速器设备、束流输运方式有深入理解。不同的制造商使用不同的加速器技术和束流输送系统生产和输送粒子束流。针对不同的加速器(主流的粒子加速器分为回旋加速器和同步加速器)以及束流输运技术(主流束流输运技术分为被动散射治疗束,均匀扫描治疗束和笔形扫描治疗束),质量保证程序和参数又有所区别。由于质量控制程序的重要性、检测的复杂程度不同,各个测试和测量的频率通常由风险评估分析方法确定。医学物理学家可以根据特定粒子机器质量保证结果的一致性和重复性,并根据病人治疗量、工作人员数量、束流时间或相应QA测试失败的风险,调整质量保证程序的频率,因此本节基于临床粒子设施中的典型测试、测量实际使用进行示例,对粒子设备的质量保证程序进行介绍,并未涉及质量保证程序频率的内容。

粒子治疗设备质量保证程序有三个关键部分:①设备、束流功能,包括剂量测定、机械和图像引导系统质量保证;②病人质量保证,包括水箱剂量验证、病人治疗位置验证;③治疗计划系统质量保证,包括治疗计划系统调试、参数调整。

治疗计划系统预测的剂量分布必须由机器实际产生和输运。束流输送系统的临床调试涉及测量特定机器的束流参数,将其录入治疗计划系统,从而在治疗计划系统中创建当前设备的束流模型,使治疗计划系统可以计算剂量分布。粒子系统的剂量分布是根据这些录入到治疗计划系统里的束流参数计算的,因此必须定期检查这些参数。

设备、束流功能的质量保证程序可分为:①束流参数检查,如监测目标的参考吸收剂量、相对剂量分布、射程等;②机械检查,如等中心位置、机械精度、旋转中心等;③影像系统检查,如位置校正精度;④安全检查,包括监控关键设备的功能,如急停、束流联锁等,以确保病人、员工和访客的安全。本节主要对设备、束流功能的质量保证的前三个分类内容进行介绍。

(一)束流参数检查

1. 输出剂量　利用水模体或等效水模体,在设备等中心处设置均匀照射野或立方体靶区。立方体靶区的厚度应根据扩展布拉格峰要求,照射吸收剂量≥1.0Gy。用校准后的电离室在靶区中心测量,要求剂量输出值与测量值偏差不超过 ±3%。束流能量应涵盖低、中、高至少三挡。

2. 剂量重复性　剂量重复性测量设备和方法与输出剂量测量类似,使用电离室在等中心测量至少5次,计算各测量结果的变异系数,见公式9-4。剂量重复性精度要求变异系数不高于2%。

$$COV = \frac{1}{\bar{R}} \sqrt{\sum_{i=1}^{n} \frac{(\bar{R}-R_i)^2}{n-1}} \times 100\% \qquad (9\text{-}4)$$

式 9-4 中,*COV* 是变异系数,为无量纲的百分数(%);R_i 为第 i 次测量的剂量检测计数;$\bar{R}$ 为 R_i 的平均值;n 为测量次数。

3. 剂量线性 使用均匀照射野或立方体靶区,照射剂量 0.5Gy 至 6Gy,分别利用水模体或等效水模体,在设备参考点利用电离室进行测量。利用最小二乘法拟合预设值与测量值的线性关系方程,剂量线性精度要求不高于 2%。

4. 射程稳定性 粒子射程与粒子能量和介质相关,根据治疗技术又分为单能射程与调制布拉格峰射程(spread-out Bragg peak,SOBP)。

测量单能射程要求使用低、中、高三挡能量,使用单束流照射在水模体或等效水模体中。使用电离室测量深度剂量分布曲线,并与治疗计划系统中设置的对应能量射程进行对比,射程精度要求在 1mm 以内(等效水深度)。

对调制扫描的测量,至少应设置标称最高能量、中能量区和最低能量三挡能量条件;对散射模式和均匀扫描模式,设置所有标称能量条件,测量深度剂量分布曲线。根据设备布拉格峰展宽方式,采用以下方法调制射程的检测。

(1)对可以形成平坦的展宽布拉格峰物理剂量分布的质子束和重离子束笔形束扫描模式,应测量展宽布拉格峰曲线远端 90% 剂量点等效水深度。

(2)对不能形成平坦的展宽布拉格峰物理剂量分布展宽的重离子调制扫描模式,应测量展宽布拉格峰曲线远端剂量梯度最大点等效水深度。

(3)对散射模式或均匀扫描模式,应测量展宽布拉格峰曲线远端剂量梯度最大点等效水深度。

调制射程与治疗计划系统录入的数据相比较,要求扫描模式不高于 2mm,被动散射或均匀扫描模式不高于 3mm。

5. 束斑位置偏差 笔形束扫描模式下,采用高、中、低三挡能量分别在最大射野范围内形成 50mm 间距的束斑网格;对于束斑较大的情况,可适当调整间距,但至少包括辐射束中心点、最大射野处等 5 个点及以上。将探测器置于等中心处进行测量,分析每个束斑中心点(质心)相对于辐射束中心点的位置,对于旋转机架,应测试的机架角度至少包含 0° 和 90°;对于半旋转机架,应参照半旋转机架可旋转的角度,在能达到的机架角度进行测量。分析每个束斑中心点相对于辐射束中心点的位置。束斑的要求位置与测量位置偏差不应超过 1.5mm。

6. 束斑大小 在笔形束扫描模式下,分别采用高、中、低三挡能量,利用胶片或二维剂量探测器,在等中心处空气中测量束斑在 x 和 y 方向的半高全宽(full width half maximum,FWHM),将测量值与治疗计划系统中的值进行比较。对于旋转机架,应测试的机架角度至少包含 0° 和 90°;对于半旋转机架,应参照半旋转机架可旋转的角度,在能达到的机架角度进行测量。要求束斑大小测量值与系统录入值的偏差不超过 15%。

7. 束斑形状的一致性 在笔形束扫描模式的旋转机架条件下,分别采用高、中、低三挡能量,利用胶片或其他二维探测器进行测量。对于全旋转机架,应测试的机架角度至少包含 0°、45°和 90°;对于半旋转机架,应参照半旋转机架可旋转的角度,在能达到的机架角度进行测量。以旋转机架角度 0° 时,束斑在 x 和 y 方向的半高全宽为基准,计算其他角度的束斑在 x 和 y 方向的半高宽相对基准的偏差,要求偏差不超过 2mm。

8. 射野均整度和对称性 使用均匀射野,分别用高、中、低三挡能量束流进行扫描,用胶片或其他二维探测器分别测量不同条件下等中心处射野侧向均整度和对称性。要求均整度不高于 5%,对称性不高于 5%。

(二)设备、束流功能质量保证

1. 束流等中心 使用的设备有金属球、固体水和胶片。在有旋转机架的情况下,旋转机架可分别从不同角度,使用单能辐射束照射,选择的能量射程略低于金属球与固体水的总等效水厚度,射野可取直径比模体内金属球直径大 2cm 的圆形野。取胶片置于等中心处,利用室内激光勾画等中心点。照射后,利用胶片显影,获得测量的束流等中心点。分析勾画等中心与测量的束流等中心位置偏差,要求两等中心位置偏差在 1mm 以内。

2. 床旋转中心 将带刻度尺的模体,置于等中心处,对准激光线,刻度尺归零,分别旋转治疗床到可及的角度,调整刻度尺,使其再次对准激光线,记录刻度尺 x、y、z 三方向的读数。分析计算各旋转角度下的床旋转中心位置偏差,要求各角度床旋转中心位置偏差不高于 1mm。

3. 床位移/旋转精度 治疗床在 x、y、z 方向分别平移 ±5cm、±10cm 和最大移动距离,用直尺等标记距离的工具结合激光线测量移动前后的位置偏差。使治疗床绕等中心 z 轴旋转,直到激光线与坐标轴 0° 和 180° 重合,分析旋转显示的角度与实际角度的偏差。使治疗床绕等中心 x 轴旋转 ≤3°,用水平仪记录实际旋转角度,分析实际旋转角度与预设旋转角度的偏差;使治疗床绕等中心 y 轴旋转 ≤3°,用水平仪记录实际旋转角度,分析实际旋转角度与预设旋转角度的偏差。要求床位移/旋转偏差在 1mm/1° 以内。

(三)设备、束流功能质量保证——影像系统检查

1. 影像等中心偏差 将内置金属球的立方体塑料模体放在治疗床上等中心处,转动影像机架,检测金属球中心位置在机架可及的旋转角度时的位置偏差。要求影像等中心位置偏差在 1mm 以内。

2. 图像引导校正精度 结合带金属标记的模体的标记线,利用室内激光线摆位,引入 x/y/z 方向 ≥1cm 的位移偏差,利用影像系统自动校正或人工操作,移动治疗床到校正后位置,查看移动后标记线与激光线中心重合程度,记录位置偏差。要求图像引导系统校正精度在 1.5mm 以内。

三、临床应用

质子重离子射线的物理学优势,以及碳离子的放射生物学优势,有可能转化为临床疗效上的提高和毒副反应的降低。质子重离子放射治疗在某些肿瘤中已显示出优于光子治疗的效果,碳离子放射尤其适用于对光子放疗不敏感的脊索瘤、软组织肉瘤、恶性黑色素瘤、腺样囊性癌以及体积较大且含有大量乏氧肿瘤细胞的肿瘤。

(一)骨、软组织肉瘤

骨、软组织肉瘤是来源于间叶组织(骨、软骨、脂肪、肌肉、血管、造血组织)的一类恶性肿瘤。大多数骨、软组织肉瘤以手术治疗为主,化疗和放疗为辅助治疗手段,但绝大多数病理类型对光子放疗敏感性较差,质子重离子放射治疗更为有效,其中颅底脊索瘤和软骨肉瘤采用质子重离子放射最早获得肯定。常规光子放射治疗(总剂量 50~58Gy)颅底脊索瘤的 5 年局控率仅为 17%~39%。采用质子或光子加质子放射技术后,可以使总剂量提高至 66Gy 以上,5 年局控率提高到 54%~73%;碳离子放射 60GyE 以上的剂量(每次 3.0GyE 以上),5 年局控率达到 72%~88%。软骨肉瘤采用质子或碳离子放射的 5 年局控率高达 90% 以上。

(二)恶性黑色素瘤

恶性黑色素瘤是发生于皮肤、黏膜及其他器官黑色素细胞的肿瘤,发病率低,但恶性度高,死亡率高。手术切除是首选的治疗,对常规光子放射治疗的敏感性差。

葡萄膜恶性黑色素瘤通常需行眼球摘除手术,放射治疗是替代的治疗方法,但由于肿瘤邻近角膜、晶体、视网膜和视神经,光子放射不能有效保证治疗后视力。利用质子在剂量分布上的优势,质子放射治疗的 5 年局控率和总生存率已分别达到 96% 和 80%,眼球保留率达到 90%,部分病人视力下降。头颈部黏膜的恶性黑色素瘤光子放射治疗后的 3 年局控率为 36%~61%,5 年总生存率约 30%。重离子放射联合化疗后疗效明显提高,日本 NIRS 在碳离子放射治疗同期使用 DAV 方案化疗,病人的 5 年局控率和总生存率明显提高至 81% 和 54.0%。

(三)腺样囊性癌

腺样囊性癌是一种进展缓慢的恶性肿瘤,但易侵犯神经和肺转移。治疗以手术为主,对常规光子放射敏感性较差,化疗无效。晚期病人手术联合光子放射治疗,局控率约50%,单纯放疗者疗效更差。碳离子放射具有明显优势并获得了理想的治疗效果,单纯采用碳离子放射可以获得与手术联合术后放疗的效果。日本 NIRS 早期完成的一项 I/II 期临床研究,以碳离子治疗了69 例头颈部 ACC,4 周共 16 次照射总剂量为 57.6~64.0GyE,5 年总生存率和肿瘤局控率分别为68% 和 73%,急性重度毒副反应的发生率不超过 10%。

(四)放疗后复发需再程放射治疗的恶性肿瘤

头颈部肿瘤放疗后的局部复发性是治疗的难点之一,如无法采用挽救性手术治疗而行光子再程放疗通常疗效不佳且毒副反应大。碳离子再程放疗的物理剂量精确与生物高效两大特性,使其更适用于局部复发性肿瘤。上海市质子重离子医院采用碳离子放射治疗复发性鼻咽癌,1 年肿瘤局控率为 86.6%,1 年总生存率高达 98.1%,毒性反应明显低于再程光子放射治疗。

(五)神经系统肿瘤

神经系统肿瘤因邻近重要的正常神经组织,手术和放射治疗较难。脑膜瘤质子放射治疗的5 年局控率高达 96%,且毒副反应小。WHO II 级胶质瘤采用质子放射 54GyE/30 次,3 年和 5 年PFS 分别达到 85% 和 40%,毒副反应不大。对恶性程度最高的胶质母细胞,采用光子放射 50Gy,再采用碳离子加量治疗 24.8GyE/8 次,病人的中位生存期高达 26 个月,明显高于光子放射的 15个月。

相对于光子放射治疗,质子放射在全中枢放疗中的优势尤其明显。剂量学分析显示,与光子放射相比,质子放疗可以明显降低耳蜗、垂体和心脏等正常组织的剂量,且低剂量放射体积明显降低,因而可以明显降低将来发生第二原发肿瘤的危险性,并可总体提高病人的生存质量。MD Anderson 癌症中心采用常规光子放射(21 例)或质子放射(19 例)的髓母细胞瘤病人,全中枢和肿瘤局部的中位剂量分别为 30.6Gy 和 54Gy。采用质子放射技术的病人在体重下降、恶心呕吐、食管炎、骨髓抑制方面的发生率均明显下降。

(六)肺癌

肺癌是全球最常见的癌症之一,大多数病人因处于肿瘤晚期或合并疾病而无法手术,光子放射治疗的疗效并不理想。MD Anderson 癌症中心应用质子大分割放射治疗早期周围型肺癌,3 年总生存率为 95%,超过手术组的 79%,且毒性反应低。日本采用碳离子放射早期肺癌也取得了很好的疗效,5 年局控率高达 94.7%,5 年总生存率为 50.0%。对于局部晚期(IIA-IIIA)肺癌,2 年局控率和总生存率分别为 93.1% 和 51.9%,其中 T3-4N0M0 病人的 2 年局控率及生存率分别高达 100% 及 69.3%。

(七)肝癌

原发性肝癌是我国高发的消化系统恶性肿瘤,5 年总生存率为 17%。其治疗手段主要是手术,放射治疗可用于局限于肝脏的、技术上手术不能切除或因为肝脏功能受损不能耐受大体积正常肝脏切除的肝癌病人,但疗效通常不佳。在一项 II 期临床研究中,采用高剂量、大分割质子放射治疗无法手术切除的肝细胞癌和肝内胆管细胞癌病人,肝细胞癌和肝内胆管细胞癌的 2 年局控率分别为 94.8% 和 94.1%,总生存率分别为 63.2% 和 46.5%。日本 NIRS 采用碳离子放疗肝细胞癌,即使对肿瘤直径≥5cm 的病人,3 年和 5 年总生存率也达到 61% 和 43%,疗效与外科手术相似。

(八)胰腺癌

胰腺癌虽然发病率不是很高,但手术难度大、切除率低,预后极差,对化疗和常规光子放射不敏感,平均中位生存时间仅为 4~6 个月。在 MGH 开展的针对可手术的胰腺导管腺癌术前短疗程质子放射治疗 I/II 期临床研究,显示了较好的耐受性和疗效,中位无进展生存率和总生存率分别为 10 个月和 17 个月。NIRS 针对不能手术的局部晚期胰腺癌病人采用碳离子放射联合吉西他滨治疗,2 年局部无进展率和总生存率分别为 83% 和 35%,显示出较好的安全性和有效性。

（九）前列腺癌

质子重离子放射治疗前列腺癌已经有 20 多年的历史,剂量学研究显示,质子碳离子放射可以降低直肠和膀胱的放射剂量和体积,不影响睾酮水平。质子放射治疗前列腺癌的生化控制率和无生化复发率超过 90%,但在与光子对比的随机 III 期临床研究中,质子放射并没有显示出疗效上的优势。NIRS 采用碳离子放射治疗前列腺癌显示了较好的疗效,5 年总生存率和疾病特异性生存率分别达到 95.3% 和 98.8%,无复发生存率和局控率分别为 90.6% 为 98.3%,低危、中危和高危病人的 5 年无生化复发率分别为 89.6%、96.8% 和 88.4%。与光子和质子放射相比,碳离子放射对高危病人的治疗优势更明显。

（孔琳）

第六节　后装放疗设备

近距离放射治疗设备(short range radiotherapy equipment)从广义的角度上说,就是放射源与治疗靶区的距离为 0.5~5cm 的放射治疗,是与远距离治疗(teletherapy)相对而言的。人类利用放射性同位素(radioactive isotope)治疗恶性肿瘤,其历史应追溯到 1898 年居里夫妇发现"镭"(^{226}Ra)开始,所以近距离放疗的悠久历史并不亚于 1895 年伦琴发现"X 线"后发展的放射治疗。1899 年首次体验镭的照射的人是物理学家贝克勒尔,他在实验中皮肤被镭灼伤,引起经久不愈的溃疡,这可以说是人类近距离接受放射线照射的开始;1903 年哥柏加等首先用镭盐管直接贴近病人皮肤基底细胞癌表面来治疗,并取得了人们意想不到的疗效,这可能是人类近距离放疗的首创;1904 年彭加特等人首先报道了镭所致的副作用,注意到人类受放射性同位素照射后的放射生物效应及损害的可能性;1905 年在临床上进行了第一例镭针插植;1914 年菲那(Failla)收集了镭蜕变时释放的气体—氡,将其装入小型容器中,放置入瘤体中做永久性植入,这可能是人体最原始的组织间的放射治疗;20 世纪 30 年代佩特森(Paterson)和帕克(Parker)建立了镭插植规则以及剂量计算方法,使组织间插植照射技术(interstitial interplanting irradiation)成为有效的综合治疗手段之一。随着镭这种天然的放射性同位素的临床使用,人们对它的物理性能、生物效应不断探求,洞悉了同位素(isotopes)的副作用,对其有了更深刻的认识,使防护的必要性显得更重要。尽管防护在技术上不断完善,但以旧式常规治疗的方法,在长达半个世纪以来,从事近距离放射治疗的最大缺点,就是工作人员所受职业暴露所带来的放射性损害。例如,曾在全世界临床上广泛应用的镭疗技术,虽然可以用增厚了的铅块做屏障,使用长柄工具较远距离操作和应用镭器输送机等专业机械设备,最大限度地加强对工作人员的保护,努力改善工作条件;但在上镭、下镭等技术操作过程中,镭疗时间的护理工作中,医护人员仍不可避免地接受了来自放射源的直接或间接照射,暴露于放射源中的手、头、眼角膜,以致全身,所接受的剂量还是相当大的,往往超过法定的最大允许剂量[全身照射剂量为每年 5rem(雷姆)或 50mSv(毫希沃特),手指为每年 75rem 或 750mSv]。尤其在第二次世界大战后,由于原子弹爆炸、氢弹试验、核子发电站、原子反应堆事故等造成了严重后果,放射对人体的损害,明显地妨碍着近距离放疗的发展。另外,到 20 世纪 50 年代,由于超高压治疗设备的发展,它具有皮肤剂量低、深度剂量高、防护好等优点,也使近距离放疗的应用受到一定的限制。然而,镭疗在妇科肿瘤中优越的疗效,仍然为临床专家们所肯定,所以人们在对放射损害的认识更为深入的同时,解决放射性同位素应用在职业中的防护问题就越来越迫切。在肿瘤放射治疗中,后装放射(rear loading radiation)治疗技术得到了发展。

体内照射也称为近距离照射(irradiation at short distance),是通过人体的自然腔道或组织间置入的方法,将核素放射源直接贴近病灶部位进行照射。其特点是对某些部位的病灶,例如对食管癌、直肠癌、宫颈癌等,直接实施放射治疗,对周围组织损伤较少,治疗效果较好。

早期的近距离照射一般是手工操作,定位不准确,照射剂量难以掌握,对工作人员的放射防护也比较困难。随着计算机技术和自动控制技术地不断发展,近距离照射逐渐精准和智能,目前市场上使用最多的是以铱-192为放射源的近距离后装治疗机。

后装放射治疗(afterloading radiotherapy)是指在病人的治疗部位放置不带放射源的治疗容器,包括能与放射源传导管相连接的空的装源管、针或相应辅助器材[又称施源器(source applicator)],可为单个或多个容器,然后在安全防护条件下或用遥控装置,在隔室将放射源通过放射源导管,送至并安放在病人体腔内空的导管内,进行放射治疗。由于放射源是后面才装进去的,故称之为"后装式"。事实上,早在1903年斯特罗贝尔(Strebel)曾报道使用后装式的"雏形",即将一根导管插入到肿瘤中,然后将镭送入进行治疗,那时只是为了临床的方便,而不具有近代后装治疗的概念。直到1953年,亨施克(Henschke)首先应用放射性金粒植入肿瘤内进行治疗,并描写了这一技术:"先将带有假源的尼龙管植入治疗部位,待定位满意后,再将放射源(金粒)送入尼龙管中",并使用"afterloading"一词,被广为接受,沿袭至今。操作时不论手工或机械传动都大大地减少或较好地防止了医护人员在放射治疗中的职业性放射,在解决防护问题上向前迈进了大大的一步。这种机制的面世,使腔内治疗产生了根本的变革,成为先进近距离放疗发展的重要基础。

近代后装放射治疗,应该说起始于20世纪50年代末及60年代初,在英国、瑞士等国的几个医疗中心,分别研制了后装式腔内放疗的机械装置(当时基本是半自动式或手工式),用此种类型的机械治疗恶性肿瘤。如亨施克及瓦尔斯坦(Walstam)等在报道中提出用后装装置治疗宫颈癌,他们的开拓思想对后装机的生产产生了十分重要的影响。20世纪60年代末期,在医疗器械的市场上已出现了不少商品化的后装机。核工业制造业的发展,保证了后装机放射源的不断更新,是后装机发展的根本。机械制造、自动化控制技术,尤其是计算机技术的发展和应用,解决了繁杂的剂量学问题,完善了后装治疗的整个过程,临床治疗学的需要也随之大为发展。70年代以后,在妇科腔内放疗领域中,镭已为其他更新的人工合成放射性同位素[钴(^{60}Co)、铯(^{137}Cs)]所取代。80年代末期革命性的微型源铱(^{192}Ir)出现,它具有高强度(可达10~20Ci,相当于旧源的4~5倍)、体积微细(φ为0.5~1.1mm,只有旧源的1/10甚至不到1/10)的特点,更适合纤细体腔的治疗。此种新源配上新颖的电脑微机的控制,使后装治疗进入一个革新的阶段,使一些过去由于源体过大、剂量偏低而产生的临床问题迎刃而解,使组织间插植技术、术中及术后后装治疗等新技术得以迅速地发展。目前临床应用的方式方法有腔内后装放射治疗、管道内后装放射治疗、组织间后装放射治疗、术中置管术后放射治疗和敷贴后装放射治疗。

一、后装治疗机的基本结构及性能指标

γ射线遥控后装治疗机主要用于人体腔内、管内和组织间恶性肿瘤的近距离后装放射治疗。其基本结构包括:主机、控制系统、治疗计划系统、各种施源器。控制系统主要由控制单元、治疗单元两部分组成。采用计算机控制,通过串口发送和接收信号。

主机由送丝组件、分度组件、源罐组件、升降组件等几部分组成。γ射线遥控后装治疗机的微型铱源焊接在细钢丝的一端,另一端连至步进电机驱动的绕丝轮上,按计算机程序的控制方式运行。各驻留位置的照射时间可任意设置,从而产生千变万化的剂量模式。治疗通道为30通道任意组合。由步进电机送源,步进数为64步,步长2.5mm、5.0mm、7.5mm、10mm。

施源器是插入人体的部分,根据临床的需要,施源器的种类比较多。

(一)主机

近距离后装治疗机主机主要由以下部分组成:送丝组件、源灌组件、分度组件、架体组件、升降组件、外罩。

主机外形如数字图9-45所示。

数字图9-45

γ射线遥控后装治疗机主机外形

1. 送丝组件 送丝组件由以下部分组成:放射源驱动、限位器、应急回源驱动、带轮组件、模拟源驱动、紧带器、片基带、基板等。

送丝组件主要是带动放射源的源缆将放射源从储源罐内送到治疗靶区,并在步进电机的驱动下,带动放射源移动,构成点源模拟线源的功效,形成剂量分布曲线治疗病人。

2. 源罐组件 现代γ射线遥控后装治疗机源强可达370GBq(10Ci)以上,停机时必须屏蔽。源灌由支撑作用的不锈钢外壳作为表层,主要防护的铅作为内层,中心嵌有弯曲通道的钨合金防护块等组成,这样制成的贮存罐完全达到了近距离放射治疗机的防护安全要求。

3. 分度组件 分度组件包括分度头和控制模块。分度头可以连接多至30个管以及各种施源器。储源罐内只装一个放射源,通过分度头的引导控制,放射源可依次通过相应管道达到治疗区,按计划实施治疗。

4. 升降组件 升降组件采用电动升降,以适应不同高度的治疗需要,如数字图9-46所示。

此外,后装治疗机使用的放射源是放射性核素铱(^{192}Ir),输出γ射线,平均能量是380keV,半衰期74d,约6个月就需要更换新源。铱源一般制成颗粒状,体积只有米粒大小,出厂之前被封装在不锈钢包壳里面,并焊接在特定长度的驱动钢丝的一端,焊接铱源的一端插到一个铅罐里面锁住,以便进行储存和运输。钢丝的另一端露在外面,换源时,工作人员将钢丝露在外面的一端连接到后装治疗机的驱动器上,通过施源器接口,由驱动器自动将铱源拉到机头中间部位的储源器内备用。

数字图9-46
成品图

(二) 控制系统

后装治疗机控制系统主要由控制单元、治疗单元两部分组成,如数字图9-47所示。

控制单元包括计算机、控制台、电源箱。

治疗单元包括PLC(可编程控制器)、出源分线板、机电联锁、放射源驱动机构、模拟源驱动机构、强制回源驱动机构、分度盘驱动机构、升降机构。上位机接受治疗计划系统传来的数据,或接受通过键盘以人机对话的方式输入的数据,并将此数据传送给可编程控制器,控制机器的运行,同时监视机器的运行状态。

数字图9-47
系统示意图

(三) 治疗计划系统

TPS一般包括硬件和软件两部分。硬件包括一套专用计算机,软件包括图像输入处理和图像输出功能、剂量规划与计算功能和治疗计划的评估与优化等功能。治疗计划直接影响治疗效果,必须经过主治医师批准后,再传输到操作控制系统进行治疗。

治疗计划系统分为二维治疗计划系统和三维治疗计划系统。由于二维治疗计划系统无法准确获取放射源的方位,因此在进行剂量计算时,只能将放射源作为点源简化处理,并忽略了源的各向异性特性。这样做,在一定程度上会影响剂量计算的准确度。另外,距离源很近位置处(例如 $d<5mm$)的吸收剂量计算值可能达不到预期的准确度。而基于CT等图像的三维后装治疗计划系统能够综合评价靶区与周围正常组织的剂量分布,确保精确计算剂量,减少放疗副作用,从而改善病人放疗后的生存质量。

(四) 施源器

施源器(source applicator)是后装治疗机的重要组成部分,在治疗之前,先将施源器置于病灶附近,接口处与主机连接。根据受照射腔体或组织的不同部位和不同形状,可以设计制作各种各样的施源器,施源器的外形要与相应部位的腔体吻合,内部正好能够插进带有颗粒状辐射源的钢丝绳。施源器的另一端与机头最前面的施源器接口连接后,辐射源可以从机头内的储源腔里通过连接通道直接输送到施源器的病灶部位。治疗时,辐射源可以通过施源器以步进方式移动到需要照射的部位进行逐点照射治疗;结束后,辐射源被机器自动拉出施源器,退回机器的储源腔内储存备用。

常用施源器有:①宫颈施源器,如图9-25所示。②直肠施源器,如图9-26所示。③阴道施源器,如图9-27所示。④食管施源器,如图9-28所示。⑤鼻咽施源器主要用于鼻咽癌病人的放射治疗,为一次性使用施源器,如图 9-29 所示。⑥插植针施源器主要用于引导组织间插植病人的放射治疗,插植针施源器分刚性插植针和软性插植针,刚性插植针共有六种型号,分别为120mm、140mm、160mm、180mm、200mm 和 220mm,如图 9-30 所示;软性插植针有 220mm,如图 9-31 所示。

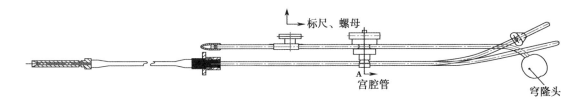

图 9-25　宫颈施源器

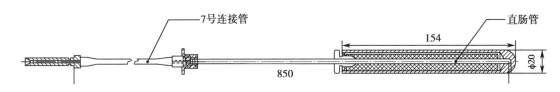

图 9-26　直肠施源器

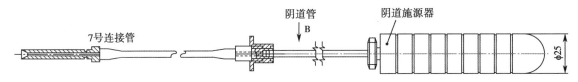

图 9-27　阴道施源器

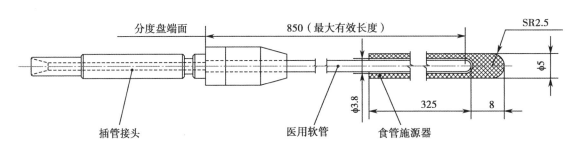

图 9-28　食管施源器

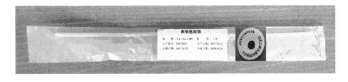

图 9-29　鼻咽施源器

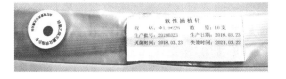

图 9-30　刚性插植针

由于铱源是放射性核素,因此对废源的处理要特别慎重,一般由供货厂家回收处理,医院不可自行随意处置。在换源和储存运输过程中,均要使用专门剂量检测仪器进行检测,以免造成意外的放射损伤或放射事故。

图 9-31　软性插植针

(五) 后装治疗机的工作原理

后装治疗 (afterloading therapy) 是放射治疗的一种方法。所谓后装就是先把放射治疗的施源器放置在合适的位置或把施源针插植到合适的部位,然后拍片确认,经治疗计划系统计算剂量分布,得到满意结果后再启动开关,将放射源自动送到施源器或针内进行放射治疗的方法。这种治疗手段减少了操作人员的受量,方便病人护理,使大量手术拒治、外照射未控或复发的病人获得再次治疗的机会。目前后装技术由传统的妇科治疗领域扩大到鼻咽、食管、支气管、直肠、膀胱、乳腺和胰腺等多种肿瘤治疗领域,可进行腔内、管内、组织间插植等各种照射技术,以新的治疗手段,取得了明显的临床效果。近距离后装治疗在放射治疗中占据不可替代的地位。

(六) 后装治疗的类型与优、缺点

近距离后装治疗机经过几十年的发展,种类繁多。根据放射源释放射线的类型分为 γ 射线遥控后装治疗机、中子近距离后装治疗机,其中 γ 射线后装治疗机应用的 γ 射线有 ^{137}Cs、^{60}Co、^{192}Ir,中子后装治疗机应用的为放射性同位素锎 ($^{252}C_f$)。根据放射源在治疗时的剂量率可分为低剂量率后装治疗机 (LDR)、高剂量率腔内后装治疗机 (HDR)。现阶段主流市场使用的大多数都是以 ^{192}Ir 为放射源的高剂量率 γ 射线遥控后装治疗机。^{192}Ir 放射源具有活度高、源体小的特点,平均能量只有 0.384MeV,半价层为 3mmPb,半衰期只有 74d,易于防护,新源强度在 10Ci 以上,是唯一满足理想后装放射源四大要求 (即足够的软组织穿透力、防护容易、半衰期较短、可加工成微型源同时源强度足够高) 的放射性同位素。

随着近距离后装治疗在放射治疗中的广泛应用及近距离放疗的技术发展,后装治疗又有了更加细致的分类,分为二维计划系统后装治疗系统、图像引导的近距离放疗系统、一体化后装治疗系统。下面分别介绍这几类后装治疗系统。

二维计划系统后装治疗机的治疗过程为医师通过模拟定位机诊断结果固定施源器,利用系统制定治疗计划并传输至控制治疗系统,用控制治疗系统实施治疗计划,对病人进行治疗。二维计划系统后装治疗机是传统的后装治疗系统。

图像引导的近距离放疗系统又称为 3D 后装治疗系统,它将三维影像系统 (如 CT、MRI 等)、影像传输系统、治疗计划系统、后装治疗系统有效地结合到一起,从而完成整个治疗过程,整个治疗过程包含治疗准备、CT 扫描定位、靶区勾画并制定治疗计划、实施后装机治疗等几个部分。3D 后装治疗系统可以获得 CT 三维重建图像并进行治疗计划设计和优化,能真实反映靶区、危及器官体积、几何形状变化及实际受照射体积和剂量,提高处方剂量对于靶区覆盖率,限制危及器官受高剂量照射的体积,减少副反应的发生。

一体化后装治疗系统是将 C 形定位机、影像传输系统、治疗计划系统、后装治疗机有机地结合到一起,使对病人的插管、定位、做计划及治疗一次完成。一体化后装治疗系统可大大缩短治疗时间,减少医护人员劳动强度,减少病人的痛苦,确保放疗的质量,提高后装治疗的安全性。

二、后装治疗机的技术参数与临床应用

后装治疗机技术参数主要满足高剂量率后装近距离治疗,能完成近距离治疗的二维和三维治疗计划的设计和实施;应包括后装治疗机、近距离治疗计划系统和施源器。近距离治疗计划系统应能精确重建所用施源器,并精确计算病人体内吸收剂量,将剂量分布结果以二维和三维方式显示。

后装治疗主机使用 ^{192}Ir 放射源,治疗通道 ≥ 10 个。

近距离治疗计划系统包括硬件方面和软件方面。①硬件方面:应包含一台近距离治疗计划工作站及外设,并包含独立的控制面板。②软件方面:应具备轮廓线勾画功能,可三维重建任意层面,并支持在冠状面、矢状面、横断面及其他任意切面上进行靶区和正常组织勾画;应支持 CT、MRI、PET 等多个系列图像融合,并支持在融合图像上勾画靶区;应支持施源器的多种二维、三维重建方式;应具备计划评估功能,支持多个计划的评估和比较。

施源器方面提供金属材质三通道妇科施源器至少 2 套;提供 CT/MRI 兼容材质妇科施源器至少 1 套,在 CT 和 MRI 图像上没有伪影或变形;提供阴道圆柱施源器至少 1 套,每套应包括至少 2 种以上不同直径的圆柱;提供至少 1 套直肠施源器;提供至少 1 套皮肤施源器。

由于近年来微型源的开发和现代后装机械的进步,近距离放疗(brachytherapy)有了长足的进步,旧式近距离放疗(镭疗)在全世界已基本废弃,为现代近距离放疗技术所取代,它的主要特点是:①应用高强度的微型源(以 ^{192}Ir 为最多,大小为 0.5mm×0.5mm 或 1.1mm×6mm),在程控马达驱动下,可通过任意角度到达身体各部位肿瘤之中,并由电脑控制,得到任意的驻留位置及驻留时间,实现临床所要求的剂量分布;②治疗时限短而效率高,医护人员远距离遥控,避免了放射受量,解决了旧式近距离放疗的防护问题,颇受病人和医护人员的欢迎;③治疗的方式方法多元化,在临床更能满足体腔及组织或器官治疗所需的条件,因而补充了外放射治疗的不足,在单独根治、辅助性治疗及综合治疗等方面,已成为放射治疗中必不可少的方法之一。因为我国人口众多,癌症病人相对增多,近年来恶性肿瘤死亡已升至我国死亡病因的第一位,基于社会的迫切要求和临床实践的需要,我国现代近距离放疗已取得突飞猛进的发展。采用腔内、组织间插植、术中置管和敷贴放疗等 4 种基本治疗方式,可治疗的肿瘤遍及人体各种腔道和组织器官,有近 40 种肿瘤均可用近距离放疗法治疗。进入 20 世纪 90 年代后,为了取得更高的疗效,开始不断探求新的近距离放疗法。

(一) 吻合式放射疗法

吻合式放射疗法(anastomosis radiotherapy)(或称适形放疗)是利用 3D(三维)图像及 CT 或磁共振所确定的肿瘤的大小,在组织间插植治疗时,从多角度多针插植给予剂量,以便加大对肿瘤的剂量,同时避免伤害周围正常组织,这样就改善了对局部的控制而且不增加并发症的发生率。日前,吻合式放射疗法被评价为用于前列腺癌的一种能增加(或提高)对肿瘤的总放射剂量的治疗方法,有非常适形的剂量分布,而且已经取得了很好的近期和远期疗效。这种治疗方法也可称为三维近距离放射治疗。如果剂量的计算方法是逆向调强,也可称为调强近距离放疗(intensity modulated brachytherapy)。

(二) 放射性同位素永久插入法

对某些局限化的肿瘤(如前列腺癌 B 期)近来开发了一种新的治疗选择,即永久插入 ^{125}I 种子型小管(seed canaliculus)。种子型小管是在经直肠超声波的指引下用针植入的。

(三) 对良性疾病的探索性治疗

随着现代近距离放疗的广泛临床应用,治疗方法的改进,对于使用 ^{192}Ir 同位素为放射源的治疗,在剂量学及放射生物学方面已有更深刻的认识。临床学家们注意到高剂量率的后装治疗其剂量学的特点是靶区局部剂量极高,剂量下降梯度显著和射程短,符合对良性疾病放疗的要求:低剂量、高局控率、短时治疗、无严重并发症等,可为某些良性疾病提供新的治疗方法。

历史经验和现代电子技术的最新进展,实现了对病灶的准确定位和准确计量,避免伤害正常组织的要求即功能完备,质控稳定,可选配件灵活、多样。

三、后装治疗机的安装与检测

后装治疗机的安装应由生产厂家负责,但用户应派人员(工程师及技术员)事先阅读图纸和安装手册并从始到终参加,以便熟悉布线、接线细节、实物与图纸的对应、电路板电压、电流检测位置及初始值,同时做详细记录。安装结束后,应充分利用验收前的时间考验机器、熟悉操作、测试各项功能、规范操作步骤、清点备品、演练换源操作等。最后按验收手册验核设备,着重验核电器指标,并通过模拟故障联锁保护系统和错误编码(error code)显示、测量设备及环境的辐射防护水平等。

1. 放射源的刻度和更换 准确刻度放射源活度是剂量学基础。医院刻度手段主要用指形电离室、剂量仪配合特殊加工的测量装置,准确地刻度。

微型高活度 ^{192}Ir 放射源的测量中应考虑电离室刻度系数 N、建成效应（build-up）、剂量梯度校正（C）、电离室及剂量仪漏电、空气介质测量时室内杂散辐射的影响、介质测量时组织的衰减和散射效应 $S(r)$ 及源传输的端效应（end effect）、加工精度导致的量不确定度等。

通常 ^{192}Ir 源经 2~3 个半衰期（约 150~210d），活度由 10Ci 衰减至 1.25Ci 左右，则需要更换新源，用户应提前通知有关部门供货。换源应严格按操作步骤进行，并将刻度结果及时录入治疗控制台及治疗计划系统，建立新的规格文件（customizing file）必须避免当前源与系统内数据不符的差错事故。

2. 状态检查

（1）全部发光二极管（LED）指示灯完好性。

（2）全部治疗通道工作状况。

（3）检查分度盘切换通道功能。

（4）人为设置误操作检查控制台、计算机报警功能及误码显示功能。

（5）检查治疗机头高度升降功能。

（6）门联锁功能。

（7）紧急断电按钮功能。

（8）人为拔下电源插头，检查系统检测电源故障及报警功能。

（9）手工设计一简单治疗计划，核实主计时器与辅计时器计时差，即源传输时间是否正确。

3. 电路检查

（1）计算机电源电压额定值及误差。

（2）施源器销锁、施源器连接和分度盘位置三项联锁的光电探头的低电位、高电位额定值。

（3）校核光电流额定值。

（4）外电源故障发生时，UPS 的供电时间及电源电压额定值。

（5）外电源故障消除后 UPS 的充电电流。

（6）视检电路板和光电探头接口插头、插座、电缆等的完好性。

（7）设备接地电阻值是否<4Ω 及其可靠性。

4. 机械部分

（1）放射源和模拟源钢丝绳扣制牢度。

（2）紧急停车电机离合器及微动开关设置。

（3）定期用压缩空气或真空吸尘器清洁去除治疗机机械部件和控制电路尘污。

四、常见故障与检修

要保持机器的使用率，必须了解机器的性能。生产后装治疗机的厂家很多，控制方式各不相同，各家有各家的特点，各家的故障可以根据随机资料去了解。后装治疗机的常见故障、可能成因和临床处理如表 9-6 所示。

表 9-6　常见故障与处理方法

故障种类	故障表现	处理方法
电源故障	控制台不能启动	检查启动电路
	UPS 绿灯不亮	检查 UPS 电源插头、启动按钮
	监视器无画面	检查监视器电源插头
	计算机不能启动	检查计算机电源插头
人为操作错误	门未关好	将门关好
	插管未锁好，或插管未插	将插管锁好或插好，连接施源器，重新作计划
	施源器未连接好，计划格式错误，出现阻丝	将施源器连接好，传导管伸直，不能扭曲成角

续表

故障种类	故障表现	处理方法
计算机故障	通信失败 计算机瘫痪	重新启动机器 重装计算机
联锁故障	网电源出现提示 插管检测出现提示 阻丝检测出现提示 位移检测出现提示 插管检测出现提示 计时器检测出现提示	检查联锁用的开关及相应电路
源驱动故障	驱动马达不动 不能出源;出源一般又退回	检查步进电机是否损坏;步进电机是否过热;驱动器需要的环境温度是否过低;驱动器是否损坏 检查参考点光电开关是否损坏;各种联锁是否正常

1. "卡源"现象的紧急处理 所谓"紧急状态"是指放射源不能按正常程序进出,使放射源暴露在储源罐外,出现"卡源"现象。令放射源安全退返储源罐,是应急处理的关键。一般而论,如果机器功能健全,是不会发生卡源的,因为后装治疗机内安全保护功能中放射源出储源罐时都有假源试通的程序,并且能够监测放射源在传送中的阻力,如果出现阻丝即会发出"阻丝报警",并令下一步放射源治疗计划自动停止,及时将放射源收回到储源罐内。但是多年的临床实践证明,有时也会产生突发的事件,下面是多种可能发生卡源的部位及成因,如表9-7所示。

表9-7 卡源的常见部位及可能成因

卡源的常见部位	成因
源储存罐出口处不能出源或不能退回	步进电机烧坏;参考点光电开关损坏;通信中断;驱动器故障
分度头处源被卡死	施源器接头阻塞
源传导管内被卡死	传导管内有异物(软性)如棉絮之类,能通过模拟源,不能通过放射源;步进电机烧坏;驱动器故障
针状施源器腔内被卡死	针状施源器人为性弯曲成角;内有污垢或锈蚀;施源器与不符合长度的传导管误接
软管施源器内被卡死	软管施源器腔内扭曲成角;病人体位变动,造成施源器变位及角度改变;施源器脱落,造成源体因角度扭曲不能退回
施源器接头	施源器弯曲、变形;接头弹簧突然损坏;阻丝报警失灵
未按预定启动	电源启动时,未按UPS启动按钮,网电源突然掉电
源不到位	源的储存位开关偏离;驱动器损坏 储源罐与驱动轮之间的金属软管疲劳失效;无连接的钢丝缠绕错误;驱动轮与升降块磨损

2. 如何预防卡源发生 多年的临床实践经验告诉我们,卡源现象的出现,多数是人为操作错误引起的。正确按程序操作、避免人为错误对防止卡源至关重要。卡源的预防方法如下。

(1)设备应及时保养,按每日的常规测试和每周的常规测试来检测,对施源器要及时保养维修。

(2)选择正确的施源器及与之匹配的传导管。

(3)在治疗前认真检查施源器及附件,看有无机械故障,例如:软管施源器的扭曲成角、硬管施源器阻塞、软管施源器的接头弹簧是否成角或故障等。

(4)接管时注意是否有成角,最容易成角的地方是分度头出口处、传导管与施源器衔接部分

（尤其使用软管施源器时）。

（5）适当调整病人的体位，务求出源全程能顺利进出。在临床上对较长管腔的器官尤要注意（例如，食管癌、鼻咽癌应用气囊型施源器或模具型施源等），当病人体位为平卧或坐位时都要适当将主机头抬高，以防止源进出时在体腔中因成角而造成卡源。

（6）在某些狭小的管腔中施治时，用模拟源多次试通，让狭窄区域能有所扩张或平复，或可在模拟源试通时加上少许消毒的石蜡油以作润滑放射源，可防止卡源的发生。

（7）应用多通道施治（例如组织插值时），当治疗程序正在进行，但全程尚未完成，即出现某个通道阻塞（拱丝或找不到通道的故障）时，可将呈现阻塞的通道停用，将施源器接到无故障的通道中，继续进行治疗至完成此次治疗方案为止。这也是较有效地防止卡源的办法。

3. 卡源的紧急处理　从放射剂量学和防护角度而论，每次治疗的时间就代表了病人此次治疗的剂量，源停留的秒数绝不应该改变。作为一个专业的放疗工作者，既要正确运用所掌握的治疗技术为病人治病，又要懂得如何自我保护。实际测量证实，在排除卡源工作时，源的活变约为3.5Ci（129.5GBq），如果在治疗间放射源暴露时，在无防护的全身照射状态下，在距源2m内测量，10s内剂量读数为2 530mR/h，按规定我们每天的标准接受量为0.5mR/h，按1周5天工作量计算是2.5mR/h；25~30mR/h则为近1年的接受量。当出现卡源的紧急情况时，处理一定要迅速、安全、正确，才能保障病人和工作人员的健康，以免引起不良的影响。下面是处理卡源的几种方法。

（1）利用计算机"中断"退源程序。

（2）如按（1）操作源未退回，可按"回源"。

（3）利用强制回源：如（1）、（2）法未奏效，马上采用"强制回源"。

（1）、（2）、（3）如不能退源，一般已耗时20~30s，应果断采用"非常应急措施"第一步骤：工作人员进入治疗间将施源器连同卡源从病人体内拔出，并将病人迅速撤离治疗间。

第二步骤：应急小组研究卡源的原因，分析解除的可能性，然后分工合作完成，目的是将进入治疗室内接触放射的时间分别由多人担负，不要过分集中于一个人身上，避免个别工作人员超剂量的损害。一般而言，一人将施源器除去，另一人可徒手转动手柄将放射源迅速收回储存罐内。

第二步骤进行时，必须记录每个人在治疗室的停留时间，最好在剂量监测员的监护下进行，并记录当时排除卡源的情况，以备案报告。

（石继飞）

第七节　术中放疗设备

一、术中放疗介绍

在大多数实体肿瘤进行治疗时，通常在手术后进行外照射放射治疗，以消除微小的残留疾病，并降低局部复发的风险。然而，术后环境中的外照射放射治疗有以下缺点：手术切除肿瘤和外照射放射治疗之间的延迟，可能允许肿瘤细胞重新增殖；难以直接定位肿瘤床，通常使用较大的扩展边缘来覆盖靶区，但同时会增加正常组织的受照剂量。

放射治疗的主要目标是努力提高治疗的增益比，是肿瘤和正常组织剂量限值之间的博弈。即在不显著增加正常组织并发症发生率的情况下，提高局部疾病控制的概率。然而，在许多临床情况下，由于正常组织的剂量限制，外照射无法给予靶区足够的照射剂量，获得满意的局部控制率。

术中放疗（intraoperative radiation therapy，IORT）是一种肿瘤的放射治疗方法，其特点是在手术过程中引入放射治疗,将单次、高剂量射线辐射至肿瘤或肿瘤床。术中放疗允许精确定位肿瘤床,并将高剂量辐射定向输送到肿瘤床。具有以下特点:可以对周边正常组织和剂量敏感器官加以屏蔽以降低正常组织受照剂量,因此术中放疗可能增加肿瘤区域的受照剂量,而不会显著增加正常组织毒性;照射剂量超过外照射放射治疗所能达到的剂量;病人再次照射的可能性低,特别是在复发性癌症中,外照射放射治疗可能无法进一步照射。因此,与外照射放射治疗相比,术中放疗可以向肿瘤床输送更高的总有效剂量,促进剂量增加而不会显著增加正常组织并发症,并提高治疗率。

术中放疗拥有悠久的历史,术中放疗作为癌症治疗方式最早可以追溯到1909年,当时的医师在治疗胃和结肠癌症病人时,尝试将放射性物质放入病人腹部伤口的肿瘤区域进行照射。但由于当时技术受限,受射线的低束能量、低剂量率,放射治疗设备不成熟等因素的影响,该治疗并未获得成功,这也进一步阻碍了术中放疗的早期发展。1915年发表了术中放疗在治疗胃肠道肿瘤中的应用案例,该病人患有晚期胃癌,接受了X线治疗同步空肠造口术。此方案在当时不可切除的胃癌和结直肠癌治疗中获得了一定发展。

20世纪30年代至20世纪50年代末,外科医师和放射肿瘤学家重新提倡术中放疗,开发了50~100kV短距离X线设备。该设备在剂量方面近似于镭治疗的剂量分布,但兼具有安全、成本低和方便的优点。1937年,斯坦福大学的学者发表了对6名晚期胃癌和直肠癌病人使用200kV能量的术中X线治疗研究。在正常组织上放置无菌铅屏蔽,使用高剂量,未出现急性并发症。然而由于能量低,组织穿透性差,其并未获得广泛使用。1947年,研究者发表了使用手术室的250kV的X线治疗不可切除胃癌的技术,并首次提出了将这种治疗与术后外照射放射治疗(external beam radiation therapy,EBRT)相结合的治疗方法。在以这种方式治疗的32名病人中,有2名病人的寿命超过2年,没有任何晚期并发症。继而在1959年,研究者报道了分别利用90kV和150kV X线治疗了一系列头颈部、胸部和腹部恶性肿瘤病人。许多病人接受"皮下"治疗,其中皮肤和皮下组织被暂时剥离,以便进行多次短程治疗。这一治疗方案还扩展到了腹部肿瘤。初期的研究成果理想,尤其是针对晚期头颈癌病人。但是,由于这种治疗方案主要是姑息治疗,因此没有发表长期的随访结果。

术中放疗的现代治疗方案方法始于20世纪60年代初日本学者的研究。他们利用在手术期间立即进行单次大剂量(25~30Gy)放疗,从而克服了晚期腹部肿瘤手术和外照射放射治疗的限制。如果肿瘤无法切除,则使用更高剂量(高达40Gy)放疗。第一批病人接受了钴-60治疗。1965年,放射治疗科的手术室安装了电子加速器,随后的病人接受了术中电子照射(intraoperative electron radiotherapy,IOERT)治疗。到20世纪80年代初,这项技术已经在日本的27家医院中普及。1983年,欧洲术中放疗起源于法国,后在西班牙、奥地利、意大利、德国等地陆续开展。1984年,现代正电压术中放疗项目在法国蒙彼利埃启动,1996年过渡到专用电子加速器术中放疗设施。20世纪80年代,美国国家癌症研究所和科罗拉多州立大学通过对术中放疗的实验研究,建立了正常组织接受术中照射的短期和长期耐受性的知识体系。利用该研究数据成果,指导了患有多种肿瘤的病人安全使用单一大剂量(10~20Gy)的术中照射(表9-8)。

表9-8　术中放疗潜在的优势和缺陷

优势	缺陷
已治疗过的病人可以进行术中放疗,为所有常规治疗失败的病人提供了局部肿瘤控制和姑息治疗的希望	需要进行外科手术,并伴有全身麻醉、手术并发症和术后疼痛的相关风险
术后外照射放疗的可能性	由于需要在实际病人照射之前选择射束能量、锥体大小和角度以及源-轴距,因此预处理计划很困难

优势	缺陷
不影响化疗	设备、人员和调度方面的耗资巨大； 由于 IORT 的安排、手术时间以及麻醉和手术期间的意外延误，机器会占用相当长的时间，或者需要一台具有大量无用时间的专用机器
保护皮肤和皮下组织	使用单剂量照射需要仔细选择合适的剂量水平
通过有效地保护正常组织免受辐射（通过将它们移出治疗区域或屏蔽）来降低辐射毒性，从而允许对肿瘤残留疾病区域或高复发风险区域使用更高的辐射剂量	单剂量照射可消除的肿瘤体积相对较小，如果使用电子，会由于散射而难以精确投射射野
优化治疗射野的定义：允许精确的边界，将辐射主要限制在有风险的组织，并可预测治疗深度和剂量均匀性	单次大剂量辐射在生物学上等同于通过常规分割提供更高剂量，但增加了对未受保护的正常组织的潜在损伤程度
降低辐射引起并发症的概率	
广泛认为，在相同照射剂量下，其生物效应是以分次辐射形式的两倍以上	

术中放疗通常与体外放射治疗（外照射放射治疗）、化疗或手术切除联合使用，将局部晚期或复发性腹部和骨盆恶性肿瘤整合到术中放疗的多模式治疗中。通常在这些情况下，解剖结构或正常组织的剂量限制了切除和常规外照射治疗方案。在常规治疗中加入术中放疗，可以改善许多疾病部位的局部控制，提高潜在的存活率。术中放疗也正在探索作为标准全乳腺外放射治疗的替代方案，用于早期乳腺癌病人的乳房保护治疗。

术中放疗在发展进化过程中，逐渐形成了三种主要的技术方案，即术中电子放射治疗（IOERT）、术中高剂量率近距离放射治疗（HDR-IORT）以及术中 kV-X 线放射治疗（kV-IORT）。

术中电子放射治疗：20 世纪 60 年代开始引入术中电子辐射技术，控制电子能量改变深度剂量分布，从而向肿瘤、肿瘤床提供均匀的辐射剂量。然而，在手术期间，病人需要从手术室被运送到放射科，这就造成了与运输和消毒相关的后勤问题。这些问题可以通过使用专用的术中电子辐射设施加以解决，但由于屏蔽专用线性加速器要求辐射屏蔽等额外成本，专用术中电子辐射设备通常非常昂贵。直至 20 世纪 90 年代，一些小型化、自屏蔽、移动式直线加速器的出现，为术中放疗的复兴带来了希望，同时降低了成本。与术中高剂量率近距离治疗或术中 kV-X 线相比，术中电子辐射技术具有更大的穿透深度和更优的剂量均匀性。它们配有不同形状和大小的施加器，用于治疗各种部位的肿瘤。并且，通常可以在几分钟内完成治疗。但是，这些施加器往往是刚性的，很难在受限制区域、部位使用，如骨盆。由于施加器的尺寸限制，单个施加器只能治疗最大直径为 15cm 的病人，更大的治疗体积需要在多个区域紧密放置施加器。

术中高剂量率近距离放射治疗：具有边缘区域剂量急剧下降的特点，提供了独特的剂量学优势，并能够将高剂量输送到治疗区域，同时减少对附近关键结构的放射剂量，术中高剂量率近距离放射治疗的这些特点，使其非常适合术中放疗。由于许多治疗机构已经拥有近距离治疗后装机，在进行术中放疗时，可将其运送至手术室，从而避免使用专用的术中放疗系统，大幅降低了设备成本。然而，像术中电子放射治疗一样，术中高剂量率近距离放射治疗需要一个具有屏蔽功能的辐射屏蔽室。大多数中心的术中高剂量率近距离放射治疗使用表面施加器进行充填，规定深度为 0.5~1cm。这种施加器是柔性的，可以处理相对不平坦的表面。与术中电子放射治疗相比，术中高剂量率近距离放射治疗的缺点是穿透深度低，治疗时间相对较长。

术中 kV-X 线放射治疗：随着术中放疗在 20 世纪 80 年代的热度增加，一些机构尝试使用正电压 X 线进行术中放疗,以降低手术室的屏蔽成本。然而,研究者逐渐发现其缺陷,主要是较差的均匀性、较高的骨剂量以及治疗时间的延长,因此其发展受到了阻碍。随着低 kV(20~50kV)移动术中放疗设备的开发,术中 kV-X 线放射治疗也开始了进一步的发展。这种设备具有陡峭的剂量跌落速度、自屏蔽无须额外屏蔽设施等特点。这些设备带有球形施加器,穿透深度非常有限,多数仅为 0.5~1cm。因此,术中 kV-X 线放射治疗最适合于球形靶区,如乳腺癌。

二、设备分类、基本构造及其性能

如前所述,提供术中放疗的技术包括术中电子放射治疗(IOERT)、术中高剂量率近距离放射治疗(HDR-IORT)以及术中 kV-X 线放射治疗(kV-IORT)。下面对各设备、治疗方法和注意事项进行一一介绍。

(一) 术中电子放射治疗设备

术中电子放射治疗的辐射源由直线加速器提供,由专用或非专用直线加速器产生能量范围为 6~15MeV 的电子束。对非专用直线加速器,通常需要将病人从手术室运送到放射肿瘤科,在放射肿瘤科使用传统的非移动式直线加速器进行治疗。在 20 世纪 70 年代末和 80 年代初,使用电子束的术中放疗逐渐流行一段时间之后,人们对使用传统加速器的术中放疗技术的热情逐渐减弱。主要因素是使用传统加速器的术中放疗需要医师、物理学家和治疗师的大量配合和努力,同时,直线加速器面临着大量的空置时间。低使用率(每周约 3~5 例)导致为直线加速器建造屏蔽室的成本效益比极低。直至 20 世纪 90 年代末,有两个因素直接重振了术中放疗。首先,开发出可移动式的紧凑型直线加速器,可以在手术室进出。对于移动线性加速器,为避免中子污染,一般最大能量设计为 12MeV,并且不使用弯转磁铁,因此无需额外的屏蔽设备。其次,术中电子束治疗乳腺癌取得了重大临床进展。

1. 非移动直线加速器 应用常规线性加速器(即非移动加速器)的治疗可以使用仅用于术中治疗的专用装置,也可以使用常规用于外照射放射治疗和偶尔用于术中放疗的装置。第一种装置通常安装在手术室,第二种装置一般位于放射肿瘤科。对于专用机器,所有手术都在直线加速器所在手术室内进行。线性加速器在手术室的一个房间中,因而不存在病人从另一个手术室被运送的情况。对于非专用机器,病人从手术室被运送到放射肿瘤科。

2. 商用移动式直线加速器 商用移动式直线加速器的能量范围是 4~10MeV 或 6~12MeV。在手术时,将术中电子放射治疗施加器放置在适当的位置以覆盖肿瘤区域。如有必要,使用包装或无菌铅屏蔽来限制对关键正常组织的剂量。然后,将直线加速器"对接"到施加器上,并进行治疗。Novac11 和 LIAC 单元是使用硬对接技术的设备,而 Mobetron 使用软对接过程,将机器与施加器分离。

Mobetron 是为电子束术中治疗设计的三种移动直线加速器装置之一,该装置有一些重要机械特性。

(1)该装置与所有常规医用直线加速器一样是在等中心进行照射,但源轴距为 50cm。

(2)该装置具有束流限束设备,该限束设备用以提供更好的剂量适形性。

(3)设备头部或 X 线单元可以在两个方向上倾斜出机架的旋转平面。

典型的术中治疗方案,机架仅在 ±45° 范围内旋转,头部在正交平面内倾斜+30° 至−10°。机架还可以在两个正交的水平面上移动 ±5cm,同时沿着导轨轴线,头部高度方向可以移动 ±15cm。设备共计有五个运动自由度,等中心距地面 99cm。与常规线性加速器中的 S 波段波导相比,直线加速器使用 X 波段波导来减小设备尺寸,电子可加速到 6MeV、9MeV 和 12MeV 三挡能量,对应水中 80% 剂量深度分别为 2cm、3cm 和 4cm。圆形施加器适用于 3cm 至 10cm 的圆形射野,增幅 0.5cm,斜角为 0°、15°、30° 和 45°。矩形施加器有 7cm×12cm,8cm×15cm 和 8cm×20cm 三种,用以治疗主动脉旁淋巴结、腹膜后或四肢肉瘤病人。该机器在临床模式下的剂量率为10Gy/min,因此最大治疗时间约为2min。对于物理测试,可以使用25cGy/min的较低剂量率。设备具有自屏蔽功能,在3m位置处外照射辐射剂量当量<0.3µSv/Gy。该设备使用软对接技术,设备对接速度为0~2mm/s的可变速度。

LIAC HWL和Novac11:LIAC HWL和Novac11是两种先进的移动式直线加速器的模型,与Mobetron相比最大的区别在于它们是使用硬对接技术的术中放疗设备。两台机器都使用在S波段(3GHz)工作的磁控管,而加速结构由一组自聚焦谐振腔组成。此外,束流准直系统是类似的,由不同尺寸的聚甲基丙烯酸甲酯(PMMA)施加器组成,标准直径范围为3~12cm,平端可倾斜至0~45°。与传统的线性加速器不同的是没有使用可调节的X线准直器。这两台机器都使用两个独立的、未密封的、非常薄的金属电离室的组件作为剂量监测系统,而不提供温度、气压变化的自动补偿。出于辐射防护目的,LIAC HWL和Novac11配备了一个可移动的束流挡板,由一个非常厚的铅屏蔽组成,操作员必须手动将其放置在手术床下方,以拦截散射束流。LIAC HWL和Novac11产生的电子束的剂量学特性对于直线加速器来说是不寻常的,它们以非常高的脉冲流强运行,以实现10~20Gy/min的典型剂量率,具体取决于束流能量和施加器类型。这种高流强可能导致电离室进行吸收剂量测定的不确定性,主要因为在这种高剂量/脉冲值下,电荷复合校正的计算存在不确定性;在设备检测指南中也指出,在临界条件下,不建议使用电离室进行吸收剂量测定。推荐使用硫酸亚铁或丙氨酸/EPR剂量测定法,这些剂量检测器的响应与每个脉冲的剂量无关。

Novac7于20世纪90年代末开始用于临床,Novac11是其升级版本。它的重量约为650kg,尺寸约为230cm×100cm×190cm(长×宽×高)。它在两种选择模式中,分别可用四种不同标称电子能量工作,即3MeV、5MeV、7MeV和9MeV(R50分别约为16mm、20mm、24mm和29mm)或4MeV、6MeV、8MeV和10MeV(R50分别约为16mm、22mm、30mm和36mm)。临床模式中的脉冲重复频率(PRF)设置为5Hz。标称治疗SSD为80cm(采用10cm施加器时,SSD为100cm)。为了减少辐射泄漏,Novac不使用任何散射箔进行束流展宽。

LIAC于2003年开始安装在临床环境中。它在两种选择模式中,分别可用四种不同标称电子能量工作,即4MeV、6MeV、8MeV和10MeV(R50分别为17mm、22mm、30mm和36mm)以及6MeV、8MeV、10MeV和12MeV(R50分别为22mm、30mm、36mm和47mm)。LIAC的尺寸为210cm×80cm×180cm(长×宽×高),重量为570kg。脉冲重复频率在10~50Hz范围内,取决于束能量,标称SSD为60cm。提供了薄黄铜散射箔(80mm厚)。截至2023年,全球已有30 000多名病人接受了LIAC HWL治疗。

3. 施加器的对接设备方案

(1)硬对接技术:电子施加器分为两部分。在术中放疗时,当选择了射野大小后,上部直接连接并固定到直线加速器的治疗头,该操作通常由护士在无菌条件下进行;下部由放射肿瘤学家或外科医师放置,与待照射的肿瘤区域直接连接。然后,治疗师将设备移向病人,同时对齐并最小化施加器上下两个部件之间的距离。一旦对齐过程完成,这两个部分就被牢固地连接起来,以保证电子束中心轴的精确对齐。在经过上述步骤后,在机器的头部和电子施加器之间就不会留下间隙。为了防止放射头和病人之间的碰撞,在手术的最后阶段,治疗师必须在手控器上选择所有旋转和平移运动的最小速度来移动机器。整个对接过程所需的时间通常很短(通常只有几分钟)。

(2)软对接技术:在对接过程将机器与施加器分离,以确保病人的安全。软对接的难点在于如何将直线加速器的中心轴与施加器的中心轴对齐并设置正确的治疗源轴距。一般使用光学或机械对准系统。对于Mobetron,位于头部的一组激光器将束流投射到安装在施加器夹具上的镜子上。反射的激束流激活照亮LED的电子器件,以指示Mobetron中心轴相对于施加器轴线的位置。显示三个平移轴(前/后、左/右、上/下)和两个旋转轴(机架旋转和俯仰)。当Mobetron相对于所有这些轴定位完成且位置在误差要求范围内时,每个正确定位的自由度的绿色指示灯点亮。当每个运动轴都获得绿色指示灯,表明中心轴与使用中的施加器中心轴正确对齐时才能启动照射。

软对接的优点是,移动加速器的力与施加器不直接接触,降低了病人受伤的风险;施加器固定在病人体内预定位置,在对接过程中不会因移动而偏离其预期的进入角度。软对接系统使用薄壁金属施加器,而硬对接机器具有透明塑料施加器,允许在对接过程中直接观察目标。塑料涂抹器的缺点是其壁厚,需要较大的手术开口。

(二) 术中高剂量率近距离放射治疗设备

术中高剂量率近距离放射治疗设备是一种远程后装装置,利用高能放射源(通常是铱-192)发射的光子辐射进行治疗。由于术中高剂量率近距离放射治疗的最大有效覆盖深度距离肿瘤表面约 0.5 英尺(1 英尺=0.304 8m)深,因此该技术最适合于近距离或肿瘤完全切除后的治疗。与自屏蔽术中电子放射治疗线性加速器不同,术中高剂量率近距离放射治疗装置需要房间屏蔽,一般通过改造现有房间或在手术室附近建造一个较小的屏蔽房间来实现。对于术中高剂量率近距离放射治疗装置,在指定区域安装探头,例如 Harrison-Anderson-Mick(HAM)探头,并连接到远程后装机进行治疗。必须小心确保施加器与治疗区域的组织表面直接接触,因为即使是微小的位置分离也会影响目标的剂量。与术中电子放射治疗类似,可以将敏感组织移出辐射区域或利用铅板屏蔽。远程后装程序由连接到细电缆的小型高活度放射源组成。源的位置及其在每个位置花费的时间(停留时间)由计算机控制;通过在不同位置和停留时间叠加大量的单源辐射分布来产生期望的剂量分布。临床治疗时长取决于剂量处方、源强度和目标大小。

近距离治疗中后装的概念始于 1960 年。将单独的放射源保存在一个带屏蔽的保险箱中,并在工作人员离开房间后通过导管进入病人的施加器内。该源使用电机由软件驱动,每个位置停留时间为可编程的每档 0.1s,沿 20cm 治疗导管方向移动步长为 1mm。理想的源能量必须足够高以确保靶区覆盖,但也应足够低至保护远处的健康组织。此外,放射源必须能够提供高剂量率,以通过狭窄的管腔,并通过急转弯。所选择的放射性同位素必须在小体积内具有高活性或高比活性。一般使用放射性核素铱-192。铱-192 通过 β 电子捕获衰变,子同位素发射各种能量的 γ 射线。由于次级同位素的激发态是短寿命的核素,铱-192 及其次级处于长期平衡状态。β 衰变被源舱吸收,发射光子的平均能量为 370keV,半衰期为 73.8d。镱-169 也有一定的商业应用,其发射光子的平均能量为 93keV,对屏蔽要求相对较低。然而,镱-169 的半衰期为 32d,并且需要考虑相对低能量的光子的临床效果。水中辐射剂量率的计算方程源自 AAPM 的 TG43 报告(公式 9-5):

$$D'(r,\theta)=S_k\Lambda\frac{G(r,\theta)}{G(r_0,\theta_0)}g(r)F(r,\theta) \tag{9-5}$$

式 9-5 中 S_k 是源的空气比释动能强度,Λ 是水中剂量率常数,单位为 cGy/(h·u),r 表示距离,单位为 cm,θ 表示相对于源纵轴指定感兴趣点 $P(r,\theta)$ 的极角。$G(r,\theta)$ 为几何因子,$g(r)$ 表示径向剂量函数,$F(r,\theta)$ 表示各向异性函数,(r_0,θ_0) 是参考点,其中 r_0 指定为 1cm,参考角度 θ_0 定义了源横向平面,指定为 90° 或 π/2 弧度,如图 9-32 所示。

TG-43 计算的是在水介质中的剂量,忽略了人体器官中的不均匀性。由于术中高剂量率近距离放射治疗的应用中的成像受到限制,并且通常缺少完整的施加器几何结构,因此这种不确定性是可以被接受的。

从辐射源安全使用的角度,为保护公众免受不当使用放射源的照射,并防

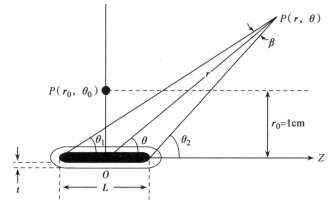

图 9-32　用于近距离放射治疗剂量计算的坐标系

止不必要的工作人员和病人的接触,将放射源延伸到后装机保险箱,并需要机械钥匙和密码。此外,在不使用后装机时,应将后装机固定在锁定的机柜中,防止不必要的工作人员和病人的暴露。在打开治疗室门以及按下中断或紧急开关时,后装机自动缩回放射源。安装在控制台上的中断按钮也可中断常规治疗,比如麻醉师需要进入房间的情况。紧急开关安装在控制台、车门附近的墙上以及后装载机上。后装载机配备了可充电电池,以确保在发生电源故障时安全运行,但也应通过不间断电源供电。如果电源仍然故障,可以手动收回电源。当辐射源使用时,后装机和手术室其他地方的辐射探测器会激活视觉和/或听觉信号,使工作人员能够检查给定的治疗是否按预期进行,并在紧急情况下确定重新屏蔽辐射源的措施是否成功。

三、术中 kV-X 线放射治疗设备

术中 kV-X 线放射治疗是一种基于固定发生器平台和可移动辐射源的替代技术,它使用低能量 X 线,通过球形照射器进行照射,射线能量较低,其需要的辐射屏蔽在所有三种术中治疗技术中是最低的。术中 kV-X 线最初用于治疗脑肿瘤,自 1998 年以后,主要用于乳腺癌病人保乳手术后的治疗。X 线系统产生的低能量光子(30~50keV)在组织内迅速衰减,对周围正常组织(如乳房照射中的肺组织)的剂量影响较小。如有必要,胸壁和皮肤还可以利用不透射线的钨填充硅胶屏蔽甚至用湿纱布保护,可以在手术台上将纱布切割成一定的尺寸,以获得必要的正常组织屏蔽效果,这也是使用软 X 线的另一个优点。离原发肿瘤最近的组织接受的辐射剂量最高,而皮肤接受的辐射量低得多。因此,理论上生物效应可能优于外照射放射治疗。术中 kV-X 线放射治疗的治疗时间取决于所选的施加器的大小和剂量(10~20Gy),一般治疗时间在 2~50min 之间。治疗后,移除施加器并按常规缝合伤口,主要组成部件概述如下。

1. 带内部辐射监测器(IRM)的 X 线管(XRS)　加热阴极(电子枪)中的火焰,电子将通过热离子发射。然后,这些电子被阳极沿着不同的加速段进行加速,终端有效发射的辐射能量约为 20keV。在这种加速之后,电子进入一个长 10cm、直径 3.2mm 的探针。该探头的最前端部分,即安装环,包含有缺陷的线圈,这些线圈将电子束沿着真空漂移管向下引导至探头半球尖端的薄(约 1μm)凹金靶。电子与靶材料相互作用产生的部分能量以特征辐射和轫致辐射的形式转化为辐射。这些 X 线以接近球形的分布形式产生,其中心位于探头尖端。带内部辐射监测器检测沿电子束路径返回的辐射。在将探头放置在病人体内进行治疗之前,来自带内部辐射监测器的信号经校准获得剂量率数据。综合带内部辐射监测器的输出,监控的累积计数,以及用作备份的计时器控制总辐射剂量。

数字图9-48

球形施加器示意图A. 接触式球形施源器

2. 控制台　X 线管由该组件供电。用户终端给控制台发送指令,执行质量控制或治疗任务。控制台执行、监视指令,并在过程中显示当前数据。X 线管向控制台提供与 X 线生产、联锁状态等相关变量的操作状态相关的反馈信号。它将原始数据发送回用户终端,然后将其转换为质控和治疗记录。X 线管通过低压(12V)电缆连接到控制台。位于控制台内的空气压力传感器用于校正输出测量值。

数字图9-48

球形施加器示意图B. 非接触式球形施源器

3. 用户终端和软件　用户与 INTRABEAM 系统之间的主要接口通过终端软件实现。用户可以设置控制台来执行系统的主要功能,如预处理验证、制订治疗计划、记录所有程序变量和事件、保存和打印治疗和性能数据。集成用户终端的设计,便于在手术室间运输和安全使用。

数字图9-48

球形施加器示意图C. 球形施加器的冠状剖面图

4. 施加器　施加器有四种套件类型,包括球形套件、扁平套件、表面套件和一次性使用的穿针器。数字图 9-48 为球形施加器的示意图。

球形施加器套件的直径范围在 15~50mm,增量为 5mm,用来填充肿瘤切除后留下的整个空腔。X 线管探头位于探头的中心。施加器的材料为医用级丙烯酸,其密度范围为 1.27~1.51g/cm³,熔点为 350℃,可蒸汽消毒。除插入探头的空腔外,探头是实心的。该空腔的半径为 2.8mm,因此直径为 4cm 的涂敷器的壁厚为 17.2mm。小型涂敷器(<3.5cm)还具有铝制平整过滤器,以产生

球形均匀辐射场。当放射源位于球形敷贴器中心时,敷贴器表面的剂量是均匀的。

平面施加器套件可用于治疗手术暴露表面上的肿瘤,比如胃肠道肿瘤。平面施加器在距离喷枪表面 5mm 处具有优化的均匀辐射场。配合使用位置标记,可以固定要照射的区域。施加器和位置标记均可重复使用和消毒。

表面施加器套件可用于治疗身体表面的肿瘤,例如非黑色素瘤皮肤癌。表面施加器可直接与靶区表面接触,形成优化的均匀辐射场。

穿针施加器直径 4.4mm,是无菌的,仅供一次性使用。可用于肿瘤的间质照射,例如治疗椎体转移或脑肿瘤。施加器产生从中心发射到探针尖端的球形剂量分布,并直接将肿瘤灭菌到位或分别填充肿瘤切除产生的肿瘤腔。

5. 其他组件 INTRABEAM 配有预处理过程中使用的一系列屏蔽附件。

(1)光电二极管阵列(PDA):这用于确定 x 和 y 方向上缺陷线圈的最佳电压以及处理前 X 线管的各向同性设置。包含放置在立方体的四个侧面和顶面上的二极管,这样所有二极管都与 X 线管探头的辐射中心等距。当探头插入 PDA 时,PDA 外壳侧面的轴标记必须与 X 线管外壳上的匹配轴标记对齐。来自 PDA 的信号将显示在用户终端上,测量从探头尖端发射的各向同性的 X 线的分布。

(2)探头调节器/离子室支架(PAICH):具有两个主要功能。①保持 XRS 探头的直线度;②提供电离室相对于探头尖端的精确定位方法。

(3)电离室:平行平面电离室用于极低辐射治疗能量的剂量测量和验证 X 线管的输出并校准 IRM 读数。

(4)静电计:用于测量并显示电离室产生的电流。定制的静电计不仅用于提供辐射安全性,而且还用于在进行输出测量时,将腔室相对于探头尖端在 PAICH 内进行定位。

(5)支架:用以定位 X 线管,有 6 个自由度,使用电磁离合器将辐射源锁定在治疗位置。支架需要仔细设置平衡以进行重量补偿。

(孔琳)

思考题

1. 乳腺体位辅助托架的目的是什么?
2. 简述半导体剂量仪的工作原理。
3. 简述医用电子直线加速器中加速管的分类和结构。
4. 简述电离室的工作原理。
5. 简述磁控管的基本结构及工作原理。
6. 简述质子及重离子治疗装置的基本组件构成和工作原理。
7. 临床较常使用的质子及重离子加速器有哪几种类型,分别主要由哪些部件组成?
8. 简述直线加速器放射手术。

第十章 辅助成像设备

辅助成像设备是用于辅助大型影像设备进行图像采集和处理的特殊设备,是大型影像设备的有益补充,在现代医学影像成像技术中的作用十分突出。本教材把辅助成像设备编成独立章节,其目的也是想强调辅助成像设备在医学影像设备学中的重要性,这非常符合医学影像设备快速发展的大趋势。由于本章篇幅有限,现只选编医学信息系统、医用打印机、心电门控装置和医用高压注射器四个方面的内容。

第一节 医学影像信息系统

一、概述

医学影像信息系统(medical imaging information system,MIIS)以计算机和网络技术为基础,与各种影像设备相连接,主要由负责影像业务的医学影像存储与传输系统(picture archiving and communication system,PACS)、放射信息系统(radiology information system,RIS)、影像后处理系统、计算机辅助诊断(computer aided diagnosis,CAD)系统和远程放射学(teleradiology)系统,以及其他辅助系统等构成。以计算机化、网络化为特点管理预约登记、影像学检查、报告书写与审核,利用计算机辅助诊断结果支持临床决策,遵循卫生信息交换标准(health level 7,HL7),与医院信息系统(hospital information system,HIS)和电子病历(electronic medical record,EMR)系统集成与数据交换,共同构成现代化综合医院管理模式,实现医疗信息资源共享。

医学影像信息系统以计算机和网络为基础,把各种影像成像设备相连接,利用海量存储和关系型数据库技术,以数字化方式收集、压缩、存储、传输数字化图像和病人相关医疗信息,对病人在影像业务科室的全流程信息进行管理和处理,实现病人的影像检查和诊断、结果检索查询、远程处理发布等。包含若干个子业务、子系统,包括放射、介入、超声、心电图、核医学、病理、口腔、心导管、内镜等影像业务相关科室的影像管理和业务支撑分系统。

医学影像信息系统实现医疗机构内部或者医疗机构之间的所有医学影像信息和工作流程的连接集成,实现影像数据共享和影像业务流程互通,全面支持医疗机构在医疗、教学、科研、管理等各方面的工作。

二、基本组成和功能模块

医学影像信息系统可实现医学影像业务流程的信息化,是医疗业务管理信息系统的重要组成部分,它与 HIS 中的收费记账系统、门诊急诊医师工作站、住院医师工作站、药房药师工作站实现集成并实时进行医疗业务信息的交换。集成平台为上述相关系统提供影像数据服务接口及应用接口。根据功能的不同将医学影像相关信息系统分述如下。

(一)预约叫号系统

由于医学影像检查等候时间长,为避免现场拥挤和排队过长等现象,给受检者最短的等候时间、相对准确的检查时间,根据不同的检查类型建立预约机制,对受检者的检查申请进行预约。

预约可以远程进行,实现医师工作站桌面预约和病人的指端预约。预约通知中包含预约时间和地点,还提供详细的检查准备和检查期间注意事项。

病人的检查排队是一个复杂的过程,为实现有序排队,可以通过叫号排队系统代替人工对受检者进行呼叫,病人可以实时观察查询排队情况,合理安排时间排队,这样可以实现少量受检者在检查室外等候检查,有效缓解科室接诊压力,同时可以最大限度合理利用检查设备,提高检查效率,提升就医满意度。

(二)放射信息系统

放射信息系统(RIS)除了负责记录受检者开始影像检查的文本信息,还可以管理影像耗材物资、影像设备、科室信息报表等,检索、查询、统计分析上述信息。实现影像科室工作流程的计算机化、无纸化管理;对受检者在整个影像业务流程中的质量控制进行实时实地追踪;为医疗相关业务提供重要资料;RIS是影像检查科室日常医教研工作管理和量化统计的工具,为医教研提供病例资料,使影像科室的工作实践进入到数字化、信息化管理阶段。RIS不仅担负管理影像科室、驱动PACS工作流程的重任,而且负责与HIS交互信息、对接临床医疗流程,可以说医学影像相关其他系统都是围绕RIS作集成、流程管理与数据交换。

基于医疗流程的RIS具有鲜明的个性特征。由于不同医疗机构医疗流程不同,必然导致其RIS不同,因此,RIS的建设表面上是信息系统的建设,其实质是医疗机构医疗流程、管理流程的优化与重构、改革与创新的过程。

(三)医学影像存储与传输系统

医学影像存储与传输系统(PACS)是具备医学数字化图像的获取、压缩、存储归档、管理、传输、查询检索、显示浏览、处理、发布功能的医学影像信息系统,是专为医学影像管理而设计的,与各种影像设备相连接,是医学影像业务中影像浏览、诊断与管理的核心,同时也是医学影像信息系统的重要组成部分。应用PACS的意义不仅仅是数字化管理医学影像信息,更重要的是改变影像科的工作流程,提高工作效率,其主要功能特点如下。

1. 互联与管理　连接医学影像设备(例如DR、CT、MRI、DSA、超声、核医学、病理等),并传输、存储与管理DICOM医学影像,实现无胶片化、数字化的医学影像管理。

2. 影像处理与分析对比方便　通过医用DICOM显示屏观看图像,优化了医学影像业务工作流程;数字化影像处理技术,实现了影像的窗宽窗位调节、三维后处理以及感兴趣区域的测量与统计,实现了治疗前与治疗后医学影像的分析对比,大幅度提高了影像医师和临床医师对影像的观察、阅读和理解能力。

3. 影像资料共享　PACS改变了传统影像科室影像资料私有化的存储形式,以网络形式存储和传输数字化影像资料信息,实现了影像信息资源的最大化共享。医学影像信息的海量存储为研究人体的解剖生理,以及有效地发现病灶提供了可靠的、共享的科学依据,为疾病的诊断与治疗提供了可靠的、共享的医学影像学资料。

4. 发展前景　PACS是一项技术含量高且应用前景十分广阔的高新技术,构建PACS优化了影像检查流程、方便影像检查资料的数字化保存;提高了图像质量、图像三维重建等后处理技术,可以获得更多的对诊断有价值的信息;多种图像融合和计算机辅助诊断使影像诊断准确率大大提高;构建区域影像中心,最大化实现了医疗资源共享等。它的发展与普及,不仅对影像医学,而且对临床医学的发展都起到了重大的推动作用。

随着DICOM标准的完善成熟与PACS建设的不断推进,PACS的应用范围从最初的影像科室扩展到医疗机构内部的临床和医技科室,又从单一医疗机构扩展至医疗机构集团,以及区域医疗机构联合体。依据PACS的应用范围,可将其划分为小型PACS(mini PACS)、全院级PACS(whole hospital PACS)、区域级PACS(regional PACS)三种类型。

1. 小型PACS　属于部门级PACS,是仅在影像科室或者其他部门级内部应用的PACS。

2. 全院级 PACS　也称为企业级 PACS（enterprise PACS），它将 PACS 能够提供的所有影像学服务扩展到医疗机构的各个临床科室、医技科室以及管理部门，并与医院信息系统、电子病历系统集成，是基于医疗机构全院级应用的 PACS。通过 PACS、RIS 与 HIS、EMR 的集成融合，在全院级 PACS 平台上，影像医师可获取临床、核医学、超声、检验、病理等相关信息，而临床医师亦可实时获取影像科室的医学影像信息资料。

3. 区域级 PACS　将 PACS 功能扩展到某个特定区域内，把多家医疗机构或医疗联合体的医学影像资源（设备、数据、人力）、应用信息技术等整合成为一个统一的平台，借助公共通信网在广域网上进行影像传输和数据交换，为该地区的所有公众提供医学影像信息服务及医疗卫生健康保健服务。

目前，PACS 系统已扩展到临床涉及的所有医学影像领域。PACS 所包含的内容和能力已超过名词原有的含义，所谓的 PACS 系统通常是指 RIS-PACS 集成信息系统、即医学影像信息子系统（MIIS）。

三、相关硬件及性能要求

（一）基本架构

医学影像信息系统的基本架构也称为体系结构，它由多个部件以及它们彼此间的关系而组成，并且在一定的应用环境和规划原则下进行设计与演变。主要由硬件结构、网络结构和软件结构三部分组成。硬件是系统的载体，网络是系统的桥梁，而软件则是它的灵魂。

1. 硬件　主要包括服务器、存储、网络、工作站等。按照其功能、区域和作用可划分为三层硬件结构，即核心层、汇聚层以及接入层；具体来说包括五大硬件系统设备，即核心层设备、汇聚层设备、接入层的影像成像设备和工作站、存储系统、网络系统。

2. 网络　是医学影像信息系统中信息通信的载体和骨干，同样可划分为核心层、汇聚层以及接入层等三层网络结构。核心层的网络连接采用光纤及与其配套的高性能网络交换设备，确保数据的传输速度、高可靠性以及万兆交换的可升级性。汇聚层的连接使用千兆主干网络交换技术和设备。接入层采用千兆桌面网络交换技术和设备。

3. 软件　可划分为三层软件结构，即系统层、数据层以及应用层。系统层软件包括网络操作系统（network operation system，NOS）；数据层软件包括数据库管理系统（database management system，DBMS）；应用层软件包括 RIS 和 PACS 服务器应用软件与客户端应用软件等。

医学影像信息系统的架构如数字图 10-1 所示，在具体实施和应用过程中，可以根据具体需求和实际情况添加、补充或变更图中所示服务器、工作站以及存储设备的数量和用途。

数字图10-1

医学影像信息系统的基本架构

（二）硬件的基本组成

医学影像信息系统的硬件由核心层设备、汇聚层设备、接入层影像科室和临床科室的影像成像设备和工作站、存储系统、网络系统等五大硬件系统构成。

1. 核心层设备　包括 RIS/PACS 数据库服务器、PACS 在线存储管理服务器、PACS 近线存储管理服务器、RIS 应用服务器、RIS/HIS 集成服务器、影像胶片与报告集中/自助打印服务器、影像后处理服务器、远程放射学服务器、域控制器与后备域控制器以及网络时间服务器等设备。

2. 汇聚层设备　主要由各个影像科室的科室级应用服务器、DICOM 网关、住院部和门诊部影像调阅服务器，以及汇聚层存储设备组成。

3. 接入层设备　主要包括数字化医学影像成像设备，以及影像诊断报告工作站、影像浏览工作站、影像技师机房工作站、质量保证/质量控制工作站、预约登记工作站、影像数据发布与备份工作站、系统管理员工作站、胶片数字化仪工作站、会诊读片工作站等设备。

4. 存储设备　是医学影像信息系统的核心组成部分，为病人保留所有影像数据信息，为核心层与汇聚层的 PACS 服务器、RIS 服务器等各级服务器中的系统程序、管理程序、应用程序的数据提供存储和读取服务,同时也为接入层的工作站设备通过服务器读取调阅数据提供服务。病人数据包括在线存储、近线存储和离线存储等。

5. 网络设备　是医学影像信息系统的骨干和桥梁,负责各种影像业务数据流量的传输任务,其安全性、可靠性,以及传输效率将极大地影响医学影像信息系统和网络的运行情况。为保证网络系统的高可靠性、高稳定性及高性能,网络拓扑结构设计一般采用核心层、汇聚层和接入层的三级网络架构。

(三)服务器的作用和性能要求

服务器是计算机网络系统中提供数据服务的高效能计算机,具有高速度运算、长时间可靠运行、强大的外部数据吞吐等能力,是信息系统的核心部件。它用来接收和处理来自客户端的请求信息和工作任务,同时对整个系统进行管理、配置、调度、运算、请求响应等。为了确保运行安全,各部服务器最好配置成2台服务器组成的双机 cluster 集群,以具备自动保持双机服务器主机和备机数据同步的功能,同时还具备在双机 cluster 集群中实时监视检测服务器主机和备机的状态,在主机出现故障时或者接收到人工指令时,将主机切换到备机的功能。

随着技术的进步,服务器既可以采用单独存在的实体硬件,也可以采用分布式部署虚拟化硬件,由一套实体大型服务器为各种功能的虚拟服务器单独分配资源,单独完成其特有功能。

1. RIS/PACS 数据库服务器(RIS/PACS database server)

(1)功能:在完成数据库管理服务以及放射信息管理服务的过程中,负责接收保存汇聚层服务器、机房工作站传送来的信息和数据,同时负责与各 RIS/PACS 工作站之间有关 RIS 和 PACS 信息的检索、查询、管理。其中 RIS 数据库服务器具体功能有:①存储/检索/查询/管理病人、医嘱、检查、报告等文本信息;②存储/检索/查询/管理设备、检查方法、用户、权限等数据字典信息;③存储/检索/查询/管理 RIS 检查和 PACS DICOM 影像的关联关系;④存储/检索/查询/管理 RIS 集中/自助打印服务的打印任务、胶片、打印机、设备等信息;⑤存储/检索/查询/管理 RIS 检查和集中/自助打印胶片的关联关系;⑥数据库备份。PACS 数据库服务器具体功能有:①存储/检索/查询/管理 PACS 的结构化数据信息,包括 DICOM 影像信息,与 RIS 同步的检查信息,用户、工作站等配置信息等;②配合 DICOM 网关,比对从 DICCOM 影像中解析出来的 tag 值以及从 RIS 同步过来的检查信息,进行检查申请单与 DICOM 影像的匹配,并将匹配结果通知 RIS 或者其他第三方医学影像信息系统;③接收 PACS 客户端的查询检索请求,返回查询检索结果;④提供管理界面,对 PACS 系统进行配置;⑤数据库备份。

(2)配置:①使用双机或多机集群。②内置 RIS 和 PACS 数据库服务器应用软件、数据库管理软件,以及在双机 cluster 集群中保持数据库主机和备机数据同步的软件。③使用千兆或者万兆网络接口卡和光纤与核心层网络主交换机直接连接。④在全院级和区域级大型 PACS 中,PACS 数据库服务器与存储局域网络(storage area net-work,SAN)架构的在线存储设备点对点直接光纤连接,这样可以使频繁读写的 RIS 和 PACS 数据库交互的关键数据信息不经过网络交换机而直接传送,减轻网络负担,同时确保数据的高速传输及其安全。

2. PACS 在线存储管理服务器(PACS online archive server)

(1)功能:①接收从 DICOM 网关传来的 DICOM 文件,存储到文件系统中(如 SAN 存储)。②将 DICOM 影像文件的存储位置信息保存到 PACS 数据库服务器。③当存储设备或者存储系统超过预先设定的满存储容量百分比(如90%)时,将较早检查的 DICOM 影像转移到 PACS 近线管理应用服务器,并且在 PACS 数据库服务器中更新状态并保存。④接收 PACS 客户端的请求,将 DICOM 影像文件发送到客户端进行显示和浏览。

(2)配置:①使用双机或多机集群。②内置 PACS 在线存储管理服务器软件,以及服务器与在线存储设备或者在线存储系统的接口和驱动软件。③使用千兆或者万兆网络接口卡和光纤与核心层网络主交换机直接连接。④与在线存储设备直接连接;或者与存储局域网络(storage area network,SAN)架构的在线存储系统点对点直接光纤连接;或者与网络附属存储(network attached storage,NAS)架构的在线存储系统直接网络连接。

3. PACS近线存储管理服务器(PACS nearline archive server)

(1)功能:①接收PACS在线存储服务器发送的DICOM影像,存储到文件系统中(如NAS存储)。②将DICOM影像文件的近线存储位置信息保存到PACS数据库服务器。③接收PACS在线存储服务器的请求,将近线存储中的DICOM影像发送到在线存储服务器,供客户端使用。

(2)配置:①使用双机或多机集群。②内置PACS近线存储管理服务器软件,以及服务器与近线存储设备或者近线存储系统的接口和驱动软件。③使用千兆或者万兆网络接口卡和光纤与核心层网络主交换机直接连接。④与近线存储设备直接连接;或者与网络附属存储(network attached storage,NAS)架构的近线存储系统直接网络连接。

4. RIS应用服务器(RIS application server)

(1)功能:①接收RIS客户端的请求,进行登记、检查、报告操作。②在RIS客户端发出并驱动调阅PACS中DICOM影像的请求。③接收RIS客户端上传的扫描申请单、报告文件、病人知情同意书等信息并且进行保存(如保存在SAN存储系统中)。④提供管理界面,对RIS系统进行配置。⑤提供对外接口,供RIS集成服务器进行调用。⑥提供RIS客户端的网络自动升级服务。⑦与电子签名系统集成,共同完成报告的签发工作。

(2)配置:①使用双机集群架构。②内置RIS应用服务器软件。③使用千兆或者万兆网络接口卡和光纤与核心层网络主交换机直接连接。

5. RIS/HIS集成服务器(RIS/HIS integration server)

(1)功能:①和HIS集成,接收HIS发出的影像学检查电子申请单等医嘱信息,以及收费记账等状态信息,并且进行保存。②对于符合条件的医嘱,进行自动划价、自动预约,以及自动到检。③接收RIS发出的HIS医嘱查询请求,提供符合条件的HIS医嘱信息。④在RIS将与医嘱相关的影像学检查进行状态变更时,通知HIS同步更新状态。⑤应用电子签名将报告签发完成后,将报告文本内容,以及电子签名的报告文档(通常为PDF格式)返回给HIS,并发布到临床。

(2)配置:①使用单机或双机集群架构。②内置RIS/HIS集成服务软件,并以HL7协议为基础,集成交互数据信息。③使用千兆或者万兆网络接口卡和光纤与核心层网络主交换机直接连接。

6. 域控制器(domain controller)以及后备域控制器

(1)功能:一般网络中的计算机(包括服务器和PC机)数量低于10台时,可以采用对等网的工作模式,而如果超过10台,则建议采用域的管理模式,因为域可以提供集中式的管理,用于信息系统中服务器以及所有工作站的账号管理与控制。这相比于对等网的分散管理更安全、更高效、更有利于信息系统用户的账号管理与控制。

(2)配置:①一般由医院信息系统统一提供2台服务器分别组成主域控制器以及后备域控制器。②域控制器使用活动目录(active directory,AD)安装向导配置的基于Windows server的计算机。域控制器存储着目录数据,管理域用户的交互,包括用户登录、身份验证、目录管理等。

7. 影像科室部门级服务器(departmental server)

(1)功能:①也称前置服务器,主要提供标准的DICOM接口,与分布于此区域内的影像成像设备实现网络连接,有效平衡网络通信、服务器、存储设备的负载,提高核心层主服务器的服务效能,以及全系统的总体效能。②便于影像科室在日常工作中实施影像质量控制(QC)和质量保证(QA),以及科室级的影像管理。③可以与主服务器进行分工,大部分常规图像存于此服务器,而将有诊断价值和临床意义的影像传至PACS主服务器进行存储,这样可以节省医院级PACS主服务器端存储的容量。

(2)配置:①使用单机或双机集群架构。②根据需要接入的设备计算负荷和存储容量。③使用千兆或者万兆网络接口卡和光纤与核心层网络主交换机直接连接。

8. 住院部和门急诊部影像临床发布服务器（out/in-patient and emergency departmental image publish server）

（1）功能：该组服务器专门用于将 PACS 系统以及影像服务延伸拓展到门诊、急诊、住院等临床一线和临床医师的桌面。门急诊和住院部的医师工作站均可直接访问此专属服务器，以查询、检索、获取病人影像和报告等影像学信息，供用户进行 DICOM 影像调阅。

（2）配置：①使用单机或双机集群架构。②内置住院部和门急诊部影像临床发布服务器软件。③以浏览器/服务器（B/S）架构为住院部和门急诊部影像临床发布服务系统的基础，完成影像的查询、检索与调阅等临床工作。

9. 影像胶片与报告集中/自助打印服务器（image film and report central/self-service print server）

（1）功能：①接收影像成像设备、影像后处理工作站，以及医师工作站发出的 DICOM 影像胶片打印请求，将已经排好版式、等待打印的电子胶片的 DICOM 内容保存在线存储设备或者独立的存储系统中。②解析电子胶片中包含的 DICOM 内容，并且解析提取出相关的文本信息，如病人号、检查序号等。③接收 RIS 客户端（取结果服务窗口的计算机或者胶片自助打印机）的请求，将电子胶片推送到真实的激光胶片打印机完成打印，同时将影像学检查报告输出打印。④提供管理界面，对集中/自助打印系统进行配置。

（2）配置：①一般是由 1 台或者多台带有高性能协处理器的运算单元组成。②内置影像胶片与报告集中/自助打印服务器软件以及数据库管理软件。

10. 影像后处理服务器（image post processing server）

（1）功能：专门负责接收和处理 PACS 工作站对影像三维重组、容积漫游、心脏冠脉 CTA 后处理重建等任务和工作的请求，并把结果推送到发出请求的 PACS 工作站。

（2）配置：一般是由 1 部带有高性能协处理器的运算单元，以及定制的影像后处理重建卡组成的服务器，内置影像后处理服务器软件以及数据库管理软件。

（四）存储设备的性能特点和配置方案

PACS 和 RIS 是医学影像信息系统的核心组成部分，承载着存储、传输、管理病人影像数据信息，以及病人基本信息和报告等文字信息的重任。医学影像信息系统的存储设备就是为 PACS、RIS 的存储业务服务的设备，它为核心层与汇聚层的 PACS 服务器、RIS 服务器等各级服务器中的系统程序、管理程序、应用程序的数据提供存储和读取服务，同时也为接入层的工作站设备通过服务器读取调阅数据提供服务。

1. PACS 影像数据信息存储架构　随着大量高端影像成像设备的投入使用，特别是超高端 CT 的广泛应用，医学影像数据量呈指数增长，"海量"的 DICOM 影像数据给医学影像信息系统的存储设备带来了巨大的挑战，PACS 需要可靠性与安全性高、可扩展性优良的大容量存储系统来满足其应用和发展。

（1）环境特点

1）PACS 影像数据信息主要是多媒体文档，同一位病人的 PACS 影像数据信息并发访问量小，但是文件尺寸比较大。

2）PACS 影像数据信息保存量大，数据信息量增长速度快，作为归档存储的数据信息，需要安全地保存和随时随地方便地调用，随着医疗机构数据量的渐进式增长，需采用分级存储架构与策略。

3）PACS 影像数据信息量达到"海量"，影像医师诊断工作站和临床医师浏览工作站对在线影像数据信息的检索、调阅速度要求越来越高，对输入/输出（I/O）带宽要求达到千兆以上。

4）PACS 影像数据信息对病人的临床诊疗日益重要，需要可靠有效的 PACS 影像数据信息容灾保护方案。

5）PACS 影像数据信息存储系统的设计需要具备扩展性和灵活性，需要支持容量可持续增长的可扩展架构，支持异构存储环境，以实现无缝扩容，而且不增加因扩容带来的管理开销。

综上所述，PACS 影像数据信息存储系统的设计应具备如下特征：①实现存储网络集中式的数据共享；②支持在线、近线、离线的二级或者三级的分级存储架构；③支持 PACS 影像数据信息的快速访问；④支持容量增长的可扩展性架构，以及数据可靠的安全性架构。

（2）架构搭建：采用分级存储的架构，通常根据医疗机构的具体情况分为二级或者三级的存储架构，即高速在线存储、中速近线存储以及慢速离线存储的分级存储架构。一般要求上述三级存储能够将影像数据信息完好保存至少 15 年，有条件的医疗机构要永久存储归档。为此，要求存储架构和存储设备必须既能满足各级影像信息的访问速度要求，又能控制总体成本；既能支持存储架构的可扩展性以及存储容量的可持续增长，又能保障数据安全和高可靠性。标准的三级架构具有在线存储、近线存储、离线存储和异地灾备等功能。

1）在线存储（on-line storage）：是 PACS 影像数据信息的一级存储，用于高速存储和实时调用常用的影像数据信息。由于用户的访问频率高，硬件需要满足读写速度高、容量大、可扩展、占用服务器和网络资源少、可靠性和安全性高等要求。一般选用具备独立冗余磁盘阵列（RAID）和存储区域网络（storage area network，SAN）技术的存储设备和系统。根据 PACS 影像数据信息数据量大、整体连续读写的特点，其适合选用 RAID5 磁盘阵列。

2）近线存储（near-line storage）：是 PACS 影像数据信息的二级存储，用于存储和较快速调用不常用的历史影像数据信息。用户对于历史影像数据信息的访问频率虽然相对下降，但是需要存储的历史影像数据信息的数据量庞大，因此，硬件需要满足读写速度快、容量海量、可无限扩展、可靠性和安全性高、能够有效分流缓解 PACS 服务器数据流量瓶颈等要求。一般可选用具备独立冗余磁盘阵列和网络附属存储（network attached storage，NAS）技术的存储设备和系统，或者是在 PACS 规模不大的情况下，使用价格更低、速度比较快的服务器内置/外置 RAID5 磁盘阵列的存储设备。

3）离线存储（off-line storage）：是 PACS 影像数据信息的三级存储，属于 PACS 影像数据信息长期归档存储和备份存储的解决方案。对于用户需要重新调用并且已经离线存储的历史影像数据信息，可在离线存储中查找影像数据，并回传到 PACS 的在线存储或者近线存储中供用户调阅浏览使用。一般选用磁带/磁带库，DVD 光盘/DVD 光盘塔（juke box）等存储技术和设备。磁带库和 DVD 光盘塔能够自动在库中查询寻找到对应的磁带或 DVD 光盘，通过机械手臂自动定位存放的舱位，自动抓取磁带或 DVD 光盘，并自动放入驱动器执行写入操作，或者执行读取和数据恢复。数据写入或者读取完毕，机械手臂能够自动抓取磁带或 DVD 光盘使之回归存放的舱位。磁带库和 DVD 光盘塔既免去了人工查找、插入和读写磁带与光盘的烦琐工作，又大大提高了离线存储读写影像数据信息的工作效率和响应速度。

4）异地灾备：为了解决存储单点故障，在实际应用中，如果有条件，还应充分考虑到数据的异地灾备，即跨地域（与医学影像信息系统的存储设备在不同的建筑或者不同的地域）配置镜像服务器及存储系统，用于主系统突发故障或自然灾害时，可启用灾备存储，以保证医学影像大数据的完整、安全、有效。

2. RIS 和 PACS 信息数据流程与存储方案　DICOM 影像的特点是影像数据量大，且访问频率高。而关系数据库支持海量影像数据的高频率访问能力差，如果直接在诸如 Oracle、Sybase 或 SQL server 等关系数据库中存储 DICOM 影像，将无法满足 PACS 存储海量数据和即时响应的要求，为此要根据 RIS 和 PACS 的数据特点选用合适的存储方案。

（1）服务器内置/外置的存储设备

1）类型：①一种是由服务器内置的多块硬盘（hard disk）与内插式磁盘阵列卡组成的独立冗余的磁盘阵列（redundant amy independent disks，RAID）；②另外一种是使用小型计算机系统接口（small computer system interface，SCSI）与服务器直连存储（direct attached storage，DAS），并采用 RAID 技术的外置式磁盘阵列柜。SCSI 是一种系统级、智能、多任务的通用接口标准。目前新的标准是 Ultra 640 SCSI，其最大同步传输速度达到 640MB/s，一个 SCSI 母线上最多可挂载连接 16 台磁盘阵列柜，并且这些磁盘阵列柜平等占有 SCSI 总线，可以同时工作，保证了存储设备的可扩展性。

2）常用的 RAID 技术：①RAID1 是指磁盘镜像的独立冗余双磁盘组（需要 2 块磁盘）。适用于数据安全性要求很高，同时能够快速恢复被破坏数据的关键数据存储应用。②RAID0+1 是指磁盘镜像的独立冗余磁盘阵列（需要 4 块及以上成对的磁盘）。适用于既有大量数据需要存取，同时又对数据安全性要求严格，还能够快速恢复被破坏的数据的关键数据的存储应用。③RAID5 是指分布式奇偶校验的独立冗余磁盘阵列（需要 3 块及以上数量的磁盘）。是一种存储性能、数据安全性、存储成本，以及被破坏的数据的恢复速度四者兼顾平衡的存储解决方案。RAID5 可以理解为是 RAID0 和 RAID1 的折中方案。RAID5 可以为系统提供数据安全保障，但保障程度要比"镜像"的 RAID1 和 RAID0+1 低，但是磁盘空间的利用率要比它们高。适用于既有大量数据需要快速存取，同时又对数据安全性有较高的要求，还能够恢复被破坏的数据等大规模数据存储的应用。

3）适用范围：上述两种类型的服务器内置/外置的存储设备适用于小型 PACS 中关系数据库表以及 DICOM 影像的存储。其中关系数据库表属于关键数据，其存储宜采用安全性最高、读写速度也比较快的 RAID1，或者 RAID0+1 磁盘阵列；DICOM 影像的存储宜采用价格适中、性能价格比高的 RAID5 的磁盘阵列。

（2）服务器连接和管理的专用存储系统

1）类型：服务器连接和管理的专用存储系统有存储区域网络（SAN）和网络附属存储（NAS）两类存储系统。①SAN 存储系统：是独立于服务器和网络系统之外，支持服务器与存储设备之间直接高速数据传输，应用高速光纤通道的存储区域网络（SAN）技术的存储系统。SAN 存储系统是一个集中式管理的高速存储网络，由存储系统、存储管理软件、应用程序服务器和光纤通道网络交换机组成。SAN 具有可持续扩容、安全可靠、支持多用户超高速并行读写等特点。②NAS 存储系统：是独立于服务器之外，无须应用服务器干预，允许用户在网络上直接存取数据的网络接入存储（NAS）系统，也称为"网络存储器"。NAS 存储系统包括存储器件（如 RAID5 磁盘阵列、CD/DVD 驱动器、磁带驱动器或可移动的存储介质）和内嵌系统软件，可提供跨平台文件共享功能。NAS 存储系统通过局域网集中管理和处理所有数据，将网络负载从各级服务器上卸载下来，有效提高系统总体效率，降低系统总成本。

2）适用范围：上述的 SAN 存储系统适用于全院级 PACS 中关系数据库表的长期存储，以及全院级 PACS 中 DICOM 影像的在线、超高速、短期存储。NAS 存储系统适用于小型 PACS 或者全院级 PACS 中 DICOM 影像的在线以及近线存储。其中关系数据库表的存储适宜采用 RAID0+1 的磁盘阵列；DICOM 影像的存储宜采用 RAID5 的磁盘阵列。

（五）网络设备的性能特点和配置方案

网络设备是医学影像信息系统的骨干和桥梁，负责各种影像业务数据流量的传输任务，其安全性、可靠性以及传输效率将极大地影响医学影像信息系统和网络的运行情况。为保证网络系统的高可靠性、高稳定性及高性能，网络拓扑结构设计一般采用核心层、汇聚层和接入层的三级网络架构。同时在网络分层设计中，由于核心层、汇聚层、接入层的功能不同，选用的网络设备的性能也有区别。

1. 核心层网络设备 是网络的高速交换主干，对整个网络的连通起到至关重要的作用。

（1）工作原理：为了提供更快的传输速度，核心层不会对数据包进行任何的操作，而是尽可能快地交换数据包，构成高速的网络交换骨干。

（2）任务：主要承担高速数据交换的任务，同时要为各汇聚节点提供高性能的传输通道。

（3）特点：需要高速转发医学影像信息全系统的流量，核心层网络设备承载的压力大。

（4）建设原则：核心层网络节点的建设，必须遵循以下原则。①高可靠性、高效性、高冗余性及可管理性；②能够提供故障隔离功能；③具有迅速升级能力；④具有较少的时延。

（5）设备：核心层交换机的背板带宽与性能要求高，背板上预留总线接口用于后续扩容，背板数据交换容量大（Tbps 级别），端口密度高（支持千兆/万兆端口，端口数量扩展后可达上百个），转发速度要尽可能快，此外，可靠性要求高，所以一般都要求双供电电源冗余配置。

2. 汇聚层网络设备 是网络接入层和核心层的"中介"，就是在工作站接入核心层前先做汇聚，以减轻核心层设备的负荷。同时，提供基于策略的连接。

（1）工作原理：是接入层的汇聚点，把大量来自接入层的访问路径进行汇聚和集中，从而实施路由聚合和访问控制。

（2）任务：主要承担网络策略的实施，部门和工作组的接入，广播域与组播传输域的定义，虚拟局域网（virtual local area network，VLAN）分割与路由，介质转换和安全控制等任务。

（3）特点：是多台接入层交换机的汇聚点，为此，它必须能够接收、容纳和处理来自接入层设备的所有通信量，并提供到核心层的上行链路。

（4）设备：汇聚层交换机与接入层交换机比较，应该选用支持三层交换技术和 VLAN 的交换机，以达到网络隔离和分段的目的。同时，需要更高的性能与更高的背板数据交换速度，并具备良好的可扩展性，能够提供路由决策，具备安全过滤、流量控制、远程接入等功能。主要设备有路由器、交换机。

3. 接入层网络设备 通常指网络中直接面向用户连接或访问的部分。

（1）任务：接入层向本地网段提供工作站的网络接入点，从而将信息系统的终端用户连接到网络。

（2）特点：高接入端口密度，需要灵活的用户管理手段。

（3）设备：主要设备有交换机、集线器等，可以选择不支持 VLAN 和三层交换技术的交换机。由于接入层网络设备直接和用户连接，容易遭受病毒攻击，为此要求接入层网络设备对部分常见和多发病毒（例如："冲击波"病毒）的攻击具有一定的防御能力，以提升网络的安全性。由于接入层的入网终端用户数量庞大，要求接入层网络设备可提供堆叠接口模块，可以和其他交换机堆叠，提供更灵活的组网模式、更强大的处理能力，从而构建可靠、稳定、高速的 IP 网络平台。

（六）工作站的作用和性能要求

医学影像的处理涉及很多流程，包括病人检查、图像获取、转发存储、诊断报告、临床发布等等，每个流程都有专门的人员在相应的工作站进行相应的处理。依据分工和任务的不同，不同的单位可能安装不同类型的工作站，这些分任务工作站既可以独立存在，也可以合并到一个或多个工作站上进行。

工作站的配置根据工作场景的不同进行选择。影像诊断工作站、质控工作站和图像后处理工作站涉及图像的调阅，其内存和显卡配置要高很多，还需配置专业显示器才能保证图像阅览准确清晰。其他工作站的配置按照普通计算机配置即可。

1. 影像诊断报告工作站（image diagnostic and reporting workstation）

（1）功能：影像诊断医师在影像诊断报告工作站上通过网络系统调阅病人当前的和历史的检查影像进行对比观察和诊断，并书写影像学检查报告，同时也可在影像诊断报告工作站上通过网络系统向影像后处理服务器发出影像后处理和重组、重建的请求，影像后处理服务器完成任务后将结果返回工作站。

（2）配置：影像诊断报告工作站的硬件平台应该选用能够满足 PACS 和 RIS 终端软件运行要求、图形工作站级别的台式个人计算机，内存容量不低于 4GB。必须配置诊断级医用 DICOM 影像显示器及配套的原厂 DICOM 校准显示驱动卡。

2. 影像浏览工作站（image review workstation）

（1）功能：专门针对临床医师日常的影像浏览和阅读工作而设置的工作站，也可通过网络系统与影像后处理服务器连接、协同工作,完成影像后处理和重组、重建等任务。

（2）配置:临床医师不需要对图像进行诊断,仅仅阅读浏览影像,因此该型工作站一般配备浏览级的医用 DICOM 影像显示器及配套的原厂 DICOM 校准显示驱动卡即可。该工作站一般与门急诊医师工作站和住院医师工作站融合为一体化的临床医学信息终端。

3. 质量保证/质量控制工作站（QA/QC workstation）

（1）功能:该型工作站可以通过网络从影像科室的部门级影像服务器上调阅检查影像,并对影像进行各项信息的验证查核、质量控制评定以及差错纠正,以便供影像科室以及全院各临床科室检索、查询、调阅。

（2）配置:其硬件平台应该选用能够满足 PACS 和 RIS 终端软件运行要求、图形工作站级别的台式个人计算机,内存容量不低于 4GB,必须配置不少于两台的诊断级医用 DICOM 影像显示器及配套的原厂 DICOM 校准显示驱动卡。

4. 影像技师机房工作站（RT workstation）
其主要功能是负责管理和操作待检查任务工作列表、导诊呼叫、确认每一次检查开始和完成的情况以及影像上传服务器的情况、扫描或者浏览受检者检查申请单等工作。

5. 护理记录工作站（nursing record workstation）
其功能是用于查看申请单、记录护理数据、处理费用、不良事件上报等事宜。

6. 预约登记工作站（registration and order workstation）
其功能是用于就诊病人的划价记账、预约登记、确认病人的报到,为病人分配诊室、分发胶片和报告、检索查询信息等工作。

7. 图像发布与备份工作站（image sending and backup workstation）

（1）功能:用于影像数据的长期归档存储的数据备份和管理工作,例如,刻录病人影像数据光盘用于发布或者备份。

（2）配置:选用能够满足 PACS 和 RIS 终端软件运行要求、基本配置的个人计算机即可。需要配置 DVD 光盘刻录机、DVD 光盘刻录塔、DVD 光盘自动刻录与光盘封面自动打印设备。

8. 系统管理员工作站（administrator workstation）
其功能是供医学影像信息系统的管理员完成系统的硬件、软件以及数据的日常维护、纠错与管理工作,以及用户账户和权限的添加、修改、删除等工作。

（胡鹏志）

第二节　医学图像打印设备

一、概述

医学打印设备是指将医学图像打印到胶片或相纸上来实现图像显示的设备,是现代医用影像输出图像最常见的硬拷贝设备。

医师通过胶片或相纸来阅读图像,可以快速浏览并做出初步诊断,携带和交流极其方便,因此,胶片或相纸仍然是医学图像的主要载体,正广泛地应用于医学影像记录、诊断阅读、相互交流和病例存档等各个环节之中。在全社会网络系统实现互联互通之前,医用打印机还将长期存在并继续发挥其重要的作用。

医学图像打印设备发展的历史,按成像技术可划分为视频多幅照相（multiple video camera）、湿式激光打印（wet laser printing）和干式打印（dry printing）技术三个阶段。

鉴于对环境的影响和操作的便利性,带冲印功能的湿式打印设备已很少使用,目前普遍使用干式图像打印设备。

干式打印设备可按不同的方式进行分类,按打印精度可分为普通图文打印机和医学图像专用打印机。按成像方式可分为激光打印机(光-热成像、诱导成像)、热敏打印机(直热式成像、染料升华式成像)、喷墨打印机等。按打印介质可分为胶片打印机(湿式、干式)、相纸打印机(热敏纸、光面纸、相纸)和多媒质打印机。

不同成像设备输出的图像和应用场景均不同,实际使用时,应根据使用目的选择不同的打印方式和不同的打印媒质。一般来说,如果打印的图像只用于报告资料存档,其打印分辨力要求不高,可选用普通图文打印机,这种打印设备操作简单、耗材便宜、费用低廉。如果打印的图像用于影像诊断,则对打印分辨力要求很高,要使用医用专业打印设备,通过选用专门的打印机和配套耗材,得到高清晰度且能用于医学诊断的图像。

1. 超声类设备　要打印的图像主要是黑白图像、彩色多普勒图像和胎儿四维图像。如果打印存档报告,可选用普通彩色打印机,打印包含图像和文字的图文报告,打印介质为普通光面纸。如果仅打印图像,则可使用热敏打印机,通过截取超声机视频信号,利用热敏技术进行打印,黑白和彩色均可打印,打印介质为普通热敏纸。如果要打印用于影像诊断的 3 图像,可选用医用多介质打印机,可打印专业的彩色和黑白图片。

2. 内镜类设备　因要打印的图像是镜下图片和诊断报告,打印目的是存档,故选用普通图文打印机(普通激光或喷墨打印机),打印介质为普通光面纸。

3. CR、DR 类设备　因要打印的图像都是黑白图像,打印目的是用于影像诊断,故必须使用医用专业打印设备,一般使用干式激光胶片或热敏胶片打印机。

4. CT、MRI、DSA、PET、PET-CT 类设备　因获得的图像有灰阶图像和彩色图像,打印图像的目的主要用于医疗影像诊断,故必须使用医用专业打印设备。仅打印灰阶图像可使用干式激光胶片或热敏胶片打印机。打印彩色图像可使用医用专业彩色打印机或多媒质彩色打印机,多媒质打印机的打印介质可以多样化,如黑白胶片、彩色胶片、彩色专业相纸等。

二、激光成像打印设备的构造及性能

(一)设备构造

干式激光胶片打印机一般采用光热式成像技术,因没有显影、定影过程而不需要使用化学液体试剂,具有操作简单、环保节水等特点,已成为胶片打印的主流产品,医用光热式打印机主要由数据传输系统、激光光源、激光功率调制及扫描/曝光系统、胶片传送系统、加热显影系统以及整机控制系统等部件构成,如数字图 10-2 所示。

数字图10-2

干式激光打印流程图 A.送片区;B.激光扫描区;C.加热区

1. 数据传输部分　是光热式成像系统与数字成像设备的数据通道,它接收摄影设备的数字图像数据,并输送到系统的存储器中。需要胶片曝光操作时,控制系统直接从存储器中将要打印的图像数据取出。

2. 控制部分　是整个光热成像系统的控制中枢,负责系统各部件状态的统筹控制(主要包括激光器的开启或关闭),激光功率调制系统和扫描光学系统中的电机或振镜调节和控制,以及胶片传送系统的运行等。

3. 激光功率调制部分　主要为激光发生器,分为直接调制和间接调制两种。直接调制是直接控制半导体激光器的光功率;间接调制是半导体激光器以一个稳定的功率输出激光,然后在激光光路上加上调制器,如声光调制器等,以此来改变激光的光功率。胶片上某一点显影后的密度值与激光照射在该点时的光功率值成正比,光功率越大,密度越高;而激光的光功率值又由打印的数字图像的灰度值决定。

4. 胶片传送系统　包括送片盒、收片盒、辊轴、高精度电机及动力传动部件等。其功能是将要曝光的胶片从送片盒内取出,经过传动装置输送到激光扫描位置,再把已曝光的胶片送到加热鼓进行加热显影,最后把显影完成的胶片传送给收片盒。

工作流程:打印机先通过数据传输系统将图像数据接收到机器内部的存储器中,然后从片盒中取出胶片,输送到激光扫描曝光的位置,同时控制系统根据图像数据控制激光器功率以及光点在胶片上的位置,使胶片正确曝光;每扫描曝光一行后,胶片在传送系统的带动下精确地向前移动一个像素的距离,然后开始下一行的扫描。直到完成整个胶片的"幅式扫描曝光",最后胶片进入加热鼓中显影,并送至收片盒。

(二)主要性能指标

主要性能指标涉及打印机和打印媒质(激光胶片)两部分。两部分的性能参数要相匹配,打印的图像才能达到最佳效果。

1. 打印机主要性能指标

(1)激光头:包括激光功率、光谱范围和使用寿命等参数。

(2)打印速度:打印速度决定打印机工作能力大小,高速打印意味着大吞吐量,可适应多种影像设备的打印需要。打印速度计算单位按照每小时可打印 14 英寸×17 英寸的胶片数量进行统计。

(3)首次打印时间:打印机从待机状态到打印第一张胶片完成时间,这其中包含启动转换时间,即从待机状态到打印状态需要的转换时间。

(4)打印像素直径:指打印输出图像的单像素大小,代表图像打印的精度,单位用微米(μm)表示。打印的像素直径越小,打印的图像精度越高。

(5)打印分辨力:指打印机在每英寸长度范围内能打印的点数,即每英寸长度范围内的像素个数,用 DPI(dots per inch)表示,是衡量打印机打印质量的重要标准。DPI 值越大,说明图像精度越细,其打印质量就越好。

(6)打印灰阶度:指单个像素在黑白影像上的色调深浅的等级,代表了输出图像像素点由最暗到最亮之间不同亮度的层次级别,单位用 bit 表示。值越大,就说明这中间层级越多,所能够呈现的画面效果也就越细腻。以 8bit 为例,能表现出 2 的 8 次方,即 256 个亮度层次,称为 256 灰阶。

2. 激光胶片性能参数

(1)光谱范围:不同的胶片感光材料能接收的光谱不同,但要与激光头的光源谱范围一致,为此,不同品牌的胶片不能混用,只有光谱范围一致时才能通用。

(2)成像方式:分喷墨成像和银盐感光成像两种方式。喷墨成像由激光头吸附墨粉直接喷涂在胶片上形成影像,此方式成像精细度低,且保存时间有限。而银盐成像则由在胶片化学层银盐颗粒接收激光头的图像信息形成潜影,再经显影定影方式实现影像还原。显影定影已固化在胶片中,只要加热即可。银盐颗粒直径非常小,其成像精细度远远高于喷墨成像。

(3)可成像的灰阶度:胶片成像像素点由最暗到最亮之间不同亮度的层次级别,代表单个像素在影像上的色调深浅的等级。

(4)成像后投射密度:分最高透射密度和最低透射密度。

(5)最大成像密度:指最大黑化度,胶片单点像素最深密度值。

(6)分辨力:指胶片在每英寸长度范围内能成像像素点的个数,用 DPI 表示。医用专业打印机的分辨力应超过 300DPI。

三、热敏成像打印设备的构造及性能

(一)设备构造

热敏成像打印技术起源于 20 世纪 60 年代发明的传真机,在 90 年代初随着热敏胶片技术的成熟,才应用于医学影像打印领域。随着人们环保意识的增强,热敏打印机越来越受到重视,现已成为医学影像输出的重要打印机。

根据热敏技术方式分为染色升华热敏打印机和直接热敏成像打印机。前者打印速度较慢,主要用于打印彩色相纸和彩色胶片,实际使用量不大,在此不做介绍。直接热敏打印机较前者打印速度快,主要用于灰度胶片打印,根据其加热方式分为银盐加热成像直热式打印机和微囊加热成像直热式打印机。

直接热敏成像打印机的结构主要由五部分组成:开关电源系统、数据传输系统、胶片传送系统、热敏加热显影系统以及整机控制系统。

1. 数据传输部　是直接热敏成像系统与 CR、DR、CT、MRI 或其他医疗摄影设备的数据通道,它接收摄影设备的数字图像数据,并输送到系统的存储器中。需要胶片曝光操作时,控制系统直接从存储器中将要打印的图像数据取出。

2. 胶片传送系统　包括送片盒、收片盒、辊轴、高精度电机及动力传动部件等。其功能是将要曝光的胶片从送片盒内取出,经过传动装置输送到热敏头,再把已曝光的胶片送到出片口。

3. 控制系统　是整个直接热敏成像系统的控制中枢,负责系统各部件状态的统筹控制(主要包括热敏头的开启或关闭),热敏电阻的功率调制和高精度电机控制,以及胶片传送系统的运行等。开关电源系统为数字胶片打印机各工作单元提供相匹配的电源。

4. 热敏加热显影系统　主要是热敏头,由放热部分、电路控制部分和放热片组成。放热部分是一个玻璃制成的半圆形锥体凸起部分,其内配置了若干个放热电阻和电极。在被保护套覆盖的控制电路内,安装了控制数字图像转换成灰阶图像的集成电路。放热部分由联成一体的散热片组成,工作时调节温度的恒定。热力头成像采用一次放热方法,高密度黑色的像素会表现成网点状,而低密度部分的像素的噪声会很明显。

在高密度部位,由于密度上升的同时网点之间发生部分耦合现象,使图像的灰阶没有连续性,造成密度分散,效能低下。现在的热分配系统是在副扫描方向把放热点分成 8 个,使灰阶的图像从低密度到高密度之间的一个像素内有 8 个放热点,使获得的图像既连续又平滑。在热分配系统中,8 个放热点的每一个都能控制 256 个灰阶,8 个放热点组合在一起,其灰阶控制能力可达到 11bit($256 \times 8 = 2\,024$)。同时还采用高像质修正技术,有电阻补正、均一补正、热比率补正和清晰度补正。电阻补正主要是纠正发热电阻本身产生的误差;均一补正主要是针对电阻补正后产生的不均匀现象,采用光学阅读后分别进行补正;热比率补正主要是用于电路内电压下降的补充修正工作;清晰度补正是为达到最佳的成像结果而对图像做进一步的灰阶处理。所有这些技术的应用保证了图像质量的稳定和准确,从而满足影像诊断的需要。

当胶片通过时,热力头产生的热量使其与胶片紧密接触,这样胶片就会产生不同密度的灰阶影像,并且采用特殊的减速机和马达组合的驱动,实现高精度、高转矩的传送。

工作流程:首先通过以太网络接收数字图像数据,并将图像数据存储到计算机硬盘。由计算机的影像控制系统负责把主机的图像数据进行整理,调整图像的尺寸、大小、版面,同时可对图像的对比度、密度等进行调节。控制系统产生程控信号控制打印引擎从胶片输入盘选择合适尺寸的胶片,传送到 14 英寸宽的打印头电阻器线,一行接一行地直接完成数控热敏成像过程。它的打印过程和激光光热式打印过程相似,也可以分为行式打印和幅式打印,唯一的不同在行式打印过程。

成像完毕后的胶片由分拣器输出到指定的输出盘,相机内置密度检测调节装置,它得到的图像密度检测信息被送回图像信息处理单元的计算机,如果密度检测和原始图像不符合,它会提示相机需要校准。这样就形成了一个闭环的图像质量调控体系,使相机的图像质量始终保持一致,无须手动校准,确保了影像的诊断质量。系统流程控制如数字图 10-3 所示。

(二)主要性能指标

除开打印机的热敏头和胶片中的成像方式两个指标,其余性能参数均与干式激光打印机完全一致。

1. 热敏头　其内配置的放热点的数量决定其成像精度,总的灰阶控制能力至少要能达到 10bit 以上。

2. 胶片成像方式　有干式助溶热敏、干式热升华热敏和干式直升热敏三种成像方式。成像

数字图10-3

干式热敏打印流程图

效果较好的为干式直升热敏胶片,其热敏层含有微型有机银盐或纯有机物显色剂,根据热敏头的加热温度显影。成像灰阶度应达到 10bit 以上。

四、自助打印设备的构造及性能

自助打印机将普通图文打印机、专业胶片打印机集于一体,配合病人身份识别系统,既能打印病人的诊断报告,又能打印病人检查图像,实现自助打印报告和胶片,自动化程度高,免除了病人排队之苦,还能节约病人等待结果时间,目前已在各大医院陆续投入使用。

自助打印机主要由四个部分组成。

1. 计算机部分提供软件和驱动器以运行系统,并通过网络与医院的系统进行通信。

2. 文档打印机打印纸质诊断报告。

3. 胶片打印机用于胶片上打印医疗影像。可使用干式激光打印、干式热敏胶片打印或喷墨胶片打印等干式胶片打印机。

4. 病人身份识别部分包含条形码读卡器、IC 卡读卡器、磁卡读卡器、近场通信 NFC 读卡器等读取和识别病人身份的部件。其外部和内部结构如数字图 10-4 所示。

工作流程:持病人医院就诊卡或个人信息卡,读取就诊信息,查获影像检查信息,点击打印报告和胶片,纸质文档打印机和胶片打印机同时工作,先后将检查报告和影像胶片打印输出到接收盘。

数字图10-4

自助打印机
外部和内部
结构图

五、3D 打印设备的构造及其性能

当我们提到打印机时,大多数人想到的会是在纸张上打印文字和图像的传统打印机。这些打印机在一个由长度和宽度构成的二维平面工作,而 3D 打印机在使用长度和宽度的同时增加了打印深度。这一改变将原本的平面打印变成了有形的三维实体。3D 打印机是一种增材制造工具,它通过将数字 3D 模型切片,再将选定的材料以逐层叠加的方式生成实体。这一过程就好像是在一张放平的纸上画一个圆形,然后将这个圆不断地"向上"拉高,最后形成一个圆柱体。

增材制造是指使用制造工具通过材料的逐层添加来创建出制造对象的制造过程。相比于等材制造和减材制造这些传统工艺,增材制造局限性更少,过程中不需要制作模具或者切削掉大量原料,仅在一台 3D 打印机上就几乎可以制作任何复杂的外形。因 3D 打印过程中无需任何其他工具,并且材料损耗较少,故 3D 打印以前所未有的设计自由度支持和推动了创新。

(一) 3D 打印流程

3D 打印流程框图如图 10-1 所示。

1. 获得模型　3D 打印的流程起始于数字模型。适用于 3D 打印的模型是一个由三角面片围成的 3 维实体。模型可以通过使用计算机建模程序创建、3 维扫描仪扫描等方式获得。3D 模型最常见的格式是 3D 模型最常见的格式是立体光刻格式(stereolithography,STL),其他还有对象文件格式(object file format,OBJ),增材制造文件格式(additive manufacturing file,AMF),3D 制造格式(3D manufacturing format,3MF)等。

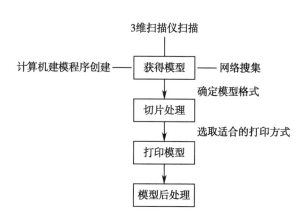

图 10-1　3D 打印主要流程框图

2. 切片处理　得到模型和确定格式之后使用切片软件对 3D 模型进行切片。切片程序包括对模型进行检查修复、抽壳、加支撑,以及最后的将 3D 模型根据打印机设定分层等流程。切片软件会将设计好的切片转换为薄层蓝图或者是 G 代码,3D 打印机将按照这些蓝图和 G 代码逐层创建打印指令。切片文件中包括打印所需要的所有指令,例如喷头和底板温度、打印速度、打印路径。

3. 打印模型　将切片文件导入进打印机的方式包括利用 USB、SD 卡拷贝,以及通过 Wi-Fi 将文件从电脑直接传输。3D 打印机将准确地遵循切片文件设置的路径逐层打印。根据打印机种类的不同,打印时所使用的材料也是千差万别。这些材料包括但不限于塑料、树脂、金属、陶瓷,甚至是食品(例如巧克力)和细胞组织。

4. 模型后处理　打印完成后,需要对打印产品进行后处理,去除支撑和多余材料。3D 打印的过程是材料的逐层累加,产品表面会有分层的纹路,需要对模型表面进行平滑和覆盖,例如打磨和喷漆。

(二)3D 打印机分类

3D 打印机有各种形状和尺寸,从大型的用于特定工作或产品定制的工业型 3D 打印机,到通常尺寸较小,多用于商业艺术以及娱乐的桌面型打印机。这些打印机的主要区分依据是使用的成型工艺以及材料不同。

1. 熔融层积成型(FDM)3D 打印机　FDM 3D 打印机是当今市场上最流行的桌面 3D 打印机之一,这种打印工艺的主要材料热塑性塑料是一种在加热到特定温度会变得柔韧,冷却后会恢复到固态的塑料。

FDM 的工作原理是将热塑性长丝加热到所需的熔点,然后将加热的材料根据预设的坐标一次一层挤出到构建平台上,每一层在挤出后都会沉积硬化并与前一层结合最终形成 3D 物体。这个过程可以近似将其视为计算机控制的小尺寸热熔胶枪在一层一层地构建物体。

FDM 3D 打印机的常用部件包括床、挤出机、喷头、线性杆、材料线轴、本地控制器等,其结构如数字图 10-5 所示。

数字图10-5

FDM 3D 打印机结构示意图

(1)床:也叫打印平台,3D 打印机的打印平面,主要作用是盛放打印件,即将打印件的底面固定在打印平台上。它可以由不同的材料构成,包括塑料、金属或玻璃等等。

(2)挤出机:又称打印头,是一种电动装置,将打印丝材送入加热装置加热到熔化所需温度后通过喷头挤出到打印区域。

(3)喷头:是带有固定尺寸小孔的金属装置。加热后的材料通过该孔进入打印区域,喷嘴易更换且有不同的尺寸,打印时可根据不同的打印对象选用不同孔径的喷头。

(4)线性杆:又称导轨,是用于带动打印头或者打印平台移动,以实现在打印过程中精确控制挤出丝材的具体坐标。

(5)材料线轴:FDM 3D 打印的材料多为 1.75mm 直径的丝材卷。

(6)本地控制器:用于控制打印设备,并在没有连接电脑的情况下向打印机中的各个组件发送指令。

FDM 3D 打印机的具体工作方式是将打印材料(一般为一卷长热塑性丝)装入打印机,长丝被送入挤出机,喷头温度升高到预设水平,其中的丝材融化。挤出机连接到一个 3 轴系统使其能够在 x、y、z 方向移动。融化的丝材通过喷头挤出成细线并逐层沉积到打印平台上冷却凝固,勾勒出打印件的轮廓、填充以及支撑。填充位于打印件轮廓内部,多以网格形状以保持物体坚固。支撑位于打印件轮廓外部,当层与层之间结构变化过大时用于支撑上层结构。一层打印完成后,挤出机或打印平台会沿 z 轴移动,留出下一层的打印空间,打印机将重复这个过程直到打印完成。

FDM 3D 打印机的熔融沉积技术相对于其他类型的打印机和材料成本都更低,选材灵活性高,对环境的污染较小,打印流程准确可靠,适合工作室和办公室环境。但成型速度较慢,模型表面层纹明显,任何悬垂结构都要有支撑,需要在后处理时手动将其分离,后处理时间较长。不适合用于制作拥有复杂几何结构或者体积较大的打印件。

2. 立体光刻成型(SL)3D 打印技术　SL 技术被广泛认为是第一个发展起来的 3D 打印技

术,首先被商业化。SL 是一种基于激光和光敏树脂的工艺,利用液态光敏树脂在 250~400nm 波长的紫外光照射下会立刻固化的特性来实现逐层打印。SL 3D 打印机的主要组成部分包括激光发生器、激光扫描系统、光敏树脂液缸、可升降打印平台和刮板等。

(1)激光发生器:发射波长为 250~400nm 的紫外光进入激光扫描系统。

(2)激光扫描系统:控制激光光束根据切片文件的数据精确照射到树脂液缸中的指定坐标。

(3)光敏树脂液缸:盛放光敏树脂的容器,打印成品的高度,取决于树脂液缸的深度。

(4)可升降打印平台:打印平台位于树脂槽中,而且可以沿垂直方向上下移动。打印件的底面将被固化在打印平台上。

(5)刮板:也叫刮刀,沿着树脂液面移动。光敏树脂材料本身具有一定的黏稠度,流动性较差,每一层树脂被照射固化后需要刮刀将液态树脂表面刮平以便于下一层打印。

SL 3D 打印的过程:首先是使树脂槽中盛满光敏树脂,将打印平台移动到位于液面以下一个层厚的位置,然后激光扫描系统将聚焦后的光束根据切片文件中的具体路径沿着 x-y 轴精确照射到树脂表面,使被扫描到的区域树脂固化。首层完成后,液缸内的打印平台会下降一个层厚的距离并用刮刀将液面刮平并再次进行固化。重复这一过程直到产品打印完毕,打印平台将上升到液面以上,取出打印件并进行后处理。SL 打印技术的过程和性质决定了打印件需要支撑结构,尤其是带有悬垂部分的零件,这些支撑结构需要在后处理时手动去除,其他的后处理步骤还包括清理残留在打印件表面的液态树脂以及对打印成品表面用紫外光进行二次固化。

SL 3D 打印技术被普遍认为是最精确的 3D 打印工艺,且拥有出色的表面光洁度。但整体打印系统的造价、使用和维护成本也都相对较高。液态光敏树脂本身具有较强的气味和毒性,同时需要避光存放,这使得其对打印的场地有较高要求。而树脂打印成品的强度和耐热性能有限,长时间存放会变脆,稳定性较差。

DLP(数字光处理)技术是一种类似于 SL 技术的 3D 打印方式,其原理也是利用紫外光照射光敏树脂使其固化。与 SL 3D 打印机类似,DLP 3D 打印机的主要结构也包括可升降的打印平台以及树脂槽,但不同的是 DLP 3D 打印机树脂槽底部是一个透明的离型膜,光源也来自树脂下方,光源由激光和扫描系统变成了紫外光发生器、反射镜和屏幕,固化方式从激光扫描过的路径固化,变为紫外光,经反射透过屏幕将底层树脂整层同时固化,DLP 3D 打印机的结构如数字图 10-6 所示。

传统的 SL 3D 打印机固化发生在光敏树脂液面,所以打印产品的高度与液缸的深度密切挂钩,每次打印都需要大量树脂填充满整个液缸,其中很多树脂都是多余的。而 DLP 3D 打印机由于固化发生在液体底部打印平台和离型膜之间,每层固化完成后打印平台向上移动一层的高度,树脂会受重力的影响流动填补产生的空间,因此 DLP 打印时树脂的需求量只要略多于打印件的用量即可。相比于 SL 3D 打印机,DLP 3D 打印机的树脂槽和整体打印机的体积也可以做得更小,打印过程更快,浪费的树脂量也更少,在桌面机和 DIY 领域中得到广泛应用。

3. 粉末状(PBF)3D 打印技术 PBF 3D 打印技术使用粉末状材料(金属或者塑料)的烧结熔化使颗粒融合在一起从而形成打印实体。本节将重点介绍 PBF 下分支的中的选择性激光烧结(SLS)和选择性激光熔化(SLM)技术。SLS 和 SLM 都是基于激光的 3D 打印工艺,其主要的区别在于激光的功率以及打印所用粉末材料的不同。SLS 使用相对较低的功率将粉末状可烧结聚合物烧结成型,SLM 使用能量密度超过 $106W/cm^2$ 的激光融化金属粉末,冷却凝固后逐层累积形成打印实体。

SLS 3D 打印机的结构如图 10-2 所示,SLS 和 SLM 3D 打印机的主要结构包括以下几部分。

(1)激光发射器:发射二氧化碳激光、光纤激光等种类激光进入激光扫描系统。

(2)聚焦系统:控制并聚焦直激光光束,根据切片文件的数据精确照射到成型平台上的指定坐标。

(3)构建室:整个构建室是完全密封的,打印过程中要保持精确的温度,构建室内温度应略低于打印材料的熔点温度,以便于激光在短时间内将扫描位置温度升高到熔点。

数字图10-6

DLP 3D打印机结构示意图

（4）供粉系统:包括粉缸和粉缸底部带活塞、可升降的供粉平台。

（5）成型腔:包括成型缸和成型缸底部带有活塞、可升降的成型平台,打印实体在这个平台上构筑。

（6）滚筒:将打印材料从粉槽运送到打印平台上并滚平的装置。

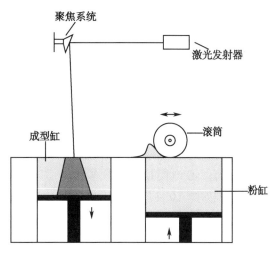

图 10-2　SLS 3D 打印机结构示意图

SLS 和 SLM 3D 打印机的工作方式类似。激光扫描系统根据 3D 模型的数据扫描过成型平台上紧密压实的粉末材料,烧结或熔化颗粒使其形成固体。每层扫描打印完成后,成型平台将下降出一层的距离,旁边的供粉平台将上升,将粉槽中的材料推高,滚筒会水平移动,将粉末从供粉槽推到成型平台上并将粉末表面平滑,形成后续层并与前一层融合。重复这一过程直到完成打印。最终将未融合的材料清理干净得到打印产品。

不同于 FDM 和 SL 技术,SLS 打印过程中能做到自支撑,在打印嵌套结构和内部复杂结构时有明显的优势,打印成品强度也高于热塑性丝材和光敏树脂。但烧结结构表面粗糙多孔需要进行额外的后处理加工。SLM 虽然工艺与 SLS 类似,但是一般需要加支撑结构,其目的是防止激光扫描到过厚金属层时熔化产生的塌陷,以及保持应力平衡防止打印件变形。SLM 打印成品的致密度高,力学性能优良与传统工艺相当。但精细度和表面质量一般,需要后处理加工来改进。

PBF 3D 打印技术除了上述介绍的两种外还有直接金属激光熔化（DMLM）、直接金属激光烧结（DMLS）、电子束熔化（EBM）等,其他类别的打印工艺还有黏合剂喷射、材料喷射、选择性沉积层压等,这些打印工艺拥有具备各自特色的成型方法和原材料的使用,将会为工业制造和日常生活提供越来越多的便利。

（胡鹏志　吴艳）

第三节　心电门控装置

一、概述

随着医学成像设备的不断发展,无创的心脏及冠状动脉影像学检查已成为现在临床医师在诊治心脏疾病前重要的常规检查项目。由于心脏器官的搏动,如呼吸、心跳、房室搏动等,在图像采集过程中,成像设备（如 SPECT、MRI 及 CT 等）容易产生心脏器官正常搏动带来的伪影,从而导致图像分辨力降低。从而降低了图像的分辨力,给影像诊断带来极大困难。为了获得更好的图像质量,一般运用诸如呼吸补偿和呼吸门控、心电门控和心电触发等技术来做影像采集技术修正。所谓心电门控（electrocardiogram gating）技术就是为了减少或消除心脏大血管的搏动对图像造成的影响而采取的技术手段。

二、CT 心电门控

（一）CT 心电信号采集

心脏搏动时,随着心肌的极化、去极化过程,人体的不同部位有着微弱的电位区别,这些电位信号反映了心脏的工作状态。三导联测量法是一种简便有效的心电信号采集方式,如图 10-3

所示,原理是通过测量左锁骨下(LA)、右锁骨下(RA)、左肋弓下(LL)的电位,进行差分运算:一导联,Ⅰ=LA-RA;二导联,Ⅱ=LL-RA;三导联,Ⅲ=LL-LA。

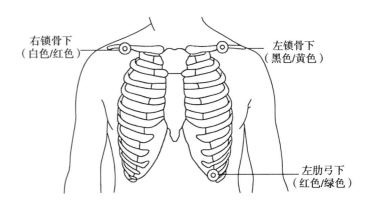

右锁骨下
(白色/红色)

左锁骨下
(黑色/黄色)

左肋弓下
(红色/绿色)

图 10-3　三导联测量法导线连接示意图

人体体表的电位信号很微弱,一般在 0.5~5mV 之间,并且伴随着干扰引入的杂波,需要特殊设备采集处理。心电门控采集装置的基本原理如图 10-4 所示。电位信号经过与人体良好接触的电极片,传输到抗干扰性能良好的导联线上,再传输到信号采集前端。采集前端的信号放大器将微弱的电信号放大,通过一个四阶低通滤波器,滤除噪声信号,得到人体的特征信号波形。该波形经过采集前端处理器内部的高性能 AD 转化模块对信号进行实时的数字化。通过门控装置,在 R-R 间期内进行有效的采集,最后形成图像。

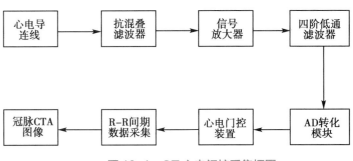

心电导线连线 → 抗混叠滤波器 → 信号放大器 → 四阶低通滤波器

冠脉CTA图像 ← R-R间期数据采集 ← 心电门控装置 ← AD转化模块

图 10-4　CT 心电门控采集框图

(二)CT 心电门控技术

在心脏舒张中、晚期时,由于心脏的运动最慢,这一时段持续 100~150ms。因此,CT 冠状动脉的图像采集应在心动周期中这一很短的时间内进行。心电门控的本质是在心脏搏动最慢的心动周期点采集数据,将图像质量所受的影响减低到最小。

1. 前瞻性心电门控触发(prospective ECG gating trigger)　又称心电触发(ECG triggered)序列扫描技术,采用轴扫-步移的扫描方式、球管在预设的 R-R 间期特定的期相曝光,数据采集仅发生在选定的期相,当心电信号触发时,有选择地曝光,然后在剩下的 R-R 周期中停止曝光,可大幅降低 X 线辐射,其过程如图 10-5 所示,曝光区间可选择 R-R 间期的百分占比或绝对值 ms。前瞻性心电门控成像选择在舒张期,收缩期成像因心脏运动伪影大而无法实现。但随着心率增高,心动周期缩短尤以舒张期缩短为主,失去了能

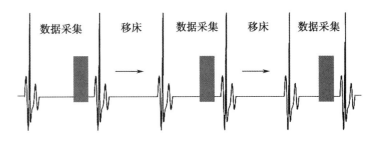

数据采集　移床　数据采集　移床　数据采集

图 10-5　CT 前瞻性心电门控采集
在心动周期的某一段时间内,X 射线束开启前瞻性心电图触发,而在剩余的心动期,X 射线束关闭。

被 CT "识别"的舒张平台期,故难以获得清晰的冠状动脉图像,即难以实现高心率前瞻性心电门控成像。临床试验表明,对于心率<65 次/min 的病人,采用个性化的前瞻性心电门控技术,既能降低辐射剂量,又能保证图像的高质量及诊断冠状动脉狭窄的准确率。但对于不适合服用降心率药物而心率≥65 次/min 或服药后心率仍≥65 次/min 的病人,则不宜采用前瞻性心电门控扫描方案。

常规回顾性心电门控技术冠脉成像辐射剂量较高,前瞻性心电门控技术采用的是轴位扫描技术,可以降低病人的辐射剂量。前瞻性心电图触发是降低辐射剂量的最有效的技术之一,其产

生的有效辐射剂量接近甚至低于有创冠状动脉造影术。在先进的 CT 设备中结合大螺距扫描能将冠状动脉 CTA 的辐射剂量降至 1mSv，甚至 1mSv 以下。

前瞻性心电门控的优点是只在 R-R 间期触发扫描，采用心电同步间断式扫描，移床时不产生 X 线，病人所受辐射剂量较小。其缺点是由于选择性间断扫描，容积数据采集不连续，会影响三维重建的图像质量，且可能无法准确选择心率不规则病人的扫描时机，可能遗漏重要的解剖结构；由于心动周期的相位不一致，不能做心脏功能的评价检查。

在心动周期的某一段时间内，开启前瞻性心电图触发曝光，而在剩余的心动期，不曝光。

2. 回顾性心电门控（retrospective ECG gating） 又称心电门控（ECG gating）螺旋扫描技术，采集的是整个心动周期的容积数据，可在 R-R 间期的任意百分占比重建心脏图像，弥补了前瞻心电自控的不足，克服了心律失常时心动周期不一致的限制，如图 10-6 所示。回顾性心电门控最佳重建时点增加了诊断的准确性，有助于避免因心脏运动伪影造成的误释。在需要进行动态分析、心功能评价以及病人心率不能满足前瞻性心电门控要求时，推荐临床使用回顾性心电门控方式采集冠状动脉 CTA 数据。其中回顾性心电门控螺旋采集模式

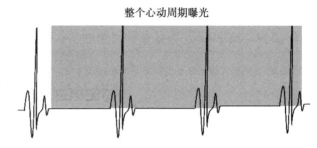

整个心动周期曝光

图 10-6 CT 回顾性心电门控采集
X 射线束在整个心脏周期内打开，无须调整管电流，允许获取容量数据。

中，可使用基于心电图（ECG）的管电流调制模式，即根据不同心率选择全剂量曝光窗控制。通过心电图信号触发，选择性地控制 X 线管的曝光，X 线曝光仅发生在所选择的心脏时相的某个区间，而不是多个全心动周期，如心率 ≤65 次/min，全剂量曝光时间窗选择 65%~75% 的 R-R 间期；心率 65~80 次/min，全剂量曝光时间窗选择 35%~75% 的 R-R 间期；心率>80 次/min，全剂量曝光时间窗选择 40%~60% 的 R-R 间期，其优点是降低了辐射剂量，且扫描速度快，可以在"零时相差异"的条件下得到有关血管信息的图像，降低因后期重建造成的误差。

回顾性心电门控螺旋扫描可采用单个或多个扇区重建心脏图像，目的是提高心脏成像的图像质量。在心率较慢时常采用单扇区重建，在心率较快时采用 2 扇区或多扇区重建。图像重建时扇区的划分方法有自动划分法和根据基准图像划分法等。自动划分法是根据扫描时病人的心率，自动将扫描的容积数据划分为一个或两个扇区。基准图像划分方法是先将单扇区的扫描数据重建成一个基准图像，然后再回顾性地做两扇区的图像重建，以改善心率较快病人的时间分辨力。

回顾性心电门控的优点如下：①扫描得到整个心脏容积的连续数据，重建灵活，可根据时间窗任意时相重建；②人屏气时间短，心率变化小；③可选择单、多节段重建，实现时间分辨力最优化，使心脏运动伪影最小。缺点是：X 线辐射剂量较前瞻性门控扫描较大。X 线束在整个心脏周期内打开，无须调整管电流，允许获取容量数据。

三、MRI 心电门控

（一）MRI 心电门控结构

ECG 波形、脉搏波形和呼吸波形由各自的探测器取出，送至安装在检查床尾部的生理测量模块（physiologic measurement module，PMM）。如图 10-7 所示，PMM 将每一波形数字化并提取触发信号。这些信号以串行方式输出，并经光缆送到控制台。图像处理单元（image processing unit，IPU）中的图形处理器将接收的信号分离为普通信号和触发信号，并将信号转化成模拟信号送到功率和序列控制印刷电路板（power and sequence control printed circuit board，PSC PCB），负责梯度磁场电源分配和触发信号对射频（radio frequency，RF）发射装置和接收装置的同步控制。

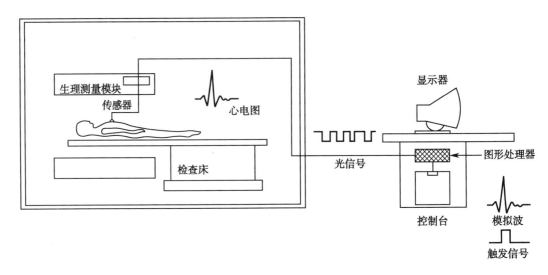

图 10-7　MRI 心电门控结构示意图

(二) MRI 心电门控技术

磁共振心电门控技术与 CT 心电门控技术类似,是为了减少由于组织或脏器的运动(例如呼吸、心跳等)降低影像图像的分辨力及诊断价值的触发识别技术。一般要求心率在 75 次/min 以下,以减少心脏的运动伪影。临床上采用心电门控技术主要有两个目的:①去除心脏大血管的搏动伪影;②将门控技术与快速成像技术相结合,可以获得心脏大血管生理功能等信息。

1. 心电触发及门控(ECG triggering and gating)技术　心电触发技术是指前瞻性心电门控技术。利用心电图的 R 波触发信号采集,使每一次数据采集与心脏的每一次运动周期同步,保证了心脏的位置与形态基本相对一致,进而能够减少运动伪影,最终将多个心动周期的数据组合在一起形成一个完整的 K 空间并形成图像,此技术也被称为分段 K 空间采集技术。门控技术则是采用域值法,根据心电图与心动周期的关系设上、下域值(即"门"),所有数据采集在"门"内进行,超出"门"则不采集。

2. 回顾性心电门控(retrospective ECG gating)技术　不同于前瞻性心电门控利用心电图 R 波为触发信号,回顾性采集则是非选择性连续的在多个心动周期内采集大量数据,心电图的变化与数据采集互不影响,然后将各个心动周期的同一层面组合在一起形成图像,一般用于心脏的电影成像,显示心脏的整体运动情况,并且可以进行心功能的评价。在每一次数据采集时,相应的心电图位置被记录并储存。

四、SPECT 心电门控

心电门控方式(gated control mode)包括心电门控采集和心肌门控体层采集等,SPECT 中应用最多的是心电门控采集。门电路帧模式采集(gated frame mode acquisition)是研究运动脏器功能和提高运动图像分辨力的重要方法。如图 10-8 所示,该方法以动态帧模式采集为基础,用周期性的生理信号对采集过程进行门控。典型的门控信号是心电(ECG)R 波信号。R-R 波之间的间隔为心动周期,可根据需要的时间分辨力划分心动周期形成多帧影像。以 R 波为标志,把每个心

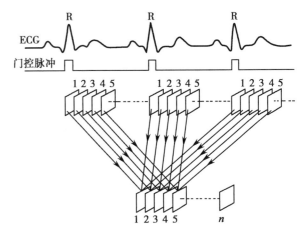

图 10-8　心电门控帧模式采集示意图

动周期等分成 n（$n=8$、16、32）个时间段，一般分成 16 帧影像是适当的。然后，计算机根据必要的空间分辨力在其存储器中建立 n 个独立的矩阵（如 128×128），每个 R 波到来时，计数数据按顺序存入这些矩阵中。第 1 个时间段的数据存入第 1 个矩阵，第 2 个时间段的数据存入第 2 个矩阵，以此类推直到存入第 n 个矩阵为止。从第二个 R 波开始，数据的存储则重复上一过程。这些复合的 n 帧影像一般要累积数百个心动周期的计数，以尽可能增加信息量，减少统计误差。主要用于观察心脏的室壁运动，了解心脏的各项功能参数。

（吴艳）

第四节 医用高压注射器

医用高压注射器（medical high pressure injector）作为医学影像系统中的辅助设备，是随着 X 线机、快速换片机、影像增强器、人工造影剂等医用设备及 X 线对比剂的发展而逐渐出现的。20 世纪 80 年代，出现了用于造影的自动注射器，并应用于血管造影检查中。现在，医用高压注射器已广泛应用于 DSA 血管造影、CT 增强扫描和 MRI 增强扫描等检查中。

一、概述

在做影像检查时，为获得目标检查部位更多的血管和组织血流灌注信息，通过向病人体内注射增强对比剂（contrast）来获得增强扫描图像，其过程就是使用高压注射器向体内注射对比剂并同时进行扫描成像。

高压注射器通常情况下，用于向病人血管内注射对比剂获得血管或器官组织血流灌注信息，例如向静脉（如 CT 增强造影）或动脉（如 DSA 主动脉血管造影）内注射，也可用于向病人体腔内器官注射对比剂获得其形态学信息，例如肠道、膀胱、子宫、输卵管等部位造影。

在早期应用阶段，采用手工推注方式，对于脏器的灌注增强有一定效果。但随着血管造影的需求，随后发展了能耐高压的自动注射器，该设备不仅实现了隔室遥控注射，还能在程序化控制方式下，实现定时、定量、定压、定速推注对比剂，这些功能的推出，使得血管造影成为常规检查，其用于疾病的检查，能获取更多的影像信息。

（一）高压注射器的分类

1. 按传动方式分类 可分为气压式和电动式两种，目前多用程控电动式高压注射器，它是以电动泵为动力，驱动电机经离合器、减速器带动传动效率极高的滚珠丝杆推动注射泵进行注射，调节电机转速就可以改变注射压力，可电动抽液、分级注射。控制电机的转动和动作时间，就可控制注射率和注射量，并发展同步曝光、超压和定量保护服务系统，是目前高压注射器较理想的类型。

2. 按性能分类 可分为压力型和流率型两类，压力型是以同步压力来控制对比剂注入的流率，缺点是不能显示对比剂的流率，无流率保护装置。流率型注射器可控制对比剂注射流率，有压力限定保护装置，但注射对比剂时不能显示压力，如果流率选配不当，注射压力可超过最大限度，有击穿心壁或血管的危险。目前，新型的高压注射器采用微机处理技术，借助计算机自由编制注射程序，自动调节压力、流率，适用于各种型号的导管，可以满足心血管造影的要求。

3. 按临床应用分类 可分为 DSA 型、CT 型和 MRI 型三种类型。

（1）DSA 型：对于心脏和主动脉等大血管造影，特别是逆行造影，必须在很短的时间内注入大量对比剂以达到靶血管内良好的充盈进而显示血管状况的诊断要求，须用到耐高压、注射流率高的注射器。

（2）CT 型：CT 增强要求高压注射器具有操作简单、血管强化程度高、对比剂用量少等优势，它可根据检查部位不同，一次或分次设定对比剂的总量和流速，更加精准地显示目标血管，为明确诊断提供可靠的影像依据。此外,高压注射器还带有自动加温装置,可有效预防对此剂副反应的发生。

（3）MRI 型：专为磁共振设备使用设计,能够在强磁场环境下工作。由于磁共振对比剂的渗透压较碘对比剂低,所需对比剂注射总量较少,注射压力通常选择 100% 以下。

(二) 工作特点

1. 一次吸液,分次注射 电动式高压注射器可一次性吸液,分次注射。在做选择性心血管造影时,为确认导管头端的位置是否正确,通常须做多次注射甚至重复注射。

2. 心电同步 注射对比剂时可受心电信号的控制（ECG 门控）并与其同步,须在每个心动周期其至同一相位上进行注射,即所谓"心电门控心血管造影",使造影更安全、更有效。

3. 程序控制 高压注射器的注射流率可从每 h 数 ml 提高到每 s 数十 ml,注射流率变化范围大。程序控制装置可以有效控制注射流率和出现异常时的保护。

4. 独立结构 注射头是一个独立部分,可以自由转动,可改变方位和角度,便于吸液、排气并可最大限度地接近病人进行注射。注射器头可以取下,安装在导管床的边框上。在床面移动时,病人和注射器头同步移动,两者处于相对静止状态,以防止床面带动病人移动时,将已插好的心导管拽出或移位。注射筒分透明塑料和不锈钢两种。

二、工作原理及结构

(一) CT 用高压注射器

1. 工作原理框图 CT 用高压注射器工作原理如图 10-9 所示。

2. 机械工作原理 步进电机通过减速箱减速,减速箱的输出轴与滚珠丝杆联接并同步旋转,使得丝杆副的丝母能前后运动,从而带动联接在丝母上的不锈钢推杆前后运动,再由推杆通过推杆夹头带动针筒内的活塞进行吸药和注射。

CT 高压注射器机械工作原理

高压注射器通过电机轴的转动,并在这个过程中带动滚珠丝杠上的螺母以及相连接的针筒推杆前后运动,从而带动造影剂针筒活塞前进/后退,实现造影剂的抽吸、排气、注射功能,如数字图 10-7 所示。

3. 结构 由注射头、控制台、机架及多向移动臂等构成,如数字图 10-8 所示。

（1）注射头：由注射电机、针筒、屏幕、辅助加热器及指示灯等组成。

1）注射电机：是注射头的主体。控制台设定的流率信号由微处理器处理,经控制电路控制注射电机速度。电机转速即注射速度。

CT 高压注射器结构

2）针筒：一般规格有 100ml、200ml 等。

3）屏幕：是机器的操作界面。

4）辅助加热器：保持针筒内已预热对比剂,并通过容量刻度显示。

5）指示灯：主要显示注射筒的工作状态。指示灯亮为工作状态,指示灯不亮为非工作状态。

（2）控制台：控制台由主控板和系统显示构成。用于注射参数选择、信息显示、注射控制等。

DSA 高压注射器工作流程

1）注射参数选择：按照检查要求,可分别选择对比剂注射总量、注射速度（ml/s）、单次或多次重复注射、心电同步、延迟选择等。可选择注射延时方式（先曝光后注射）,或曝光延迟方式（先注射后曝光）。

2）信息显示：显示注射器的工作状态及操作提示,如对比剂每次实际注射量、累积总量、剩余量及运行中故障提示等。

（3）机架：有落地式和天轨悬吊式。机架上设多向移动臂、支持注射头。

(二) DSA 高压注射器

1. 工作原理框图 如数字图 10-9 所示。

2. 机械工作原理 伺服电机通过 2 级减速,第一级同步轮减速,第二级行星减速机减速,

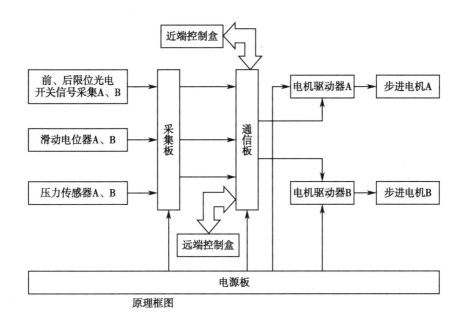

图 10-9　CT 用高压注射器工作流程

行星减速箱的输出轴与滚珠丝杆轴通过联轴器连接,使得丝杆副的丝母能前后运动,从而带动联接在丝母上的推杆前后运动,再由推杆通过推杆夹头带动针筒内的活塞进行吸药和注射,如数字图 10-10 所示。

3. **结构**　由注射头、控制台和机架三部分组成,如数字图 10-11 所示。

(1)注射头:由注射电机、针筒、屏幕、辅助加热器及指示灯等组成。

1)注射电机:是注射头的主体控制台,设定的速度信号由微处理器处理,经控制电路控制注射电机速度,电机转速即注射速度。

2)针筒:一般规格为 150ml。

3)屏幕:通过电子屏幕进行机械操作。

4)辅助加热器:保持针筒内已预热对比剂,并通过容量刻度显示。

5)指示灯:主要显示注射筒的工作状态。指示灯亮为工作状态,指示灯不亮为非工作状态。

(2)控制台:控制台由主控板和系统显示构成。用于注射参数选择、信息显示、注射控制等。

1)注射参数选择:按照检查要求,可分别选择对比剂注射总量、注射速度(ml/s)、单次或多次重复注射、心电同步、延迟选择等。可选择注射延时方式(先曝光后注射),或曝光延迟方式(先注射后曝光)。

2)信息显示:显示注射器的工作状态及操作提示,如对比剂每次实际注射量、累积总量、剩余量及运行中的故障提示等。

(3)机架:有落地式和天轨悬吊式。机架上设多向移动臂、支持注射头。

(三)MRI 高压注射器

1. **工作流程框图**　如数字图 10-12 所示。

2. **机械工作原理**　其原理为由微处理发出控制信号控制电机旋转,从而控制电机带动滚珠丝杆将旋转运动变成直线运动,通过推杆推动注射器的活塞进行注射,将注射器中的药液输入人体,从而实现高精度、平稳无脉动的液体传输,如图 10-10 所示。

3. **结构**　由控制室组件和扫描室组件组成,如数字图 10-13 所示。

(1)控制室组件(控制台):由主控板和系统显示构成。用于注射参数选择、信息显示、注射控制等。

1)注射参数选择:按照检查要求,可分别选择对比剂注射总量、注射速度(ml/s)、单次或多

DSA 高压注射器机械工作原理

DSA 高压注射器结构

MRI 高压注射器工作流程

MRI 高压注射器结构

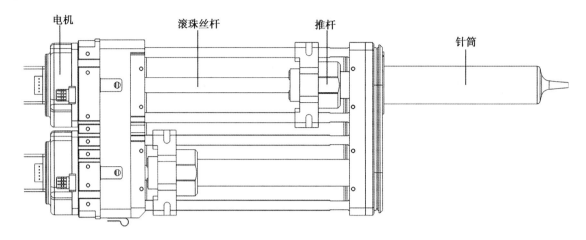

图 10-10　MRI 高压注射器机械工作原理

次重复注射、心电同步、延迟选择等。可选择注射延时方式(先曝光后注射),或曝光延迟方式(先注射后曝光)。

2)信息显示:显示注射器的工作状态及操作提示,如对比剂每次实际注射量、累积总量、剩余量及运行中的故障提示等。

(2)扫描室组件:置于磁体间磁体附近,由注射电机、针筒、容量刻度显示、辅助加热器、指示灯和电池组件等组成。

1)注射电机:是注射头的主体。控制台设定的速度信号由微处理器处理,经控制电路控制注射电机速度。电机转速即注射速度。

2)针筒:一般规格有 65ml、115ml 等。

3)辅助加热器:保持针筒内已预热对比剂,并通过容量刻度显示。

4)指示灯:主要显示注射筒的工作状态。指示灯亮为工作状态,指示灯不亮为非工作状态。

5)电池组件:为 MRI 用高压注射器提供电能。

三、主要技术参数

(一) CT 用高压注射器参数

1. **注射流率**　范围 ≥0.1~9ml/s,增量 0.1ml/s。

2. **注射流率精度**　±5%。

3. **注射压力范围**　50~300psi。

4. **注射压力保护**　当注射压力超过保护设定值时,设备能发出声和/或光提示,并弹出提示窗口。

5. **加热器**　温度控制 ≥35℃。

6. **多阶段注射功能**　≥1~6 阶段。

7. **针筒数**　单/双针筒。

8. **针筒规格**　100/200ml。

(二) DSA 高压注射器参数

1. **注射量范围**　0~150ml,增量 1ml。

2. **注射量精度**　±5%。

3. **注射流率范围**　0.1~50ml/s,增量 0.1ml/s。

4. **注射流率精度**　±5%。

5. **注射压力范围**　100~1 200psi,增量 1psi。

6. 注射压力保护　当注射压力超过保护设定值时,设备应能发出声和/或光报警,并弹出警示窗口。

7. 注射延时　≥0~300s,步长 1s。

8. 扫描延时　≥0~300s,步长 1s。

9. 与 DSA 进行联动

(三) MRI 高压注射器参数

1. 注射量范围　≥0~60ml,增量 1ml。

2. 注射量精度　±5%。

3. 注射流率范围　0.1~5.5ml/s,增量 0.1ml/s、双流注射 0.1~10ml/s。

4. 注射流率精度　±5%。

5. 注射压力范围　50~300psi,增量 1psi;单位可切换为 kPa。

6. 当注射压力超过保护设定值时,设备应能发出声和/或光报警,并弹出警示窗口。

7. 针筒数　双针筒。

8. 设备可在磁场环境下工作。

四、日常保养及检修

1. 日常检修

(1)清洁整个注射系统,并进行运行情况的检查。

(2)检查所有的电缆线及手持开关是否完好。

(3)检查注射器头及支架是否在正常范围内转动。

(4)检查针筒套接口是否有对比剂聚积。

(5)检查地沟和机房是否有鼠患。

(6)登记每次维护保养情况,发现问题及时解决。

2. 日常保养

(1)每日清洁注射头/控制面板,用湿布擦拭。

(2)检查电缆线及其管线是否有切口、裂缝、磨损或其他的损伤。

(3)检查所有显示窗口的运行情况。

(4)登记每日使用情况,发现问题及时报告或与厂方工程师联系,并及时解决。

(5)每月应对本产品进行一次彻底检查和清洁,并进行操作检查。

(6)维护方法:屏表面的清洁可直接使用干软布擦拭,若仍有污渍,可用干软布蘸清水或温和肥皂水进行擦拭,然后风干,还可以用液晶屏专用清洁剂,配合擦镜布擦拭。不可用酒精对触摸屏进行清洁消毒。

(7)注意事项

1)使用推荐的清洁消毒剂,并遵循清洁消毒剂使用说明操作。

2)清洁消毒过程中避免液体流入仪器内部,影响仪器使用。

3)不能使用高压蒸汽、干燥机等设备进行清洁消毒。

(钟晓茹)

思考题

1. 什么是辅助影像设备,主要包含哪几类?

2. 简述哪些影像设备需要使用医学诊断用专业打印机?

3. 临床上采用心电门控的主要目的是什么?

4. 使用高压注射器的主要目的是什么?

推荐阅读

［1］徐跃,梁碧玲.医学影像设备学［M］.3 版.北京:人民卫生出版社,2010.

［2］韩丰谈,朱险峰.医学影像设备学［M］.2 版.北京:人民卫生出版社,2010.

［3］石明国,韩丰谈.医学影像设备学［M］.北京:人民卫生出版社,2016.

［4］黄国祥,李燕.医学影像设备学［M］.3 版.北京:人民卫生出版社,2020.

［5］余建明.实用医学影像技术［M］.北京:人民卫生出版社,2015.

［6］石明国.医学影像技术学,影像设备质量控制管理卷［M］.北京:人民卫生出版社,2011.

［7］石明国.医学影像设备学［M］.北京:高等教育出版社,2008.

［8］燕树林,牛延涛.医学影像技术学术语详解［M］.北京:人民军医出版社,2010.

［9］李月卿.医学影像成像理论［M］.2 版.北京:人民卫生出版社,2010.

［10］王骏,刘小艳.CT 扫描技术优化进展［J］.中国医学装备,2015,12（2）:72-75.

［11］罗立民,胡轶宁,陈阳.低剂量 CT 成像的研究现状与展望［J］.数据采集与处理,2015,30（1）:24-34.

［12］林晓珠,沈云,陈克敏.CT 能谱成像的基本原理与临床应用研究进展［J］.中华放射学杂志,2011,45（8）:798-800.

［13］金浩宇,李哲旭.医用超声诊断仪器应用与维护［M］.北京:人民卫生出版社,2011.

［14］王锐.医用超声诊断仪器应用与维护实训教程［M］.北京:人民卫生出版社,2011.

［15］赵喜平.磁共振成像［M］.北京:科学出版社,2004.

［16］韩鸿宾.磁共振成像设备技术学［M］.北京:北京大学医学出版社,2016.

中英文名词对照索引

γ 刀　γ-knife　11
CT 剂量指数　CT dose index,CTDI　212
CT 剂量指数 100　CT dose index 100,CTDI$_{100}$　212
CT 血管成像　CT angiography,CTA　181
CT 值　CT number　213
MR 波谱　magnetic resonance spectroscopy,MRS　6

B

半高宽　full width at half maximum,FWHM　204,292
半高全宽　full width half maximum,FWHM　430
曝光指数　detector exposure index,DEXI　113
薄膜晶体管　thin film transistor,TFT　95
表面阴影显示　surface shaded display,SSD　194
不间断电源　uninterruptible power supply,UPS　407

C

操作系统　operating system,OS　281
侧向增益补偿　lateral gain compensation,LGC　344
层厚灵敏度曲线　section sensitivity profile,SSP　204
超声对比剂　ultrasound contrast agent,UCA　338
超声心动描记术　ultrasonic cardiography,UCG　307
窗宽　channel width　359
磁共振　magnetic resonance　6,237
磁共振波谱　magnetic resonance spectroscopy,MRS　240
磁共振成像　magnetic resonance imaging,MRI　237
磁共振灌注加权成像　perfusion weighted imaging,PWI　240
磁矩　magnetic moment　6

D

单层螺旋 CT　single-slice spiral CT,SSCT　179,205
单道脉冲高度分析器　single channel pulse height analyzer　359
单光子发射计算机体层成像　single photon emission computed tomography,SPECT　353
等效均匀剂量　equivalent uniform dose,EUD　418
点扩展函数　point spread function,PSF　355,371
电荷耦合器件　charge coupled device,CCD　14
电离室　ionization chamber　53

电源分配单元　power distribution unit,PDU　407
电子病历　electronic medical record,EMR　449
电子射野影像系统　electronic portal imaging device,EPID　387,421
电子束 CT　electronic beam tomography,EBT　178
电子注入控制系统　electron injection control assembly,EICA　408
动态范围　dynamic range,DR　344
动态滤波　dynamic filtering,DF　321
对比度噪声比　contrast-to-noise ratio,CNR　290
对比剂谐波成像　contrast harmonic imaging,CHI　308
多层螺旋 CT　multi-slice spiral CT,MSCT　179,205
多道脉冲高度分析器　multichannel pulse height analyzer　359
多排探测器 CT　multi-row detector CT,MDCT　205
多平面重建　multiplanar reconstruction,MPR　380
多平面重组　multiplanar reformation,MPR　194
多叶光栅　multi-leaf collimator,MLC　407

E

二次谐波成像　second harmonic imaging,SHI　308

F

仿真内镜　virtual endoscopy,VE　182,195
放射信息系统　radiology information system,RIS　92,449
放射性同位素　radioactive isotope　433
放射诊断学　diagnostic radiology　3
放射治疗计划系统　treatment planning system,TPS　384
飞焦点技术　flying focus spot,FFS　200
符合探测　coincidence detection　366

G

高分辨力　high resolution,HR　90
高分辨率 CT　high resolution CT,HRCT　195
高压电源　high-voltage power supply,HVPS　408
功能 MRI　functional MRI,FMRI　6
功能磁共振成像　functional MRI,fMRI　239
固定控制器　stationary controller,STC　408

固态调制器 solid state modulator, SSM 408
光电倍增管 photo-multiplier tube, PMT 368
光激励发光 photon stimulation light, PSL 89

H

后装放射 rear loading radiation 433
后装放射治疗 afterloading radiotherapy 434
后装治疗 afterloading therapy 437
回波链长度 echo train length, ETL 266

J

机器单位 machine unit, MU 399
机载控制器 on board controller, OBC 408
基波成像 fundamental imaging, FI 337
计数丢失 count loss 372
计算机 X 线摄影 computed radiography, CR 88
计算机辅助诊断 computer aided diagnosis, CAD 449
计算机体层成像 computed tomography, CT 176
剂量引导放疗 dose guided radiation therapy, DGRT 409
剂量长度积 dose length product, DLP 212
加权 CT 剂量指数 weighted CT dose index, CTDI$_w$ 212
间接数字 X 线摄影 indirect digital radiography, IDR 95
介入性超声 interventional ultrasound 339
近距离放射治疗设备 short range radiotherapy equipment 433
近距离照射 irradiation at short distance 433

K

空间分辨力 spatial resolution 5
快速小角度激发 fast low angle shot, FLASH 294
快速重建单元 fast reconstruction unit, FRU 192
快速自旋回波 fast spin echo, FSE 266
扩散加权成像 diffusion weighted imaging, DWI 240
扩散张量成像 diffusion tensor imaging, DTI 240

L

冷头 cold head 274
立体定向放射手术 stereotactic radiosurgery, SRS 387
立体定向放射治疗 stereotactic radiotherapy, SRT 415
连续透视 continuous fluoroscopy 113
量子检测效率 detective quantum efficiency, DQE 93
螺距 pitch 412
螺旋度 helicity 202

螺旋体层放射治疗 tomotherapy, TOMO 407

M

脉冲的重复频率 pulsed repetition frequency, PRF 408
脉冲反向谐波成像 pulse inversion harmonic imaging, PIHI 308
脉冲高度分析器 pulse height analyzer, PHA 359
脉冲宽度调制 pulse width modulation, PWM 57
脉冲透视 pulse fluoroscopy 113
脉冲形成网络 pulse forming network, PFN 395
模拟定位机 simulated positioner 378

N

能量造影谐波成像 power contrast agent harmonic imaging, PCAHI 308
逆向计划 inverse planning 418

P

频率自动控制 auto frequency control system, AFC 398
平板探测器 flat panel detector, FPD 93, 105
平板探测器接收器 flat detector receiver, FDR 112
平面回波成像 echo planar imaging, EPI 237
屏蔽性能 shield ability 362
普通分辨力 standard resolution, SR 90

R

热释光剂量计 thermoluminescence dosimeter 386
容积 CT 剂量指数 volume CT dose index, CTDI$_{vol}$ 212
容积再现 volume rendering, VR 114, 194

S

射频 radio frequency, RF 237
射频四极杆 radio frequency quadrupole, RFQ 428
射野视窗 beam eye view, BEV 379
深度增益补偿 depth gain compensation, DGC 344
施源器 source applicator 434, 435
时间飞跃 time of flight, TOF 239
时间增益补偿 time gain compensation, TGC 306, 344
实时控制装置 real time controller, RTC 112
视野 field of view, FOV 176, 211
术中电子照射 intraoperative electron radiotherapy, IOERT 442
术中放疗 intraoperative radiation therapy, IORT 441
数据采集系统 data acquisition system, DAS 189, 207
数据接收服务器 data receiver server, DRS 408
数模转换器 digital to analogue converter, DAC 250
数字减影血管造影 digital subtraction angiography,

DSA 105

数字扫描变换 digital scan converter,DSC 305

数字摄影 digital radiography,DR 93

数字信号处理 digital signal processing,DSP 305

衰减校正 attenuation correction,AC 13

随机符合 random coincidence 372

T

特定吸收率 specific absorption rate,SAR 260,266

梯度功率放大器 gradient power amplifier,GPA 250

梯度控制器 gradient control unit,GCU 250

梯度系统 gradient system 249

体模 phantom 294

体素 voxel 219

调强适形放射治疗 intensity-modulated radiation therapy,IMRT 386

调制传递函数 modulation transfer function,MTF 93

调制因子 modulation factor,MF 412

同步补量照射 simultaneously integrated boosted,SIB 418

同位素 isotopes 433

图像系统 image system,IS 113

图像引导放射治疗 image guide radiotherapy,IGRT 407

图形处理器 graphic processing unit,GPU 281

W

外照射放射治疗 external beam radiation therapy,EBRT 442

位置控制面板 positioning control panel,PCP 407

位置灵敏光电倍增管 position sensitivity photo-multiplier tube,PSPMT 368

稳态进动快速成像 fast imaging with steady-state precession,FISP 294

稳态进动梯度回波序列 gradient recalled acquisition in the steady state,GRASS 294

无均整模式 flattening filter free,FFF 408

X

相位对比 phase contrast,PC 239

像素 pixel 219

谐波成像 harmonic imaging,HI 337

心肺复苏 cardiopulmonary resuscitation,CPR 111

虚拟模拟 virtual simulation 380

旋转调强技术 intensity-modulated arc therapy,IMAT 419

血管内超声 intravascular ultrasound,IVUS 340

血管内超声弹性图 IVUS elastography 340

血管造影机 X 线通信系统 angiogrphic X-ray communication system,AXCS 112

血氧合水平依赖 blood oxygenation level dependent,BOLD 240

Y

湮灭辐射 annihilation radiation 366

医学影像信息系统 medical imaging information system,MIIS 449

医院信息系统 hospital information system,HIS 92,449

影像存储与传输系统 picture archiving and communication system,PACS 449

影像增强器 image intensifier,I.I 105

余辉 persist,persistence 345

远距离治疗 teletherapy 433

Z

噪声 noise 216

噪声等效计数率 noise equivalent count rate,NECR 372

照射执行系统 radiation delivery system,RDS 408

甄别器 discriminator 359

阵列处理器 array processor,AP 263

正常组织并发症概率 normal tissue complication probability,NTCP 418

正电子发射体层 positron emission tomography,PET 353

直接数字 X 线摄影 direct digital radiography,DDR 95

直线加速器 linear accelerator,LINAC 426

质量保证 quality assurance 211,386,429

质量控制 quality control,QC 386

治疗床控制键盘 couch control keypad,CCK 407

肿瘤靶区 gross tumor volume,GTV 381

肿瘤控制概率 tumor control probability,TCP 418

自动频率控制器 automatic frequency controller,AFC 408

自动曝光控制 automatic exposure control,AEC 53

自由感应衰减信号 free induced decay signal,FID 261

最大密度投影 maximal intensity projection,MIP 194

最小密度投影 minimum intensity projection,MinIP 194